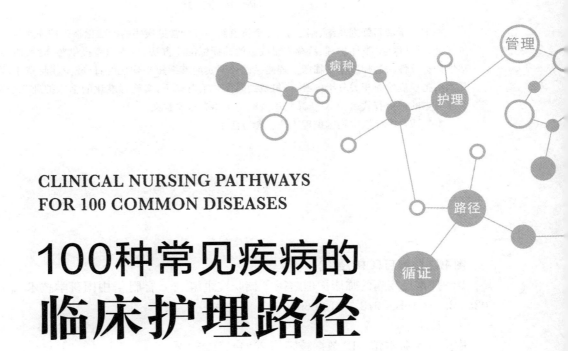

CLINICAL NURSING PATHWAYS
FOR 100 COMMON DISEASES

100种常见疾病的临床护理路径

储晓红／主编

中国科学技术大学出版社

内容简介

本书基于最新证据总结、制定了22个科室约100种常见疾病的标准化临床护理路径,包含质量保证、循证医学、整体护理、持续质量改进的诊疗标准化方法,可为患者提供整体性、前瞻性、可塑性和持续性的医疗照顾。临床护理路径已被证实能够缩短平均住院日,减少住院费用,在国内开始实施疾病诊断相关分组(DRGs)付费的医保政策背景下,实施标准化的临床护理路径是降低医疗成本的一个有效途径,对于减轻患者经济负担有重要意义。

本书适合医疗机构临床护理工作者参考使用。

图书在版编目(CIP)数据

100种常见疾病的临床护理路径 / 储晓红主编. -- 合肥:中国科学技术大学出版社, 2025.3. -- ISBN 978-7-312-06080-9

Ⅰ. R47

中国国家版本馆 CIP 数据核字第 202440HQ52 号

100种常见疾病的临床护理路径

100 ZHONG CHANGJIAN JIBING DE LINCHUANG HULI LUJING

出版	中国科学技术大学出版社 安徽省合肥市金寨路96号,230026 http://press.ustc.edu.cn https://zgkxjsdxcbs.tmall.com
印刷	合肥华苑印刷包装有限公司
发行	中国科学技术大学出版社
开本	787 mm×1092 mm 1/16
印张	41.5
字数	1062千
版次	2025年3月第1版
印次	2025年3月第1次印刷
定价	128.00元

编委会

主　编　储晓红
副主编　储爱琴　张海玲　田凌云
编　委（按姓名笔画排序）

王　芳	方　冰	方修娥	方跃艳	白　璐
邢晓雨	朱小明	朱纪荣	朱其华	乔晓斐
任海燕	庄光群	刘　萍	刘杉杉	刘金凤
齐永扎	江秋霞	李从玲	杨　娟	杨贝贝
杨园园	杨胜菊	吴　云	吴小婷	辛友地
汪　蕾	汪以秀	汪秀平	张　萌	张　曼
张　甜	张凤琴	张雨歌	张洪辉	张凌晨
张理想	张淑媛	陆　卉	陈　霞	陈荣珠
范小宁	周玉洁	周青云	单媛媛	俞晓慧
姚志远	贺雪梅	秦玉荣	秦寒枝	袁　丽
夏　露	倪倩倩	徐军霞	高莉莉	黄文娟
黄家丽	曹教育	崔静萍	彭　芹	葛　畅
蒋　燕	蒋亚琴	韩雨洁	韩俊丽	锁彤晖
程桂芝	储婷婷	鲁　琦	童凤玲	靳玉萍
鲍　清	褚友艾	薛贵芝		

前　　言

　　临床路径管理工作是公立医院改革的重要内容,对于规范医疗行为,提高医疗质量,控制不合理医药费用具有十分重要的意义。近年来,国家卫生健康委员会在提升医疗服务质量与标准化方面迈出了坚实步伐,通过广泛发布与实施临床路径,全面覆盖了超过 30 个临床专业领域,构建了一套详尽且全面的临床诊疗指导体系,对推进临床路径管理工作、规范临床诊疗行为和保障医疗质量起到了重要作用。

　　临床护理路径(Clinical Nursing Pathway,CNP)作为临床路径的重要组成部分,通过循证护理的方法,积极探寻最佳护理实践证据,旨在克服常规护理模式中可能存在的随意性,进而推动护理过程向更加规范化和标准化的方向发展。CNP 是一种针对特定患者群体在住院期间实施的标准化护理模式,以时间轴为主线,通过列表形式详细规划了包括入院指导、用药、饮食、健康教育以及出院随访等在内的各项护理措施,确保患者在入院治疗的各个阶段都能明确并规范地接受检查、治疗和护理操作。作为一种日渐常态化的临床护理手段,CNP 在指导护理人员高效执行护理任务的同时,也展现出了在减少住院天数、降低住院费用、节约医疗资源、提升护理质量和降低并发症发生率等方面的显著优势。

　　随着现代护理学的持续进步与优质护理服务的广泛推广,CNP 作为一种科学高效的管理模式,对于提升护理质量、优化资源配置、提高患者满意度和促进医院高质量发展具有重要意义。中国科学技术大学附属第一医院(安徽省立医院)的临床一线护理同仁们,长期以来一直秉持科学化、标准化的工作准则,将其深入贯彻到日常工作的每一个环节,确保为患者提供高质量、规范化的护理服务。为提高各级各类医院对临床常见疾病的标准化护理路径的掌握与应用能力,中国科学技术大学附属第一医院(安徽省立医院)护理部精心组织相关人员,全面梳理多年的临床护理实践经验,并立足循证护理,坚持"患者为中心"的核心理念,全面覆盖了患者入院至出院全过程的护理内容,最终编写成《100 种常见疾病的临床护理路径》一书。该书深入探讨了围绕约 100 种临床常见疾病所展开的 CNP 实践,旨在为护理工作者未来临床工作提供标准化、规范化的指导与借鉴。

大抵学问有两途,致知力行而已。护理学科的发展,得益于每一位护理同仁将理论知识与临床实践紧密结合的辛勤付出与不懈努力。希望广大护理同仁通过阅读本书,能深刻认识到 CNP 的重要性,将其理念深植于心,在临床实践中将其转化为切实的护理行动。同时,我们也期望此书能够引发护理同仁对 CNP 的更深层次思考,并激发护理同仁对其进行更为深入的探索与研究。由于当前该领域的研究尚待深入,书中提供的研究证据需要更多的支撑和验证。衷心希望广大护理同仁提出宝贵意见,我们共同努力,以推动临床护理质量的提升,进一步促进护理学科的蓬勃发展。

编者

2024 年 6 月

目　　录

前言 ………………………………………………………………………………（ⅰ）

第一章　临床护理路径总论 ………………………………………………（ 1 ）
　　第一节　临床护理路径概述 ……………………………………………（ 1 ）
　　第二节　临床护理路径制定流程 ………………………………………（ 5 ）
　　第三节　临床护理路径的变异与处理 …………………………………（ 9 ）
　　第四节　临床护理路径实施障碍与前景展望 …………………………（ 11 ）

第二章　神经内科 …………………………………………………………（ 15 ）
　　第一节　急性脑梗死临床护理路径 ……………………………………（ 15 ）
　　第二节　脑出血临床护理路径 …………………………………………（ 21 ）
　　第三节　重症肌无力临床护理路径 ……………………………………（ 26 ）
　　第四节　病毒性脑炎临床护理路径 ……………………………………（ 31 ）
　　第五节　吉兰-巴雷综合征临床护理路径 ……………………………（ 36 ）
　　第六节　全面惊厥性癫痫持续状态临床路径 …………………………（ 40 ）
　　第七节　阿尔茨海默病临床护理路径 …………………………………（ 44 ）
　　第八节　重症帕金森病临床护理路径 …………………………………（ 49 ）
　　第九节　颈动脉支架成形术临床护理路径 ……………………………（ 54 ）

第三章　呼吸内科 …………………………………………………………（ 62 ）
　　第一节　肺癌化疗临床护理路径 ………………………………………（ 62 ）
　　第二节　慢性阻塞性肺疾病临床护理路径 ……………………………（ 67 ）
　　第三节　医院获得性肺炎临床护理路径 ………………………………（ 73 ）
　　第四节　肺血栓栓塞症临床护理路径 …………………………………（ 79 ）

第四章　心内科 ……………………………………………………………（ 86 ）
　　第一节　病态窦房结综合征介入治疗临床护理路径 …………………（ 86 ）
　　第二节　急性心肌梗死介入治疗临床护理路径 ………………………（ 91 ）
　　第三节　急性心力衰竭临床护理路径 …………………………………（ 98 ）
　　第四节　室上性心动过速介入治疗临床护理路径 ……………………（104）
　　第五节　先天性心脏病介入治疗围术期临床护理路径 ………………（110）
　　第六节　成人肥厚型梗阻性心肌病行经皮腔内室间隔心肌消融手术围术期临床
　　　　　　护理路径 ……………………………………………………（115）

第七节　肺动脉高压临床护理路径 ……………………………………………… (122)
第八节　暴发性心肌炎临床护理路径 ……………………………………………… (130)
第九节　主动脉瓣狭窄行瓣膜置换术围术期临床护理路径 ……………………… (138)

第五章　消化内科 ………………………………………………………………………… (144)
第一节　择期胃/肠内镜黏膜下剥离术临床护理路径 …………………………… (144)
第二节　肝硬化腹水临床护理路径 ………………………………………………… (149)
第三节　轻症急性胰腺炎临床护理路径 …………………………………………… (154)
第四节　肝硬化食管胃底静脉曲张内镜下精准治疗术临床护理路径 …………… (159)
第五节　溃疡性结肠炎（中度活动）临床护理路径 ……………………………… (165)

第六章　肾脏内科 ………………………………………………………………………… (171)
第一节　慢性肾小球肾炎行超声引导下经皮穿刺活检术临床护理路径 ………… (171)
第二节　择期腹膜透析置管术围术期临床护理路径 ……………………………… (176)

第七章　血液科 …………………………………………………………………………… (184)
第一节　成人急性髓细胞白血病（初治非急性早幼粒细胞白血病）临床护理路径
　　　　………………………………………………………………………………… (184)
第二节　多发性骨髓瘤临床护理路径 ……………………………………………… (193)
第三节　初治成人 Ph^+ 急性淋巴细胞白血病临床护理路径 …………………… (199)
第四节　初治弥漫性大 B 细胞淋巴瘤临床护理路径 ……………………………… (206)
第五节　自体造血干细胞移植供者护理路径 ……………………………………… (213)

第八章　肿瘤放疗科 ……………………………………………………………………… (220)
第一节　食管癌围放疗期临床护理路径 …………………………………………… (220)
第二节　宫颈癌放射治疗临床护理路径 …………………………………………… (228)

第九章　肿瘤化疗科 ……………………………………………………………………… (236)
第一节　乳腺癌辅助化疗临床护理路径 …………………………………………… (236)
第二节　胃癌辅助化疗临床护理路径 ……………………………………………… (243)

第十章　内分泌科 ………………………………………………………………………… (250)
第一节　^{131}I 治疗格雷夫斯甲亢临床护理路径 ………………………………… (250)
第二节　2 型糖尿病临床护理路径 ………………………………………………… (256)

第十一章　风湿免疫科 …………………………………………………………………… (266)
第一节　类风湿关节炎临床护理路径 ……………………………………………… (266)
第二节　系统性红斑狼疮临床护理路径 …………………………………………… (273)

第十二章　神经外科 ……………………………………………………………………（281）
    第一节　椎管内肿瘤围术期临床护理路径 ………………………………………（281）
    第二节　择期烟雾病围术期临床护理路径 ………………………………………（287）
    第三节　高血压脑出血围术期临床护理路径 ……………………………………（293）
    第四节　颅神经显微血管减压术围术期临床护理路径 …………………………（301）
    第五节　垂体瘤围术期临床护理路径 ……………………………………………（307）
    第六节　大脑中动脉动脉瘤围术期临床护理路径 ………………………………（314）
    第七节　择期胶质瘤患者围术期临床护理路径 …………………………………（320）
    第八节　迷走神经刺激治疗药物难治性癫痫围术期临床护理路径 ……………（327）

第十三章　胸外科 ………………………………………………………………………（335）
    第一节　自发性气胸围术期临床护理路径 ………………………………………（335）
    第二节　食管癌围术期临床护理路径 ……………………………………………（341）
    第三节　肺癌围术期临床护理路径 ………………………………………………（347）

第十四章　心脏大血管外科 ……………………………………………………………（354）
    第一节　主动脉覆膜支架腔内隔绝术围术期临床护理路径 ……………………（354）
    第二节　冠状动脉旁路移植术围术期临床护理路径 ……………………………（361）
    第三节　室间隔缺损修补术围术期临床护理路径 ………………………………（368）
    第四节　二尖瓣置换围术期临床护理路径 ………………………………………（374）

第十五章　普外科 ………………………………………………………………………（381）
    第一节　甲状腺癌围术期临床护理路径 …………………………………………（381）
    第二节　乳腺癌围术期临床护理路径 ……………………………………………（387）
    第三节　下肢深静脉血栓形成非手术治疗临床护理路径 ………………………（393）
    第四节　原发性肝细胞癌围术期临床护理路径 …………………………………（398）
    第五节　胆总管结石围术期临床护理路径 ………………………………………（404）
    第六节　腹腔镜胆囊切除术围术期临床护理路径 ………………………………（410）
    第七节　直肠癌根治术围术期临床护理路径 ……………………………………（415）
    第八节　胃癌围术期临床护理路径 ………………………………………………（422）
    第九节　结肠癌围术期临床护理路径 ……………………………………………（428）

第十六章　骨科 …………………………………………………………………………（436）
    第一节　腰椎间盘突出症围术期临床护理路径 …………………………………（436）
    第二节　髋关节置换术围术期临床护理路径 ……………………………………（442）
    第三节　全膝关节置换术围术期临床护理路径 …………………………………（447）
    第四节　股骨颈骨折围术期临床护理路径 ………………………………………（455）
    第五节　胫腓骨骨折围术期临床护理路径 ………………………………………（462）
    第六节　肩袖损伤患者围术期临床护理路径 ……………………………………（468）
    第七节　前交叉韧带损伤患者围术期临床护理路径 ……………………………（475）

第八节　下肢经典型骨肉瘤瘤段切除加重建围术期标准化护理路径……………(482)
　　第九节　择期跟腱断裂围术期临床护理路径…………………………………………(489)

第十七章　泌尿外科………………………………………………………………………………(496)
　　第一节　前列腺增生经尿道前列腺切除术围术期临床护理路径……………………(496)
　　第二节　经尿道膀胱肿瘤切除术围术期临床护理路径………………………………(503)
　　第三节　经皮肾镜取石术围术期临床护理路径………………………………………(509)

第十八章　耳鼻咽喉头颈外科……………………………………………………………………(516)
　　第一节　慢性鼻窦炎围术期临床护理路径……………………………………………(516)
　　第二节　人工耳蜗手术围术期临床护理路径…………………………………………(523)
　　第三节　慢性扁桃体炎围术期临床护理路径…………………………………………(530)

第十九章　口腔科…………………………………………………………………………………(537)

第二十章　烧伤整形科……………………………………………………………………………(543)
　　第一节　腋臭围术期临床护理路径……………………………………………………(543)
　　第二节　体表良性肿物围术期临床护理路径…………………………………………(548)

第二十一章　妇产科………………………………………………………………………………(554)
　　第一节　择期剖宫产围术期临床护理路径……………………………………………(554)
　　第二节　自然临产阴道分娩临床护理路径……………………………………………(560)
　　第三节　重度盆腔器官脱垂围术期临床护理路径……………………………………(565)
　　第四节　卵巢良性肿瘤围术期临床护理路径…………………………………………(571)
　　第五节　宫颈癌围术期临床护理路径…………………………………………………(577)
　　第六节　子宫肌瘤围术期临床护理路径………………………………………………(583)

第二十二章　儿科…………………………………………………………………………………(589)
　　第一节　热性惊厥临床护理路径………………………………………………………(589)
　　第二节　1型糖尿病临床护理路径……………………………………………………(594)
　　第三节　川崎病临床护理路径…………………………………………………………(601)
　　第四节　克罗恩病临床护理路径………………………………………………………(611)
　　第五节　传染性单核细胞增多症临床护理路径………………………………………(620)
　　第六节　支气管肺炎临床护理路径……………………………………………………(625)
　　第七节　阵发性室上性心动过速临床护理路径………………………………………(630)
　　第八节　新生儿高胆红素血症临床护理路径…………………………………………(635)
　　第九节　新生儿呼吸窘迫综合征临床护理路径………………………………………(641)
　　第十节　新生儿胎粪吸入综合征临床护理路径………………………………………(649)

第一章 临床护理路径总论

第一节 临床护理路径概述

临床护理路径(Clinical Nursing Pathway,CNP)是为应对日益增长的医疗开支、医疗资源的滥用以及过度或不足的医疗干预等问题而制定的一系列按时间顺序的病症诊疗和护理的标准流程,确保患者从入院至出院期间都能按照设定的模式得到治疗和护理。医疗机构的医护人员会依据CNP的成效,对每个患者的个体差异进行分析和评价,以防止在下一个患者入院时出现相同的护理差异或错误,进而控制医疗总费用并保持或提高医疗服务的质量。通过CNP实现对某一疾病从入院到出院整个护理过程的全程监控,使护理质量管理从始末管理向过程管理转变。

CNP可有效理顺护理程序、规范护理行为、减少重复劳动、提高护理质量和工作效率、缩短住院日期等,正作为以患者为中心的有效管理模式广泛地应用于临床。

一、临床护理路径起源

CNP起源于工业生产管理的关键路径法,其重要作用体现在对时间和成本的双重控制,以及对生产流程中每个关键环节的高效管理。20世纪80年代,由于美国飞速发展的医疗技术、政府的医疗服务项目收费体系、慢性病病例和老年人口的持续增加等诸多因素交织,使得医疗费用攀升及公共卫生资源的不当使用成为一大难题。为应对医疗费用的过度增长,提高卫生资源的有效利用,美国政府改变了原有的回顾性付费模式,实施了以诊断相关分组(Diagnosis Related Groups,DRGs)为支付基础的定额预付款制(Diagnosis Related Groups-Prospective Payment System,DRGs-PPS),使得同类疾病的患者采用统一的标准支付医疗费用。只有当服务成本小于DRGs-PPS的标准费用时,医疗机构才有可能获得盈利。在这种情境下,医疗中心开始寻找价格低于标准费用的医疗服务方式和模式,并考虑将临床路径作为缩短住院时间的核心策略。20世纪80年代中期,美国波士顿新英格兰医学中心医院开始依照预设的护理程序和临床路径,对一些疾病的住院患者展开治疗;Karen Zander护士及其助理通过执行护理流程,顺利地在急诊护理中应用了临床路径,且均证实CNP能有效降低健康保健系统内高涨的医疗费用。至此,CNP得到了美国医疗界的重视,持续被优化,渐渐变成了一种在满足医院质量管理标准的情况下,同时还可以节省资源的规范化治疗模式。

二、临床护理路径定义

CNP 是专用于护理实践的临床路径,是各医院的科室专家们针对特种疾病或手术程序而创造的全方位、跨学科的医疗护理服务模型。CNP 针对特定病群,利用时间为横轴,将入院指导、初次就诊的诊断、医疗检验、用药治疗、护理服务、饮食咨询、身体运动、教育、出院规划等全部相关流程,作为一种标准配置为纵轴,编排成一项详细的日程安排。

三、临床护理路径国内外应用现状

20 世纪 90 年代开始,CNP 被视为临床医学领域一项重大的变革。全球范围内,CNP 的探究和实践已取得明显的发展。不论是在美国、英国、澳大利亚、日本还是新加坡,都有众多文献对其应用状况进行了报道。以美国为例,近 600 家医疗机构实施了 CNP,且已从手术科室走向更广泛的领域,如内科、急诊、慢性疾病和社区医疗服务等,并且也从仅限于临床管理扩展到医疗成本和品质管理。日本从 1995 年开始应用 CNP,现如今已被大量医疗机构广泛采纳,一项在 2002 年的调查中表明:超过 312 家拥有 300 张或更多病床的医疗机构正在应用 CNP。1995 年新加坡樟宜医院开始运用 CNP,分别对儿童重度哮喘等 5 种疾病实施,到 2000 年这家医院已经成功将 CNP 应用于近 30 种疾病。澳大利亚的 Westchester 医疗中心于 1997 年将 CNP 运用在心脏瓣膜修复、瓣膜更换和先天性心脏病手术等。自 2005 年起,德国遍布全国的医疗改革中注入了 CNP 的新颖服务模式,将 CNP 建立在信息技术之上,对特定的手术程序做出了高效的管理,信息技术在 CNP 中的广泛运用升级了医疗服务的架构,对于那些依赖电子文件的医疗机构或部门来说是显著的改善。2007 年,荷兰在对老年患者的肿瘤治疗中,CNP 的引入提升了护理流程的持续性并加强了学科间的协作。2012 年,欧洲临床路径协会(The European Pathway Association,EPA)在 23 个国家进行的临床调研中结果显出,CNP 的应用将是未来的主流趋势,其在诸如早产儿、肾脏移植、先天性疾病、肿瘤等疾病的治疗中已被大规模应用。在过去的 40 年中,CNP 凭借其在全球的广泛使用,已经发展成为疾病诊疗行为的重要指南和成本管理的关键工具,并被国际医疗卫生机构认证联合委员会(Joint Commission International,JCI)列为医疗评估的核心标准之一。

"关键路径"于 1996 年首度在我国作为临床路径引入。两年后,即 1998 年,四川华西医院以护理人员为核心开始试行临床路径,这一措施取得了积极的成果。在 2002 年 5 月,吴袁剑云在北京举办的"临床路径研讨会"上发布了他主编的《临床路径实施手册》,由此护理中心化的临床路径开始在我国试行,并在研究中出现。2017 年,原卫生计生委员会、国家中医药管理局颁布了《医疗机构临床路径管理指导原则》,明确定义了"临床路径文本应该包括医师版、护理版和患者版"的要求。这部文件的出台对护理人员的工作产生了引导作用,为护理人员在各阶段的护理目标和工作任务设定了清晰的定义,并建立了可以引导临床护理人员进行高效、高质量护理工作的临床路径。CNP 的本质就是"护士版"的临床路径。报道显示,我国在区域医院已经实施的 CNP 涵盖大多数需要入院或者需要手术治疗的常见疾病和高发病。比如,心脏内科所涵盖的包含心力衰竭、起搏器植入手术、考虑接受介入治疗的心绞痛以及急性心肌梗死,还有心脏射频消融手术;心脏外科治疗范围包括的风湿性心脏病、先天性心脏病、冠心病和常规胸部手术；此外，普通外科的胆囊手术及乳腺癌、结肠癌、甲状腺瘤手术；骨科的膝关节窥镜手术、人工关节置换手术和部分腰椎间盘突出手术；儿科外科的室间隔缺损、尿道下裂、先天性巨结肠、急性阑尾炎和尾状突部高位结扎手术；妇产科的阴道分娩、剖宫产和全子宫切除手术，以及内科的肺炎、癌症化疗等都被纳进来。CNP的实施对医疗质量有积极影响，可以改善或稳定医疗质量的效果指标。例如，CNP的实施可以显著降低平均住院日、术前平均住院日和住院患者院内感染发生率。广西某医院将子宫肌瘤全切除术患者纳入CNP管理，使患者平均住院天数下降20%，平均住院费用下降10%。北京一家医疗单位已经将肺炎、胆囊摘除、充血性心衰以及产科分娩四类疾病纳入到CNP的施行领域里，此举导致患者住院的时间减少24.68%～31.96%，同时，平均的住院费用也下降16.59%～58.31%。此外，CNP的实施还可以显著改善病史合格率和患者满意度等指标。通过实施CNP，可以减少医疗费用，而同时可以维持或提高医疗质量，从而实现成本效益目标。因此，CNP的实施有助于有效落实以患者为中心的医疗照护理念，为医院、病患和医护人员带来共赢的局面。

二、临床护理路径的基本观

（一）CNP的患者观

CNP以人为本，综合考虑疾病、环境、心理和人际因素，改善了以往对患者关注不足、医护协作差、服务不规范等问题。该指导原则将循证医学和整体护理等方法融入其中，强调了科学性和合理性。

（二）CNP的医疗质量观

通过规范护理过程，减少同一病种不同患者和护士之间的护理差异。将患者病情和护理过程采用图表形式呈现，并全程监控患者从入院到出院的整个护理过程，实现对护理质量的过程管理。

（三）CNP的成本效益观

CNP的成本效益观旨在缩短住院时间、控制医疗成本和降低医疗费用。根据特定病种设计护理方案，安排住院时间，提高护理计划的合理性和计划性。按照统一标准采取行动，降低临床实践的可变性，预防差错发生，减少低品质成本的产生。

三、临床护理路径实施的作用

（一）实现医疗护理活动的程序化和标准化

作为由多学科专家共同制定的科学实用的护理方案，CNP以时间为序列，展示了同类型疾病的诊疗步骤。根据病情发展的不同阶段，每日的工作重点和具体内容也有所调整，并遵守严格的时间框架。护士需要每天评估病情进展（包括各项检查报告）、治疗和护理措施的执行情况和效果。如果病情有变化，护士能够及时发现并初步处理。同时，实施过程中需要整理和分析出现的变异情况,使用变异分析和成本效益评估CNP的实用性,促进质量改进,完善临床路径。

(二)充分调动患者的主观能动性

CNP的实施可以清晰预见诊治过程,让患者及家属更多地参与和自主选择治疗方式。患者在预先了解疾病相关问题和如何与医护人员配合后,能够主动参与并知道将接受何种护理。这种预先了解能使患者有效减轻焦虑,同时享受高质量、安全的医疗护理服务。这种平等的医患关系有助于情感沟通,最大程度地减少医疗纠纷发生,提升患者满意度。

(三)促进护理质量提高

CNP的实施不仅科学准确,而且易于记忆,减少了护士书写记录的时间,增加了护士与患者的接触。护士可以对疾病有一个综合和准确的看法,避免由于个人水平和能力差异而导致的诊断缺陷。同时,对于患者的病情变化,护士可及时发现并迅速采取相应的护理措施。CNP强调医院多专业、多部门的团结协作,以促进信息的交流和传递,减少中间联系,确保住院患者护理的连续性,提高服务质量和工作效率。

(四)降低住院患者的平均住院时长和医疗费用

CNP要求明确的工作程序和时间,减少康复延迟和资源浪费,保证最佳护理质量。CNP主要通过提供信息图表来组织和规划诊疗护理过程,避免遗漏,缩短住院时间,并提高护理质量。护理人员按照具体程序实施有效的护理措施,减少无效住院时间,显著缩短患者住院时间,降低费用,节约医疗资源。

(五)提高健康教育效果及服务满意度

CNP的实施使健康教育制度化和具体化,成为健康教育的实际记录。多数医疗机构专门为患者建立了患者版CNP,方便患者及其家庭使用。患者能预先了解到接受照顾、治疗和护理的过程以及住院天数,增进对诊疗效果和预期结果的认识。此外,根据路径日程安排,健康宣教循序渐进,适时评估,反复循环,直至患者真正掌握为止。护士在为患者提供服务时展现热情和主动性,同时与患者进行有效沟通,耐心细致地进行健康教育,使患者获得疾病相关知识,满足了患者对健康教育的需求。这进一步加强了护患关系,有助于提高治疗效果,提升患者满意度。

参考文献

[1] 陈妙霞,黄师菊. 临床护理路径:外科篇[M]. 广州:华南理工大学出版社,2012.
[2] 尹安春,史铁英. 内科疾病临床护理路径[M]. 北京:人民卫生出版社,2013.
[3] 尹安春,史铁英. 外科疾病临床护理路径[M]. 北京:人民卫生出版社,2013.
[4] 国家卫生计生委员会,国家中医药管理局. 医疗机构临床路径管理指导原则[EB/OL]. (2017-08-30)[2024-02-07]. https://www.gov.cn/gongbao/content/2018/content_5254330.htm.

第二节 临床护理路径制定流程

CNP 的制定是基于对医疗服务质量改进的需求,医疗资源利用的优化和患者需求满足的提升,旨在建立统一、标准和高效的护理模式,通过明确的工作程序和时间要求,使医务人员在治疗和护理过程中能够一致地进行操作,减少因个体差异导致的非规范化行为的发生,是一种促进医疗服务卓越的重要工具。

一、成立组织,明确职责

(一) 成立 CNP 管理委员会

由医疗机构主要负责人和分管护理工作的负责人分别担任正、副主任,相关职能部门主要负责人和护理、临床、药学、医技等专家任成员。

(二) 成立 CNP 指导评价小组

由医疗机构分管护理工作的负责人任组长,相关职能部门负责人和护理、临床、药学、医技等专家任成员。

(三) 各临床科室成立实施小组

由实施临床路径的临床科室护士长任组长,该临床科室护理人员、医疗、药学、医技等相关科室人员任成员。

(四) 工作职责

1. CNP 管理委员会

CNP 管理委员会是医疗机构开展临床路径管理的最高决策机构,应定期组织会议,主要履行以下职责:① 审定本医疗机构开展 CNP 管理的实施方案;② 审定本医疗机构 CNP 管理中长期规划、年度计划和总结;③ 审定本医疗机构开展 CNP 管理的各项相关制度;④ 审议指导评价小组提交的有关意见;⑤ 协调解决 CNP 管理过程中遇到的问题;⑥ 审定本医疗机构中 CNP 管理所需的关键数据、监测指标、考核指标;⑦ 其他需要管理委员会承担的职责。

2. CNP 指导评价小组

CNP 指导评价小组是管理委员会的日常管理部门,应设置在护理管理部门,指定专人负责。指导评价小组履行以下职责:① 落实管理委员会的各项决议;② 向管理委员会提交 CNP 管理有关意见、建议,制度草案,规划、计划草案,评价结果或报告;③ 对各实施小组的 CNP 管理工作进行技术指导;④ 审定各实施小组上报的开展 CNP 管理的病种及文本,涉及伦理学问题的,按相关规定执行;⑤ 组织开展 CNP 相关培训工作;⑥ 组织开展 CNP 管理评价工作,负责评价结果运用;⑦ CNP 管理过程中关键数据统计与汇总等数据和档案管理;

⑧ 其他需要指导评价小组承担的职责。

3. CNP 实施小组主要履行的职责

① 在指导评价小组指导下,开展本科室 CNP 管理工作;② 制定科室 CNP 实施目标及方案,并督促落实;③ 负责 CNP 相关资料的收集、记录和整理;④ 组织科室人员进行 CNP 管理方面的培训;⑤ 向指导评价小组提出本科室 CNP 病种选择、调整及临床路径文本制定修改的建议;⑥ 分析变异的原因及提出解决或修正的方法;⑦ 参与 CNP 的实施过程和效果评价与分析,并对 CNP 管理工作进行持续改进;⑧ 其他需要实施小组承担的职责。

其中,实施小组参与人员具体分工职责如下:

(1) 护士职责:① 依据护理操作规程,讨论确定与护理服务相关的部分;② 监测 CNP 表上应执行的项目;③ 负责患者的活动、饮食和相关护理措施;④ 协助和协调患者按时完成项目;⑤ 记录和评价是否达到预期结果;⑥ 负责患者与家属的健康教育;⑦ 制定和执行出院计划;⑧ 有变异时,仔细记录,与护士长和医生讨论处理;⑨ 定期阅读变异分析报告,参与小组讨论并提议需要改良服务的项目。

(2) 临床医生职责:① 参与修订 CNP 中与医疗相关的措施;② 决定患者是否进入或退出 CNP,在 CNP 记录本注明;③ CNP 表内治疗项目的确定、计划和执行;④ 评估患者的康复是否合乎 CNP 的预期目标;⑤ 定期阅读变异分析报告,提议讨论需要改良服务的项目。

(3) 药剂科职责:① 监测合理用药;② 在保证质量的基础上,降低用药成本;③ 协助处理与药物有关的变异。

(4) 临床辅助科室(检验科、影像科)职责:① 执行 CNP 表上本科室执行的项目;② 协助处理与本科室有关的变异。

二、临床护理路径的选择与制定

(一) 实施 CNP 管理病种选择原则

CNP 管理病种选择依据以下原则:常见病、多发病;诊断治疗方案明确,技术成熟,诊疗过程中变异少;优选国家卫生健康委员会、国家中医药局已经印发临床路径的病种。同时,病种选择需要基于数据统计分析。我国现有 CNP 的制定常采用"病历回顾法"对选定病种的既往病历分析出关键护理措施,并对其进行项目归类、名称细则分类、应用频次统计和应用目的说明整合,并采用帕累托法则(Pareto's principle)又名"二八定律",筛选高频次护理措施。帕累托法则对本研究中 CNP 的制定和修改均有指导意义:① 在 CNP 的制定方面,由于标准化的 CNP 应涵盖 80% 左右的病例,因此帕累托法则可用于确定 CNP 中的"标准诊疗项目"即应用病案回顾法,筛选出病案中使用频率为前 80% 的护理措施和诊疗项目纳入表单;② 在 CNP 的持续修订方面,根据帕累托法则对实施 CNP 过程中发生变异人数超过总人数 20% 的项目考虑修改。

(二) 基于循证医学理念,全面检索高质量指南、共识和临床实践证据,结合患者病情制定 CNP,最终形成符合实际、有可操作性的本地化 CNP

CNP 是一种标准化的工作模式,综合了循证护理、全面护理和持续质量改进的概念。它被普遍认为是提高护理质量和改善患者结局的有效工具。通过将证据与临床实践联系起来,真正实现护理活动的标准化和程序化。只有在充分循证的基础上制定标准,才能真正实现其成本和质量的二元化价值观。尽管中国的循证医学刚刚起步,循证护理的发展相对更晚,但 CNP 寻求的照护计划应是最高效的,或者说是用最适宜的成本,达到最合适的健康状态和患者利益的最大化。制定标准路径需要证据铺垫,进行诊疗护理干预需要证据保证,评估干预效果需要证据比对,时间节点的设立也需要有相应的证据支持。CNP 的制定需要循证医学的支持,因为只有通过循证的照护才能提供最佳的医疗护理。只有循证的 CNP 才是最佳的。循证医学与 CNP 相辅相成。

(三) CNP 制定过程

CNP 制定过程包括病历回顾和文献分析,提取关键流程、筛选高质量证据,形成 CNP 草案。为了确保其规范性、权威性和实用性,通常邀请多学科专家进行深入讨论和修订。完成的 CNP 还需要进行临床验证和调整,以满足持续改进的原则。其中草案需包含以下内容:

(1) 路径样式:电子病历、表格病历、信息系统或其他记录系统等。

(2) 与临床路径相配套的诊断治疗标准:如流程图、纳入标准、排除标准、临床监控指标与评估指标、变异分析等。

(3) 制定特定诊断或手术的 CNP,通常包括 10 项:① 医疗措施;② 检查和化验;③ 评估;④ 活动;⑤ 治疗和护理;⑥ 饮食;⑦ 宣教;⑧ 监测;⑨ 出院计划;⑩ 治疗护理结果。

(4) 制定推行与管理 CNP 的过程。

(5) 确认患者预后主要的衡量标准。

(6) 建立收集数据的程序。

(7) 确定和分析实施 CNP 的效果指标:① 平均住院天数;② 平均住院费用;③ 医疗护理质量:患者治疗效果、并发症发生率、患者满意度等。

临床路径文本应包括医师版、护理版和患者版,各版本间相互关联,形成统一整体。患者版临床路径文本应提供诊疗流程的信息告知和健康教育功能。医疗机构应根据本单位实际情况来确定完成临床路径标准诊疗流程所需的时间,包括整体时间和各诊疗阶段的时间范围。

三、临床路径的实施

1. 临床路径实施前医疗机构应当对有关人员进行培训

培训内容主要包括:

(1) 临床路径基础理论、管理方法和相关制度。

(2) 临床路径主要内容、实施方法和评价制度。

(3) 新的临床路径使用前的培训。

2. 患者入径评估

拟进入临床路径的患者先进行入径评估,满足以下条件方可进入:

(1) 诊断明确。

(2) 没有严重的合并症。

(3) 预期可按临床路径设计流程和时间完成诊疗项目。

3. 应当退出的情况

进入临床路径的患者出现以下情况之一时,应当退出:

(1) 患者出现严重并发症,需改变原治疗方案。
(2) 患者个人原因无法继续实施。
(3) 对入院第一诊断进行修正。
(4) 因合并症或检查发现其他疾病,需转科治疗。
(5) 其他严重影响临床路径实施。

医疗机构应严格执行危急值管理制度。若患者在临床路径实施过程中出现危急值情况,应立即召集专家评估,确定是否退出路径,以确保患者的安全。医疗机构应做好临床路径变异的记录、分析、报告和讨论工作。对于反复发生的、可能影响该病种临床路径实施的变异情况,应及时、仔细查找原因,并视需要进行临床路径的修改等整改措施。医疗机构应积极配合物价管理和基本医疗保险管理部门,根据临床路径进行费用测算,推进单病种付费和疾病诊断相关分组(DRGs)付费等支付方式改革。

四、临床路径的评价改进阶段

在 CNP 实施一段时间以后,将路径实施前后的数据进行对照分析,内容包括:工作效率、医疗质量、经济指标以及患者满意度。通过评价改进原有 CNP 或使用改进后新的 CNP,不断完善使其更符合临床实际。如尝试以 PDCA 循环理论为指导,开展 CNP 的制定、实施和改进。① 首先根据系列病案回顾分析患者关键护理问题,明确患者关键阶段的"预期结局";② CNP 领导组围绕这些问题,通过文献研究寻找可以解决问题的方法,即筛选相应的中、西医护理实践,形成 CNP 草案;③ 通过专家会议审阅和修订初步形成的路径草案,进而形成 CNP 终稿;④ 根据 CNP 终稿实施路径,并评价实施效果;⑤ 收集效果指标和变异情况并分析数据和变异报告,总结经验吸取教训,组织修订该 CNP,进入下个循环。

五、建立与施行中须重视的问题

1. 依据本机构的实际情况制定有关制度

为确保 CNP 的顺利实施,必须结合医院现有的制度和工作模式进行制定,充分考虑实际情况,并在现有制度的基础上制定 CNP 管理规定。

2. CNP 文件格式定义要合理

CNP 应纳入正式的医疗记录中,采用合理的记录方式不仅能为临床工作提供指导和引导作用,还可以减轻文件记录的负担,确保大家对 CNP 的信任和支持。

3. 确定合理的最短住院日数

在设计 CNP 时,需要合理确定最短住院天数。通过参考文献研究和病历检查,结合关键路径法,确定最短住院天数,以确保护理路径的有效实施。

4. 确立每日应执行的诊疗护理活动

应由临床推动小组的成员邀请相关人员参与流程分析和病历审查,确立每日应执行的医疗护理活动。成员包括特定的护士、临床医生、药师、营养师、康复师和检验师等。

5. 确立合理的变异记录方式和数据收集与分析方法

制定变异记录单，主要记录患者未按照 CNP 执行项目的原因，并且需分析路径、医护人员和患者三方面的原因。同时，确保变异信息的及时收集和分析，避免影响路径实施效果。

6. 制定患者教育手册或患者版 CNP 表

通过向患者提前介绍整个住院期间可能发生的事情，可以帮助患者了解医疗过程，减少焦虑情绪，并提高与医护人员的合作程度。

参考文献

[1] 陈妙霞，黄师菊. 临床护理路径：外科篇[M]. 广州：华南理工大学出版社，2012.
[2] 尹安春，史铁英. 内科疾病临床护理路径[M]. 北京：人民卫生出版社，2013.
[3] 尹安春，史铁英. 外科疾病临床护理路径[M]. 北京：人民卫生出版社，2013.
[4] 国家卫生计生委员会，国家中医药管理局. 医疗机构临床路径管理指导原则[EB/OL]. (2017-08-30) [2024-02-07]. https://www.gov.cn/gongbao/content/2018/content_5254330.htm.
[5] 陈佳敏. 乳腺癌围手术期中西医结合临床护理路径的编制与应用研究[D]. 上海：上海中医药大学，2020.

第三节 临床护理路径的变异与处理

当病源足够或医疗资源不足时，引入临床路径是可行的。然而，不是所有患者都能按照预先确定的临床路径程序顺利康复。有些患者会偏离临床路径，即变异。变异的发生是正常的、可以接受的，医护人员应该及时、详细地记录和解释变异，我们需要分析变异的原因，必要时进行干预。

一、变异的概念

变异（variance）是指在临床路径的标准计划内实施患者照护过程中未提前预见的新情况。患者的住院时间、住院费用或其预期结局都可能因这些新情况的出现而改变。变异管理是临床路径管理的重要组成部分，是推动临床路径持续改进的基础，对临床路径的顺利实施与推广至关重要。

二、变异的分类

（一）以变异来源分类

1. 患者相关变异

患者相关变异的发生通常与患者的需求、个体差异、心理状态以及疾病严重程度密切相关。如两名确诊为肺癌的患者中，一位患者患有高血压，需要在手术前调整血压，而另一位患者可以直接进行手术。如果一位患者有心理承受能力,勇敢地接受化疗,而另一位患者则因为害怕而拒绝化疗,则两位患者的治疗方案及治疗效果可能会不同。

2. 护理人员相关的变异

护理人员相关的变异主要由护理人员的工作态度、技术水平、沟通能力等因素导致。比如,护理人员因未严格执行三查七对制度,导致输液错误而产生 CNP 变异,或者有些患者更习惯用护理人员听不懂的方言进行交流,这也会造成变异。而患者听不懂普通话,在进行健康教育时可能出现患者对健康教育内容不理解,引起护理临床路径的偏差产生变异。

3. 医院系统相关的变异

医院系统相关的变异主要是由于医院各部门沟通协调障碍或设备缺乏等问题造成的。例如,医技科室机器故障可能会导致检查延迟,或者周末发出的检验结果未及时送到各科室,又或者手术室日程可能会受到紧急手术的影响导致手术延误等,这些情况均可能引发变异。

4. 出院计划相关变异

可能因等待转诊、家属照顾能力限制、经济因素等导致患者无法按计划出院,或者患者中途退出临床路径。这些情况都包含在出院计划变异范畴内。例如,因未及时与社区医院进行转诊沟通,导致患者未能及时转诊不得已继续住院;因未对出院患者进行药物指导,导致患者药物管理不当,病情控制不稳定而再次入院治疗。

(二)以变异性质分类

(1)正性变异的发生在一定程度上是合理的,能够减少住院时间或在路径规定的时间内让患者提前完成治疗,降低住院花费。

(2)负性变异的发生是指计划与路径不符合,在一定程度上是合理的,但会使住院时间延长;或者其发生是不合理的,即管理失误,导致患者治疗时间延长或费用增加。

(三)以变异管理分类

(1)可控变异是指虽然其发生是不合理的,但可以采取行动来制止和消除,此属于需要加强的变异。

(2)非可控变异是指其发生虽然具有一定的合理性,也无法制止或消除。在管理变异的过程中,需要尝试用多元分类方法从多角度分析变异,探究变异的根本原因,依据变异的性质区别对待,采取措施加以纠正,尽可能预防不可控变异。

三、变异的分析与处理

(一)变异分析管理

变异分析和管理的首要要求是建立完备的临床路径信息系统,实时监控路径实施过程,真实、准确地记录已发生的变异,并根据变异的严重程度进行不同处理,详细记录变异分析。回顾性的 CNP 相关信息是分析变异的根源,变异分析记录是医院 CNP 指导组对临床路径不断改进的最重要的依据。

变异分析管理的另一个重要条件是建立多学科的专业管理团队,对定期收集的变异记录进行系统分析。此团队不仅包括主管护士、主治医师,还需要专职的个案管理员。记录和收集变异信息需要花费大量的精力,只有经验丰富且敬业的CNP管理团队才能专业、全面地分析变异数据,才能为CNP的不断完善提供持续的组织支持,才能使医疗机构的投入及医护人员的努力产生预期效益。

(二)变异分析处理

1. 分析变异发生的合理性

以下是根据帕累托原理解释变异发生的原理,比较分析两组数据之间的关系,可找出需要改进的地方:一般来说,某种疾病的临床变异率在20%之内是可以接受的,但若变异程度大于此临界值,则需要进一步分析,例如,可以按照变异控制程度进行分类。当可控变异率小于20%时,表明路径没有太多问题,说明医院系统的流程需要改进;大于20%,这表明没有出现太多问题,家庭系统流程痛点需要改善;如果不可控变异发生率高于20%,说明路径本身可能存在问题;如果患者自身的差异性与路径规划不符合,则路径的进入标准必须严格;或者是路径已经不能适用医院目前的技术水平和医疗环境,则需要修改路径。

2. 识别关键影响因素,制定改进措施

分析中发现的任何不合理的变异都需要进行深入的统计检验分析。我们可以利用多元线性回归、Logistic回归、主成分分析等方法来找出驱动这种变异的主要影响因素,并制定相应的改进措施。据帕累托法则,减少80%的临床变异就需要控制20%的主要因素。因此,需要找到临床变异的主要驱动因素,通过控制这些驱动因素,可以达到减少更多路径变异的目的。如有必要,可以考虑在CNP之外开辟子路径,对这些因素建立常态化和标准化管理,以确保治疗的连续性。

参考文献

[1] 薛旻.临床护理路径系统的设计与应用探讨[J].电子技术与软件工程,2016,(12):185.

[2] 江会,马丽莉,李王莺,等.临床路径护理文本的设计与应用[J].中华护理杂志,2011,46(09):891-893.

第四节 临床护理路径实施障碍与前景展望

CNP作为一种先进的医疗管理理念和技术,在现代护理中具有重要地位,具有广阔的发展前景,将成为医院控制医疗资源的重要手段。但我国CNP发展尚处于起步阶段,在实施过程中存在部分缺陷。未来,随着医疗改革的深入推进,CNP将会不断优化和完善,得到更广泛的推广及应用,为患者提供更为全面、协调、高质量的医疗服务。

一、实施临床护理路径的障碍

(一)适用范围受限

CNP是一种新型医疗模式,目前并不适用所有病种。实施前,选取病种时必须进行多方位、客观的分析论证;实施时,应选择患病率较高、治疗成本大、手术或处置差异较小、无效住院时间长的病种。鉴于各类疾病复杂程度及手术个体差异大,设立统一的治疗标准难度较大。如何使CNP能够应用于复杂的病种,尚需进一步探索。

(二)缺乏有效的评价方法

CNP已经在许多国家使用,但是各文献对其效果的报道不尽相同,且部分学者对报道的结果表示怀疑。研究指出只有33%的文献结果是可靠的,是高质量的。因此,我们需要从多方位对CNP的应用效果做出评价。而临床路径审查工具(clinical pathway audit tools)就是用来检查和评价实施效果的。对已有的评价工具,研究发现整合照顾路径审查工具是最适当的,但目前对审查工具的研究还很少,而且对已有的工具,尚不能确定其有效性。

(三)缺乏认识

在我国,领导层和医务人员对CNP的认识不足,因此不能正确引导全员转变观念,下不了决心改变长期形成的不良医疗行为。目前国内对CNP的宣传仅限于学术活动和一些零星的报道。需要推动我国CNP的普及和应用,让更多的人了解并认同CNP的理念和价值,从而使他们接受并执行该理念。

(四)缺乏相应的政策环境

我国现行的医疗保险支付制度是国内CNP推广应用缓慢的主要原因之一,单病种限价收费的提出和应用促进了CNP的推广,但目前只有部分省市的部分医院在部分科室实行。而政府尚未建立对医院合理的补偿机制,开展CNP可能会遇到来自医院内部的阻力,可见,要保证临床护理路径合理地运行,必须有政府和政策的支持。

(五)缺乏多学科间的协作

CNP的实施不仅是专业建设的问题,还需要社会的广泛参与。国内多数是由临床护士做研究,极少数研究是由管理层来做,CNP的多学科性在国内并没有显现。因此,CNP在国内的推广和发展需要多学科人员的配合和参与。

(六)对护理执行时间的不正确反映

传统的CNP以纸质为主,能够对患者所需护理内容以及实施时间进行明确的规定,然而,护士工作中,由于时间紧迫、任务量大,很难对每一项护理工作进行及时而全面的记录,同时也无法有效地跟踪和确认实际的护理工作行为。因此,传统的护理路径无法对护理执行时间进行充分的反映,对护理质量也无法进行有效的监督,导致医院运行过程中,对护理行为的规范能力降低。

(七)对患者综合信息的不及时掌握

传统的纸质CNP在实施过程中,能够对护理内容以模板的形式进行有效的规定,然而,无法将每一位患者的实际情况以及患病信息、特点等进行详细的记录,更重要的是也无法及时地向患者提醒费用信息,而护理路径中存在的缺陷无法得到及时发现和弥补,因此很难有效统计护理费用,医院对整个路径所耗费的费用状况也无法实现有效控制。

二、临床护理路径前景展望

作为一种新型的兼顾质量、效益和医疗的管理模式，CNP 的实施将为医院的可持续发展带来挑战和机遇。我国各地医院已经陆续从国外引进成功运行并取得良好成效的 CNP。经过 10 年的临床实践，CNP 的应用已逐渐由急性病转为慢性病，由外科转为内科，由少数病种扩展为常见病、多发病，并在提升医疗服务品质和减少医疗费用两个核心价值上获得广大医护人员的普遍认同。这让我们对 CNP 的顺利实施和发展抱有更为乐观的展望。

（一）CNP 是跨学科的全方位的临床医疗工作管理模式

CNP 是一种跨学科的、综合的、深化整体护理的整体医疗护理工作模式，是一种预先设定好的一套标准化护理流程，包含患者心理、生理、社会和文化多方面的需求，内容涉及护理学、医学、药学、检验、营养、康复、心理等多学科的知识和技能。因此，它具有合作性、全方位性、连续性的特点。CNP 方案的设计者、评估者、管理者及实践者，都须在整体观念指导下实施整体的照护计划，充分发挥团队精神，高效开展团队间交流，满足各层次需求，并以整体的观点推动整体健康照顾的发展。

（二）CNP 的实施将推动流程优化管理

过去的医疗服务是片段的、经验性医疗照顾，而 CNP 参考了制造业的流程优化理论。该流程优化方法包括：① 优化项目流程，合理设定检查、诊断、治疗、护理以及其他医疗服务项目和执行流程；② 时序优化网络流程；③ 优化时间-成本；④ 优化工序流程接口关系。从患者入院到出院、疾病预防治疗及康复，都具有连续且有针对性的医疗服务流程和系统管理，包括健康教育、诊断、治疗、护理、康复指导等各环节。所有诊疗环节都包含了明确的健康服务项目内容、执行人、目标和时间节点。

（三）开展 CNP 的管理评价势在必行

管理评价是确保 CNP 实施符合预期目标的重要手段，构建一套符合我国国情且趋于固定和统一的 CNP 管理评估指标体系是非常必要的。从路径流程管理来看，对实施中的路径进行全方位、系统的评价，对确保临床路径应用的有效性，推动 CNP 的规范化及路径流程的不断优化具有关键作用。目前，我国医疗卫生机构对此尚未重视，但该问题必须要解决。构建一套完整的临床护理路径评价体系与标准，可以对 CNP 进行全方位、系统性的评估，以此使 CNP 的流程管理更加标准化并不断优化，这对推动我国 CNP 的应用和发展具有重要的指导意义。

（四）CNP 的有效运行必将融入医院信息系统

由原国家卫生计生委员会和国家中医药管理局共同发布的《医疗机构临床路径管理指导原则》明确指出，医疗机构应根据信息化建设的相关规定，将临床路径管理信息化融入医疗机构的整体信息化建设中，以实现有机统一和互联互通。医保给付的单病种管理方式和 CNP 的实施监督都需要信息支持。随着医院对医院信息系统（Hospital Information System，HIS）硬件的投入增加和软件的日渐成熟，必然会将 CNP 的流程与 HIS 系统进行有效地融合,使之能做到在不同疾病诊断相关分组(DRGs)类目下的 CNP 的即时跟踪,借助资源共享运行数据、详尽分析变异人群资料、严格管理成本监控、及时评估诊疗效果,实现持续优化 CNP 及管理式健康照顾的目标。

参考文献

[1] 陈妙霞,黄师菊. 临床护理路径:外科篇[M]. 广州:华南理工大学出版社,2012.
[2] 尹安春,史铁英. 内科疾病临床护理路径[M]. 北京:人民卫生出版社,2013.
[3] 尹安春,史铁英. 外科疾病临床护理路径[M]. 北京:人民卫生出版社,2013.
[4] 国家卫生计生委员会,国家中医药管理局. 医疗机构临床路径管理指导原则[EB/OL]. (2017-08-30)[2024-02-07]. https://www.gov.cn/gongbao/content/2018/content_5254330.htm.
[5] 陈佳敏. 乳腺癌围手术期中西医结合临床护理路径的编制与应用研究[D]. 上海:上海中医药大学,2020.

第二章 神 经 内 科

第一节 急性脑梗死临床护理路径

一、适用对象

第一诊断为急性脑梗死(ICD-10:I63)。

二、诊断依据

根据《中国急性缺血性脑卒中诊治指南2018》,以下情况为急性脑梗死纳入指征:
(1) 突发起病的局灶性神经功能缺损,如单侧面部或肢体麻木无力、语言障碍等。
(2) 症状/体征持续存在24 h以上或者影像学显示有责任病灶,排除非血管性原因,经头颅CT或MRI检查排除脑出血。

三、进入路径标准

(1) 第一诊断必须符合急性脑梗死疾病(ICD-10:I63)。
(2) 患者患有其他疾病时,但在住院期间不需特殊处理,也不影响第一诊断的临床路径流程。

四、临床护理路径实施规范

(一) 急诊静脉溶栓期

1. 预检分诊
(1) 急诊分诊在5 min内完成。
(2) 采用FAST量表、"中风120"法则等卒中筛查工具快速识别卒中患者(表2.1),如存在任何一项异常,立即启动卒中快速救治绿色通道。

表 2.1 筛查工具

筛查工具	具 体 条 目			
FAST量表	F=Face,主要症状为面瘫,出现口角歪斜、流涎等表现	A=Arm,出现肢体麻木无力的现象	S=Speech,出现语音障碍	T=Time,出现上述症状后,应该及时拨打急救电话。
"中风120"法则	1看,即看脸出现不对称,口角歪斜	2查,即检查两只手臂,平行举起出现单侧无力	0听,即聆听语音,出现言语不清,表达困难	如果存在以上任何一项突发症状,需立即拨打急救电话120

2. 病情评估

(1) 10 min 内完成采集病史、体格检查及神经功能评估。

(2) 采集病史包括症状开始时间、神经症状发病特征、危险因素、用药史等。如患者为睡眠中起病,以最后表现正常的时间作为发病时间。

(3) 迅速评估气道、呼吸及循环功能,协助医生进行神经系统体检。

(4) 协助医生,采用美国国立卫生研究院卒中量表(National Institutes of Health stroke scale,NIHSS 评分)评估患者卒中严重程度。

(5) 遵医嘱进行指测血糖、采集静脉血标本,快速送检。

(6) 20 min 内协助完成头颅 CT 平扫。

3. 溶栓治疗

(1) 溶栓前护理

① 核查静脉溶栓治疗书面知情同意书。

② 确保溶栓床、溶栓药品、监护仪及微量泵等溶栓设备处于备用状态。

③ 应在进行上述救治操作的同时或间隙(可在静脉采血的同时),建立静脉通路。

(2) 溶栓护理

① 发病 4.5 h 内,遵医嘱给予注射用重组组织型纤溶酶原激活剂阿替普酶(recombinant tissue plasminogen activator,rt-PA)静脉溶栓。使用方法:rt-PA 0.9 mg/kg(最大剂量为 90 mg)静脉滴注,其中 10% 在最初 1 min 内静脉推注,其余 90% 药物持续微泵静脉滴注 1 h。

② 发病 6 h 内,若患者不适合 rt-PA 治疗,遵医嘱给予尿激酶静脉溶栓。使用方法:尿激酶 100 万~150 万 IU 溶解加入生理盐水 100~200 mL 中,持续微泵静脉滴注 30 min。

(3) 溶栓后护理

① 协助患者取平卧位,避免和积极处理引起颅内压增高的因素,如头颈部过度扭曲、激动、用力、癫痫、呼吸道不通畅等。

② 遵医嘱溶栓 24 h 内持续心电、血压、氧饱和度监护,严密观察生命体征。

③ 采用 NIHSS、格拉斯哥昏迷评分量表评估患者神经功能。

④ 进行合理的药物饮食管理,溶栓后 24 h 内应避免使用抗凝、抗血栓和抗血小板药物。

⑤ 观察与及时处理溶栓并发症(颅内出血、外周出血、过敏等)。

⑥ 溶栓 24 h 内,在病情许可的情况下应延迟安置鼻饲管、导尿管及动脉内测压管。

⑦ 溶栓 24 h 后,给予抗血小板或抗凝药物前应遵医嘱复查脑 CT/MRI,完善相关抽血

检查，明确患者凝血功能。

(二) 住院第1天(入院日)

(1) 介绍卒中单元病区/重症监护病房环境、入院须知、陪客制度、主管医生、责任护士等。

(2) 告知溶栓后注意事项，识别出血现象。溶栓后36 h内，需警惕出血转化。

(3) 协助办理住院手续，完善各项专项评估和处理

① 深静脉血栓风险因素评估：Padua评分0~3分为低危，≥4分为高危，动态评估。为预防深静脉血栓的发生，予高纤维低胆固醇饮食，多饮水，保持大便通畅、病情允许下床活动、床上踝泵运动、更换体位、下肢抬高20°~30°，避免下肢输液，注意保暖，并向家属宣教血栓预防的相关知识，排除禁忌证，遵医嘱进行间断充气加压治疗。

② 日常功能评估：Barthel指数≤60分，需协助完成日常生活；≤40分为重度依赖，需与医生合作，医嘱予以一级护理并完善相关措施。

③ 跌倒风险评估：Morse评分得分越高风险越大，>45分为高危患者，每周定期评估。需执行相关防护措施，穿防滑拖鞋、保持地面干燥、病区、卫生间内设置防护扶手等。

④ 压力性损伤风险评估：带入压力性损伤患者或Braden评分<17分患者需填写压力性损伤风险评估单，增加皮肤护理措施，局部减压，动态评估，Braden评分≤12分时应做到班班交接，定时更换体位、使用气垫床、保持皮肤清洁、加强营养支持和防范知识宣教等。

⑤ 营养风险筛查：采用营养风险筛查表NRS 2002，量表包括年龄、营养状态、疾病严重程度等3个部分，总分0~7分，当总分≥3分通常认为存在营养风险，评分越高提示营养风险越高。

⑥ 神经功能评估：医护合作完成NIHSS评分、Glasgow昏迷量表(GCS)、肢体肌力评估，予监测生命体征、观察瞳孔大小与对光反射。

⑦ 吞咽功能筛查：在患者饮食饮水或口腔护理前，入院24 h内由责任护士完成吞咽功能初步筛查，协助安全进食。

(三) 住院期间(第2~6天)

(1) 遵医嘱动态监测患者生命体征、神经系统定位体征、有无溶栓并发症。静脉rt-PA治疗后24 h内，血压应维持在<180/105 mmHg，对于血压>140/90 mmHg且神经系统功能稳定的患者，排除禁忌证，遵医嘱协助降压治疗。

(2) 静脉血栓栓塞症(venous thromboembolism, VTE)预防：对于卧床超过3天的脑卒中患者，排除禁忌证后，遵医嘱进行间歇气动加压、抗凝治疗。缺血性脑卒中患者推荐给予低分子肝素预防下肢深静脉血栓(deep venous thrombosis, DVT)；抗凝禁忌者，遵医嘱应用阿司匹林治疗，使用阿司匹林过程中应密切观察有无出血或出血倾向。

(3) 防治脑水肿：观察患者有无头痛、呕吐、意识障碍等颅内高压征象；遵医嘱予20%甘露醇125~250 mL，快速静滴；心、肾功能不全患者，遵医嘱使用呋塞米静脉注射。亦可使用甘油果糖或白蛋白。

(4) 肠内营养：遵医嘱进行肠内营养。对于吞咽困难的患者在脑卒中早期(7 d)应进行鼻饲导管营养；但对于预期较长时间(2~3周以上)持续不能安全饮食的患者，可经皮内镜胃造瘘导管给予营养。

(5) 口腔护理:定期使用牙刷、牙膏和(或)洗必泰凝胶等进行口腔清洁,建议每天进行至少3次口腔护理,尤其是进行管饲饮食或存在吞咽困难的患者;正确选择并使用口腔护理工具;对于需佩戴义齿的患者,建议白天佩戴。

(6) 早期康复:患者神经功能缺损的症状和体征不再加重,生命体征稳定且48 h内病情无进展,遵医嘱进行早期康复护理。护士应给予卧床患者体位管理和肢体运动。一般每2 h体位转换1次,鼓励患侧卧位、适当健侧卧位、尽量避免半坐卧位、尽可能少地采用仰卧位;每个关节每天活动2~3次,关节活动范围应在正常范围的2/3以内。

(7) 健康宣教:嘱患者戒烟、低盐、地中海饮食,如出现牙龈出血、大便发黑等出血症状,遵医嘱停用抗凝药物和rt-PA等致出血药物。患者病情稳定后,及时进行脑卒中二级预防宣教,即以改善症状、降低病死病残率和防止脑卒中复发为目的,采取防治措施,寻找和控制危险因素,遵医嘱予持续可靠的药物治疗,如使用阿司匹林等抗凝药,做好用药指导和观察。

(四) 住院第7~10天(出院日)

1. 出院标准

(1) 患者生命体征平稳,神经系统阳性体征和症状好转或无进展,影像学检查显示病灶稳定。

(2) 没有需要住院治疗的并发症。

2. 出院指导

(1) 出院办理流程与用药指导。

(2) 告知复诊时间和地点,嘱其定期门诊复查。

(3) 居家用药指导、脑卒中二级预防、控制危险因素、生活方式指导等。

(4) 特殊护理指导(翻身方法、鼻饲护理、尿管护理)。

3. 出院随访

进行线上线下随访管理,线上互联网医院和电话随访;线下卒中门诊复诊。

五、变异及原因分析

1. 患者因素

(1) 病情危重,需转入ICU或手术治疗。

(2) 既往合并有其他系统疾病,脑梗死导致其加重而需要治疗,或住院期间出现严重并发症,导致住院时间延长和住院费用增加。

2. 家属因素

(1) 要求增加或拒绝某些治疗或检查。

(2) 家属依从性差,无法配合医护指导和治疗。

3. 医护人员因素

(1) 医嘱延迟/执行医嘱延迟。

(2) 发现因误诊而进入临床路径。

(3) 医护人员之间沟通、协作不良。

4. 系统因素

(1) 缺血性梗死病情危重需要外科手术治疗时,进入相应疾病临床护理路径。

（2）当患者存在颈动脉狭窄，根据现行诊治指南需要外科或血管介入干预时，进入相应疾病临床护理路径。

5. 出院计划因素

患者社会支持系统不足，自理能力缺乏，家庭不接纳，无处转归。

六、临床护理路径表单

脑梗死临床护理路径表单见表 2.2。

表 2.2 脑梗死临床护理路径表单

适用对象：第一诊断为急性脑梗死（ICD-10：I63）

患者姓名：_____ 性别：____ 年龄：____ 住院号：_____

住院日期：_____年____月____日 出院日期：_____年____月____日

时间	急诊溶栓期	住院第 1 天
护理评估	□ 预检分诊 □ 快速识别卒中患者 □ 采集病史、体格检查 □ 评估气道、呼吸循环功能 □ NIHSS 评分，了解患者卒中严重程度 □ 完成血标本、心电图、CT 检查 □ 完善溶栓前准备	□ 完善各项护理评估： 　深静脉血栓风险因素评估 Padua 评分：__分 　日常功能评估 Barthel 指数：__分 　跌倒风险评估 Morse 评分：__分 　压力性损伤风险评估 Braden 量表：__分 　营养风险筛查 NRS 2002：__分 □ 吞咽功能筛查 □ 监测生命体征，评估神志、瞳孔、肢体活动情况 □ 观察有无出血征象及溶栓并发症
护理处置	□ 一级护理，根据护理级别实施整体护理 □ 告知溶栓后的注意事项 □ 吸氧、测量生命体征及瞳孔意识变化，及时向医生反应病情变化 □ 协助行专科性检查 □ 遵医嘱采集标本 □ 遵医嘱执行中心静脉药物配置 □ 遵医嘱正确用药，观察用药反应 □ 指导正确排便	□ 遵医嘱用药 □ 合理卧位 □ 评估吞咽功能，合理饮食 □ 排便宣教 □ 安全知识宣教
结果评价	□ 完成溶栓治疗（病历） □ 血压平稳（病历） □ 掌握溶栓相关知识（回示）	□ 熟悉病区环境与医院管理制度（回示） □ 完成入院相关专科检查和护理常规（病历） □ 掌握主要治疗方式与用药（回示）
变异	□ 无 □ 有，原因_____ 　处理措施_____	□ 无 □ 有，原因_____ 　处理措施_____
护士签名		

续表

时间	住院第 2～6 天	第 7～10 天（出院日）
护理评估	□ 评估血常规、免疫组合、生化、凝血功能 □ 评估血压、血糖、肝功能、心功能情况 □ 监测生命体征、评估神经系统症状 □ 吞咽功能筛查 □ 观察有无出血征象及溶栓并发症 □ 协助患者完成脑 CT 及颈部动脉彩超、血液检查	□ 协助完善复查，如颈部彩超、头颅 MRI 等。 □ 出院前护理评估
护理处置	□ 观察出血倾向 □ 观察药物反应：减少有创操作次数，穿刺拔针后按压时间宜延长 □ 指导患者进行床上活动训练 □ 日常生活能力的训练、翻身训练	□ 通知病情稳定患者及其家属出院准备 □ 向患者交代出院后注意事项和随访要求 □ 出院宣教 □ 特殊护理指导
结果评价	□ 完成相关专科检查和护理常规(病历) □ 掌握安全相关健康教育内容(回示)	□ 掌握疾病预防健康教育内容(回示) □ 出院手续办理顺畅(病历)
变异	□ 无 □ 有，原因_____ 处理措施_____	□ 无 □ 有，原因_____ 处理措施_____
护士签名		

参考文献

[1] 中华医学会神经病学分会,中华医学会神经病学分会脑血管病学组. 中国急性缺血性脑卒中诊治指南 2018[J]. 中华神经科杂志,2018,51(9):666-682.

[2] 常红,张素,范凯婷,等. 急性缺血性脑卒中静脉溶栓护理指南[J]. 中华护理杂志,2023,58(01):10-15.

[3] 高萍,张标新,宋瑰琦,等. 急性缺血性脑卒中静脉溶栓院内全程管理的最佳证据总结[J]. 护理学报,2022, 29(14):37-42.

[4] 中华医学会神经病学分会,中华医学会神经病学分会脑血管病学组. 中国急性脑梗死后出血转化诊治共识 2019[J]. 中华神经科杂志, 2019, 52(4):252-265.

[5] Dawn O K, Amytis T, Seemant C, et al. 2021 Guideline for the prevention of stroke in patients with stroke and transient ischemic attack: a guideline from the American Heart Association/American Stroke Association[J]. Stroke: A Journal of Cerebral Circulation,2021,52(7):E364-E467.

第二节 脑出血临床护理路径

一、适用对象

第一诊断为脑出血(ICD-10:I61)。

二、诊断依据

根据《中国脑出血诊治指南2019》,以下情况为脑出血纳入指征:急性起病,伴有局灶神经功能缺损症状(少数为全面神经功能缺损),常伴有头痛、呕吐、血压升高及不同程度意识障碍,经头颅CT或MRI显示出血灶,且排除非血管性脑部病因。

三、进入路径标准

(1)第一诊断必须符合脑出血疾病(ICD10:I61)。
(2)患者患有其他疾病,但在住院期间不需特殊处理,也不影响第一诊断的临床路径流程。

四、临床护理路径实施规范

(一)住院第1天(入院日)

(1)介绍病区环境、制度、主管医生及责任护士等。
(2)协助办理住院手续,完善各项专项评估和处理:深静脉血栓风险因素评估Padua评分、日常功能评估Barthel指数、跌倒风险评估Morse评分、压力性损伤风险评估Braden量表、营养风险筛查NRS 2002评分,根据评估结果提供相应防范措施。
(3)神经功能评估:医护合作完成NIHSS评分、Glasgow昏迷量表(GCS)、肢体肌力评估,予监测生命体征、观察瞳孔大小与对光反射。
(4)吞咽功能筛查:在患者饮食饮水或口腔护理前,由责任护士完成吞咽功能初步筛查。
(5)密切观察病情变化,倾听主诉,评估头痛程度,遵医嘱予以吸氧。
(6)休息与活动:绝对卧床休息2~4周,床头抬高15°~30°,保持呼吸道通畅;协助卫生处置,女患者需询问月经史;训练患者床上大小便,避免便秘,嘱其切忌强行用力排便。
(7)饮食护理:协助患者床上安全进食,给予高蛋白、高维生素的低盐低脂饮食,脑水肿高峰期限制饮水量。
(8)心理护理:意识清醒者指导其注意保持情绪稳定,保持病房环境安静,保证患者睡眠,限制探视,避免刺激。

(二)住院期间(第2~3天)

1. 病情观察

(1) 发病72 h内监测生命体征、神经功能状况以及意识水平。中枢性高热患者进行物理降温,或遵医嘱进行药物降温,必要时头置冰袋减低脑耗氧量。

(2) 病情评估,识别脑疝先兆表现。符合手术指征,尚未发生脑疝的患者,积极纠正出凝血功能障碍的同时,做好术前准备。若患者已发生脑疝,行外科手术前准备,转科交接。

(3) 对于病情严重需转院者,保障呼吸道通畅和血流动力学稳定。

(4) 观察患者有无癫痫发作表现,遵医嘱予抗癫痫药物治疗。

2. 辅助检查

(1) 协助完成CT血管成像(CTA)、经颅多普勒超声或数字减影血管造影(DSA)等检查。

(2) 遵医嘱完成血常规、血糖、肝肾功能和电解质、心电图和心肌缺血标志物、凝血指标等检查。

3. 用药护理

(1) 20%甘露醇:遵医嘱予125~250 mL快速静滴或呋塞米20~40 mg静注,监测心、肾及电解质情况,记录24 h出入量。

(2) 甘油果糖:遵医嘱予甘油果糖250 mL静滴,每天1~2次。

(3) 遵医嘱停用抗凝药物等,告知药名、作用和副作用。

4. 血压监测

(1) 对于收缩压为150~220 mmHg且无急性降压治疗禁忌证的急性脑出血患者,建议立即将收缩压降至140 mmHg。急性降压禁忌证包括:Glasgow昏迷评分≤5分;血肿过大,死亡风险过大;血肿的结构性原因确定;计划立即进行手术清除血肿。

(2) 对于收缩压>220 mmHg的急性脑出血患者,建议通过持续静脉输注降压药来积极降低血压,每5 min监测1次血压,目标收缩压为140~160 mmHg。

(3) 血压长期控制目标值为<130/80 mmHg。

5. 血糖监测

(1) 血糖值应控制在7.8~10.0 mmol/L。

(2) 加强血糖监测:血糖超过10 mmol/L时,遵医嘱给予胰岛素治疗;血糖低于3.3 mmol/L时,遵医嘱给予10%~20%葡萄糖口服或静脉注射治疗。

6. 防治深静脉血栓和肺栓塞

(1) 尽早床上活动,下肢抬高,避免下肢静脉输液,尤其是瘫痪侧肢体。

(2) 排除禁忌证后进行间断充气加压治疗,不推荐弹力袜预防深静脉血栓。

(3) 对易发生深静脉血栓的高危患者(排除凝血功能障碍所致的脑出血患者),血肿稳定后可考虑发病后1~4 d遵医嘱进行皮下注射小剂量低分子肝素或普通肝素预防DVT。

7. 康复护理

(1) 神经功能缺损的症状和体征不再加重,生命体征稳定且48 h内病情无进展,进行早期康复治疗。

(2) 肢体康复:每2 h体位变换1次,偏瘫肢体设置良肢位;鼓励患侧卧位、适当健侧卧位,尽量避免半坐卧位、少采用仰卧位;每个关节每天活动 2～3 次,开始肢体关节活动范围应在正常范围的 2/3 以内。

(三) 住院期间(第 4～9 天)

延续前期护理措施,重点和特殊事项有:
(1) 复查异常化验指标。
(2) 复查头颅 CT(必要时)。
(3) 安全管理:加强预防压伤、谨防跌倒坠床等措施的落实。
(4) 落实脑卒中二级预防措施。
(5) 吞咽管理:动态评估吞咽功能,指导安全进食和吞咽功能训练。
(6) 肢体康复:指导协助患者床上被动/主动运动。

(四) 住院 10～14 天(出院日)

1. 出院标准
(1) 患者生命体征平稳,神经系统阳性体征和症状好转或无进展,影像学检查显示出血病灶较前吸收。
(2) 没有需要住院治疗的并发症。

2. 出院指导
(1) 嘱患者继续绝对卧床休息 2～4 周,床头抬高 15°～30°,指导其注意保持情绪稳定,避免便秘,嘱其勿强行用力排便。
(2) 出院办理流程与用药指导。
(3) 告知复诊时间和地点,定期门诊复查。
(4) 完成脑出血复发风险因素评估,进行居家用药指导、脑卒中二级预防、控制危险因素、生活方式、特殊护理指导等。

3. 出院随访
进行线上线下随访管理,线下卒中门诊复诊。

五、变异及原因分析

1. 患者因素
(1) 存在使脑出血进一步加重的其他情况,需要处理干预。
(2) 患者发生肺部感染,病情加重,需要其他相关检查及处理,延长住院治疗时间。

2. 家属因素
(1) 要求增加或拒绝某些治疗或检查。
(2) 家属依从性差,无法配合医护指导和治疗。

3. 医护人员因素
(1) 医嘱延迟/执行医嘱延迟。
(2) 发现因误诊而进入临床路径。
(3) 医护人员之间沟通、协作不良。

4. 出院计划因素

患者社会支持系统不足,受卧床限制,无合适转归途径,延长住院时间。

六、临床护理路径表单

脑出血临床护理路径表单见表2.3。

表 2.3 脑出血临床护理路径表单

适用对象:第一诊断为脑出血(ICD-10:I61)

患者姓名:_____ 性别:____ 年龄:____ 住院号:_____

住院日期:_____年____月____日 出院日期:_____年____月____日

时间	住院第 1 天 (急诊室到病房或卒中单元)	住院第 2~3 天
护理评估	□ 完善各项护理评估: 深静脉血栓风险因素评估 Padua 评分:__分 日常功能评估 Barthel 指数:__分 跌倒风险评估 Morse 评分:__分 压力性损伤风险评估 Braden 量表:__分 营养风险筛查 NRS 2002:__分 □ 神经功能评估 □ 吞咽功能筛查 □ 病情评估	□ 神经功能评估 □ 吞咽功能评估 □ 二便与皮肤情况
护理处置	□ 办理住院手续 □ 神经内科疾病护理常规 □ 介绍病区环境与制度 □ 介绍主管医生、责任护士 □ 卫生处置 □ 告知脑出血注意事项 □ 肢体康复 □ 心理护理	□ 保持呼吸道通畅 □ 用药护理 □ 血压管理 □ 血糖管理 □ 防治深静脉血栓和肺栓塞 □ 康复管理、体位管理 □ 完成常规实验室检查 □ 协助完成头颅 CT、头颅 MRI、CTA 等检查
结果评价	□ 能够掌握脑出血注意事项,熟悉病区环境(回示) □ 完成护理常规(病历)	□ 完成相关专科检查和护理常规(病历) □ 掌握安全相关健康教育内容(回示)
变异	□ 无 □ 有,原因_____ 处理措施_____	□ 无 □ 有,原因_____ 处理措施_____
护士签名		

续表

时间	住院第 4~9 天	住院第 10~14 天（出院日）
护理评估	☐ 动态护理评估： 深静脉血栓风险因素评估 Padua 评分：__分 日常功能评估 Barthel 指数：__分 跌倒风险评估 Morse 评分：__分 压力性损伤风险评估 Braden 量表：__分 营养风险筛查 NRS 2002：__分 ☐ 神经功能评估 ☐ 吞咽功能评估 ☐ 辅助检查评估 ☐ 评估二便与皮肤情况	☐ 确认相关检查项目是否完成 ☐ 出院前护理评估
护理处置	☐ 复查异常化验 ☐ 复查头颅 CT（必要时） ☐ 评估吞咽功能，合理饮食 ☐ 安全知识宣教 ☐ 脑卒中二级预防 ☐ 指导床上运动 ☐ 遵医嘱用药	☐ 指导办理出院手续 ☐ 出院带药服用指导 ☐ 特殊护理指导 ☐ 告知复诊时间和地点 ☐ 脑卒中二级预防
结果评价	☐ 完成专科检查和护理常规（病历） ☐ 掌握安全相关健康教育内容（回示）	☐ 掌握疾病预防教育（回示） ☐ 出院手续办理顺畅（病历）
变异	☐ 无 ☐ 有，原因_____ 处理措施_____	☐ 无 ☐ 有，原因_____ 处理措施_____
护士签名		

参考文献

［1］中华医学会神经病学分会,中华医学会神经病学分会脑血管病学组. 中国脑出血诊治指南（2019）[J]. 中华神经科杂志,2019,52(12):994-1005.

［2］杜伟,周辉,魏新亭. AHA/ASA《自发性脑出血诊疗指南（2022 版）》解读[J]. 中华神经医学杂志,2023,22(3):217-221.

［3］中华医学会神经外科学分会,中国医师协会急诊医师分会,国家卫生健康委员会脑卒中筛查与防治工程委员会. 出凝血功能障碍相关性脑出血中国多学科诊治指南[J]. 中华神经外科杂志,2021,37(7):649-662.

［4］李佳,冯如芝,梁素娟. 脑出血患者血压管理的证据总结[J]. 中华神经医学杂志,2021,20(10):1032-1038.

第三节　重症肌无力临床护理路径

一、适用对象

第一诊断为重症肌无力(ICD-10:G70.0)。

二、诊断依据

根据《中国重症肌无力诊断和治疗指南 2020》,以下情况为重症肌无力纳入指征:① 临床表现为受累骨骼肌肉的波动性无力,即活动后加重,休息后改善,呈"晨轻暮重";② 辅助检查:新斯的明试验阳性;肌电图低频重复电刺激衰减 10% 以上,高频无递增;血清抗乙酰胆碱受体(acetylcholine receptor, AChR)抗体阳性或阴性。重症肌无力是一种神经肌肉传递障碍的获得性自身免疫性疾病,临床分型符合Ⅰ眼肌型、ⅡA 轻度全身型、ⅡB 中度全身型、Ⅲ急性重症型、Ⅳ迟发重症型和Ⅴ肌萎缩型其中之一。

三、进入路径标准

(1) 第一诊断必须符合重症肌无力疾病(ICD-10:G70.0)。
(2) 患者患有其他疾病,但在住院期间不需特殊处理,也不影响第一诊断的临床路径流程。

四、临床护理路径实施规范

(一) 住院第 1 天(入院日)

(1) 介绍病区环境、制度、主管医生与责任护士等,协助办理住院手续。
(2) 完善各项专项评估及处理:深静脉血栓风险因素评估 Padua 评分、日常功能评估 Barthel 指数、跌倒风险评估 Morse 评分、压力性损伤风险评估 Braden 量表、营养风险筛查 NRS 2002 评分,并给予相应护理措施。
(3) 肌无力症状评估:评估患者受累肌群,以及受累程度和影响等。评估眼睑下垂情况,是否遮盖瞳孔,有无伴随复视现象;评估吞咽咀嚼功能,有无面肌、咽喉肌受累情况,如鼓腮漏气、构音障碍、饮水呛咳及声音嘶哑等,必要时遵医嘱留置胃管;评估有无呼吸肌受累,呼吸频率节律,呼吸费力的诱发因素和缓解因素等。
(4) 辅助检查
① 遵医嘱行新斯的明试验:成人肌肉注射新斯的明 1.0～1.5 mg,同时肌肉注射阿托品 0.5 mg,以消除其 M 胆碱样不良反应;儿童可按 0.02～0.03 mg/kg,最大用药剂量不超过

1.0 mg。注射前可参照重症肌无力(myasthenia gravis,MG)临床绝对评分,即选取肌无力症状最明显的肌群记录肌力,注射后每 10 min 记录 1 次,持续记录 60 min;以改善最显著时的单项绝对分数,按照下列公式计算相对评分作为试验结果判定值,相对评分=(试验前该项记录评分-注射后每次记录评分)/试验前该项记录评分×100%。相对评分≤25%为阴性,25%~60%为可疑阳性,≥60%为阳性。

② 电生理检查:低频重复神经电刺激、单纤维肌电图。

③ 影像学检查:筛查有无胸腺增生、胸腺瘤的发生。

④ 遵医嘱完成血常规、肝肾功能、血清抗体检测等标本的留取和及时送检。

(二)住院期间(第 2~3 天)

1. 病情观察

(1) 病情评估:有无呼吸困难加重、发绀、腹痛、瞳孔变化、出汗、唾液或喉头分泌物增多等重症肌无力病情加重的表现。

(2) 保持呼吸道通畅:鼓励咳嗽与深呼吸,抬高床头 30°~45°,及时清除口鼻腔分泌物。若患者主诉胸闷心慌不适或(和)指测血氧饱和度低于 90%,及时汇报医生,遵医嘱吸氧。备新斯的明、人工气囊、呼吸机等抢救药品和设备。

(3) 识别重症肌无力危象:当出现重症肌无力危象时,遵医嘱人工辅助呼吸,协助进行正压通气、气管插管或气管切开,监测动脉血气分析中血氧饱和度和二氧化碳分压,并进一步判断 MG 危象的类型。

2. 症状护理

(1) 眼外肌无力的护理:对于上睑下垂、复视或眼球活动障碍者,注意避免过度疲劳及强光照射,可使用眼罩或遮光镜。活动时注意安全,视物复视者可转头或侧脸,眼球向上受限者可把头后仰,防止跌倒发生。眼睑闭合无力者,注意眼部护理(保持眼部湿润,休息时可佩戴眼罩,避免角膜损伤)。

(2) 面肌和口咽肌麻痹的护理:下颌咬合无力者应选择在肌肉最有力气时进食,如服用溴吡斯的明 30 min 后,药物起效后患者坐直进食,食物黏稠度适当(有足够肉末汁的软烂饭和蛋羹、菜或菜泥),少食多餐,细嚼慢咽。对进食有明显吞咽困难者应给予留置胃管行鼻饲饮食,抬高床头 30°~45°,预防食物反流、误吸和窒息的发生。

(3) 重症肌无力危象的护理:心电监护、建立人工气道、呼吸机辅助通气,保持静脉输液通路及各管路通畅。密切观察生命体征、血气分析,准确记录出入量。定时翻身拍背、吸痰,保持呼吸道通畅。

(4) 皮肤的护理:皮肤真菌感染、皮疹或带状疱疹,或者伴发其他自身免疫性皮肤病。

3. 用药护理

(1) 胆碱酯酶抑制剂:常见药物有新斯的明、吡啶斯的明、溴吡斯的明,抗胆碱酯酶药物宜在患者进食前 30~60 min 应用,以防止呛咳、有效进食。该药应个体化应用,首次剂量为 60 mg(儿童根据具体年龄使用),达到治疗目标时可逐渐减量或停药。用药期间观察有无以下副作用:恶心、流涎、腹痛、腹泻、心动过缓及出汗增多等。

(2) 免疫抑制药物:包括糖皮质激素、其他口服非激素类免疫抑制剂(如硫唑嘌呤、他克莫司、吗替麦考酚酯、环孢素、环磷酰胺)。糖皮质激素使用期间必须严密观察病情变化,识别重症肌无力危象,做好开放气道准备。观察有无消化道症状、骨髓抑制、肝功损害、脱发、流感样症状等副作用。

（3）靶向免疫治疗：如依库珠单抗、利妥昔单抗、艾加莫德。采用单独的静脉通路，并使用输液泵进行缓慢输注。输注过程中使用心电监护监测患者生命体征变化，出现严重呼吸困难、支气管痉挛或低氧血症时应及时停药，并通知医师配合处理。

（4）免疫球蛋白：使用单独的静脉通路进行静脉滴注，常用剂量为 $0.4\ g/(kg \cdot d)$，每天 1 次，3～5 天为 1 个疗程。使用免疫球蛋白后可偶见红斑、荨麻疹、心动过速、高黏血症、寒战、发热及休克等，用药后注意观察患者皮肤、体温及血压情况，倾听患者主诉。如有异常，及时汇报医生，遵医嘱对症处理。

4. 协助治疗

（1）血浆置换：遵医嘱按相应规范执行。

（2）胸腺切除治疗：病情相对稳定，能够耐受手术的情况下进行胸腺切除术，做好术前准备。

（三）住院第 4～13 天

延续前期护理措施，重点和特殊事项有：

（1）复查异常化验指标。

（2）病情观察：动态评估病情，及时识别重症肌无力危象。

（3）症状护理：保持呼吸道通畅，促进患者有效呼吸和安全进食。

（4）用药护理：严格执行用药时间和剂量，配合医生对 MG 治疗药物剂量进行动态调整，观察有无相关副作用和不良反应。

（5）安全管理：防压伤、防跌倒坠床等措施的落实。

（6）心理护理：缓解患者对肌无力危象的恐惧情绪，鼓励其表达内心感受，积极配合疾病治疗阶段，关爱患者同时避免家属过度紧张，给患者营造良好的心理环境。

（四）住院第 7～14 天（出院日）

1. 出院标准

（1）与治疗前相比，肌无力临床症状明显减轻，或 MG 治疗药物所需剂量明显减少。

（2）并发症得到有效控制。

2. 出院指导

（1）出院办理流程与用药指导。

（2）告知复诊时间和地点，嘱其定期门诊复查。

（3）遵医嘱正确服用抗胆碱酯酶药物及激素，严格执行用药时间和剂量，进食宜在口服抗胆碱酯酶药物后 30～60 min，避免漏服、自行停服和更改药量。

（4）因其他疾病就诊时，主动告知患有本病，避免应用一切加重神经肌肉传递障碍的药物，如吗啡、利多卡因、链霉素、卡那霉素、庆大霉素和磺胺类药物等。

（5）特殊护理指导，如翻身方法、鼻饲护理、尿管护理等。

（6）养成良好的生活习惯，要起居有常、劳逸结合，注意休息和保暖，避免劳累、受凉、感冒、情绪波动等。

3. 出院随访

进行线上线下随访管理，以出院患者随访系统、线上互联网医院平台、神经内科门诊形式展开。

五、变异及原因分析

1. 患者因素
（1）存在使重症肌无力进一步加重的其他情况，需要处理干预。
（2）患者发生合并感染，病情加重，需要其他相关检查及处理，延长住院治疗时间。

2. 家属因素
（1）要求增加或拒绝某些治疗或检查。
（2）家属依从性差，无法配合医护指导和治疗。

3. 医护人员因素
（1）医嘱延迟/执行医嘱延迟。
（2）发现因误诊而进入临床路径。
（3）医护人员之间沟通、协作不良。

4. 系统因素
转科行胸腺切除手术治疗时，进入相应围手术期护理路径。

5. 出院计划因素
患者社会支持系统不足，自理能力缺乏，家庭不接纳，无处转归，延长住院时间。

六、临床护理路径表单

重症肌无力临床护理路径表单见表2.4。

表2.4 重症肌无力临床护理路径表单

适用对象：第一诊断为重症肌无力（ICD-10：G70.0）
患者姓名：_____ 性别：____ 年龄：____ 住院号：_____
住院日期：_____年____月____日 出院日期：_____年____月____日

时间	住院第1天	住院第2~3天
护理评估	□ 完善各项护理评估： 深静脉血栓风险因素评估 Padua 评分：__分 日常功能评估 Barthel 指数：__分 跌倒风险评估 Morse 评分：__分 压力性损伤风险评估 Braden 量表：__分 营养风险筛查 NRS 2002：__分 □ 肌无力症状评估 □ 辅助检查	□ 病情观察 □ 评估血常规、肝肾功能、感染性疾病筛查等检查结果 □ 呼吸系统评估 □ 吞咽功能评估
护理处置	□ 神经科护理常规 □ 指导合理饮食 □ 使用胆碱酯酶抑制剂 □ 新斯的明试验 □ 协助完成胸腺CT、心电图、肌电图等检查	□ 病情评估，保持呼吸道通畅，识别重症肌无力危象 □ 症状护理 □ 用药护理 □ 协助治疗

续表

时间	住院第 1 天	住院第 2~3 天
结果评价	□ 熟悉病区环境与制度(回示) □ 完成入院相关专科检查和护理常规(病历)	□ 按时评估病情,护理措施到位(病历) □ 掌握健康教育内容(回示)
变异	□ 无 □ 有,原因_____ 　处理措施_____	□ 无 □ 有,原因_____ 　处理措施_____
护士签名		

时间	住院第 4~13 天	住院第 7~14 天(出院日)
护理评估	□ 肌力评估 □ 呼吸形态评估 □ 吞咽功能评估 □ 血糖、血压监测 □ 完善各项护理评估:深静脉血栓风险因素评估 Padua 评分、日常功能评估 Barthel 指数、跌倒风险评估 Morse 评分、压力性损伤风险评估 Braden 量表、营养风险筛查 NRS 2002 评分	□ 出院前护理评估(日常生活能力、肌力、吞咽情况和满意度等)
护理处置	□ 复查异常化验指标 □ 病情观察 □ 症状护理 □ 用药护理 □ 安全知识宣教 □ 心理护理	□ 协助办理出院手续 □ 居家用药指导 □ 复诊告知 □ 交代出院后注意事项 □ 特殊护理指导
结果评价	□ 按时评估病情,护理措施到位(病历) □ 掌握健康教育内容(回示)	□ 掌握出院后用药相关注意事项(回示) □ 出院手续办理顺畅(病历)
变异	□ 无 □ 有,原因_____ 　处理措施_____	□ 无 □ 有,原因_____ 　处理措施_____
护士签名		

参考文献

[1] 中国免疫学会神经免疫分会.中国重症肌无力诊断和治疗指南(2020 版)[J].中国神经免疫学和神经病学杂志,2021,28(1):1-12.

[2] Narayanaswami,Sers D B,Wolfe G,et al. International consensus guidance for management of myasthenia gravis 2020 update[J]. Neurology,2021,96(3):114-122.

[3] Wei B, Lu G, Zhang Y. Predictive factors for postoperative myasthenic crisis in patients with myasthenia gravis[J]. Interdiscip Cardiovasc Thorac Surg,2023,36(2):40.
[4] 王丽华,孙丕云.重症肌无力[M].北京:科学出版社,2023.
[5] 李柱一,常婷.重症肌无力的诊断与治疗[J].中华神经科杂志,2022,55(03):238-247.
[6] Patelli G, Bencardino K, Tosi F, et al. Chemotherapy-induced myasthenic crisis in thymoma treated with primary chemotherapy with curative intent on mechanical ventilation: a case report and review of the literature[J]. J Med Case Rep. 2021;15(1):32.
[7] Nguyen T, Phan C L, Supsupin E, et al. Therapeutic and diagnostic challenges in myasthenia gravis.[J]. Neurol Clin, 2020, 38: 577-590.
[8] Acharya S, Anwar S, Thapa K, et al. Achalasia and cricopharyngeal sphincter dysfunction in a patient with myasthenia gravis: A case report[J]. Cureus, 2023;15(7):e42575.

第四节　病毒性脑炎临床护理路径

一、适用对象

第一诊断为病毒性脑炎(ICD-10:A86/G05.1)。

二、诊断依据

根据《临床诊疗指南:神经病学分册》,以下情况为病毒性脑炎纳入指征:① 急性或亚急性起病,多在病前1～3周有病毒感染史;② 主要表现为发热、头痛、癫痫发作、意识障碍和(或)神经系统定位体征等脑实质受损征象;③ 脑电图显示局灶性或弥散性异常;④ 头颅CT/MRI检查可显示脑水肿、局灶性或弥漫性病变;⑤ 腰穿检查脑脊液压力正常或升高,白细胞和蛋白质正常或轻度增高,糖和氯化物正常,无细菌、结核菌和真菌感染依据。

三、进入路径标准

(1) 第一诊断必须符合病毒性脑炎疾病(ICD-10:A86/G05.1)。
(2) 当患者同时具有其他疾病诊断,但在住院期间不需要特殊处理也不影响第一诊断的临床路径流程实施。

四、临床护理路径实施规范

(一) 住院第1天(入院日)

(1) 办理住院手续,介绍病区环境与制度,协助患者安置。
(2) 完善各项专项评估和处理:深静脉血栓风险因素评估Padua评分、日常功能评估

Barthel 指数、跌倒风险评估 Morse 评分、压力性损伤风险评估 Braden 量表、营养风险筛查 NRS 2002 评分,并给予相应护理措施。护理专项评分根据分值提供相应风险防范措施,详见本章第一节。

(3) 症状评估:体温监测,观察生命体征、神志、瞳孔的变化;评估有无头痛、呕吐等颅内压增高表现,有无高热、烦躁、意识障碍等症状。躁动患者必要时遵医嘱使用约束带防止坠床;评估患者心理状态,包括一般情况、心理反应和情绪状况。

(4) 辅助检查:

① 遵医嘱行脑脊液检查/腰椎穿刺术的护理:

术前护理:解释取得合作,消除顾虑,签署知情同意书;术前沐浴或清洁皮肤,排空膀胱;神志不清、躁动的患者遵医嘱予合理镇静;做好硬板床、一次性腰椎穿刺包、局麻用药、标本留取试管等物品的准备和术前评估。

术中护理:提供温暖且保护隐私的操作环境;嘱患者操作过程中避免咳嗽;配合医生协助患者取侧卧屈膝抱胸位,增大椎间隙,充分暴露穿刺部位;协助医师进行手术野皮肤消毒,铺无菌巾,进行局部麻醉;观察患者的呼吸、面色、心率、意识情况,保持正确体位。

术后护理:去枕平卧 6 h;注意倾听患者主诉,注意血压、脉搏及呼吸变化,警惕脑疝发生,必要时遵医嘱静脉应用甘露醇;若患者出现由脑脊液外漏引起的低颅压综合征,轻者嘱患者多饮水;有头晕、恶心呕吐等重症表现者,应遵医嘱静脉输入低渗盐水以改善症状;脑脊液标本及时送检。

② 心电图和 X 线胸片。

③ 脑电图:有无显示局灶性或弥散性异常。

④ 头颅 CT/MRI+增强:有无显示脑水肿、局灶性或弥漫性病变。

⑤ 遵医嘱完成血常规、尿常规、大便常规等标本的留取和及时送检。

(二) 住院期间(第 2~6 天)

1. 病情观察与评估

(1) 严密观察生命体征、神志、瞳孔的变化。评估有无颅内压增高表现,评估腰穿术后脑脊液化验结果。

(2) 评估患者自理能力、心理反应和情绪状况、有无压力性损伤、跌倒坠床等高危因素,并动态交班。

2. 休息与活动

应用床栏保护,躁动者加用约束带防止坠床。神志清醒者下床活动时加强看护。减少和避免引起患者焦虑的情境,提供保护性护理。

3. 饮食护理

给予高热量、高蛋白、易消化的清淡饮食,加强营养支持;鼓励患者多饮水,每天 1500~2000 mL。

4. 症状护理

(1) 发热护理:加强体温监测,并观察热型及伴随症状,予温水擦浴、冰袋或降温毯应用。体温超过 38.5℃,遵医嘱予药物降温,观察并记录降温效果。协助完善相关检查,如合并其他感染,根据药敏结果遵医嘱应用抗生素。

(2) 头痛护理:倾听患者主诉,采用视觉模拟疼痛评分进行客观评估,及时汇报医生,指导采取放松、想象、转移注意力等非药物镇痛措施,必要时遵医嘱用药,并观察用药后的效果。腰椎穿刺检查提示颅内压高者,注意观察患者有无抽搐、呕吐、瞳孔变化,遵医嘱应用脱水剂。

(3) 癫痫发作护理:观察患者有无癫痫发作,记录发作性质与持续时间,及时向医生汇报;根据患者病情,遵医嘱应用抗癫痫药物或麻醉药物治疗;保持呼吸道通畅,必要时给予吸痰,及时清理口鼻腔分泌物。

(4) 精神行为异常护理:观察神志与精神症状,必要时进行保护性约束。放置双侧床栏防止患者坠床。当患者存在精神症状、激越行为或躁动等情况,及时向医生汇报,遵医嘱应用苯二氮䓬类药物、抗精神病药物、情绪稳定剂等。躁动、昏迷患者,协助生活护理,加强口腔护理、鼻饲管道的固定。

(5) 定向障碍护理:定向障碍因脑炎致患者思维过程改变所致。与患者交谈时称呼患者名字,讲话慢而清楚,多提醒患者目前的时间、所处的地点,帮助其回忆近期事件。在周围环境摆放患者熟悉的东西,鼓励患者经常看日历和钟表。关注患者有无自伤和伤人行为,注意自我保护,并加强看护患者。

5. 用药护理

(1) 尽早进行抗病毒治疗,遵医嘱应用阿昔洛韦、更昔洛韦。使用更昔洛韦时应注意观察患者有无中性粒细胞减少、骨髓抑制、意识障碍、共济失调、震颤、抽搐、发热等不良反应。

(2) 糖皮质激素冲击治疗,如甲泼尼龙 1000 mg/d 连续静脉滴注 3~5 d 后序贯减量,500 mg/d 连续静脉滴注 3 d 后改为口服剂量缓慢减量;患者应用激素过程中,注意患者有无不适主诉,指导患者合理饮食,必要时监测血糖、血压变化情况。存在激素禁忌证、高出血风险或躁动的患者,遵医嘱应用静脉注射免疫球蛋白,用药护理同上一节;存在激素禁忌证、高血栓形成风险或严重低钠血症患者,遵医嘱行血浆置换疗法,按相应规范执行。

(3) 遵医嘱使用抗癫痫药物,如卡马西平、丙戊酸钠、咪达唑仑、丙泊酚等,观察血象变化。告知患者及家属药物作用、副作用及服用注意事项。

(4) 遵医嘱使用脱水剂:20%甘露醇 125~250 mL,快速静滴,亦可使用甘油果糖。观察患者病情变化,有无头痛、呕吐、意识障碍等颅内高压征象,关注患者出入量、维持电解质平衡。

(5) 其他对症治疗,如呼吸循环支持、消化道出血等,遵医嘱用药,严密观察患者生命体征,防治继发感染、应激性溃疡等并发症。

6. 心理护理

鼓励患者说出自己的所想与感受,告知记忆力障碍可能是导致患者对事件或情境认识错误的原因;指导家属及陪护人员正确认识病理状态,以获得更多配合和支持。如患者出现妄想时,帮助其充分认识妄想,鼓励其告诉医务人员,并与之讨论妄想的内容,确定引发幻觉的原因,以便采取适当措施。

(三) 住院第 7~14 天(出院日)

1. 出院标准

病情平稳,神经功能缺损表现好转或基本恢复,无严重并发症。

2. 出院指导

出院办理流程与用药指导;指导患者定期门诊随访,告知复诊时间和方法;建议患者生活要有规律,注意保暖,避免劳累和感冒,加强营养和锻炼,增强免疫力。

3. 出院随访

进行线上线下随访管理,线上互联网医院和电话随访;线下神经内科门诊复诊。

五、变异及原因分析

1. 患者因素

(1) 患者既往其他系统疾病加重,需要治疗和处理干预。

(2) 其他并发症控制不佳,如器质性精神障碍、癫痫持续发作,增加住院费用和时间。

(3) 发生感染或其他严重并发症,需要相关检查及处理,延长住院治疗时间。

2. 家属因素

(1) 要求增加或拒绝某些治疗或检查。

(2) 家属依从性差,无法配合医护指导和治疗。

3. 医护人员因素

(1) 医嘱延迟/执行医嘱延迟。

(2) 发现因误诊而进入临床路径。

4. 系统因素

患者需要呼吸机辅助呼吸超过36 h者,DRG系统视为同时具有其他疾病诊断。

六、临床护理路径表单

病毒性脑炎临床护理路径表单见表2.5。

表2.5 病毒性脑炎临床护理路径表单

适用对象:第一诊断为病毒性脑炎(ICD-10:A86/G05.1)

患者姓名:_____ 性别:____ 年龄:____ 住院号:_____

住院日期:____年__月__日 出院日期:____年__月__日

时间	住院第1天	住院第2~6天	第7~14天(出院日)
护理评估	□ 完善各项护理评估: 深静脉血栓风险因素评估 Padua 评分:__分 日常功能评估 Barthel 指数:__分 跌倒风险评估 Morse 评分:__分 压力性损伤风险评估 Braden 量表:__分 营养风险筛查 NRS 2002:__分 □ 评估患者神志、瞳孔、有无精神症状	□ 评价神经功能状态 □ 评估辅助检查结果 □ 评估血常规及大小便常规结果 □ 评估脑脊液检查结果	□ 出院前护理评估(日常生活能力、满意度等)

续表

时间	住院第 1 天	住院第 2~6 天	第 7~14 天（出院日）
护理处置	□ 监测生命体征及神志 □ 饮食护理 □ 监测并管理体温 □ 遵医嘱使用抗病毒药物、抗癫痫药物、脱水药物 □ 遵医嘱留取标本 □ 气道护理：防误吸，必要时气管插管及机械通气 □ 必要时使用约束带 □ 安全知识宣教	□ 监测生命体征，观察神志与瞳孔 □ 监测并管理体温 □ 遵医嘱用药 □ 遵医嘱复查异常化验指标 □ 腰椎穿刺护理 □ 气道护理 □ 防治继发感染、应激性溃疡等并发症 □ 必要时使用约束带 □ 予心电图、CT、脑电图等检查指导 □ 安全知识宣教	□ 通知患者及其家属出院准备 □ 依据病情给予出院带药及建议 □ 向患者交代出院后注意事项 □ 复诊告知
结果评价	□ 熟悉病区环境与制度（回示） □ 完成相关专科检查和护理常规（病历）	□ 按时评估病情，护理措施到位（病历） □ 患者掌握健康教育内容（回示） □ 患者/家属掌握主要治疗方式与用药（回示）	□ 掌握居家用药注意事项（回示） □ 出院手续办理顺畅（病历）
变异记录	□ 无 □ 有，原因_____ 　处理措施_____	□ 无 □ 有，原因_____ 　处理措施_____	□ 无 □ 有，原因_____ 　处理措施_____
护士签名			

参考文献

[1] 中华医学会.临床诊疗指南:神经病学分册[M].北京:人民卫生出版社.2006,53-56.
[2] 于思雨.病毒性脑炎的临床特征与严重程度分析[D].郑州:河南大学,2022.
[3] 张涛,刘春峰.《2011 年英国儿童疑似病毒性脑炎诊疗指南》解读[J].中国小儿急救医学,2020,27(07):497-501.
[4] 刘园,王莉.阿昔洛韦与静注人免疫球蛋白治疗病毒性脑炎的临床疗效观察[J].临床研究,2023,31(03):58-61.
[5] 高妍,崔芳,张增强等.病毒性脑炎继发自身免疫性脑炎五例并文献复习[J].北京医学,2023,45(01):18-22.

第五节 吉兰-巴雷综合征临床护理路径

一、适用对象

第一诊断为吉兰-巴雷综合征（ICD-10：G61.0）。

二、诊断依据

根据《中国吉兰-巴雷综合征诊治指南》，以下情况为吉兰-巴雷综合征纳入指征：① 常有前驱感染史，呈急性起病，进行性加重，多在4周内达高峰；② 对称性肢体和延髓支配肌肉、面部肌肉无力，重者有呼吸肌无力，四肢腱反射减低或消失；③ 可伴有感觉异常和自主神经功能障碍；④ 脑脊液出现蛋白-细胞分离现象；⑤ 电生理检查提示运动神经传导远端潜伏期延长、传导速度减慢、F波异常、传导阻滞异常或波形离散等周围神经脱髓鞘改变；⑥ 病程有自限性。

三、进入路径标准

（1）第一诊断必须符合吉兰-巴雷综合征疾病（ICD-10：G61.0）。

（2）患者患有其他疾病，但在住院期间不需要特殊处理，也不影响第一诊断的临床路径流程。

四、临床护理路径实施规范

（一）住院第1天（住院日）

（1）办理住院手续，介绍病区环境与制度、主管医生与责任护士等。

（2）完善各项专项评估及处理：深静脉血栓风险因素评估Padua评分、日常功能评估Barthel指数、跌倒风险评估Morse评分、压力性损伤风险评估Braden量表、营养风险筛查NRS 2002评分，并给予相应护理措施。

（3）评估肢体情况：评估患者四肢的肌力和肌张力，有无对称性肢体无力，是否从下肢向上肢发展或逐渐加重等。评估患者有无疼痛和末梢型感觉障碍，表现为下肢麻木、疼痛、神经干压痛和牵拉痛。

（4）评估脑神经运动功能：有无眼肌麻痹、周围性面瘫、延髓麻痹。评估患者有无吞咽困难、饮水呛咳及声音嘶哑等咽喉肌受累情况，必要时遵医嘱留置胃管。对吞咽困难者禁止经口服药与饮食，及早给予管饲饮食。

（5）评估呼吸功能：密切观察患者呼吸频率、节律及深度，观察有无胸闷、气短及呼吸费力等症状,监测血氧饱和度情况,观察患者能否自主咳嗽咳痰,必要时遵医嘱予吸痰护理。如患者血氧饱和度下降,遵医嘱予血气分析检查。

(6) 评估自主神经功能:有无排尿和(或)排便障碍、心律失常和体位性低血压等。尿潴留者可留置尿管,必要时遵医嘱予生命体征监测。

(7) 休息与活动:急性期卧床休息,呼吸肌瘫痪者取平卧位时,头偏向一侧,注意保持呼吸道通畅。

(8) 辅助检查:① 协助医生行脑脊液检查:腰椎穿刺术相应护理措施,同病毒性脑炎临床护理路径部分;② 电生理检查:通过诱发电位来判断神经传导速度,从而判断周围神经功能是否正常,告知患者检查相关注意事项及其结果;③ 遵医嘱完成血常规、凝血功能、血气分析、痰液等标本的留取和及时送检。

(二) 住院期间(第2~6天)

1. 住院期间评估

(1) 严密观察患者意识、生命体征及情绪变化,询问有无胸闷、气短、呼吸费力等症状。

(2) 有明显的自主神经功能障碍者,遵医嘱给予心电监护,如果出现血压、心率异常时,须及时采取相应措施处理。对于存在心动过缓的患者,及时汇报医生。

(3) 自主神经损伤后对药物的反应较为敏感者,用药后重点关注心率和血压情况。

(4) 患者出现呼吸费力、出汗、发绀等缺氧症状,立即报告医生并处理。

2. 饮食护理

指导患者进食高蛋白、高热量、高维生素且易消化的软食,多食水果、蔬菜,补充足够的水分。延髓麻痹者遵医嘱给予鼻饲;合并有消化道出血或胃肠麻痹者,遵医嘱执行静脉营养支持。

3. 症状护理

(1) 呼吸肌瘫痪:动态观察患者呼吸频率、节律与深浅度、血氧饱和度及情绪变化,如咳嗽无力、呼吸异常、血氧分压明显降低则提示呼吸肌麻痹,应立即吸氧、吸痰,通知医生,并准备气管插管或气管切开,备好简易呼吸囊或呼吸机,行人工辅助呼吸。呼吸机辅助呼吸期间,做好人工气道和口腔护理,保持呼吸道通畅,遵医嘱调节呼吸参数,及时留取痰标本。

(2) 弛缓性肢体瘫痪:保持肢体良肢位,加强肢体康复功能锻炼,协助翻身拍背,做好排泄护理等,预防压伤、感染、下肢静脉血栓形成等并发症。

(3) 疼痛:观察疼痛情况,动态评估,做好疼痛护理,如患者肢体疼痛严重或小儿哭闹,遵医嘱予以镇静止痛剂,注意禁用哌替啶等麻醉性止痛剂。

(4) 自主神经功能障碍:防止因迷走神经受累而引起心脏骤停。注意患者心率、心律、血压变化,如有心慌、胸闷、化验指标异常等心肌损害现象,严格控制输液速度,并记录出入液量。

(5) 眼睑闭合不全:由面神经受损引起,涂抗生素眼膏,加用眼罩或纱布覆盖。

4. 用药护理

(1) 营养神经辅助用药:肌肉注射维生素 B_1、维生素 B_{12}(甲钴胺)等应注意更换注射部位,避免形成硬结;口服维生素 B_1 应在饭后进行,以减轻胃肠道不适症状。饮食种类应多样化,平时可多吃新鲜的蔬菜、水果以及粗粮。

(2) 免疫球蛋白治疗:遵医嘱尽早使用免疫球蛋白,以发病两周为宜;用药途径限静脉注射,输注前后应使用生理盐水冲管,输注过程中观察患者有无发热、心慌、面红等不适症状,如有应立即停药并汇报医生处理。

(3) 糖皮质激素:观察患者有无药物过敏、应激性溃疡所致消化道出血及停药反应等现象。

(4) 血浆置换:发病后 7 d 内血浆置换最好,发病 2 周后治疗无效,予以血浆置换护理。

5. 心理护理

告知疾病的注意事项及转归,消除患者因呼吸困难而产生的紧张情绪,重视其因肢体无力失去自理能力而产生的焦虑烦躁情绪,避免情绪激动。应用人工气道的患者,必要时遵医嘱给予抗抑郁药物治疗,帮助其树立治疗信心,积极配合治疗。

(三) 住院第 7~14 天(出院日)

1. 出院标准

(1) 神经功能缺损表现有所好转或基本恢复,病情稳定。

(2) 无严重并发症或并发症得到有效控制。

2. 出院指导

(1) 出院办理流程与用药指导。

(2) 告知复诊时间和地点,嘱其门诊复查。

(3) 遵医嘱正确服用药物,避免淋雨、受凉、疲劳和创伤等诱因。

(4) 指导患者及家属进行病情监测。

(5) 特殊护理指导(感觉训练、鼻饲护理、尿管护理)。

3. 出院随访

以出院患者随访系统、线上互联网医院平台、神经内科门诊形式展开随访管理。

五、变异及原因分析

1. 患者因素

(1) 存在使吉兰-巴雷综合征病情进一步加重的其他情况,需要处理干预。

(2) 患者发生感染或其他严重并发症,需要其他相关检查及处理,延长住院治疗时间。

2. 家属因素

(1) 要求增加或拒绝某些治疗或检查。

(2) 家属依从性差,无法配合医护指导和治疗。

3. 医护人员因素

(1) 医嘱延迟/执行医嘱延迟。

(2) 发现因误诊而进入临床路径。

(3) 医护人员之间沟通、协作不良。

4. 系统因素

患者出现呼吸肌麻痹,需要呼吸机辅助呼吸超过 36 h 者,疾病诊断相关分组系统视为同时具有其他疾病诊断。

5. 出院计划因素

患者社会支持系统不足,无处转归,延长住院时间。

六、临床护理路径表单

吉兰-巴雷综合征临床护理路径表单见表2.6。

表 2.6 吉兰-巴雷综合征临床护理路径表单

适用对象：第一诊断为吉兰-巴雷综合征(ICD-10：G61.0)

患者姓名：_____ 性别：____ 年龄：____ 住院号：_____

住院日期：_____年___月___日 出院日期：_____年___月___日

时间	住院第1天	住院第2~13天	住院第7~14天(出院日)
护理评估	□ 完善各项护理评估： 深静脉血栓风险因素评估 Padua 评分：__分 日常功能评估 Barthel 指数：__分 跌倒风险评估 Morse 评分：__分 压力性损伤风险评估 Braden 量表：__分 营养风险筛查 NRS 2002：__分 □ 评估患者肢体肌力 □ 评估呼吸功能 □ 评估脑神经运动功能 □ 评估自主神经功能	□ 评估脑脊液、电生理、血常规、痰液等化验结果 □ 评估肢体肌力、呼吸功能、脑神经运动功能 □ 评估自主神经功能	□ 评估患者肢体肌力 □ 评估呼吸功能 □ 评估脑神经运动功能 □ 评估自主神经功能 □ 评估血检结果
护理处置	□ 入院介绍及制度宣教 □ 神经内科护理常规 □ 休息与活动 □ 辅助检查：脑脊液检查、电生理检查、血常规、肝肾功能、电解质、血糖、血脂、血沉、甲状腺功能、凝血功能、血气分析、免疫五项＋风湿三项、痰液	□ 严密观察患者病情变化 □ 明显的自主神经功能障碍者护理 □ 饮食护理 □ 症状护理：呼吸肌麻痹、弛缓性肢体瘫痪、疼痛、自主神经功能障碍、眼睑闭合不全 □ 用药护理 □ 心理护理	□ 出院办理流程 □ 遵医嘱正确服用药物 □ 指导患者及家属进行病情监测 □ 复诊告知 □ 特殊护理指导
结果评价	□ 熟悉病区环境与医院管理制度(回示) □ 完成入院相关专科检查和护理常规(病历)	□ 病情稳定，护理措施到位(病历) □ 掌握安全相关健康教育内容(回示) □ 掌握主要治疗方式与用药(回示)	□ 掌握出院后用药相关注意事项(回示) □ 出院手续办理顺畅(病历)

续表

时间	住院第1天	住院第2～13天	住院第7～14天（出院日）
变异	□无 □有，原因_____ 　处理措施_____	□无 □有，原因_____ 　处理措施_____	□无 □有，原因_____ 　处理措施_____
护士签名			

参考文献

[1] 中华医学会神经病学分会,中华医学会神经病学分会周围神经病协作组,中华医学会神经病学分会肌电图与临床神经电生理学组,等. 中国吉兰-巴雷综合征诊治指南2019[J]. 中华神经科杂志,2019,52(11):877-882.

[2] 郭军红,庞效敏. 吉兰-巴雷综合征[J]. 中华神经科杂志,2023,56(8):924-931.

[3] 谷亚伟,楚旭,赵岚,等. 吉兰-巴雷综合征的免疫治疗[J]. 中华神经医学杂志,2022,21(2):207-210.

[4] 宋晨蕊,刘艳群,毕晓莹. 吉兰-巴雷综合征的神经心理症状及治疗进展[J]. 海军军医大学学报,2023,44(5):595-601.

第六节　全面惊厥性癫痫持续状态临床路径

一、适用对象

第一诊断为全面惊厥性癫痫持续状态（generalized convulsive status epilepticus, GCSE）(ICD-10:G40.309)。

二、诊断依据

根据《惊厥性癫痫持续状态监护与治疗（成人）中国专家共识》，以下情况为GCSE纳入指征：癫痫发作超过30 min,强直阵挛性发作超过5 min或两次/两次以上发作，发作之间意识不能恢复，表现为持续的肢体强直、阵挛或强直-阵挛,并伴有意识障碍(包括意识模糊、嗜睡、昏睡、昏迷）。

三、进入路径标准

（1）第一诊断必须符合全面惊厥性癫痫持续状态(ICD-10:G40.309)。

(2) 患者患有其他疾病,但在住院期间不需特殊处理,也不影响第一诊断的临床路径流程。

四、临床护理路径实施规范

(一) 住院第1天(入院日)

(1) 介绍病区环境与制度、主管医生、责任护士等,安置床位、协助更换病员服,协助办理住院手续。

(2) 完善各项专项评估及处理:深静脉血栓风险因素评估 Padua 评分、日常功能评估 Barthel 指数、跌倒风险评估 Morse 评分、压力性损伤风险评估 Braden 量表、营养风险筛查 NRS 2002 评分,并给予相应护理措施。

(3) 病史评估:意识、生命体征、瞳孔、头眼偏向、四肢姿势、发作起始部位、持续时间、发作间隔,发作后立即评估定向力、言语、有无麻痹、外伤及大小便失禁。

(4) 癫痫发作的预防护理:准备急救设备(心电监护仪、吸氧装置、吸引装置、呼吸机)和癫痫急救物品(口咽通气道或牙垫、吸痰管、气管插管)及导尿管、胃管、静脉留置针、中心静脉导管等物品。

(5) 用药护理:督导服药,避免自行减药停药。

(6) 生活护理:单人房间、集中护理操作,避免声光及频繁接触对患者的刺激,大小便失禁者及时更换衣服床单。

(7) 辅助检查:
① 协助外出进行脑电图、头颅 CT、胸片、心电图等检查;② 遵医嘱完成血常规、电解质、血清激酶、凝血功能、血气分析等检查。

(二) 住院第2~8天

1. 癫痫发作期护理

(1) 保持呼吸道通畅:协助患者平卧位,头偏向一侧以防误吸,发作后及时吸痰。

(2) 建立外周静脉并保留静脉通道。

(3) 安全护理:防止摔伤,发作时切勿用力按压患者肢体,防止骨折及脱臼,使用纱布包裹的压舌板垫于患者臼齿之间,发作时专人守护等。

(4) 遵医嘱应用强烈中枢抑制剂(安定、氯硝安定)作静脉推注时,一人缓慢注射,另一人严密监护呼吸及癫痫发作情况,做好气道管理。

2. 癫痫发作间歇期护理

(1) 活动与休息:合理安排生活及工作,保证充足的休息时间,不可过度劳累;

(2) 安全管理:保证患者所处环境安静、舒适,尽可能减少刺激因素。服药期间不能单独外出,禁止单独游泳、驾车及攀高。

3. 用药护理

(1) 根据患者的病情合理选择药物,不可擅自停药,观察用药期间是否出现恶心、食欲不振、嗜睡等药物反应;静脉应用强烈中枢抑制剂时,需遵医嘱使用微量泵输注和动态调节用药速度及剂量,给予生命体征监护。

(2) 药物不良反应：针对药物性皮疹需动态评估,遵医嘱用药,保持床单位整洁,禁止使用肥皂水、乙醇擦拭皮肤。出现丙泊酚输注综合征患者,遵医嘱停止药物输注,观察尿液颜色、性质并给予对症处理。丙泊酚持续泵入时,输注管路需 12 h 更换 1 次；精准终止抗癫痫药物易引起肝功能异常、血氨升高、血象抑制、凝血功能异常,需动态观察早期防控。

4. 饮食护理

根据营养风险筛查 NRS 2002 进行动态营养风险筛查,定期评估和监测腹胀和便秘的发生,当患者出现胃肠排空障碍、胃残留量＞200 mL,给予胃动力药物 24 h 后仍无法改善时,可实施鼻肠管置入,进行营养支持。胃肠排空障碍而鼻肠管放置未成功者,必要时联合肠外营养支持。食物以清淡为宜,不食辛、辣、咸,避免过饱,忌烟酒。发作时不可强行喂药喂水。

5. 并发症护理

(1) 下呼吸道感染：气道管理,口腔护理,早期实施幽门后喂养；采用体位引流等气道廓清技术,降低肺部感染发生；

(2) 深静脉血栓：DVT 风险评分≥4 分为 DVT 发生的高危人群,采用机械性预防手段(间歇式充气加压装置),每日应用 18～24 h；药物性预防可采用抗凝剂,首选腹壁规范注射,同时监测 D-二聚体和下肢超声。出现下肢 DVT 者需测量腿围,观察肢体是否肿胀并抬高,避免穿刺。

(3) 电解质紊乱：出现严重酸中毒、高钾血症、低钠血症、低血糖或高血糖等异常参考值,遵医嘱给予对症处理。

6. 健康教育

鼓励患者适当地参加体力和脑力活动,指导患者了解过度疲劳、便秘、停药、情感冲动等诱发因素。加强患者对疾病的认识和预防保健知识,加强自我护理并配合治疗。

7. 心理护理

① 运用温和、尊重、关心包容等手段帮助患者自我认识和情感调节,建立良好的治疗关系；② 及时发现患者的心理问题,给予必要的安慰和指导；③ 指导倾听轻音乐,缓解紧张心态。

(三) 住院第 9～10 天(出院日)

1. 出院标准

(1) GCSE 终止,病因明确,病情稳定。

(2) 抗癫痫药物的不良反应纠正,进一步治疗方案确定,神经功能评估完毕。

2. 出院指导

(1) 指导患者坚持长期正规用药,交代见药物不良反应及注意事项,用药坚持 2～3 年以达到完全控制发作,不能随意减药、停药和更改药物品种。

(2) 定期癫痫门诊复诊,建议每月一次复诊,不适/发作时随诊。

(3) 特殊护理指导及日常生活指导：安排有规律的作息生活,避免过饱、过累、睡眠不足等；适当的体力、脑力劳动和人际交往；避免任何诱发因素,绝对戒烟、戒酒,尽量少看电子产品,避免情绪激动；随身携带有姓名、住址、联系电话及疾病史的个人资料。

(4) 协助办理出院手续。

3. 出院随访

以出院患者随访系统、线上互联网医院平台、神经内科和神经外科癫痫门诊形式展开随访。

五、变异及原因分析

1. 患者因素
(1) 存在使全面惊厥性癫痫持续状态进一步加重的其他情况,需要处理干预。
(2) 患者发生合并感染,病情加重,需要其他相关检查及处理,延长住院治疗时间。

2. 家属因素
(1) 要求增加或拒绝某些治疗或检查。
(2) 家属依从性差,无法配合医护指导和治疗。

3. 医护人员因素
(1) 医嘱延迟/执行医嘱延迟。
(2) 发现因误诊而进入临床路径。
(3) 医护人员之间沟通、协作不良。

4. 出院计划因素
患者社会支持系统不足,自理能力缺乏,家庭不接纳,无处转归,延长住院时间。

六、临床护理路径表单

全面惊厥性癫痫持续状态临床护理路径表单见表2.7。

表2.7 全面惊厥性癫痫持续状态临床护理路径表单

适用对象:第一诊断为全身惊厥性癫痫持续状态(ICD-10:G40.309)
患者姓名:_____ 性别:____ 年龄:____ 住院号:_____
住院日期:_____年____月____日 出院日期:_____年____月____日

时间	入院第1天	住院第2~8天	入院第9~10天(出院日)
护理评估	□ 深静脉血栓风险因素评估 Padua评分:__分 □ 日常功能评估 Barthel 指数:__分 □ 跌倒风险评估 Morse 评分:__分 □ 压力性损伤风险评估 Braden量表:__分 □ 营养风险筛查 NRS 2002:__分 □ 病史评估	□ 评估血常规、凝血功能、血气分析等血检结果 □ 评估头颅CT、心电图、胸片结果 □ 评估脑电图检查结果	□ 评估血常规、免疫组合等血检结果 □ 评估血压、血糖、肝功能、心肺功能情况

续表

时间	入院第1天	住院第2～8天	入院第9～10天(出院日)
护理处置	□ 入院介绍及制度宣教 □ 神经内科护理常规 □ 癫痫发作的预防护理 □ 用药护理 □ 生活护理	□ 病情观察 □ 癫痫发作期护理 □ 用药护理 □ 饮食护理 □ 并发症护理：下呼吸道感染、深静脉血栓、电解质紊乱、药物不良反应 □ 健康教育 □ 心理护理	□ 出院带药及服药指导 □ 特殊护理指导 □ 复诊告知 □ 交代常见的药物不良反应 □ 心理疏导
结果评价	□ 掌握癫痫的防护措施，熟悉病区环境(回示) □ 知晓辅助检查注意事项(回示) □ 完成入院相关专科检查和护理常规(病历)	□ 知晓癫痫注意事项(回示)	□ 掌握癫痫特殊护理指导及常见药物不良反应(回示)
变异	□ 无 □ 有,原因_____ 处理措施_____	□ 无 □ 有,原因_____ 处理措施_____	□ 无 □ 有,原因_____ 处理措施_____
护士签名			

参考文献

[1] 惊厥性癫痫持续状态监护与治疗(成人)中国专家共识[J]. 药学与临床研究,2014,22(06):2-3.
[2] 刘芳,王晓英,陈卫碧,等. 成人癫痫持续状态护理专家共识[J]. 中华现代护理杂志,2023,29(06):701-709.
[3] 徐朝霞,董湘萍,景艳红,等.优质护理联合随访护理对癫痫患者康复、负面情绪及生活质量的影响研究[J].中国全科医学,2019,22(S2):202-205.

第七节　阿尔茨海默病临床护理路径

一、适用对象

第一诊断为阿尔茨海默病（ICD-10：G30.904）。

二、诊断依据

根据《中国阿尔茨海默病痴呆诊疗指南(2020年版)》,以下情况为阿尔茨海默病的纳入指征:① 慢性隐匿起病,数月或数年,进行性发展,出现一项或一项以上的认知功能障碍,包括至少一个和/(或)两个领域以上的认知或行为损害,导致工作能力或日常生活功能受到影响;② 排除其他疾病导致的痴呆;③ 影像学可见到内侧、底部、外侧颞叶、顶叶的脑萎缩。

临床上,通过联合以下两者来检测和诊断患者的认知损害:① 来自患者和知情人的病史采集;② 客观的认知评价——简单的精神状态检查或神经心理学测验。当常规的病史和简易精神状态检查结果不足以形成确凿的诊断时,应进行全面的神经心理学测验。

三、进入路径标准

(1) 第一诊断必须符合阿尔茨海默病(ICD-10:G30.904)。

(2) 患者患有其他疾病,但在住院期间不需特殊处理,也不影响第一诊断的临床路径流程。

四、临床护理路径实施规范

(一) 住院第1天(入院日)

(1) 介绍病区环境、制度、主管医生与责任护士。

(2) 告知家属阿尔茨海默病患者入院后的安全管理注意事项,如防走失、防跌倒、改善激越行为等。

(3) 办理住院手续,完善各项专项评估和处理。

① 完善深静脉血栓风险因素评估 Padua 评分、日常功能评估 Barthel 指数、跌倒风险评估 Morse 评分、压力性损伤风险评估 Braden 量表、营养风险筛查 NRS 2002 评分,并给予相应护理措施。

② 吞咽障碍筛查:评估患者进食量、进食时间、食物残留、噎食史等情况,关注患者营养状况。

③ 认知障碍筛查:确认患者主诉有早期的和显著的记忆减退且逐渐进展病史,使用量表(如:AD8记忆障碍自评量表)进行初筛,若发现存在2项及以上则为可疑阳性,需进一步进行认知测评。由医护人员采用简易精神状态检查量表对患者进行测评,满分30分。测评结果文盲<17分、小学文化<20分、中学及以上文化<24分为异常。根据认知障碍程度,将阿尔茨海默病分为轻度、中度和重度阿尔茨海默病。

④ 走失风险评估:询问患者既往走失情况、近期是否有游走或主诉想回家等行为。执行相关防护措施,如门禁管理、腕带标识、穿防走失马甲等。

(二) 住院第2~7天

1. 住院期间评估

动态评估患者吞咽功能、认知功能情况,进行针对性指导与生活护理;协助完善床边脑脊液检查和护理,详见本章第四节病毒性脑炎临床护理部分。

2. 症状护理

(1) 吞咽障碍护理:早期识别吞咽障碍,尽早进行吞咽功能康复训练(如:有效咳嗽、进餐前空吞咽、冰刺激等)。告知患者减缓进餐速度,进餐时间以 45 min 左右为宜。进食营养丰富、清淡可口、无刺、无骨、易消化的食物,以半流质或软食为宜。吞咽困难者,遵医嘱给予鼻饲饮食。多部门共同制定个性化饮食方案。

(2) 认知障碍的护理:患者主要表现在学习和记忆、复合性注意、执行功能、语言、知觉性运动及社会认知等方面的功能进行性下降。需遵医嘱针对特定认知领域,对患者进行标准化训练。采用搭积木、摆放拼图、七巧板等益智玩具训练和鉴别图画卡片练习等对患者的逻辑思维进行康复锻炼。

(3) 运动功能障碍的护理:患者可能存在站立平衡能力下降及不会使用常用物品和工具等失用现象。对患者进行工具性日常能力评估,协助医生完成对患者运动功能相关的检查,遵医嘱对患者进行静态、自动态和他动态平衡功能训练。晚期卧床患者应及时翻身,保持良肢位摆放,进行关节被动活动。

(4) 精神行为障碍的护理:精神行为障碍是阿尔茨海默病中晚期常见症状。加强对患者精神行为症状的评估,必要时汇报医生,遵医嘱用药。轻度痴呆精神行为症状,推荐采用行为管理、护理人员教育和体育活动等非药物干预方法。症状严重危及患者与他人安全时,遵医嘱采用药物联合干预。保管好利器、药物,加强患者陪伴,预防患者自伤或伤人。

3. 生活能力减退的护理

(1) 轻度阿尔茨海默病患者,需帮助其维持和改善工具性日常生活能力,如指导出院后处理财务、乘车、做家务等训练,督促患者自己料理生活。

(2) 中度阿尔茨海默病患者,应帮助患者应对生活中的各种障碍,建议在照料者的协助下进行简单、有规律的生活自理,陪同患者完成力所能及的任务。

(3) 重度阿尔茨海默病患者,需重点关注其口腔卫生、营养状况、排泄情况等,避免吸入性肺炎、压力性损伤等并发症的发生。

4. 用药护理

(1) 遵医嘱发放口服药,应看服到口,避免藏药、漏服、错服及药物过量服用,甚至中毒等。

(2) 主要用药包括胆碱酯酶抑制剂和谷氨酸受体拮抗剂。胆碱酯酶抑制剂包括多奈哌齐、加兰他敏等,主要不良反应为恶心、呕吐、腹痛、多汗、唾液增多、肌肉颤动和肌无力加重等。谷氨酸受体拮抗剂包括卡巴拉汀、美金刚等,需观察患者服药后有无腹泻、恶心、呕吐、食欲下降、眩晕等不良反应。及时反馈给医生,以便及时调整给药方案。

(3) 对于卧床及吞咽困难的患者,不宜吞服药片,可将药片掰成小粒或研碎后溶于水中服用。对拒绝服药的患者,需加强服药过程的监督,防止漏服。

5. 安全管理

(1) 防走失:实施门禁管理、24 h专人陪护,家属临时外出应告知当班护士,避免患者单独外出,保证患者随身携带身份信息卡,使用腕带等防走失标识,加穿防走失黄马甲等。同时,做好病区白板提示、班班交接、外出检查时告知陪检人员、检查单标注"记忆力下降"字样等提醒。

(2) 防跌倒:保持地面清洁干燥,指导患者穿运动防滑鞋、洗浴尽量采用坐位、如厕尽量选择马桶,患者活动时家属需陪伴在侧等。

(3) 防烫伤、自杀等意外事件：应给患者准备温度适宜的食物，避免将过烫的食物放在患者可触及之处；有被害妄想、幻觉等精神行为异常的患者，应妥善保管药品、利器及绳索等，避免意外事件发生。

6. 心理疏导

与患者沟通时语气应温柔、缓和、有耐心，建立良好的护患关系，取得患者的信任。多与患者及家属沟通，开展心理访谈、怀旧引导和音乐疗法，缓解患者的不良情绪。尽可能维持患者以往的兴趣与爱好，提倡家属多陪伴，增加患者的安全感。

(三) 住院第8~14天(出院日)

1. 出院标准

(1) 患者病情稳定。

(2) 没有需要住院治疗的并发症。

2. 出院指导

(1) 出院办理流程与用药指导，发放出院通知单，患者办理结算、退还一卡通并离开病区。

(2) 告知复诊时间和地点，嘱其定期门诊复查。

(3) 遵医嘱正确服用药物，避免漏服、自行停服和更改药量。

(4) 根据患者及照顾者年龄、认知情况，进行早期识别认知障碍、居家照护安全及认知训练指导。

(5) 创造安全的生活环境，指导纠正不良生活习惯和控制危险因素的方法，帮助提高患者自我护理能力。针对自理能力受损，完全依赖者予特殊护理指导，如翻身方法、皮肤护理等。

3. 出院随访

(1) 以出院患者随访系统对患者进行电话随访，了解其病情、用药情况。

(2) 通过记忆门诊及认知训练护理门诊对认知障碍患者进行延续护理。

五、变异及原因分析

1. 患者因素

既往其他系统疾病加重而需要治疗，或出现严重并发症，需转科治疗。

2. 家属因素

(1) 要求增加或拒绝某些治疗或检查。

(2) 家属依从性差，无法配合医护指导和治疗。

3. 医护人员因素

(1) 医嘱延迟/执行医嘱延迟。

(2) 发现因误诊而进入临床路径。

(3) 医护人员之间沟通、协作不良。

4. 出院计划因素

(1) 患者社会支持系统不足，自理能力缺乏，家庭不接纳，无处转归。

(2) 转至下级医院进行康复治疗。

六、临床护理路径表单

阿尔茨海默病临床护理路径表单见表2.8。

表2.8 阿尔茨海默病临床护理路径表单

适用对象:第一诊断为阿尔茨海默病(ICD-10:G30.904)

患者姓名:_____ 性别:____ 年龄:____ 住院号:_____

住院日期:_____年____月____日 出院日期:_____年____月____日

时间	住院第1天(入院日)	住院第2~7天	住院第8~14天(出院日)
护理评估	□ 完善各项护理评估: □ 深静脉血栓风险因素评估Padua评分:__分 □ 日常功能评估Barthel指数:__分 □ 跌倒风险评估Morse评分:__分 □ 压力性损伤风险评估Braden量表:__分 □ 营养风险筛查NRS 2002:__分 □ 疼痛__分 □ 吞咽功能筛查__级 □ 认知及行为综合评估 □ 心理状态、情绪状况	□ 辅助检查评估 □ 心理、情绪与认知状况 □ 吞咽功能筛查 □ 服药行为与依从性 □ 动态护理评估	□ 出院前护理评估(日常生活自理能力、走失风险、吞咽情况和护理满意度等)
护理处置	□ 严密观察患者病情变化 □ 指导合理饮食,遵医嘱营养支持,必要时鼻饲饮食 □ 遵医嘱用药,观察用药反应 □ 遵医嘱进行血、尿及大便标本采集 □ 予心电图、MRI等检查前指导 □ 皮肤护理:必要时,定时翻身 □ 排泄护理:必要时,保留导尿,会阴擦洗 □ 心理护理 □ 安全宣教	□ 遵医嘱用药,观察用药反应 □ 遵医嘱认知功能训练 □ 遵医嘱复查异常化验指标 □ 饮食护理 □ 协助完成各项检查 □ 腰椎穿刺护理 □ 症状护理 □ 风险防范护理 □ 排泄护理 □ 安全宣教:防走失、防压力性损伤、防跌倒措施等宣教	□ 办理出院手续 □ 出院指导 □ 特殊护理指导 □ 防走失安全宣教
结果评价	□ 熟悉病区环境与医院管理制度(回示) □ 完成入院相关检查和护理常规(病历)	□ 病情稳定,护理措施到位(病历) □ 照顾者掌握安全相关教育内容(回示)	□ 出院手续办理顺畅(病历) □ 掌握居家照护注意事项(回示)

时间	住院第1天（入院日）	住院第2～7天	住院第8～14天（出院日）
变异	□无 □有,原因_____ 　处理措施_____	□无 □有,原因_____ 　处理措施_____	□无 □有,原因_____ 　处理措施_____
护士签名			

参考文献

[1] 田金洲,解恒革,王鲁宁,等. 中国阿尔茨海默病痴呆诊疗指南(2020年版)[J]. 中华老年医学杂志,2021,40(03):269-283.

[2] 中华医学会神经病学分会痴呆与认知障碍学组,中国医师协会神经内科医师分会认知障碍疾病专业委员会. 前驱期阿尔茨海默病的简易筛查中国专家共识(2023年版)[J]. 中华神经医学杂志,2023,22(05):433-444.

[3] 中国微循环学会神经变性病专委会,中华医学会神经病学分会神经心理与行为神经病学学组,中华医学会神经病学分会神经康复学组. 阿尔茨海默病康复管理中国专家共识(2019)[J]. 中华老年医学杂志,2020,39(01):9-19.

[4] 中国老年医学学会认知障碍分会,认知障碍患者照料及管理专家共识撰写组. 阿尔茨海默病患者日常生活能力和精神行为症状及认知功能全面管理中国专家共识(2019)[J]. 中华老年医学杂志,2020,39(01):1-8.

[5] 邓泽南,马秋平,吴彬,等. 阿尔茨海默病患者情绪障碍管理的最佳证据总结[J]. 中华护理杂志,2021,56(11):1714-1720.

第八节　重症帕金森病临床护理路径

一、适用对象

第一诊断为帕金森病(ICD-10:G20.02)。

二、诊断依据

根据《中国帕金森病治疗指南(第四版)》和《中国帕金森病诊断标准(2016版)》,以下情况为帕金森病纳入指征:

(1) Hoehn-Yahr分级为3～5级。

(2) 满足(1)的同时符合以下支持条件中的两条,且无警示征象为重症帕金森病:① 患者对多巴胺能药物的治疗明确且显著有效,在初始治疗期间,患者的功能可恢复或接近至正常水平。② 出现左旋多巴诱导的异动症。③ 临床体检观察到单个肢体的静止性震颤。④ 存在相关辅助检查提示嗅觉减退或丧失,或头颅超声显示黑质异常高回声($>20\ mm^2$),或心脏间碘苄胍闪烁显像法显示心脏去交感神经支配。

三、进入路径标准

(1) 第一诊断必须符合帕金森病(ICD-10:G20.02)。
(2) Hoehn-Yahr 分级为 3~5 级的中晚期帕金森病患者。
(3) 患者患有其他疾病,但住院期间不需特殊处理也不影响第一诊断的临床路径流程。

四、临床护理路径实施规范

(一) 住院第 1 天(入院日)

(1) 入科介绍。
(2) 协助办理住院手续,完善各项专项评估和处理。
① 深静脉血栓风险因素评估 Padua 评分、日常功能评估 Barthel 指数、跌倒风险评估 Morse 评分、压力性损伤风险评估 Braden 量表、营养风险筛查 NRS 2002 评分,根据评分提供相应风险防范措施。
② 吞咽功能筛查:进行唾液吞咽试验及饮水试验,评估患者有无吞咽障碍。存在误吸、呛咳和其他原因所致吞咽困难者,遵医嘱进行留置胃管,予鼻饲饮食。
(3) 观察患者神志、面部表情及一些精细动作,有无头晕、垂涎、胃肠道反应等。观察有无静止性震颤、运动迟缓、姿势平衡障碍等运动症状及有无焦虑、抑郁、疼痛、睡眠障碍等非运动症状。
(4) 根据病情遵医嘱予吸氧,建立静脉通道,必要时床边备吸痰装置。
(5) 协助完成相关检查:全胸片、心电图、血液检查等,必要时予腰椎穿刺术前准备指导,配合医生进行脑脊液检查。

(二) 住院第 2~6 天

1. 病情观察与评估

(1) 结合患者血尿标本及影像学检查结果,密切观察患者神志及生命体征变化。评估患者平衡能力及生活自理能力,予谨防跌倒坠床宣教,定时翻身,协助改变体位。观察患者服药行为与服药依从性,予用药指导。
(2) 协助进行体位性低血压评估。采用卧立位血压检测方法,分别测量平卧位、起立后 1 min、3 min、5 min 时血压,若患者收缩压下降 20 mmHg 以上,或者舒张压下降 10 mmHg 以上,或收缩压低于 90 mmHg 即评估结果阳性。评估阳性者需指导其日间适量增加水盐摄入、休息或睡眠时床头抬高 30°~40°、避免快速的体位改变、使用束腹带和穿弹力裤以促进血液回流等。

2. 休息与活动

根据病情,嘱患者卧床休息;安全配置保护性床栏,走廊厕所安装扶手,地面保持清洁干燥、防滑等,定期巡视,专人陪护,防止患者跌倒及自伤。

3. 饮食护理

视吞咽功能给予流质、半流质、软食,或选择留置胃管。给予高热量、高维生素、低盐、低脂、适量优质蛋白质的易消化饮食,并根据病情变化及时调整和补充各种营养素。高蛋白会降低左旋类药物的疗效,故不宜盲目给予过多的蛋白质。槟榔为拟胆碱能食物,应避免食用。

4. 用药护理

遵医嘱给药,并注意观察患者有无用药后反应。告知患者本病需要长期或终身服药治疗,并告知常用药的种类、用法、服药注意事项、疗效及不良反应的观察与处理方法;告诉患者长期服药过程中可能会出现某些症状加重或疗效减退,可能出现"开-关现象""剂末现象"以及应对方法。

(1) 复方左旋多巴,如左旋多巴、苄丝肼、左旋多巴缓释片等,应餐前1 h或餐后1.5 h服用,避免突然停药。需观察患者用药后有无运动并发症、恶心、呕吐、食欲减退、体位性低血压、心律失常等现象。

(2) 多巴胺受体激动剂,如:普拉克索。遵医嘱小剂量开始,逐渐增加剂量,避免突然停药。需观察患者用药后有无低血压、外周水肿、嗜睡失眠幻觉、精神错乱、冲动控制障碍等症状。

(3) 单胺氧化酶B型(MAO-B)抑制剂,如雷沙吉兰和司来吉兰。与左旋多巴联用可能会增强左旋多巴不良反应,用药后需观察患者有无异动症、直立性低血压、肌肉骨骼疼痛、皮疹、肝酶升高、意识模糊运动异常、心动过缓等症状。

(4) 抗胆碱药能药物,如苯海索,主要适用于伴有震颤的患者。需观察患者用药后有无头晕、记忆力下降、意识模糊、幻觉、口干、恶心、视物模糊等症状。对年龄<60岁的患者,要告知长期应用本类药物可能会导致其认知功能下降,应定期复查认知功能。

(5) 金刚烷胺,能够促进纹状体多巴胺的合成和释放,减少神经细胞对多巴胺再摄取,对少动、强直、震颤均有改善作用,并且对改善异动症有帮助。成人剂量为每日100 mg,每日1~2次,每日最大量为400 mg,末次应在下午4点前服用。

5. 运动指导

(1) 疾病中期:对于已出现某些功能障碍或起坐已感到困难的动作,计划进行有目的的锻炼。疾病晚期:患者出现显著的运动障碍而卧床不起时,需帮助患者采取舒适体位,被动活动关节,按摩四肢肌肉。

(2) 鼓励患者尽可能增加活动,预防压疮、泌尿系感染、坠积性肺炎等并发症。患者病情允许条件下,配合康复治疗师进行床旁康复锻炼。

6. 生活护理

保持患者个人卫生,观察患者排泄情况(有无便秘、尿失禁发生)。加强皮肤护理,保持大小便的通畅,满足患者基本生活需求。有留置胃管、尿管者,做好基础护理。

7. 睡眠护理

维护患者自尊,建立良好的睡眠习惯。观察患者有无夜尿增多、日间嗜睡、睡眠维持困难等情况。若睡眠障碍因夜间运动所致,及时汇报医生,遵医嘱用药。

8. 疼痛护理

倾听患者主诉,评估疼痛类型、性质和强度。了解疼痛发生是否与症状波动有关,及时汇报医生,指导患者缓解疼痛的方法,必要时遵医嘱用药。

9. 心理护理

帮助患者尽量维持过去的兴趣与爱好,培养和寻找新的、简单易做的业余爱好;教会患者分散注意力方法,如听音乐、看书等。家属应为患者创造良好的亲情和人际关系氛围,减轻患者心理压力。

(三)住院第7~14天(出院日)

1. 出院标准

(1) 病情稳定,暂时排除其他疾病;

(2) 没有需要住院治疗的并发症。

2. 出院指导

出院办理流程与用药指导;告知复诊时间和地点,嘱其定期门诊复查;告知患者遵医嘱正确服用药物,避免漏服、自行停服和更改药量,激素类药物应遵医嘱逐渐减量,使用免疫抑制剂患者应遵医嘱定期检测血药浓度,药品应保存在15~30 ℃室温中,忌冷藏;居家照护与病情监测指导;特殊护理指导(翻身方法、鼻饲护理、尿管护理)。

3. 出院随访

进行线上线下随访管理,以出院患者随访系统、线上互联网医院平台、神经内科门诊形式展开。

五、变异及原因分析

1. 患者因素

(1) 病情危重,存在意识障碍、呼吸循环衰竭,需转入ICU或手术治疗。

(2) 既往其他系统疾病加重而需要治疗,或住院期间发生严重并发症,需进一步治疗,由此延长住院时间,增加住院费用。

2. 家属因素

(1) 要求增加或拒绝某些治疗或检查。

(2) 家属依从性差,无法配合医护指导和治疗。

3. 医护人员因素

(1) 医嘱延迟/执行医嘱延迟。

(2) 发现因误诊而进入临床路径。

(3) 医护人员之间沟通、协作不良。

4. 系统因素

发现合并其他严重疾病,如恶性肿瘤等,转入相应临床护理路径。

5. 出院计划因素

患者社会支持系统不足,自理能力缺乏,家庭不接纳,无处转归。

六、临床护理路径表单

重症帕金森病临床护理路径表单见表2.9。

表2.9 重症帕金森病临床护理路径表单

适用对象：第一诊断为帕金森病(ICD-10：G20.02)

患者姓名：_____ 性别：____ 年龄：____ 住院号：_____

住院日期：_____年____月____日 出院日期：_____年____月____日

时间	住院第1天	住院第2～6天	住院第7～14天(出院日)
护理评估	□ 完善各项护理评估： 深静脉血栓风险因素评估Padua评分：__分 日常功能评估Barthel指数：__分 跌倒风险评估Morse评分：__分 压力性损伤风险评估Braden量表：__分 营养风险筛查NRS 2002：__分 □ 吞咽功能筛查 □ 患者神志、瞳孔、生命体征 □ 有无静止性震颤、运动迟缓、肌强直和姿势平衡障碍等运动症状 □ 心理状态、情绪与认知、睡眠情况、疼痛	□ 排泄情况评估 □ 服药依从性 □ 体位性低血压 □ 辅助检查评估 □ 动态护理评估： 深静脉血栓风险因素评估Padua评分、日常功能评估Barthel指数、跌倒风险评估Morse评分、压力性损伤风险评估Braden量表、营养风险筛查NRS 2002评分	□ 出院前护理评估(日常生活能力、肌力、吞咽情况和满意度等)
护理处置	□ 严密观察患者病情变化 □ 指导合理饮食，遵医嘱营养支持，必要时鼻饲饮食 □ 遵医嘱用药，观察用药反应 □ 遵医嘱进行血、尿及大便标本采集 □ 予胸部X线片、MRI等检查前指导 □ 皮肤护理 □ 排泄护理 □ 心理护理 □ 健康教育：防压力性损伤措施、防跌倒措施等的宣教	□ 严密观察患者病情变化 □ 饮食护理 □ 遵医嘱用药，观察用药反应，予用药指导 □ 观察二便情况 □ 协助完成相关检查 □ 皮肤护理 □ 排泄护理 □ 心理护理 □ 协助康复治疗进行床旁康复 □ 健康教育	□ 出院准备 □ 居家用药指导 □ 复诊告知 □ 特殊护理指导
结果评价	□ 熟悉病区环境与管理制度(回示) □ 完成入院相关检查和护理常规(病历) □ 掌握主要治疗方式与用药(回示)	□ 病情稳定，护理措施到位(病历) □ 掌握安全相关健康教育内容(回示)	□ 掌握出院后用药相关注意事项(回示) □ 出院手续办理顺畅(病历)

续表

时间	住院第 1 天	住院第 2~6 天	住院第 7~14 天（出院日）
变异	□ 无 □ 有,原因_____ 　处理措施_____	□ 无 □ 有,原因_____ 　处理措施_____	□ 无 □ 有,原因_____ 　处理措施_____
护士签名			

参考文献

[1] 中华医学会神经病学分会帕金森病及运动障碍学组,中国医师协会神经内科医师分会帕金森病及运动障碍学组. 中国帕金森病治疗指南(第四版)[J]. 中华神经科杂志,2020,53(12):973-986.

[2] 中华医学会神经病学分会帕金森病及运动障碍学组,中国医师协会神经内科医师分会帕金森病及运动障碍学组. 中国帕金森病消化道症状管理专家共识[J]. 中华神经科杂志,2022,55(11):1225-1235.

[3] 中华医学会神经病学分会帕金森病及运动障碍学组,中国医师协会神经内科分会帕金森病及运动障碍学组. 帕金森病非运动症状管理专家共识(2020)[J]. 中华医学杂志,2020,100(27):2084-2091.

[4] 中国医师协会神经内科医师分会帕金森病及运动障碍学组,中华医学会神经病学分会帕金森病及运动障碍学组. 建立帕金森病及相关运动障碍病三级全程化管理模式的方案[J]. 中华老年医学杂志,2021,40(07):813-821.

[5] David G, Megan F, Joyce G, et al. Canadian guideline for Parkinson disease.[J]. CMAJ : Canadian Medical Association journal,2019,191(36):E989-E1004.

[6] 中华医学会神经病学分会帕金森病及运动障碍学组,中国医师协会神经内科医师分会帕金森病及运动障碍学组. 中国帕金森病睡眠障碍管理专家共识[J]. 中华神经科杂志,2022,55(05):441-451.

第九节　颈动脉支架成形术临床护理路径

一、适用对象

符合颈动脉支架成形术(ICD-10:0.63)手术指征的颈内动脉狭窄患者(ICD-10:I65.201)。

二、诊断标准

根据《颈动脉狭窄诊治指南》,以下情况为颈动脉支架成形术纳入指征:① 主要适应证:影像学检查证明颈动脉狭窄达到70%并伴有明确相关的症状和体征者;颈动脉狭窄率为50%以上且伴有明确的溃疡形成和(或)不稳固斑块者。② 次要适应证:无症状性单侧颈动脉狭窄,管腔狭窄率(直径)大于80%者;无症状双侧颈动脉狭窄,狭窄直径均大于70%者;

无症状双侧颈动脉狭窄,狭窄直径50%~70%,但需要行全麻的重大手术者,为预防发生术中脑缺血可在术前行单侧颈动脉支架置入术(carotid artery stenting,CAS)。③ 特别适应证:影像学检查证明颈动脉完全闭塞,但闭塞段长度≤10 mm,且远端流出通畅且伴有明确相关的症状和体征者。

三、进入路径标准

(1) 第一诊断符合颈内动脉狭窄(ICD-10:I65.201)。
(2) 符合颈动脉支架成形术手术指征,并准备行该手术。
(3) 患者同时具有其他疾病诊断,但在住院期间不需要特殊处理也不影响第一诊断的临床路径流程实施。

四、临床护理路径实施规范

(一) 住院第1天(入院日)

(1) 入科介绍。
(2) 协助办理住院手续,完善深静脉血栓风险因素评估Padua评分、日常功能评估Barthel指数、跌倒风险评估Morse评分、压力性损伤风险评估Braden量表、营养风险筛查NRS 2002评分,并给予相应护理措施。
(3) 护理评估:
① 基本情况:收集患者一般信息资料、主诉与疾病现状、临床表现等。
② 心理状态:患者及照护者的焦虑及紧张情况,对病情了解程度,分析影响患者情绪的因素,评估是否需要进行保护性护理。
③ 体检情况:包括神志、瞳孔、体温、脉搏、呼吸、血压、穿刺部位皮肤情况、双侧足背动脉搏动情况等;术前常规检查是否完善。
④ 既往史:患者过去健康状况、既往疾病情况、手术史、过敏史以及是否发生过严重的不良反应、造影剂使用情况。
⑤ 生活习惯:饮食、睡眠、排尿、排便、生活自理能力等。
⑥ 女性患者月经情况:应避开月经期。
(4) 辅助检查:血、尿、便三大常规,免疫组合,肝肾功能,凝血象,心电图、胸部X线、颈部彩超、经颅多普勒(transcranial Doppler,TCD)、电子计算机断层扫描(computed tomography,CT)、CT血管造影(computed tomography angiography,CTA)、磁共振成像(magnetic resonance imaging,MRI)、发射型计算机断层扫描检查(emission computed tomography,ECT)、正电子发射型计算机断层显像(positron emission computed tomography,PET)等。

(二) 术前1天

(1) 健康宣教:向患者及照护者讲解介入手术的目的、意义、操作过程,强调术中注意事项,消除患者顾虑。注意保持各工作人员对患者及照护者解释教育的一致性和规范性。

(2) 术前用药护理：

① 术前至少 3 d 遵医嘱口服阿司匹林肠溶片、氯吡格雷片进行抗联抗血小板治疗，手术当日晨指导患者正常服用以上药物。

② 对于伴有高血压的颈动脉狭窄患者，手术日应正常服用降压药，根据 WHO 标准，高血压患者术前血压控制 140/90 mmHg，高血压合并糖尿病者血压控制在 130/80 mmHg，待血压稳定后再开展 CAS。

③ 术前需了解患者有无重度房室传导阻滞，或者手术前心率低于 50 次/分等心脏疾病，如有以上情况术中需要植入临时起搏器。对于心率稳定在 50～60 次/分的患者，可根据其情况决定是否做阿托品试验。

④ 为患者提供安静舒适的环境，保证充足睡眠，必要时可遵医嘱使用安眠药辅助患者入睡。

(3) 术前评估：

① 评估血压等生命体征，血常规、尿常规、大便常规等生化指标，胸部 X 线、颈部彩超、TCD、心电图等检查结果。

③ 评估神经功能的情况及双侧足背动脉搏动情况。

(4) 肠道准备：术前一天清淡饮食，全麻患者 24 时开始禁饮禁食，必要时遵医嘱给予导尿或灌肠。

(5) 个人及物品准备：术前准备 1 kg 盐袋、吸管、一次性护理垫、尿壶、便盆。向患者及照护者说明术后制动卧床的意义，术前一天训练患者床上排尿、便。

(6) 皮肤准备：术前一日晚洗澡，检查术野的皮肤，注意检查穿刺部位远端动脉搏动情况。

（三）手术当日

1. 术日晨

(1) 全麻患者术晨禁食，术晨禁止服用长期降糖药，长期降压药及抗栓药一口水量（5～10 mL）吞服，排空大小便，更换干净的病号服，取下项链、假牙及其他饰物，核查个人准备及用物准备。测量生命体征、左上肢建立静脉通路，确保患者静脉输液的通畅，必要时另备一路静脉通道。

(2) 为使患者安静地接受检查治疗或减少迷走神经反应，遵医嘱术前 30 min 肌肉注射鲁米那 100～200 mg。

(3) 转出交接：核对患者、药物过敏情况，交接病历。床位医生陪同患者进入手术室后，手术室护士认真核对患者各项基本信息；检查患者术前签字、影像学资料是否齐全等。

2. 术后当天

(1) 转入交接。交接术中麻醉方式、手术部位、穿刺点及周围皮肤情况；判断患者神志、瞳孔、生命体征。

(2) 评估。评估患者偏瘫、失语、四肢肌力的情况；评估血压、心率情况，观察有无低血压、心动过缓；评估有无脑高灌注综合征（cerebral hyperperfusion syndrome，CHS）表现：包括 CHS 三联征（即患侧严重的头痛、癫痫发作、局灶性神经功能障碍）、视觉障碍，甚至颅内出血等。

(3) 病情监测。遵医嘱给予心电、血氧饱和度、血压监测。

(4) 预防高灌注综合征护理。合理有效控制血压是防止高灌注综合征关键。根据患者基础血压的不同,颈动脉支架术后血压维持在 120~130 mmHg/60~80 mmHg,颅内动脉血管支架术后控制在 110~120 mmHg/60~80 mmHg。如有需要遵医嘱复查头颅 CT 或 MRI 检查,排除脑栓塞、颅内出血、急性支架内血栓形成等严重并发症。

(5) 穿刺点护理。术后穿刺点予绷带加压包扎 24 h,沙袋压迫 6 h。过程中注意观察穿刺点及周围皮肤有无出血、血肿、假性动脉瘤等;观察患者下肢皮肤颜色和温度情况,每 30 min 测足背动脉搏动 1 次,若出现足背动脉搏动细弱、皮肤温度低说明下肢动脉可能有栓塞,应立即通知医生处理。

(6) 饮食指导。局部麻醉患者术后少量进食,无恶心、呕吐症状可进食清淡易消化、富含维生素、蛋白质的食物。全身麻醉的患者术后禁食 6 h,头偏向一侧,防止误吸,6 h 后评估无吞咽障碍,方可进食。

(7) 水化与排便指导。局部麻醉、神志清楚且吞咽功能正常的患者,术后 8 h 饮水 2000 mL,以促进造影剂排出。全身麻醉及吞咽障碍的患者,可遵医嘱静脉补液,总入量不少于 2000 mL。术后注意患者排尿情况。术后 8 h 内排尿在 800 mL 以上,防止因造影剂代谢不畅导致肾功能不全。术后应防止因水化大量排尿导致的水、电解质紊乱,遵医嘱补充电解质。

(8) 管道护理。妥善固定尿管,防止牵拉。观察引流尿液色、量、质。如出现少量淡血性尿液,及时汇报医生,予膀胱冲洗处理。如出现大量鲜红色血性尿液,及时汇报医生处理,防止血凝块堵塞尿管引起引流不畅。

(9) 休息与活动。术后应为患者提供安静舒适的环境。患者经股动脉入路术后,卧床休息时间的长短具体取决于抗凝药物应用、鞘管大小、血管闭合装置的应用等情况,但通常是术后 6 h 解除盐袋压迫、术后 12 h 床上活动、24 h 后根据患者自身情况遵医嘱下床活动。指导患者及家属非术侧床上运动方法,告知缓解术后腰背痛的方法。

(10) 患者及家属自我管理。患者及家属均应保持良好心态,遵医嘱进行各项活动,避免焦虑情绪。

(四) 术后恢复(1~3 天)

(1) 护理评估:① 评估神志、瞳孔、生命体征、四肢肌力、血压、肠道通气情况。② 评估穿刺点及周围皮肤情况,有无青紫、皮下血肿、假性动脉瘤等。③ 评估活动情况。④ 评估用药情况。⑤ 评估患者自我管理知识掌握情况。

(2) 饮食指导:指导低盐、低脂、低胆固醇的清淡易消化饮食,避免吃生、冷、硬、难消化的食物。

(3) 活动指导:病情允许,可下床活动。首次下床活动动作宜缓慢,避免因突然体位改变引起低血压导致跌倒坠床意外发生。

(4) 用药护理:术后 24~72 h 遵医嘱持续静脉使用盐酸替罗非班注射液,后改为口服氯吡格雷和阿司匹林,在用药过程中需严密观察有无皮肤瘀斑、牙龈出血、血尿、黑便等情况发生。如有应立即汇报请医生处理并遵医嘱调整用药。

(5) 指导患者保持良好的心态及生活习惯,避免情绪剧烈波动。

（五）出院当天

1. 出院标准

患者各器官功能良好、生命体征平稳、知晓出院流程、能够配合出院指导要求。

2. 出院指导

（1）出院办理流程：发放出院通知单、协助办理出院。

（2）活动与休息：术后3～4周限制重体力活动，避免剧烈运动；戒烟戒酒，保证充足的睡眠。

（3）饮食指导：采用低盐、低脂、低胆固醇、高纤维素饮食，多食新鲜蔬菜、水果、谷类等，少吃糖类和甜食；避免食用油炸、腌制食物，忌暴饮暴食，控制体重。

（4）用药指导：告知患者支架置入术后抗血小板治疗的意义和重要性，遵医嘱服药，氯吡格雷和阿司匹林双联使用至术后3～9个月，门诊复查后遵医嘱酌情改为单一抗血小板药物，切忌误服、错服、漏服。指导注意观察有无出血倾向，若有则立即停药就诊。

（5）定期复查：术后1、3、6个月和以后每6个月间隔复查1次，当患者出现头晕、头痛、一侧肢体麻木无力、讲话不清或进食呛咳等症状时，应及时就医。

3. 出院随访

线上线下随访管理：① 线上：互联网医院、电话随访；② 线下：卒中门诊。

五、变异及原因分析

1. 患者因素

（1）患者临时决定取消手术或延期手术。

（2）病情危重，出现意识障碍、循环衰竭、颅内出血、术中栓子脱落等，需转入ICU或行手术治疗。

（3）既往合并有其他系统疾病，手术导致其加重需要其他相关检查及处理，或术后出现颈内动脉再闭塞、股假性动脉瘤等严重并发症，导致住院时间延长和住院费用增加。

2. 家属因素

（1）要求增加或拒绝某些治疗或检查。

（2）家属依从性差，无法配合医护指导和治疗。

3. 医护人员因素

（1）医嘱延迟/执行医嘱延迟。

（2）医护人员之间沟通、协作不良。

4. 系统因素

因急诊手术等因素影响手术台次，导致手术当日取消，延长住院时间。

六、临床护理路径表单

颈动脉支架成形术临床护理路径表单见表2.10。

表 2.10 颈动脉支架成形术临床护理路径表单

适用对象：第一诊断符合颈内动脉狭窄（ICD-10：I65.201）并行颈动脉支架成形术（ICD-10：00.63）者
患者姓名：_____ 性别：___ 年龄：___ 住院号：_____
住院日期：_____年___月___日 手术日期：_____年___月___日 出院日期：_____年___月___日

时间	入院当天	术前 1 天
护理评估	□ 完善各项评估： □ 深静脉血栓风险因素评估 Padua 评分：__分 □ 日常功能评估 Barthel 指数：__分 □ 跌倒风险评估 Morse 评分：__分 □ 压力性损伤风险评估 Braden 量表：__分 □ 营养风险筛查 NRS 2002：__分	□ 评估生化检查结果 □ 评估血压、胸部 X 线、心电图检查结果 □ 评估颈部彩超、TCD、CT 等检查结果 □ 评估神经功能情况及足背动脉搏动情况
护理处置	□ 办理住院手续 □ 病区介绍 □ 神经内科护理常规 □ 告知饮食注意事项 □ 辅助检查指导	□ 介绍手术流程 □ 遵医嘱指导用药 □ 肠道准备 □ 指导床上排尿训练 □ 个人及用物准备 □ 皮肤准备 □ 会阴部肌肉锻炼 □ 心理疏导
结果评价	□ 患者能够熟悉病区环境、顺利办理入院（回示） □ 完成入院相关专科检查和护理常规（病历）	□ 患者能够掌握术前的患者准备（回示） □ 完善术前检查和评估（病历） □ 患者知晓口服抗栓药物目的、注意事项，能按时定量服用（回示）

变异	□ 无
	□ 有，原因_____
	  处理措施_____
		□ 无
		□ 有，原因_____
		  处理措施_____

护士签名		

时间	手 术 日	
术日晨准备	□ 全麻患者术晨禁食，排空大小便，核查个人准备及用物准备 □ 测量生命体征、左上肢建立静脉通路	
转出交接	□ 核对患者、药物过敏情况，交接病历 □ 吸氧，连接心电监护，确认基础血压和心率 □ 物品准备	
转入交接	□ 交接术中麻醉方式、手术部位、穿刺点及周围皮肤情况 □ 判断患者神志、瞳孔、生命体征	

续表

时间	手 术 日	
护理评估	□ 患者神志、瞳孔、生命体征变化,偏瘫、失语、四肢肌力的情况 □ 血压、心率情况 □ 脑高灌注综合征评估	
护理处置	□ 意识观察 □ 医疗设备使用 □ 伤口护理及体位管理 □ 病情监测 □ 脑高灌注综合征护理 □ 穿刺点护理 □ 用药护理 □ 饮食指导 □ 排便指导 □ 管道护理 □ 休息与活动 □ 患者及家属自我管理	
结果评价	□ 患者生命体征正常,穿刺点无出血、血肿、假性动脉瘤,下肢无血栓形成(病历) □ 知晓非术侧床上运动方法及缓解术后患者腰背痛方法(回示)	
变异	□ 无 □ 有,原因_____ 　　处理措施_____	
护士签名		

时间	术后第1~3天	出院当天
护理评估	□ 患者神志、瞳孔、生命体征、四肢肌力、血压、肠道通气情况 □ 穿刺点及周围皮肤情况 □ 活动情况 □ 用药情况 □ 自我管理知识掌握情况	□ 肠道通气、饮食和营养状态 □ 下床活动情况 □ 头颅CT情况 □ 血常规结果
护理处置	□ 术后检查 □ 饮食指导 □ 活动指导 □ 用药 □ 自我管理	□ 出院办理 □ 活动与休息 □ 饮食指导 □ 用药指导 □ 定期复诊

续表

时间	术后第1~3天	出院当天
结果评价	☐ 患者生命体征正常,穿刺点无出血、血肿、假性动脉瘤,下肢无血栓形成(病历) ☐ 知晓抗栓药物使用注意事项,无跌倒坠床发生(回示)	☐ 各器官功能良好、生命体征平稳(病历) ☐ 顺利办理出院(病历) ☐ 患者或家属掌握全脑血管造影术后居家护理的内容和方法,并按照出院指导要求配合门诊复诊和出院随访(回示)
变异	☐ 无 ☐ 有,原因_____ 处理措施_____	☐ 无 ☐ 有,原因_____ 处理措施_____
护士签名		

参考文献

[1] 中华医学会外科学分会血管外科学组. 颈动脉狭窄诊治指南[J]. 中国血管外科杂志(电子版),2017,9(3):169-175.

[2] 中华医学会神经病学分会,中华医学会神经病学分会脑血管病学组. 中国头颈部动脉粥样硬化诊治共识[J]. 中华神经杂志,2017,50(8):572-578.

[3] 潘文龙,赵浩,王备备. 颈动脉支架植入术患者的围术期护理[J]. 介入放射学杂志,2019,28(7):687-690.

[4] 国家卫生健康委员会脑卒中防治专家委员会血管超声专业委员会,中国超声医学工程学会浅表器官及外周血管超声专业委员会,中国超声医学工程学会颅脑及颈部血管超声专业委员会. 头颈部血管超声若干问题的专家共识(颈动脉部分)[J]. 中国脑血管病杂志,2020,17(6):346-352.

第三章 呼吸内科

第一节 肺癌化疗临床护理路径

一、适用对象

第一诊断符合支气管肺癌(ICD-10:C34.904)诊断的肺癌患者。

二、诊断依据

根据《中华医学会肺癌临床诊疗指南(2023版)》,可通过肺癌的临床表现及辅助检查进行诊断。

三、进入路径标准

(1) 第一诊断必须符合支气管肺癌(ICD-10:C34.904)。
(2) 符合化疗适应证,无化疗禁忌证。
(3) 患者同时具有其他诊断,住院期间不需要特殊处理也不影响第一诊断的临床护理路径实施。

四、临床护理路径实施规范

(一) 住院第1天(入院日)

(1) 宣教病区的环境、设施设备、入院须知、陪客制度、用餐时间等内容,介绍主管医生和责任护士。
(2) 完善入院基本信息和深静脉血栓风险因素评估 Padua 评分、日常功能评估 Barthel 指数、跌倒风险评估 Morse 评分、压力性损伤风险评估 Braden 量表、营养风险筛查 NRS 2002 评分等各专项评估,制定护理计划。
(3) 随时观察患者的情况,患者有不适主诉立即向医生汇报并处理。

（二）住院第 2~4 天

（1）协助患者完成体格检查、实验室检查及辅助检查。

① 体格检查：多数早期肺癌患者无明显相关阳性体征。患者出现原因不明、久治不愈的肺外征象，如杵状指（趾）、非游走性关节疼痛、男性乳腺发育等。临床表现高度怀疑肺癌的患者，体检发现声带麻痹、上腔静脉阻塞综合征、霍纳综合征等提示局部侵犯及转移的可能。临床表现高度怀疑肺癌的患者，体检发现肝大伴有结节、皮下结节、锁骨上窝淋巴结肿大等，提示远处转移的可能。

② 实验室检查：遵医嘱留取血液标本。包括一般实验室检查，如血常规、肾功能及其他必要的生化免疫等检测和血清学肿瘤标志物检测。

③ 辅助检查：心电图、胸部 X 线片、胸部 CT、支气管镜及病理学检查等。

④ 其他检查：大便常规、尿常规。

（2）进行肺癌的疾病知识宣教，针对患者的症状进行针对性的护理措施。

（3）进行用药指导，对患者相关用药知识进行讲解与示范，包括雾化吸入剂、抗生素等。

（4）开展以护士为主导的戒烟干预，包括动机性访谈、心理支持、行为改变咨询、促进无烟政策和预防复发策略。

（三）围化疗期护理

1. 化疗前准备

（1）进行体力状况（performance status，PS）评分，PS≥2 分的患者接受标准化疗的不良反应发生率较高。

（2）评估患者的心功能、肝肾功能、血常规等，确定无化疗禁忌。

（3）患者或家属签署化疗相关同意书。

（4）化疗前健康教育：对肺癌化疗知识健康宣教的形式进行改良，从单一健康知识手册方法向专题讲座、一对一宣教及多媒体音视频形式等过渡，包含化疗的目的、药物使用、饮食及运动指导、不良反应及预防等内容。

（5）化疗前心理干预：指导患者应该正确看待化疗副作用，避免出现过度恐惧及焦虑心理，同时多理解患者，对其介绍以往成功案例，增加治疗信心与对医护工作人员的信任感；指导患者开展音乐呼吸训练（保持平卧状态，轻微闭眼，在轻松背景音乐下，进行节律腹式呼吸，最大限度通过鼻腔吸气，接着闭气 3~5 s，再由口呼气，注意双手置于胸腹部位以感知起伏节律，到可以自主调节呼吸，保持均匀、深缓呼吸状态，每次 15 min，且每天 2 次）、音乐想象（营造轻松音乐情境，采取简单易懂指导语介绍音乐背景及相关内容等，尽可能让患者深入享受音乐美感，同时引导其于无心理负担条件下讲述内心真实感受，更好认识自我，获得美好体验，注意每次 15 min，每天 2 次）、肌肉放松训练（告知患者如何收紧局部肌肉，并在 3~5 s 后逐渐放松，进行规律深呼吸，从脑到脚依次开展肌肉放松练习，注意每次 15 min，每天 2 次）等放松身心状态。

（6）进行营养风险筛查 NRS 2002 及营养状况评价。

2. 化疗期间护理

（1）观察和记录化疗相关副作用，注意观察体温，正确评估患者发生中性粒细胞减少的风险，早期识别粒细胞减少性发热和感染。

(2) 监测体重,观察患者有无恶心和呕吐的不良反应,再次评估患者营养状况,遵医嘱给予营养干预;在化疗过程中出现严重不良反应,预计不能进食时间>7 d的患者,应及时进行营养治疗。

3. 化疗后恢复

(1) 告知患者必要时复查血常规、生化全套。

(2) 遵医嘱对症处理胃肠道反应、骨髓抑制以及化疗相关的反应。

(四) 住院第 13～14 天(出院日)

1. 出院标准

(1) 化疗结束,无明显副反应。

(2) 没有需要住院治疗的并发症。

2. 出院指导

(1) 告知患者生活要有规律,戒烟戒酒。

(2) 指导患者和家属应掌握正确合理的饮食方法,多饮水,禁忌辛辣、油腻等刺激性食物。

(3) 告知患者保持口腔清洁,用温水和软毛牙刷刷牙,合理安排日常生活,多休息,防止过度劳累,尽量避免去人员密集的公共场所,防止感染。

(4) 告知患者保持乐观开朗的心态,勇敢面对现实,克服化疗带来的身体不适,坚持接受化疗。

3. 出院随访

(1) 每周下午由一名护士进行电话随访,每位患者将根据出院时间接受1-3次随访。

(2) 随访重点应根据患者病情进行,如疼痛、PICC 管路、化疗副作用、外周静脉穿刺局部反应等。

(3) 随访内容包括:一般问候、询问病情、用药指导、提醒及预约复诊、征求意见、询问其他要求并解答。

五、变异及原因分析

1. 患者因素

(1) 化疗期间的合并症和(或)并发症,需要进行相关的诊断和治疗,导致住院时间延长、费用增加。

(2) 肿瘤的复发或转移、病情进展退出临床路径。

(3) 出现影响肺癌治疗的合并症,需要进行相关的治疗。

2. 家属因素

(1) 家属要求增加或拒绝某些治疗或检查。

(2) 家属依从性差,无法配合医护指导和治疗。

3. 医护人员因素

(1) 医嘱延迟/执行医嘱延迟。

(2) 医护人员之间沟通、协作不良。

4. 系统因素

（1）支持部门所致的作业延迟。

（2）设备故障。

5. 出院计划因素

（1）患者要求延迟出院。

（2）患者要求提前出院。

六、临床护理路径表单

肺癌化疗临床护理路径表单见表 3.1。

表 3.1 肺癌化疗临床护理路径表单

适用对象：第一诊断为支气管肺癌（ICD-10：C34.904）

患者姓名：_____ 性别：____ 年龄：____ 住院号：_____

住院日期：_____年____月____日 出院日期：_____年____月____日

时间	住院第 1 天	住院第 2~4 天	住院第 5~12 天	住院第 13~14 天（出院日）
护理评估	□ 测量身高体重及生命体征 □ 入院评估 □ 深静脉血栓风险因素评估 Padua 评分：__分 □ 日常功能评估 Barthel 指数：__分 □ 跌倒风险评估 Morse 评分：__分 □ 压力性损伤风险评估 Braden 量表：__分 □ 营养风险筛查 NRS 2002：__分	□ 评估血常规、免疫组合、生化、凝血功能 □ 评估心电图检查结果以及胸部 X 线片、胸部 CT 结果 □ 评估大小便颜色及性状 □ 根据患者病情进行评估：深静脉血栓风险因素评估 Padua 评分、日常功能评估 Barthel 指数、跌倒风险评估 Morse 评分、压力性损伤风险评估 Braden 量表、营养风险筛查 NRS 2002 评分	□ 评估体力状态 □ 评估心功能、肝肾功能、血常规等，确定无化疗禁忌 □ 筛查营养风险并评估营养状况（化疗前和化疗期间） □ 评估化疗相关毒副作用 □ 根据患者病情动态进行专项评估	□ 评估血常规、生化 □ 根据患者病情进行评估：深静脉血栓风险因素评估 Padua 评分、日常功能评估 Barthel 指数、跌倒风险评估 Morse 评分、压力性损伤风险评估 Braden 量表、营养风险筛查 NRS 2002 评分

续表

时间	住院第1天	住院第2～4天	住院第5～12天	住院第13～14天（出院日）
护理处置	□ 办理住院手续 □ 宣教病区的环境与制度 □ 介绍主管医生和责任护士 □ 呼吸科护理常规 □ 病情观察 □ 辅助检查指导	□ 病情观察 □ 生活护理 □ 了解检查结果 □ 宣教疾病知识 □ 进行用药指导 □ 开展戒烟干预	□ 病情观察 □ 生活护理 □ 签署化疗相关知情同意书 □ 化疗相关宣教 □ 心理干预	□ 协助办理出院 □ 用药指导 □ 饮食指导 □ 戒烟指导 □ 生活方式指导 □ 指导定期复查，指导出院后随访
结果评价	□ 能够熟悉病区环境和规章制度（回示） □ 完成入院相关评估和护理常规（病历）	□ 能够了解肺癌相关知识（回示） □ 能够知晓相关药物的作用（回示） □ 能够开始戒烟（回示） □ 完善相关检查（病历）	□ 能够了解化疗相关知识（回示） □ 未出现化疗相关毒副作用（病历） □ 患者未出现营养不良（病历） □ 未出现焦虑抑郁（回示）	□ 顺利办理出院手续（病历） □ 掌握健康教育指导内容（回示） □ 愿意继续参与随访及定期进行复查（病历）
变异	□ 无 □ 有，原因_____ 处理措施_____	□ 无 □ 有，原因_____ 处理措施_____	□ 无 □ 有，原因_____ 处理措施_____	□ 无 □ 有，原因_____ 处理措施_____
护士签名				

参考文献

[1] 中华医学会肿瘤学分会,中华医学会杂志社. 中华医学会肺癌临床诊疗指南（2023版）[J]. 中华医学杂志,2023,103(27):2037-2074.

[2] 国家卫生健康委办公厅. 原发性肺癌诊疗指南（2022年版）[J]. 协和医学杂志,2022,13(4):549-570.

[3] Martínez C，Castellano Y，Fu M，et al. Long-term effectiveness of a nurse-led smoking cessation clinic at a comprehensive cancer center[J]. J Nurs Scholarsh,2023,55(3):681-691.

[4] 刘芳,王锦坤,张欣等. 观察优质护理在肺癌患者放化疗期的应用效果[J]. 中华肿瘤防治杂志,2020,27(S1):218-219.

[5] 朱俊,陈茜茜. 肺癌患者化疗期间恶心、呕吐的预防和护理——评《实用肿瘤科护理手册》[J]. 中国实验方剂学杂志,2021,27(14):98.

[6] 汪志青,汪静雯,任继红. MPNFS理论指导下多方位护理在肺癌化疗患者的应用及对心理困扰、希望水平的影响[J]. 中国健康心理学杂志,2023,31(07):1031-1035.

[7] 中国抗癌协会肿瘤临床化疗专业委员会,中国抗癌协会肿瘤支持治疗专业委员会. 肿瘤化疗导致的中性粒细胞减少诊治中国专家共识（2023版）[J]. 中华肿瘤杂志,2023,45(7):575-583.

[8] 中国抗癌协会肿瘤营养专业委员会,中华医学会肠外肠内营养学分会. 肺癌患者的营养治疗专家共识[J]. 肿瘤代谢与营养电子杂志,2023,10(03):336-341.

第二节　慢性阻塞性肺疾病临床护理路径

一、适用对象

第一诊断为慢性阻塞性肺疾病急性加重期（ICD-11：J44.9）。

二、诊断依据

根据《慢性阻塞性肺疾病诊治指南（2021年修订版）》，慢性阻塞性肺疾病（简称慢阻肺，COPD）的诊断主要依据危险因素暴露史、症状、体征及肺功能检查等临床资料，并排除可引起类似症状和持续气流受限的其他疾病，综合分析确定。以下情况为慢性阻塞性肺疾病纳入指征：

（1）肺功能检查表现为持续气流受限；

（2）吸入支气管舒张剂后一秒用力呼气容积与用力肺活量的比值FEV1/FVC＜70%即明确存在持续的气流受限。可通过图3.1的诊断流程进行慢性阻塞性肺疾病诊断。

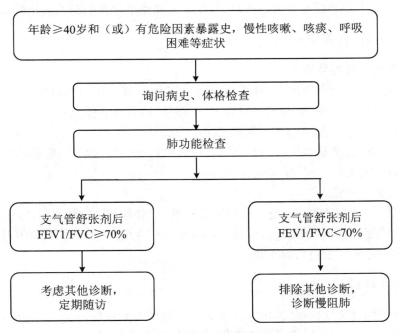

图3.1　慢性阻塞性肺疾病诊断流程

三、进入路径标准

（1）第一诊断必须符合慢性阻塞性肺疾病急性加重期（ICD-10：J44.001/J44.101）。

（2）当患者同时具有其他诊断，只要住院期间不需要特殊处理也不影响第一诊断的临床护理路径实施时，可以进入路径。

四、临床护理路径实施规范

（一）住院第1天（入院日）

（1）宣教病区的环境、制度、设施设备、入院须知、陪客制度、用餐时间等内容，介绍主管医生和责任护士。

（2）完善深静脉血栓风险因素评估 Padua 评分、日常功能评估 Barthel 指数、跌倒风险评估 Morse 评分、压力性损伤风险评估 Braden 量表、营养风险筛查 NRS 2002 评分等各专项评估，制定护理计划。

（3）观察患者一般情况及病情变化。评估患者有无咳嗽咳痰、呼吸困难症状，关注患者血氧饱和度。

（4）指导氧疗：患者低氧血症时应评估并遵医嘱采取适当氧疗，使血氧饱和度达到88%～92%，急性加重期应控制性低流量吸氧，避免吸入氧浓度过高引起二氧化碳潴留。

（二）住院期间（第2～8天）天评估

1. 协助患者完成各项检查

（1）体格检查：包括全身体征、肺部体征及心脏体征等。如判断有无发绀、双下肢可凹性水肿，判断有无肺部过清音，听诊呼吸音及干、湿啰音，判断心律及右心衰竭征象等。

（2）实验室检查：血常规、生化、免疫、凝血功能。

（3）辅助检查：包括基本项目，如心电图、胸部CT、血氧饱和度检测、肺功能检查。

（4）其他检查：大便常规、尿常规、痰培养。

2. 营养筛查与评估

用营养风险筛查 NRS 2002 进行营养风险筛查，针对营养风险筛查阳性的 COPD 患者，采用微型营养评定法（mini nutritional assessment，MNA）进一步评估其营养状况。针对营养不良的患者在稳定期进行营养干预。

（三）饮食护理

建议患者采用健康饮食模式，指导每天选择不同种类的食物，并按适当的比例进食。同时限制食用饱和脂肪、糖和钠含量高的食物，如深加工食品、红肉。

（四）用药护理

对患者相关用药知识进行讲解与示范，包括雾化吸入剂、支气管舒张剂、抗菌药物、糖皮质激素等。按医嘱用药并观察药物不良反应。

（五）正确咳嗽与排痰指导

1. 指导正确的咳嗽方式

首先是取坐位，上身略前倾，双肩放松；第二步是缓慢深吸气，使肺泡充气足量；第三步是屏气 2~3 s，张口连咳 3 次，咳嗽时收缩腹肌；第四步，停止咳嗽，缩唇将剩余气体缓慢呼出；第五步，缓慢深吸气，重复以上动作。每次训练可重复 2~3 次以上动作。

2. 开展胸部叩击排痰

协助患者坐位或侧卧位。若患者身上带有引流管，要提前整理好各个引流管，避免叩击排痰过程中脱落、弯曲折叠。护理人员五指并拢呈弓形，用中等以患者能承受为宜的力量、以腕关节的力量，以 40~50 次/分的频率，由下至上、由外至内叩击。每次 10~15 min，每分钟 120~180 次左右。同时指导患者深吸气后用力咳痰。咳嗽时嘱患者身体略向前倾，腹肌用力收缩，在深吸气后屏气 3~5 s 再咳嗽，重复数次。

（六）呼吸训练

（1）缩唇呼吸：尽量用鼻缓慢吸气，身心放松，然后缩小口唇将气体轻轻吹出；保持相同强度的缩唇呼吸训练，每次 15~30 min，每天 3 次。

（2）腹式呼吸：患者半坐位或坐位，用鼻缓慢吸气，闭口唇，腹部在吸气过程中缓慢鼓起，抬起右手；呼气时模拟吹口哨的姿势，鼓腮缩唇吹气。呼吸频率 7~8 次/分，每次 10 min，每天 30~40 min。

（七）稳定期运动指导

（1）地面行走锻炼：匀速行走，速度 80~120 步/min，每次至少 45 min，使心率达到靶心率范围，并且持续 10 min 以上。

（2）功率自行车训练：需进行下肢功率踏车训练，每次 40 min，每周 80 min。根据患者心肺运动试验结果，找出最大运动负荷（WR_{max}），并以 70% WR_{max} 作为下肢踏车训练起始强度（P_0），以 10% WR_{max} 的梯度增加负荷，直至不能耐受；在康复过程中监测脉氧饱和度、血压和心率，注意运动训练安全。

（3）抗阻训练：患者依次完成 5 个动作的抗阻训练，包括坐位扩胸、坐位前推、坐位上举、屈膝、伸膝，每个动作重复 6~8 次，每次至少持续 3 s，循环 4 次。

（4）耐力训练：运动形式为功率自行车训练，每次 40 min；运动强度根据症状限制的递增功率运动试验测定的最大运动功率确定，训练过程中密切观察患者一般状态。

（八）开展长期家庭氧疗培训

内容包括氧疗的目的及意义、家庭氧疗装置的选择、吸氧方式选择、吸氧操作演示、氧疗时长、氧流量、氧疗设备的清洁消毒、用氧安全，培训结束后请患者示范吸氧操作。

（九）住院第 9~10 天（出院日）

1. 出院标准

（1）咳嗽、咳痰、呼吸困难等症状消失。

（2）各项检验指标及检查明确治疗有效。

（3）没有需要住院治疗的并发症。

2. 出院指导

（1）定期门诊复查病情，出现咳嗽咳痰、痰液颜色加重、黏稠度增加、喘息加重时及时就医。

（2）避免诱发因素，如寒冷空气、化学刺激物等。减少有害气体或粉尘、通风不良的烹饪环境或燃料烟雾的吸入，大风、雾霾天气减少外出。根据医生的建议定期接种疫苗，预防呼吸道感染。慢性阻塞性肺疾病稳定期应积极接种流感疫苗和肺炎链球菌疫苗。

（3）饮食以高热量、蛋白质、低碳水化合物、高维生素为主。少食多餐，吃饭时少说话，呼吸困难时可以放慢吃饭速度，可选择易消化的流质饮食，如牛乳、豆浆、米粥等；痰多、咳嗽者可食用具有止咳化痰作用的食物。忌用过热、过冷、促使胃肠胀气的食物，烟熏、蜜饯制品，辛辣调味料，易兴奋食物。多饮水，每天饮水量 1500 mL 以上，保持气道湿润。注意调节体重，肥胖者适当减肥控制体重，消瘦者应增加营养。

（4）加强呼吸功能锻炼，促进肺功能康复。根据个人体力可做呼吸操、呼吸瑜伽、缩唇呼吸、腹式呼吸、深慢腹式阻力呼吸、唱歌等进行肺功能锻炼。

（5）遵医嘱按时用药，不可自行随意停药或减药，出现咳嗽、咳痰加重，发热，喘憋加重，双下肢水肿等症状及时就诊。

3. 出院随访

出院一周内由护士通过电话随访。

五、变异及原因分析

1. 患者因素

（1）存在并发症，需要进行相关的诊断和治疗，延长住院时间。

（2）病情严重，需要呼吸支持者。

2. 家属因素

（1）要求增加或拒绝某些治疗或检查。

（2）家属依从性差，无法配合医护指导和治疗。

3. 医护人员因素

（1）医嘱延迟/执行医嘱延迟。

（2）医护人员之间沟通、协作不良。

4. 系统因素

（1）无创呼吸机故障。

（2）支持部门所致的作业延迟。

5. 出院计划因素

（1）患者拒绝出院。

（2）患者要求提前出院。

六、临床护理路径表单

慢性阻塞性肺疾病临床护理路径表单见表 3.2。

表 3.2 慢性阻塞性肺疾病临床护理路径表单

适用对象:第一诊断符合慢性阻塞性肺疾病急性加重期(ICD-11:J44.9)

患者姓名:_____ 性别:____ 年龄:____ 住院号:_____

住院日期:_____年____月____日 出院日期:_____年____月____日

时间	住院第1天	住院第2~8天	住院第9~10天(出院日)
护理评估	□ 入院基本信息评估 □ 症状评估 □ 生命体征评估 □ 完善各专项评估 □ 深静脉血栓风险因素评估 Padua 评分:__分 □ 日常功能评估 Barthel 指数:__分 □ 跌倒风险评估 Morse 评分:__分 □ 压力性损伤风险评估 Braden 量表:__分 □ 营养风险筛查 NRS 2002:__分	□ 评估血常规、免疫组合、生化、凝血功能 □ 评估胸部 X 线片、肺功能等检查 □ 评估大小便颜色及性状 □ 评估痰培养的结果 □ 评估营养状况 □ 根据患者病情动态进行各专项评估	□ 异常指标复评 □ 症状评估 □ 血氧饱和度评估 □ 根据患者病情动态进行各专项评估
护理处置	□ 办理住院手续 □ 宣教病区的和制度等内容 □ 介绍主管医生和责任护士 □ 呼吸科护理常规 □ 病情观察 □ 指导氧疗、吸入治疗 □ 遵医嘱用药及观察药物不良反应 □ 辅助检查指导	□ 病情观察 □ 生活护理 □ 了解检查结果 □ 进行用药指导 □ 进行戒烟建议 □ 饮食指导 □ 指导正确的咳嗽方式 □ 指导胸部叩击排痰 □ 开展并指导呼吸训练 □ 进行稳定期运动指导 □ 开展长期家庭氧疗培训	□ 进行戒烟建议 □ 饮食指导 □ 指导正确的咳嗽方式 □ 指导胸部叩击排痰 □ 开展并指导呼吸训练 □ 进行稳定期运动指导 □ 开展长期家庭氧疗培训 □ 宣教接种疫苗的重要性 □ 帮助患者办理出院手续 □ 出院宣教 □ 指导定期门诊复查,指导患者参与出院后随访计划

续表

时间	住院第1天	住院第2～8天	住院第9～10天(出院日)
结果评价	□ 能够熟悉病区环境,了解住院规章制度(回示) □ 完成入院相关评估和护理常规(病历) □ 能够知晓氧疗的重要性及注意事项(回示)	□ 患者能够知晓相关药物的作用(回示) □ 有效排痰,促进呼吸功能,改善肺通气(回示) □ 患者能够开始戒烟(回示) □ 患者未出现营养不良(病历) □ 患者能够正确咳嗽咳痰 □ 陪护人员能够正确使用胸部叩击排痰(回示) □ 患者知晓呼吸训练和运动的重要性和方式(回示) □ 患者了解长期家庭氧疗的相关内容(回示) □ 呼吸困难、咳嗽咳痰等症状较前缓解(病历)	□ 顺利办理出院手续(病历) □ 掌握用药、饮食、生活方式、呼吸功能锻炼、长期氧疗等知识(回示) □ 愿意继续参与随访及定期进行复查(病历)
变异	□ 无 □ 有,原因_____ 　处理措施_____	□ 无 □ 有,原因_____ 　处理措施_____	□ 无 □ 有,原因_____ 　处理措施_____
护士签名			

参考文献

[1] 中华医学会呼吸病学分会慢性阻塞性肺疾病学组,中国医师协会呼吸医师分会慢性阻塞性肺疾病工作委员会. 慢性阻塞性肺疾病诊治指南(2021年修订版)[J]. 中华结核和呼吸杂志,2021,44(3):170-205.

[2] 张红,陈秀文,郭佳,等. 慢性阻塞性肺疾病患者氧疗管理的证据总结[J]. 中华护理教育,2021,18(08):736-742.

[3] 陶国芳,高露青,邢美园,等. 稳定期慢性阻塞性肺疾病患者营养管理的证据总结[J]. 中华护理教育,2021,18(12):1084-1091.

[4] 中国康复医学会循证康复医学工作委员会,中国康复研究中心/中国康复科学所康复信息研究所,兰州大学循证医学中心,等. 慢性阻塞性肺疾病临床康复循证实践指南[J]. 中国康复理论与实践,2021,27(1):15-26.

第三节 医院获得性肺炎临床护理路径

一、适用对象

第一诊断为医院获得性肺炎(ICD-11:CA40)。

二、诊断依据

根据《中国成人医院获得性肺炎与呼吸机相关性肺炎诊断和治疗指南》的诊断标准,以下情况为医院获得性肺炎(hospital acquired pneumonia,HAP)纳入指征:

1. 临床诊断

胸部 X 线或 CT 显示新出现或进展性的浸润影、实变影或磨玻璃影,加上下列 3 种临床症候中的 2 种或以上,可建立临床诊断:① 发热,体温>38 ℃;② 脓性气道分泌物;③ 外周血白细胞计数>10×10^9/L 或<4×10^9/L。

2. 病原学诊断

在临床诊断的基础上,若同时满足以下任一项可作为确定致病菌的依据:

(1) 合格的下呼吸道分泌物(中性粒细胞数>25 个/低倍镜视野,上皮细胞数<10 个/低倍镜视野,或二者比值>2.5∶1)经支气管镜防污染毛刷、支气管肺泡灌洗液、肺组织或无菌体液培养出病原菌,且与临床表现相符。

(2) 肺组织标本病理学、细胞病理学或直接镜检见到真菌并有组织损害的相关证据。

(3) 非典型病原体或病毒的血清 IgM 抗体由阴转阳或急性期和恢复期双份血清特异性 IgC 抗体滴度呈 4 倍或 4 倍以上变化。呼吸道病毒流行期间且有流行病学接触史,呼吸道分泌物相应病毒抗原、核酸检测或病毒培养阳性。

三、进入路径标准

(1) 第一诊断必须符合医院获得性肺炎(ICD-11:CA40)。

(2) 患者同时具有其他诊断,但住院期间不需要特殊处理也不影响第一诊断的临床护理路径实施。

四、临床护理路径实施规范

(一)住院第 1 天(入院日)评估

(1) 入院介绍。

(2) 完成评估:深静脉血栓风险因素评估 Padua 评分、日常功能评估 Barthel 指数、跌倒风险评估 Morse 评分、压力性损伤风险评估 Braden 量表、营养风险筛查 NRS 2002 评分。

(3) 高危因素的评估：① 年龄：高龄；② 精神和意识：意识障碍或精神状态失常；③ 营养状态：贫血、营养不良或低蛋白血症；④ 合并症：合并其他基础疾病（慢性肺部疾病、糖尿病、恶性肿瘤、心功能不全）或有严重颅脑损伤等；⑤ 活动能力：无自主活动能力或长期卧床；⑥ 不良嗜好：吸烟、酗酒；⑦ 其他：留置胃管、已发生误吸或有误吸的风险。

(4) 体格检查：生命体征的测量和肺部体格检查。

(二) 住院期间（第 2~14 天）评估

1. 遵医嘱采集呼吸道标本

(1) 指导患者正确留取痰标本，并在标本留取的 2 h 内送检，必要时反复多次留取。

(2) 患者无法自行留取痰标本时，可采取鼻拭子/鼻咽拭子，或者配合医生通过经支气管镜留取下呼吸道标本、经支气管镜或经皮肺穿刺活检留取组织标本，注意及时送检。

2. 遵医嘱采集血标本

(1) 留取血标本，测量感染相关生物标志物，包括 C 反应蛋白和降钙素原。

(2) 抽取血培养，采血时间应在寒战或发热初起时进行，抗菌药物应用之前，每次应采集 2 套，每套从不同穿刺点进行采集，分别注入需氧和厌氧培养瓶，每瓶采血量为 8~10 mL。

3. 体温的监测

动态观察患者体温的变化，发热患者每 4 h 测量一次体温并记录。

(三) 一般支持护理

(1) 胸痛时协助患者取患侧卧位，遵医嘱给予止痛剂。

(2) 出现发绀等缺氧症状应立即汇报医生并遵医嘱予吸氧，缓解缺氧症状。

(3) 烦躁、失眠可遵医嘱酌情用小剂量的镇静、安眠药，但禁用抑制呼吸的药物。

(4) 病情允许下，协助取半卧位（床头抬高 30°~45°）以预防误吸。

(5) 发热的护理：寒战时注意保暖，高热时可物理降温，保持患者皮肤清洁干燥。退热时需及时补充液体，以防虚脱。

(6) 心理护理：积极鼓励并给予患者支持帮助，并告诉疾病相关知识，使患者认识该病经积极治疗后，一般可以彻底痊愈，以减轻患者的忧虑。

(四) 抗感染治疗护理

抗感染治疗是 HAP 治疗最主要、最有效的手段，贯穿于整个疾病治疗周期中。在遵医嘱使用抗菌药物治疗过程中，护理要点包括：

(1) 掌握用药原则（早期、足量、联合），熟悉常见抗菌药物种类，严格遵守给药剂量、给药方式及给药次数等，以优化抗菌治疗效能。

(2) 了解用药疗程，一般抗感染初始疗程为 7 d 或以上。

(3) 观察药物使用疗效和不良反应，及时告知医生。

(五) 雾化吸入护理

当 HAP 是由肺炎克雷伯菌、铜绿假单胞菌、鲍曼不动杆菌等所致，且单纯全身用药肺炎

部位药物分布不足,疗效不佳时,会选择吸入性抗菌药物,用药过程中,护理要点包括:

(1) 掌握常用吸入的抗菌药物种类和名称,主要为氨基糖苷类(包括妥布霉素和阿米卡星)和多黏菌素。

(2) 雾化过程应监测呼吸道症状和氧饱和度。如发生气道痉挛,轻度可停止雾化,并给予支气管舒张剂,缓解后再进行雾化;如持续或严重,应汇报医生,停用该药物吸入治疗。

(3) 机械通气患者行雾化吸入时还应监测:① 气道峰压,如升高,可能是滤器堵塞或气道痉挛所致;② 患者精神状态,低剂量镇静剂可减轻人机对抗,在雾化结束后应及时停药。

(六) 呼吸支持治疗技术

1. 氧疗护理

对低氧血症及重症 HAP 患者应及时进行氧疗,保持动脉血氧饱和度(SaO_2)>90%。吸氧过程中应遵医嘱选择合适的给氧途径和氧流量。

2. 气道廓清护理

(1) 卧床患者应定时翻身拍背,积极进行体位引流,防止误吸并开展呼吸功能锻炼。

(2) 对于呼吸道自主廓清能力差、不能充分排痰的患者,可选用排痰机震动排痰、直接经鼻(口)或经人工气道给予刺激咳嗽及吸痰,必要时协助医生经支气管镜吸痰。

3. 无创机械通气

应用于呼吸频率异常(如>30 次/分或<12 次/分)、自主呼吸减弱或消失、呼吸节律严重异常,但神志清楚、生命体征和血流动力学相对稳定且痰液较少或可清醒咳痰的患者。应用过程中应注意:

(1) 做好对患者的健康宣教,告知其治疗的作用和目的、连接和拆除的方法、治疗过程中可能出现的各种感觉和症状,指导患者有规律地放松呼吸,提高人机协调性。

(2) 使用过程中应调整好面罩的位置和固定带的松紧度,使之佩戴舒适且漏气量最小。教会患者自己掌握佩戴和拆除的方法。

(3) 熟练掌握无创机械通气的并发症及处理方法。

4. 有创机械通气

当患者出现明显意识异常、痰液引流不畅、血流动力学异常、血气分析提示呼吸衰竭等临床表现时,应及时更换为有创机械通气。有创机械通气应注意:

(1) 加强病情监护。

(2) 呼吸机参数及功能的监测。

(3) 加强生活护理。

(4) 心理与社会支持。

(5) 加强气道管理:包括气道内吸引;维持合适的温度 37 ℃,相对湿度 100%;做好气囊管理;妥善固定,防止脱管;以及注意消毒隔离,防止交叉感染。

(七) 器官功能支持治疗技术

(1) 加强液体管理:应适时动态评估血流动力学状态,及时进行液体复苏,必要时遵医嘱给予血管活性药物以维持平均动脉压>65 mmHg。

(2) 控制血糖:指导患者采取糖尿病饮食,加强血糖监测,血糖控制的目标是≤10 mmol/L。

(3) 预防应激性溃疡:如果患者存在应激性溃疡和消化道出血的危险因素,遵医嘱使用胃黏膜保护剂(如硫糖铝)和抑酸剂,首选质子泵抑制剂,也可选用 H_2 受体拮抗剂。

(4) 营养支持:

① 病情较轻患者给予高蛋白、高热量、高维生素、易消化的流质或半流质,多饮水(1500~2000 mL),戒烟酒,避免辛辣、刺激饮食,少量多餐。② 病情严重者尽早启动肠内营养,如果肠内营养支持 7~10 d,摄入的能量与蛋白仍不足目标的 60%,应给予肠外营养补充。③ 对于无条件进行早期肠内营养(病程 7 d 内)的患者,如果没有营养不良的风险,营养风险筛查 NRS 2002≤3 分或危重病患者营养风险评分≤5 分,在发病 7 d 后开始进行肠外营养支持。④ 如存在营养不良风险或严重营养不良的患者,应尽早开始肠外营养支持。

(八) 出院日

1. 出院标准

(1) 明确诊断;

(2) 临床症状的缓解和消失;

(3) 各项检验指标及检查明确治疗有效;

(4) 没有需要住院治疗的并发症。

2. 出院指导

(1) 指导患者戒烟,注意保暖,避免淋雨、受寒,尽量避免到人多的公共场所,及时治疗上呼吸道感染。

(2) 合理饮食,嘱多饮水,指导多进食清淡、易消化的流质或半流质,不要吃油腻刺激性食物。

(3) 指导患者出院后保持积极心态适应日常生活,不过分焦虑、恐惧。

(4) 加强体育锻炼和肺康复锻炼,增强体质,改善呼吸功能。

(5) 向患者介绍疾病常见表现。如有高热、寒战、胸痛、咳嗽、咳痰应注意疾病复发的可能性,需及时就诊。

3. 出院随访

(1) 嘱患者根据出院小结要求按时到门诊复查。

(2) 告知患者出院 2 周内有责任护士进行电话回访,可解答患者提出问题,提供居家健康指导。

五、变异及原因分析

1. 患者因素

(1) 患者年老体弱,病情较重。

(2) 患者治疗过程中出现并发症,需要其他相关检查及处理。

(3) 患者合并其他基础疾病。

2. 家属因素

(1) 要求增加或拒绝某些治疗或检查。

(2) 家属依从性差,无法配合医护指导和治疗。

3. 医护人员因素

（1）医嘱延迟/执行医嘱延迟。

（2）医护人员之间沟通、协作不良。

（3）呼吸道侵袭性操作，患者出现交叉感染。

4. 系统因素

（1）支持部门所致的作业延迟。

（2）ICU滞留时间长。

（3）有创机械通气时间长，无法脱机。

5. 出院计划因素

（1）患者拒绝出院。

（2）患者要求提前出院。

六、临床护理路径表单

医院获得性肺炎临床护理路径表单见表3.3。

表3.3　医院获得性肺炎临床护理路径表单

适用对象：第一诊断为医院获得性肺炎（ICD-11：CA40）

姓名：_____　住院号：_____　性别：____　年龄：____

住院日期：____年____月____日　出院日期：____年____月____日

时间	住院第1天	住院期间（第2～14天）	出院日
护理评估	□ 深静脉血栓风险因素评估 Padua 评分：__分 □ 日常功能评估 Barthel 指数：__分 □ 跌倒风险评估 Morse 评分：__分 □ 压力性损伤风险评估 Braden 量表：__分 □ 营养风险筛查 NRS 2002：__分 □ 评估高危因素	□ 根据患者病情进行评估：深静脉血栓风险因素评估 Padua 评分、日常功能评估 Barthel 指数、跌倒风险评估 Morse 评分、压力性损伤风险评估 Braden 量表、营养风险筛查 NRS 2002 评分 □ 痰液颜色、性质、量的评估 □ 缺氧程度的评估 □ 血标本 □ 严重程度的评估	□ 根据患者病情进行评估：深静脉血栓风险因素评估 Padua 评分、日常功能评估 Barthel 指数、跌倒风险评估 Morse 评分、压力性损伤风险评估 Braden 量表、营养风险筛查 NRS 2002 评分 □ 症状及体征改善程度评估

续表

时间	住院第1天	住院期间(第2~14天)	出院日
护理处置	□ 协助办理入院 □ 入院宣教 □ 监测生命体征及肺部听诊 □ 观察患者病情变化 □ 生活护理 □ 协助完善实验室检查及辅助检查	□ 监测生命体征及肺部听诊 □ 观察患者病情变化 □ 协助完善实验室检查及辅助检查 □ 疾病相关知识健康教育 □ 饮食护理 □ 活动与休息指导 □ 氧疗护理 □ 气道廓清技术 □ 用药指导 □ 观察疗效和药物反应 □ 其他对症处理 医嘱相关治疗和处置: 　□ 抗感染治疗 　□ 雾化吸入治疗 　□ 其他治疗	□ 执行出院医嘱,协助办理出院 □ 了解实验室检查及辅助检查结果 □ 用药指导 □ 疾病自我监测指导 □ 饮食、活动与休息指导 □ 肺康复指导 □ 心理护理
结果评价	□ 熟悉住院环境(回示) □ 知晓体温监测注意事项(回示) □ 了解实验室检查注意事项(回示)	□ 了解疾病相关知识(回示) □ 患者了解饮食注意事项(回示) □ 掌握休息与活动注意事项(回示) □ 掌握氧疗相关知识(回示) □ 掌握有效咳嗽和胸部叩击方法及注意事项(回示) □ 了解用药及相关注意事项(回示) □ 掌握雾化治疗注意事项(回示) □ 抗感染治疗效果评价(病历) □ 不良反应评价(病历)	□ 顺利办理出院手续(病历) □ 掌握用药及相关注意事项(回示) □ 掌握休息与活动、饮食注意事项(回示) □ 掌握疾病自我监测内容(回示) □ 掌握肺康复相关知识和技能(回示) □ 愿意继续参与随访及定期进行复查(病历)
变异	□ 无 □ 有,原因_____ 　处理措施_____	□ 无 □ 有,原因_____ 　处理措施_____	□ 无 □ 有,原因_____ 　处理措施_____
护士签名			

参考文献

[1] 中华医学会呼吸病学分会感染学组. 中国成人医院获得性肺炎与呼吸机相关性肺炎诊断和治疗指南(2018年版)[J]. 中华结核和呼吸杂志,2018,41(4):255-280.

[2] Klompas M. Risk factors and prevention of hospital-acquired and ventilator-associated pneumonia in a-

dults[EB/OL]. (2023-01-24)[2023-08-22]. https://www.uptodate.cn/contents/risk-factors-and-prevention-of-hospital-acquired-and-ventilator-associated-pneumonia-in-adults
[3] Klompas M. Treatment of hospital-acquired and ventilator-associated pneumonia in adults[EB/OL]. (2022-08-03)[2023-08-24]. https://www.uptodate.cn/contents/treatment-of-hospital-acquired-and-ventilator-associated-pneumonia-in-adults.

第四节 肺血栓栓塞症临床护理路径

一、适用对象

第一诊断为肺血栓栓塞症（ICD-10：I26.001；I26.901）。

二、诊断依据

根据《肺血栓栓塞症诊治与预防指南》建议的诊断标准，肺血栓栓塞症（pulmonary thromboembolism，PTE）确诊分为疑诊、确诊、求因和危险分层四个步骤。以下情况为肺血栓栓塞症纳入指征：

（一）疑诊

（1）临床症状体征：特别是在高度可疑病例中出现不明原因的呼吸困难、胸痛、咯血、晕厥或休克，或伴有单侧或双侧不对称性下肢肿胀、疼痛等。

（2）应用临床可能性评分（简化的Wells评分、修订的Geneva评分量表）对急性PTE进行疑诊的临床评估。

（3）尽快常规行D-二聚体检测，临床评估低度可能的患者，如D-二聚体检测阴性，可基本排除急性PTE；如D-二聚体检测阳性，建议行确诊检查。

（二）确诊

（1）疑诊PTE的患者，推荐根据是否合并血流动力学障碍采取不同的诊断策略。

（2）血流动力学不稳定的PTE疑诊患者：如条件允许，建议完善CT肺动脉造影检查以明确诊断或排除PTE。如无条件或不适合行CT肺动脉造影检查，建议行床旁超声心动图检查，如发现右心室负荷增加和（或）发现肺动脉或右心腔内血栓证据，在排除其他疾病可能性后，建议按照PTE进行治疗。

（3）血流动力学稳定的PTE疑诊患者：推荐将CT肺动脉造影检查作为首选的确诊检查手段；如果存在CT肺动脉造影检查检查相对禁忌（如造影剂过敏、肾功能不全妊娠等），建议选择其他影像学确诊检查，包括核素肺通气/灌注（V/Q）显像、磁共振肺动脉造影。

（三）求因

（1）急性PTE患者，应积极寻找相关的危险因素，尤其是某些可逆的危险因素，如手术、创伤、骨折、急性内科疾病等。

（2）不存在可逆诱发因素的患者，注意探寻潜在疾病，如恶性肿瘤、抗磷脂综合征、炎性肠病、肾病综合征等。

（3）年龄相对较轻（年龄＜50岁）且无可逆诱发因素的急性PTE患者，建议行易栓症筛查。

（四）危险分层

建议对确诊的PTE患者进行危险分层以指导治疗，危险分层见表3.4。诊断流程如图3.2、图3.3所示。

表3.4 肺血栓栓塞症危险分层

危险分层	休克或低血压	影像学（右心室功能不全）	实验室指标（肌钙蛋白、BNP）
高危	＋	＋	＋/－
中高危	－	＋	＋
中低危	－	＋/－	－/＋
低危	－	－	－

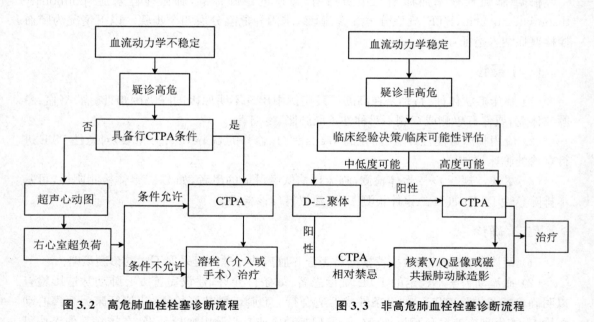

图3.2 高危肺血栓栓塞诊断流程　　图3.3 非高危肺血栓栓塞诊断流程

三、进入路径标准

（1）第一诊断为肺血栓栓塞症（ICD-10：I26.001；I26.901）。

（2）患者同时具有其他疾病诊断，但在住院期间不需要特殊处理也不影响第一诊断的临床路径流程实施。

四、临床护理路径实施规范

(一) 住院第 1 天(入院日)

(1) 入院介绍。

(2) 完成评估：日常功能评估 Barthel 指数、跌倒风险评估 Morse 评分、压力性损伤风险评估 Braden 量表等。

(3) 评估肺血栓栓塞发生的高危因素：

① 遗传性危险因素：各种凝血因子缺乏或异常史、静脉血栓家族史；

② 血液高凝状态：高龄、恶性肿瘤、抗磷脂抗体综合征、口服避孕药、妊娠/产褥期、肥胖、炎症性肠病、肝素诱导血小板减少症、肾病综合征、真性红细胞增多症、巨球蛋白血症、植入人工假体；

③ 血管内皮损伤：手术(全髋关节或膝关节置换)、创伤/骨折(髋部骨折或脊髓损伤)、中心静脉置管或起搏器、吸烟、高同型半胱氨酸血症、肿瘤静脉内化疗；

④ 静脉血流瘀滞：瘫痪、长途航空或乘车旅行、急性内科疾病住院、有长期居家养老护理史。

(二) 住院期间护理(住院第 2～10 天)

1. 一般支持护理

一般支持护理是肺血栓栓塞症治疗的基础，贯穿于整个住院过程中。

(1) 生命体征的监测：体温、呼吸、血压及脉搏的监测，必要时进行心电监护。

(2) 心理护理：对于焦虑和恐惧的患者应予安慰，必要时遵医嘱适当应用镇静剂。

(3) 饮食护理：指导进食营养丰富易消化、富含纤维素饮食，多饮水，保持大便通畅，避免用力。

(4) 对症支持护理：胸痛者可遵医嘱予止痛剂；对于有发热、咳嗽等症状的患者可予降温、止咳对症处理；对于合并高血压的患者，遵医嘱应尽快控制血压；对于合并休克或低血压的患者，必须进行血流动力学监测，并遵医嘱予血管活性药物(去甲肾上腺素、肾上腺素、多巴酚丁胺等)治疗。用药过程中注意观察药物的疗效、不良反应。

(5) 静脉穿刺：置入外周静脉留置针，方便治疗和抢救，也避免反复穿刺血管。

(6) 标本留取：遵医嘱留取血标本，测量 D-二聚体、凝血功能等，采集过程避免溶血。

2. 活动与休息

(1) 对于急性 PTE 患者，若血流动力学稳定，在充分抗凝的基础上，建议尽早下床活动。

(2) 对于高危 PTE 患者，考虑其血栓脱落及再次加重风险，建议早期绝对卧床休息，在充分抗凝治疗后尽早下床活动。

(3) 长期卧床者，若血栓来自下肢，则禁止活动、按摩和热敷下肢，若非来源下肢血栓，建议患者要进行下肢的被动或主动活动，如踝泵运动，或穿加压弹力抗栓袜、应用下肢间歇序贯加压充气泵等促进下肢静脉血液回流。

(4) 对于低危 PTE 患者，建议尽早下床活动。

3. 氧疗护理

(1) 维持目标血氧饱和度≥90%。

(2) PTE 患者如合并低氧血症,应遵医嘱使用经鼻导管或面罩吸氧;当合并呼吸衰竭时,可采用经鼻/面罩无创机械通气或经气管插管行机械通气,避免做气管切开,以免在抗凝或溶栓过程中发生局部大出血。

(3) PTE 患者进行机械通气时,应该采用低潮气量(6~8 mL/kg),吸气末平台压<30 cmH$_2$O。

(三) 抗凝治疗期间的护理

(1) 熟练掌握抗凝药物种类和用法,目前应用的抗凝药物主要分为胃肠外抗凝药物(普通肝素、低分子肝素、磺达肝癸钠、阿加曲班、比伐卢定)和口服抗凝药物(华法林、利伐沙班、达比加群酯等)。

(2) 用药过程中注意观察有无出血的高危因素(跌倒、出血/卒中史、肿瘤、肝肾功能不全、高龄、贫血等)。

(3) 普通肝素在用药过程中可能出现血小板减少症,在应用过程中应监测血小板计数,若血小板计数下降超过基础值50%,应向医生汇报,更换抗凝药物。

(4) 普通肝素用药最初 24 h 内,需每 4~6 h 监测一次活化部分凝血活酶时间(activated partial thromboplastin time,APTT),使 APTT 在 24 h 内达到并维持正常水平的 1.5~2.5 倍,以后每天监测一次 APTT。

(5) 华法林用药过程中应监测活化部分凝血活酶时间,共监测 2 周,用药前几周应密切观察有无过敏性紫癜的发生。

(四) 溶栓治疗期间护理

(1) 用药前应充分评估出血风险,必要时应配血,做好输血准备。

(2) 熟练掌握抗凝药物种类和用法,常用的溶栓药物有尿激酶、链激酶和 rt-PA,并遵医嘱正确给予溶栓药物。

(3) 用药过程中密切观察自发性出血发生情况,如血管穿刺处出血、牙龈出血、皮肤黏膜瘀点瘀斑、血尿等,严重者观察有无腹部/背部疼痛、头痛、神志改变以防内脏出血或颅内出血的发生。

(4) 溶栓治疗结束后,应每 2~4 h 测定 1 次 APTT,当其水平<正常值的 2 倍,即应重新开始规范的抗凝治疗。

(五) 出院日

1. 出院标准

(1) 明确诊断。

(2) 临床症状的缓解和消失。

(3) 各项检验指标及检查明确治疗有效。

(4) 没有需要住院治疗的并发症。

2. 出院指导

(1) 指导患者避免可能增加静脉血流淤滞的行为,如长时间保持坐位,特别是坐时跷

"二郎腿"以及卧床时膝下放置枕头,穿束膝长筒袜,长时间站立不活动等;长途旅行应每1~2h站起来走动一下。

(2) 指导卧床患者其进行床上肢体活动,不能自主活动应进行被动关节活动,病情允许时需协助早期下地活动和走路。不能活动的患者,建议将腿抬高至心脏以上水平促进下肢静脉血液回流。

(3) 指导患者适当增加液体摄入,防止血液浓缩。积极治疗高脂血症、糖尿病等原发病。

(4) 交代患者遵医嘱服用抗凝药物,尤其是华法林,用药需注意:① 按医嘱服用华法林,不可擅自停药;② 应定期测量国际标准化比值(international normalized ratio,INR),如INR<1.5或>2.5需及时看医生;③ 选用软毛牙刷刷牙,男性剃须应使用电动剃须刀,以减少出血风险;④ 一旦观察到出血的表现,应立即到医院复诊;⑤ 没有医生处方不能服用阿司匹林以及其他非处方药物;⑥ 随身携带"服用抗凝药物"的标签。

(5) 向患者介绍PTE的表现。如突然出现胸痛、呼吸困难、咳血痰等表现时应注意PTE复发的可能性,需及时告知医护人员或及时就诊。

(6) 指导患者出院后保持积极心态适应日常生活。

3. 出院随访

(1) 嘱患者根据出院小结要求按时到门诊复查。

(2) 告知患者出院2周内有责任护士进行电话回访。

五、变异及原因分析

1. 患者因素

(1) 患者治疗过程中出现并发症,需要其他相关检查及处理,延长住院治疗时间。

(2) 患者合并其他疾病。

2. 家属因素

(1) 要求增加或拒绝某些治疗或检查。

(2) 家属依从性差,无法配合医护指导和治疗。

3. 医护人员因素

(1) 医嘱延迟/执行医嘱延迟。

(2) 医护人员之间沟通、协作不良。

4. 系统因素

(1) 支持部门所致的作业延迟。

(2) 设备故障。

5. 出院计划因素

(1) 患者拒绝出院。

(2) 患者要求提前出院。

六、临床护理路径表单

肺血栓栓塞症临床护理路径表单见表3.5。

表 3.5　肺血栓栓塞症临床护理路径表单

适用对象：第一诊断为肺血栓栓塞症（ICD-10：I26.001/I26.901）

姓名：_____　住院号：_____　性别：_____　年龄：_____

住院日期：_____年___月___日　出院日期：_____年___月___日

时间	住院第1天	住院期间（第2～10天）	出院日
护理评估	□ 测量身高体重及生命体征 □ 日常功能评估 Barthel 指数 □ 跌倒风险评估 Morse 评分 □ 压力性损伤风险评估 Braden 量表 □ 简化的 Wells 评分 □ 评估高危因素 □ D-二聚体 □ APTT □ 其他凝血指标	□ 根据患者病情动态进行专项评估量表评估 □ 简化的 Wells 评分 □ D-二聚体 □ APTT □ 其他凝血指标	□ 根据患者病情动态进行专项评估量表评估 □ 简化的 Wells 评分 □ D-二聚体 □ APTT □ 其他凝血指标
护理处置	□ 入院宣教 □ 遵医嘱予心电、血压、血氧饱和度监护 □ 观察患者病情变化 □ 协助完善实验室检查及辅助检查 □ 留置静脉护理 □ 用药护理	□ 监测生命体征 □ 观察患者病情变化 □ 协助完善实验室检查及辅助检查 □ 指导患者卧床排便方式 □ 氧疗护理 □ 疾病相关知识健康教育 □ 指导饮食 □ 用药护理 □ 观察疗效和药物反应 □ 观察有无出血倾向 □ 心理护理 □ 其他对症处理 □ 抗凝治疗护理 □ 溶栓治疗护理	□ 执行出院医嘱，协助办理出院 □ 了解实验室检查及辅助检查结果 □ 用药指导 □ 生活方式指导 □ 休息与活动指导 □ 饮食指导 □ 疾病相关知识指导 □ 疾病自我监测指导 □ 复诊告知
结果评价	□ 熟悉住院环境（回示） □ 知晓监护仪使用配合事项（回示） □ 了解实验室检查注意事项（回示） □ 了解留置针护理相关事项（回示）	□ 掌握休息与活动注意事项（回示） □ 掌握氧疗相关知识（回示） □ 了解饮食注意事项（回示） □ 了解用药及相关注意事项（回示） □ 了解疾病相关知识（回示） □ 并发症（病历） □ 抗凝效果评价（病历） □ 溶栓效果评价（病历）	□ 掌握休息与活动、饮食注意事项（回示） □ 掌握用药及相关注意事项（回示） □ 了解保持合理生活方式的重要性（回示） □ 掌握疾病自我监测内容（回示） □ 愿意继续参与随访及定期进行复查（病历）

续表

时间	住院第1天	住院期间(第2~10天)	出院日
变异记录	□ 无 □ 有,原因_____ 　处理措施_____	□ 无 □ 有,原因_____ 　处理措施_____	□ 无 □ 有,原因_____ 　处理措施_____
护士签名			

参考文献

[1] 中华医学会呼吸病学分会肺栓塞与肺血管病学组,中国医师协会呼吸医师分会肺栓塞与肺血管病工作委员会,全国肺栓塞与肺血管病防治协作组. 肺血栓栓塞症诊治与预防指南[J]. 中华医学杂志,2018,98(14):1060-1087.

[2] Thompson B T,Kabrhel C. Overview of acute pulmonary embolism in adults[EB/OL].(2022-02-18)[2023-08-20]. https://www.uptodate.cn/contents/overview-of-acute-pulmonary-embolism-in-adults.

[3] Aaron S W,MPhil P R. Treatment,prognosis,and follow-up of acute pulmonary embolism in adults[EB/OL].(2023-04-19)[2023-08-22]. https://www.uptodate.cn/contents/treatment-prognosis-and-follow-up-of-acute-pulmonary-embolism-in-adults?

第四章 心 内 科

第一节 病态窦房结综合征介入治疗临床护理路径

一、适用对象

第一诊断为病态窦房结综合征(ICD-11:BC80.20),需行植入性心脏起搏器术(ICD-9-CM-3:34.851)介入治疗的患者。

二、诊断依据

根据《心动过缓和传导异常患者的评估与管理中国专家共识2020》,以下情况为病态窦房结综合征永久起搏器植入术纳入指征:(1)Ⅰ类适应证:① 明确症状是由病态窦房结综合征导致的。② 由于某些药物引起或加重窦性心动过缓并产生临床症状。(2)ⅡA类适应证:① 由于心动过缓导致的快-慢综合征患者。② 对于因窦房结心功能不全不全引起症状的患者,选择带有频率应答功能的起搏器治疗。(3)ⅡB类适应证:可能是由心动过缓导致,但未完全明确时,可口服茶碱提高心率以改善症状并帮助确定永久起搏的潜在获益。

三、进入路径标准

(1) 第一诊断必须符合病态窦房结综合征(ICD-11:BC80.20)。
(2) 符合植入性心脏起搏器术指征,并准备行该介入手术。
(3) 当患者患有其他疾病,但在住院期间不需特殊处理,也不影响第一诊断的临床路径流程,可以进入路径。

四、临床护理路径实施规范

(一) 入院当天

(1) 病区介绍。
(2) 办理住院手续,完善深静脉血栓风险因素评估 Padua 评分、日常功能评估 Barthel

指数、跌倒风险评估 Morse 评分、压力性损伤风险评估 Braden 量表、营养风险筛查 NRS 2002 评分评估,并予相应处理。

(3) 加强对有黑蒙史、晕厥史的病态窦房结综合征等患者的跌倒坠床风险评估,同时采取有效防护措施,降低此类患者跌倒/坠床发生率。

(4) 协助完成心电图检查,按需建立静脉通道。遵医嘱留取血标本(心肌损伤标志物、凝血象、血常规、氨基末端 B 型钠尿肽前体(NT-proBNP)等)并及时送检,监测患者血钾水平,避免血钾过高或过低增加心肌兴奋性导致的室性心律失常。

(5) 入院时对于血流动力学不稳定患者,应遵医嘱用药以提升患者的心率。同时密切观察患者心率变化及有无心律失常发生。

(二) 入院第 2 天

(1) 健康宣教:讲解心脏起搏器的原理,介绍介入治疗的目的、准备工作以及术后并发症等。

(2) 介入治疗前检查检验:协助患者完善介入治疗前的相关检查检验项目,并及时反馈结果,如动态心电图(Holter)、超声心动图、胸片检查、尿常规、大便常规及隐血、甲状腺功能、免疫组合等项目。

(3) 术前康复指导:告知患者术后的体位,取平卧位进行休息,并进行术前适应性训练,如:床上排便训练及介入术后体位训练、踝泵运动锻炼等。

(4) 饮食护理:指导患者术前行清淡易消化饮食,合理膳食,补充营养,多摄入高蛋白、富含维生素的食物。

(5) 心理护理:针对性地实施心理辅导,改善心理状态,提高治疗依从性。

(6) 介入治疗前评估:生命体征、心功能分级、实验室检查结果。

(三) 手术当天

1. 介入治疗前

(1) 协助患者更换衣物,排空大小便,去除金属饰品。

(2) 测量生命体征。

(3) 完成常规术前医嘱。

(4) 护送患者至导管室。

2. 介入治疗后

(1) 病情观察:遵医嘱进行心电血压监护,常规监护 2 h(电极片应避开起搏器位置,避免干扰),密切监测患者心电血压变化情况;完善心电图检查,观察起搏器工作情况。

(2) 卧位及活动护理:指导患者术后平卧 6 h,12 h 内绝对卧床。术后 6 h 协助患者床上翻身,取健侧卧位,避免术侧卧位。术肢避免过度外展,严禁手术侧手臂抬高过肩。指导患者床上踝泵运动。

(3) 饮食护理:指导患者清淡易消化饮食,适量饮水。

(4) 用药指导:保证静脉通道通畅,遵医嘱预防性使用抗菌药物。

(5) 切口管理:伤口局部给予纱布覆盖及弹力绷带加压包扎避免局部出血或血肿。沙袋加压压迫 6~8 h,压迫期间注意压迫位置,密切观察切口处及周围有无出血、血肿情况。

(6) 排泄护理:协助患者床上大小便。排尿时为患者拉上床帘,消除其在床上排尿的紧张害羞感,若排尿困难可使用热敷下腹部、按摩膀胱、听水声等方式诱导自行排尿,必要时遵医嘱留置导尿等。

(7) 疼痛护理:采用视觉模拟评分法(visual analogue scale,VAS)评估患者主观感受疼痛程度。VAS 为 0~10 分,分数越高表示疼痛强度越大。对 VAS≥5 分患者进行心理疏导,鼓励家属及社会支持,转移患者注意力,以消除患者不良心理;必要时遵医嘱使用止疼药。

(四) 术后恢复(术后第 1~2 天)

(1) 观察起搏器工作状况,完善起搏器测试及程控。
(2) 观察术后并发症并予以相应护理。术后常见并发症为:电极脱位、电极断裂、囊袋感染、囊袋出血或血肿、起搏器综合征、心律失常、肩周炎及静脉血栓等。
(3) 协助医生换药,观察切口及周围有无出血、血肿情况。
(4) 用药指导:予抗菌药物用药指导。
(5) 术后活动:结合起搏器术后活动视频,指导患者术后由坐位循序渐进地过渡到下床,直至主动、被动的四肢肢体及肩关节活动。
(6) 健康宣教:指导患者起搏器植入术后术肢体活动,告知患者采取清淡、易消化饮食。
(7) 心理护理。

(五) 出院当天

1. 出院标准
(1) 起搏器工作正常;
(2) 切口愈合良好(无血肿、无渗血渗液);
(3) 实验室检查及心电图正常;
(4) 无术后相关并发症。

2. 出院指导
向患者交代出院后注意事项;指导患者关注自身症状变化;预约拆线日期,告知拆线流程;指导患者关注术后切口处愈合情况;术后术侧活动指导;出院用药指导;指导患者健康生活习惯。

3. 出院随访
(1) 建议患者门诊随访时间为出院后 1 个月、3 个月、6 个月;半年后每 6 个月门诊复查一次,后期可根据起搏器工作情况按需调整门诊复查时间。
(2) 指导患者术后 1 个月按时门诊复查,宣教线下及线上门诊预约流程和注意事项。

五、变异及原因分析

1. 患者因素
(1) 患者自身原因延期手术。
(2) 术后切口出血、血肿,愈合不良。
(3) 起搏器工作异常。
(4) 术后并发心力衰竭。

2. 家属因素

（1）要求增加或拒绝某些治疗或检查。

（2）家属依从性差，无法配合医护指导和治疗。

3. 医护人员因素

（1）医嘱延迟/执行医嘱延迟。

（2）发现因误诊而进入临床路径。

（3）医护人员之间沟通、协作不良。

4. 系统因素

（1）设备不足：手术设备故障。

（2）支持部门所致的作业延迟：缺少起搏器相关耗材。

5. 出院计划因素

（1）家属要求提前出院。

（2）术后并发心力衰竭。

（3）其他并发症。

六、临床护理路径表单

病态窦房结综合征介入治疗临床护理路径表单见表 4.1。

表 4.1 病态窦房结综合征介入治疗临床护理路径表单

适用对象：第一诊断为病态窦房结综合征（ICD-11：BC80.20）需行起搏器置入术（ICD-11：BC80.20）者

患者姓名：_____ 性别：____ 年龄：____ 住院号：_____

住院日期：_____年____月____日 出院日期：_____年____月____日

时间	入院当天	入院第 2 天	手术当天
护理评估	□ 入院评估 □ 专项评估： 深静脉血栓风险因素评估 Padua 评分：__分 日常功能评估 Barthel 指数：__分 跌倒风险评估 Morse 评分：__分 压力性损伤风险评估 Braden 量表：__分 □ 生命体征评估： 心率____次/分 血压____mmHg 呼吸____次/分	□ 心血管相关症状体征 □ 心电监测情况 □ 用药情况 □ 患者疾病相关知识掌握情况	介入治疗前： □ 生命体征 □ 术前准备情况 介入治疗后： □ 体位评估 □ 切口评估 □ 疼痛评估 □ 排泄情况评估

续表

时间	入院当天	入院第2天	手术当天
护理处置	□ 病情观察 □ 基础护理(三短七洁、更换病员服) □ 完善相关检查 □ 了解反馈检查结果 医嘱相关治疗及处置： □ 心电监护 □ 静脉用药 □ 口服药物	□ 病情观察 □ 介入术前宣教 □ 完善术前相关检查并及时反馈 □ 饮食护理 □ 术前康复指导 □ 心理护理 医嘱相关治疗及处置： □ 心电监护 □ 静脉用药 □ 口服药物	介入治疗前： □ 协助术前用物准备 □ 生命体征测量 介入治疗后： □ 体位、活动护理 □ 切口护理 □ 疼痛护理 □ 排泄护理 □ 用药护理 □ 起搏器监测护理
结果评价	入院宣教效果评价(回示)： □ 入院宣教内容悉知 □ 跌倒坠床风险告知 基础护理效果评价(回示)： □ 三短七洁 □ 病员服更换 相关检查医嘱效果评价(病历)： □ 入院心电图 □ 急诊血标本留取 □ 静脉留置针 □ 用药安全	术前宣教效果评价(回示)： □ 用物准备 □ 饮食准备 □ 术中及术后配合要点 相关检查医嘱效果评价(病历)： □ 用药安全 □ 检查结果反馈 心理护理效果评价(病历)： □ 焦虑、抑郁评分	术前准备效果评价(回示)： □ 用物准备 □ 患者准备 术后效果评价： □ 起搏器工作情况(病历) □ 体位(按时翻身)(病历) □ 踝泵运动(回示) □ 切口管理(病历) □ 疼痛情况(病历) □ 床上大小便(回示) □ 抗生素使用(病历) □ 术后并发症(病历)
变异	□ 无 □ 有,原因_____ 处理措施_____	□ 无 □ 有,原因_____ 处理措施_____	□ 无 □ 有,原因_____ 处理措施_____
护士签名			

时间	术后恢复(术后第1~2天)	出院当天
护理评估	□ 术后活动评估 □ 起搏器工作情况评估 □ 切口情况评估 □ 起搏器相关知识掌握评估	□ 术后活动评估 □ 起搏器工作情况评估 □ 切口情况评估 □ 起搏器相关知识掌握评估

续表

时间	术后恢复（术后第1～2天）	出院当天
护理处置	□ 起搏器操作指导 □ 切口护理，协助换药 □ 起搏器程控及调试 □ 并发症观察 医嘱相关治疗及处置： 　□ 口服药物 　□ 静脉用药	□ 出院指导 □ 随访指导 □ 起搏器相关注意事项宣教 □ 出院带药 □ 切口管理：拆线流程指导 □ 居家康复活动指导
结果评价	□ 起搏器操完成情况（病历） □ 切口情况（病历） □ 按时换药（病历） □ 术后并发症（病历） □ 遵医嘱使用抗生素（病历）	□ 起搏器操掌握情况（回示） □ 出院带药使用掌握情况（回示） □ 出院流程掌握（回示） □ 随访时间掌握（回示） □ 切口情况，拆线流程掌握（回示） □ 起搏器相关注意事项掌握（回示）
变异	□ 无 □ 有，原因_____ 　处理措施_____	□ 无 □ 有，原因_____ 　处理措施_____
护士签名		

参考文献

[1] 中华医学会心电生理和起搏分会,中国医师协会心律学专业委员会. 心动过缓和传导异常患者的评估与管理中国专家共识2020[J]. 中华心律失常学杂志,2021,25(3):185-211.

[2] 崔莉萍,李伦兰,王竹馨,等. 根因分析法在永久性心脏起搏器植入术前病人跌倒/坠床管理中的应用[J]. 护理研究,2021,35(10):1835-1838.

[3] 叶灵晓,陈芳芳,胡雁,等.起搏器术后早期康复运动最佳证据应用的审查指标制定及障碍因素分析[J].护士进修杂志,2022,37(13):1176-1181.

[4] 中华医学会心电生理和起搏分会,中国医师协会心律学专业委员会. 普通心脏起搏器和植入型心律转复除颤器手术操作规范中国专家共识(2023)[J]. 中华心律失常学杂志,2023,27(3):188-224.

[5] 陈芳芳,叶灵晓,胡雁,等.心脏起搏器术后患者早期运动康复的最佳证据总结[J].护理学报,2022,29(8):53-58.

第二节　急性心肌梗死介入治疗临床护理路径

一、适用对象

第一诊断为心肌梗死（ICD-11：BA41.Z），符合经皮冠状动脉介入治疗（percutaneous

coronary intervention,PCI)指征的患者。

二、诊断依据

依据《中国经皮冠状动脉介入治疗指南》,表 4.2 中情况为冠状动脉介入治疗纳入指征。

表 4.2 ST 段抬高型心肌梗死患者 PCI 治疗推荐

推 荐	推荐类别	证据水平
直接 PCI		
发病 12 h 内(包括正后壁心肌梗死)或伴有新出现左束支传导阻滞的患者	I	A
伴严重急性心力衰竭或心源性休克(不受发病时间限制)	I	B
发病>12 h 仍有缺血性胸痛或致命性心律失常	I	C
对就诊延迟(发病后 12~48 h)并具有临床和(或)心电图缺血证据的患者行直接 PCI	IIa	B
溶栓后 PCI		
建议所有患者溶栓后 24 h 内送至 PCI 中心	I	A
建议溶栓成功 24 h 内行冠状动脉造影并根据需要对 IRA 行血运重建	I	A
溶栓后出现心源性休克或急性严重心力衰竭时建议行急诊冠状动脉造影并对相关血管行血运重建	I	B
建议对溶栓失败患者(溶栓后 60 min ST 段下降<50%或仍有胸痛)行急诊补救性 PCI	I	A
溶栓成功后出现再发缺血、血液动力学不稳定、危及生命的室性心律失常或有再次闭塞证据时建议急诊 PCI	I	A
溶栓成功后血流动力学稳定的患者 3~24 h 行冠状动脉造影	IIa	A
非 IRA 的 PCI		
STEMI 多支病变患者在血流动力学稳定情况下择期完成非 IRA 的 PCI	IIa	B
可考虑非 IRA 的 PCI,与直接 PCI 同期完成	IIa	B

注:STEMI 为 ST 段抬高型心肌梗死,IRA 为梗死相关动脉。

三、进入路径标准

(1) 第一诊断必须符合急性心肌梗死疾病(ICD-11:BA41.Z)。

(2) 具备急诊 PCI 的条件,发病<12 h 的所有患者;高危患者,如并发心源性休克,但急性心肌梗死<36 h,休克<18 h,尤其是发病时间>3 h 的患者。

(3) 除外主动脉夹层、急性肺栓塞等疾病或严重机械性并发症者。

(4) 当患者同时具有其他疾病诊断,但在住院期间不需特殊处理,也不影响第一诊断的临床路径流程实施时,可以进入路径。

四、临床护理路径实施规范

(一) 介入治疗期(入院当天)

1. 介入术前

(1) 协助办理住院。

(2) 遵医嘱予心电、血压、氧饱和度监护等,协助完成"18 导联"心电图。

(3) 遵医嘱采集并送检血标本(心肌损伤标志物、凝血象、血常规、氨基末端 B 型钠尿肽前体等)。

(4) 评估患者是否口服双联抗血小板药物,遵医嘱予阿司匹林 0.3 g 及替格瑞洛 180 mg 或硫酸氢氯吡格雷 300 mg 口服。

(5) 评估并建立静脉通道,对于肾功能不全的患者,术前遵医嘱水化疗法,即通过静脉补液或口服补液的方式降低造影剂对患者肾功能的影响。

(6) 告知介入治疗的目的、方法及必要性,做好术前准备。

(7) 协助排空大小便,必要时遵医嘱予备皮和术前镇静。

(8) 协助护送至导管室。

(9) 稳定情绪,予以心理指导。

2. 介入术后

(1) 安置病床,指导患者舒适卧位,适当抬高床头,以不引起头晕为宜。

(2) 遵医嘱予心电、血压、氧饱和度监测等,严密监测有无心律失常、心肌缺血、心肌梗死、心包填塞等并发症。

(3) 遵医嘱予吸氧 2~4 L/min。

(4) 水化治疗,保持静脉通道通畅,遵医嘱静脉补液 1000~2000 mL。

(5) 术侧肢体护理:经桡动脉穿刺者,需抬高穿刺术肢,穿刺点腕带加压包扎 12 h,每 2 h 放松减压一次;经股动脉穿刺者,穿刺点加压包扎,患者平卧 24 h,右下肢制动。密切关注伤口,桡动脉或足背动脉搏动情况,观察肢体皮肤颜色与温度、感觉与运动功能有无变化等。术侧肢体适当制动,指导患者进行手指操训练及踝泵运动。

(6) 基础护理:对于自理能力较差的患者及时更换衣物,保持床单元清洁平整;协助床上大小便,可以通过饮食或腹部按摩促进排便,保持大便通畅;出现便秘情况时可遵医嘱使用缓泻剂;嘱患者切忌用力排便。

(7) 完善内科专项风险评估:深静脉血栓风险因素评估 Padua 评分、日常功能评估 Barthel 指数、压力性损伤风险评估 Braden 量表。

(8) 健康教育:介绍病区环境与制度、主管医生与责任护士;合理膳食,宜采用低盐低脂、清淡易消化饮食,多食蔬菜、水果和粗纤维食物;戒烟限酒。

(9) 稳定情绪,予以心理指导。

(二) 术后恢复(住院第 2~6 天)

(1) 病情评估:遵医嘱予心电、血压、氧饱和度监测等,评估生命体征是否平稳;注意观察穿刺点有无出血、皮下血肿等,有无术后并发症,记录 24 h 出入量;协助评估心电图动态变化,心肌损伤标志物演变,心血管运动危险分层等。

(2) 遵医嘱予吸氧 2~4 L/min。

(3) 用药护理:遵医嘱给药,包括 β 受体阻滞剂、血管紧张素转化酶抑制剂(angiotensin converting enzyme inhibitor,ACEI)/血管紧张素受体拮抗剂(angiotensin receptor blocker,ARB)类药物、硝酸酯类药物、双联抗血小板药物等,观察有无出血、低血压等药物不良反应。

(4) 基础护理:执行三短七洁,满足生活需求,保证床单位整洁,卧位舒适;指导低盐、低脂饮食,适量饮水,保持大便通畅。

(5) Ⅰ期运动康复指导:在开始运动训练前,对患者进行临床状况评估和运动负荷试验;住院期以有氧运动为主;运动训练至少 3 次/周,病情允许下最好每天运动;术后第 2~4 天以低强度有氧运动。运动过程中注意观察生命体征是否平稳,有无胸闷、气短、呼吸困难和疲劳等不适症状。

(6) 病情稳定后,遵医嘱协助转出至普通病房。

(三) 出院当天

1. 出院标准

(1) 生命体征稳定;

(2) 无心肌缺血发作或者心肌缺血发作明显减轻(包括症状和心电图);

(3) 介入诊疗穿刺部位愈合良好;

(4) 无其他需要继续住院的并发症。

2. 出院指导

(1) 药物:介绍不同药物的注意事项,鼓励患者坚持用药,建议患者每年接种 1 次流感疫苗。

(2) 运动:向患者宣教运动康复的理念、内容及获益;教授患者自我监控技能。

(3) 营养:鼓励患者坚持地中海饮食;教育和指导患者如何实现饮食目标;不推荐食品补充剂作为冠状动脉疾病的二级预防;指导患者定期测量体重、身高和腰围,计算体质指数;建议超重和肥胖者在 6~12 个月内减轻体重的 5%~10%,体重指数维持在 18.5~23.9 kg/m^2,腰围控制在男性≤90 cm、女性≤85 cm。

(4) 心理:鼓励患者选择 1 名疾病恢复期伙伴(可以是家人、亲戚或朋友)积极参与患者的心脏康复和疾病恢复;采用心理教育策略来提高患者自我效能感和心脏康复维持率;为患者提供心理护理。

(5) 戒烟:对吸烟患者进行持续吸烟的风险教育,告知其二手烟的健康风险及戒烟的重要性。

(6) 危险因素管理:向高血压患者介绍血压对健康的影响,教授血压监测技能;建议血脂异常患者应至少每 2~5 年进行一次一级预防评估,每年进行 1 次二级预防评估;教育高胆固醇血症患者严格遵循药物治疗;教育患者自我监测血糖的相关知识,教育患者警惕低血糖或高血糖的迹象/症状。

(7) 通知患者及其家属出院,根据情况出院带药,将"出院通知单和带药单"交给患者或家属,指导办理出院流程。

3. 出院随访

加强线上线下随访管理：线上，互联网医院、电话随访；线下，心血管医护门诊。

五、变异及原因分析

1. 患者因素

（1）患者原因延期或拒绝手术。

（2）术区延期愈合。

（3）心脏并发症等进一步加重病情的其他情况，需要处理干预。

（4）需要其他相关检查及处理，延长住院治疗时间。

（5）患者依从性差，无法配合医护指导和治疗。

2. 家属因素

（1）要求增加或拒绝某些治疗或检查。

（2）家属依从性差，无法配合医护指导和治疗。

3. 医护人员因素

（1）医嘱延迟/执行医嘱延迟。

（2）发现因误诊而进入临床路径。

（3）医护人员之间沟通、协作不良。

4. 系统因素

设备不足：导管间不足。

5. 出院计划因素

家属要求提前出院。

六、临床护理路径表单

急性心肌梗死介入治疗临床护理路径表单见表4.3。

表4.3 急性心肌梗死介入治疗临床护理路径表单

适用对象：第一诊断为急性心肌梗死（ICD-11：BA41.Z）需急诊行经皮冠状动脉介入治疗术者

患者姓名：_____ 性别：____ 年龄：____ 住院号：_____

住院日期：_____年___月___日 手术日期：_____年___月___日 出院日期：_____年___月___日

发病时间：_____年___月___日___时___分 到达病房时间：_____年___月___日___时___分

时间	介入治疗期（入院当天）
介入治疗术前	□ 评估生命体征 □ 评估是否使用双联抗血小板药物 □ 协助患者更换病员服，去除金属饰物 □ 左侧肢体留置静脉通路 □ 填写介入治疗的围术期护理记录单 □ 指导患者排空大小便 □ 辅助检查

续表

时间	介入治疗期(入院当天)	
转出交接	☐ 核对患者、交接病历 ☐ 物品准备:备好监护仪	
转入交接	☐ 交接手术情况 ☐ 过床	
护理评估	☐ 评估生命体征 ☐ 评估心电图动态心肌损伤标志物演变 ☐ 评估穿刺点及周围出血风险 ☐ 评估术肢末梢血运 ☐ 内科专项风险评估	
护理处置	☐ 体位管理 医嘱相关处置: ☐ 吸氧 ☐ 水化治疗 ☐ 术侧肢体护理 ☐ 基础护理 ☐ 健康教育 ☐ 心理护理	
结果评价	☐ 生命体征平稳(病历) ☐ 穿刺点无渗血、血肿,可触及桡动脉及足背动脉搏动,术肢颜色正常,无肿胀(病历) ☐ 能够掌握介入术后的注意事项(回示) ☐ 完成介入术后护理常规(病历)	
变异	☐ 无 ☐ 有,原因_____ 处理措施_____	
护士签名		
时间	术后恢复(住院第2~6天)	出院当天
护理评估	☐ 评估生命体征 ☐ 评估穿刺点周围皮肤及术肢血运情况 ☐ 评估心电图动态变化 ☐ 评估心肌损伤标志物演变 ☐ 评估心血管运动危险分层	评估心功能 评估治疗效果、预后 出院评估,确定患者是否可以出院

续表

时间	术后恢复(住院第2~6天)	出院当天
护理处置	□ 基础护理 □ 吸氧 用药护理： 　□ 口服用药 　□ 静脉用药 　□ 皮下注射 □ 康复指导	□ 协助办理出院手续 出院健康教育： 　□ 药物 　□ 运动 　□ 营养 　□ 心理 　□ 戒烟 　□ 危险因素管理
结果评价	□ 能够掌握介入术后的注意事项(回示) □ 能够掌握Ⅰ期康复内容(回示) □ 转普通病房(病历)	□ 能够掌握出院后的注意事项(回示) □ 顺利办理出院(病历)
变异	□ 无 □ 有，原因_____ 　处理措施_____	□ 无 □ 有，原因_____ 　处理措施_____
护士签名		

参考文献

[1] hygesen K，Alpert J S，Jaffe A S，et al. Executive Group on behalf of the Joint European Society of Cardiology（ESC）/American College of Cardiology（ACC）/American Heart Association（AHA）/World Heart Federation（WHF）Task Force for the Universal Definition of Myocardial Infarction. Fourth Universal Definition of Myocardial Infarction（2018）[J]. Circulation，2018，138（20）：e618-e651.

[2] 谭钧旸,马芳,胡秋兰,等. 经桡动脉穿刺冠状动脉介入治疗术肢管理的最佳证据总结[J]. 中华护理杂志,2022,57(13):1572-1579.

[3] 郑贝贝,金建芬,俞梦盈,等. 急性心肌梗死PCI术后患者住院期运动康复的最佳证据总结[J]. 中华现代护理杂志,2021,27(1):31-37.

[4] 曹教育,孙盼盼,欧安平,等. 经皮冠状动脉介入治疗患者心脏康复的清单制管理[J]. 护理学杂志,2022,37(2):1-4.

[5] 刘佳文,涂惠,李欣,等. 经皮冠状动脉介入治疗患者心脏康复健康教育的最佳证据总结[J]. 中华护理教育,2023,20(2):210-217.

第三节 急性心力衰竭临床护理路径

一、适用对象

第一诊断为急性心力衰竭(ICD-11:BD1Z&XT5R)。

二、诊断依据

根据《急性心力衰竭中国急诊管理指南(2022)》,以下情况为急性心力衰竭纳入指征:① 存在急性心力衰竭的病因或诱因;② 有新发生或恶化的心衰症状和体征;③ 血浆利钠肽水平升高大于诊断的界值。其诊断急性心力衰竭的界值分别为:氨基末端 B 型钠尿肽前体(NT-proBNP)>400 pg/mL;NT-proBNP 需参考年龄因素,50 岁以下>450 pg/mL、50~75 岁>900 pg/mL、75 岁以上>1800 pg/mL,肾功能不全[肾小球滤过率<60 mL/(min·1.73 m^2)]时应>1200 pg/mL;伴有心房颤动的患者,宜将 NT-proBNP 的界值提高 20%~30%。

三、进入路径标准

(1) 第一诊断必须符合急性心力衰竭(ICD-11:BD1Z&XT5R)。
(2) 当患者同时具有其他疾病诊断,但在住院期间不需要特殊处理,也不影响第一诊断的临床路径流程实施。

四、临床护理路径实施规范

(一) 入院当天

(1) 办理住院手续,完成病区环境和制度介绍。
(2) 完善入院评估、内科专项评估、急性心力衰竭危险因素评估。
① 评估患者生命体征包括心率、心律、呼吸、血压、血氧饱和度,肺水肿和体循环淤血的症状和体征,以判断患者有无心源性休克、呼吸衰竭等情况;
② 内科专项评估:深静脉血栓风险因素评估 Padua 评分、日常功能评估 Barthel 指数、压力性损伤风险评估 Braden 量表。
③ 评估急性心力衰竭危险因素:急性冠脉综合征、严重心律失常、高血压急症、急性感染、急性机械性损伤、急性肺栓塞、心包压塞等,遵医嘱给予相应紧急处理。
(3) 根据评估结果制订护理计划。
① 重症监护,绝对卧床,遵医嘱进行心电、血压、呼吸和血氧饱和度监测。
② 遵医嘱实施高流量或面罩吸氧,必要时使用无创呼吸机。

③ 建立两组静脉通路,遵医嘱使用利尿剂、强心药、扩血管药物、平喘药物等,并观察是否存在用药不良反应。

④ 记 24 h 出入量,必要时遵医嘱留置尿管。

⑤ 遵医嘱完成静脉采血、血气分析及标本送检。

⑥ 协助更换病员服,执行三短七洁,保持大便通畅。

⑦ 协助患者完成心电图、X 线胸片等检查。

⑧ 心理支持。

(二) 入院第 2~3 天

1. 评估

(1) 遵医嘱进行心电、血压、血氧饱和度监测,密切监测生命体征。

(2) 评估有无洋地黄类强心药及血管活性药物不良反应。观察是否存在洋地黄中毒表现:各类心律失常,最常见为室性期前收缩,多呈二联律或三联律;胃肠道反应如食欲下降、恶心、呕吐;神经系统症状如头痛、倦怠、视力模糊、黄视、绿视等。洋地黄中毒的处理:① 立即停用洋地黄;② 低血钾者可口服或静脉补钾,停用排钾利尿药;③ 纠正心律失常:快速性心律失常可用利多卡因或苯妥英钠,有传导阻滞及缓慢性心律失常者可用阿托品静注或安置临时心脏起搏器。

(3) 观察是否存在血管活性药物(如多巴胺、多巴酚丁胺、儿茶酚胺类等)的不良反应,如心律失常、心动过速、静脉炎。处理:① 初次使用或剂量调整时应 5~15 min 监测一次血压、心律、心率、呼吸,稳定后宜 60 min 监测一次生命体征;② 严密观察穿刺部位皮肤情况,出现药物渗出/外渗,应遵循《血管活性药物输注护理》团体标准的规定进行处置。

(4) 观察患者呼吸困难缓解情况、出入量及双下肢水肿消退情况。

(5) 动态观察患者血标本、血气分析结果。

2. 呼吸道管理

遵医嘱高流量或面罩吸氧,保持呼吸道通畅,备好吸痰装置。

3. 体位管理

(1) 出现突发性呼吸困难时,应协助患者取被迫端坐位。

(2) 出现意识丧失、大动脉搏动不明显甚至消失时应立即给予患者复苏体位。

(3) 病情相对平稳时,推荐患者采取自感舒适的体位(半卧位)。

4. 基础护理

(1) 低盐、低脂、清淡、半流质饮食。

(2) 保持床单位整洁,满足患者舒适卧位需求。

(3) 协助床上大小便。

5. 用药护理

(1) 遵医嘱使用改善心衰药物,包括正性肌力药物、血管活性药物、利尿剂、ACEI/ARB 类药物等。

(2) 做好血管活性药物用药管理:通过微量注射泵缓慢、遵医嘱匀速输注药液;保持血管通路完好,保证输液速度准确;密切监测患者生命体征,根据生命体征情况,遵医嘱动态调整泵入速度;识别血管活性药物注射的不良反应。

6. 容量管理

（1）每天动态评估患者容量负荷相关状况，如夜间睡眠体位、有无干咳、夜间阵发性呼吸困难等。对肺淤血、体循环淤血及水肿明显者，严格限制饮水量和静脉输液速度，提供标准测量工具并教会患者及其家属正确使用。护士正确使用出入量换算表，做好出入量准确记录，避免误差，每日监测患者体重，出现异常情况时及时汇报医生。

（2）在容量负平衡期间，警惕患者发生低血容量、低钾血症和低钠血症等，防止水电解质失衡。

（3）心衰患者宜低脂饮食，吸烟患者应戒烟，肥胖患者应减轻体质指数。严重心衰伴明显消瘦者，应给予营养支持，必要时可请营养科会诊。

（三）入院第4～8天

（1）执行一级护理（病情稳定者可转入普通病房），做好心率、血压和血氧饱和度监测等。

（2）必要时遵医嘱予吸氧。

（3）协助患者完善心脏彩超、动态心电图等检查。

（4）基础护理：① 指导低盐低脂清淡饮食。② 满足患者生活需求。③ 保持大便通畅。④ 根据患者病情酌情指导患者床边活动，逐渐增加活动量。

（5）用药护理：遵医嘱准确用药，观察药物作用及不良反应，具体如入院第2～3天的用药护理部分所示。

（6）运动康复：① 评估：采用6 min 步行实验、心肺运动试验（cardiac pulmonary exercise text，CPET）评估患者的运动能力和安全。

② 根据患者运动评估情况与医生、康复部门共同制定运动方案，包括步行、太极拳、八段锦等有氧运动、抗阻运动、柔韧性运动等。

③ 对心衰NYHA分级为Ⅳ级患者给予低强度抗阻运动，指导进行日常生活活动能力练习；对于吸气肌力量减少的患者，考虑缩唇腹式呼吸等吸气肌训练。

（7）营养管理：护士联合营养师根据患者营养状态、体重及体力活动类型为患者制定营养处方，并推荐一周食谱；应用简易营养评定表（MNA）评价患者营养状况。

（8）心理支持：评估患者的心理状态，协助心理咨询师进行心理干预，必要时请心理医生会诊；应用PHQ-9抑郁症筛查量表/GAD-7焦虑自评量表或医院焦虑抑郁量表（HADS）评价患者心理精神状况。

（9）健康教育：① 讲解心力衰竭疾病相关知识，告知急性左心衰发作的诱因及避免措施。② 介绍临床治疗方案和护理措施的内容和意义。③ 告知化验结果、解释相关检查目的及注意事项。④ 指导患者准确记录24 h出入量。⑤ 告知患者康复的意义，教会患者进行运动和呼吸功能训练，指导患者进行康复。⑥ 告知患者营养在康复中的意义，指导患者按照营养处方进食。⑦ 鼓励家属与患者增加沟通交流，为患者提供心理支持。

（四）入院第9～10天（出院当天）

1. 出院标准

（1）血流动力学稳定、容量恰当、已加用有明确循证医学证据的口服药物以及肾功能稳定至少24 h。

(2) 已给患者制定了个体化的健康教育方案和自我管理的方案。

2. 出院指导

(1) 详细交代用药方法、注意事项,告知患者不可随意增减药量(服用洋地黄药物应详细交代患者及家属识别不良反应),教会患者及家属自测脉搏。

(2) 低盐低脂清淡饮食,忌饱餐和刺激性食物,多食新鲜蔬菜和水果。

(3) 保持生活规律,注意劳逸结合,注意避免心衰的诱发因素。

(4) 告知患者适当运动,循序渐进逐渐增加活动量。

(5) 告知患者自我监测体重及出入量,遵医嘱动态调整利尿剂用量。

(6) 向患者交代出院后注意事项,预约复诊日期。

(7) 指导办理出院流程。

五、变异及原因分析

1. 患者因素

(1) 存在其他合并症如肾功能衰竭等,需要进行相关的诊断和治疗,延长住院时间。

(2) 病情严重,需要呼吸支持者,需气管插管及人工呼吸机辅助通气。

(3) 伴有其他疾病,需要相关诊断治疗。

2. 家属因素

(1) 要求增加或拒绝某些治疗或检查。

(2) 家属依从性差,无法配合医护指导和治疗。

3. 医护人员因素

(1) 医嘱延迟/执行医嘱延迟。

(2) 发现因误诊而进入临床路径。

(3) 医护人员之间沟通、协作不良。

4. 系统因素

(1) 设备不足致检查项目等候时间延长。

(2) 部门休假致检查(验)及报告延迟。

5. 出院计划因素

家属要求提前出院。

六、临床护理路径表单

急性心力衰竭临床护理路径表单见表4.4。

表4.4 急性心力衰竭临床护理路径表单

适用对象：第一诊断为急性心力衰竭（ICD-11：BD1Z&XT5R）
患者姓名：_____ 性别：____ 年龄：____ 住院号：_____
住院日期：_____年___月___日 出院日期：_____年___月___日

时间	入院当天	入院第2～3天
护理评估	□ 入院评估单 □ 内科专项评估单 □ 呼吸困难、胸闷、心悸、乏力、下肢水肿、腹胀等症状评估 □ 脉搏细促、颈静脉怒张等体征评估 □ 急性心力衰竭危险因素	□ 呼吸困难、胸闷、心悸、乏力、下肢水肿、腹胀等症状评估 □ 脉搏细促、颈静脉怒张等体征评估 □ 药物不良反应：洋地黄中毒表现、心律失常、心动过速、静脉炎
护理处置	□ 病情观察 □ 基础护理 □ 协助完善相关检验检查 □ 了解检验检查结果 医嘱相关治疗及处置： □ 重症监护，绝对卧床，心电血压氧饱和度监护 □ 高流量或面罩吸氧 □ 建立两组静脉通路 □ 血气分析并送检 □ 静脉采血及标本送检 □ 留置尿管（必要时） □ 记24 h出入量 □ 入院宣教 □ 心理支持	□ 病情观察 □ 基础护理 □ 完善相关检查 □ 了解检查结果 医嘱相关治疗及处置： □ 心电、血压、氧饱和度监护 □ 氧疗 □ 口服用药 □ 静脉用药 □ 血管活性药物注射管理 □ 体位管理 □ 容量管理
结果评价	□ 熟悉住院环境并遵守医院制度（回示） □ 了解病情及注意事项（回示） □ 未发生压力性损伤、跌倒坠床等（病历） □ 症状减轻（病历） □ 生命体征平稳（病历） □ 出入量平衡（病历）	□ 未发生压力性损伤、跌倒坠床、深静脉血栓等（病历） □ 症状减轻（病历） □ 生命体征平稳（病历） □ 出入量平衡（病历） □ 未发生药物不良反应（病历）
变异	□ 无 □ 有，原因_____ 　处理措施_____	□ 无 □ 有，原因_____ 　处理措施_____
护士签名		

续表

时间	入院第 4～8 天	入院第 9～10 天（出院当天）
护理评估	□ 症状 □ 体征 □ 药物不良反应 □ 风险评估 □ 疾病相关知识掌握情况 □ 心肺耐力（6 min 步行试验、心肺运动试验） □ 营养（简易营养评估（MNA）） □ 心理精神（PHQ-9/GAD-7 或 HADS）	□ 症状 □ 体征 □ 药物不良反应 □ 疾病相关知识掌握情况 □ 心肺耐力（6 min 步行试验、心肺运动试验） □ 营养 □ 心理精神
护理处置	□ 病情观察 □ 基础护理 □ 完善相关检查 □ 了解检查检验结果 医嘱相关治疗及处置： □ 心电、血压、氧饱和度监护 □ 必要时氧疗 □ 口服用药 □ 静脉用药 □ 疾病相关知识宣教 □ 心脏康复指导 □ 运动康复指导	□ 病情观察 □ 基础护理 □ 了解检查结果 医嘱相关治疗及处置： □ 心电、血压、氧饱和度监护 □ 口服用药 □ 协助办理出院手续 □ 出院健康教育
结果评价	□ 了解病情及注意事项（回示） □ 未发生压力性损伤、跌倒坠床等（病历） □ 症状减轻（病历） □ 生命体征平稳（病历） □ 出入量平衡（病历） □ 床边活动无不适，掌握康复训练的方法（回示） □ 心肺耐力提升（回示） □ 营养改善（病历） □ 焦虑抑郁情绪缓解（病历）	□ 患者顺利出院（病历） □ 掌握疾病、自我管理及心脏康复相关知识（回示）
变异	□ 无 □ 有，原因_____ 　处理措施_____	□ 无 □ 有，原因_____ 　处理措施_____
护士签名		

参考文献

[1] 中国医疗保健国际交流促进会急诊医学分会,中华医学会急诊医学分会员会,中国医师协会急诊医师分会,等. 急性心力衰竭中国急诊管理指南(2022)[J]. 中国急救医学,2022,42(08):648-670.
[2] Mueller C, Mcdonald K, De boer R A, et al. Heart failure association of the european society of cardiology practical guidance on the use of natriuretic peptide concentrations[J]. Eur J Heart Fail,2019,21(6):715-731.
[3] 《血管活性药物输注护理》团体标准[EB/OL]. (2022-6-16)[2023-12-29] http://www.cna-cast.org.cn/cnaWebcn/article/3693.
[4] 陈亚亚,丁劲,蔫英博等. 慢性心力衰竭患者容量管理的最佳证据总结[J]. 护理学杂志,2022,37(21):42-46.
[5] Heidenreich P A, Bozkurt B, Aguilar D, et al. 2022 aha/acc/hfsa guideline for the management of heart failure: a report of the american college of cardiology/american heart association joint committee on clinical practice guidelines[J]. Circulation,2022,145(18):E895-E1032.

第四节　室上性心动过速介入治疗临床护理路径

一、适用对象

第一诊断为室上性心动过速(ICD-11:BC81.Z),需行心导管射频消融(ICD-9-CM-3:99.691)介入治疗的患者。

二、诊断依据

根据《2019年欧洲室上性心动过速管理指南》,以下情况为心导管射频消融介入治疗纳入指征:① 复发性局灶性房性心动过速患者行导管消融治疗;② 症状性、复发性三尖瓣环依赖性房扑患者进行导管消融;③ 电生理测试(异丙肾上腺素)确定为高风险的无症状患者(如最短预激R-R间期≤250 ms,心房有效不应期≤250 ms,多个旁路和可诱导旁路介导的心动过速);④ 计划妊娠的症状性、复发性室上性心动过速患者;⑤ 因心动过速性心肌病导致疑似或已确诊心力衰竭室上性心动患者。

三、进入路径标准

(1)第一诊断必须符合室上性心动过速(ICD-11:BC81.Z)。
(2)符合心导管射频消融介入治疗指征,并准备行该介入治疗。
(3)患者患有其他疾病,但住院期间不需特殊处理,也不影响第一诊断的临床路径流程。

四、临床护理路径实施规范

(一) 入院当天

(1) 介绍病区环境与制度,主管医生与责任护士。

(2) 办理住院手续,完善专项风险评估和处理,包括深静脉血栓风险因素评估 Padua 评分、日常功能评估 Barthel 指数、压力性损伤风险评估 Braden 量表。

(4) 遵医嘱留取急诊血标本。

(二) 术前 1 天

(1) 健康宣教:讲解室上性心动过速疾病相关知识,详细介绍导管射频消融介入治疗的目的、准备工作及术后并发症等。

(2) 介入治疗前检查检验:协助患者完善介入治疗前的相关检查,留取血标本等检验项目并及时反馈结果(如 Holter、超声心动图、胸片检查及尿常规、大便常规及隐血、甲状腺功能、免疫组合等项目)。

(3) 术前适应性训练:告知患者术后 6 h 取平卧位进行休息。指导术前适应性训练,如:床上排便训练,踝泵运动训练。

(4) 饮食护理:指导患者术前清淡饮食,避免进食牛奶、海鲜、油腻食物,合理膳食,补充营养,多摄入高蛋白、富含维生素的食物;

(5) 心理护理:评估患者心理状态,使用心理筛查自评量表进行筛查。对于心理状况筛查为轻度焦虑、抑郁患者,护士可实施个体化健康教育、认知行为治疗、运动训练等手段为其提供心理支持。对于严重焦虑影响睡眠的患者,必要时术前当晚可遵医嘱给予促睡眠药物。

(三) 手术当天

1. 术日晨

(1) 协助患者更换病员服,排空大小便,去除金属饰品。

(2) 测量生命体征。

(3) 护送患者至导管室。

2. 术后当天

(1) 病情观察:遵医嘱予心电、血压监护 2 h,密切监测患者心率、血压等生命体征变化情况;完善术后心电图检查。做好并发症观察并予以相应护理,观察有无心包填塞、房室传导阻滞、血管入路相关并发症(出血、血肿、动静脉瘘、假性动脉瘤等)、气胸等术后常见并发症。

(2) 体位护理:指导患者术后平卧位 6 h,6 h 后协助患者床上翻身,卧床 12 h。

(3) 饮食护理:指导患者进食清淡易消化食物,适量饮水。

(4) 术侧肢体护理:术侧肢体制动 12 h,沙袋加压压迫穿刺处 6~8 h,观察穿刺处是否发生渗血、肢体血运障碍等情况。

(5) 排泄护理:协助患者床上大小便,给予保护隐私,必要时采用遵医嘱予留置导尿。

(6) 活动护理:增加主动踝泵运动干预,有助于减轻心脏射频消融术后术肢的疼痛。

(7) 疼痛护理:VAS 评估患者主观感受疼痛程度。对 VAS≥5 分的患者进行心理疏导,鼓励家属及社会支持,转移患者注意力。予以背部肌肉按摩以减轻背部肌肉酸痛,嘱患者轻柔翻身,避免引发切口出血;必要时遵医嘱使用止疼药。

(8) 用药护理:根据患者情况,遵医嘱用药。少数在导管射频消融后出现窦速且短时间无法自行恢复,可短期口服 β 受体阻滞剂以控制症状;对于一些复杂的大折返性房速,术后可酌情服用抗心律失常药物;对合并房颤患者应遵医嘱使用抗凝药物。

(四) 术后恢复

(1) 观察术后穿刺点情况,术侧肢体血运循环及活动状况。

(2) 协助医生穿刺处换药。

(3) 术后活动:术后 12 h,如若病情允许可下床活动,首次下床前予床边坐 30 min 后行走,行走时间从 15 min 逐渐延长至 30 min,每日 3 次。

(4) 健康宣教:告知心导管射频消融术后相关注意事项,即观察术后穿刺点有无血肿、有无心慌胸闷等不适症状及下肢活动情况;指导患者术后清淡、易消化饮食。

(5) 心理护理。

(五) 出院当天

1. 出院标准

(1) 穿刺处愈合良好。

(2) 实验室检查及心电图正常。

(3) 患者无术后相关并发症。

2. 出院指导

向患者交代出院后注意事项:关注自身症状变化(如出现心慌、胸闷症状及时就诊);予术后活动指导;观察穿刺点恢复情况;出院用药指导;指导患者健康生活习惯。

3. 出院随访

建议患者门诊随访时间为出院后 1 个月,指导患者术后 1 个月按时门诊复查,宣教线上及线下门诊预约流程和注意事项。

五、变异及原因分析

1. 患者因素

(1) 患者自身原因延期手术。

(2) 术后穿刺点出血、血肿、假性动脉瘤。

(3) 术后并发房室传导阻滞。

(4) 术后并发心力衰竭。

2. 家属因素

(1) 要求增加或拒绝某些治疗或检查。

(2) 家属依从性差,无法配合医护指导和治疗。

3. 医护人员因素

(1) 医嘱延迟/执行医嘱延迟。

(2) 发现因误诊而进入临床路径。

（3）医护人员之间沟通、协作不良。

4. 系统因素

（1）设备不足：手术设备故障。

（2）支持部门所致的作业延迟：缺少射频消融相关耗材。

5. 出院计划因素

家属要求提前出院。

六、临床护理路径表单

室上性心动过速介入治疗临床护理路径表单见表4.5。

表4.5 室上性心动过速介入治疗临床护理路径表单

适用对象：第一诊断为室上性心动过速（ICD-11：BC81.Z），行导管射频消融术（ICD-9-CM-3：99.691）者。

患者姓名：_____ 性别：____ 年龄：____ 住院号：_____

住院日期：_____年___月___日 出院日期：_____年___月___日

时间	入院当天	术前1天
护理评估	□ 入院评估 □ 专项评估 □ 风险评估 □ 生命体征评估	□ 评估心血管相关症状体征 □ 评估心理
护理处置	□ 病情观察 □ 基础护理 □ 入院宣教 □ 专项风险宣教 □ 完善心电图检查 □ 留取急诊血标本	□ 病情观察 □ 介入术前宣教护理 □ 完善术前相关检查并及时反馈 □ 饮食护理 □ 术前适应性训练 □ 踝泵运动指导 □ 床上排便训练 □ 心理护理
结果评价	□ 一般情况（病历） 入院宣教效果评价（回示） 　□ 入院宣教内容悉知 　□ 专项风险悉知 基础护理效果评价（回示） 　□ 三短七洁 　□ 病员服更换 相关检查医嘱效果评价（病历） 　□ 入院心电图 　□ 实验室检查结果	□ 一般情况（病历） 术前宣教效果评价（回示） 　□ 用物准备 　□ 饮食准备 术前适应性训练效果评价（回示） 　□ 踝泵运动掌握 　□ 床上排便掌握 　□ 术后体位掌握 相关检查医嘱效果评价（病历） 　□ 检查结果反馈 心理护理效果评价（病历） 　□ 焦虑、抑郁评分

续表

时间	入院当天	术前1天
变异	□ 无 □ 有,原因_____ 　处理措施_____	□ 无 □ 有,原因_____ 　处理措施_____
护士签名		

时间	手术当天
术日晨准备	□ 评估生命体征 □ 评估术前准备情况 □ 协助术前用物准备 □ 生命体征测量
转出交接	□ 核对患者、交接病历 □ 物品准备:备好监护仪
转入交接	□ 交接手术情况 □ 过床
护理评估	□ 卧位评估 □ 术侧肢体评估 □ 疼痛评估 □ 排泄情况评估 □ 活动评估
护理处置	□ 病情观察 □ 体位、活动护理 □ 术侧肢体护理 □ 疼痛护理 □ 排泄护理 □ 协助术后心电图检查
结果评价	□ 心电图检查(病历) □ 踝泵运动(回示) □ 术侧肢体管理(回示) □ 疼痛情况(病历) □ 床上大小便(回示) □ 术后相关并发症(病历)
变异	□ 无 □ 有,原因_____ 　处理措施_____
护士签名	

续表

时间	术后恢复	出院当天
护理评估	☐ 术后活动 ☐ 心电图检查 ☐ 穿刺处及术侧肢体情况 ☐ 射频消融术相关知识掌握情况	☐ 术后活动情况 ☐ 穿刺处及术侧肢体情况 ☐ 射频消融术相关知识掌握情况
护理处置	☐ 术后床边活动指导 ☐ 穿刺点护理,协助换药 ☐ 并发症观察 ☐ 口服药物	☐ 出院指导 ☐ 随访指导 ☐ 射频消融术后相关注意事项宣教 ☐ 出院带药 ☐ 活动指导
结果评价	☐ 术后下床活动执行情况(回示) ☐ 穿刺处情况(病历) ☐ 按时换药(病历) ☐ 术后并发症(病历) 用药护理效果评价(病历): 　☐ 遵医嘱用药 　☐ 用药疗效及并发症观察	☐ 射频消融术后注意事项掌握情况(回示) ☐ 出院带药使用掌握情况(回示) ☐ 出院流程掌握(回示) ☐ 随访时间掌握(回示)
变异	☐ 无 ☐ 有,原因＿＿＿＿ 　处理措施＿＿＿＿	☐ 无 ☐ 有,原因＿＿＿＿ 　处理措施＿＿＿＿
护士签名		

参考文献

[1] Brugada J,Katritsis D G,Arbelo E,et al. 2019 esc guidelines for the management of patients with supraventricular tachycardia. The task force for the management of patients with supraventricular tachycardia of the european society of cardiology(esc)[J]. Eur Heart J,2020 41(5):655-720.

[2] 中华护理学会老年护理专业委员会,中国康复医学会心血管疾病预防与康复专业委员会,中国老年保健协会脏器康复专业委员会,等. 心脏康复护理专家共识[J]. 中华护理杂志,2022,57(16):1937-1941.

[3] 中华医学会心电生理和起搏分会,中国医师协会心律学专业委员会. 室上性心动过速诊断及治疗中国专家共识(2021)[J]. 中华心律失常学杂志,2022,26(3):202-262.

[4] 中华医学会心电生理和起搏分会,中国医师协会心律学专业委员会,中国房颤中心联盟心房颤动防治专家工作委员会. 心房颤动:目前的认识和治疗建议(2021)[J]. 中华心律失常学杂志,2022,26(1):15-88.

[5] 中华医学会,中华医学会临床药学分会,中华医学会杂志社,等. 室上性心动过速基层合理用药指南[J]. 中华全科医师杂志,2021,20(4):435-440.

第五节　先天性心脏病介入治疗围术期临床护理路径

一、适用对象

符合先天性心脏病介入手术（ICD-9-CM-3：38.852-动脉导管未闭封堵术，35.721-室间隔缺损修补术，35.711-房间隔缺损修补术）指征的先天性心脏病患者。

二、诊断依据

根据《成人先天性心脏病管理指南》，以下情况为择期先天性心脏病介入术纳入指征：房间隔缺损、室间隔缺损、动脉导管未闭合、卵圆孔未闭、肺动脉瓣膜关闭不全、主动脉瓣膜关闭不全、先天性心脏病复合畸形。

三、进入路径标准

（1）第一诊断为首选治疗方案符合（ICD-9-CM-3：38.852-动脉导管未闭封堵术，35.721-室间隔缺损修补术，35.711-房间隔缺损修补术）的先天性心脏病介入手术编码者。

（2）患者合并有其他疾病时，但在住院期间不需特殊处理，也不影响第一诊断的临床路径流程，可以进入路径。

四、临床护理路径实施规范

（一）入院当天

（1）办理入院，环境介绍。

（2）完善各专项评估和处理

① 内科专项评估：完善深静脉血栓风险因素评估 Padua 评分、日常功能评估 Barthel 指数、跌倒风险评估 Morse 评分、压力性损伤风险评估 Braden 量表、营养风险筛查 NRS 2002 评分等内科专项护理评估，针对高风险患者需动态评估并加强相应预防护理措施。

② 特异性评估：协助完成入院后的心电图检查、超声心动图检查、右心声学造影检查。通过心电图评估患者的心率及心律，完善先天性心脏病患者心脏杂音听诊、入院后生命体征测量等体格检查，通过超声心动图评估心脏的结构和功能。完善各项术前血标本、尿标本及大便标本检查。

（3）告知先天性心脏病疾病相关知识，执行先天性心脏病护理常规。

（4）协助更换病员服，做好腕带管理。

（5）执行三短七洁，加强住院期间饮食指导及心理支持。

（二）术前1天

（1）肠道准备：术前加强患者的饮食指导。
（2）健康宣教：加强术前知识宣教，讲解心脏解剖结构，介绍手术的目的及必要性，手术过程及术中配合注意事项。
（3）心理疏导：加强心理干预，耐心解答患者及家属疑问。
（4）术前评估：监测患者当日生命体征，协助完成化验室检查、心脏影像学检查。
（5）个人及用物准备：指导患者更换病员服，进行术前床上排便训练，准备术后所需用物。

（三）手术当天

1. 术日晨

（1）协助更换病员服，去除活动义齿及金属饰物。
（2）测量体温、脉搏、呼吸、血压。
（3）左上肢留置静脉通路。
（4）加强术前饮食指导，指导患者术前禁食水4 h。
（5）完善常规术前医嘱与护理。
（6）术前指导患者排空大小便及练习床上排便运动。

2. 术后当天

（1）体位管理：妥善安置患者，协助患者取舒适卧位，指导患者术肢制动4～6 h。
（2）生命体征监测：遵医嘱予心电血压监护，密切关注患者生命体征变化。
（3）吸氧：必要时予氧气2～4 L/min吸入。
（4）用药护理：遵医嘱口服达比加群、利伐沙班或华法林等抗凝药物，观察有无用药不良反应包括口腔出血、鼻腔出血、皮肤淤点、瘀斑等。
（5）穿刺点护理：穿刺点盐袋压迫止血4 h，观察穿刺点及周围出血情况，观察术肢末梢血运。
（6）饮食管理：术后返回病房后开始少量进水，无不适感后摄取流质饮食，少食多餐，忌刺激性食物。
（7）术后排便指导：予术后床上排便指导。
（8）完成术后护理、术后医嘱执行，协助完成术后心电图。

（四）术后恢复

（1）穿刺点护理：观察穿刺点周围皮肤及术肢血运情况，穿刺点处敷料及时换药。
（2）术后康复活动指导：依据患者恢复情况及生命体征，指导患者术后康复活动。
（3）术后用药护理：遵医嘱应用阿司匹林、低分子肝素等抗凝的药物，准确执行医嘱，确保药物的种类、剂量和给药时间准确无误。观察药物效果和患者用药后的反应，密切关注患者用药后有无胃肠道不适、出血倾向增加、皮肤淤血瘀斑等副作用，定期监测患者的血常规、凝血功能、肝肾功能等指标，告知患者避免同时使用其他可能影响凝血机制的药物，如非甾体抗炎药等。
（4）完善术后饮食指导：指导患者术后1～3 d以流食和软食为主。

（五）出院当天

1. 出院标准

（1）病情稳定，无严重手术并发症，包括心律稳定，无低血压、心力衰竭等表现。

（2）关键生命体征平稳。

（3）出院后无需持续的导管护理，如心包引流管、胸腔引流管、鼻胃管等。

（4）伤口愈合良好，无明显渗血渗液等。

（5）无发热和感染迹象。白细胞、C反应蛋白等指标正常。

（6）家属能够配合进行出院指导，并能按时回院复查。

（7）心理状况良好，患者和家属对出院无明显拒绝情绪。

（8）达到医生预期的手术治疗效果。相关指标通过影像学或其他检查证实。

2. 出院指导

（1）出院后定期复诊检查。严格执行医嘱开出的用药计划。

（2）适当休息，勿过度劳累，避免剧烈运动。

（3）保持饮食低盐低脂，戒烟限酒。多吃蔬菜水果，不可暴饮暴食。

（4）注意保暖，防感冒。少去人员密集场所，避免感染。

（5）观察伤口痊愈情况，保持伤口清洁。有红肿热痛及时就医。

（6）出现头晕、胸痛、呼吸困难等异常情况时立即就医。

（7）定期监测血压、心率、体重等指标。如有异常及告知医生。

（8）进行必要的康复锻炼。

五、变异及原因分析

1. 患者因素

（1）患者的年龄和生理状态可能影响介入治疗后的恢复和并发症的发生。

（2）先天性心脏病的复杂性可能导致治疗后的变异，如存在多个解剖异常或合并其他疾病。

2. 家属因素

（1）家属可能对治疗的理解不足，期望过高或过低，影响治疗后的恢复和护理。

（2）家属的经济状况和社会支持水平可能影响患者的治疗依从性和生活质量。

3. 医护人员因素

（1）医护人员的技术熟练度直接影响介入治疗的成功率和并发症的发生。

（2）术后管理不当导致治疗后的变异。

4. 系统因素

（1）设备和药品的供应状况可能影响介入治疗的及时性和效果。

（2）信息系统不完善影响介入治疗实施。

5. 出院计划因素

（1）家属要求提前出院。

（2）出院准备工作不充分。

六、临床护理路径表单

先天性心脏病介入治疗临床护理路径表单见表4.6。

表4.6 先天性心脏病介入治疗临床护理路径表单

适用对象:首选治疗方案符合(ICD-9-CM-3:38.852-动脉导管未闭封堵术,35.721-室间隔缺损修补术,35.711-房间隔缺损修补术)的先天性心脏病介入手术编码者

患者姓名:_____ 性别:___ 年龄:___ 住院号:_____
住院日期:_____年___月___日 手术日期:_____年___月___日 出院日期:_____年___月___日

时间	入院当天	术前1天
护理评估	□ 完善入院评估表 □ 完善各专项评估: 　深静脉血栓风险因素评估 Padua 评分:__分 　日常功能评估 Barthel 指数:__分 　跌倒风险评估 Morse 评分:__分 　压力性损伤风险评估 Braden 量表:__分 　营养风险筛查 NRS 2002:__分	□ 完善各项术前血标本、尿标本及大便标本检查 □ 评估心脏超声、右心声学造影检查结果 □ 心电图检查结果
护理处置	□ 办理住院手续 □ 病区介绍 □ 腕带佩戴检查 □ 指导患者执行三短七洁 □ 协助患者更换病号服,保持穿着整洁	□ 完善术前知识宣教,加强心理干预 □ 指导患者术前禁食禁饮 4 h □ 术前用物准备 □ 术前床上排便训练指导
结果评价	□ 熟悉病区环境(回示) □ 完成入院评估(病历)	□ 掌握术前准备要求和注意事项(回示) □ 完善术前检查和评估(病历)
变异	□ 无 □ 有,原因_____ 　处理措施_____	□ 无 □ 有,原因_____ 　处理措施_____
护士签名		

时间	手 术 当 天	
术日晨准备	□ 测量患者当日生命体征,异常时及时通知医生、协助处理并记录 □ 左上肢建立静脉通路 □ 协助患者更换病员服,去除金属饰物 □ 指导患者排空大小便	
转出交接	□ 核对患者、交接病历 □ 物品准备	

续表

时间	手术当天	
转入交接	□ 交接术中麻醉方式、手术情况 □ 判断患者清醒,过床	
护理评估	□ 术后患者:术后观察生命体征变化、疼痛水平、胃肠道反应、穿刺点处有无出血及肿胀情况	
护理处置	□ 术后心电、血压监护 2 h □ 术后饮食指导 □ 术后肢体制动 4～6 h □ 指导患者术后床上大小便 □ 协助完成术后心电图检查	
结果评价	□ 患者生命体征平稳(病历) □ 切口处敷料无渗血渗液(病历) □ 未出现明显胃肠道反应(病历)	
变异	□ 无 □ 有,原因_____ 　　处理措施_____	
护士签名		
时间	术后恢复	出院当天
护理评估	□ 生命体征 □ 持续观察患者穿刺点皮肤和术侧肢体血运情况 □ 患者日常活动能力 □ 疼痛水平	□ 生命体征 □ 术后无严重并发症 □ 伤口愈合情况 □ 血常规结果 □ 心理状态 □ 发热及感染征象
护理处置	□ 指导患者术后康复活动 □ 穿刺点换药,保持创面清洁 □ 用药护理 □ 康复指导	□ 发放出院通知单、患者办理结算、核对并取下腕带,协助送离病区 □ 健康宣教
结果评价	□ 患者生命体征正常(病历) □ 切口无渗血渗液(病历) □ 疼痛水平低(病历) □ 日常活动能力基本恢复(病历)	□ 伤口愈合佳(病历) □ 术后有稳定的心率和心律(病历) □ 无术后并发症(病历) □ 日常活动能力恢复(病历) □ 心理状态稳定(病历) □ 顺利办理出院(病历) □ 掌握健康宣教内容(回示)

时间	术后恢复	出院当天
变异	□无 □有，原因_____ 　处理措施_____	□无 □有，原因_____ 　处理措施_____
护士签名		

参考文献

[1] Baumgartner H, De backer J, Babu-narayan S V, et al. Esc scientific document group. 2020 esc guidelines for the management of adult congenital heart disease[J]. Eur Heart J, 2021, 42(6): 563-645.

[2] 李子林, 张静隆, 梁宏亮, 等. 临床路径指导先天性心脏病室间隔缺损介入治疗应用研究[J]. 空军军医大学学报, 2022, 43(09): 1010-1012.

[3] 赵宝丽, 翟晨迪. 加速康复外科在体外循环下小儿先天性心脏病围手术期护理中的应用[J]. 临床研究, 2023, 31(05): 165-168.

[4] 田丽瑶, 张静. 健康教育精准连接系统在先天性心脏病患儿照顾者中的应用效果[J]. 护理研究, 2022, 36(15): 2787-2792.

第六节　成人肥厚型梗阻性心肌病行经皮腔内室间隔心肌消融手术围术期临床护理路径

一、适用对象

第一诊断为肥厚型梗阻性心肌病（ICD-11：BC43.12），行经皮腔内室间隔心肌消融术（percutaneous transluminal septal myocardial ablation, PTSMA）（ICD-9-CM-3：37.3400x002）者。

二、诊断依据

根据《中国成人肥厚型心肌病诊断与治疗指南2023》，以下情况为肥厚型梗阻性心肌病行PTSMA术纳入指征：临床适应证至少一项符合，血流动力学适应证和形态学适应证全部符合。

（一）临床适应证

（1）经过规范药物治疗3个月，静息或轻度活动后仍出现临床症状或有严重不良反应，基础心率控制在60次/分左右，NYHA心功能分级Ⅲ/Ⅳ级或加拿大心血管病学会胸痛分级Ⅲ级。

（2）症状不严重，NYHA心功能分级未达到Ⅲ/Ⅳ级，但有其他猝死的高危因素，或有运动诱发的晕厥。

（3）外科室间隔切除术或植入带模式调节功能的双腔起搏器失败。

（4）有增加外科手术危险的合并症的患者。

（二）血流动力学适应证

经胸超声心动图静息状态下左心室流出道压力阶差（LVOTG）≥50 mmHg，或激发后LVOTG≥70 mmHg。

（三）形态学适应证

（1）室间隔厚度≥15 mm，梗阻位于室间隔基底段，且合并与收缩期前向运动（systolic anterior motion，SAM）征有关的左心室流出道及左心室中部压力阶差，排除乳头肌受累和二尖瓣叶过长。

（2）冠状动脉造影有合适的间隔支，间隔支解剖形态适合介入操作。

三、进入路径标准

（1）第一诊断为首选治疗方案符合肥厚型梗阻性心肌病（ICD-11：BC43.12）行经皮腔内室间隔心肌消融术PTSMA（ICD-9-CM-3：37.3400x002）者。

（2）患者同时具有其他疾病诊断，但住院期间不需要特殊处理也不影响第一诊断的临床护理路径实施。

四、临床护理路径实施规范

（一）入院当天

1. 入院宣教

（1）介绍病区。

（2）办理住院手续，完善内科各项专项评估，包括：深静脉血栓风险因素评估Padua评分、日常功能评估Barthel指数、压力性损伤风险评估Braden量表。

2. 疾病专科评估

（1）病史评估：评估患者当前症状，是否有呼吸困难、胸痛、乏力、心悸、晕厥或先兆晕厥、心源性猝死等症状，既往史，家族史（直系亲属（至少三代）是否有临床受累或者遗传受累）。

（2）体格检查：进行心脏的专科体格检查，听诊是否有异常心音。

（3）辅助检查：遵医嘱抽血及送检获取实验室检查信息（B型利钠肽或NT-proBNP、心肌肌钙蛋白、血常规和血生化检查等）、遵医嘱协助完成心电信息检查、心脏磁共振成像、放射性核素成像及基因检查。

3. 护理处置

(1) 根据评估结果制订护理计划。

(2) 遵医嘱进行血压等生命体征监测。

(3) 遵医嘱使用 β 受体阻滞剂、阿司匹林、氯吡格雷。

(二) 术前 1 天

(1) 健康宣教：介绍手术目的、手术方式和配合要点。

(2) 饮食指导：低盐低脂饮食，少食多餐，进食易消化食物。

(3) 术前评估：遵医嘱完善常规化验及检查，如超声心动图、凝血象、免疫组合、胸部摄片等。了解心脏彩超结果。

(4) 个人及用物准备：指导呼吸放松训练，缓解术中疼痛与紧张感。指导使用尿壶、便盆床上排便。术前一晚保证良好睡眠，必要时遵医嘱用药。

(5) 心理疏导：解答担忧问题，疏导焦虑情绪。

(三) 手术当天

1. 术日晨

(1) 指导更换病员服，去除金属饰物。

(2) 测量生命体征。

(3) 建立左上肢静脉通路。

(4) 完善常规术前医嘱与护理。

(5) 指导患者排空大小便。

(6) 协助家属及医生护送患者至导管室。

2. 术后当天

(1) 体位管理：在患者临时起搏器拔除前，需取平卧位，穿刺侧下肢制动。

(2) 床上排便指导：增加膳食纤维和水分摄入，指导腹部环形按摩，预防便秘发生。

(3) 生命体征监测：遵医嘱予心电、血压监护 24～48 h，观察患者心率、心律、ST 段变化，术后如出现三度房室传导阻滞等异常情况，应延长心电监护时间。

(4) 监测症状：观察患者有无胸闷、胸痛、心悸等不适症状。

(5) 临时起搏器护理：严密观察设置的起搏心率与心电监护心率是否一致，有无自主心率、起搏信号是否良好、电池电量是否充足，并将起搏器外部控制装置固定于床尾，防止滑脱牵拉致电极移位。

(6) 穿刺点护理：观察穿刺点有无渗血及末梢循环情况并记录。

(7) 疼痛管理：PTSMA 是人为的心肌梗死，患者可能出现明显胸痛反应，应动态评估患者胸痛程度。采用 VAS 评估患者主观感受疼痛程度，并给予相应处理。

(8) 饮食管理：指导患者低盐低脂饮食，少食多餐，进食易消化食物。

(9) 康复指导：指导下肢踝泵运动预防 VTE 发生。

(四) 术后恢复

(1) 体位管理：在患者临时起搏器使用期间，需取平卧位，穿刺侧下肢制动。起搏器拔除后 12 h，患者即可下床活动。

(2) 生命体征监测:遵医嘱予心电血压监护,监测患者心率、心律、ST 段变化。术后无心律失常发生,可遵医嘱停监护。

(3) 症状监测:观察患者有无胸闷、胸痛、心悸等不适症状。

(4) 临床起搏器护理:严密观察设置的起搏心率与心电监护心率是否一致,有无自主心率、起搏信号是否良好、电池电量是否充足。配合医生拔除临时起搏器,拔管过程中预防迷走神经亢进发生。迷走神经亢进的表现主要为:心率下降、血压低、腹胀、恶心、呕吐等。

(5) 穿刺点护理:观察穿刺点有无渗血及末梢循环情况并记录。起搏器拔除后,股静脉穿刺处沙袋压迫 4~6 h。

(6) 健康教育:在患者使用临时起搏器期间,指导患者增加膳食纤维和水分摄入,指导腹部环形按摩,预防便秘发生;指导下肢踝泵运动。拔除起搏器后,结合患者实际情况,在患者生命体征稳定后实施早期康复。采用心率和 Borg 主观疲劳程度量表评分相结合的方式对活动强度进行评价。

(五) 出院当天

1. 出院标准

(1) 生命体征平稳,无心律失常发生。

(2) 无胸闷胸痛等不适主诉。

(3) 穿刺处愈合佳,无感染现象。

2. 出院指导

(1) 运动:如无心脏猝死风险,可以参加低强度的运动和娱乐活动。如果需要,由多学科团队对参加体育活动的潜在风险进行全面评估和讨论后,可考虑参加高强度运动/竞技性运动(晕厥的发生可能与外伤或死亡有关的情况除外)。

(2) 饮食:均衡饮食,将体重指数保持在合适范围,摄入不饱和脂肪酸,减少盐的摄入量,多选择植物类的食物等。建议肥厚型心肌病患者少食多餐,减少餐后的即刻活动,保持出入量基本平衡。

(3) 心理支持:进行定期心理筛查和咨询,帮助患者正视其疾病并配合心理治疗。

(4) 就业:肥厚型心肌病患者可以酌情考虑从事需要体力劳动、提重物或需要较高强度体力活动的工作,但从事重体力劳动(如建筑工作)或高水平体力活动的职业(如执法人员、消防人员)可能给肥厚型心肌病患者及公众带来风险,根据患者病情指导患者选择不加重疾病负担的工作。

(5) 旅行:对于无症状或轻度症状的肥厚型心肌病患者,空中旅行是相对安全的,但航行时间长、高海拔、炎热和潮湿地区旅行仍需谨慎。

3. 出院随访

(1) 随访管理:线上,互联网医院、电话随访;线下,结构性心脏病门诊。

(2) 预约复诊日期(第 1、3、6 个月复诊,此后每年随诊 1 次)。

五、变异及原因分析

1. 患者因素

(1) 患者因例假等原因延期手术。

(2）术中无法耐受消融所致疼痛而终止手术者。

(3）伴有其他疾病，需要相关诊断治疗。

(4）并发完全性房室传导阻滞或室间隔穿孔。

2. 家属因素

(1）要求增加或拒绝某些治疗或检查。

(2）家属依从性差，无法配合医护指导和治疗。

3. 医护人员因素

(1）医嘱延迟/执行医嘱延迟。

(2）发现因误诊而进入临床路径。

(3）医护人员之间沟通、协作不良。

4. 系统因素

设备不足：导管间不足。

5. 出院计划因素

家属要求提前出院。

六、临床护理路径表单

成人肥厚型梗阻性心肌病行经皮腔内室间隔心肌消融手术围术期临床护理路径见表4.7。

表4.7 成人肥厚型梗阻性心肌病行经皮腔内室间隔心肌消融手术围术期临床护理路径

适用对象：第一诊断为成人肥厚型心肌病（ICD-11：BC43.12），行经皮腔内室间隔心肌消融术（ICD-9-CM-3：37.3400x002）者

患者姓名：＿＿＿＿ 性别：＿＿ 年龄：＿＿ 住院号：＿＿＿＿

住院日期：＿＿＿年＿＿月＿＿日 手术日期：＿＿＿年＿＿月＿＿日 出院日期：＿＿＿年＿＿月＿＿日

时间	入院当天	术前1天
护理评估	□ 完善入院评估表 □ 专项评估： 　深静脉血栓风险因素评估 Padua 评分：＿＿分 　日常功能评估 Barthel 指数：＿＿分 　跌倒风险评估 Morse 评分：＿＿分 　压力性损伤风险评估 Braden 量表：＿＿分 □ 症状 □ 体征 □ 家族史（三代直系亲属） □ 辅助检查	□ 完善常规化验及检查 □ 评估生命体征

续表

时间	入院当天	术前1天
护理处置	□ 入院宣教 □ 安置床位 □ 病情观察 □ 基础护理 □ 完善相关检查 □ 了解检查结果 医嘱相关治疗及处置： 　□ 心电、血压、氧饱和度监护 　□ 口服用药 　□ 静脉采血及标本送检	□ 健康宣教 □ 肠道准备：无需禁食禁饮 □ 术前用物准备 □ 术前床上大小便训练指导 □ 心理疏导
结果评价	□ 熟悉住院环境并遵守医院制度（回示） □ 了解病情及注意事项（回示） □ 症状减轻（病历） □ 生命体征平稳（病历）	□ 能够掌握术前的患者准备（回示） □ 完善术前检查和评估（病历）
变异	□ 无 □ 有，原因＿＿＿＿ 　处理措施＿＿＿＿	□ 无 □ 有，原因＿＿＿＿ 　处理措施＿＿＿＿
护士签名		

时间	手术当天
术日晨准备	□ 协助患者更换病员服，去除金属饰物 □ 测量生命体征 □ 左上肢留置静脉通路 □ 指导患者排空大小便
转出交接	□ 核对药物过敏史、交接病历 □ 物品准备：监护仪、除颤仪
转入交接	□ 消融即刻效果、并发症、无水酒精用量 □ 判断神志，协助过床，安置体位
护理评估	□ 生命体征 □ 症状 □ 术后并发症

续表

时间	手术当天	
护理处置	☐ 体位管理 ☐ 床上排便指导 ☐ 临时起搏器护理 ☐ 穿刺点护理 ☐ 疼痛管理 ☐ 饮食管理 ☐ 康复指导	
结果评价	☐ 患者生命体征平稳(病历) ☐ 穿刺点敷料无渗血渗液(病历) ☐ 临时起搏器工作正常(病历) ☐ 逐步恢复饮食和活动(回示)	
变异	☐ 无 ☐ 有,原因_____ 　处理措施_____	
护士签名		

时间	术后恢复	出院当天
护理评估	☐ 生命体征 ☐ 症状 ☐ 术后并发症	☐ 生命体征 ☐ 症状 ☐ 穿刺处愈合情况 ☐ 下床活动情况
护理处置	☐ 基础护理 ☐ 体位管理 ☐ 临床起搏器护理 ☐ 穿刺点护理 ☐ 健康教育	☐ 协助办理出院手续 ☐ 出院健康教育
结果评价	☐ 生命体征平稳(病历) ☐ 穿刺处无出血或感染(病历) ☐ 末梢循环良好(病历) ☐ 临时起搏器工作正常(病历) ☐ 低盐低脂易消化饮食(回示) ☐ 床上自主排便(回示)	☐ 患者生命体征平稳,伤口愈合佳(病历) ☐ 自由活动(回示) ☐ 掌握疾病、康复相关知识(回示) ☐ 患者及家属满意度(回示)
变异	☐ 无 ☐ 有,原因_____ 　处理措施_____	☐ 无 ☐ 有,原因_____ 　处理措施_____
护士签名		

参考文献

[1] 中国成人肥厚型心肌病诊断与治疗指南2023[J]. 中国循环杂志, 2023, 38(1):1-32.
[2] Maron B J, Rowin E J, Udelson J E, et al. Clinical spectrum and management of heart failure in hypertrophic cardiomyopathy[J]. JACC Heart Fail, 2018, 6(5): 353-363
[3] Zaiser E, Sehnert A J, Duenas A, et al. Patient experiences with hypertrophic cardiomyopathy: a conceptual model of symptoms and impacts on quality of life[J]. J Patient Rep Outcomes, 2020, 4(1): 102.
[4] Liu J, Wang D, Ruan J, et al. Identification of heart failure with preserved ejection fraction helps risk stratification for hypertrophic cardiomyopathy[J]. BMC Med, 2022, 20(1): 21.
[5] Huang F Y, Zhang J L, Huang B T, et al. Renal function as a predictor of outcomes in patients with hypertrophic cardiomyopathy: a cohort study of a hospitalized population[J]. Clin Chim Acta, 2021, 512: 92-99.
[6] 罗晓亮, 袁建松, 杨伟宪, 等. 中国医学科学院阜外医院经皮室间隔心肌消融术临床操作规范[J]. 中国分子心脏病学杂志, 2021, 21(3): 3913-3917.

第七节　肺动脉高压临床护理路径

一、适用对象

第一诊断为肺动脉高压(ICD-11: BB01.Z)。

二、诊断依据

根据中国肺动脉高压诊断与治疗指南(2021版)诊断,肺动脉高压是指在海平面、静息状态下,右心导管检查测定的肺动脉平均压≥25 mmHg(1 mmHg=0.133 kPa)。

三、进入路径标准

(1) 第一诊断必须符合肺动脉高压疾病(ICD-11: BB01.Z)。
(2) 患者同时具有其他疾病诊断,但在住院期间不需要特殊处理,也不影响第一诊断的临床路径流程实施。

四、临床护理路径实施规范

(一) 入院当天

1. 评估

完成入院评估、内科专项评估、症状、体征及肺动脉高压危险因素评估。

(1) 症状:体力下降、乏力、活动气短、心悸、晕厥、咯血和胸痛、声音嘶哑、干咳、双下肢肿胀、腹胀、纳差、少尿或无尿等。

(2) 体征:评估呼吸频率、脉搏次数;皮肤黏膜有无紫绀;肺动脉瓣区第二心音是否亢进、分裂,是否闻及左侧第 2 肋间收缩期喷射音及喷射性杂音、肺动脉区舒张期杂音、三尖瓣区收缩期杂音;颈静脉是否充盈或怒张;有无肝肿大、腹水、下肢水肿等体征。

(3) 动脉型肺动脉高压危险因素包括:动脉型肺动脉高压家族史、药物和毒物接触史、结缔组织病、先天性心脏病、门静脉高压、人类免疫缺陷病毒感染等;慢性血栓栓塞性肺动脉高压危险因素包括:肺栓塞病史、血管内永久性装置植入史(如起搏器植入、中心静脉置管等)、炎症性肠病、原发性血小板增多症、红细胞增多症、脾切除、抗磷脂抗体综合征、大剂量甲状腺素替代治疗和恶性肿瘤。

2. 护理处置

(1) 根据评估结果制订护理计划。

(2) 基础护理。

(3) 病情观察:观察患者有无疲劳、呼吸困难、胸闷等不适症状;观察生命体征是否平稳。

(4) 遵医嘱进行心电、血压、血氧饱和度监测。

(5) 遵医嘱实施氧疗。

(6) 遵医嘱使用血管活性药物、利尿剂、抗凝剂、钙拮抗剂、靶向药物等。

(7) 遵医嘱完成静脉采血及标本送检。

3. 入院宣教

(1) 介绍病区环境、入院须知、陪客制度、主管医生、责任护士等。

(2) 用药指导:讲解药物作用、副作用及注意事项。

(3) 必要时,发放出入量记录单,指导患者进行出入量监测。

(二) 术前 1 天

(1) 健康宣教:介绍右心导管检查的目的、方法及配合要点;及时解答患者的疑问。

(2) 肠道准备:右心导管检查常规采用局部麻醉,术前无需禁食禁饮。

(3) 术前评估:完善各项术前生化标本检查,协助各项辅助检查。

(4) 个人及用物准备:拟穿刺股静脉,术后需要卧床制动的患者,术前需准备便器,提前练习床上排尿。术前晚保证良好睡眠,必要时遵医嘱用药。

(5) 心理疏导:及时解答患者的疑问,予心理护理。

(三) 手术当天

1. 术日晨

(1) 用药护理:遵医嘱指导患者正确用药或停药,无特殊禁忌证者遵医嘱暂停抗凝药物;其他药物如无特殊交代可正常服用;对于预期手术时间较长患者(如肺动脉介入治疗),遵医嘱暂停利尿剂。

(2) 测量生命体征,包括:体温、脉搏、呼吸、血压。

(3) 留置静脉通路。

(4) 为拟穿刺股静脉的患者备皮。

(5) 术前协助排空大小便,更换病员服,去除金属饰物。

(6) 完善常规术前医嘱与护理。

(7) 协助家属及医生护送患者至导管室。

2. 术后当天

(1) 体位管理:指导舒适卧位,股静脉穿刺术后需卧床4~6 h。

(2) 生命体征监测:予心电、血压监护2 h,密切监测并记录患者生命体征。

(3) 穿刺点护理:穿刺部位压迫止血15 min、包扎。及时拆除纱布并换药。

(4) 用药护理:遵医嘱进行术后水化治疗,即缓慢静脉滴注生理盐水。

(5) 病情观察:观察术后有无穿刺点、心律失常、急性肺水肿、栓形成或栓塞等并发症。

(6) 饮食管理:卧床制动期间建议少渣、易消化饮食,避免进食豆类、牛奶等易产气类食品,注意警惕呛咳、误吸。

(7) 心理护理:关注患者的心理情况,及时解答患者疑问。

(8) 完成术后护理、术后医嘱执行,协助完成术后心电图。

(四) 术后恢复

1. 评估

(1) 遵医嘱进行心电、血压、血氧饱和度监测。

(2) 观察患者不适症状的缓解情况。

(3) 对于合并右心衰竭的患者,监测每日体重、腹围、出入量,警惕快速体重增加(3 d内体重突然增加超过2 kg)。

2. 基础护理

根据患者自理程度,满足生活需求。

3. 风险管理

对于存在压力性损伤风险、跌倒坠床、下肢深静脉血栓风险的患者做好风险管理。

4. 用药护理

(1) 遵医嘱使用血管活性药物、利尿剂、抗凝剂、钙拮抗剂、靶向药物等。

(2) 监测联合用药或滴定药物的不良反应。当肺动脉高压靶向治疗联合抗高血压药物时应注意监测血压,防止出现体循环低血压。

(3) 做好前列环素注射管理:皮下输注部位首选下腹部、上臀部或大腿外侧,每3个月更换1次输注部位;指导患者静脉和皮下输注系统工作原理、故障排除和应急预案,确保患者和照顾者能独立管理输注泵,并提供患者肺动脉高压中心24 h热线电话;指导患者识别穿刺点感染表现,更换敷料方法,必要时遵医嘱口服抗生素;识别前列环素输注的不良反应(头痛、下颌痛、肌肉骨骼疼痛、腿部和足部疼痛等)。

5. 康复

(1) 协助康复师完成康复前评估,包括病史、一般功能、日常生活能力、体适能、心肺耐力、虚弱情况、营养状况、心理精神、睡眠、生活质量等。

(2) 运动指导:多学科协作,共同为患者制定运动处方;推荐患者以有氧运动为主,联合抗阻运动及吸气肌训练;在运动过程中,监测生命体征及有无不适主诉,严格把握运动停止的指征。

(3) 营养护理:护士联合营养师根据患者营养状态、体重及体力活动类型为患者制定营养处方,并推荐一周食谱。

(4) 心理支持:由护士评估患者的心理状态,对于存在心理问题的患者,协助心理咨询师进行心理干预,必要时请心理医生会诊。

6. 健康教育

(1) 讲解肺动脉高压疾病相关知识。

(2) 介绍临床治疗方案和护理措施的内容和意义。

(3) 教会患者进行运动训练、呼吸功能训练,指导患者进行康复。

(4) 指导患者按照营养处方进食。

(5) 鼓励家属与患者增加沟通交流,为患者提供心理支持。

(五) 出院当天

1. 出院标准

(1) 症状相对稳定,确定长期治疗方案。

(2) 临床稳定(生命体征平稳)72 h 以上。

2. 出院指导

(1) 详细交代用药方法、注意事项,告知患者不可随意增减药量。

(2) 告知患者如出现不适及时就医。

(3) 出院前调整患者的运动处方,强化运动康复依从性,推送康复训练视频,教会患者步行、太极拳、八段锦等运动训练和呼吸功能训练的方法,告知患者运动后乏力、呼吸困难,则应减少运动量。

(4) 根据营养处方,告知低盐、低脂、清淡、易消化、富含维生素和微量元素的食物。

(5) 告知患者自我检测液体摄入量及体重。

(6) 建议患者避免怀孕。若妊娠期间被确诊为肺动脉高压,最好在孕 22 周前终止妊娠;选择继续妊娠者,必须转至专业的肺动脉高压中心进行全面评估和密切随访。一般应避免采用含雌激素的避孕措施。

(7) 对于 WHO 功能分级为Ⅲ～Ⅳ级、动脉血氧分压低于 60 mmHg 的肺动脉高压患者,在航空旅行时建议吸氧。肺动脉高压患者应避免前往海拔高度 1500～2000 m 以上的地区。

3. 出院随访

建议患者每 3～6 个月进行随访评估,随访检查项目包括 WHO 功能分级、血常规、血生化、动脉血氧饱和度、NT-proBNP、6MWT、超声心动图等。建议在调整治疗方案或临床恶化时复查右心导管检查。

五、变异及原因分析

1. 患者因素
（1）存在其他合并症如右心衰竭等,需要进行相关的诊断和治疗,延长住院时间。
（2）病情严重,需要呼吸支持者,归入其他路径。
（3）伴有其他疾病,需要相关诊断治疗。

2. 家属因素
（1）要求增加或拒绝某些治疗或检查。
（2）家属依从性差,无法配合医护指导和治疗。

3. 医护人员因素
（1）医嘱延迟/执行医嘱延迟。
（2）发现因误诊而进入临床路径。
（3）医护人员之间沟通、协作不良。

4. 系统因素
设备不足：导管间不足。

5. 出院计划因素
家属要求提前出院。

六、临床护理路径表单

肺动脉高压临床护理路径表单见表 4.8。

表 4.8 肺动脉高压临床护理路径表单

适用对象：第一诊断为肺动脉高压（ICD-11：BB01.Z）
患者姓名：_____ 性别：____ 年龄：____ 住院号：_____
住院日期：____年____月____日 出院日期：____年____月____日

时间	入院当天	术前 1 天
护理评估	□ 完善入院评估表 □ 完善各专项评估： 　深静脉血栓风险因素评估 Padua 评分：__分 　日常功能评估 Barthel 指数：__分 　跌倒风险评估 Morse 评分：__分 　压力性损伤风险评估 Braden 量表：__分 □ 症状评估 □ 体征评估 □ 肺动脉高压危险因素	□ 完善各项术前标本采集与检查 □ 评估心电图、X 线胸片、超声心动图、肺功能、动脉血气分析等检查结果

续表

时间	入院当天	术前1天
护理处置	□ 基础护理 □ 病情观察 医嘱相关治疗及处置： 　□ 心电血压氧饱和度监护 　□ 氧疗 　□ 口服用药 　□ 静脉用药 　□ 静脉采血及标本送检 　□ 入院宣教	□ 健康宣教 □ 肠道准备 □ 术前用物准备 □ 术前床上大小便训练指导 □ 心理疏导
结果评价	□ 熟悉住院环境并遵守医院制度(回示) □ 了解病情及注意事项(回示) □ 未发生压力性损伤、跌倒坠床等(病历) □ 症状减轻(病历) □ 生命体征平稳(病历) □ 出入量平衡(病历)	□ 能够掌握术前的患者准备(回示) □ 完善术前检查和评估(病历)
变异	□ 无 □ 有,原因_____ 　处理措施_____	□ 无 □ 有,原因_____ 　处理措施_____
护士签名		

时间	手术当天	
术日晨准备	□ 用药护理 □ 测量生命体征 □ 留置静脉通路 □ 为拟穿刺股静脉的患者备皮 □ 协助患者更换病员服,去除金属饰物 □ 指导患者排空大小便	
转出交接	□ 核对患者、交接病历 □ 物品准备:备好监护仪	
转入交接	□ 交接手术情况 □ 过床	
护理评估	□ 生命体征 □ 术后并发症评估	

续表

时间	手 术 当 天	
护理处置	□ 体位管理 □ 穿刺点护理 □ 用药护理 □ 饮食管理 □ 心理护理 □ 协助完成术后心电图	
结果评价	□ 生命体征平稳(病历) □ 未发生并发症(病历) □ 穿刺点敷料无渗血渗液(病历) □ 术后心电图无异常(病历) □ 掌握用药、饮食相关注意要点(回示)	
变异	□ 无 □ 有,原因_____ 　　处理措施_____	
护士签名		

时间	术后恢复	出院当天
护理评估	□ 患者生命体征 □ 不适症状 □ 体重、腹围、出入量 □ 药物不良反应 康复评估: 　□ 体适能 　□ 心肺耐力 　□ 虚弱 　□ 营养 　□ 心理精神 　□ 睡眠 　□ 生活质量	□ 患者生命体征 □ 不适症状

续表

时间	术后恢复	出院当天
护理处置	□ 基础护理 用药护理： 　□ 口服用药 　□ 静脉用药 　□ 前列环素注射管理 康复指导 　□ 运动训练 　□ 呼吸功能训练 　□ 营养处方 　□ 心理护理 □ 健康教育	□ 协助办理出院手续 出院健康教育： 　□ 运动训练 　□ 呼吸功能训练 　□ 营养处方 　□ 自我管理 　□ 避孕 　□ 吸氧
结果评价	□ 生命体征平稳(病历) □ 出入量平衡(病历) □ 未发生药物不良反应(病历) □ 未发生术后并发症(病历) □ 掌握康复训练的方法(回示) □ 心肺耐力提升(病历) □ 虚弱状态改善(回示) □ 营养改善(回示) □ 焦虑抑郁情绪缓解(回示)	□ 患者及家属满意度(回示) □ 掌握疾病、自我管理及心脏康复相关知识(回示)
变异	□ 无 □ 有，原因_____ 　处理措施_____	□ 无 □ 有，原因_____ 　处理措施_____
护士签名		

参考文献

[1] 中华医学会呼吸病学分会肺栓塞与肺血管病学组,中国医师协会呼吸医师分会肺栓塞与肺血管病工作委员会,全国肺栓塞与肺血管病防治协作组,等.中国肺动脉高压诊断与治疗指南(2021版)[J].中华医学杂志,2021,101(1):11-51.

[2] 罗勤.中国肺动脉高压诊治临床路径[J].中国循环杂志,2023,38(07):691-703.

[3] 国家心血管病中心肺动脉高压专科联盟,国家心血管病专家委员会右心与肺血管病专业委员会.肺血管病右心导管术操作指南[J].中国循环杂志,2022,37(12):1186-1194.

[4] 杨贝贝,张慧,陈霞,等.成人稳定期肺动脉高压患者运动康复的最佳证据总结[J].军事护理,2023,40(6):91-95.

[5] 中国医师协会心血管内科医师分会,中国医院协会心脏康复管理专业委员会.成人肺高血压患者运动康复中国专家共识[J].中国介入心脏病学杂志,2021,29(8):421-432.

第八节　暴发性心肌炎临床护理路径

一、适用对象

第一诊断为暴发性心肌炎（ICD-10：I40.005）。

二、诊断依据

根据《成人暴发性心肌炎诊断与治疗中国专家共识》，以下情况为暴发性心肌炎纳入指征：① 发病突然；② 有明显病毒感染前驱症状，尤其是全身乏力、不思饮食；③ 迅速出现严重的血流动力学障碍；④ 实验室检测显示心肌严重受损、超声心动图可见弥漫性室壁运动减弱。

三、进入路径标准

（1）第一诊断必须符合暴发性心肌炎疾病（ICD-10：I40.005）。
（2）当患者同时具有其他疾病诊断，但在住院期间不需要特殊处理，也不影响第一诊断的临床路径流程实施时，可以进入路径。

四、临床护理路径实施规范

（一）入院当天

1. 评估

完成入院评估、内科专项评估、症状、体征及病史采集。

（1）病史、症状、体征评估：评估患者有无病毒感染病史；病毒感染前驱症状，如首发症状可表现为发热、乏力、肌痛、卡他性症状（鼻塞、流涕、咽痛、咳嗽）、腹泻等；心肌受损表现，如头昏、乏力，甚至黑蒙、晕厥等；肺循环淤血或休克表现等。评估患者是否存在发热、低血压、呼吸急促或呼吸抑制、心率和心律异常、心尖搏动减弱、听诊心音明显低钝、第三心音及第三心音奔马律、肺部啰音及哮鸣音、颈静脉充盈、肝脏增大等体征。

（2）遵医嘱进行神志、血流动力学、呼吸功能、心功能指标、体温监测、容量管理、心理和睡眠监测，具体如表 4.9 所示。

（3）完善各项专科护理评估。

表 4.9　暴发性心肌炎患者动态监测内容

项目	建议
意识状态	持续监测
血流动力学	心率/律、血压(有创动脉血压、平均动脉压)、中心静脉压持续监测
呼吸功能	呼吸频率及血氧饱和度,持续观察;动脉血气分析,早期每 4～6 h 1 次
心功能指标	心肌肌钙蛋白Ⅰ、氨基末端 B 型钠尿肽前体、心电图、超声心动图,根据病情动态观察
体温监测	腋温/肛温、四肢皮温及颜色改变,每 4 h 1 次
容量管理	入量(静脉输液量、输血量、肠道摄入量)、出量(留置尿管监测每小时尿量、引流量、呕吐量、汗液等),每小时 1 次
心理和睡眠	每日评估心理和睡眠状态,并给予针对性心理干预,保证良好睡眠

2. 护理处置

(1) 卧床休息,以早期评估与动态监测评估为原则,根据评估结果制订护理计划。

(2) 遵医嘱进行心电、血压、呼吸、血氧饱和度监测。

(3) 建立两条有效静脉通路,必要时置入中心静脉导管。

(4) 遵医嘱实施氧疗。

(5) 遵医嘱使用抗病毒药物、调节免疫、血管活性药物、利尿剂等改善心功能药物。

(6) 完善循环支持、呼吸支持和肾脏替代治疗使用前相关准备,如临时起搏器、主动脉球囊反搏(intra-aortic balloon pump,IABP)、呼吸机等。

3. 入院宣教

(1) 介绍病区环境、制度、主管医生及责任护士等。

(2) 监护仪器使用宣教,配合注意事项。

(3) 出入量监测,指导患者配合并告知其重要性。

(4) 用药指导:讲解药物作用、副作用及注意事项。

(5) 饮食指导:指导食用清淡易消化且富含高蛋白、高维生素的营养食物,少食多餐。

(二) 围 IABP 术期护理

对于血流动力学不稳定的暴发性心肌炎患者推荐尽早使用 IABP。

1. 术前护理

(1) 术前评估:检查双侧足背动脉、股动脉搏动情况并做标记;听诊股动脉区有无血管杂音;监测心电、血压、呼吸、血氧饱和度。

(2) 术前建立静脉通路。

(3) 术前遵医嘱给予抗血小板聚集药物,必要时遵医嘱给予地西泮等镇静药物。

(4) 遵医嘱完善血常规、血型、尿常规、出凝血时间等相关检查,必要时备血。

(5) 协助更换清洁衣裤,取下所有饰品及活动义齿。

(6) 向患者及家属说明使用 IABP 的必要性和重要性,介绍手术过程及可能出现的并发症。

(7) 心理疏导。

2. 术后护理

(1) 护理评估:进行意识状态、血流动力学、呼吸功能、心功能指标、体温监测、24 h 出入量、心理和睡眠评估;观察患者不适症状是否缓解。

(2) 体位管理:绝对卧床,取平卧位或半卧位床头抬高<30°;穿刺侧肢体伸直、制动,弯曲不超过30°,必要时可使用约束带固定;轴线翻身,以向穿刺侧肢体翻身为主;妥善固定球囊导管,以防扭曲、移位、脱出、局部受压或缠绕过紧;翻动患者前后要检查导管位置并关注反搏波形。

(3) 球囊反搏导管护理:妥善固定各类管道,体外管道沿肢体平行固定,避免牵拉,防止导管移位、打折、脱落;动静脉管路穿刺处采用缝线加透明贴膜双重固定,管路连接处用扎带再次固定。密切观察反搏是否有效,反搏有效的指征为:主动脉收缩波降低而舒张波明显上升;患者神志清楚、尿量增多、中心静脉压和左房压在正常范围内、升压药物剂量大幅度减少甚至完全撤除。观察穿刺点有无出血、血肿等。观察患者足背动脉搏动情况,皮肤温度。协助医生监测心排血量、心脏指数、心电图;协助医生动态评估水、电解质、酸碱平衡情况。血流动力学稳定后,遵医嘱逐渐减少主动脉球囊反搏比率,直至停止反搏。变换频率间隔应在1 h左右,停止反搏后带管观察的时间不宜超过30 min,以免形成IABP球囊导管血栓。

(4) 并发症的预防

下肢缺血或栓塞:观察穿刺侧肢体足背动脉搏动情况和皮肤温度;注意保暖;遵医嘱使用抗凝药物,避免血栓形成;不随意暂停反搏,以免气囊表面生成血栓。

血小板减少症:密切观察血小板计数,观察有无牙龈出血、鼻腔出血、瘀斑等出血表现,减少有创检查及穿刺。

球囊破裂:球囊壁被尖锐物或动脉粥样硬化斑块刺破后,表现为顽固性低反搏压及充氦气的管腔内出现血液。穿刺前应检查球囊是否漏气,避免球囊与尖锐物及粗糙物接触。

主动脉破裂:表现为突然发生的持续性撕裂样胸痛、血压和脉搏不稳定甚至休克等。一旦发生,应立即终止,撤除IABP球囊导管。

感染:应严格无菌操作,遵医嘱预防性应用抗生素。

(5) 风险管理:对于存在压力性损伤风险、跌倒坠床、下肢深静脉血栓风险的患者做好风险管理。

(6) 加强心理护理,传递积极信息,鼓励患者主动配合治疗。

(三) 术后恢复

1. 护理评估

进行意识状态、血流动力学、呼吸功能、心功能指标、体温监测、24 h出入量、心理和睡眠评估;观察患者不适症状是否缓解。

2. 体位管理

IABP导管拔除后需沙袋压迫6 h,12 h后患者可在床上翻身。导管拔除后患者仍需绝对卧床休息。

3. 基础护理

(1) 饮食护理:清淡、易消化且富含营养的饮食,少食多餐。

(2) 排便护理:指导患者床上排便,必要时遵医嘱使用缓泻剂。

4. 用药护理

(1) 静脉治疗:全身肝素化前协助医生置入中心静脉导管,保证2条以上静脉通道。合理安排输液顺序,优先使用糖皮质激素、免疫球蛋白及神经氨酸酶抑制剂等药物。根据血流动力学及心功能状况控制输液速度,量出为入,增加心脏负荷或导致容量不足、血压下降;血管活性药物推荐微量泵输注,并与其他药物使用不同静脉通道,维持平均动脉压(MAP)≥65 mmHg;若无条件使用中心静脉输注血管活性药物,外周静脉输注时需警惕静脉炎发生。

(2)监测药物有效性和安全性:神经氨酸酶抑制剂不良反应有恶心呕吐、头晕等,停药后可自行缓解;糖皮质激素治疗期间,警惕消化道不良反应包括溃疡、出血等;免疫球蛋白应用时先慢后快,观察有无过敏症状。

5. 康复指导

(1)运动康复:需对患者进行心电、血压监护,根据患者状况循序渐进开展康复运动。急性期者,需绝对卧床休息,做好体位管理;生命体征平稳后,在监测下可进行体位变换及肢体活动。意识不清者,由护士协助物理治疗师进行四肢及远端小关节的被动运动,通过呼吸机辅助呼吸训练和肺部物理治疗技术等保持患者肺部正常功能;清醒患者,督促以主动运动为主;无法耐受直立位患者,进行体位适应性训练,按照高卧位、长坐位、床边坐位、站立位顺序进行训练。运动强度以心率增加不超过 20 次/分为宜,运动时间每次 10~15 min,每日 3 次;遵循早日离床原则。

(2)营养康复:评估患者的营养状况和需求,并制订营养处方。急性期给予患者清淡易消化流食,必要时禁食,通过静脉补充营养。尽早启动肠内营养,鼓励患者经口进食,少食多餐。食物应清淡、易消化且富含维生素等营养物质,饮水量应严格根据容量管理原则进行控制,量出为入。指导患者勿用力排便,便秘者遵医嘱使用缓泻剂。

(3)心理康复:对患者心理问题进行评估,根据评估结果进行针对性心理护理干预。

(四)出院当天

1. 出院标准

临床生命体征、症状相对稳定,可确定长期治疗方案。

2. 出院指导

(1)详细交代用药方法、注意事项。

(2)告知患者如出现不适症状及时就医。

(3)出院前 6 min 步行试验,指导进一步运动康复,所有暴发性心肌炎的患者出院后 3~6 个月内不推荐中高强度的运动。出院后建议到心脏康复中心进行规范的心脏康复。

(4)根据营养处方,告知食用易消化、富含高蛋白、高维生素和微量元素的食物。

(5)告知患者自我检测液体摄入量及体重。

(6)建议女性患者避免近期怀孕,备孕前进行全面评估和密切随访。

3. 出院随访

建立个人信息档案,推荐出院后第 1 个月、3 个月、6 个月、每年或按需进行随访,评估心脏功能,并进行后续健康管理。

五、变异及原因分析

1. 患者因素

(1)存在其他合并症需要进行相关的诊断和治疗,延长住院时间。

(2)病情严重,需要呼吸支持者,归入其他路径。

2. 家属因素

（1）要求增加或拒绝某些治疗或检查。

（2）家属依从性差，无法配合医护指导和治疗。

3. 医护人员因素

（1）医嘱延迟/执行医嘱延迟。

（2）发现因误诊而进入临床路径。

（3）医护人员之间沟通、协作不良。

4. 系统因素

设备不足：IABP 仪不足。

5. 出院计划因素

家属要求提前出院。

六、临床护理路径表单

暴发性心肌炎临床护理路径表单见表 4.10。

表 4.10 暴发性心肌炎临床护理路径表单

适用对象：临床第一诊断为暴发性心肌炎（ICD-10：I40.005）

患者姓名：_____ 性别：____ 年龄：____ 住院号：_____

住院日期：_____年____月____日 出院日期：_____年____月____日

时间	入院当天
护理评估	☐ 完善入院评估表 完善各专项评估： 　☐ 深静脉血栓风险因素评估 Padua 评分：__分 　☐ 日常功能评估 Barthel 指数：__分 　☐ 跌倒风险评估 Morse 评分：__分 　☐ 压力性损伤风险评估 Braden 量表：__分 　☐ 病史评估，评估有无病毒感染等病史 　☐ 症状评估，评估发热、乏力、肌痛、胸闷或胸痛、食欲明显下降等 　☐ 体征，评估有无发热、呼吸急促或呼吸抑制、心率和心律异常肝脏增大等 动态评估： 　☐ 意识状态 　☐ 血流动力学评估 　☐ 呼吸功能评估 　☐ 心功能指标评估 　☐ 体温 　☐ 睡眠与心理

续表

时间	入院当天
护理处置	□ 基础护理 □ 容量管理 医嘱相关治疗及处置： 　□ 心电、血压、血氧饱和度监护 　□ 氧疗 　□ 口服用药 　□ 静脉用药 　□ 静脉采血及标本送检 　□ 入院宣教
结果评价	□ 熟悉住院环境并遵守医院制度（回示） □ 了解病情及注意事项（回示） □ 生命体征平稳（病历） □ 出入量平衡（病历）
变异	□ 无 □ 有，原因_____ 　　处理措施_____
护士签名	

时间	围 IABP 术期护理
术前护理	□ 术前评估足背动脉、股动脉搏动 □ 听诊股动脉区有无血管杂音 □ 测量生命体征 □ 留置静脉通路 □ 术前给抗血小板聚集、镇静药物 □ 协助患者更换病员服，去除金属饰物 □ 完善术前辅助检查 □ 健康宣教 □ 心理疏导
转出交接	□ 核对患者、交接病历 □ 物品准备：IABP 仪
转入交接	□ 交接手术情况 □ 过床

续表

时间	围 IABP 术期护理
护理评估	□ 症状评估 □ 体征评估 动态评估： 　□ 意识状态 　□ 血流动力学：心率/律、血压，中心静脉压 　□ 呼吸功能：呼吸频率及血氧饱和度，动脉血气分析 　□ 心功能指标评估 　□ 体温 　□ 睡眠与心理 □ 足背动脉搏动 □ 皮肤温度 □ 术后并发症
护理处置	□ 体位管理 □ 容量管理 □ 球囊反搏导管护理 □ 并发症的预防 □ 风险管理 □ 心理护理
结果评价	□ 意识清醒(病历) □ 血流动力学稳定(病历) □ 生命体征平稳(病历) □ 出入量平衡(病历) □ 未发生药物不良反应(病历) □ 未发生相关并发症(病历) □ 焦虑抑郁情绪缓解(回示) □ 睡眠质量改善(回示)
变异	□ 无 □ 有，原因＿＿＿＿ 　处理措施＿＿＿＿
护士签名	

续表

时间	术后恢复	出院当天
护理评估	□ 症状 □ 体征 动态评估： 　□ 意识状态 　□ 血流动力学 　□ 心功能指标 　□ 体温 　□ 出入量 　□ 睡眠与心理	□ 患者生命体征 □ 不适症状 □ 6 min 步行试验
护理处置	□ 基础护理 用药护理： 　□ 口服用药 　□ 静脉用药 康复指导： 　□ 运动训练 　□ 营养处方 　□ 心理护理	□ 协助办理出院手续 出院健康教育： 　□ 运动训练 　□ 营养处方 　□ 自我管理 　□ 避孕
结果评价	□ 意识清醒(病历) □ 生命体征平稳(病历) □ 心功能指标正常(病历) □ 未发生药物不良反应(病历) □ 掌握康复训练的方法(回示) □ 营养改善(回示) □ 生活质量提高(回示)	□ 患者及家属满意度(回示) □ 掌握疾病、自我管理及心脏康复相关知识(回示)
变异	□ 无 □ 有,原因_____ 　处理措施_____	□ 无 □ 有,原因_____ 　处理措施_____
护士签名		

参考文献

[1] 中华医学会心血管病学分会,中华心血管病杂志编辑委员会. 中国成人暴发性心肌炎诊断和治疗指南[J]. 中华心血管病杂志,2024,52(1):10-33.

[2] 中国心肺康复护理联盟专业委员会,武汉市护理学会心血管专业委员会.成人暴发性心肌炎护理策略专家共识[J].护理学杂志,2021,36(1):1-6.

[3] 邓颖辉,黄晓静,张漫,等.无缝隙护理及IABP护理临床路径在行IABP治疗急性冠脉综合征合并严重急性左心衰竭患者中的应用[J].中华现代护理杂志,2015,21(35):4254-4256.
[4] Annane D, Ouanes-Besbes L, de Backer D, et al. A global perspective on vasoactive agents in shock[J]. Intensive Care Med, 2018, 44(6): 833-846.

第九节　主动脉瓣狭窄行瓣膜置换术围术期临床护理路径

一、适用对象

符合主动脉瓣狭窄需行经皮主动脉瓣生物瓣置换术(ICD-9-CM-3:35.211)或经皮主动脉瓣机械瓣置换术(ICD-9-CM-3:35.221)手术指征的患者。

二、诊断依据

根据《中国经导管主动脉瓣置换术临床路径专家共识(2021版)》,以下情况为主动脉瓣狭窄择期行经皮主动脉瓣膜置换术纳入指征:① 重度主动脉瓣膜狭窄(aortic stenosis, AS),超声心动图示跨主动脉瓣血流速度≥4 m/s,或跨主动脉瓣平均压差≥40 mmHg(1 mmHg=0.133 kPa),或主动脉瓣口面积≤1.0 cm^2,或有效主动脉瓣口面积指数≤0.6 cm^2/m^2。对于低压差-低流速患者,根据左心室射血分数是否正常需进行进一步评估(如行多巴酚丁胺试验)明确狭窄程度。② 患者有AS导致的临床症状(分期D期)或心功能减低,包括左心室射血分数<50%及NYHA心功能分级Ⅱ级以上。③ 存在外科手术禁忌或高危或存在其他危险因素,如胸部放射治疗后、肝功能衰竭、主动脉弥漫性严重钙化、极度虚弱等。④ 主动脉根部及入路解剖结构符合经导管主动脉瓣置换术(transcatheter aortic valve replacement, TAVR)(特别是TF TAVR)要求。⑤ 三叶式主动脉瓣。⑥ 术后预期寿命>1年。⑦ 外科主动脉生物瓣膜毁损且再次外科手术高危或禁忌的患者。

三、进入路径标准

(1) 第一诊断为首选治疗方案符合经皮主动脉瓣生物瓣置换术(ICD-9-CM-3:35.211)或经皮主动脉瓣机械瓣置换术(ICD-9-CM-3:35.221)手术的主动脉瓣狭窄患者。

(2) 患者合并有其他疾病时,但在住院期间不需特殊处理,也不影响第一诊断的临床路径流程,可以进入路径。

四、临床护理路径实施规范

(一) 入院当天

(1) 完成入院护理评估和各专项护理评估,并给予相应护理。

(2) 完善主动脉瓣狭窄的专项评估内容：① 症状：呼吸困难、心绞痛和晕厥。② 体征：第一心音正常、收缩期喷射性杂音等。③ 超声心动图、心功能评估、合并症评估等。

(3) 介绍病区环境和制度、床位医生与责任护士，做好患者卫生处置。

(4) 协助更换病员服，执行三短七洁，做好腕带管理。

(5) 测量生命体征，进行饮食指导，并提供心理支持。

(6) 协助完成心电图检查。

(二) 术前1天

(1) 遵医嘱抽取血标本并通知送检，留取大小便标本并通知送检。

(2) 协助完成心脏彩超、CT、CTA及双下肢动静脉彩超等检查。

(3) 遵医嘱及治疗方案为患者提供饮食及药物治疗，做好生命体征测量、静脉通路穿刺、病员服更换、术前用物准备等术前准备。

(4) 简单介绍介入治疗目的、方法及必要性，提供心理支持。

(三) 手术当天

1. 术日晨

(1) 协助更换病员服，遵医嘱导尿，去除活动义齿及金属饰物。

(2) 测量当日生命体征，发现异常及时遵医嘱处理。

(3) 予患者左上肢建立静脉通道，术前遵医嘱应用抗生素。

(4) 加强术前饮食指导，指导患者术前禁食水 6～8 h。

(5) 完善常规术前医嘱及介入护理。

(6) 术前指导患者排空大小便，提供心理支持。

2. 术后当天

(1) 安置病床，指导舒适卧位，遵医嘱进行生命体征监护。

(2) 提供吸氧，保持静脉通道通畅，观察穿刺点及周围出血情况，观察术肢末梢血运。

(3) 必要时根据医嘱给予氧气吸入。

(4) 穿刺点予盐袋压迫 6 h，观察穿刺点情况，妥善固定临时起搏器、中心静脉置管、尿管。

(5) 观察临时起搏器固定及起搏感知功能情况。

(6) 指导禁水 4 h、禁食 6 h，指导患者术后进食事项。

(7) 观察术后并发症，如迷走神经亢进、房室传导阻滞、低血容量性休克等。

(10) 协助患者进行卧床活动及床上大小便。

(四) 术后恢复

(1) 观察穿刺点周围皮肤及术肢血运情况。

(2) 根据患者病情和危险性分层指导Ⅰ期康复，观察术后并发症。

(3) 完善护理记录单，进行术后换药，低盐低脂饮食，使用术后抗凝药物。

(4) 完成复查心脏彩超和动态心电图，拔除导尿管、中心静脉置管、临时起搏器。

(5) 遵医嘱监测凝血象（必要时）。

(五) 出院当天

1. 出院标准

(1) 病情稳定,没有明显的术后并发症。

(2) 生命体征稳定:患者的心率、血压等生命体征应处于正常范围内,并且无明显的波动或异常,术后心功能恢复良好。

(3) 无术后并发症。

(4) 各项检查结果医生判断均正常,达到出院要求。

(5) 康复状态良好。

2. 出院指导

(1) 遵医嘱用药,服用华法林期间需定期监测凝血酶原时间国际标准化比值(PT-INR),维持 PT-INR 稳定在 2.0~3.0。

(2) 定期复查心电图、血常规、凝血功能等,监测瓣膜功能及化验室检查结果。

(3) 保持伤口清洁干燥,注意观察是否有渗血、肿胀等情况的发生。

(4) 出院后适当活动,勿过度劳累,在术后 4~6 周避免剧烈运动。

(5) 注意保暖,防止感冒。

(6) 保持规律作息,合理膳食,忌烟酒。

(7) 如有异常症状,立即就医。

(8) 遵医嘱进行复诊及随访。

3. 出院随访

(1) 加强线上线下随访管理。

(2) 患者出院后 3 个月需门诊复查心脏彩超,密切关注主动脉瓣膜功能、心室功能和血流情况情况,警惕缺损、血栓形成等异常现象。

五、变异及原因分析

1. 患者因素

(1) 患者主动脉瓣膜的病变程度可能影响手术方式的选择和术后效果。

(2) 患者可能存在其他并发症,如冠心病、高血压等,这些并发症可能影响手术后的恢复。

2. 家属因素

(1) 家属对手术的认知程度可能影响他们对手术的接受程度和术后的配合。

(2) 手术及术后恢复可能给家庭带来经济负担,影响家属的决策和患者的康复。

3. 医护人员因素

(1) 术前评估不充分可能导致手术方案的不完善或术后并发症。

(2) 术中操作技巧和经验可能影响手术的成功率和并发症的发生。

(3) 术后监护不力可能导致并发症的延误诊断和处理。

4. 系统因素

手术资源的充足与否可能影响手术的及时性和术后恢复。

5. 出院计划因素

患者要求提前出院。

六、临床护理路径表单

主动脉瓣狭窄介入治疗临床护理路径表单见表 4.11。

表 4.11 主动脉瓣狭窄介入治疗临床护理路径表单

适用对象:需行经导管主动脉瓣置换术(ICD-9-CM-3:35.211;35.221)的主动脉瓣重度狭窄(ICD-11:BB70.Z)患者

患者姓名:_____ 性别:___ 年龄:___ 住院号:_____

住院日期:_____年___月___日 手术日期:_____年___月___日 出院日期:_____年___月___日

时间	入院当天	术前 1 天
护理评估	专项评估: □ 深静脉血栓风险因素评估 Padua 评分:__分 □ 日常功能评估 Barthel 指数:__分 □ 跌倒风险评估 Morse 评分:__分 □ 压力性损伤风险评估 Braden 量表:__分 □ 症状:呼吸困难、心绞痛和晕厥 □ 体征:第一心音正常、收缩期喷射性杂音等	□ 完善术前血标本及大小便标本检查 □ 评估心脏彩超、双下肢动静脉彩超等检查结果 □ 心电图检查结果
护理处置	□ 办理住院手续 □ 介绍病区环境、制度和医护人员 □ 协助更换病员服,执行三短七洁 □ 测量生命体征 □ 进行饮食指导 □ 并提供心理支持 □ 协助完成心电图检查	□ 完善术前宣教 □ 根据医嘱给予患者术前用药 □ 术前用物准备 □ 术前床上排便训练指导
结果评价	□ 熟悉病区环境(回示) □ 完成入院评估(病历)	□ 能够掌握术前的患者准备(回示) □ 完成术前检查和评估(病历)
变异	□ 无 □ 有,原因_____ 　　处理措施_____	□ 无 □ 有,原因_____ 　　处理措施_____
护士签名		

续表

时间	手 术 当 天
术日晨准备	□ 测量患者当日生命体征并记录 □ 建立静脉通路 □ 协助更换病员服,导尿,去除活动义齿及金属饰物 □ 术前遵医嘱应用抗生素 □ 加强术前饮食指导,指导患者术前禁食水 6~8 h □ 加强心理护理
转出交接	□ 核对患者、交接病历 □ 为患者准备术前静脉用药 □ 物品准备:备好监护仪、吸氧装置、管道标签、一次性护理垫及盐袋
转入交接	□ 交接术中麻醉方式、手术情况 □ 判断患者清醒,过床
护理评估	□ 术后遵医嘱监测血压、心率、血氧等生命体征 □ 穿刺点处有无出血及肿胀情况 □ 临时起搏器固定及起搏感知功能情况 □ 导尿管固定及引流情况 □ 深静脉置管固定及通畅情况
护理处置	□ 术后饮食管理:指导禁食 6 h,禁水 4 h □ 术后静脉用药:抗炎、补液、扩管、维持血容量 □ 术后肢体制动,穿刺点盐袋压迫 6 h □ 妥善固定临时起搏器、CVC 置管、尿管 □ 指导患者术后床上排便 □ 完成介入术后的围术期护理记录
结果评价	□ 患者生命体征平稳(病历) □ 切口处敷料无渗血渗液(病历) □ 各管道均妥善固定(病历) □ 临时起搏器感知功能良好,妥善固定中(病历)
变异	□ 无 □ 有,原因_____ 　　处理措施_____
护士签名	

续表

时间	术后恢复	出院当天
护理评估	□ 患者生命体征 □ 持续观察患者穿刺点皮肤和术侧肢体血运情况 □ 患者各管路固定情况 □ 疼痛水平 □ 临时起搏器感知情况 □ 术后并发症	□ 患者病情 □ 生命体征 □ 检查结果 □ 血常规结果 □ 心理状态 □ 康复状态
护理处置	□ 根据患者病情和危险性分层指导康复 □ 按时为患者穿刺点换药,保持创面清洁 □ 低盐低脂饮食 □ 术后抗凝药物使用 □ 完成复查心脏彩超和动态心电图 □ 遵医嘱监测凝血象	□ 发放出院通知单,帮助办理出院 □ 健康宣教
结果评价	□ 患者生命体征正常(病历) □ 切口无渗血渗液(病历) □ 疼痛水平低(病历) □ 各检查结果正常(病历) □ 日常活动能力基本恢复(回示)	□ 伤口愈合佳,无出血和感染迹象(病历) □ 有稳定的心率和心律,无术后并发症(病历)
变异	□ 无 □ 有,原因_____ 　处理措施_____	□ 无 □ 有,原因_____ 　处理措施_____
签名		

参考文献

[1] 中国医师协会心血管内科医师分会结构性心脏病专业委员会. 中国经导管主动脉瓣置换术临床路径专家共识(2021版)[J]. 中国循环杂志,2022,37(1):12-23.

[2] 毛越,梁江淑渊,张玉萍,等. 经导管主动脉瓣置换术患者Ⅰ期心脏康复的最佳证据总结[J]. 中华急危重症护理杂志,2021,2(3):232-237.

[3] 何同达,徐承义,苏晞. 重度主动脉瓣狭窄患者经股动脉主动脉瓣膜置换术后预后的性别差异分析[J]. 中国心血管病研究,2022,20(02):171-177.

[4] 吴丽映,陈海生,李彬,等. 经导管主动脉瓣膜置换术在重症主动脉瓣膜病中的临床应用[J]. 中国心血管病研究,2021,19(01):31-35.

第五章 消化内科

第一节 择期胃/肠内镜黏膜下剥离术临床护理路径

一、适用对象

根据《消化道黏膜病变内镜黏膜下剥离术治疗专家共识》和《中国早期结直肠癌及癌前病变筛查与诊治共识》,符合经内镜黏膜下层剥离术(ICD-10:k22.9;k31.9;k37.5;D37.5;k37.10;k62.9;k63.5)手术指征的患者。

二、诊断依据

根据《消化道黏膜病变内镜黏膜下剥离术治疗专家共识》,以下情况为经内镜黏膜下层剥离术(endoscopic submucosal dissection,ESD)纳入指征:

(1) 食管内镜黏膜下剥离术

非浸润性肿瘤,不论病灶大小;病灶直径≤2 cm,无合并存在溃疡的分化型黏膜内癌;病灶直径>2 cm,无合并溃疡存在的分化型黏膜内癌;病灶直径≤3 cm,合并溃疡存在的分化型黏膜内癌;病灶直径≤2 cm,无合并溃疡存在的未分化型黏膜内癌;病灶直径≤3 cm 的分化型浅层黏膜下癌,当病变局限于黏膜层及黏膜下浅层(浸润深度<200 μm)。

(2) 胃黏膜下剥离术

无合并溃疡存在的分化型黏膜内癌;肿瘤直径小于或等于 30 mm,合并溃疡存在的分化型黏膜内癌;肿瘤直径小于或等于 30 mm,无合并溃疡存在的分化型浅层黏膜下癌;肿瘤直径小于或等于 20 mm,无合并溃疡存在的未分化型黏膜内癌;大于 20 mm 的胃黏膜上皮内高级别瘤变;内镜下黏膜切除术(endoscopic mucosal resetion,EMR)术后复发或再次行 EMR 困难的黏膜病变;高龄或有手术禁忌证或疑有淋巴结转移的黏膜下癌。

(3) 肠道黏膜下剥离术

无法通过 EMR 实现整块切除的,大于 20 mm 的腺瘤和结直肠早癌。术前需通过抬举征、放大内镜或超声内镜(endoscopic ultrasonography,EUS)评估是否可切除;抬举征阴性的腺瘤和早期结直肠癌;大于 10 mm 的内镜黏膜下剥离术残留或复发病变,再次 EMR 切除困难的病变;反复活检仍不能证实为癌的低位直肠病变。

三、进入路径标准

(1) 第一诊断为首选治疗方案符合编码号 43.4107；45.3004；45.3300；45.4300；48.3509 经内镜黏膜下层剥离术手术编码者。

(2) 患者其他疾病时，但在住院期间不需特殊处理，也不影响第一诊断的临床路径流程，可以进入路径。

四、临床护理路径实施规范

(一) 入院当天

(1) 介绍病区环境、入院须知、陪客制度、主管医生、责任护士。

(2) 办理住院手续，评估患者病史、完善各项专项评估和处理，包括深静脉血栓风险因素评估 Caprini 评分、日常功能评估 Barthel 指数、跌倒风险评估 Morse 评分、压力性损伤风险评估 Braden 量表，识别高危患者，实施相应干预措施。其中，病史评估内容包括：① 询问患者既往服用抗凝药物和降压药物情况，确认停止服用阿司匹林、华法林、波利维等抗凝药物至少 7 d；② 评估患者排便和腹部症状；③ 询问患者心脏疾病、糖尿病、高血压病史，评估患者对肠道准备的耐受情况。

(二) 术前 1 天

(1) 健康宣教：介绍 ESD 流程，根据患者的饮食习惯指导术前少渣饮食，适宜选择稀饭、面条、蛋羹、清汤类食物，禁食蔬菜、带籽及带颜色的水果、肉类等；介绍跌倒坠床、低血糖、麻醉反应等安全注意要点。

(2) 肠道准备：肠 ESD 术前 1 天晚遵医嘱服用肠道准备剂与消泡剂，食管、胃 ESD 术前禁食至少 6 h，禁水至少 2 h。

(3) 个人及用物准备：洗澡、更换病员服，去除假牙、金属饰品。

(4) 术前评估：血常规、免疫组合、生化、凝血功能、血压、血糖、肝功能、心功能情况。

(5) 心理疏导：解答患者担忧的问题，疏导焦虑情绪。

(三) 手术当天

1. 术日晨

(1) 评估患者肠道准备情况：根据波士顿肠道准备评分标准，评估患者术日晨肠道准备情况。如果肠道准备欠佳，通知医生，遵医嘱行清洁灌肠。

(2) 测量生命体征，评估患者有无腹痛、双下肢无力、血压异常情况，高血压患者汇报医生进一步处理。

2. 术后当天

(1) 体位：头偏一侧，去枕平卧 6 h，防止误吸。

(2) 氧气吸入：遵医嘱予氧气 2~3 L/min 吸入。

(3) 术后生命体征观察：观察患者的心率、呼吸、脉搏、血压、血氧饱和度和心电图情况。

(4) 疼痛评估：评估患者是否有咽喉、腹部疼痛的情况，明确疼痛的部位、性质与程度，并及时记录。

(5) 导管护理：查看患者的胃管、肛管是否妥善固定，查看患者口腔有无胃管盘曲，评估导管的置入深度、是否引流通畅、引流液的性状、颜色、总量等。

(6) 麻醉后的反应观察：观察患者术后神志是否清醒，有无恶心呕吐现象以及排尿排便情况。

(7) 静脉血栓栓塞症（venous thromboembolism，VTE）的预防：术后去枕平卧 6 h 后，根据医嘱指导患者下床活动或床上踝泵运动，不推荐常规使用肝素。对于 VTE 中、高风险患者，建议穿抗血栓弹力袜或间歇性充气压缩泵促进下肢静脉回流。

(8) 饮食指导：根据医嘱禁食水。

(9) 并发症观察：评估患者有无腹痛、血便、出血和穿孔征象。

(10) 安全指导：宣教跌倒坠床、低血糖的风险识别及预防措施。

（四）术后第 1～3 天

(1) 活动指导：根据患者的禁食和禁水情况，建立个体化活动目标，逐日增加活动量。

(2) 预防 VTE：早期活动是预防 VTE 的主要措施，术后 6 h 内床上活动，踝泵运动锻炼，使用间歇性充气压缩泵或者弹力袜，不推荐常规使用肝素。

(3) 术后并发症的观察：观察患者有无腹痛、便血情况，并检查管道是否固定在位。

(4) 饮食指导：指导进食流质饮食。如有穿孔、出血等并发症出现时，应遵医嘱适当延长禁食水时间。

(5) 口鼻腔护理：查看携带胃管患者口腔和鼻腔，指导患者刷牙或进行口腔护理。

(6) 用药护理：遵医嘱使用预防性止血药物和抑酸剂。

（五）出院当天

1. 出院标准

无活动性出血迹象和无腹痛情况；恢复半流饮食（米粥、菜汤、肉汤）；无须静脉输液治疗。

2. 出院指导

(1) 出院流程指导：发放出院通知单、指导患者办理结算。

(2) 饮食指导：推荐少渣易于消化的饮食，细嚼慢咽，避免粗糙、过硬或纤维素含量较高的食物。注意食物营养，增加蛋白质类食物的摄入，促进手术创面愈合，避免生冷或过热的辛辣刺激性食物，戒烟戒酒。

(3) 活动指导：告知患者出院后一个月内避免跑、跳等剧烈活动，勿从事重体力工作。如果出现腹部疼痛、大便颜色改变、头晕等症状应立即去医院就诊。

(4) 用药指导：遵医嘱服用出院时携带的药物，包括质子泵抑制剂和黏膜保护剂。

(5) 排便观察：观察排便的形状和颜色，为患者讲解布里斯托大便分类 7 种类型和排便的 5 种颜色的意义，教会患者识别异常的粪便形态和颜色，有异常及时就诊。

(6) 定期复查：讲解定期复查内镜的重要性，以便及时发现有无病灶残留及复发。

3. 出院随访

(1) 线上互联网医院、电话随访管理，线下消化科门诊随访。

(2) 随访频率：术后 2 年内每 3～6 个月复查 1 次，术后第 2～5 年每 6 个月复查 1 次，5 年后每年复查 1 次。

五、变异及原因分析

1. 患者因素

（1）未停用阿司匹林、波立维等抗凝药物 7 d 以上。
（2）患者依从性差，术前胃肠道准备未达到肠道准备量表的较好标准。
（3）有严重心肺疾病、胸椎畸形、严重出血倾向、凝血功能障碍等禁忌证的患者。
（4）因禁食水、肠道准备或患者的心理因素如焦虑、恐惧，导致血压过高、心功能不良情况。
（5）患者术后出现血便、穿孔、出血等并发症需要进一步治疗。

2. 医护人员因素

（1）医嘱延迟/执行医嘱延迟。
（2）术前评估漏评患者正在服用抗凝药物重要用药史，导致患者抗凝药物停药时间不足。
（3）健康教育监督落实不到位，导致患者肠道准备情况较差。
（4）发现因误诊而进入临床路径。
（5）内镜室、病房、麻醉医师不同科室医护人员之间沟通、协作不良。

3. 出院计划因素

（1）患者/家属要求提前出院。
（2）出院后未遵医嘱定期复查。

六、临床护理路径表单

择期胃/肠内镜黏膜下层剥离术临床护理路径表单见表 5.1。

表 5.1　择期胃/肠内镜黏膜下层剥离术临床护理路径表单

适用对象：第一诊断为首选治疗方案符合内镜下内镜黏膜下层剥离术者（ESD）
患者姓名：_____　性别：____　年龄：____　住院号：_____
住院日期：_____年___月___日　手术日期：_____年___月___日　出院日期：_____年___月___日

时间	入院当天	术前 1 天	手术当天
护理评估	完善各项评估： □ 用药史：抗凝药物、降压药物 □ 既往史：心脏病、糖尿病、高血压 □ 深静脉血栓风险因素评估 Caprini 评分：__分 □ 日常功能评估 Barthel 指数：__分 □ 跌倒风险评估 Morse 评分：__分 □ 压力性损伤风险评估 Braden 量表：__分	□ 评估血常规、免疫组合、生化、凝血功能 □ 评估血压、血糖、肝功能、心功能情况 □ 评估心电图检查结果	□ 测量生命体征 □ 核对患者、药物过敏情况、交接病历 □ 病情交接 □ 判断患者意识 □ 交接患者皮肤情况 □ 患者管道在位情况 □ 麻醉反应 □ 疼痛评分

续表

护理处置	☐ 办理住院手续 ☐ 介绍病区环境、入院须知和陪客制度 ☐ 介绍主管医生、责任护士 ☐ 消化科护理常规	☐ 介绍ESD围手术期流程 ☐ 饮食指导：术前晚进食半流质 ☐ 肠道准备 ☐ 低血糖、跌倒坠床预防 ☐ 完善个人及用物准备 ☐ 心理疏导	☐ 术后疼痛管理 ☐ 术后体位管理：头偏一侧，平卧6 h ☐ 饮食管理：禁食水 ☐ 用药护理：抑酸剂、止血剂 ☐ 基础护理：口腔护理、鼻腔清洁等三短六洁 ☐ 管道护理 ☐ 并发症观察：穿孔、出血、低血糖等 ☐ VTE预防 ☐ 健康教育
结果评价	☐ 患者能够掌握ESD术前饮食的注意事项，熟悉病区环境（回示） ☐ 完成入院相关专科检查和护理常规（病历）	☐ 患者能够掌握术前的患者准备，包括肠道、饮食、用物准备等（回示） ☐ 完善术前检查和评估（病历）	☐ 患者生命体征平稳，下床活动，能够观察大便情况（布里斯托大便分类的7种类型、5种颜色）（回示）
变异	☐ 无 ☐ 有，原因＿＿＿＿ 　处理措施＿＿＿＿	☐ 无 ☐ 有，原因＿＿＿＿ 　处理措施＿＿＿＿	☐ 无 ☐ 有，原因＿＿＿＿ 　处理措施＿＿＿＿
护士签名			

时间	术后第1～3天	出院当天
护理评估	☐ 患者有无腹痛、便血情况 ☐ 管道：胃管、肛管固定在位	☐ 排便情况 ☐ 饮食和营养状况 ☐ 出血及腹痛情况 ☐ 活动情况
护理处置	☐ 饮食指导：流质饮食 ☐ 活动指导 ☐ 用药护理 ☐ 预防VTE	☐ 发放出院通知单、患者办理结算（回示） ☐ 健康宣教：患者出院后的饮食、运动、用药、排便观察大便的颜色、性状注意事项
结果评价	☐ 患者生命体征平稳（回示） ☐ 无活动性出血、腹痛（病历＋回示） ☐ 饮食由流质开始，恢复进食（回示）	☐ 恢复半流或普食，无须静脉营养支持（回示） ☐ 无活动性出血（病历＋回示） ☐ 患者掌握出院后的饮食、运动、用药、排便观察大便的颜色、性状注意事项（回示）

续表

时间	术后第1～3天	出院当天
变异	□无 □有,原因_____ 　处理措施_____	□无 □有,原因_____ 　处理措施_____
护士 签名		

参考文献

[1] 内镜黏膜下剥离术专家协作组. 消化道黏膜病变内镜黏膜下剥离术治疗专家共识[J]. 中华胃肠外科杂志,2012,15(10):1083-1086.

[2] 中华医学会消化内镜学分会消化系早癌内镜诊断与治疗组,中华医学会消化内镜学分会消化道肿瘤协作组,中华医学会消化内镜学分会肠道学组,等. 中国早期结直肠癌及癌前病变筛查与诊治共识[J]. 中国医刊,2015,50(2):14-30.

[3] 国家消化内镜质控中心,国家麻醉质控中心. 中国消化内镜诊疗镇静/麻醉操作技术规范[J]. 中华消化内镜杂志,2018,35(12):946-949.

[4] 韦键,孟凡冬,赵海英,等. GlifeetR检查餐在结肠内镜黏膜下剥离术患者肠道准备中的应用[J]. 中国医刊,2016,51(3):35-38.

[5] Macones G A, Caughey A B, Wood S L, et al. Guidelines for postoperative care in cesarean delivery: Enhanced Recovery After Surgery (ERAS) Society recommendations (part 3)[J]. Am J Obstet Gynecol. 2019,221(3):247.e1-247.e9.

[6] 叶洁桐,季雪良,武群燕,等. 不同年龄及部位消化系统疾病内镜黏膜下剥离术后并发症的发生风险比较[J]. 中国内镜杂志,2022,28(6):53-58.

[7] 中华医学会消化内镜学分会外科学组,中华医学会消化内镜学分会经自然腔道内镜手术学组,中国医师协会内镜医师分会消化内镜专业委员会,等. 中国消化道黏膜下肿瘤内镜诊治专家共识(2023版)[J]. 中华消化内镜杂志,2023,40(4):253-263.

[8] Bai Y, Cai J T, Chen Y X, et al. Expert consensus on perioperative medications during endoscopic submucosal dissection for gastric lesions (2015,Suzhou,China)[J]. J Dig Dis,2016,17(12):784-789.

第二节　肝硬化腹水临床护理路径

一、适用对象

第一诊断为酒精性肝硬化(ICD-10:K70.3)、原发性胆源性肝硬化(ICD-10:K74.3)、继发性胆源性肝硬化(ICD-10:K74.4)、特指的胆源性肝硬化(ICD-10:K74.5)其他和未特指的肝硬化(ICD-10:K74.6)、心源性肝硬化(ICD-10:K76.1)、并发腹水(ICD-10:R18)者。

二、诊断依据

根据《内科学（第9版）》和《肝硬化腹水诊疗指南（2023年版）》诊断，以下情况为肝硬化腹水纳入指征：① 符合肝硬化失代偿期诊断标准，包括肝功能损害及门静脉高压的临床表现、实验室检查及影像学检查。② 有腹水的症状和体征：乏力、食欲减退、腹部隆起等或原有症状加重，或新近出现腹胀、双下肢水肿、少尿等表现；腹部移动性浊音阳性、腹壁静脉曲张、腹部膨隆等。③ 有腹水的影像学结果：腹部超声检查证实存在腹腔积液。

三、进入路径标准

(1) 第一诊断必须符合肝硬化腹水；第一诊断为酒精性肝硬化（ICD-10：K70.3）、原发性胆源性肝硬化（ICD-10：K74.3）、继发性胆源性肝硬化（ICD-10：K74.4）、特指的胆源性肝硬化（ICD-10：K74.5）、其他和未特指的肝硬化（ICD-10：K74.6）、心源性肝硬化（ICD-10：K76.1）、并发腹水（ICD-10：R18）者。

(2) 当患者同时具有其他诊断，只要住院期间不需要特殊处理也不影响第一诊断的临床护理路径实施时，可以进入路径。

四、临床护理路径实施规范

(一) 入院当天

(1) 介绍病区环境、入院须知、陪客制度、主管医生、责任护士。

(2) 办理住院手续，测量生命体征，完善各项专项评估和处理，包括深静脉血栓风险因素评估Caprini评分、日常功能评估Barthel指数、跌倒风险评估Morse评分、压力性损伤风险评估Braden量表。

(3) 皮肤护理：由于存在腹水加上卧床时间长，患者很容易出现合并压力性损伤。护理过程中，有必要加强皮肤护理，保持皮肤清洁卫生，指导患者勤更换衣物并穿着宽松的衣服。交接班时细致交接患者皮肤情况及对症护理措施。

(4) 卫生指导：指导患者沐浴、更换病员服、修剪指（趾）甲、剃胡须（男患者）。

(二) 住院第2~6天

(1) 入院第二天遵医嘱协助完成血常规、免疫组合、生化、凝血功能、尿常规、大便常规+隐血、腹水超声、心电图检查。

(2) 饮食护理：指导进食高维生素、易消化的食物，严禁饮酒，无肝性脑病者可进食瘦肉和鱼、豆制品、牛奶、豆浆等，多摄入蔬菜和水果。盐和水的摄入应根据患者水及电解质情况进行调整。

(3) 病情观察：严密观察患者血压、心率、呼吸等生命体征变化情况；监测24 h尿量变化；每日测量腹围。

(4) 体位护理：协助患者取舒适卧位，大量腹水者取端坐卧位。

（5）腹腔穿刺置管术护理：

① 术前：备齐物品，协助医生行腹腔穿刺。

② 术后：观察患者术后反应，交代注意事项，如一次性放液量过多，可能出现水、电解质代谢紊乱和诱发肝性昏迷；指导患者穿刺后卧床休息，取平卧或穿刺点对侧体位；观察穿刺点有无液体渗出，妥善固定引流管和引流袋，防止在更换体位时压迫、扭曲或牵拉导致引流管脱出，保持引流管通畅；保持引流袋置于适当的位置，平卧时引流管的高度不能高于腋中线，站立或活动时应低于腹腔穿刺点；每周更换引流袋1次；观察引流液的颜色、性质、性状、量、气味及有无残渣等；每次倾倒引流液时，需记录引流液的量，准确记录24 h引流量；保持局部干燥，穿刺点处敷贴有卷曲、松动、潮湿时应及时更换，纱布敷料48 h内更换，水胶体敷料一周更换；穿刺点常规消毒，穿刺点渗液多者使用3M敷料覆盖，再用无菌瓶塞加压固定。

（6）用药指导：① 禁用对肝脏有损害的药物。遵医嘱应用利尿剂时，注意观察患者尿量，监测腹围、电解质；② 观察利尿剂使用不良反应，如急慢性肾损伤、难控制的电解质紊乱、男性乳房肿大胀痛等；③ 应避免使用非甾体消炎药、血管紧张素酶抑制剂或血管紧张素受体抑制剂；④ 保持大便通畅，防止便秘，必要时遵医嘱应用乳果糖导泻，禁用肥皂水灌肠。

（7）安全指导：观察患者是否存在乏力情况，预防跌倒坠床，加强看护。

（8）皮肤护理：指导患者穿着棉质内衣，用温水洗澡，避免刮伤皮肤。必要时遵医嘱应用止痒药物，保持床单位平整清洁，避免压力性损伤发生。

（9）生活护理：保持病房环境清洁，控制病房的湿度和温度，严格控制陪同和探亲人数，以便患者可以在良好的环境下休息。

（10）睡眠指导：生活起居有规律，按时睡觉，保证充足的休息和睡眠。睡前1 h不宜剧烈运动，以防失眠。

（11）运动指导：代偿期患者无明显不适，可参加轻松的工作，但应避免过度劳累。失代偿期患者以休息为主，病情允许者可适量活动，以不增加疲劳感和其他症状为衡量标准。

（12）心理护理：向患者讲解疾病相关知识，认真倾听患者主诉，消除其焦虑情绪，并鼓励保持乐观情绪，增强战胜疾病的信心。

（三）出院当日

1. 出院标准

（1）腹胀消除或基本控制。

（2）腹水程度控制在1级范围内。

（3）无严重电解质紊乱。

（4）营养摄入状况改善或营养状态稳定。

2. 出院指导

（1）发放出院通知单、核对费用、办理结算。

（2）给予出院指导：饮食原则、药物使用、监测尿量和腹围变化、门诊复查等。

（3）协助整理用物，送离病区。

3. 出院随访

加强线上线下随访一体化管理：线上采取电话随访的形式，结合线下专家门诊。

五、变异及原因分析

1. 患者因素
（1）合并结核性腹膜炎、肺部感染、消化道大出血、肝性脑病等并发症需要进一步治疗。
（2）患者病情加重，需要转入其他科室继续治疗。
（3）患者依从性差，无法配合医护治疗或检查。
（4）治疗结果不满意，延长住院治疗时间。

2. 家属因素
（1）要求增加或拒绝某些治疗或检查。
（2）家属依从性差，无法配合医护指导和治疗。
（3）家属要求提前出院。

3. 医护人员因素
（1）医嘱延迟/执行医嘱延迟。
（2）发现因误诊而进入临床路径。
（3）医护人员之间沟通、协作不良。

4. 医院系统因素
（1）药物因素：临时缺少某些药品。
（2）医保因素：医保系统故障造成患者无法补登记医保。

六、临床护理路径表单

肝硬化腹水临床护理路径表单见表5.2。

表5.2 肝硬化腹水临床护理路径表单

适用对象：第一诊断必须符合肝硬化腹水
患者姓名：_____ 性别：____ 年龄：____ 住院号：_____
住院日期：_____年___月___日 手术日期：_____年___月___日 出院日期：_____年___月___日

时间	入院当天	住院第2~6天	出院当天
护理评估	□ 生命体征 □ 完善各项专项评估： 深静脉血栓风险因素评估Caprini评分：__分 日常功能评估Barthel指数：__分 跌倒风险评估Morse评分：__分 压力性损伤风险评估Braden量表：__分	□ 血常规、免疫组合、生化、凝血功能 □ 腹水超声 □ 心电图 □ 尿量 □ 腹围	□ 腹胀程度及伴随症状 □ 下床活动情况 □ 并发症情况 □ 化验结果 □ 腹围及营养状况

续表

时间	入院当天	住院第2～6天	出院当天
护理处置	□ 办理住院手续 □ 介绍病区环境、入院须知、陪客制度 □ 介绍主管医生、责任护士 □ 消化内科护理常规 □ 相关检查指导 □ 皮肤护理 □ 卫生指导	□ 饮食指导 □ 病情观察 □ 体位护理 □ 皮肤护理 □ 生活护理 □ 心理护理 □ 腹腔穿刺置管护理：观察、体位、引流管、穿刺点 □ 用药指导 □ 安全指导 □ 睡眠指导 □ 运动指导	□ 发放出院通知单、核对费用、办理结算、协助整理用物、送离病区 □ 健康宣教：饮食原则、药物的应用、腹围的监测 □ 指导定期复查 □ 出院随访管理
结果评价	□ 患者能够掌握入院的注意事项，熟悉病区环境（回示）	□ 患者能够掌握饮食原则、药物知识（回示） □ 患者能自我监测尿量和腹围的变化（回示） □ 患者能生活自理，保证自身安全（回示） □ 患者知晓腹腔穿刺相关知识及管道护理（回示）	□ 腹胀减轻或消失（病历） □ 饮食正常（病历） □ 尿量正常（病历） □ 无并发症（病历） □ 活动量正常（病历）
变异	□ 无 □ 有，原因＿＿＿＿＿＿ 　处理措施＿＿＿＿＿＿	□ 无 □ 有，原因＿＿＿＿＿＿ 　处理措施＿＿＿＿＿＿	□ 无 □ 有，原因＿＿＿＿＿＿ 　处理措施＿＿＿＿＿＿
护士签名			

参考文献

[1] 葛均波.内科学［M］.9版.北京：人民卫生出版社，2022：419-428.
[2] 中华医学会肝病学会.肝硬化腹水诊疗指南［J］.中华肝脏病杂志，2023，31(8)：813-826.
[3] 敖小雨，黎艳芳，张惠佩.个性化中医营养护理干预对乙型肝炎肝硬化腹水患者营养状况及腹水消退情况的影响［J］.中西医结合护理(中英文)，2023，9(09)：57-60.
[4] 唐玉慧，陈帆，易姗姗.PDCA模式联合临床路径护理对肝硬化腹水患者并发症发生率的影响(英文)［J］.中西医结合护理(中英文)，2023，9(07)：16-21.
[5] 王菁华，黄怡寒，金丹英，等.个性化中医营养护理干预对乙型肝炎肝硬化腹水患者腹水消退情况和营养状况的影响［J］.检验医学与临床，2023，20(02)：261-265.
[6] 姚利蕊，杨再晓，郜轩.中医特色护理对慢性乙型肝炎肝硬化腹水的干预效果分析［J］.实用中医内科杂志，2022，36(07)：92-94.

[7] 缪佩佩,杨建梅,杨红娟.PDCA模式联合临床路径护理对肝硬化腹水患者预后的影响[J].中西医结合护理(中英文),2022,8(9):178-180.
[8] 程雪花,李华成.中西医结合护理临床路径对肝硬化腹水患者睡眠质量的效果研究[J].护理管理杂志,2018,18(5):365-368.
[9] 蔡小萍.探讨临床护理路径在治疗肝硬化腹水患者中的体会[J].实用临床护理学电子杂志,2018,3(39):17,20.
[10] 王莹.肝硬化腹水患者中PDCA模式结合临床路径护理的应用效果分析[J].黑龙江中医药,2022,51(2):236-238.

第三节 轻症急性胰腺炎临床护理路径

一、适用对象

第一诊断为轻症急性胰腺炎(ICD-10:K85.00X005)。

二、诊断依据

根据《中国急性胰腺炎诊治指南(2021)》诊断,以下情况为轻症急性胰腺炎纳入指征:① 临床表现:急性、持续性的上腹部疼痛(偶无腹痛);② 实验室检查:血淀粉酶和(或)脂肪酶活性增高≥正常值上限3倍;③ 辅助检查:腹部影像学检查结果显示符合急性胰腺炎影像学改变。

上述3项标准中符合2项即可诊断为急性胰腺炎。

三、进入路径标准

(1) 第一诊断必须符合轻症急性胰腺炎(ICD-10:K85.00X005)。

(2) 排除急性重症胰腺炎及有严重并发症的患者(合并心、肺、肾等脏器功能损害,合并恶性肿瘤、胰腺占位性病变、胰腺脓肿、胰腺假性脓肿等)。

(3) 排除其他急腹症:急性肠梗阻、消化性溃疡穿孔、胆石症和急性胆囊炎、肠系膜血管栓塞、心绞痛或心肌梗死者。

(4) 当患者同时具有其他疾病诊断,但在住院期间不需要特殊处理也不影响第一诊断的临床护理路径流程实施时,可以进入路径。

四、临床护理路径实施规范

(一)入院当天

(1) 协助患者及家属办理入院手续。

(2) 入院评估：包含患者一般资料评估、生命体征测量、患者的神志表情和情绪状态的评估、视力听力沟通理解能力评估、大小便评估、心理状态和社会支持评估。

(3) 完善各专项评估和处理，包括深静脉血栓风险因素评估 Caprini 评分、日常功能评估 Barthel 指数、跌倒风险评估 Morse 评分、压力性损伤风险评估 Braden 量表、营养风险筛查 NRS 2002 评分。NRS 2002 评估：总分≥3 分，患者有营养不良的风险，需营养支持治疗；总分＜3 分，无营养不良，若患者将接受重大手术，则每周重新评估其营养状况。

(4) 介绍病区环境、入院须知、陪客制度、主管医生、责任护士和对患者进行疾病相关知识健康教育。

(5) 遵医嘱静脉采血和留取尿便标本：血常规、尿常规、大便常规、肝肾功能、甘油三酯、电解质、血糖、血淀粉酶、脂肪酶、C 反应蛋白、凝血功能、血气分析（需要时）。

(6) 遵医嘱予禁食水、补液、抑酸、抑酶、镇痛、营养支持及针对病因和早期并发症的对症治疗。

(7) 监测患者生命体征、液体出入量、观察腹部症状和体征以及肛门排气排便情况，如有异常及时汇报医生，遵医嘱给予相应处置。

（二）住院期间（第 2～7 天）

1. 腹痛的评估与护理

(1) 休息与体位：患者应绝对卧床休息，减轻胰腺的负担，促进组织修复。保证睡眠，促进体力的恢复。腹痛发作时协助患者取弯腰前倾坐位或屈膝侧卧位，以缓解疼痛。因剧痛辗转不安者应防止坠床，周围避免有危险物品，以保证安全。

(2) 饮食护理

禁食和胃肠减压：轻症胰腺炎患者经过 3～5 d 禁食和胃肠减压，当疼痛减轻，发热消退，白细胞计数和血、尿淀粉酶降至正常后，可给予少量无脂流质饮食。

加强营养支持：营养支持可增强肠道黏膜屏障，降低肠内细菌移位引发感染的风险。早期一般给予全胃肠外营养，如无梗阻，在胃肠功能耐受的情况下，应尽早开展经口或肠内营养；对于不能经口进食的急性胰腺炎患者，肠内营养效果优于肠外营养。研究结果显示，相较于肠外营养，肠内营养对于不同严重程度的急性胰腺炎患者是安全的、可耐受的，可降低感染性并发症、多脏器功能不全综合征（multiple organ dysfunction syndrom，简称 MODS）死亡的发生率。

(3) 用药护理

镇痛治疗：疼痛是急性胰腺炎的主要症状，缓解疼痛是临床重要的治疗目标。存在明显疼痛的急性胰腺炎患者应在入院 24 h 内接受镇痛治疗。目前推荐对急性胰腺炎患者按照围手术期急性疼痛方式（全身给药与局部给药联合，患者自控镇痛与多模式镇痛联合）进行镇痛治疗。

2. 恶心呕吐及腹胀的护理

(1) 观察恶心与呕吐发生的时间、频率，呕吐物的颜色、性质、量；是否伴随腹痛、腹胀及发热等症状；患者的精神状态有无疲乏无力；有无脱水表现。

(2) 遵医嘱给予止吐药及其他治疗。

(3) 积极补充水分和电解质。

(4) 动态观察实验室结果，如血清电解质、酸碱平衡。

(5) 给予生活照护和安全护理,指导患者坐起时动作缓慢,以免发生直立性低血压。

(6) 给予心理疏导,消除患者的紧张情绪。

(7) 观察患者腹部体征的变化,是否存在腹胀,肛门有无正常的排气排便,是否出现麻痹性肠梗阻的症状。

3. 发热的护理

(1) 多数患者有中度以上发热,一般持续3～5 d。注意监测患者的体温变化,遵医嘱实施物理降温和合理使用抗生素。

(2) 日常生活指导:注意休息、做好口腔护理,根据病情合理安排饮食及饮水,及时更换潮湿衣裤。

4. 潜在并发症:低血容量休克

(1) 病情观察:① 严密监测生命体征,定时记录患者的呼吸、脉搏、心率、血压、体温和血氧饱和度等指标。注意有无脉搏细速、呼吸急促、尿量减少等低血容量的表现。② 注意观察呕吐物的量和性质,行胃肠减压者,观察和记录引流量及性质。③ 注意评估患者皮肤黏膜的色泽和弹性有无变化,判断失水程度。④ 准确记录24 h出入量,作为补液的依据。⑤ 定时留取标本,监测血、尿淀粉酶、血糖、电解质的变化,必要时做动脉血气分析。

(2) 维持有效血容量:迅速建立有效静脉通路输入液体及电解质,禁食患者每天的液体入量需在3000 mL以上,以维持有效血容量。

(3) 防治低血容量性休克:如患者出现神志改变、脉搏细速、血压下降、尿量减少、皮肤黏膜苍白、出冷汗等低血容量性休克的表现时,应积极配合医生进行抢救。抢救配合措施包括:快速建立有效静脉通路,遵医嘱快速输注液体,补充血容量;给予氧气吸入、保暖;加强监护,观察患者神志、生命体征及尿量的变化;备好抢救药物。

5. 液体复苏护理

早期液体治疗可改善组织灌注,需在诊断急性胰腺炎后即刻进行。乳酸林格液、生理盐水等晶体液作为液体治疗的首选。开始时,推荐以5～10 mL/(kg·h)的速度进行液体治疗,过程中应警惕液体负荷过重导致的组织水肿及器官功能障碍。可参考早期目标导向治疗的复苏目标,包括:尿量＞0.5 mL/(kg·h)、平均动脉压＞65 mmHg(1 mmHg＝0.133 kPa)、中心静脉压8～12 mmHg、中心静脉血氧饱和度≥70%。另外,动脉血乳酸、血清尿素氮水平及血细胞比容的下降亦提示复苏有效。

6. 用药护理

(1) 生长抑素及其拟似物:生长抑素剂量为250～500 μg/h,奥曲肽为25～50 μg/h,持续静滴,疗程3～7 d。由于该药半衰期短,为确保用药的持续性,临床推荐使用微量泵控制。

(2) 抑酸药(质子泵抑制剂、H_2受体拮抗剂):奥美拉唑有延缓苯妥英钠及地西泮的代谢和排泄的作用,联合应用时需慎重。H_2受体拮抗剂静脉给药时应注意控制速度,速度过快可能引起低血压和心律失常。西咪替丁对雄激素受体有亲和力,可能导致男性乳腺发育、阳痿以及性功能紊乱,且主要是通过肾脏排泄,故用药期间应加强肾功能监测。少数患者还可能出现一过性肝损害和粒细胞缺乏,还可能伴有头痛、头晕、疲倦、腹泻及皮疹等反应,用药期间应注意观察。

(3) 镇痛药:腹痛剧烈者可遵医嘱给予哌替啶等止痛药,但哌替啶反复使用可致成瘾。禁用吗啡,以防引起Oddis括约肌痉挛,加重病情。注意评估用药前后患者疼痛有无减轻、疼痛的性质和特点有无改变。注意观察患者有无用药成瘾,有无口干、恶心呕吐、便秘等药物不良反应。还应注意观察用药后的镇静状态。若疼痛持续存在并伴有高热,则应考虑可能并发胰腺脓肿;如疼痛剧烈、腹肌紧张、压痛和反跳痛明显,提示并发腹膜炎,应立即报告医生及时处理。

(三) 出院当日

1. 出院标准

(1) 腹痛腹胀缓解。

(2) 营养摄入状况改善或营养状态稳定。

(3) 血淀粉酶稳定下降,或进食后无明显升高。

2. 出院指导

(1) 疾病知识指导:向患者讲解疾病的主要诱发因素、预后及并发症知识。嘱患者积极治疗胆道疾病,避免疾病复发。如出现腹痛、腹胀、恶心等表现时,应及时就诊。

(2) 饮食指导:指导患者掌握饮食和卫生知识,平时养成规律进食习惯,避免暴饮暴食。腹痛缓解后,应从少量低脂、低糖饮食开始逐渐恢复正常饮食,避免刺激性强、产气多、高脂和高蛋白食物,戒烟酒,防复发。

3. 出院随访

急性胰腺炎患者康复后均需进行规律随访。轻症急性胰腺炎患者随访至出院后 6 个月。

五、变异及原因分析

1. 患者因素

(1) 患者病情由轻症急性胰腺炎转为中度重症或重症急性胰腺炎,退出本路径。

(2) 患者为急性胆源性胰腺炎,有内镜治疗指征者,可行胆管引流术或内镜下括约肌切开术,转入相应路径。

(3) 患者依从性差,无法配合医护治疗或检查。

(4) 治疗结果不满意,延长住院治疗时间。

2. 家属因素

(1) 要求增加或拒绝某些治疗或检查。

(2) 家属依从性差,无法配合医护指导和治疗。

(3) 家属要求提前出院。

3. 医护人员因素

(1) 医嘱延迟/执行医嘱延迟。

(2) 发现因误诊而进入临床路径。

(3) 医护人员之间沟通、协作不良。

4. 医院系统因素

(1) 药物因素:临时缺少某些治疗关键药品。

(2) 医保因素:医保原因导致患者需自费治疗。

(3) 医疗设备因素:缺乏支持性治疗的医疗设备等。

六、临床护理路径表单

轻症急性胰腺炎临床护理路径表单见表 5.3。

表 5.3　轻症急性胰腺炎临床护理路径表单

适用对象：第一诊断为轻症急性胰腺炎（ICD-10：K85.00X005）
姓名：_____　住院号：_____　性别：____　年龄：____
住院日期：_____年___月___日　出院日期：_____年___月___日

时间	入院当天	住院第2~7天	出院当日
护理评估	□ 入院评估： 患者一般资料评估 生命体征测量 神志表情和情绪状态的评估 视力听力沟通理解能力评估 大小便评估 心理状态和社会支持评估 □ 完善各专项护理评估和处置 深静脉血栓风险因素评估 Caprini 评分：__分 日常功能评估 Barthel 指数：__分 跌倒风险评估 Morse 评分：__分 压力性损伤风险评估 Braden 量表：__分 营养风险筛查 NRS 2002：__分	□ 患者血、尿以及腹部 B 超和 CT 检查结果 □ 患者腹痛及腹部体征情况 □ 患者恶心呕吐及腹胀 □ 生命体征 □ 液体出入量 □ 评估患者心理状况及需求 □ 评估患者营养状况	□ 观察患者腹部症状和体征 □ 观察进食情况及进食后的病情变化，注意有无腹胀腹痛 □ 观察化验检查，注意血淀粉酶有无升高
护理处置	□ 协助患者及家属办理入院手续 □ 实施入院和健康宣教（疾病相关知识） □ 遵医嘱静脉采血、留取尿便标本 □ 遵医嘱予对症治疗 □ 观察患者生命体征、液体出入量、腹部体征及肛门排气排便情况，如有异常及时汇报医生，遵医嘱给予相应处置	□ 休息与体位指导 □ 发热护理 □ 疼痛护理 □ 低血容量休克的预防及处理 □ 液体复苏护理 □ 营养支持治疗 □ 用药护理：抑酸、补液、抑酶等 □ 安全护理 □ 心理护理 □ 健康教育	□ 协助办理出院手续、交费等事宜 □ 疾病知识指导：坚持治疗、防止复发 □ 饮食指导 □ 指导定期、规律随访

续表

时间	入院当天	住院第2～7天	出院当日
结果评价	□ 完成入院手续及处置（病历、回示） □ 各项治疗措施及时有效（病历、回示）	□ 患者未发生严重并发症（病历） □ 患者适应良好，病情进展顺利（病历、回示） □ 未发生护理不良事件（病历、回示）	□ 病情恢复、顺利出院（回示） □ 患者了解健康教育知识（回示） □ 坚持定期复诊（病历、回示）
变异	□ 无 □ 有，原因_____ 　处理措施_____	□ 无 □ 有，原因_____ 　处理措施_____	□ 无 □ 有，原因_____ 　处理措施_____
护士签名			

参考文献

[1] 中华医学会外科学分会胰腺外科学组. 中国急性胰腺炎诊治指南(2021). 中华消化外科杂志,2021,20(7):730-739.

[2] Arvanitakis M, Ockenga J, Bezmarevic M, etal. ESPEN guideline on clinical nutrition in acute and chronic pancreatitis[J]. Clin Nutr,2020,39(3):612-631.

[3] Iqbal U, Anwar H, Scribani M. Ringer's lactate versus normal saline in acute pancreatitis: a systematic review and meta-analysis[J]. J Dig Dis,2018,19(6):335-341.

[4] Vege SS, Dimagno MJ, Forsmark CE, et al. Initial medical treatment of acute pancreatitis: american gastroenterological association institute technical review[J]. Gastroenterology, 2018, 154(4): 1103-1139.

第四节　肝硬化食管胃底静脉曲张内镜下精准治疗术临床护理路径

一、适用对象

根据《肝硬化门静脉高压食管胃静脉曲张出血防治指南(2023版)》，符合内镜下精准断流术手术指征的肝硬化食管胃静脉曲张出血(ICD-10:K74.6)者。

二、诊断依据

根据《肝硬化门静脉高压食管胃静脉曲张内镜下硬化剂治疗专家共识》，以下情况为择期肝硬化食管胃底静脉曲张精准断流术纳入指征：急性食管静脉曲张出血、食管静脉曲张出血的二级预防、作为胃静脉曲张组织胶治疗的预充剂。

三、进入路径标准

（1）第一诊断为符合内镜下精准断流术手术指征的肝硬化食管胃静脉曲张出血者。

（2）当患者同时具有其他诊断，但住院期间不需要特殊处理也不影响第一诊断的临床护理路径实施时，可以进入路径。

四、临床护理路径实施规范

（一）入院当天

（1）介绍病区环境、入院须知、陪客制度、主管医生、责任护士。

（2）饮食护理：软食或流质饮食。

（3）办理住院手续，完善各项专项评估和处理，包括深静脉血栓风险因素评估 Caprini 评分、日常功能评估 Barthel 指数、跌倒风险评估 Morse 评分、压力性损伤风险评估 Braden 量表，识别高危患者，实施相应的干预措施，评估患者病史、心理状态及社会支持系统。

（4）病情观察：严密观察患者血压、心率、呼吸等生命体征变化情况；记录患者呕血的性质、颜色、量以及黑便等情况；监测患者凝血酶原时间、血常规等数值变化；监测患者 24 h 尿量的变化；腹水患者注意监测腹围的变化。

（5）皮肤护理：指导患者穿着棉质内衣，用温水洗澡，避免刮伤皮肤。必要时遵医嘱应用止痒药物，保持床单位平整清洁，避免压力性损伤发生。

（6）生活护理：保持病房环境清洁，温湿度适宜，严格控制陪客和探视人数，保障患者在良好的环境下休息。

（二）术前 1 天

（1）介绍围手术期快速康复流程。

（2）饮食护理：术前禁食 6～8 h，禁饮 2～4 h。

（3）个人及用物准备：洗澡、更换病员服、备尿垫、去除假牙和金属饰品。

（4）陪护准备：陪护 1 人。

（5）药品准备：妥善保管术前用药。

（6）心理疏导：护理人员应给予针对性心理疏导，评估患者心理需求，告知患者内镜治疗的好处，分享以往成功治疗的患者经历，宣教具体的治疗步骤和需要注意的事项，以便患者对治疗有详细的了解。

（三）手术当天

1. 术日晨

（1）测量生命体征、血氧饱和度。

（2）在患者右侧上肢建立静脉通道。

(3) 备尿垫 2~3 张,等待手术室接入。

2. 术后当天

(1) 饮食管理:术后禁食 24 h 以上,确认无出血等相关并发症后可遵医嘱进食,指导患者进食流质饮食,逐渐过渡至半流质饮食;介绍饮食不当的不良影响,告知患者可根据病情选择高蛋白、易消化、高热量、无刺激性的食物,嘱其细嚼慢咽、少量多餐。合并肝性脑病患者应限制蛋白质摄入量,避免摄入过量影响术后恢复。

(2) 预防并发症:遵医嘱使用生长抑素类药物、抗生素、质子泵抑制剂等药物。使用微量泵,严格遵医嘱控制输液滴速;使用输液巡视卡,按时巡视;观察患者有无用药后不良反应,如心悸、胸闷、气短、恶心等,若出现这些症状应及时采取干预措施。

(3) 疼痛管理:术后每日评估疼痛 2 次,若出现疼痛随时评估记录;指导患者采取舒适卧位、听轻音乐、转移注意力等措施缓解疼痛不适;必要时遵医嘱使用止痛药物。

(4) 预防跌倒坠床:术后患者较为虚弱,应绝对卧床休息 24 h,下床时遵循下床"三部曲"(床上坐 30 s、床边坐 30 s、床边站 30 s,无不适方可走动),防止跌倒坠床。

(5) 预防压伤:肝硬化患者常伴有低蛋白血症,营养不良,皮肤较薄。皮肤长期受压容易引起压力性损伤,术后应保持床单位柔软、清洁、平整,协助患者定时翻身,预防压力性损伤的发生。

(6) 运动指导:强调术后卧床休息的重要性,嘱患者绝对卧床休息 24 h。若病情允许,指导患者尽早下床做适当活动,从而缩短胃肠功能的恢复时间,防止长时间卧床引发压力性损伤、肺炎、直立性低血压等一系列并发症。

(7) 病情观察:严密观察患者呼吸、脉搏、意识等病情变化,注意呕吐物、大便的性质、量、颜色等,判断有无消化道出血,呕吐时头偏向一侧。

(四) 术后第 1~3 天

(1) 活动指导:指导患者 24 h 内卧床休息,可在床上行握拳、抬臂、屈腿、翻身等活动,协助其床上大小便,24 h 后逐渐增加床边活动。

(2) 饮食指导:术后禁食 24 h,随后逐渐过渡到流质饮食,术后第 3 天行半流质饮食,1 周后进食易消化食物。遵循少食多餐的原则,细嚼慢咽,忌暴饮暴食,食物以低碳水、高热量食物为主,避免坚硬、粗糙、过热、酸辣等刺激性食物。

(3) 用药指导:禁用对肝脏有损坏的药物;使用利尿剂时注意观察尿量,测腹围,监测电解质,静脉营养治疗时做好输液管道及营养状况监测,观察有无不良反应,避免使用非甾体消炎药、血管紧张素酶抑制剂或血管紧张素受体抑制剂,保持大便通畅,防止便秘。必要时遵医嘱使用乳果糖导泻,禁用肥皂水灌肠。

(4) 病情观察:严密观察生命体征,注意呕吐物、大便的性质、量、颜色等,判断有无消化道出血,有无异位栓塞。

(五) 出院当天

1. 出院标准

(1) 神志清楚,生命体征平稳。

(2) 可进食流质饮食,无须静脉输液治疗。

(3) 无相关并发症。

(4) 正常活动不受影响。

2. 出院指导

(1) 发放出院通知单、核对费用、办理结算。

(2) 健康宣教：饮食原则、药物使用、消化道出血的监测、门诊复查。

(3) 协助整理用物，送离病区。

3. 出院随访

加强线上线下随访管理，线上采用电话随访的形式，结合线下专家门诊。

五、变异及原因分析

1. 患者因素

(1) 合并消化道大出血、肝性脑病等并发症需要进一步治疗。

(2) 患者病情加重，需要转入其他科室继续治疗。

(3) 患者依从性差，无法配合医护治疗或检查。

(4) 治疗结果不满意，延长住院治疗时间。

2. 家属因素

(1) 要求增加或拒绝某些治疗或检查。

(2) 家属依从性差，无法配合医护指导和治疗。

(3) 家属要求提前出院。

3. 医护人员因素

(1) 医嘱延迟/执行医嘱延迟。

(2) 发现因误诊而进入临床路径。

(3) 医护人员之间沟通、协作不良。

4. 医院系统因素

(1) 药物因素：临时缺少某些药品。

(2) 医保因素：医保系统故障造成患者无法补登记医保。

六、临床护理路径表单

肝硬化食管胃静脉曲张精准断流术临床护理路径表单见表5.4。

表5.4　肝硬化食管胃静脉曲张精准断流术临床护理路径表单

适用对象：第一诊断为首选治疗方案符合食管胃静脉曲张精准断流术的肝硬化食管胃静脉曲张出血（ICD-10：K74.6）

患者姓名：_____　性别：____　年龄：____　住院号：_____

住院日期：_____年___月___日　手术日期：_____年___月___日　出院日期：_____年___月___日

时间	入院当天	术前1天	手术当天
护理评估	□ 完善一般情况评估:生命体征、呕血情况、尿量、腹围等 □ 完善各项专项评估: 深静脉血栓风险因素评估 Caprini 评分:__分 日常功能评估 Barthel 指数:__分 跌倒风险评估 Morse 评分:__分 压力性损伤风险评估 Braden 量表:__分 □ 评估患者病史、心理状态及社会支持系统	□ 评估血常规、免疫组合、生化、凝血功能 □ 评估血压、血糖、肝功能、肾功能情况 □ 评估门静脉超声检查结果 □ 心电图检查结果 □ 肺部 CT	□ 评估患者神志、生命体征、血氧饱和度、有无恶心、呕吐、胸痛等并发症 □ 评估患者物品准备情况
护理处置	□ 介绍病区环境、入院须知和陪客制度 □ 介绍主管医生、责任护士 □ 办理住院手续 □ 辅助检查指导 □ 饮食护理 □ 皮肤护理 □ 生活护理	□ 介绍围手术期快速康复流程 □ 饮食准备:术前禁食6~8 h,禁饮2~4 h □ 个人及用物准备 □ 药物准备 □ 陪护准备 □ 心理疏导	□ 指导患者排空膀胱,核查个人准备 □ 测量生命体征,建立静脉通道(右上肢) □ 交接术中麻醉方式、手术方式、术中出血情况、生命体征、血氧饱和度及皮肤情况 □ 神志清楚者协助过床 □ 健康教育:患者及/或家属知晓上述术后相关注意事项 □ 饮食指导 □ 运动指导 □ 疼痛管理 □ 预防并发症 □ 预防跌倒坠床、压力性损伤
预期结局	□ 患者能够掌握入院的注意事项,熟悉病区环境(回示)	□ 患者能够掌握术前准备(回示) □ 完善术前检查和评估(病历)	□ 患者生命体征正常,无并发症(病历)
变异	□ 无 □ 有,原因_____ 处理措施_____	□ 无 □ 有,原因_____ 处理措施_____	□ 无 □ 有,原因_____ 处理措施_____
护士签名			

续表

时间	术后第1～3天	出院当天
护理评估	□ 神志 □ 生命体征、血氧饱和度 □ 尿量 □ 皮肤 □ 并发症：恶心、呕吐、胸痛、消化道出血、胸闷等	□ 进食情况 □ 下床活动情况 □ 并发症情况 □ 化验结果
护理处置	□ 活动指导：建立活动目标，逐日增加活动量 □ 饮食指导：病情允许后逐步过渡饮食 □ 用药指导：抑酸药物、预防感染药物、电解质药物 □ 护理宣教指导：用药、饮食、活动等	□ 发放出院通知单、核对费用、办理结算 □ 给予出院指导 □ 健康宣教：饮食原则、药物使用、消化道出血的监测、门诊复查 □ 协助整理用物，送离病区 □ 加强术后出院随访管理
结果评价	□ 患者生命体征平稳，无并发症发生（病历） □ 饮食逐步过渡正常（回示） □ 下床活动逐渐加强（回示）	□ 患者顺利出院（回示） □ 患者掌握出院后的饮食及用药（回示）
变异	□ 无 □ 有，原因_____ 处理措施_____	□ 无 □ 有，原因_____ 处理措施_____
护士签名		

参考文献

[1] 中华医学会消化病学分会,中华医学会肝病学会,中华医学会消化内镜学分会,等.肝硬化门静脉高压食管胃静脉曲张内镜下硬化剂治疗专家共识[J].中华内科杂志,2023,62(1):7-22.

[2] 中华医学会消化内镜学会分会食管胃静脉曲张内镜诊断与治疗学组.肝硬化门静脉高压食管胃静脉曲张内镜下硬化剂治疗专家共识[J].中华消化内镜杂志,2023,40(1):1-11.

[3] 王常凤,江秋霞,张文梅,等.新型多学科协作护理模式在乙肝肝硬化ESVD患者中的应用[J].安徽医专学报,2022,21(1):60-62.

[4] 马真甄,陈丽峰,刘江.预见性护理措施对食管胃静脉曲张精准断流术后门静脉血栓形成的预防研究[J].中国现代医生,2019,57(30):148-151.

[5] 王群.内镜下精准断流术治疗食管胃底静脉曲张的护理体会[J].中国医药指南,2019,17(27):321-322.

[6] 梁娣.延续性护理在肝硬化食管胃静脉曲张内镜下精准断流术患者中的应用研究[D].合肥:安徽医科大学,2023.

[7] 黄菊梅.内镜下胃食管静脉曲张精准断流术护理方法探讨[J].医学理论与实践,2019,32(11):1764-1765.

[8] 唐金玲.内镜下食管胃静脉曲张精准断流术的护理配合[J].系统医学,2020,5(21):175-177.

第五节 溃疡性结肠炎(中度活动)临床护理路径

一、适用对象

第一诊断为溃疡性结肠炎(ICD-10:K51.002)。临床严重程度为中度活动,临床病程为慢性复发型。

二、诊断依据

根据《炎症性肠病诊断与治疗的共识意见(2018年)》,以下情况为溃疡性结肠炎纳入指征:
(1)临床类型:溃疡性结肠炎(ulcerative colitis,UC)临床类型分为初发型和慢性复发型,初发型指无既往病史而首次发作,慢性复发型指临床缓解期再次出现症状;
(2)临床活动性的严重程度:依据改良 Turelove 和 Witts 疾病严重程度分型。
① 轻度:排便次数<4 次/日,便血轻或无,体温和脉搏正常,血红蛋白和红细胞沉降率正常;② 中度:介于轻度和重度之间;③重度:排便次数≥6 次/日,便血重,体温>37.8 ℃,脉搏>90 次/分,血红蛋白<75%的正常值,红细胞沉降率>30 mm/1 h。

三、进入路径标准

(1)第一诊断必须符合溃疡性结肠炎(ICD-10:K51.002)。
(2)符合住院指征:临床活动性的严重程度评估为中度。
(3)临床病程符合慢性复发型。
(4)当患者同时具有其他疾病诊断,但在住院期间不需要特殊处理,也不影响第一诊断的临床路径流程实施时,可以进入路径。

四、临床护理路径实施规范

(一)入院当天

1. 病史评估
发病年龄、既往史、饮食习惯及食物不耐受情况、用药史及治疗方案、吸烟史、饮酒史等。

2. 体格检查
(1)一般情况:体温、体型、是否有贫血表现。
(2)肠道症状:有无腹泻、腹痛、腹肌紧张、腹部包块、肛周脓肿等。

（3）肠外表现：口腔有无溃疡、皮肤有无红斑、有无关节疼痛等。
（4）专项评估：深静脉血栓风险因素评估 Caprini 评分、日常功能评估 Barthel 指数、跌倒风险评估 Morse 评分、压力性损伤风险评估 Braden 量表、营养风险筛查 NRS 2002 评分。

3. 辅助检查
（1）内镜及病理检查。
（2）小肠增强 CT 检查。
（3）盆腔磁共振或盆腔软组织彩超检查。

4. 入科宣教
（1）病房环境介绍。
（2）介绍责任护士、床位医生和医院规章制度，发放便民卡。

（二）住院第 2~5 天

1. 评估
（1）心理-社会状态评估：心理状态、经济状况、社会支持、健康知识接受程度。
（2）评估排便情况，注意观察患者大便的量、性质、次数和颜色，并记录。
（3）评估生命体征、腹部症状及体征。

2. 症状护理
（1）腹痛护理：① 评估患者疼痛部位、程度、性质、持续时间以及伴随症状；② 评估病情进展，如突然出现腹痛性质改变，考虑发生肠梗阻、肠穿孔等并发症；③ 采用非药物缓解疼痛的方法，如听音乐、冥想、腹部热敷（肠腔脓肿者禁用）、针灸等；④ 遵医嘱规范用药：明确无急腹症的发生后，使用药物止痛；⑤ 观察非药物止痛或药物止痛的效果及不良反应；⑥ 急性腹痛患者应卧床休息，采取适当体位，预防跌倒/坠床等意外事件的发生。

（2）腹泻护理：① 观察排便次数、性质、是否存在黏液血便或脓血便以及伴随症状，观察有无口干、尿少、皮肤弹性差等脱水表现；② 饮食上以无渣或少渣、易消化饮食为主，疾病急性期予流质或半流质饮食，必要时遵医嘱禁食；③ 遵医嘱规范化用药，遵医嘱使用肠道益生菌、蒙脱石散、补充电解质等药物；④ 评估腹泻是否与食物不耐受、肠内营养等有关；⑤ 做好肛周皮肤护理，观察有无肛周发红、糜烂等情况，嘱患者便后及时清洗，使用中性清洗剂。

（3）发热护理：① 监测患者体温情况；② 使用温水擦浴、冰块降温、酒精擦拭等物理降温方法降温；③ 遵医嘱规范使用药物降温，使用抗生素、抗病毒等药物；④ 做好安全宣教：发热期间卧床休息，以减少氧耗和体力消耗。

3. 用药护理
（1）常见药物的使用方法及注意事项

① 氨基水杨酸制剂：包括柳氮磺吡啶和 5-氨基水杨酸制剂；剂型有片剂、栓剂、缓释片剂、缓释颗粒、灌肠液；使用方法有口服、塞肛以及灌肠；柳氮磺吡啶宜餐后服用。5-氨基水杨酸类药物的肠溶制剂，临床常用药如美沙拉嗪，宜餐前 1 h 整片口服，缓释颗粒宜餐时服用；美沙拉嗪肠溶片联合保留灌肠能够有效促进 UC 患者肠黏膜的修复，减轻患者炎症反应，缓解病情，提高临床疗效；该治疗方法安全性良好，但需注意保留灌肠的温度、速度并告知患者保留时间；美沙拉嗪的不良反应有恶心、呕吐、腹痛、头痛、皮疹、骨髓抑制、心包炎等，需定期监测血常规、肝功能、肾功能等。

② 糖皮质激素：包括甲泼尼龙、琥珀酸钠氢化可的松、地塞米松等静脉用药以及口服制

剂泼尼松；不良反应有胃肠道反应、向心性肥胖、骨质疏松、糖尿病、感染等；遵医嘱使用口服制剂时可餐时或餐后服用，不可自行随意减量或停药；可预防性使用抑酸药及补充钙剂；注意预防感染。

③ 免疫抑制剂：包括硫唑嘌呤、沙利度胺、甲氨蝶呤、环孢素等；不良反应有胃肠道反应、肝肾功能损害、关节肿痛、白细胞数量下降、骨髓抑制等；用药时不可摄入酒和其他含乙醇的饮料；定期监测血常规、肝肾功能，免疫抑制剂有致畸性，服药期间注意避孕。

④ 生物制剂：包括英夫利昔单抗、阿达木单抗、维得利珠单抗和乌司奴单抗；不良反应有过敏反应、机会性感染、肝功能异常、血液系统异常、恶性肿瘤风险增加、皮肤反应（湿疹、银屑病）等；需严格按照生物制剂安全输注管理规范使用；预防输液反应及过敏反应。

(2) 药物浓度监测及抗药抗体的监测：使用免疫抑制剂及生物制剂过程中，进行药物浓度监测可优化治疗方案。若出现药物失应答，则在下次药物使用前，监测血药浓度、抗药抗体，根据监测情况遵医嘱予以更换药物、调整药物剂量或调整间隔时间等措施。

(3) 提高患者用药依从性：鼓励患者参与用药决策，共同制定用药方案；告知患者遵医嘱用药的重要性及随意停药的危害；加强健康教育，确保患者按疗程定期用药；鼓励家属参与治疗过程，防止患者漏服或错服药物。

4. 营养支持治疗期间护理

(1) 营养筛查与营养评估：使用营养风险筛查NRS 2002工具进行营养风险的筛查，对于有营养风险的患者进行营养状况评估。营养状况评估包括主观评估（患者全面主观评估表）和客观评估（BMI、上臂围、三头肌皮褶厚度、总蛋白、白蛋白等）。

(2) 饮食指导：指导患者记录饮食日记，观察有无加重病情的食物；炎症性肠病缓解期无需限制饮食，尽量选择新鲜的蔬菜和水果，忌冰冷、辛辣、刺激性、隔夜食物；对于疾病活动期、肠道狭窄或有穿透性病变的炎症性肠病患者，避免进食富含膳食纤维的食物。

(3) 肠内营养：肠内营养制剂包括要素饮食、寡肽或半要素饮食、多聚饮食、整蛋白等；使用途径有口服和管饲，肠内营养制剂的剂量≤900 mL/d时可口服，剂量>900 mL/d、全肠内营养支持治疗时建议管饲，管饲时采用输注泵能够提高患者的耐受性，应注意输注的温度、速度，并使用肠内营养耐受表评估患者的耐受程度；做好留置管道期间的护理。

(4) 肠外营养：存在营养不良情况的患者，无法实施肠内营养或肠内营养早期不能满足患者需求时，可进行肠外营养；长期（>7 d）使用肠外营养时，应通过中心静脉输注，并计算患者所需能量、电解质、微量元素等；做好中心静脉相关护理；观察有无代谢并发症、感染并发症等。

5. 心理护理

(1) 炎症性肠病（inflammatory bowel disease, IBD）患者普遍存在不同程度的焦虑、抑郁和睡眠问题，影响患者的生活质量。因此，应加强对IBD患者的心理-社会状态评估，由责任护士在患者入院第2天采用医院焦虑抑郁量表（hospital anxiety and depression scale, HADS）及社会支持量表评估其心理状态和社会支持情况。

(2) 采用炎症性肠病问卷（inflammatory bowel disease questionnaire, IBDQ）或自我管理能力评估量表，了解患者一般状况、自我管理、自我调适能力。

(3) 自我管理能力培训：根据患者接受能力、教育背景等，讲解疾病相关知识，包括诱发因素、饮食管理、情绪管理、基本操作技能、药物知识、医保政策等，让患者全面了解该疾病的治疗进展、用药注意事项等，消除患者对疾病的陌生感，缓解其紧张情绪。

（4）积极心理干预：采取正念减压疗法、正念认知疗法、动机性访谈等心理干预方法，提高患者的心理弹性，进而提高其生活质量。

（5）同伴支持：介绍同病房或同种疾病的病友相互认识、交流，尤其是治疗后处于缓解期患者，病友现身说法，更有说服力；经患者或家属同意后，建立相应 IBD 患者微信群，群内定期发布最新疾病相关知识、治疗进展、医保政策等。

（6）精神心理异常患者推荐转至专科医生或心理咨询师处就诊。

（三）住院第 6～14 天

（1）密切观察患者一般情况，如大便次数、性状、颜色以及伴随症状。
（2）观察和评估患者心理状态的变化，加强患者心理弹性训练。
（3）组织患者及家属共同参与自我管理课程，如疾病知识、药物知识、饮食管理、情绪管理等。
（4）一对一指导患者及家属学习专项操作，如保留灌肠、皮下注射阿达木单抗、自插鼻胃管，通过讲解及现场演练，帮助患者或家属掌握相关技能。
（5）建立电子档案，根据不同治疗方案指导患者加入相应微信群，进行同伴支持指导。

（四）住院第 15～17 天(出院日)

1. 出院标准
（1）少渣饮食情况下，便次、便血情况较入院有较好改善，体温基本正常。
（2）营养摄入状况改善或营养状态稳定。

2. 出院指导
测试患者对疾病了解情况、药物服用方法、不良反应、保留灌肠操作以及复查时间等方面掌握情况，加强出院后用药及生活指导。

3. 出院随访
建立电子档案，患者根据不同治疗方案进入相应微信群，进行居家护理相关指导。利用电话、微信平台、互联网等平台进行随访。

五、变异及原因分析

1. 患者因素
（1）患者出现肠梗阻等情况需要外科手术者。
（2）患者病情加重需转重症监护病房治疗。
（3）患者要求增加或拒绝某些治疗或检查。
（4）患者依从性差，无法配合医护指导和治疗。
（5）合并机会性感染的患者，如艰难梭菌、巨细胞病毒感染的患者需退出该路径。
（6）病情活动程度由中度活动发展至重度活动者，需退出该路径。
（7）结肠镜活检病理提示存在不典型增生或癌变的患者，需退出该路径。

2. 医护人员因素
（1）医嘱延迟/执行医嘱延迟。
（2）发现因误诊而进入临床路径。

(3) 医护人员之间沟通、协作不良。

3. 系统因素

(1) 药物因素：临时缺少某些药品。

(2) 医保因素：医保系统故障造成患者无法补登记医保。

六、临床护理路径表单

溃疡性结肠炎(中度活动)临床护理路径表单见表 5.4。

表 5.4　溃疡性结肠炎(中度活动)临床护理路径表单

适用对象：第一诊断为溃疡性结肠炎(ICD-10：K51.002)中度活动慢性复发型

姓名：_____　住院号：_____　性别：____　年龄：____

住院日期：____年____月____日　出院日期：____年____月____日

时间	住院第 1 天	住院第 2~5 天	住院第 6~14 天	住院第 15~17 天（出院日）
护理评估	□ 评估病史及一般情况 □ 评估肠道症状 □ 评估肠外表现 □ 评估心理-社会支持状态、营养状况等	□ 评估肠道症状 □ 评估肠外表现 □ 评估心理-社会状况、营养状况等 □ 评估患者的经济状况、社会支持、IBD 生活质量、自我管理能力等	□ 评估肠道表现 □ 评估肠外表现 □ 评估心理状态的变化	□ 评估肠道表现 □ 评估药物知识、情绪管理、基本技能掌握情况等
护理处置	□ 介绍病区环境、规章制度 □ 介绍床位医生、责任护士 □ 相关检查指导：实验室检查、心电图、胸片或胸部 CT □ 发放便民卡并告知用途	□ 病情观察：生命体征、排便情况、腹部体征 □ 症状护理：腹痛、腹泻、发热 □ 完善相关检查：腹部彩超、肠镜、小肠 CT 等 □ 邀请入微信群，介绍同病房同种病友认识 □ 借阅 IBD 相关书籍、宣传册 □ 自我管理技能培训 医嘱相关治疗及处置： □ 营养支持治疗 □ 口服药物 □ 静脉输液 □ 保留灌肠	□ 病情观察：生命体征、腹部体征 □ 心理弹性训练 □ 自我管理技能培训 □ 讲解疾病相关知识 □ 建立电子档案，同伴支持教育	□ 病情观察 □ 症状护理 □ 心理护理 □ 出院测试考核 □ 出院健康教育 □ 办理出院手续

续表

时间	住院第 1 天	住院第 2～5 天	住院第 6～14 天	住院第 15～17 天（出院日）
结果评价	□ 完成入科手续及处置(病历) □ 患者知悉便民卡用途(回示)	□ 患者情绪平稳(回示) □ 未出现并发症(病历) □ 了解治疗方案(回示) □ 配合治疗(回示) □ 表达想法(回示)	□ 患者大便次数减少、无脓血便(回示) □ 患者熟练掌握保留灌肠(回示) □ 患者心理韧性增强(病历) □ 接受同伴支持教育(回示)	□ 患者病情好转、顺利出院(病历) □ 患者掌握出院后服药、饮食(回示)
变异	□ 无 □ 有,原因_____ 处理措施_____	□ 无 □ 有,原因_____ 处理措施_____	□ 无 □ 有,原因_____ 处理措施_____	□ 无 □ 有,原因_____ 处理措施_____
护士签名				

参考文献

[1] 中华医学会消化病学分会炎症性肠病学组.炎症性肠病诊断与治疗的共识意见(2018 年,北京)[J].中华消化杂志,2018,38(5):292-311.

[2] 尤黎明,吴瑛.内科护理学[M].7 版.北京:人民卫生出版社,2020:273-275.

[3] 葛均波,徐永健,王辰.内科学[M].9 版.北京:人民卫生出版社,2018:373-376.

[4] 李建升,姜川,郭林,等.美沙拉嗪肠溶片联合保留灌肠对溃疡性结肠炎患者的临床研究[J].中国临床药理学杂志,2023,39(6):781-785.

[5] 李苗苗,熊宇,罗健.炎症性肠病患者营养支持的最佳证据总结[J].中华护理杂志,2021,56(9):1394-1401.

[6] 张吉翔,安萍,刘传,等.中国炎症性肠病患者精神心理和生活质量现状的多中心调查分析[J].中华消化杂志,2022,42(10):686-694.

[7] 尚星辰,林征,罗丹,等.积极心理干预在炎症性肠病病人中应用的系统评价[J].护理研究,2018,32(20):3229-3235.

第六章 肾脏内科

第一节 慢性肾小球肾炎行超声引导下经皮穿刺活检术临床护理路径

一、适用对象

第一诊断为慢性肾小球肾炎（ICD-10：N03.900）。

二、诊断依据

根据《肾脏病学（第四版）》诊断，符合慢性肾小球肾炎的临床表现。
根据《超声引导下肾疾病经皮穿刺活检术实践指南》，明确慢性肾小球肾炎病理类型。

三、进入路径标准

（1）第一诊断为慢性肾小球肾炎（ICD-10：N03.900），需行超声引导下经皮穿刺活检术。
（2）患者同时患有其他疾病，但在住院期间不需特殊处理，也不影响第一诊断的临床路径流程，可以进入路径。

四、临床护理路径实施规范

（一）入院当天

（1）介绍病区环境、入院须知、陪客制度、主管医生、责任护士和团队能力情况。
（2）办理住院手续，完善各项护理专项评估和处理：① 深静脉血栓风险因素评估 Caprini 评分，评估患者年龄、有无血栓史、是否服用激素、有无感染性疾病及创伤等；② 日常功能评估 Barthel 指数，评估患者能否独立进餐、洗漱、穿衣和活动等；③ 跌倒风险评估 Morse 评分，评估患者有无跌倒史、行走时是否需要帮助、有无残疾和功能障碍及认知状况；④ 压力性损伤风险评估 Braden 量表，评估患者皮肤有无破损、身体活动程度、活动能力及营养状况。
（3）评估患者意识状态、合作程度、穿刺处皮肤情况，有无咳嗽、腹痛、腹泻等，女性患者避开月经期。

(4) 评估患者的心理状况和社会支持情况。

(5) 遵医嘱协助完善相关检查检验,检查血常规、尿常规、24 h 尿蛋白定量、凝血功能、肝肾功能、感染性疾病筛查、血型鉴定、泌尿系 B 超等。

(6) 遵医嘱停用抗凝、活血化瘀等药物治疗。

(二) 住院期间(第 2～3 天)

(1) 健康宣教:讲解肾穿刺术的目的、方法和过程,取得患者及家属的理解和配合。

(2) 教会患者肾穿刺的体位,评估患者能否耐受俯卧位,并在此卧位下练习憋气动作。

(3) 指导患者练习平卧位状态下行床上大小便。

(4) 备好盐袋、便盆或尿壶。

(5) 评估患者的血压、凝血功能、肝功能、肾功能指标,必要时遵医嘱予降压处理、纠正凝血功能。行血液透析的患者,在肾穿刺术前 24 h 避免使用肝素或低分子肝素血液透析。

(6) 心理疏导:充分并实事求是地解答患者的疑问,减轻患者及家属的焦虑和恐惧心理。

(三) 住院期间(第 4～6 天)

1. 肾穿刺术前护理

(1) 监测患者生命体征。

(2) 建立留置针通路,以备术中、术后静脉输液用。

(3) 遵医嘱使用止血药。

(4) 评估患者心理状况,必要时遵医嘱予镇静处理。

(5) 遵医嘱行血型鉴定,必要时予备血。

(6) 评估患者进食状况,手术当日不宜过饱。

(7) 完善个人准备,护送患者至日间手术室或 B 超穿刺室。

2. 肾穿刺术后护理

(1) 穿刺结束后,护送患者返回病房,协助患者取平卧位,腹带包扎、盐袋压迫 6～8 h(根据患者尿液颜色决定压迫时间),绝对卧床休息 24 h。

(2) 加强病情观察,监测患者血压、脉搏,观察穿刺点有无出血或血肿,患者有无主诉腰痛、腹痛、腹胀不适。

(3) 指导患者进食清淡、易消化食物,多饮水,尽早排尿(排尿困难时可遵医嘱予导尿),观察尿液颜色和性质,有无肉眼血尿,送检尿标本。

(4) 遵医嘱予止血、对症处理。

(5) 并发症的观察:观察有无肉眼血尿、腰痛、腹痛、恶心呕吐、发热等症状。

3. 肾穿刺术后 1～3 天

(1) 患者卧床 24 h 后可下床,遵循"下床四部曲",需小范围轻度活动。

(2) 遵医嘱予止血、对症处理。

(3) 给予低盐、低脂、优质蛋白饮食。

(4) 并发症的观察:观察有无肉眼血尿、腰痛、腹痛、恶心呕吐、发热等症状。

(5) 健康宣教:讲解慢性肾小球肾炎发病诱因、临床表现、并发症观察等知识,讲解激素或免疫抑制剂、保护肾脏药物的作用和副作用,强调使用药物的注意事项;注意个人防护,避免到人多的公共场合导致交叉感染,或摄入不卫生的食物导致肠道感染;指导选择合适的锻炼方式(如散步等),讲解居家活动或锻炼的注意事项,避免重体力劳动;指导就医流程。

(四)出院当日(住院第7~10天)

1. 出院标准

(1)患者肾穿刺术后无出血、感染并发症。

(2)患者生命体征平稳,经诊治确定好治疗方案及用药。

2. 出院指导

(1)根据出院医嘱,发放出院通知单,指导患者办理出院手续。

(2)根据治疗方案和出院小结,指导患者药物使用方法及用药注意事项。

(3)讲解居家活动的注意事项,指导患者1个月内避免剧烈或重体力活动。

(4)指导患者自我监测,观察有无肉眼血尿、腰痛、腹痛、恶心呕吐、头晕等并发症。

(5)注意做好个人防护,出门戴口罩,避免到人多的公共场合,注意饮食卫生。

(6)指导患者定期肾脏内科门诊复诊,讲解门诊复诊流程。

3. 出院随访

利用互联网医院、电话、肾脏内科门诊对患者进行线上、线下随访和管理,指导患者自我观察和护理,出现异常情况及时就医。

五、变异及原因分析

1. 患者因素

(1)出现肾穿刺并发症,如出血、肾周血肿、动静脉瘘需要进一步治疗。

(2)患者出现肾功能急剧恶化、高血压等并发症,需要住院期间治疗。

(3)合并其他系统疾病,需要延长住院时间治疗。

(4)患者要求其他治疗或会诊。

(5)患者无法配合医护指导和治疗。

2. 家属因素

家属拒绝行肾穿刺术。

3. 医护人员因素

(1)因误诊而进入临床路径。

(2)医护人员之间沟通、协作不良。

4. 出院计划因素

患者或家属要求提前出院。

5. 医院系统因素

(1)穿刺针供应不及时。

(2)B超室人员时间冲突,无法按时行肾穿术。

六、临床护理路径表单

慢性肾小球肾炎行超声引导下经皮穿刺活检术临床护理路径表单见表6.1。

表 6.1　慢性肾小球肾炎行超声引导下经皮穿刺活检术临床护理路径表单

适用对象：第一诊断为慢性肾小球肾炎（ICD-10：N03.900）。

患者姓名：_____　性别：____　年龄：____　住院号：_____

住院日期：____年___月___日　手术日期：____年___月___日　出院日期：____年___月___日

时间	入院当天	住院第 2～3 天
护理评估	□ 完善各项专科评估 □ 深静脉血栓风险因素评估 Caprini 评分：__分 □ 日常功能评估 Barthel 指数：__分 □ 跌倒风险评估 Morse 评分：__分 □ 压力性损伤风险评估 Braden 量表：__分 □ 评估意识和合作程度 □ 评估穿刺处皮肤情况 □ 评估有无咳嗽、腹痛、腹泻等 □ 评估女性患者是否避开月经期 □ 评估心理状况和社会支持情况	□ 评估患者肾穿刺体位耐受情况 □ 评估患者凝血功能、肝功能、肾功能等指标 □ 评估血压情况 □ 评估患者心理状况
护理处置	□ 协助办理住院手续 □ 介绍病区环境、入院须知和陪客制度 □ 介绍主管医生、责任护士 □ 肾内科护理常规 □ 遵医嘱停用抗凝、活血化瘀等药物 □ 遵医嘱完善相关检查检验 □ 辅助检查指导 □ 入院健康教育	□ 讲解肾穿目的、方法和过程 □ 训练患者穿刺体位及憋气动作 □ 训练患者床上大小便 □ 备好盐袋、便盆或尿壶 □ 遵医嘱予降压处理 □ 遵医嘱予纠正凝血功能 □ 心理疏导
结果评价	□ 患者积极配合完善相关评估和处置（病历） □ 完成相关检查（病历） □ 患者了解相关制度和健康指导（回示）	□ 患者掌握穿刺体位和憋气动作，能床上大小便，备好用物（回示） □ 完成术前检查和评估（病历）
变异	□ 无 □ 有，原因_____ 　处理措施_____	□ 无 □ 有，原因_____ 　处理措施_____
护士签名		
时间	肾穿刺术当天（术前护理）	肾穿刺术当天（术后护理）
护理评估	□ 评估个人准备 □ 评估心理状态 □ 评估进食状况	□ 评估生命体征，有无低血压、心率快、出冷汗、头晕等症状 □ 评估尿液颜色和性质，有无肉眼血尿 □ 评估有无腰痛、腹痛、恶心呕吐等症状

续表

时间	肾穿刺术当天（术前护理）	肾穿刺术当天（术后护理）
护理处置	□ 监测生命体征 □ 建立静脉留置针通路 □ 遵医嘱使用止血药 □ 遵医嘱予镇静处理 □ 遵医嘱予血型鉴定 □ 指导饮食不宜过饱 □ 护送患者至B超室或穿刺室	□ 平卧位，卧床24 h，腹带包扎、盐袋压迫6～8 h □ 监测生命体征 □ 鼓励患者尽早排尿 □ 饮食、饮水管理：进清淡易消化食物，多饮水 □ 用药护理：遵医嘱予止血、对症处理 □ 并发症的观察：有无肉眼血尿、腰痛、腹痛、恶心呕吐、发热等症状
结果评价	□ 患者完成个人准备，情绪稳定（回示） □ 患者生命体征平稳（病历）	□ 患者生命体征平稳，积极配合穿刺（病历） □ 患者尿色正常，未发生并发症（病历）
变异	□ 无 □ 有，原因_____ 　处理措施_____	□ 无 □ 有，原因_____ 　处理措施_____
护士签名		

时间	肾穿刺术后第1～3天	出院当天（第7～10天）
护理评估	□ 评估生命体征、尿液颜色、性质 □ 评估患者活动状况 □ 评估有无并发症 □ 评估知识掌握情况	□ 评估患者疾病和用药知识掌握情况 □ 评估患者生命体征，有无并发症
护理处置	□ 指导患者卧床24 h后下床活动 □ 遵医嘱予止血、对症处理 □ 指导低盐、低脂、优质蛋白饮食 □ 并发症的观察 □ 健康宣教：疾病知识、居家活动、并发症观察、个人防护等	□ 根据治疗方案，讲解用药知识及注意事项 □ 发放出院通知单，指导患者办理出院手续 □ 健康宣教：居家活动注意事项、并发症的观察、用药注意事项、个人防护、门诊复诊流程 □ 随访管理：对患者进行线上、线下随访
结果评价	□ 患者生命体征平稳，未发生并发症（病历） □ 患者掌握居家护理知识（回示）	□ 患者一般情况良好（病历） □ 患者掌握疾病、用药及居家护理知识（回示） □ 患者掌握复诊流程（回示）
变异	□ 无 □ 有，原因_____ 　处理措施_____	□ 无 □ 有，原因_____ 　处理措施_____
护士签名		

参考文献

[1] 王海燕,赵明辉. 肾脏病学[M]. 4版. 北京:人民卫生出版社,2021:453-467.

[2] 章建全,闫磊,赵佳琦. 超声引导下肾疾病经皮穿刺活检术实践指南[J]. 中华医学超声杂志(电子版),2021,18(11):1023-1043.

[3] Ubara Y, Kawaguchi T, Nagasawa T, et al. Kidney biopsy guidebook 2020 in Japan[J]. Clinical and Experimental Nephrology, 2021, 25(4):325-364.

[4] Walker P D, Cavallo T, Bonsib S M. Practice guidelines for the renal biopsy[J]. Modern Pathol, 2004, 17(12):1555-63.

[5] 赵纬昊,张亚妮,李柯等. 超声引导下经皮肾穿刺活检后出血的危险因素[J]. 首都医科大学学报,2022,43(5):694-699.

[6] Gutman T, Lopez-Vargas P, Manera K, et al. SAT-236 identifying and integrating patient and caregiver perspectives in clinical practice guidelines for percutaneous renal biopsy[J]. Kidney Int Rep, 2019,4(7):S106.

[7] 王婧,赵宝青,王学敏. 术前应用苯巴比妥钠对肾穿刺活检术患者临床疗效及并发症的影响[J]. 中国老年学杂志,2019,39(11):2702-2704.

[8] 李凤,方芹,李惠施,等. 超声引导肾穿刺活检术后出现血肿的危险因素分析[J]. 中国超声医学杂志,2020,36(2):132-135.

[9] Poggio E D, McClelland R L, Blank K N, et al. Systematic review and meta-analysis of native kidney biopsy complications[J]. Clin J Am Soc Nephro, 2020, 15(11):1595-1602.

[10] 彭清泉,徐钢,张春秀,等. 武汉市某三甲医院 IgA 肾病肾穿刺活检患者临床路径实施效果评价[J]. 医学与社会,2015,28(10):18-20.

第二节　择期腹膜透析置管术围术期临床护理路径

一、适用对象

根据《中国腹膜透析置管指南》,符合腹膜透析管置入术(ICD-9-CM-3:54.9301)手术指征的患者。

二、诊断依据

根据《改善全球肾脏病预后组织(Kidney Disease:Improving Global Outcomes,KDIGO)临床实践指南》和《慢性肾脏病早期筛查、诊断及防治指南》,以下情况为择期腹膜透析置管术的纳入指征:

(1) 慢性肾功能不全尿毒症期和(或)慢性肾脏病5期。

(2) 实验室检查:肾小球滤过率(glomerular filtration rate,GFR)小于 15 mL/(min·1.73 m^2),残余肾功能每周 Kt/V 小于2.0,需要行肾脏替代治疗。

三、进入路径标准

(1) 第一诊断为首选治疗方案符合编码号 ICD-9-CM-3：54.9301 腹膜透析管置入术手术编码者。

(2) 当患者同时具有其他疾病诊断,但在住院期间不需要特殊处理也不影响第一诊断的临床路径流程实施时,可以进入路径。

四、临床护理路径实施规范

(一) 入院当天

(1) 协助办理住院手续,介绍病区环境、入院须知、陪客制度、床位医生、责任护士。
(2) 评估患者的一般情况、心理状况、家庭社会支持系统情况。
(3) 完善专项护理风险评估和处理,包括深静脉血栓风险因素评估 Padua 评分、日常功能评估 Barthel 指数、跌倒风险评估 Morse 评分、压力性损伤风险评估 Braden 量表。
(4) 进行疾病相关知识宣教,讲解专科检查相关注意事项,完善术前检查。
(5) 协助主管医师共同向患者讲解腹膜透析和血液透析两种透析方式的优缺点、适应证、禁忌证等,让患者选择透析方式,并给予中肯的治疗建议。

(二) 术前 2 天

(1) 对拟选择腹膜透析的患者由腹透专科护士协助医生进行全面评估,主要包括：
① 患者腹部情况,特别是腹部手术史、疝、消化系统疾病史等。
② 患者合并疾病情况(多囊肾、糖尿病神经源性膀胱、脏器脱垂等)及心肺功能情况。
③ 患者视力状况。
④ 患者的家庭环境和卫生情况。
⑤ 患者的心理状态。
⑥ 患者对疾病的认知度及能否独立完成腹透换液操作(家庭辅助人员情况)。
(2) 结合病情向患者简述腹膜透析置管手术的过程,指导参观腹膜透析换液室和培训室,消除患者的紧张心理。

(三) 术前 1 天

(1) 配合医生与患者及其家属进行术前谈话沟通,讲解手术的过程及可能出现的并发症,取得患者及家属的理解和配合,签署手术知情同意书。
(2) 术前常规备皮,注意手法轻柔,勿损伤患者皮肤。
(3) 协助医生根据体表定位方法,标记皮肤切口及导管出口位置。
(4) 指导患者完善居家腹膜透析物品准备。
(5) 告知患者如采用全麻或硬膜外麻醉,术前需禁食 8 h。
(6) 予心理疏导,缓解患者焦虑恐惧情绪。

(四) 手术当天

1. 术日晨

(1) 嘱患者排空大小便,便秘者遵医嘱给予灌肠通便处理,遵医嘱予保留导尿。

(2) 术前用药:遵医嘱予术前预防性使用抗生素,做好用药解释;精神过度紧张者遵医嘱酌情使用镇静药物。

(3) 测量生命体征,做好护理记录。

(4) 给予心理疏导,安抚患者,使其保持情绪稳定。

2. 术后当天

(1) 指导患者卧位,避免屈膝卧位,防止导管上漂。

(2) 术后疼痛管理:采用 NRS 疼痛评估量表进行疼痛评分,给予转移注意力、听音乐、心理疏导等疼痛护理措施,必要时遵医嘱予止痛药物。

(3) 饮食指导:嘱患者排气后进食清淡、易消化食物。

(4) 用药指导:遵医嘱使用止血药,做好用药解释,观察用药效果。

(5) 冲洗腹腔:遵医嘱予 1.5% 葡萄糖腹膜透析液冲洗腹腔,既可观察术后腹腔内出血量又可冲洗掉管内积存血液,避免腹腔感染;注意观察灌入液体的速度和引出液体的速度、颜色、出量等情况并记录。

(6) 手术切口护理:观察切口有无渗血、渗液,腹腔内有无不适,指导咳嗽时保护切口的方法。

(7) 管道护理:注意腹膜透析管路连接情况,确保紧密连接并妥善固定短管,防止牵拉管路;术后 6 h 遵医嘱拔除尿管,鼓励患者自行排尿。

(五) 术后 1~2 天

(1) 活动指导:避免床上屈膝动作,鼓励患者下床活动,前 3 d 活动应适量,3 d 后根据腹部切口情况逐渐增加活动量;咳嗽时注意保护手术切口。

(2) 腹膜透析换液环境准备:关闭门窗,紫外线消毒半小时,严格消毒操作台。个人准备:七步洗手法洗手,戴口罩帽子。

(3) 换液操作培训:患者观看操作视频+腹膜透析护士示范+病人模型练习+腹膜透析护士纠错。

(4) 腹膜炎监测及紧急处理:采用图片讲解方式,结合情景模拟演示,如出现腹透液浑浊、腹痛、发热等症状时应主动、及时向负责的医护人员报告病情,指导患者正确保存透出液并送检。

(5) 营养管理:应用营养风险筛查量表 NRS 2002 进行营养评估,予饮食指导,包括合理的饮食原则及推荐的膳食结构,控制盐分摄入、优质蛋白质的选择及摄入量、热能摄入的控制以及食物正确的烹饪方法等,预防营养不良情况发生。

(6) 心理疏导:帮助患者建立战胜疾病的信心,保持心情舒畅。

(六) 术后 3~4 天

(1) 换液操作培训:患者实操练习+护士床边指导。

(2) 出口处护理:指导患者出口处观察与护理的方法、术后洗澡方法、导管出口和隧道感染的预防及处理方法。

(3) 用药指导：常用药物作用及服用注意事项。

(4) 饮食指导：指导患者多食蔬菜、水果、富含纤维素的食物，保持大便通畅，必要时可遵医嘱予口服通便药物。

(5) 水盐平衡管理：水盐摄入原则及要求、体重监测方法及意义、水肿的紧急处理；指导患者每日测量血压；做好腹透日记记录（血压、体重、出入量），保持体液平衡对改善患者预后至关重要。

(6) 腹膜透析常见问题的预防及紧急处理：导管破损或渗漏、透析液渗漏、外接短管脱落、透析液引流不畅、接口污染、皮肤瘙痒等。

(七) 术后5~6天

(1) 评估出口处及切口情况：敷料干燥、切口无渗出、出口周围无压痛。
(2) 发放《腹透患者出院指导》《腹透居家日记》。
(3) 居家自我护理注意事项：居家环境管理、导管保护、血压监测、外出及旅行准备。
(4) 操作考核：换液操作、出口处护理及纠错。
(5) 理论考核：腹膜炎、饮食、体重、导管护理等。
(6) 纳入腹透随访管理系统，定期随访。
(7) 介绍腹透门诊功能、门诊医生、门诊时间、介绍腹透门诊随访时间和要求、随访频率、随访方法。
(8) 出院准备评估：换液操作环境及腹膜透析用物准备、腹膜透析液购买渠道、当地腹膜透析医疗与护理水平。

(八) 出院当天

1. 出院标准
(1) 切口甲级愈合，无红、肿、热、痛及渗出。
(2) 未出现需继续住院诊治的手术并发症/合并症。
(3) 患者和(或)家属掌握腹膜透析操作流程、导管出口处换药及腹膜透析相关注意事项，经专科护士指导腹膜透析操作考核符合要求。

2. 出院指导
(1) 运动指导：腹膜透析患者适合进行的有氧运动，如慢跑、快步走、太极拳等，给予患者个性化指导，提升患者生活质量。
(2) 饮食指导：给予个体化饮食指导，特别是优质蛋白质、热能、液体和无机盐、钾、磷的摄入，讲解营养治疗的重要性。
(3) 用药指导：遵医嘱指导患者降压、降磷、促红细胞生成素等药物的使用，讲解药物作用、副作用以及使用期间的注意事项，定期评估用药效果。

3. 出院随访
(1) 随访平台：利用互联网医院、电话、微信对患者进行线上随访，利用门诊、肾友会、家访等对患者进行线下随访；患者需定期至腹透专科门诊、专科营养门诊复诊。
(2) 随访时间：出院1周电话随访，而后每月电话随访1次，询问患者居家腹透情况；出院2周至腹透专科门诊复诊；开始透析后1个月需住院行腹膜平衡试验、腹透操作再考核再培训、营养指导等；之后每3～6个月住院进行透析充分性评估、更换外接短管等。

五、变异及原因分析

1. 患者及家属因素

（1）患者术后出现并发症：术后感染、管路异常、胸腹漏等，需进一步的诊断和治疗。

（2）术后治疗效果不满意，需延长住院治疗时间。

（3）患者拒绝术后尿路平片检查。

（4）患者和（或）家属腹透操作考核不合格，不能进行居家腹膜透析操作，需延长住院时间。

2. 出院计划因素

患者或其家属要求提前或延迟出院。

3. 医院系统因素

（1）因医院流程、制度导致检验或检查延期。

（2）因医保政策限制需提前出院。

六、临床护理路径表单

择期腹膜透析置管术围术期临床护理路径表单见表6.2。

表6.2　择期腹膜透析置管术围术期临床护理路径表单

适用对象：第一诊断为首选治疗方案符合腹膜透析置管者（编码号ICD-9-CM-3：54.9301）。

患者姓名：_____　性别：____　年龄：____　住院号：_____

住院日期：____年___月___日　手术日期：____年___月___日　出院日期：____年___月___日

时间	入院当天	术前2天	术前1天	手术当日
护理评估	□ 评估一般情况 □ 评估心理状况 □ 评估家庭社会支持系统 □ 完善护理专项评估： 深静脉血栓风险因素评估 Padua 评分：__分 日常功能评估 Barthel 指数：__分 跌倒风险评估 Morse 评分：__分 压力性损伤风险评估 Braden 量表：__分	□ 评估患者的基本情况 □ 评估患者视力情况 □ 评估腹部情况 □ 评估合并症情况及心肺功能情况 □ 评估家庭环境及卫生情况 □ 评估患者疾病认知情况 □ 评估患者心理状况	□ 评估血常规、尿常规、免疫组合、生化、凝血功能、铁代谢指标、iPTH □ 评估血压、血糖、肝肾功能、心功能情况 □ 评估胸片、心电图、心脏彩超、腹部超声	□ 评估患者24h生命体征 □ 评估疼痛情况 □ 评估手术切口及导管出口处渗血渗液情况 □ 评估腹腔冲洗效果：液体速度、颜色、出量等

续表

项目				
护理处置	☐ 办理住院手续 ☐ 介绍病区环境、入院须知和陪客管理制度 ☐ 介绍床位医生、责任护士 ☐ 讲解专科检查相关注意事项,完善术前检查 ☐ 辅助检查指导 ☐ 入院宣教:疾病相关知识、两种透析方式的优缺点	☐ 介绍腹透责任护士 ☐ 简述腹透置管手术过程 ☐ 指导患者参观腹膜透析换液室和培训室	☐ 做好术前谈话沟通,讲解可能出现的并发症 ☐ 术前常规备皮 ☐ 协助医生标记皮肤切口及导管出口位置 ☐ 指导患者完善居家腹透物品准备 ☐ 介绍麻醉方式、讲解术前禁食水要求 ☐ 心理疏导	☐ 遵医嘱予灌肠、保留导尿 ☐ 指导患者卧位 ☐ 术后疼痛管理 ☐ 饮食指导:清淡、易消化饮食 ☐ 用药护理:术前抗生素、降压药物、止血药物 ☐ 管道护理:连接、固定、术后6h拔除导尿管 ☐ 腹腔冲洗 ☐ 切口护理 ☐ 心理护理
结果评价	☐ 患者能够熟悉病区环境(回示) ☐ 完成入院相关专科检查和护理常规(病历)	☐ 患者能够掌握术前准备(回示) ☐ 完善术前检查和评估(病历)	☐ 患者及家属了解腹膜透析的基本要求(回示) ☐ 患者以最佳状态接受手术(回示)	☐ 患者情绪平稳,能积极配合手术(回示) ☐ 无术后并发症(回示)
变异	☐ 无 ☐ 有,原因_____ 处理措施_____	☐ 无 ☐ 有,原因_____ 处理措施_____	☐ 无 ☐ 有,原因_____ 处理措施_____	☐ 无 ☐ 有,原因_____ 处理措施_____
护士签名				
时间	术后1~2天	术后3~4天	术后5~6天	出院当天
护理评估	☐ 评估手术切口及导管出口处渗血渗液及疼痛 ☐ 评估腹透管进出水速度 ☐ 评估引出液体速度、颜色、出量等 ☐ 评估患者排便情况 ☐ 评估营养状况 ☐ 评估心理状态	☐ 评估手术切口及导管出口处渗血渗液及疼痛 ☐ 评估腹透管进出水速度 ☐ 评估引出液体速度、颜色、出量等 ☐ 评估患者排便情况	☐ 评估腹透理论得分,不符合要求再次培训 ☐ 评估腹透操作得分,不符合要求再次培训 ☐ 评估出口处及切口情况 ☐ 评估家庭环境准备情况,透析用品是否齐全	☐ 评估出口和切口愈合情况 ☐ 评估有无手术并发症/合并症 ☐ 评估评估腹透相关知识掌握情况

续表

时间	术后1~2天	术后3~4天	术后5~6天	出院当天
护理处置	□ 活动指导 □ 换液操作环境及个人准备 □ 换液操作培训：观看操作视频＋腹膜透析护士示范＋病人模型练习 □ 腹膜炎监测及紧急处理 □ 营养管理 □ 心理护理	□ 换液操作培训：患者实操练习、护士床边指导 □ 出口处护理：出口处观察与护理、术后洗澡、导管出口和隧道感染的预防及处理 □ 用药指导 □ 饮食指导 □ 水盐平衡管理培训 □ 腹透常见问题的预防及紧急处理培训	□ 发放《腹透患者出院指导》《腹透居家日记》 □ 纳入腹透随访管理系统,定期随访 □ 健康教育：居家自我护理注意事项、腹透液及腹透用物的订购与储存、门诊随访要点	□ 出院运动指导 □ 出院饮食指导 □ 出院用药指导 □ 协助办理出院
结果评价	□ 未出现早期并发症(病历) □ 患者树立无菌概念(回示) □ 患者准确执行腹透治疗(回示)	□ 未出现出口及导管相关并发症(病历) □ 患者或家属能独立完成腹透换液及出口处护理操作(回示) □ 患者及家属掌握各项腹透相关知识(回示)	□ 患者或家属掌握腹透相关知识(回示) □ 相关物品配置齐全(回示) □ 出院准备充分(回示)	□ 患者顺利出院(回示)
变异	□ 无 □ 有,原因_____ 　处理措施_____	□ 无 □ 有,原因_____ 　处理措施_____	□ 无 □ 有,原因_____ 　处理措施_____	□ 无 □ 有,原因_____ 　处理措施_____
护士签名				

参考文献

［1］ 中国腹膜透析置管专家组. 中国腹膜透析置管指南［J］. 中华肾脏病杂志,2016,32(11)：867-871.
［2］ Kdigo 2012 clinical practice guideline for the evaluation and management of chronic kidney disease［J］. Kidney Int Suppl,2013,3(1):1-150.
［3］ 上海市肾内科临床质量控制中心专家组. 慢性肾脏病早期筛查、诊断及防治指南(2022年版)［J］. 中华肾脏病杂志,2022,38(5):453-464.
［4］ 陈香美. 腹膜透析标准操作规程［M］. 北京：人民军医出版社,2010:38-40.
［5］ 李肖肖,路海云,刘晓芬,等. 腹膜透析相关性腹膜炎预防与管理的证据总结［J］. 中国实用护理杂志,2022,38(23)：1804-1810.

［6］ 王珠,聂晚年.腹腔镜下腹膜透析置管术后综合护理干预及并发症的护理体会[J].中国医药指南,2017,15(16):254-255.

［7］ 王雅洁,顾则娟,毛慧娟,等.腹膜透析操作装置的制作及应用[J].中华护理杂志,2018,53(7):878-880.

［8］ 《中国围透析期慢性肾脏病管理规范》专家组.中国围透析期慢性肾脏病管理规范[J].中华肾脏病杂志,2021,37(8):690-704.

［9］ Bennett P N,Bohm C,Harasemiw O,et al. Physical activity and exercise in peritoneal dialysis: International Society for Peritoneal Dialysis and the Global Renal Exercise Network practice recommendations[J]. Perit Dial Int,2022,42(1):8-24.

［10］ 中国医师协会肾脏内科医师分会,中国中西医结合学会肾脏疾病专业委员会营养治疗指南专家协作组.中国慢性肾脏病营养治疗临床实践指南(2021版)[J].中华医学杂志,2021,101(8):539-559.

第七章 血液科

第一节 成人急性髓细胞白血病（初治非急性早幼粒细胞白血病）临床护理路径

一、适用对象

第一诊断为急性髓细胞白血病（ICD-10：M9840/3；M9861/3；M9867/3；M9870-4/3；M9891-7/3；M9910/3；M9920/3）。

二、诊断依据

根据《WHO 造血和淋巴组织肿瘤分类》（WHO Classification of Tumours of Haematopoietic and Lymphoid Tissues）诊断，以下情况为急性髓细胞白血病纳入指征：① 体检有无以下体征：发热、皮肤黏膜苍白、皮肤出血点及瘀斑、淋巴结及肝脾肿大、胸骨压痛等；② 血细胞计数及分类；③ 骨髓检查：形态学（包括组化）、活检（必要时）；④ 免疫分型；⑤ 细胞遗传学：核型分析、荧光原位杂交技术（fluorescence in situ hybridization，FISH）（必要时）；⑥ 有条件时行组合融合基因和预后相关基因突变检测。

三、进入路径标准

（1）第一诊断必须符合急性髓细胞白血病，疾病编码（ICD-10：M9840/3；M9861/3；M9867/3；M9870-4/3；M9891-7/3；M9910/3；M9920/3）。

（2）患者年龄≥18 岁。

（3）患者同时具有其他疾病诊断，但在住院期间不需要特殊处理也不影响第一诊断的临床护理路径流程实施。

四、临床护理路径实施规范

(一) 住院第1天(入院日)

(1) 办理住院手续,病区环境介绍、床位医生和责任护士介绍。

(2) 进行一般护理评估,如神志、语言表达、生命体征、过敏史、既往史、皮肤状况、饮食情况、排泄情况等。

(3) 完善各项专项评估和处理,包括深静脉血栓风险因素评估Padua评分、日常功能评估Barthel指数、跌倒风险评估Morse评分、压力性损伤风险评估Braden量表、营养风险筛查NRS 2002评分,识别高危患者,并采取相应的干预措施。

① 疼痛评估:应用视觉模拟量表(VAS)又称视觉模拟评分法,对患者进行疼痛筛查,临床评定以0～2分为优,3～5分为良,6～8分为可,>8分为差。对存在疼痛的患者进行动态评估,尤其关注爆发痛的发生。评估疼痛的部位、强度、性质、疼痛发生的时间特征、缓解或加重疼痛的因素,疼痛对患者日常生活和心理的影响。

② 营养风险筛查NRS 2002:总分值≥3分,汇报医生,制定营养计划,予饮食指导及营养知识健康教育。

(4) 宣教化验、检查的相关知识。

(5) 心理评估及支持:热情接待患者,与患者交谈过程中,了解其职业、文化程度、社会背景、家庭状况、经济条件、性格特征、对疾病的感受、对治疗的态度、既往成长经历等,以便有针对性地实施心理护理,帮助患者尽快适应科室环境,消除紧张焦虑的情绪。

(二) 住院化疗前(第2～3天)

1. 专科评估

(1) 评估贫血程度:按照WHO贫血分级标准进行贫血的严重程度的评估(表7.1)。结合睑结膜、甲床、口唇颜色、面色,有无头晕、胸闷、心悸、气急情况及活动前后生命体征的改变等临床体征,进行评估。

表7.1 肿瘤贫血严重程度分级

程度	血红蛋白 (g/L)
0级(正常)	正常值
1级(轻度)	90～<正常值
2级(中度)	60～<90
3级(重度)	30～<60
4级(极重度)	<30

(2) 评估出血的情况

评估患者有无皮肤黏膜、鼻、牙龈和消化道出血,女性患者月经量增多,其他内脏及颅内出血的症状体征。根据血小板情况遵医嘱进行相应处理(表7.2)。

表 7.2　血小板低下与治疗的情况

血小板（$10^9/L$）	治　　疗
≥100	/
99～75	不需要处理
74～50	不需要处理
49～25	积极治疗
<25	积极治疗

（3）发热评估

评估感染发生的部位及症状体征，监测患者的体温变化，鉴别感染性发热、非感染性发热及肿瘤热。

2. 身体状况评估

(1) 评估患者活动能力、检查指标、心肺功能。

(2) 评估患者口腔情况：有无口腔溃疡、龋齿，有无口腔黏膜炎既往史。

(3) 评估患者胃肠道状态：有无相关胃肠道疾病史、胃肠道功能、有无习惯性便秘。

(4) 评估皮肤情况：评估患者有无皮肤破损，肛周有无感染，有无痔疮。

3. 心理状况评估

化学治疗疗程长，副作用多，病程易反复，加之医疗费用大，患者易产生倦怠和放弃心理。此阶段，应重点加强医患沟通，鼓励其说出心理感受，帮助及时宣泄情绪，进行针对性疏导并予社会支持性治疗，使患者接受即将化疗的事实。

4. 输液管路评估

(1) 通过早期评估选择合适类型的外周或中心血管通路装置。

(2) 患者治疗方案、药物的特性、对血管通路要求。

(3) 预期治疗的持续时间。

(4) 血管特点。

(5) 年龄、伴随疾病。

(6) 输液治疗史。

(7) 维护的能力和可用资源。

(8) 需置管的患者应签署经外周静脉穿刺中心静脉置管术（Peripherally Inserted Central Venous Catheter，PICC）置管知情同意书，并及时遵医嘱予置管。

5. 症状护理

(1) 高白细胞/白细胞瘀滞护理：卧床休息，水化碱化，预防肿瘤溶解综合征及白细胞瘀滞。

(2) 贫血护理：卧床休息，避免剧烈运动，予吸氧以改善机体缺氧症状，重度及极重度贫血需绝对卧床休息，遵医嘱输注血制品。

(3) 出血护理：应注意预防出血，血小板<$20×10^9/L$ 的患者，应绝对卧床休息。使用软毛刷或漱口液，避免剔牙；勿挖鼻孔，天气干燥时可遵医嘱涂金霉素眼膏或用薄荷油滴鼻；勿抓挠皮肤；多饮水，多食蔬菜、水果，以保持大便通畅；经常更换注射部位，注射完毕后延长按压时间。

（4）发热护理：遵医嘱予物理或药物降温，留取患者血培养标本，嘱其进食高热量、高维生素食物，出汗时及时更换衣物。

（5）输血护理：严格执行输血制度，先慢速滴注 15 min，若无不良反应，按患者的年龄、心肺功能、贫血类型及贫血的程度调节输血滴速。输血过程中应密切观察输血引起的不良反应。一旦发生发热、过敏、溶血等输血不良反应，立即停止输液并汇报医生，采取相应措施。

6. 骨髓穿刺护理

（1）术前详细询问患者药物过敏史及疼痛的耐受情况。

（2）术中严密观察患者的面色、脉搏、心率、血压，若出现精神紧张、大汗淋漓、脉搏或心率增快、血压下降等休克症状，应立即协助医生停止穿刺，并遵医嘱对症处理。

（3）术后严密监测患者病情和生命体征变化以及穿刺部位情况，向患者和家属交代术后注意事项。

（三）化疗期间（第 4~10 天）

1. 化疗药物的不良反应

（1）恶心呕吐：是化疗过程中最常见、最明显的不良反应，化疗相关性恶心呕吐（chemotherapy induced nausea and vomiting，CINV）发生率为 60%~80%。根据 NCI-CTCAE v5.0 标准将恶心分为 3 级，呕吐分为 5 级（表 7.3、表 7.4）。需及时评估患者恶心呕吐情况，遵医嘱使用止吐药物。注意观察和记录呕吐的次数、性质、量等。呕吐间歇鼓励患者进食，正确执行补液，保证充足的营养与液体。呕吐时予侧卧位，及时清除口腔呕吐物，保持呼吸道通畅，防止误吸。同时可从起居护理、饮食护理、心理护理、中医护理、运动干预和综合干预 6 个方面进行非药物干预。

表 7.3 恶心分级

分级	标准
1 级	食欲下降，不伴进食习惯改变
2 级	经口摄食减少，不伴有明显体重下降、脱水或营养不良
3 级	经口摄入能量和水分不足，需要鼻饲、全肠外营养或住院治疗

表 7.4 呕吐分级

分级	标准
1 级	不需要进行干预
2 级	门诊静脉补液，需要医学干预
3 级	需要鼻饲、全肠外营养或住院治疗
4 级	危及生命，需要紧急治疗
5 级	死亡

（2）静脉损伤：对于强刺激的药物建议首选 PICC 途径注射化疗药物，拒绝中心静脉置管者，签署中心静脉置管拒绝书后，选用前臂粗直静脉进行留置针穿刺，输注过程中加强巡

视,注意患者主诉,局部外涂喜辽妥预防,如发生静脉炎或药物外渗,遵医嘱对症处理,必要时局部封闭。

(3) 口腔黏膜炎:多发生在化疗后 5~7 d,炎症情况可根据临床表现分为 5 级(表 7.5)。采用每日观察口腔黏膜情况、饮食指导、口腔护理、遵医嘱用药等预防护理措施,物理按摩疗法中的口腔运动支持能促进唾液分泌,减少口腔感染。发生口腔黏膜炎后,应遵医嘱实施镇痛、口腔黏膜修复剂、氦氖激光照射、肠外营养等措施。

表 7.5 口腔黏膜炎分级

级别	分 级 标 准
0 级	无症状
1 级	口腔黏膜出现红斑,伴有疼痛,但不影响进食
2 级	口腔黏膜出现红斑、溃疡,但能进食固体食物
3 级	口腔黏膜出现严重的红斑和溃疡,不能进食固体食物
4 级	口腔黏膜溃疡融合正片,有坏死,不能进食

(4) 便秘:便秘程度可根据临床表现分为 5 级,分级标准见表 7.6。可多饮水,进食含纤维素的食物如苹果、香蕉;以脐周为中心按顺时针方向腹部按摩;遵医嘱口服通便药物(乳果糖、番泻叶)及开塞露纳肛。

表 7.6 便秘的毒性分级标准

分级	分 级 标 准
1	偶尔或间歇有症状,偶尔使用大便软化剂、泻药或灌肠处理
2	持续存在症状,需要常规使用泻药或灌肠处理
3	症状影响日常生活,需要手工疏通便秘
4	危及生命(如肠梗阻,中毒性巨结肠)
5	死亡

(5) 肛周感染:肛周感染程度可分为 3 级,分级标准见表 7.7。可采取高锰酸钾坐浴(36~40 ℃)10~15 min,1 天 1 次或每次排便后;合理调配饮食;鼓励适当休息和活动;局部可遵医嘱使用钙离子通道阻滞剂、硝酸甘油软膏和利多卡因软膏等预防措施。发生肛周感染后,遵医嘱实施镇痛、碱性生长因子、氦氖激光照射、伤口敷料、创面换药,表皮/脓液培养,抗菌药物、肠外营养等措施。

表 7.7 肛周感染分级标准

分级	标 准
轻度	肛周皮肤干裂,局部出现红、肿、热、痛或硬结,排便时症状明显,并且伴有皮肤温度升高。
中度	肛周部位出现明显红、肿、热、痛或硬结,局部皮肤呈现波动感,伴有脓肿形成。
重度	肛周深部组织破溃,形成较大感染创面,严重者可形成肛瘘,伴有出血,有坏死组织及脓性分泌物形成。

（6）化疗药基本都能引起不同程度的脱发，可戴帽子或假发。

2. 饮食须知

高蛋白、高热量、富含维生素、清洁易消化饮食。同时，化疗使得大量肿瘤细胞崩解，产生尿酸，形成结晶，引起肾功能损害，水化碱化可以促进尿酸的排出，大大减少肾损害。因此化疗患者要多饮水，每日饮水量2500～3000 mL。

3. PICC置管后并发症观察及日常带管的护理要点

置管侧禁止提重物，禁止大幅度运动。洗澡时保鲜膜包裹置管位置，注意防水。置管侧多做快速握松拳运动，促进血液循环，一般情况下，每周换药一次，局部若出现红肿、渗液、渗血，及时处理。

4. 其他

对患者进行情感支持和心理疏导。

（四）化疗后骨髓抑制期（第11～21天）

骨髓抑制是化疗药物共有的化疗后不良反应，骨髓抑制作用最强时间为化疗后第7～14天，患者中性粒细胞、血红蛋白及血小板将不断减少。目前化疗后骨髓抑制的分级采用的是WHO抗癌药物急性及亚急性毒性反应分级标准，见表7.8。

表7.8　抗癌药物急性及亚急性毒性反应分级标准（血液系统表现）

分级	血红蛋白 （g/L）	白细胞 （$\times 10^9$/L）	粒细胞 （$\times 10^9$/L）	血小板 （$\times 10^9$/L）	出血
0度	≥110	≥4.0	≥2.0	≥100	无
Ⅰ度	95～109	3.0～3.9	1.5～1.9	75～99	瘀点
Ⅱ度	80～94	2.0～2.9	1.0～1.4	50～74	轻度出血
Ⅲ度	65～79	1.0～1.9	0.5～0.9	25～49	严重出血
Ⅳ度	<65	<1.0	<0.5	<25	导致衰竭

骨髓抑制期间需做好以下几点的观察和护理：

（1）预防感染

① 环境的清洁与消毒：保持病房整齐、清洁，尽量减少人员探视，减少交叉感染的机会；病室定时通风2次，每次15～30 min，保持空气新鲜，温、湿度适宜，温度18～22 ℃，湿度60%；每日用84消毒液擦拭患者的床、床头柜及地面；保持患者床旁物品简洁，避免鲜花摆放。

② 患者的清洁及消毒：保持皮肤清洁，每日用温水擦洗全身，勤更换内衣，勿搔抓皮肤，勤剪指甲，避免损伤；保持口腔清洁、舒适，宜用软毛牙刷，以免损伤口腔黏膜引起出血和继发感染，勤漱口；保持鼻腔清洁，勿挖鼻；注意患者饮食的清洁；指导患者戴口罩，限制人员探视，及时增减衣服，预防感冒；保持肛周及外阴的清洁，并注意排便通畅，以免发生肛裂或肛周感染；指导患者培养良好卫生习惯，勤洗手。

③ 改善患者营养状况，给予高蛋白、高热量、富含维生素、易消化的营养饮食，提高患者的抗感染能力。

(2) 预防出血

① 防止皮肤受挤压或损伤,勤剪指甲,不搔抓皮肤。

② 指导患者勿用力挖耳、擤鼻,勿用力抠鼻痂,应用软牙刷刷牙,忌用牙签剔牙。

③ 避免吃硬食物,如苹果、煎炸食物等,采用流质或半流质饮食。

④ 保持大便通畅,大便时不过度用力,要养成按时排大便的习惯,防止便秘致肛裂出血。

⑤ 穿刺后局部加压时间应适当延长,并观察有无渗血情况。

⑥ 避免外伤,以防止出血的发生。

⑦ 患者血小板低于 $50×10^9/L$ 时,应减少活动,增加卧床休息时间,防止外伤;低于 $20×10^9/L$,应绝对卧床休息,保持情绪稳定,若出现头痛、眼前发黑、心慌等症状时应及时通知医生。

(3) 患者主诉头晕、乏力加重时卧床休息,遵医嘱予氧气吸入。血红蛋白低于 $60\ g/L$ 者,有跌倒及晕厥的风险,需卧床休息。

(五) 化疗后骨髓恢复期(第 22~31 天)

(1) 骨髓穿刺复查

化疗后完全缓解:① 外周血无原始细胞,无髓外白血病;② 骨髓三系造血恢复,骨髓中原始细胞<5%;③ 中性粒细胞绝对计数>$1.0×10^9/L$;④ 血小板计数>$100×10^9/L$。

(2) 腰椎穿刺检查:完全缓解后行腰穿检查,鞘内注射,预防中枢神经系统白血病。

(六) 出院当日

1. 出院标准

结合骨穿及外周血象结果及患者的症状、体征,遵医嘱为患者办理出院。

2. 出院指导

(1) 注意个人卫生,保持口腔和皮肤清洁,保证休息与睡眠,积极预防感染。

(2) 饮食护理:高蛋白(鸡蛋、鱼、虾、鸡肉、瘦肉等)、高维生素(新鲜的水果和蔬菜)、高热量(牛肉、羊肉等)、清淡易消化饮食;特别注意饮食的卫生;忌辛辣刺激的食物;禁止使用过期或过夜的食物。

(3) 避免受伤、预防便秘、预防出血。

(4) 定期检测血常规,按医嘱用药,坚持巩固治疗和定期门诊复诊,如有不适,随时就诊。

(5) PICC 居家护理注意事项:置管侧活动、预防血栓、并发症观察、定期换药等。

3. 出院随访

电话随访患者有无定期复查血项、PICC 有无定期换药,解答患者疑问,给予正确、专业指导。

五、变异及原因分析

1. 患者因素

(1) 疗程诱导未达完全缓解则退出路径。

（2）化疗后有发热、感染、出血或其他合并症者需进行相关的诊断和治疗使住院时间延长。

（3）若腰穿后脑脊液检查示存在脑白，退出此路径。

2. 家属因素

（1）家属依从性差，无法配合医护指导和治疗；

（2）家属要求提前出院。

六、临床护理路径表单

成人急性髓细胞白血病（初治非急性早幼粒细胞白血病）临床护理路径表单见表7.9。

表7.9　成人急性髓细胞白血病（初治非急性早幼粒细胞白血病）临床护理路径表单

适用对象：第一诊断为急性髓系白血病（ICD-10：M9840/3；M9861/3；M9867/3；M9870-4/3；M9891-7/3；M9910/3；M9920/3）

患者姓名：_____　性别：____　年龄：____　住院号：_____

住院日期：_____年____月____日　出院日期：_____年____月____日

时间	住院第1天（入院日）	住院第2～3天	住院期第4～10天
护理评估	□ 一般情况评估：生命体征、现病史、既往史、营养状况等 □ 完善各项专项评估： 深静脉血栓风险因素评估 Padua 评分：__分 日常功能评估 Barthel 指数：__分 跌倒风险评估 Morse 评分：__分 压力性损伤风险评估 Braden 量表：__分 营养风险筛查 NRS 2002 评分：__分 疼痛评估 □ 心理状况、社会支持状况 □ 经济状况	□ 专科评估：贫血、出血、发热情况 □ 身体状况评估 □ 心理状况及家庭支持情况评估 □ 输液管路评估	□ 评估血常规、免疫组合、生化、凝血象 □ 评估症状 □ 评估化疗药物引起的不良反应 □ 评估恶心、呕吐的情况 □ 评估口腔黏膜炎分级 □ 评估便秘情况 □ 评估肛周感染程度 □ 评估输液管路及静脉 □ 评估心理及家庭支持情况
护理处置	□ 办理住院手续 □ 血液内科护理常规 □ 介绍病区环境和制度 □ 介绍主管医生、责任护士 □ 宣教饮食注意事项 □ 辅助检查指导	□ 关注血常规、免疫组合、生化、凝血象等检验结果 □ 症状护理 □ 骨髓穿刺护理 □ 合理选择输液管路 □ 宣教PICC导管穿刺流程及注意事项 □ 宣教PICC并发症预防方法 □ 宣教PICC留置期间注意事项 □ 心理护理	□ 关注血常规、免疫组合、生化、凝血象的变化 □ 宣教化疗药物注意事项 □ 讲解化疗期间预防恶心、呕吐、便秘的方法 □ 口腔黏膜炎预防与护理 □ 肛周感染预防与护理 □ 宣教PICC置管后并发症的预防及血管保护方法 □ 心理疏导

续表

时间	住院第1天(入院日)	住院第2~3天	住院期第4~10天
结果评价	☐ 患者及家属能够熟悉病区环境(回示) ☐ 完成入院相关专科检查和护理常规(病历)	☐ 患者了解自身病情(回示) ☐ 患者及家属能够掌握骨穿、PICC,并发症识别等相关知识(回示)	☐ 患者病情稳定(病历) ☐ 患者及家属能够掌握饮食、药物不良反应、PICC置管后的维护相关知识(回示) ☐ 患者及家属能够掌握恶心呕吐、口腔黏膜炎、肛周感染的预防方法(回示)
变异	☐ 无 ☐ 有,原因_____ 处理措施_____	☐ 无 ☐ 有,原因_____ 处理措施_____	☐ 无 ☐ 有,原因_____ 处理措施_____
护士签名			

时间	住院期第11~21天	住院期第22~31天	出院当日
护理评估	☐ 评估血象情况 ☐ 评估症状:体温、皮肤出血点、口腔、肛周感染情况、贫血情况 ☐ 评估心理状况	☐ 评估血象情况 ☐ 专科检查护理评估	☐ 评估血象情况 ☐ 评估PICC居家护理知识掌握情况
护理处置	☐ 卫生处置 ☐ 饮食宣教 ☐ 骨髓抑制预防与护理 ☐ 预防出血护理 ☐ 心理疏导	☐ 关注血象变化 ☐ 宣教骨穿、腰穿注意事项 ☐ 骨穿、腰穿护理	☐ 发放出院通知单、协助办理出院 ☐ PICC居家护理宣教 ☐ 出院相关健康宣教 ☐ 随访指导
结果评价	☐ 患者病情稳定(病历) ☐ 患者及家属能够掌握骨髓抑制期饮食、卫生、活动注意事项(回示) ☐ 患者出血情况得到及时护理(病历)	☐ 患者病情稳定(病历) ☐ 患者及家属能够掌握骨穿、腰穿相关知识(回示)	☐ 顺利办理出院结算(病历) ☐ 患者及家属能够掌握PICC居家护理方法(回示)
变异	☐ 无 ☐ 有,原因_____ 处理措施_____	☐ 无 ☐ 有,原因_____ 处理措施_____	☐ 无 ☐ 有,原因_____ 处理措施_____
护士签名			

参考文献

[1] 沈悌,张永强. 血液病诊断及疗效标准[M]. 4版. 北京:科学出版社,2018.
[2] 中国成人急性髓系白血病(非急性早幼粒细胞白血病)诊疗指南(2021年版)[J]. 中华血液学杂志, 2021,42(8):617-623.
[3] 邱贵兴,裴福兴,唐佩福,等. 骨科常见疼痛管理临床实践指南(2018版)[J]. 中华骨与关节外科杂志, 2019,12(3):161-167.
[4] 刘佳惠,胡美华,邓诗佳,等. 化疗相关性恶心呕吐风险评估的证据总结[J]. 中国护理管理,2023,23(3):399-404.
[5] Son S H, Lee C H, Jung J H, et al. The preventive effect of parotid gland massage on salivary gland dysfunction during high-dose radioactive iodine therapy for differentiated thyroid cancer:A randomized clinical trial[J]. Clin Nucl Med, 2019,44(8):625-633.
[6] 姚小云,陈红宇,胡君娥,等. 癌症患者化疗相关性便秘评估与管理最佳证据总结[J]. 护理学报,2020, 27(2):48-52.
[7] 中国医师协会肛肠医师分会临床指南工作委员会. 肛裂临床诊治中国专家共识(2021版)[J]. 中华胃肠外科杂志,2021,24(12):1041-1047.
[8] 中国临床肿瘤学会(CSCO)中西医结合专家委员会. 抗肿瘤药物引起骨髓抑制中西医结合诊治专家共识[J]. 临床肿瘤学杂志,2021,26(11):1020-1027.

第二节 多发性骨髓瘤临床护理路径

一、适用对象

第一诊断为多发性骨髓瘤(multiple myeloma,MM)(ICD-10:C90.0;M97320/3)。

二、诊断依据

根据《中国多发性骨髓瘤诊治指南》综合参考美国国立综合癌症网络(NCCN)及国际骨髓瘤工作组(IMWG)的指南,意义未明单克隆免疫球蛋白增多症(monoclonal gammopathy of undetermined significance,MGUS)、冒烟性骨髓瘤(smoldering multiple myeloma, SMM)和活动性MM(active multiple myeloma,aMM)的诊断标准见表7.10。如无特殊标注,下文简称的MM均指需要治疗的aMM。

表 7.10 MGUS、SMM 和 aMM 诊断标准

诊断	标准
MGUS	血清 M 蛋白＜30 g/L 或 24 h 尿轻链＜0.5 g 或骨髓单克隆浆细胞比例＜10%；且无 SLiM CRAB 特征
SMM	血清 M 蛋白≥30 g/L 或 24 h 尿轻链≥0.5 g 或骨髓单克隆浆细胞比例≥10%和(或)组织活检证明为浆细胞瘤；且无 SLiM CRAE
aMM	骨髓单克隆浆细胞比例≥10%和(或)组织活检证明为浆细胞瘤；且有 SLiM CRAB 特征之一

三、进入路径标准

(1) 第一诊断必须符合多发性骨髓瘤(ICD-10:C90.0；M97320/3)。

(2) 患者同时具有其他疾病诊断，但住院期间不需要特殊处理也不影响第一诊断的临床护理路径流程实施。

四、临床护理路径实施规范

(一) 住院第1天(入院日)

(1) 介绍病区环境、入院须知、陪客制度、主管医生、责任护士。

(2) 护理评估：评估患者生命体征、现病史、既往史、手术史、用药史、过敏史及家族史；评估患者社会支持系统，了解患者心理状态。

(3) 完善各项专项评估和处理，识别高危患者，并采取相应的干预措施。

(二) 住院期间(第2～5天)

(1) 护理人员积极与患者建立信任沟通，对于存在恐慌不安、焦虑、紧张等情绪的患者予以心理疏导，使其积极面对疾病。

(2) 贫血的病情评估与观察：① 进行血液学评估，包括全血细胞检查、铁蛋白检查、维生素 B_{12} 检查、叶酸检查、网织红细胞检查、溶血检查等；② 用药后观察血红蛋白、血清促红细胞生成素浓度。

(3) 观察用药效果：及时复查血红蛋白、血清促红细胞生成素浓度。血红蛋白≥120 g/L，则通知医生停止使用促红细胞生成素。

(4) 输血护理：重度贫血患者，遵医嘱予输血治疗。目标血红蛋白宜为 70～90 g/L，输血时应密切观察患者有无输血反应发生，如有异常，及时通知医生处理。

(5) 出血的评估与观察：常见的出血有皮肤出血点、瘀斑、牙龈渗血、口腔黏膜血疱、鼻出血、颅内出血、呕血、便血、尿血、咯血等。注意观察其发生部位、程度和吸收情况，及时报告医生。有出血风险的患者进行骨髓活检、外周静脉穿刺中心静脉置管(PICC)、拔除中心静脉导管等操作时，不需常规预防性输注血小板，但需采取压迫局部等止血措施。

(6) 骨损害的护理

① 轻度高钙血症:补充水分,如尿量正常,则日补液 2000~3000 mL。

② 中重度高钙血症:补充水分的同时需确保尿量>1500 mL/d,严密监测患者出入量情况。

③ 严密观察患者有无恶心、呕吐、厌食、腹痛、疲乏、烦渴、多尿等症状,是否出现心律失常、昏迷、昏睡、惊厥等高钙危象。

④ 针对跌倒高危患者,进行跌倒预防,使用防跌倒警示标识、穿防滑鞋、活动时有专人陪伴。

⑤ 保持患者活动区地面清洁干燥、无障碍物、光线适宜。

⑥ 卫生间、走廊等设置扶手、防滑垫、呼叫器等辅助设施。

⑦ 使用有直立性低血压不良反应的药物,服用后 30 min 内保持卧位或坐位,更换体位时动作应缓慢。

(三) 化疗过程中(住院期间第 6~18 天)

1. 肾功能损害的护理

(1) 患者出现贫血、疲劳、呕吐、水肿、电解质紊乱以及排尿减少等症状,提示可能发生了中、重度肾损伤。

(2) 尿液生化指标监测:准确收集 24 h 尿液,定期监测 24 h 尿蛋白定量、尿蛋白电泳、尿免疫固定测定、尿 Bence-Jones 蛋白等尿液生化指标,协助诊断和监测 MM 患者病情进展。

(3) 观察出入量是否平衡:急性肾损伤时需记录 24 h 出入量,发现异常情况及时报告医生。

(4) 积极水化治疗:MM 并发肾病的患者需持续水化治疗,但要排除禁忌证,如严重心力衰竭、少尿和(或)无尿性急性肾损伤等。当出现少尿、无尿、心力衰竭时,应遵医嘱根据中心静脉压监测情况进行静脉输液。

2. 化疗毒性反应观察与护理

(1) 周围神经病变预防措施:① 使用硼替佐米时,建议采用皮下注射代替静脉注射。② 加强手足及四肢护理,指导患者穿宽松衣服和鞋袜,进行温水洗漱、温水足浴、局部按摩等可缓解周围神经病变症状。③ 皮下注射时,注射部位选择双侧大腿或腹部。每个疗程中更换注射部位,新注射点与上次注射点距离应超过 2.5 cm,避开有红肿、青紫、硬结、触痛的部位。

(2) 血栓危险因素评估与护理:对接受以沙利度胺、来那度胺或泊马度胺等免疫调节剂为基础方案的患者,会增加静脉血栓的风险。① 诊断筛查:配合医生完成静脉血栓患者的 B 超检查;配合医生完成肺栓塞患者的静脉造影检查,但是对肾功能不全或碘造影剂过敏的患者应慎用。② 预防措施:对无禁忌证的患者推荐使用静脉加压装置、分级加压弹力袜进行预防。③ 治疗管理:对于浅表性血栓性静脉炎初期治疗患者,推荐热敷及抬高患肢。④ 健康教育:在治疗血栓并发症时,应注意观察出血的风险;出现单侧肢体的肿胀、疼痛时,提示深静脉血栓形成;出院后应加强监测抗凝治疗的疗效,定期复查,预防深静脉血栓的复发。

(四) 化疗结束(住院期间第 19~20 天)

1. 预防感染

(1) 保持病室通风良好,限制探视人员;患者在不进食的情况下,应佩戴口罩。

(2) 饮食新鲜,不吃隔夜或者反季节食物,多吃营养丰富的食物。水果宜去皮,草莓、樱桃、杨梅等水果暂时避免摄入。进餐前,餐具、食物应微波消毒。

(3) 加强个人卫生,饭前、饭后漱口和洗手,勤擦洗,勤更换内衣裤。

(4) 保持会阴部清洁,每次大便后温水(40～43 ℃)清洗,高锰酸钾溶液(1∶5000)坐浴。

2. 心理护理

(1) 心理问题筛查工具:推荐使用心理痛苦管理筛查工具(distress management screening measure,DMSM),包括心理痛苦温度计(distress thermometer,DT)和心理痛苦相关因素调查表,可进行心理痛苦程度评估及其相关因素的筛检,并作为进一步心理干预的依据。当 DT≥4 分时,将由肿瘤学专家、护理人员和社会工作者组成工作小组对患者进行访谈,使用医院焦虑抑郁量表对患者进行评估。同时,需综合评估患者的精神或情绪因素、医疗因素以及实验室检查、中枢神经系统和心肺功能检查结果等。

(2) 用药管理:患者具有达到临床诊断意义的心理症状时,需要请精神科心理医生进行会诊,指导用药。护理人员应了解抗焦虑、抗抑郁药物的种类及用法,遵医嘱准确用药,并注意观察药物疗效及不良反应。

(3) 根据患者的心理状况分级结果实施干预。当患者 DT＜4 分或具有轻度心理痛苦的临床表现时,护理人员需与患者建立信任关系,实施连续护理,给予其精神支持、心理咨询、药物治疗。当患者 DT≥4 分或具有中重度心理痛苦的临床表现时,需转诊至专业机构进行进一步诊疗。

(五) 出院当天(住院第 21 天)

1. 出院标准

(1) 一般情况良好。

(2) 没有需要住院处理的并发症和(或)合并症。

2. 出院指导

(1) 当患者出院或结束门诊诊疗时,书面告知患者及家属药物名称、剂量、用药途径、频次和目的等,告知遵医嘱服药的重要性;建议患者就诊时携带服药清单。

(2) 指导患者及家属在家中安全保管和有效使用口服化疗药物。

(3) 居家期间口服沙利度胺、来那度胺等靶向药物时,注意观察有无嗜睡、乏力、血栓栓塞、神经病变、水肿、腹胀、便秘、白细胞减少等药物不良反应,必要时咨询医护人员。

(4) 鼓励患者进行锻炼,开始锻炼前需进行医学评估。评估运动导致不良事件的风险,如并发周围神经病变者进行稳态和步态评估、骨损伤患者进行骨密度测评及跌倒风险和辅助设备的需求评估等。

(5) 指导患者和家属进行跌倒风险评估和居家护理:加强跌倒危险因素的管理,适应或改变家庭环境,进行平衡、力量和步态训练等。

(6) 保持居家环境安全,照顾者协助患者生活起居,维持皮肤完整性,提供营养合理的膳食;照顾者协助患者加强药物管理、疼痛管理及功能锻炼等,促进患者康复。

3. 出院随访

(1) 加强线上随访管理:线上进行互联网医院随访、电话随访。

(2) 定期医院血液科门诊进行随访,以便医生了解病情变化和治疗效果,随访时间:出院后 1 个月、3 个月、6 个月、1 年。

五、变异及原因分析

1. 患者因素

（1）存在 MM 症状进一步加重的其他情况，需要处理干预。

（2）患者治疗中或治疗后有感染、贫血、出血及其他合并症者，进行相关的诊断和治疗延长住院治疗时间。

2. 家属因素

（1）要求增加或拒绝某些治疗或检查。

（2）家属依从性差，无法配合医护指导和治疗。

3. 医护人员因素

（1）医嘱延迟/执行医嘱延迟。

（2）发现因误诊而进入临床路径。

（3）医护人员之间沟通、协作不良。

4. 系统因素

支持部门所致的作业延迟：输血科血液供给不及时。

5. 出院计划因素

（1）家属无法按预定时间接患者出院。

（2）家属要求提前出院。

六、临床护理路径表单

多发性骨髓瘤临床护理路径表单见表 7.11。

表 7.11 多发性骨髓瘤临床护理路径表单

适用对象：第一诊断为多发性骨髓瘤（ICD10：M97320/3）

患者姓名：＿＿＿＿＿＿＿　性别：＿＿＿＿　年龄：＿＿＿＿　住院号：＿＿＿＿＿＿＿

住院日期：＿＿＿＿＿＿＿年＿＿＿月＿＿＿日　出院日期：＿＿＿＿＿＿＿年＿＿＿月＿＿＿日

时间	住院第 1 天	化疗前 （住院第 2～5 天）	化疗过程中 （住院第 6～18 天）
护理评估	□ 病人基本信息 □ 病人病情 □ 各项风险因素评估	□ 生命体征 □ 定期监测血象 □ 心理状态 □ 睡眠饮食 □ 检查结果 □ 骨损害情况 □ 出血症状 □ 药物不良反应的情况	□ 心理状态 □ 睡眠饮食 □ 生命体征 □ 检查结果 □ PICC 情况 □ 药物不良反应的情况 □ 肾功能损害情况 □ 骨损害的情况

时间	住院第 1 天	化疗前 (住院第 2~5 天)	化疗过程中 (住院第 6~18 天)
护理处置	□ 办理住院手续 □ 介绍病区环境和制度 □ 介绍主管医生和护士 □ 辅助检查指导 □ 病情观察 □ 生活护理	□ 病情观察 □ 生活护理 □ 完善相关检查 □ 骨损害的护理 □ 贫血的护理 □ 出血的护理 □ 心理护理 □ PICC 置管护理 □ 输血护理 □ 观察药物的不良反应并及时处理	□ 病情观察 □ 生活护理 □ 完善相关检查 □ 骨损害的护理 □ 贫血的护理 □ 心理护理 □ PICC 置管护理 □ 化疗毒性反应观察与护理 □ 记录 24 h 出入量
结果评价	□ 能够掌握住院的注意事项，熟悉病区环境(回示) □ 完成入院护理评估(病历) □ 完成入院相关专科检查和护理常规(病历)	□ 能够掌握相关疾病护理知识宣教(回示) □ 辅助完成各种检查(病历) □ 患者未发生跌倒坠床(病历) □ 完善化疗前检查和评估(病历) □ 完成患者安全输血(病历)	□ PICC 按时换药(病历) □ 按时记录 24 h 出入量(病历) □ 化疗毒性反应对症处理(病历)
变异	□ 无 □ 有,原因_____ 处理措施_____	□ 无 □ 有,原因_____ 处理措施_____	□ 无 □ 有,原因_____ 处理措施_____
护士签名			

时间	化疗结束(住院第 19~20 天)	出院日
护理评估	□ 心理状态 □ 睡眠饮食 □ 生命体征 □ 检查结果 □ PICC 情况 □ 药物不良反应的情况 □ 肾功能损害情况 □ 骨损害的情况 □ 预防感染、防止出血的护理	□ 血常规结果 □ 生命体征评估

续表

时间	化疗结束(住院第19~20天)	出院日
护理处置	□ 病情观察 □ 生活护理 □ 完善相关检查 □ 出血的护理 □ 心理护理 □ 防感染护理 □ 饮食指导 □ PICC置管护理 □ 化疗毒性反应观察与护理	□ 协助患者出院带药 □ 加强出院随访管理 □ 健康宣教 □ 发放出院通知单、协助患者办理结算、核对并取下患者腕带、帮助整理用物、协助送离病区
结果评价	□ 能够配合进行各项防感染护理措施(回示) □ 心理状况良好(病历)	□ 顺利办理出院手续(病历) □ 掌握院外用药护理(回示) □ 掌握健康教育内容(回示) □ 掌握门诊随访要求(回示)
变异	□ 无 □ 有,原因_____ 处理措施_____	□ 无 □ 有,原因_____ 处理措施_____
护士签名		

参考文献

[1] 中国医师协会血液科医师分会,中华医学会血液学分会. 中国多发性骨髓瘤诊治指南(2022年修订)[J]. 中华内科杂志,2022,61(5):480-487.

[2] National Comprehensive Cancer Network. Clinical practice guide lines in oncology: multiple myeloma (Version 3. 2019)[R]. 2019.

[3] American Society of Clinicaloncology, American Society of Hematology. Management of cancer-associated anemia with ery-thropoiesis-stimulating agents: clinical practice guideline update[R]. 2019.

[4] 中国医师协会血液科医师分会,中华医学会血液学分会. 中国多发性骨髓瘤诊治指南(2022年修订)[J]. 中华内科杂志,2022,61(5):480-487.

第三节 初治成人 Ph$^+$ 急性淋巴细胞白血病临床护理路径

一、适用对象

第一诊断为成人 Ph$^+$ 急性淋巴细胞白血病(acute lymphoblatic leukemia, ALL)(ICD-

10:C91.000x022)。

二、诊断依据

根据《中国成人急性淋巴细胞白血病诊断与治疗指南(2021年版)》，以下情况为成人 Ph^+ 急性淋巴细胞白血病纳入指征：① 年龄大于18周岁；② 疾病符合 MICM(细胞形态学、免疫学、细胞遗传学和分子遗传学)诊断模式的 ALL；③ Ph 染色体阳性，即 t(9;22)(q34.1;q11.2)BCR-ABL1 的原始 B 细胞白血病。

三、进入路径标准

(1) 第一诊断为成人 Ph+急性淋巴细胞白血病(ICD-10:C91.000x022)。
(2) 病人同时合并其他疾病但不需特殊处理也不影响第一诊断的临床护理路径实施时，可以进入路径。

四、临床护理路径实施规范

(一) 住院第1天

(1) 协助办理住院手续，登记患者基本信息。
(2) 入院宣教：介绍病区环境、入院须知、陪客制度、主管医生、责任护士。告知疾病注意事项(预防感染、预防出血、预防晕厥)，识别高白细胞瘀滞的征兆(呼吸困难、胸闷、头痛、视物不清等)。
(3) 完善各专项评估：包括深静脉血栓风险因素评估 Caprini 评分、日常功能评估 Barthel 指数、跌倒风险评估 Morse 评分、压力性损伤风险评估 Braden 量表，识别高危患者，并采取相应干预措施。
(4) 完善检查：介绍大小便、血液及痰标本的采集方法及注意事项。

(二) 住院第2天

(1) 心理指导：帮助患者尽快适应科室环境，消除紧张焦虑的情绪。
(2) 评估检查结果：血常规、凝血象、生化等。
(3) 骨髓穿刺护理：指导患者骨穿的配合要点，嘱其术后穿刺点保持清洁干燥。
(4) 饮食指导：指导患者饮食宜清淡、易消化，禁食辛辣、有刺激性及油炸坚硬食物，每日饮水量＞2000 mL。
(5) 活动指导：指导患者卧床休息、使用床栏，预防晕厥、跌倒；根据病情指导患者腹部运动，预防便秘。
(6) 用药指导：遵医嘱予抗炎、降白细胞、水化、碱化、补充电解质治疗，指导患者正确用药，使用羟基脲时保证每日饮水量＞2000 mL，预防高尿酸血症。

(三) 住院第3～5天

(1) 血管评估：评估病人血管情况，积极与医生沟通，选择深静脉置管。

(2) 用药指导：加强巡视，观察药物的不良反应，使用环磷酰胺时指导患者每日饮水量>2000 mL，防止尿酸性肾病；使用长春新碱时指导患者注意保暖，观察患者有无手指（手）或足趾（足）的针刺感、麻木感、温度异常等末梢神经炎症状；使用甲氨蝶呤时保持口腔卫生，预防口腔炎。

(3) 监测生命体征：必要时予心电、血压、血氧饱和度监护。

(4) 心理护理：评估患者对疾病状态、预后、治疗效果的理解程度与期望，尊重患者隐私，向患者介绍疾病相关知识、治疗及预后，减轻其焦虑情绪。

（四）住院第6～34天

1. 护理评估

(1) 心理状态评估：评估患者心理状态，提供心理指导，使患者积极配合治疗。

(2) 生命体征评估：监测患者体温、脉搏、呼吸、血压，出现异常及时汇报医生，遵医嘱对症处理。

(3) 血管评估：评估患者血管情况，积极向医生了解患者治疗方案，协助患者选择合适的输液通路。

(4) 排便情况评估：评估患者每日尿量，谨防高尿酸血症。关注患者有无排便异常，评估患者有无便秘，防止便秘时用力排便致腹内压增加，致脑出血风险。

(5) 专项评估：根据病情进行专项评估，识别高危患者，采取相应措施，预防跌倒、压伤及深静脉血栓。

2. PICC护理

PICC（Peripherally Inserted Central Venous Catheters）即经外周置入中心静脉导管，患者使用PICC期间应每日观察PICC穿刺点有无渗血、渗液，有无红肿痛，贴膜有无卷边、潮湿、破损，每日评估导管功能，每周换药维护。

3. 饮食指导

建议癌症患者碳水化合物、蛋白质、脂肪的摄入量分别为总能量的50%～60%、10%～35%、20%～35%，每日饮水量为30～40 mL/kg。如果患者有呕吐或腹泻，需调整餐次、食物质地及类型，增加膳食或营养制剂摄入，经调整后患者仍不能通过日常膳食满足营养需求时，需加用口服营养补充。

4. 密切观察化疗不良反应

(1) 恶心呕吐：化疗相关性恶心呕吐（chemotherapy induced nausea and vomiting, CINV）指肿瘤药物治疗所致的恶心呕吐，是肿瘤患者治疗过程中常见且最为困扰的不良反应，也是很多患者恐惧抗肿瘤治疗的重要原因之一。研究表明即使较低呕吐风险的药物，也会出现30%恶心呕吐发生率。根据NCI-CTCAE v5.0标准将恶心分为3级（表7.3），呕吐分为5级（表7.4）。及时评估患者恶心呕吐情况，遵医嘱使用止吐药物，同时可从起居护理、饮食护理、心理护理、中医护理、运动干预和综合干预6个方面进行非药物干预。

(2) 便秘：化疗相关性便秘（Chemotherapy-Induced Constipation, CIC）是指病人接受化疗药和化疗辅助性药物出现的一种急性阶段性便秘，以大便性状改变、大便间隔时间延长等为特点。每日评估病人排便频率、粪便形态、每日液体摄入量、饮食情况、药物使用情况、合并症情况等。予饮食指导，指导病人进行腹部按摩，必要时遵医嘱使用开塞露或实施灌肠等措施协助其排便。

（3）癌因性疲乏：癌症相关性疲乏（Cancerrelated Fatigue, CRF）又称癌因性疲乏，是一种由癌症本身或癌症相关治疗引起的包括躯体、情绪和（或）认知等方面疲乏或耗竭的主观感觉，其发生率为44.1%～74.9%，由多种因素相互作用所致，通过休息或睡眠不能有效缓解。应指导病人合理安排膳食，补充营养，适量运动，创造安静舒适的病房环境，保证夜间充足的睡眠。

（4）口腔炎：单纯化疗性病人的口腔炎发生率为15%～40%；大剂量化疗的造血干细胞移植病人的发生率为90%～100%。指导病人注意口腔卫生，采取非药物和药物方法对口腔黏膜炎进行预防和治疗。

（5）肛周感染：化疗病人肛周感染发生率为2.5%～5.0%，居化疗后感染第3位，感染程度可分为3级（表7.7）。预防和治疗肛周感染对患者的治疗和预后有着至关重要的作用。指导病人每日便后或睡前用1：5000的高锰酸钾溶液坐浴，有肛裂和痔疮的病人坐浴后可用碘伏消毒肛周，便前塞入痔疮膏保护黏膜，防止发生肛裂致肛周感染。

（6）骨髓抑制

① 粒细胞缺乏：密切监测体温，对于粒细胞缺乏（成熟粒细胞绝对值≤0.5×10^9/L）的患者，应采取保护性隔离，减少探视以避免交叉感染。加强口腔、肛周的清洁卫生。若患者出现感染征象，协助医生做好细菌培养及药物敏感实验，并遵医嘱使用抗生素。

② 血红蛋白减少：对于血红蛋白<80 g/L的患者，指导患者卧床休息，避免剧烈运动，当心率>100次/分时，停止活动，予吸氧以改善机体缺氧症状；对于血红蛋白<60 g/L的患者，遵医嘱输注红细胞，严格执行输血制度。

③ 血小板减少：对于血小板<50×10^9/L的患者，应注意预防出血；血小板<20×10^9/L的患者，应绝对卧床休息。宣教预防出血措施，做好出血护理。

5. 疼痛的护理

2023年美国国立综合癌症网络（National Comprehensive Cancer Network, NCCN）发布的《成人癌痛临床实践指南》指出疼痛治疗是肿瘤治疗的重要组成部分，有助于提高患者整体功能和生活质量。向患者宣教疼痛相关知识，指导患者正确认识疼痛，正确评估患者疼痛，根据患者的病情和身体状况，应用恰当的止痛治疗手段，及早、充分、持续、有效地消除疼痛，提高患者生活质量和舒适度，延长生存时间。

6. 腰穿护理

腰椎穿刺后指导患者去枕平卧4～6 h，注意观察有无头痛、呕吐、发热等化学性脑膜炎症状及其他神经系统损害症状，穿刺后3天内保持穿刺点清洁干燥。

7. 骨穿护理

骨髓穿刺后按压穿刺点至不出血，穿刺点出血明显时及时消毒更换敷贴，注意观察有无穿刺点红、肿、痛等局部感染症状，穿刺后3 d内保持穿刺点清洁干燥。

8. 输血护理

输血时严格遵循输血查对制度及血液输注流程，做好输血过程质量管理。输注两个以上供血者的血液时，应间隔输入少量等渗盐水，避免产生免疫反应；输入的血液或血制品中不可加入任何药物、高渗性或低渗性溶液，以防血液凝集、溶血及血制品的损坏；输血过程中密切关注患者生命体征及主诉，尤其是输血开始15 min，密切观察有无输血反应。若出现严重的输血反应，立即停止输血，遵医嘱予以对症处理，及时上报输血不良反应，进行分析总结。

9. 睡眠指导

保证充足的睡眠和休息,养成良好的起居习惯,睡眠障碍时,可遵医嘱使用辅助药物,如艾司唑仑、阿普唑仑、劳拉西泮等。

(五) 出院日

1. 出院标准

床位医生评估患者检查结果、生命体征、饮食和影响状况,评估患者没有需要住院处理的并发症和(或)合并症,医嘱出院。

2. 出院指导

(1) 用药指导:发放出院带药,指导正确用药。

(2) 运动指导:指导患者出院后有规律地参加体力活动,研究认为抗阻联合有氧运动对癌症患者效果最佳,其次为瑜伽、气功。根据患者的特点制定个性化的运动方案,运动形式包括步行、跑步、游泳、骑自行车、跳健身操、瑜伽等,每次运动 30～60 min,以不感到疲乏为宜,每周至少运动 2 次,通过适量运动增强机体抵抗力。

(3) 饮食指导:饮食宜富含高蛋白、高热量、高维生素、清淡易消化,避免辛辣刺激饮食,多食蔬菜、水果,保持大便通畅;注意饮食卫生,防止腹泻、肠道感染。

(4) PICC 带管期间护理:指导患者按期进行 PICC 维护,正常情况下 1 周维护 1 次,每日自查 PICC 穿刺处情况,如穿刺点有无渗血渗液、贴膜有无卷边潮湿,出现异常及时就医处理。避免做拖拉动作,避免提 5 kg 以上重物,防止 PICC 脱出;洗澡时 PICC 可用保鲜膜包裹,防止贴膜潮湿。

3. 出院随访

询问患者住院期间满意度;告知患者科室联系方式,有问题可及时与科室联系,按期门诊复查。患者出院 3 d 后电话随访,询问患者一般情况。

五、变异及原因分析

1. 病人因素

(1) 治疗前、中、后期有感染、贫血、出血及其他合并症者,需进行相关的诊断和治疗,可能延长住院时间并致费用增加。

(2) 诱导缓解治疗未达完全缓解者退出路径。

2. 家属因素

(1) 要求增加或拒绝某些治疗或检查。

(2) 家属依从性差,无法配合医护指导和治疗。

3. 医护人员因素

(1) 医嘱延迟/执行医嘱延迟。

(2) 发现因误诊而进入临床路径。

(3) 医护人员之间沟通、协作不良。

(4) 输血科血液供给不及时。

4. 出院计划因素

(1) 家属无法按预定时间安排患者出院。

（2）家属要求提前出院。

六、临床护理路径表单

初治成人 Ph$^+$ 急性淋巴细胞白血病临床护理路径表单见表 7.12。

表 7.12　初治成人 Ph$^+$ 急性淋巴细胞白血病临床护理路径表单

适用对象：第一诊断为成人 Ph$^+$ 急性淋巴细胞白血病（ICD-10：C91.000x022）

病人姓名：_____　住院号：_____　性别：____　年龄：____

住院日期：_____年____月____日　出院日期：_____年____月____日

时间	住院第1天	住院第2天	住院第3~5天
护理评估	□ 入院宣教 □ 办理住院手续 □ 深静脉血栓风险因素评估 Caprini 评分：__分 □ 日常功能评估 Barthel 指数：__分 □ 跌倒风险评估 Morse 评分：__分 □ 压力性损伤风险评估 Braden 量表：__分 □ 完善检查	□ 心理 □ 检查结果	□ 血管 □ 用药 □ 生命体征 □ 心理
护理处置	□ 血液科护理常规 □ 介绍住院环境、规章制度 □ 介绍床位医生、责任护士 □ 办理住院手续、完善评估 □ 介绍大小便、血液、痰标本采集方法及注意事项 □ 识别高白细胞瘀滞征兆，告知注意事项	□ 血液科护理常规 □ 帮助患者尽快适应环境 □ 评估血常规、凝血象、生化等结果 □ 指导骨穿配合要点及术后注意事项 □ 指导清淡易消化饮食 □ 指导预防晕厥、跌倒、便秘 □ 指导正确用药	□ 血液科护理常规 □ 评估血管，选择合适的输液工具 □ 用药指导，观察药物反应 □ 监测生命体征，必要时心电血压氧饱和度监护 □ 介绍疾病相关知识及治疗，减轻患者焦虑
结果评价	□ 患者能够掌握疾病的注意事项，熟悉病区环境（回示） □ 完成入院相关专科检查（病历）	□ 患者配合骨穿检查，掌握注意事项（回示） □ 完成检查结果评估（病历）	□ 患者配合治疗（病历） □ PICC 顺利置管（病历）
变异	□ 无 □ 有，原因_____ 　　处理措施_____	□ 无 □ 有，原因_____ 　　处理措施_____	□ 无 □ 有，原因_____ 　　处理措施_____
护士签名			

续表

时间	住院第 6～34 天	出院日
护理评估	□ 心理状态　　□ 生命体征 □ 血管　　　　□ 排便 □ 专项评估　　□ PICC □ 饮食　　　　□ 化疗不良反应 □ 疼痛　　　　□ 腰穿 □ 骨穿　　　　□ 输血 □ 睡眠	□ 检查结果 □ 生命体征 □ 饮食和营养 □ 并发症和(或)合并症
护理处置	□ 血液科护理常规 □ 提供心理指导,使患者积极配合治疗 □ 监测生命体征 □ 根据血管情况,选择合适的输液通路 □ 监测排便情况 □ PICC 导管护理 □ 指导合理饮食,保证营养需求 □ 恶心呕吐护理:给予药物和非药物处理 □ 便秘护理:给予饮食及运动指导 □ 癌因性疲乏护理:补充营养,适量运动,创造安静舒适的病房环境 □ 口腔炎护理:注意口腔卫生,积极预防和治疗 □ 肛周感染护理:积极预防和治疗肛周感染 □ 骨髓抑制护理:监测血象,对症处理 □ 疼痛护理:指导患者正确认识疼痛,正确评估患者疼痛 □ 腰穿护理:术后去枕平卧 4～6 h,穿刺后 3 d 内保持穿刺点清洁干燥 □ 骨穿护理:按压穿刺点至不出血,穿刺后 3 d 内保持穿刺点清洁干燥 □ 严格遵循输血查对制度及输血流程,观察输血反应 □ 保证充足睡眠,必要时用药辅助药物	□ 协助办理出院手续 □ 指导患者正确用药 □ 指导患者有规律地参加体力活动,增强肌体抵抗力 □ 指导患者饮食,保持大便通畅,防止腹泻、肠道感染 □ 指导 PICC 带管患者按期 PICC 维护,每日自查 PICC 情况 □ 出院随访
结果评价	□ 患者安全化疗(病历) □ PICC 按时换药(病历) □ 不良反应出现后及时处理(病历) □ 患者能积极配合治疗(病历)	□ 患者顺利办理出院手续(病历) □ 掌握 PICC 居家护理要点(回示)
变异	□ 无 □ 有,原因_____ 　　处理措施_____	□ 无 □ 有,原因_____ 　　处理措施_____
护士签名		

参考文献

［1］ 中国抗癌协会血液肿瘤专业委员会,中华医学会血液学分会白血病淋巴瘤学组. 中国成人急性淋巴细胞白血病诊断与治疗指南(2021年版)[J]. 中华血液学杂志,2021,42(09):705-716.

［2］ 詹永佳,李永红,黄润勤,等. 晚期癌症病人预后沟通策略的证据总结[J]. 护理学杂志,2022,37(13):77-80.

［3］ 李融融,于康,中国营养学会肿瘤营养管理分会. 恶性肿瘤病人康复期营养管理专家共识(2023版)[J]. 中华临床营养杂志,2023,31(02):65-73.

［4］ 中国抗癌协会肿瘤临床化疗专业委员会,中国抗癌协会肿瘤支持治疗专业委员会. 中国肿瘤药物治疗相关恶心呕吐防治专家共识(2022年版)[J]. 中华医学杂志,2022,102(39):3080-3094.

［5］ 刘佳惠,胡美华,邓诗佳,等. 化疗相关性恶心呕吐风险评估的证据总结[J]. 中国护理管理,2023,23(3):399-404.

［6］ Bossi P, Antonuzzo A, Cherny N I, et al. Diarrhoea in adult cancer patients: ESMO Clinical Practice Guidelines[J]. Annals of oncology: official journal of the European Society for Medical Oncology, 2018,29(S 4):126-142.

［7］ 丁娟,刘晃含,严玉娇,等. 癌症病人化疗相关性便秘的最佳证据总结[J]. 中华现代护理杂志,2020,26(12):1550-1554.

［8］ Al Maqbali M, Al Sinani M, Al Naamani Z, et al. Prevalence of fatigue in patients with cancer: A systematic review and meta-analysis[J]. J Pain Symptom Manage, 2021,61(1):167-189. e14.

［9］ 陆宇,钟丽萍,潘月芬. 严准精细照护在急性白血病病人化疗后肛周感染预防中的应用研究[J]. 护理与康复,2020,19(5):42-44.

［10］ 安徽省肿瘤质量控制中心癌痛专家组. 安徽省癌症疼痛诊疗专家共识(2019年版)[J]. 安徽医药,2020,24(5):1041-1047.

［11］ 周帅,江锦芳,张玲,等. 不同运动疗法对癌症病人癌因性疲乏干预效果的网状 Meta 分析[J]. 解放军护理杂志,2021,38(8):65-68,88.

第四节　初治弥漫性大 B 细胞淋巴瘤临床护理路径

一、适用对象

第一诊断为弥漫性大 B 细胞淋巴瘤(ICD-10:C83.3)。

二、诊断依据

根据弥漫性大 B 细胞淋巴瘤诊疗指南(2022年版),以下情况为初治弥漫性大 B 细胞淋巴瘤(DLBCL)的纳入指征:

(1)临床表现:淋巴结(累及淋巴结)或结外(累及淋巴系统外的器官或组织)症状;任何淋巴结外部位都可能累及。患者通常出现进行性无痛性肿物,多见于颈部或腹部,部分患者伴有不明原因发热(>38℃)、体重减轻(6个月体重减轻>10%)、盗汗等症状。

(2) 病理学检查:确诊 DLBCL 需要进行病灶部位的病理活检。免疫组织化学病理检查对于确诊 DLBCL 至关重要,常采用的单抗应包括 CD20、CD19、CD79、CD30、CD5、CD10、BCL-2、BCL-6、Ki-67、TP53、MUM-1 和 MYC 等。

(3) 分子生物学检查:采用荧光原位杂交(FISH)检测 BCL-2、BCL-6 和 Myc 等基因是否发生重排。如果 Myc 伴 BCL-2/BCL-6 基因断裂称双重打击或三重打击淋巴瘤,提示预后不良。

(4) 实验室检查:全血细胞分类计数可用于初步评估骨髓功能;血清乳酸脱氢酶;肝功能、肾功能评估;人类免疫缺陷病毒和乙型肝炎病毒等感染相关检测;检测尿酸水平,发现肿瘤溶解综合征。

(5) 影像学检查治疗前、中期和终末期行全身 PET/CT 检查。如无法行 PET/CT 检查,可以颈、胸、腹及盆腔增强 CT 检查。

三、进入路径标准

(1) 第一诊断为弥漫性大 B 细胞淋巴瘤(ICD-10:C83.3),且首选化学治疗方案者。

(2) 当患者同时具有其他诊断,但住院期间不需要特殊处理也不影响第一诊断的临床护理路径实施时,可以进入路径。

四、临床护理路径实施规范

(一) 入院当天

(1) 根据入院流程协助办理入院手续。

(2) 介绍病区环境、入院须知、陪客探视制度、主管医生、责任护士等。

(3) 入院评估,完善各项专项评估和处理,包括深静脉血栓风险因素评估 Padua 评分、日常功能评估 Barthel 指数、跌倒风险评估 Morse 评分、压力性损伤风险评估 Braden 量表、营养风险筛查 NRS 2002 评分等。

① NRS 2002 营养风险筛查:总分值≥3 分为有营养风险,汇报医生,制订营养计划,开展饮食指导及营养知识健康教育。

② 评估贫血的程度及活动能力:按照我国肿瘤相关性贫血临床实践指南进行贫血的严重程度的评估。结合睑结膜、甲床、口唇颜色如面色,有无胸闷、心悸、气急情况及活动前后生命体征的改变进行评估。根据贫血的程度给予安全指导,防止发生晕厥、跌倒等不良事件;评估患者缺氧程度,必要时遵医嘱予吸氧;遵医嘱用药改善贫血,必要时输血。

(4) 化验检查相关知识宣教,完成入院相关护理文书书写记录,如入院评估、入院告知等,书写护理记录,制定个性化护理计划。

(二) 入院第 2 天

(1) 健康教育:介绍疾病相关知识及实验室检查的注意事项。

(2) PET/CT 检查,宣教检查的意义、配合及注意事项。

(3) 评估患者症状、体征、饮食、睡眠及心理情况,掌握患者的阳性检查及化验结果,及时报告医生。

(4) 淋巴结活检术后护理:① 观察切口有无出血,切口或包扎纱布少量渗血属于正常范围,纱布完全浸湿请医师查看切口。② 保持伤口局部皮肤清洁干燥,勿抓挠,预防感染,如果出现伤口感染及时遵医嘱使用抗生素。③ 指导患者避免大量运动,以防切口区域肿胀。④ 观察并评估疼痛情况,淋巴结活检术后有轻度疼痛感,如疼痛剧烈,必要时遵医嘱使用止痛药物。⑤ 指导患者多进食水果蔬菜,多饮水,忌辛辣刺激饮食。⑥ 做好患者心理护理。

(5) 予骨髓穿刺检查的目的及注意事项,操作配合健康教育。

(三) 入院第 3~4 天

(1) 化疗前评估:血压、血糖、肝功能、心功能情况。

(2) 深静脉置管评估:宣教深静脉导管知识,签署中心静脉置管知情同意书,置管前准备,置管流程及置管配合宣教,更换清洁衣物。

(3) 病情观察:严密观察患者体温、血压、心率、呼吸等生命体征变化,有无肿大淋巴组织压迫症状。

(4) 遵医嘱对症支持处理,如监测体温等生命体征变化,按时使用抗生素,水化碱化,并发症护理,必要时输血等。

(5) 深静脉血栓的预防:鼓励患者早期活动和腿部锻炼,根据患者的病情,采取合适的活动方式。若患者神志清楚,活动良好,但不能下床活动,可指导床上主动进行踝泵运动锻炼,每天 10~15 次,每次 20~30 组(3~5 min);意识不清或体力不济者应卧床,指导家属被动运动,如按摩(已发生血栓者禁忌按摩及热敷),肢体关节活动等;病情许可下,鼓励患者下床活动,按下床"四部曲"进行,并需家属陪伴在侧,防止意外。

(6) 发热护理:观察热型及体温波动范围,多饮水,补充水分,及时更换潮湿的衣物,采用高蛋白、高热量、高维生素、易消化的饮食。遵医嘱使用退热药及抗生素,并观察体温波动情况,评估降温效果。

(7) 贫血护理:观察有无头晕、乏力、胸闷等贫血症状,给予氧气吸入,监测血常规,评估贫血程度;必要时遵医嘱输注红细胞,改善贫血。

(8) 心理疏导:评估患者心理问题,及时解答患者及家属担忧的问题,疏导不良情绪。

(四) 入院第 5~10 天

(1) 由床位医生与患者和(或)家属共同确定化疗方案,护士向患者及家属介绍化疗疗程、化疗前的准备,以及化疗相关注意事项等。

(2) 健康教育:宣教化疗期间可能出现的不良反应,如恶心、呕吐、食欲减退、腹胀、腹泻、脱发等。

(3) 胃肠道反应护理:遵医嘱使用止吐药,观察化疗过程中有无恶心呕吐等症状,评估恶心、呕吐高危因素及分级;化疗前 2 h 避免进食;化疗期间饮食宜清淡、易消化,忌辛辣、油腻、不易消化食物;如使用培门冬酰胺酶前后应素食 7~10 d。

(4) 输液观察及护理:观察有无静脉炎发生。若发生静脉炎,需分析形成的可能因素,予热敷、抬高患肢、应用康惠尔透明贴,并遵医嘱予药物局部外用(如喜辽妥涂抹,硫酸镁、高渗糖、利多卡因、地塞米松、维生素 B_{12} 等湿敷);立即拔除外周静脉导管。如发生输液外渗,则立即停止输液,尽量抽吸外渗处液体,局部封闭处理,根据药物性质选择冷敷或热敷的方式,观察外渗的面积及转归,并记录。

(5) 用药护理:

① 利妥昔单抗用药护理:首次使用利妥昔单抗前常规遵医嘱应用地塞米松、非那根、布洛芬等抗过敏治疗,心电、血压、血氧饱和度监测,观察有无低血压、过敏性休克等现象发生。

② 环磷酰胺用药护理:环磷酰胺主要毒副反应为食欲减退、恶心呕吐、骨髓抑制、出血性膀胱炎、脱发等。应用本药时应鼓励患者多饮水(至少 2000 mL),遵医嘱给予水化和利尿措施,注意有无血尿发生;大剂量环磷酰胺宜同时给予美司钠,以预防和减少尿路并发症。

③ 蒽环类抗生素用药护理:主要毒副反应为恶心呕吐、口腔炎、心脏毒性、骨髓抑制、脱发、组织坏死等。用药期间监测心电图,观察心脏毒性反应;用药后可能出现红色尿,一般 2 d 后消失,向患者解释清楚,减少紧张情绪。该药属于发泡剂,一旦外渗至周围组织,能够引起水泡、溃疡坏死,与外周浅静脉穿刺给药相比,中心静脉导管给药能降低其发生率,建议行中心静脉置管,如 PICC、PORT。

(6) 深静脉导管护理:保持深静脉导管通畅,回血好,固定妥善,导管尖端位于上腔静脉(股静脉等下肢静脉置管,导管尖端位置位于下腔静脉)。

(7) VTE 的预防:对于 VTE 中、高风险人群给予健康教育。根据病情指导下床活动,病情不稳定,或暂时不能下床者,床上进行踝泵运动。

(8) 心理支持:与患者沟通、交流,缓解患者紧张焦虑情绪,鼓励树立战胜疾病的信心。

(五) 入院第 10~14 天

(1) 化疗后骨髓抑制护理:目前化疗后骨髓抑制的分级采用的是 WHO 抗癌药物急性及亚急性毒性反应分级标准,结合化疗后血液系统、胃肠道、肾、膀胱、神经系统等表现,评估骨髓抑制程度,给予对症处理。

(2) 出血预防及护理:评估血小板减少分级,观察有无出血症状,如皮肤黏膜出血点、瘀斑、脏器出血等,警惕颅内出血。对于血小板<$50×10^9$/L 的患者,应避免剧烈活动,注意预防出血;血小板<$20×10^9$/L 的患者,应绝对卧床休息。宣教预防出血措施,遵医嘱予止血对症处理,必要时输注血小板。

(3) 监测血常规、生化、乳酸脱氢酶等实验室检查。

(4) 活动指导:病情好转,体力恢复后,建立活动目标,增加活动量。

(5) 预防 VTE:加强血栓监测,指导早期活动。

(6) 饮食指导:多饮水,少食多餐,饮食宜清淡易消化,富营养。

(7) 用药护理:护胃、止吐、保肝、水化。

(8) 健康教育:骨髓抑制的原因、表现及注意事项,预防感染、预防出血的护理;化疗不良反应及注意事项等。

(六) 出院当天

1. 出院标准

(1) 一般情况良好。

(2) 没有需要住院处理的并发症和(或)合并症。

2. 出院指导

（1）宣教出院流程，指导办理出院。

（2）定期门诊复查，遵医嘱监测血常规及肝肾功能等，出现异常及时就诊。

（3）用药指导：遵医嘱按时服用药物，不得擅自增加药物剂量、停药、漏药等。

（4）饮食指导：日常饮食参照膳食金字塔的指导原则，以碳水化合物、蔬菜、膳食纤维、优质蛋白质为主，避免过多的脂肪和盐分摄入，避免辛辣刺激食物。

（5）活动及休息指导：适当运动，注意劳逸结合，保证充足睡眠。

（6）深静脉导管院外护理指导：提供省内维护网络点信息，按时维护，妥善固定，异常情况及处理的健康教育。

（7）骨髓抑制护理指导：白细胞低下时避免去人群聚集的场所，观察体温等感染症状，遵医嘱升细胞处理；血小板低下时，出血临床表现及处理。

3. 出院随访

（1）出院 24～72 h 内随访。

（2）线上线下随访管理：线上，互联网医院、电话随访；线下，血液科门诊。

五、变异及原因分析

1. 患者因素

（1）治疗过程中或治疗后发生感染、严重贫血、出血及其他合并症者，进行相关的诊断和治疗。

（2）若出现中枢神经系统症状，建议行腰穿检查，并鞘注化疗药物直至脑脊液恢复正常，同时退出此路径，进入相关路径。

（3）年轻高危，常规治疗反应不佳、疾病进展或复发，需要选择其他治疗的患者退出此路径，进入相关路径。

2. 家属因素

（1）要求增加或拒绝某些治疗或检查。

（2）家属依从性差，无法配合医护指导和治疗。

3. 医护人员因素

（1）医嘱延迟/执行医嘱延迟。

（2）发现因误诊而进入临床路径。

（3）医护人员之间沟通、协作不良。

4. 系统因素

（1）CT、B 超等影像学检查延迟。

（2）支持部门所致的作业延迟：输血科血液供给不及时。

5. 出院计划因素

（1）达到出院标准患者及家属拒绝出院。

（2）患者及家属要求提前出院。

六、临床护理路径表单

弥漫性大 B 细胞淋巴瘤（初治）临床护理路径表单见表 7.13。

表 7.13 弥漫性大 B 细胞淋巴瘤(初治)临床护理路径表单

适用对象:第一诊断为弥漫性大 B 细胞淋巴瘤(ICD-10:C83.3),首选化学治疗方案者
患者姓名:_____ 性别:____ 年龄:____ 住院号:_____
住院日期:_____年___月___日 出院日期:_____年___月___日

时间	入院当天	入院第 2 天	入院第 3~4 天
护理评估	□ 完善各项评估: 深静脉血栓风险因素评估 Padua 评分:__分 日常功能评估 Barthel 指数:__分 跌倒风险评估 Morse 评分:__分 压力性损伤风险评估 Braden 量表:__分 营养风险筛查 NRS 2002:__分 贫血程度评估	□ 症状及体征评估 □ 心理状态评估 □ 饮食情况评估 □ 睡眠情况评估	□ 化疗前评估 □ 深静脉置管评估 □ 病情评估与观察 □ VTE 评估 □ 发热观察与评估 □ 贫血症状及程度评估 □ 心理评估
护理处置	□ 办理住院手续 □ 血液科护理常规 □ 介绍病区环境、入院须知和陪客探视制度 □ 介绍主管医生、责任护士 □ 辅助检查指导 □ 根据评估结果,遵医嘱对症处理	□ 介绍疾病相关知识 □ PET/CT 检查的意义及其他实验室检查的配合、注意事项 □ 淋巴结活检护理 □ 骨髓穿刺检查的目的及注意事项,操作配合健康教育	□ 观察血压、血糖、肝功能、心功能情况 □ 深静脉置管护理 □ 对症支持:监测体温等生命体征变化,按时使用抗生素,水化碱化,并发症护理,输血护理 □ VTE 预防 □ 发热护理 □ 贫血护理 □ 心理支持
结果评价	□ 患者能够掌握淋巴瘤疾病及化疗的注意事项,熟悉病区环境(回示) □ 完成入院相关专科检查和护理常规(病历)	□ 患者能够掌握检查注意事项及配合(回示) □ 掌握淋巴结活检、骨髓穿刺后的护理(回示) □ 完善检查和评估(病历)	□ 患者能够掌握深静脉置管的目的及配合(回示) □ 对症支持护理(病历) □ 症状处置与护理(病历) □ 完成住院期间相关专科检查和护理常规(病历) □ 情绪稳定,配合治疗、护理(回示)
变异	□ 无 □ 有,原因_____ 处理措施_____	□ 无 □ 有,原因_____ 处理措施_____	□ 无 □ 有,原因_____ 处理措施_____
护士签名			

续表

时间	入院第5~10天	入院第10~14日	出院当日
护理评估	□ 化疗方案评估 □ 健康教育 □ 胃肠道反应评估 □ 输液不良反应评估 □ 用药评估 □ 深静脉导管评估 □ VTE评估 □ 心理评估	□ 骨髓抑制评估 □ 活动能力评估 □ VTE评估 □ 饮食营养评估 □ 用药评估 □ 健康教育评估	□ 出院标准评估 □ 出院指导评估 □ 居家评估 □ 出院随访评估
护理处置	□ 化疗方案选择与宣教 □ 化疗相关健康教育 □ 胃肠道反应护理 □ 输液观察及护理 □ 用药护理 □ 深静脉导管护理 □ VTE的预防 □ 心理支持	□ 化疗后骨髓抑制护理 □ 监测血常规、生化、乳酸脱氢酶等 □ 活动指导 □ VTE护理 □ 饮食及营养护理 □ 用药护理 □ 健康教育	□ 评估标准,执行出院 □ 出院指导:宣教出院流程,协助送离病区 □ 居家护理:饮食、运动、用药、院外导管护理、门诊复诊、按期治疗等指导 □ 出院24~72h内,开展出院随访
结果评价	□ 患者了解化疗方案,并自愿选择(回示) □ 患者掌握化疗相关知识(回示) □ 患者掌握化疗相关并发症护理(回示) □ 围化疗期管理(病历) □ 深静脉导管及利妥昔单抗输注安全管理(病历) □ 用药观察及并发症管理(病历) □ 情绪稳定,配合治疗、护理(回示)	□ 患者了解化疗后骨髓抑制护理并配合(回示) □ 患者配合用药,掌握药物主要不良反应及注意事项(回示) □ 患者生命体征正常,无感染,无出血,无肺栓塞,饮食逐步过渡正常,增加下床活动量(病历)	□ 患者配合出院,握出院相关知识和注意事项(回示) □ 患者掌握居家护理注意事项(回示) □ 患者接受出院随访,诊疗护理过程满意(回示)
变异	□ 无 □ 有,原因_____ 　　处理措施_____	□ 无 □ 有,原因_____ 　　处理措施_____	□ 无 □ 有,原因_____ 　　处理措施_____
护士签名			

参考文献

[1] Bergstrom N, Braden B J, Laguzza A, et al. The braden scale for predicting pressure sore risk[J]. Nurs Res,1987,36(4):205-210.
[2] 张新娣,龚萍,刘建红.比较 Autar 和 Padua 两种风险模型在预测癌症患者静脉血栓栓塞症的评估效果[J].中国肿瘤外科杂志,2018,10(04):237-240.
[3] 马军,王杰军,张力,等.肿瘤相关性贫血临床实践指南(2015—2016 版)[J].中国实用内科杂志,2016,36(S1):1-21.
[4] 姚利,丁敏,吴燕.肿瘤患者静脉血栓栓塞症预防和管理的最佳证据总结[J].上海护理,2021,21(12):19-24.
[5] 张玉.化疗所致恶心呕吐的药物防治指南[J].中国医院药学杂志,2022,42(05):457-473.
[6] 黄家丽,朱小明.肿瘤患者康复指导 300 问[M].合肥:中国科学技术大学出版社,2023:41.
[7] 刘婕,兰玉梅.淋巴瘤患者应用盐酸多柔比星脂质体的不良反应观察与护理[J].天津护理,2015,23(03):218-219.
[8] 肿瘤治疗相关血小板减少症的临床管理专家共识[J].肿瘤,2021,41(12):812-827.
[9] 汪晖,王颖,刘于,等.住院患者出院计划关键任务的证据总结[J].中华护理杂志,2020,55(09):1412-1419.

第五节　自体造血干细胞移植供者护理路径

一、适用对象

根据《自体造血干细胞移植规范》团体标准,符合自体造血干细胞移植(ICD-9-CM-3:41.09)指征的供者。

二、诊断依据

根据《自体造血干细胞移植规范》团体标准,以下情况为自体造血干细胞移植供者的纳入指征:

(一) 急性髓系白血病

(1) 细胞遗传学或分子生物学标记预后良好/中危组微小残留病灶(Minimal Residual Disease,MRD)呈持续阴性患者。

(2) 细胞遗传学或分子生物学标记预后良好/中危组 MRD 呈持续阴性处第二次完全缓解期(Second Complete Remission,CR2)且无法接受异基因造血干细胞移植的患者。

(3) 细胞遗传学或分子生物学标记预后高危组患者诱导化疗后 MRD 持续阴性且无合适供者的患者。

(4) 急性早幼粒细胞白血病 CR2。

(二) 急性淋巴细胞白血病(acute lymphoblastic leukemia,ALL)

(1) 治疗 3 个月内实现完全分子学缓解并持续至移植(s3CMR)的 Ph 阳性 ALL 患者。

(2) MRD 呈持续阴性的成人标危组 Ph 阴性 ALL 第一次完全缓解期的(first complete remission,CR1)患者。

(3) MRD 呈持续阴性的成人高危组 Ph 阴性 ALL CR1 且无合适供者。

(三) 恶性淋巴瘤

(1) 挽救治疗敏感的复发或原发难治的霍奇金淋巴瘤。

(2) 弥漫性大 B 细胞淋巴瘤(diffuse large B cell lymphoma,DLBCL):① 挽救治疗敏感的复发或原发难治(一线诱导治疗反应部分缓解、稳定或进展)的 DLBCL;② 第一次完全缓解期(CR1)的年轻、高危 DLBCL。

(3) 高级别 B 细胞淋巴瘤(high-grade B cell lymphoma,HGBL),伴随 MYC 基因和 Bcl-2 和(或)Bcl-6 基因易位:① 第一次完全缓解期(CR1)的 HGBL;② 挽救治疗敏感的复发或原发难治的 HGBL。

(4) 第一次完全缓解期(CR1)或挽救治疗敏感的复发的原发中枢神经系统淋巴瘤。

(5) 滤泡性淋巴瘤(follicular lymphoma,FL):① 挽救治疗敏感的第 1 次或第 2 次复发的 FL,包括 24 个月内进展(POD24)的 FL;② 治疗敏感的转化性 FL(tFL)。

(6) 套细胞淋巴瘤(mantle cell lymphoma,MCL):① 第一次缓解期(CR1/PR1)的 MCL;② 非自体造血干细胞移植(autologous stem cell transplantation,ASCT)一线治疗后复发、挽救治疗敏感、不适合异基因造血干细胞移植(allogeneic hematopoietic stem cell transplantation,allo-HSCT)治疗的 MCL。

(7) 侵袭性外周 T 细胞淋巴瘤(peripheral T cell lymphoma,PTCL):① 第一次缓解期的除低危间变性淋巴瘤激酶阳性间变性大细胞淋巴瘤以外的各种类型侵袭性 PTCL;② 挽救治疗敏感、不适合 allo-HSCT 治疗的 PTCL。

(8) 多次复发的某些惰性淋巴瘤,如华氏巨球蛋白血症和边缘区淋巴瘤等。

(9) 一线治疗获得部分缓解或挽救治疗敏感的伯基特淋巴瘤。

(10) CR1 期的淋巴母细胞淋巴瘤。

(四) 浆细胞疾病

(1) 多发性骨髓瘤:① 第一次缓解期的 MM;高危患者可考虑双次自体造血干细胞移植;② 未维持治疗、首次移植的治疗反应持续时间(duration of treatment response,DOR)≥18 个月或更长时间,而接受新药及维持治疗、DOR 24 个月及以上甚至是 36 个月的患者,可考虑挽救性 ASCT 治疗。

(2) 第一次缓解期的原发性浆细胞白血病。

(3) 系统性轻链型淀粉样变性(AL)(梅奥诊所 2004 分期 1 期)。

(4) POEMS 综合征。

三、进入路径标准

（1）第一诊断为首选治疗方案符合自体造血干细胞移植(ICD-9-CM-3:41.09)手术指征的供者。

（2）供者患有其他疾病，但在住院期间不需特殊处理，也不影响第一诊断的临床路径流程，可以进入路径。

四、临床护理路径实施规范

（一）入院当天（第1天）

（1）介绍病区环境、入院须知、陪客制度、主管医生、责任护士。

（2）办理住院手续，完善各项专项评估和处理，包括深静脉血栓风险因素评估Padua评分、日常功能评估Barthel指数、跌倒风险评估Morse评分、压力性损伤风险评估Braden量表。

（3）监测生命体征，协助医生完成供者血常规、尿常规、便常规、血型、血生化、电解质、凝血功能、免疫功能等检验及输血前检查。

（4）静脉置管：根据患者的治疗需求置入中心静脉导管。置管前要明确穿刺血管的具体部位，避免造成穿刺不成功；置管过程中，严格无菌操作，进行血液回抽，确认导管是否通畅；置管后24 h内注意观察局部有无肿胀、皮下气肿等异常情况，指导患者穿着宽松衣物；更衣时勿牵拉拖拽导管并且定期给予更换敷料，进行封管、冲管治疗，避免局部血栓的形成。

（5）指导供者术前1个月戒烟、禁酒。

（二）干细胞动员（第2~9天）

（1）遵医嘱实施干细胞动员方案，包括：① 稳态动员：粒细胞集落刺激因子(G-CSF)或G-CSF联合化疗动员的、新一代造血干细胞动员剂普乐沙福；② 非稳态动员：疾病或非疾病特异性化疗方案联合G-CSF。

（2）向供者介绍病房的环境配置，动员期间的注意事项，如饮食、作息、治疗等情况，让其充分理解动员的目的、动员期间可能出现的不良反应。

（3）监测供者皮下注射G-CSF常见不良反应：骨痛、肌肉酸痛、头痛、失眠等，多与动员后造血细胞迅速增殖使骨髓腔压力增加有关，头痛一般认为可能与G-CSF动员后白细胞增高引起的高黏滞状态有关，轻症供者在采集后症状可自行缓解，严重者遵医嘱对症处理。

（4）监测供者肝功能指标、电解质及凝血功能。

（5）告知供者自体干细胞采集计划，指导自体供者（或监护人）签署骨髓/外周血干细胞采集知情同意书。

（6）给予供者鼓励和支持，消除供者的紧张、恐惧心理，使其在住院期间动员顺利进行。

(三) 造血干细胞采集的护理(第 10～14 天)

1. 采集前

(1) 指导供者清淡饮食,切忌空腹采集。

(2) 遵医嘱抽取急诊血常规、$CD34^+$ 细胞数送检,静脉输注地塞米松、泮托拉唑,皮下注射促血小板生成素,口服钙剂。

(3) 心理护理:讲解采集过程,缓解供者紧张情绪。

(4) 采集前嘱供者排空大小便。

2. 采集中

(1) 建立两条良好的静脉通道:选择粗直的肘静脉处留置 Y 形的安全留置针,穿刺成功后使用透明敷料妥善固定。

(2) 设置采集参数:根据供者的身高、体重调节合适的血液循环量,全血流速根据供者的血管情况而定,总采集时间为 3～6 h。

(3) 采集量选择:造血干细胞悬液每人每次采集 50～200 mL,次数不超过 2 次,每次循环处理血量不多于 15000 mL。

(4) 监测生命体征:采集过程中注意观察供者的反应,监测心率、血压和脉搏。

(5) 监测采集管路是否通畅:出血管路压力不够时,嘱供者捏皮球或在进针上方扎止血带,调整针头方向或手的位置,经上述方法无效时,立即更改血管出路重新置管。

(6) 观察不良反应:采集过程中过多的枸橼酸盐可能引起中毒及低钙血症,引发血压下降、手足口唇麻木等症状,应及时处理。

(7) 监测采集的干细胞颜色:观察收集干细胞的颜色及采集壶内细胞颜色调节比色卡。

(8) 协助供者生活护理。

3. 采集后

(1) 采集完毕后嘱供者卧床休息 20～30 min,测量生命体征,无自觉不适方可下床活动。

(2) 干细胞质量检测:自体外周血干细胞单次移植的最小安全目标采集量是外周血 $CD34^+$ 细胞数 $\geqslant 2 \times 10^6$/kg 体重;或有核细胞数达到 5×10^8/kg。

(3) 管路处理:采集结束后,外周静脉拔针后按压 15～20 min,观察穿刺点有无出血、皮下血肿、瘀斑等现象,局部保持清洁干燥,CVC 管路使用肝素封管。

(4) 采集完次日监测供者的血液学相关检测:血常规、肝功能、生化等结果。

(四) 出院当天

1. 出院标准

(1) 干细胞采集总量、外周血白细胞计数、$CD34^+$ 细胞符合实验室标准。

(2) 肝功能等实验室指标无异常。

(3) 无采集后继发性不良反应。

2. 出院指导

(1) 进食高蛋白质、高维生素,含钙、铁丰富的饮食。

(2) 采取健康的生活方式,做好并发症的自我观察和预防措施。

(3) 定时检测血细胞分析、肝功能、生化等结果。

五、变异及原因分析

1. 供者因素

（1）供者为高龄、女性、更晚期疾病、合并糖尿病,致采集效果不佳。

（2）供者因出现术后并发症需要进一步治疗。

（3）因供者动员前低白细胞、低血红蛋白或低血小板;单采前外周血 $CD34^+$ 细胞计数较低;第1天单采产量较低致采集结果不满意,延长住院治疗时间。

（4）供者既往化疗周期数多;曾接触过马法兰、氟达拉滨、含铂方案、烷化剂或来那度胺;既往多线化疗;既往骨髓放疗等导致动员不佳。

2. 家属因素

（1）要求增加或拒绝某些治疗或检查。

（2）家属依从性差,无法配合医护指导和治疗。

3. 医护人员因素

（1）医嘱延迟/执行医嘱延迟。

（2）发现因误诊而进入临床路径。

（3）医护人员之间沟通、协作不良。

4. 医院系统因素

（1）因采集设备,采集管路故障等原因导致采集中断。

（2）供者采集期间出现严重并发症,致采集中断。

（3）支持部门所致的作业延迟:实验室设备故障。

六、临床护理路径表单

自体造血干细胞移植供者临床护理路径表单见表7.14。

表 7.14 自体造血干细胞移植供者临床护理路径表单

适用对象:符合自体造血干细胞移植(ICD-9-CM-3:41.09)指征的供者

供者姓名:_____ 住院号:_____ 性别:____ 年龄:____

住院日期:_____年___月___日 采集日期:_____年___月___日 出院日期:_____年___月___日

时间	入院当天 （第1天）	干细胞动员 （第2~9天）	造血干细胞采集 （第10~14天）	出院当天
护理评估	□ 评估血常规、免疫组合、生化、凝血功能 □ 评估血压、血糖、肝功能、心功能情况 □ 评估腹部超声检查结果 □ 评估心电图检查结果	□ 评估血象指标 □ 评估供者动员剂相关副作用情况	□ 供者是否空腹 □ 供者采集当日晨血常规指标 □ 供者静脉情况 □ 供者心理状况	□ 实验室监测 $CD34^+$ 细胞数 □ 供者活动情况 □ 供者穿刺点愈合情况

续表

时间	入院当天 (第1天)	干细胞动员 (第2~9天)	造血干细胞采集 (第10~14天)	出院当天
护理处置	□ 办理住院手续 □ 介绍病区环境、入院须知 □ 介绍主管医生、责任护士 □ 造血干细胞移植护理常规 □ 辅助检查指导 □ 指导戒烟、禁酒	□ 低热、骨骼肌肉酸痛、乏力等轻度不良反应，一般停药后即恢复正常状态，应向患者做好解释工作，指导患者作息规律，注意补充营养 □ 高热患者遵医嘱予口服降温药物 □ 骨骼肌肉酸痛重度不良反应者遵医嘱予口服止痛药物 □ 失眠患者遵医嘱予口服艾司唑仑等助睡眠药物 □ 心理支持	采集前： □ 指导清淡饮食 □ 测量生命体征、抽取血常规、$CD34^+$、静脉滴注地塞米松、皮下注射刺激因子、口服钙剂 采集中： □ 采集通路准备 □ 设置采集参数 □ 保持采集通路通畅 □ 监测生命体征 □ 观察不良反应 采集后： □ 穿刺点有无红肿情况 □ 供者的生命体征、活动情况 □ 处理采集后干细胞、检测 $CD34^+$ 细胞数	□ 发放出院通知单、供者办理结算 □ 加强术后出院随访管理 □ 指导患者高蛋白、高热量、高维生素，清淡宜消化饮食 □ 指导患者定期复查血象、肝功能等
结果评价	□ 供者能够掌握治疗过程，熟悉病区环境(回示) □ 完成入院相关专科检查和护理常规(病历)	□ 供者能够掌握预防动员剂相关副作用的方法(回示) □ 供者能够配合完成各项检查(病历)	□ 供者采集顺利，生命体征正常(病历) □ 穿刺点无血肿，无严重不良反应出现(病历)	□ 各器官功能状态良好，可自由活动；血常规恢复至正常范围(病历)
变异	□ 无 □ 有,原因_____ 处理措施_____	□ 无 □ 有,原因_____ 处理措施_____	□ 无 □ 有,原因_____ 处理措施_____	□ 无 □ 有,原因_____ 处理措施_____
护士签名				

参考文献

[1] 中国医药生物技术协会.自体造血干细胞移植规范[J].中国医药生物技术,2022,17(1):75-93.
[2] 孙红,陈利芬,郭彩霞,等.临床静脉导管维护操作专家共识[J].中华护理杂志,2019,54(09):1334-1342.
[3] 中华医学会血液学分会浆细胞疾病学组,中国医师协会多发性骨髓瘤专业委员会.中国多发性骨髓瘤自体造血干细胞移植指南(2021年版)[J].中华血液学杂志,2021,42(5):353-357.
[4] 中华医学会血液学分会,中国临床肿瘤学会(CSCO)抗淋巴瘤联盟.淋巴瘤自体造血干细胞动员和采集中国专家共识(2020年版)[J].中华血液学杂志,2020,41(12):979-983.
[5] 中国医药生物技术协会.干细胞供者知情同意规范[J].中国医药生物技术,2023,18(2):177-192.
[6] 卫生部办公厅关于修订《非血缘造血干细胞采集技术管理规范》的通知[J].中华人民共和国卫生部公报,2009,(07):53.
[7] Duong H K, Savani B N, Copelan E, et al. Peripheral blood progenitor cell mobilization for autologous and allogeneic hematopoietic cell transplantation: guidelines from the American Society for Blood and Marrow Transplantation[J]. Biol Blood Marrow Transplant,2014,20(9):1262-1273.
[8] Giralt S, Costa L, Schriber J, et al. Optimizing autologous stem cell mobilization strategies to improve patient outcomes: consensus guidelines and recommendations[J]. Biol Blood Marrow Transplant,2014,20(3):295-308.

第八章 肿瘤放疗科

第一节 食管癌围放疗期临床护理路径

一、适用对象

根据《中国食管癌放射治疗指南(2022年版)》,第一诊断为食管癌(ICD-10:C15.900),入院拟行根治性放化疗、术后放化疗、新辅助放化疗和姑息治疗等治疗方案的患者。

二、诊断依据

根据《食管癌诊疗指南(2022年版)》诊断:食管内镜下活检确诊(金标准);存在内镜检查禁忌或者多次尝试活检均未能明确病理学诊断者,可综合上消化道造影、(颈)胸(腹)部增强CT、全身PET/CT或超声内镜(endoscopic ultrasound,EUS)或超声支气管镜(endobronchial ultrasound,EBUS)引导下穿刺活检辅助诊断。

三、进入路径标准

(1) 第一诊断必须符合食管癌(ICD-10:C15.900)。
(2) 当患者同时具有其他诊断,只要住院期间不需要特殊处理也不影响第一诊断的临床护理路径实施时,可以进入路径。

四、临床护理路径实施规范

(一) 住院第1天(入院日)

(1) 入院宣教:介绍病区环境及相关制度、主管医生、责任护士。
(2) 护理评估:评估患者生命体征、现病史、既往史、用药史、过敏史及家族史;询问患者主要症状和体征及患者术后伤口愈合情况;了解患者饮食习惯,评估进食情况、营养状况;评估患者社会支持系统,了解患者心理状态。
(3) 专项评估:完善各项专项评估,包括深静脉血栓风险因素评估Padua评分、日常功能评估 Barthel 指数、跌倒风险评估 Morse 评分、压力性损伤风险评估 Braden 量表、营养风险筛查 NRS 2002 评分(表 8.1)。

表 8.1 营养风险筛查量表 NRS 2002

项目	0 分	1 分	2 分	3 分
疾病状态	/	骨盆骨折或者慢性病患者合并以下疾病:肝硬化、慢性阻塞性肺病,长期血液透析,糖尿病,肿瘤	腹部重大手术,中风,重症肺炎,血液系统肿瘤	颅脑损伤,骨髓移植,加护病患(APACHE>10 分)
营养状态	正常营养状态	3 个月内体重减轻>5%或最近一星期进食量(与需要量相比)减少 25%~50%	2 个月内体重减轻>5%或 BMI 18.5~20.5 或最近一星期进食量(与需要量相比)减少 50%~75%	1 个月内体重减轻>5%(或 3 个月内减轻>15%);或 BMI<18.5(或血清白蛋白<35 g/L);或最近一星期进食量(与需要量相比)减少 70%~100%
年龄评分	18~69 岁	≥70 岁	/	/

(4) 检查指导:指导并协助患者进行相关辅助检查,告知特殊检查注意事项。

(5) 实施相应级别护理。

(二) 住院期间(第 2~3 天)

根据护理级别按时巡视病房,了解患者现有症状和体征,掌握患者阳性检查结果,予以个体化宣教。

1. 放疗前准备

(1) 完善相关检查,评估患者实验室检查、肝肾和心肺功能、胸部增强 CT、心电图及食管钡餐等相关结果并评估患者营养状况及放射野皮肤状况。

(2) 告知患者放疗模具及放疗标记线的注意事项,指导患者勿随意自行描画。

(3) 告知患者放疗室具体地点及放疗相关流程,如报到、排队,注意避免过号。

2. 放疗前宣教

(1) 放射野皮肤保护:指导患者着纯棉内衣,修剪、磨平指甲,勿搔抓;保持皮肤清洁干燥,勿使用沐浴液、肥皂和消毒液等,以免刺激皮肤;使用纯棉毛巾,拭干皮肤,勿搓擦;避免放射野皮肤暴露于过冷、过热或阳光直射的环境下;皮肤出现干性脱皮时,待其自然脱落,勿撕拉,以免损伤出血、感染。

(2) 饮食指导:指导患者进食软烂、易消化的食物,以流质、半流质为主,避免体积过大、温度过高和辛辣刺激性的食物;细嚼慢咽,少量多餐,防止食管反流;多饮水;饭后饮少量温开水冲洗食管,减少食物残渣在局部停留,以预防和减轻放疗引起的局部炎症和水肿。

(3) 休息与活动:根据身体情况,适度活动,以不感觉劳累为度,建议选择散步、太极拳。

(4) 并发症处理:给予放疗并发症处理措施的宣教,评估患者预防措施知晓情况。

3. 心理护理

主动关心患者,倾听其治疗的体验和感受;及时解答患者问题,减轻焦虑不安情绪,提升治疗的信心。

(三) 住院期间(第4~7天)

1. 按时巡视与观察评估

根据护理级别按时巡视病房,了解患者现有身体和心理症状和体征;观察患者放射野皮肤变化及有无咳嗽、胸闷及进食困难等症状;评估同步放化疗及免疫治疗并发症发生情况,给予对症处理和健康指导。根据美国肿瘤放射治疗协作组(Radiation Therapy Oncology Group,RTOG)制定的放射性损伤分级标准,对患者相关症状进行判断(表8.2、表8.3)。

表8.2 RTOG急性放射性损伤分级标准

器官组织	0级	1级	2级	3级	4级
皮肤	无变化	滤泡样暗红色斑/脱发/干性脱皮/出汗减少	触痛性或鲜色红斑,片状湿性脱皮/中度水肿	皮肤皱折以外部位的融合的湿性脱皮,凹陷性水肿	溃疡,出血,坏死
黏膜	无变化	充血/可有轻度疼痛,无需止痛药	片状黏膜炎,或有炎性血清血液分泌物,或有中度疼痛,需止痛药	融合的纤维性黏膜炎/可伴重度疼痛,需麻醉药	溃疡,出血,坏死
咽和食管	无变化	轻度吞咽困难或吞咽疼痛/需麻醉性止痛药/需进流食	持续的声嘶但能发声/牵涉性耳痛、咽喉痛、片状态纤维性渗出或轻度喉水肿,无需麻醉剂/咳嗽,需止咳药	讲话声音低微/牵涉性耳痛、咽喉痛,需麻醉剂/融合的纤维性渗出,明显的喉水肿	明显的呼吸困难、喘鸣、咯血/气管切开或需要插管
肺	无变化	轻度干咳或劳累时呼吸困难	持续咳嗽需麻醉性止咳药/稍活动即呼吸困难,但休息时无呼吸困难	重度咳嗽,对麻醉性止咳药无效,或休息时呼吸困难/临床或影像有急性放射性肺炎证据/间断吸氧或有可能需要类固醇治疗	严重呼吸功能不全/持续吸氧或辅助通气治疗

表 8.3 RTOG/EORTC 晚期放射性损伤分级标准

器官组织	0	1	2	3	4	5
皮肤	无	轻微的萎缩,色素沉着/些许脱发	片装萎缩/中度毛细血管扩张/全部头发脱落	显著的萎缩/显著毛细管扩张	溃疡	直接死于晚期癌症
皮下组织	无	轻微的硬化(纤维化)和皮下脂肪减少	中度纤维化,但无症状/轻度野挛缩;<10%线性减少	重度硬化和皮下脂肪减少/野挛缩>10%线性单位	坏死	/
黏膜	无	轻度萎缩和干燥	中度萎缩或毛细管扩张/无黏液	重度萎缩伴随完全干燥/重度毛细管扩张	溃疡	
唾液腺	无	轻度口干/对刺激有反应	中度口干/对刺激反应差	完全口干/对刺激无反应	纤维化	
肺	无	无症状或轻微症状(干咳);轻微影像学表现	中度有症状的纤维化或肺炎(重度咳嗽);低热,影像学片样改变	重度有症状的纤维化或肺炎;影像学致密性改变	严重呼吸功能不全/持续吸氧;辅助吸氧	
心脏	无	无症状或轻微症状一过性 T 波倒置和 ST 改变;窦性心动过速>110 次/分(静息时)	轻微劳动时心绞痛;轻度心包炎;心脏大小正常;持续不正常 T 波和 ST 改变;QRS 低	严重心绞痛;心包积液;缩窄性心包炎;中度心力衰竭;心脏扩大;心电图正常	心包填塞/严重心力衰竭/重度缩窄性心包炎	
食管	无	轻度纤维化/轻度吞咽固体食物困难;无吞咽疼痛	不能正常进固体食物、可进半固体食物/可能有扩张指征	重度纤维化/仅能进流食/可有吞咽疼痛/需扩张	坏死/穿孔/瘘	

2. 营养管理

(1) 营养风险筛查及评估:食管癌是营养不良发生风险最高的恶性肿瘤,推荐对所有患者采用 NRS 2002 量表进行营养风险筛查,对于 NRS 2002 得分≥3 分的患者,推荐进一步采用为患者提供的主观整体营养状况评估量表(patient-generated subjective global assessment,PG-SGA)进行评估,此量表是专门为肿瘤患者设计的营养状况评估量表,由患者自我评估及医务人员评估两部分组成。对于拟行放疗的食管癌患者,放化疗前根据 PG-SGA 评分,放化疗中根据 PG-SGA 评分和急性放疗毒性反应分级,放化疗后根据 PG-SGA 评分和晚期放疗毒性反应进行分级,制定个体化的营养管理策略(图 8.1)。

(2) 营养支持途径:包括口服营养补充、肠内营养及肠外营养 3 种方式。首选口服营养补充,当患者存在中重度吞咽困难、严重食管黏膜炎直接影响经口进食时,可推荐管饲营养。经鼻置管是最常用的管饲途径,具有无创、简便、经济等优点,当管饲时间超过 4 周时,则建

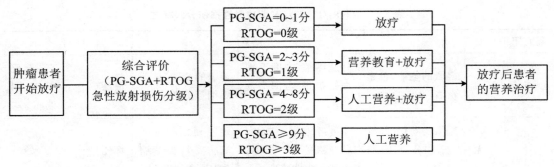

图8.1　放疗患者的营养治疗

议经皮造瘘置入营养管；当肠内营养无法满足需求时，则根据医嘱予以肠外营养，需做好静脉管道的维护。指导患者做好自我营养监测，每日晨起空腹称量体重并记录，告知患者关注体重变化的重要性，提高患者自我监测的依从性。

(3) 肠内营养护理：做好管道维护，鼻饲液温度38~40℃，使用肠内营养泵时应根据患者耐受程度调节速度，可由30滴/min逐渐增加60~70滴/min；分次推注时，每次250~400 mL，间隔不少于2 h，每天4~6次，推注速度不能快于30 mL/min；充分过滤食物残渣，避免堵管，注意食物配伍禁忌，管道不通畅时可以温水低压冲管。

3. 用药护理

(1) 化疗药物：以铂类、氟尿嘧啶类及紫杉醇类常见，铂类化疗药副作用包括胃肠道反应、过敏反应、神经毒性、耳毒性、肾毒性、血液毒性等，应指导患者每日饮水量达2500 mL以上；紫杉醇类化疗药有紫杉醇注射液、多西他赛注射液、脂质体紫杉醇、白蛋白结合型紫杉醇等，紫杉醇及脂质体紫杉醇需遵医嘱使用地塞米松、苯海拉明进行预处理，使用过程中需加强巡视，观察不良反应。

(2) 免疫治疗：信迪利单抗、卡瑞利珠单抗、特瑞普利单抗等免疫制剂联合化疗药物具有较强的抗肿瘤作用；免疫治疗副作用常见皮肤毒性（斑丘疹、瘙痒）、消化道毒性（腹泻）和肝肾毒性，常规遵医嘱予对症处理。

(3) 放疗增敏剂：硝基咪唑类化合物（注射用甘氨双唑钠），放疗前加入到100 mL生理盐水中充分摇匀后，30 min内滴完，给药后60 min内进行放射治疗，隔日一次，每周3次用药。

4. 心理护理

与患者及时沟通，予治疗相关知识介绍，提高患者依从性，并注意观察和评估患者情绪状态。

（四）住院期间（第8~43天）

(1) 按时巡视与观察评估（同第4~7天），评估患者的实验室检查结果、营养摄食、用药、心理状态、有无放疗并发症等。

(2) 并发症防治：护士提前询问患者的年龄、基础疾病、放疗前饮食情况等，综合患者实际情况评估并发症发生的可能性。

① 急性放射性食管炎：常出现在放疗开始后的2~3周，主要表现为吞咽疼痛、进食梗阻感加重、胸骨后灼烧感或不适，严重者可出现脱水、营养不良、电解质紊乱或食管穿孔等。

治疗原则为消炎、镇痛、修复受损的食管黏膜及营养支持治疗。若不影响进食,可暂予以观察,进食温热、无刺激的半流食,多饮水;中重度疼痛影响进食者,遵医嘱给予静脉补液、抗炎、激素、抑酸、口服消化道黏膜保护剂等处理,口服稀释后的利多卡因可达到黏膜表面麻醉效应,能减轻局部疼痛,必要时需暂停放疗。

② 急性放射性肺炎:常发生在放疗开始后3个月内,表现为发热、刺激性干咳、胸痛和呼吸困难等。保持室内空气清新、温湿度适宜,观察患者咳嗽咳痰情况,早发现早治疗,遵医嘱予以糖皮质激素及止咳、化痰、吸氧等对症处理。

③ 骨髓抑制:指导患者保持个人卫生,避免到人群聚集的场合;注意保暖、避免着凉;白细胞低于 $3.5×10^9/L$ 时遵医嘱予升白细胞药物;血小板低于 $75×10^9/L$ 时遵医嘱予以升血小板相关药物;指导患者保持大便通畅,卧床休息,预防重要脏器出血。

④ 急性放射性皮炎护理:1级放射性皮炎,予一般皮肤护理措施,可使用外用皮质类固醇,1~2次/d,不推荐对1级放射性皮炎患者使用特殊敷料;2级和3级放射性皮炎,治疗包括预防继发皮肤感染及在皮肤脱皮部位使用敷料,遵医嘱使用磺胺嘧啶银敷料相关外用敷料;4级放射线皮炎则建议暂停放疗。

⑤ 食管穿孔:食管穿孔被认为是最严重的并发症之一,对于存在高危因素的食管癌患者,建议予以管饲营养,以改善治疗依从性;对于食管穿孔及气管食管瘘的患者可行食管支架植入术。

(3) 心理护理:讲解放疗不良反应相关知识,鼓励患者正确对待自身疾病,养成良好生活习惯,积极配合治疗;嘱家属陪伴,发挥家属的能动性。

(4) 活动指导:注意休息,保持充足睡眠;根据自身情况进行适度活动,循序渐进。

(五) 出院日

1. 出院标准

(1) 完成全部放射治疗计划。

(2) 无严重毒性反应需要住院处理。

(3) 无需要住院处理的其他合并症/并发症。

2. 出院指导

(1) 告知出院流程,协助办理出院手续。

(2) 饮食指导(同第2~3天)。

(3) 药物指导:根据患者出院带药种类予以针对性的用药宣教,避免错服漏服。

(4) 休息活动:根据个人情况适当活动,身体允许的情况下,建议主动身体活动,每天6000步。

(5) 口腔护理:每日用软毛牙刷刷牙,饭前饭后勤漱口,避免啃食过硬的食物,保持口腔清洁、无破损。

(6) 放射野皮肤护理:避免冷热刺激,做好防晒;避免机械性和化学性因素刺激。

(7) 心理护理:指导家属耐心陪伴,安抚患者情绪;指导患者保持情绪稳定,避免刺激。

3. 出院随访

定期复查及随访。出院后一周病区护士根据患者情况采用讯飞语音进行疼痛和出院相关内容随访并进行记录和指导;放疗结束后1~2个月开始定期复查,推荐频次为初始2年内每3个月复查1次,2~5年每半年复查1次,5年以后每年复查1次,遵医嘱按期复诊,如出现新症状随时就诊。

五、变异及原因分析

1. 患者及家属因素
（1）患者不耐受放疗或者放化疗，导致暂停放疗甚至提前终止放疗。
（2）家属支持不足，不能为患者提供良好的饮食和陪伴。

2. 医护人员因素
（1）医嘱、会诊延迟/执行医嘱延迟。
（2）护理人员给药差错或者检验标本采集方法不当，造成不良后果，影响入径。
（3）医护人员之间沟通、协作不良。

3. 系统因素
（1）检查或检验结果延迟发出，影响病情诊断和评估。
（2）放疗设备故障或缺乏，无法按计划进行正常照射，延长住院时间。

4. 出院计划因素
（1）患者因时间、人力或经济等因素无法按期出院。
（2）患者要求提前出院。

六、临床护理路径表单

食管癌围放疗期临床护理路径表单见表8.4。

表 8.4　食管癌围放疗期临床护理路径表单

适用对象：第一诊断为首选治疗方案符合食管癌者（ICD-10：C15.901）
患者姓名：_____　性别：____　年龄：____　住院号：_____
住院日期：_____年___月___日　出院日期：_____年___月___日

时间	入院当天	住院期间（第2~3天）	住院期间（第4~7天）
护理评估	□ 评估生命体征、现病史、既往史、主要症状和体征、饮食习惯、社会支持等 □ 完善各项专项评估： 深静脉血栓风险因素评估Padua评分：__分 日常功能评估Barthel指数：__分 跌倒风险评估Morse评分：__分 压力性损伤风险评估Braden量表：__分 营养风险筛查NRS 2002：__分	□ 评估血常规、免疫组合、生化、凝血功能 □ 评估肿瘤标志物、肝肾功能、心肺功能情况 □ 评估胸部增强CT、食管钡餐造影检查结果 □ 心电图检查结果 □ 评估患者营养状况和放射野皮肤状况	□ 评估放射野皮肤黏膜损伤情况 □ 评估营养及摄食状况 □ 评估同步放化疗及免疫治疗并发症发生情况 □ 评估用药效果及不良反应 □ 评估心理状况

续表

时间	入院当天	住院期间（第2~3天）	住院期间（第4~7天）
护理处置	□ 放疗科护理常规 □ 介绍病区环境、入院须知和陪客制度 □ 介绍主管医生、责任护士 □ 辅助检查指导	□ 介绍放疗流程 □ 放疗前宣教：放射野皮肤保护、饮食、活动 □ 心理疏导 □ 并发症处理指导	□ 放疗科护理常规 □ 营养管理 □ 用药护理 □ 心理疏导
结果评价	□ 熟悉病区环境（回示）□ 完成入院相关专科检查和护理常规（病历）	□ 患者能够掌握放疗流程和放射性皮肤黏膜损伤的预防措施（回示） □ 完善放疗前评估（病历）	□ 掌握饮食注意事项及放疗相关知识（回示） □ 完成护理常规（病历）
变异	□ 无 □ 有，原因_____ 处理措施_____	□ 无 □ 有，原因_____ 处理措施_____	□ 无 □ 有，原因_____ 处理措施_____
护士签名			

时间	住院期间（第8~43天）	出院当天
护理评估	□ 评估放射野皮肤黏膜损伤情况 □ 评估营养及摄食状况 □ 评估同步放化疗及免疫治疗并发症发生情况 □ 评估患者心理状态 □ 评估用药效果及不良反应 □ 评估患者血常规、肝肾功能、凝血功能等	□ 评估血常规、生化和凝血等结果 □ 评估患者进食及营养状态 □ 评估患者放疗并发症发生情况 □ 评估患者用药情况
护理处置	□ 放疗并发症防治相关知识宣教 □ 遵医嘱用药 □ 饮食指导 □ 活动指导 □ 心理疏导	□ 发放出院通知单，宣教出院流程，协助办理结账出院 □ 饮食指导 □ 活动与锻炼指导 □ 用药指导 □ 口腔护理 □ 皮肤护理 □ 心理指导 □ 讯飞语音随访 □ 遵医嘱按期复诊
结果评价	□ 掌握放疗、药物、饮食相关注意事项（回示） □ 完成护理常规（病历）	□ 患者各器官功能、饮食及营养状态良好，无需药物干预（病历） □ 患者遵医嘱用药、功能锻炼，按期复查（回示）

续表

时间	住院期间（第8～43天）	出院当天
变异	□无 □有,原因_____ 　处理措施_____	□无 □有,原因_____ 　处理措施_____
护士签名		

参考文献

[1] 中国医师协会放射肿瘤治疗医师分会,中华医学会放射肿瘤治疗学分会,中国抗癌协会肿瘤放射治疗专业委员会. 中国食管癌放射治疗指南（2022年版）[J]. 国际肿瘤学杂志,2022,49(11):641-657.

[2] 中华人民共和国国家卫生健康委员会医政医管局. 食管癌诊疗指南（2022年版）[J]. 中华消化外科杂志,2022,21(10):1247-1268.

[3] 赫捷,陈万青,李兆申,等. 中国食管癌筛查与早诊早治指南（2022,北京）[J]. 中华肿瘤杂志,2022,44(6):491-522.

[4] Muscaritoli M, Arends J, Bachmann P, et al. ESPEN practical guideline: Clinical Nutrition in cancer [J]. Clin Nutr,2021,40(5):2898-2913.

[5] 中国抗癌协会肿瘤营养专业委员会,中华医学会放射肿瘤治疗学分会,中国医师协会放射肿瘤治疗医师分会,等. 肿瘤放射治疗患者营养治疗指南（2022年）[J]. 肿瘤代谢与营养电子杂志,2023,10(2):199-207.

[6] 李小寒,尚少梅. 基础护理学[M]. 7版. 北京:人民卫生出版社,2022:272-277.

[7] 杨从容,王军,袁双虎. 放射性食管炎的预防与治疗临床实践指南[J]. 中华肿瘤防治杂志,2023,30(6):324-332.

[8] 范铭,冯梅,袁双虎. 放射性皮炎的预防与治疗临床实践指南[J]. 中华肿瘤防治杂志,2023,30(6):315-323.

第二节　宫颈癌放射治疗临床护理路径

一、适用对象

第一诊断为宫颈癌（ICD-10:C53.902），入院拟行根治性放化疗、术后放化疗、新辅助放化疗和姑息治疗等治疗方案的患者。

二、诊断依据

根据《宫颈癌诊疗指南（2022年版）》《中国临床肿瘤学会（CSCO）宫颈癌诊疗指南2023》

诊断：阴道镜或直视下的宫颈组织学活检确诊（金标准）。

三、进入路径标准

（1）第一诊断必须符合宫颈癌（ICD-10：C53.902）。
（2）无放疗禁忌证。
（3）患者同时具有其他诊断，但在住院期间不需要特殊处理，也不影响第一诊断的临床护理路径流程，可以进入路径。

四、临床护理路径实施规范

（一）住院第1天（入院日）

（1）入院宣教：介绍病区环境及相关制度、主管医生、责任护士。
（2）护理评估：评估患者生命体征、现病史、既往史、手术史、用药史、过敏史、家族史、月经史、婚育史及生活方式。询问患者有无接触性出血、阴道出血、流液、分泌物增多、腹痛等症状。评估患者社会支持系统，了解患者心理状态。
（3）专项评估：深静脉血栓风险因素评估 Padua 评分、日常功能评估 Barthel 指数、跌倒风险评估 Morse 评分、压力性损伤风险评估 Braden 量表、营养风险筛查 NRS 2002 评分。其中，NRS 2002 适用于神志清楚、年龄 18～90 岁、住院 1 天以上的患者，总评分≥3 分表明患者有营养不良或有营养风险，应进行营养支持。
（4）检查指导：指导并协助患者进行相关辅助检查，强调特殊检查注意事项。
（5）实施相应级别护理。

（二）住院期间（第2～3天）

根据护理级别按时巡视病房，了解患者现有症状和体征，掌握患者阳性检查结果，予以个体化宣教。

1. 放疗前准备

（1）完善相关检查，评估血常规、免疫组合、生化、凝血功能；肿瘤标志物、肝肾功能、心功能情况；评估腹盆腔 CT、腹盆腔超声检查结果和心电图检查结果。
（2）评估患者放射野皮肤状况，告知放疗标记线的注意事项，指导患者勿随意自行描画；告知患者放疗室具体地点及放疗相关流程，如报到、排队注意避免过号。

2. 放疗前宣教

（1）知晓放疗注意事项，进行膀胱充盈训练，放疗前 40～50 min 排空小便，再饮水 500～800 mL，膀胱适度充盈。
（2）留置尿管者放疗前半小时夹闭尿管，再适量饮水。
（3）尿潴留患者放疗前 30 min 行间歇性导尿后饮水 500 mL。
（4）放疗期间保持大便通畅，每次治疗前排空；便秘者遵医嘱使用通便药或行清洁灌肠。
（5）勿佩戴金属制品，穿着宽松棉质吸湿透气内衣，防摩擦。

(6) 购买坐浴盆,起居饮食规律,保持良好个人卫生。

3. 心理护理

及时解答患者问题,减轻焦虑不安情绪。

(三) 住院期间(第4~7天)

1. 按时巡视与观察评估

根据护理级别按时巡视病房,了解患者现有症状和体征;观察患者放射野皮肤变化及有无放射性直肠炎、放射性膀胱炎症状,根据RTOG急性放射性损伤分级标准对患者情况进行判断(表8.5)。

表8.5 RTOG急性放射损伤分级标准

器官组织	0级	1级	2级	3级	4级
皮肤	无变化	滤泡样暗红色斑/脱发/干性脱皮/出汗减少	触痛性或鲜色红斑,片状湿性脱皮/中度水肿	皮肤皱折以外部位的融合的湿性脱皮,凹陷性水肿	溃疡、出血、坏死
小肠/大肠	/	轻微的腹泻和痉挛,排便5次/天,轻微的直肠渗液或出血	中度腹泻,绞痛性排便次数大于5次/天,过多的直肠渗液或间歇出血	需外科处理的梗阻或出血	坏死、穿孔、窦道形成

2. 用药护理

(1) 化疗药物:以铂类及紫杉醇类常见,铂类化疗药副作用包括胃肠道反应、过敏反应、神经毒性、耳毒性、肾毒性、血液毒性等,应指导患者增加每日饮水量达2500 mL以上;紫杉醇类化疗药有紫杉醇注射液、多西他赛注射液、脂质体紫杉醇、白蛋白结合型紫杉醇等,紫杉醇及脂质体紫杉醇需遵医嘱使用地塞米松、苯海拉明药物,使用过程中需加强巡视,观察不良反应。

(2) 免疫治疗:信迪利单抗、卡瑞利珠单抗、特瑞普利单抗等免疫制剂联合化疗药物具有较强的抗肿瘤作用;免疫治疗常见副作用如皮肤毒性(斑丘疹、瘙痒)、消化道毒性(腹泻)和肝肾毒性,常规遵医嘱予对症处理。

3. 功能锻炼指导

(1) 盆底肌功能锻炼指导:指导患者加强盆底肌群自主收缩锻炼,即排空膀胱,有意识收缩肛门、尿道及会阴肌5~10秒,再放松10秒;每次10~15分钟,每天3~5次,每周5天,2周为1个疗程,持续2个疗程。除盆底肌群训练以外,还可以穿插加强抬腿训练,双腿弯曲上抬,交替抬高,类似骑车动作,一天3次,一次5 min。

(2) 阴道冲洗指导:放疗剂量达一定水平时,由于微血管病变、毛细血管丢失及微循环受损,导致继发性黏膜萎缩,同时毛细血管的扩张致阴道黏膜更易出血,会出现阴道出血、干燥、粘连、黏膜萎缩、感染及性交痛等急性放射性阴道损伤。阴道冲洗可保持局部清洁、预防感染,避免阴道粘连及狭窄,对放疗期间和放疗后阴道并发症的预防具有积极作用。一般情况下冲洗液选择1∶5000高锰酸钾溶液,温度控制在38~42 ℃为宜,大出血患者禁用;选用适当大小的阴道冲洗器头,采用坐式或半坐式,将冲洗头插入阴道适当深度,患者可根据术后阴道长度合理调整,以舒适为宜,缓慢挤压冲洗器使药液流入阴道。冲洗时注意动作轻柔,由内向外,上下左右转动冲洗,边冲边退,避免直冲宫颈口,出院后继续阴道冲洗,每日或隔日一次,直至治疗后半年以上无特殊情况可改为每周2~3次,建议持续1~2年。

(3)下肢淋巴水肿、静脉血栓栓塞预防:推荐患者使用测量周径的方法对淋巴水肿进行自我监测,同时借助Padua风险评估模型对肿瘤患者进行风险评估。宫颈癌治疗后下肢淋巴水肿总发生率为19.3%,下肢淋巴水肿的治疗多以保守治疗为主,其预防方法主要包括良好的生活方式、佩戴弹力袜、日常皮肤护理等。鼓励患者下床活动,指导踝泵运动,平卧位,膝伸展,向上勾脚10 s,10 s之后再绷脚,绷脚之后转动脚腕行踝关节360°环绕运动,每天4次,每次10~15 min。每日进行皮肤检查、清洁及润肤护理,鼓励患者进行适度的日常锻炼,如渐进式力量训练。

(三)住院期间(第8~48天)

(1)按时巡视与观察评估(同第4~7天)。

(2)并发症防治

① 放射性皮炎:注意保护标记线,定期观察患者放射野皮肤,减少辐照区域内皮肤刺激和摩擦,在放疗期间穿着纯棉宽松内衣裤,勿抓挠照射野内皮肤及使用肥皂、酒精、碘伏等消毒剂,预防性使用射线防护软膏或喷剂,遵医嘱用药。

② 放射性肠炎:指导患者低纤维、少渣饮食,避免进食生、冷、刺激的食物(放疗期间少食用瓜果类),可口服益生菌预防肠炎,关注保留灌肠体位、时间及效果,做好肛周皮肤护理,适当采取非药物的护理干预措施,如膀胱充盈训练、心理护理、健康宣教。出现腹痛、腹泻、里急后重、黏液便等肠炎症状时遵医嘱给予口服止泻药、药物,保留灌肠及中医辨证护理。

③ 放射性膀胱炎:指导患者在照射前应保留小便,尽量使膀胱充盈,以减少小肠及膀胱的反应。放疗期间(特别是后装治疗期间)每日多饮水,2000~2500 mL,减少膀胱炎症,防止尿道粘连及尿路感染。

④ 骨髓抑制:定时复查血常规、生化,关注血象,予放疗中检查指导。

⑤ 便秘:多饮水,每日2000 mL以上;多食用短纤维食物,如黄豆渣、番薯、土豆等;如无下肢淋巴水肿,可鼓励患者多走动;按摩腹部及热敷,必要时中医针灸或艾灸治疗。

⑥ 恶心及纳差:多休息,必要时可服用安眠药;新陈皮煎服(3~5个陈皮,3碗水熬成1碗,小口慢服);尽量少喝汤,多食用肉类。

(3)心理护理:讲解放疗不良反应相关知识,鼓励患者正确对待自身疾病,养成良好生活习惯,积极配合治疗;嘱家属陪伴,发挥家属的能动性。

(4)功能锻炼指导(同第4~7天)。

(5)安全宣教:加强放疗期间安全宣教,加强陪护,防止意外事件发生。

(6)疼痛宣教:指导患者持续自我监测,正确使用0~10数字疼痛评估量表来评估疼痛强度:0为无痛,10为剧痛。指导患者严格遵医嘱用药,告知药物主要不良反应及处理,及时、全面、动态评估癌痛缓解程度及爆发痛情况,严格按照用药原则调整到患者最佳治疗剂量。重视疼痛与情绪的关系,给予患者一定的按摩以放松肌肉,指导患者采取深呼吸、冥想、回忆既往开心经历等方法缓解疼痛。

(7)管道宣教:预防导管相关性感染,告知管道相关注意事项,防止非计划拔管。

(8)饮食宣教:动态评估营养状态,多饮水,少食多餐,适当增加患者饮食当中的维生素蛋白质配比，尤其是维生素 A、C 及 B 族维生素，使患者尽量从膳食中补充水溶性或脂溶性维生素，降低纤维饮食配比；避免碳酸饮料、大豆等易产气的食物及刺激性食物，应及时补充铁剂或多食补血的食物如红枣、花生。限制每日脂肪摄入，尽量使用植物油，根据腹泻、便秘情况调整饮食，必要时补充肠内营养、输注肠外营养。

（9）后装治疗知识宣教：近距离治疗是宫颈癌根治性放疗中必不可少的一部分，推荐外照射 3 周以后（完成剂量 27～30 Gy）再加入近距离治疗。目前国内常用的为高剂量率后装，根治性宫颈癌推荐 6 Gy 5 次或 7 Gy 4 次的剂量分割模式，1～2 次/周。让患者了解放射治疗设备、后装治疗过程、治疗中出现意外时（如疼痛、出血、施源器滑脱等）如何及时与工作人员沟通，以及治疗后可能出现的并发症和防治方法，使患者有足够的心理准备。

（四）出院

1. 出院标准

（1）完成全部放射治疗计划。
（2）无严重毒性反应需要住院处理。
（3）无需要住院处理的其他合并症/并发症。

2. 出院指导

（1）休息与活动指导：建议患者注意休息，根据身体耐受情况进行体育锻炼，避免疲劳；予性生活恢复指导，治疗 3 个月后可恢复性生活；定期复查。
（2）用药指导：对有出院带药的患者进行用药指导，告知其用药相关注意事项。
（3）饮食指导：加强营养，以清淡、易消化饮食为主，多食新鲜水果、蔬菜。
（4）阴道扩张：使用阴道扩张器与盆腔放疗后阴道狭窄发生率的降低有显著相关性，推荐完成放疗 4 周后开始阴道扩张，每周进行 2～3 次，每次使用 1～3 min，坚持 9～12 个月。
（5）慢性放射性毒副反应观察：肠道毒性如直肠炎和肠梗阻；泌尿生殖系统毒性如出血性膀胱炎；告知患者出现血尿、便血症状时及时就诊。

3. 出院随访

线上通过互联网医院及随访系统进行随访管理，线下门诊随访。治疗结束 2 年内，每 3～6 月复查一次；治疗结束 3～5 年，每 6～12 月复查一次，后根据患者疾病复发风险进行年度复查。

五、变异及原因分析

1. 患者及家属因素

（1）患者依从性差，无法配合医护指导和治疗，增加或拒绝某些治疗或检查。
（2）家属支持不足，不配合患者的治疗。

2. 医护人员因素

（1）医嘱、会诊延迟/执行医嘱延迟。
（2）护理人员给药差错或者检验标本采集方法不当，造成不良后果，影响入径。
（3）医护人员之间沟通、协作不良。

3. 医院系统因素

（1）检查或检验结果延迟发出，影响病情诊断和评估。

(2) 放疗设备故障或缺乏,无法按计划进行正常照射,延迟住院时间。

4. 出院计划因素

(1) 患者因时间、人力或经济等因素无法按期出院。

(2) 患者要求提前出院。

六、临床护理路径表单

宫颈癌放射治疗临床护理路径表单见表 8.6。

表 8.6　宫颈癌放射治疗临床护理路径表单

适用对象:第一诊断为首选治疗方案符合宫颈癌(ICD-10:C53.902)

患者姓名:_____　性别:____　年龄:____　住院号:_____

住院日期:_____年___月___日　出院日期:_____年___月___日

时间	入院当天	住院期间(第2~3天)	住院期间(第4~7天)
护理评估	□ 完善一般护理评估:生命体征、现病史、既往史、相关症状及体征、生活方式、社会支持、心理状态等 □ 完善各项专项评估: 深静脉血栓风险因素评估 Padua 评分:__分 日常功能评估 Barthel 指数:__分 跌倒风险评估 Morse 评分:__分 压力性损伤风险评估 Braden 量表:__分 营养风险筛查 NRS 2002:__分	□ 评估血常规、免疫组合、生化、凝血功能 □ 评估肿瘤标志物、肝肾功能、心功能情况 □ 评估腹盆腔 CT、腹盆腔超声检查结果 □ 心电图检查结果	□ 评估放射野皮肤 □ 评估同步放化疗及免疫治疗并发症
护理处置	□ 放疗科护理常规 □ 介绍病区环境、入院须知和陪客制度 □ 介绍主管医生、责任护士 □ 辅助检查指导	□ 介绍放疗流程 □ 评估患者皮肤状况 □ 放疗前宣教 □ 心理疏导	□ 放疗科护理常规 □ 化疗药物、免疫治疗用药护理 □ 放疗相关知识宣教,指导功能锻炼
结果评价	□ 熟悉病区环境(回示) □ 完成入院相关专科检查和护理常规(病历)	□ 患者能够掌握放疗流程和放疗并发症的预防措施(回示) □ 完善放疗前评估(病历)	□ 掌握化疗药物、免疫治疗常见副作用(回示) □ 了解放疗并发症防治及功能锻炼注意事项(回示) □ 完成护理常规(病历)

续表

时间	入院当天	住院期间(第2~3天)	住院期间(第4~7天)
变异	□ 无 □ 有,原因_____ 　处理措施_____	□ 无 □ 有,原因_____ 　处理措施_____	□ 无 □ 有,原因_____ 　处理措施_____
护士签名			

时间	住院期间(第8~48天)	出院当天
护理评估	□ 评估患者血常规、肝肾功能、凝血功能等 □ 评估患者营养状况 □ 评估同步放化疗及免疫治疗并发症发生情况 □ 评估患者疼痛情况 □ 评估患者用药情况 □ 评估患者心理状态	□ 评估血常规、生化结果 □ 评估患者放疗并发症发生情况 □ 评估患者用药情况
护理处置	□ 放疗科护理常规 □ 放疗相关知识宣教,指导功能锻炼 □ 遵医嘱用药 □ 饮食指导 □ 活动指导 □ 疼痛宣教 □ 管道宣教 □ 心理疏导	□ 符合出院标准患者,遵医嘱办理出院,并进行出院指导 □ 用药指导 □ 休息与活动指导 □ 饮食指导 □ 阴道扩张功能锻炼指导 □ 慢性放射性毒副反应观察指导 □ 按时出院随访
预期结局	□ 掌握放疗并发症防治及功能锻炼注意事项(回示) □ 完成护理常规(病历) □ 患者积极配合治疗(回示)	□ 患者各器官功能、饮食及营养状态良好,无需药物干预(病历) □ 患者遵医嘱用药、功能锻炼,按期复查(回示)
变异	□ 无 □ 有,原因_____ 　处理措施_____	□ 无 □ 有,原因_____ 　处理措施_____
护士签名		

参考文献

［1］中国临床肿瘤学会指南工作委员会2023.中国临床肿瘤学会(CSCO)宫颈癌诊疗指南2023［M］.北京:人民卫生出版社,2023:45-53.

［2］ 中华人民共和国国家卫生健康委员会.宫颈癌诊疗指南(2022年版)[EB/OL].(2022-04-11)[2023-01-05].http://www.nhc.gov.cn/yzygj/s2911/202204/a0e67177df1f439898683e1333957c74.shtml.

［3］ 陈明,李建彬,邓小武,等.中国放射治疗相关的器官运动管理指南[J].中国肿瘤,2021,30(10):726-733.

［4］ 樊代明.中国肿瘤整合诊治指南(CACA)2022[M].天津:天津科学技术出版社,2022:1492-1493.

［5］ 卫婷,李英.宫颈癌放疗后阴道不良反应的研究进展[J].临床肿瘤学志,2020,25(6):568-572.

［6］ 中国妇幼保健协会妇科肿瘤防治专业委员会.妇科肿瘤治疗后下肢淋巴水肿专家共识[J].中国临床医生杂志,2021,49(2):149-155.

［7］ 范铭,冯梅,袁双虎.放射性皮炎的预防与治疗临床实践指南[J].中华肿瘤防治杂志,2023,30(6):315-323.

［8］ 张慧,章真,袁双虎.放射性直肠损伤的预防与治疗临床实践指南[J].中华肿瘤防治杂志,2023,30(5):245-259.

［9］ 王伟平,张福泉,袁双虎.放射性膀胱损伤的预防与治疗临床实践指南[J].中华肿瘤防治杂志,2023,30(4):187-193.

［10］ 中国抗癌协会肿瘤营养专业委员会,中华医学会放射肿瘤治疗学分会,中国医师协会放射肿瘤治疗医师分会.肿瘤放射治疗患者营养治疗指南(2022年)[J].肿瘤代谢与营养电子杂志,2023,10(2):199-207.

［11］ 中华医学会放射肿瘤治疗分会近距离治疗学组,中国医师协会放射肿瘤分会妇科肿瘤学组,中国抗癌协会近距离治疗专委会.宫颈癌近距离腔内放疗二维治疗技术规范中国专家共识[J].中华放射肿瘤学杂志,2020,29(9):718-720.

第九章 肿瘤化疗科

第一节 乳腺癌辅助化疗临床护理路径

一、适用对象

(1) 第一诊断为乳腺癌(ICD-10:C50.801;C50.802;C50.803;C50.804 伴 C50.900)。
(2) 同时符合以下条件之一:
① 腋窝淋巴结阳性。
② 腋窝淋巴结阴性但伴有高危复发因素者:如年龄<35 岁;肿瘤直径>2.0 cm;核分级为Ⅲ级;有脉管癌栓;HER-2 阳性(指免疫组化3+和(或)荧光原位杂交有扩增)。

注 对于 HER-2 阳性,同时 LN 阳性或淋巴结阴性的 T 大于 0.5 cm 的患者,建议曲妥珠单抗辅助治疗。

二、诊断依据

根据国家卫生健康委员会《乳腺癌诊疗指南(2022 年)》和《中国抗癌协会乳腺癌诊治指南与规范(2021 年版)》诊断。
(1) 症状:发现乳房肿块。
(2) 体格检查:乳房触诊及腋下淋巴结触诊,全身浅表淋巴结肿大情况。
(3) 一般情况评估:体力状态评估。
(4) 影像学及实验室检查:乳腺 B 超、血清肿瘤标志物检查(如 CEA、CA125 及 CA153 等)。
(5) 病理诊断为乳腺癌。

三、进入路径标准

(1) 第一诊断必须符合乳腺癌(ICD-10:C50.801;C50.802;C50.803;C50.804 伴 C50.900)。
(2) 原发灶根治术后,无远处转移或准备入院检查排除远处转移。
(3) 符合化疗适应证,无化疗禁忌。

(4) 当患者同时具有其他诊断,但住院期间不需要特殊处理也不影响第一诊断的临床护理路径流程实施时,可以进入路径。

四、临床护理路径实施规范

(一) 入院当天

1. 入院宣教

介绍病房环境设施及各项规章制度,介绍床位医生及责任护士,患者及(或)家属知晓医保登记及生活一卡通办理等事项。

2. 入院评估

询问病史,完善各项专项评估,包括深静脉血栓风险因素评估 Padua 评分、日常功能评估 Barthel 指数、跌倒风险评估 Morse 评分、压力性损伤风险评估 Braden 量表,并建立不良事件的安全防护措施(如压伤、跌倒坠床、静脉血栓栓塞等);评估患者心理状态,指导情绪调节方法;评估手术侧肢体活动情况及血管通路情况,如有无中心静脉导管、查看有无渗血渗液,如有异常及时处理;评估患者饮食、用药情况及化疗知识接受程度;根据患者的病情及生活自理能力评分,制定相关护理计划,做好基础护理及病情观察,饮食及用药指导宣教。

3. 协助各项检查

医生开具检查单后,告知患者检查预约流程、检查地点及相关检查注意事项。

(二) 选定化疗方案

在相关诊疗规范指导下,根据患者的危险分层,配合医生选择化疗方案。

(1) CEF/CAF/CTF:2 周或 3 周方案,分别是环磷酰胺+表柔比星+氟尿嘧啶/环磷酰胺+多柔比星+氟尿嘧啶/环磷酰胺+吡柔比星+氟尿嘧啶。

(2) EC/AC:2 周或 3 周方案,分别是环磷酰胺+表柔比星/环磷酰胺+多柔比星,可选择吡柔比星替代。

(3) PTX:单周或 2 周方案,为紫杉醇(HER-2 阳性者加用曲妥珠单抗)。

(4) TXT:3 周方案,为多西他赛(HER-2 阳性者加用曲妥珠单抗)。

(三) 化疗前护理(住院第 1 天)

(1) 关注患者血常规、生化、凝血象、肿瘤标志物的检验结果及心电图检查结果,是否签署化疗同意书等。

(2) 化疗相关知识宣教:选定治疗方案后,对患者及家属进行化疗注意事项及药物常见副反应知识宣教,如恶心呕吐、静脉炎、肌肉酸痛等症状的预防及处理方法。

(3) 血管通路的选择:根据化疗方案、药物性质及患者偏好选择合适的血管通路,建议患者留置中心静脉导管,告知化疗药物对血管的刺激性较大、损伤性较强,血管损伤后恢复不可逆,强调中心静脉置管的必要性及置管后的优点。患者若同意置管,须签署知情同意书,医生开具胸片单,联系血管通路门诊预约置管,详细告知患者置管注意事项及管道维护要点。

(4) 饮食指导:鼓励患者进食高热量、高蛋白、高维生素、易消化的食物,多果蔬、少油腻,注意饮食调配。体质较弱的患者,遵医嘱适当通过静脉途径补充营养,改善全身营养状况。

(5) 心理护理:关注患者心理状况,及时疏导患者的负性情绪,多与患者及家属沟通交流,针对患者担忧的问题,予以及时解答。

(四) 化疗中护理(住院第2~3天)

(1) 化疗药物输注:根据药物性质确定输注顺序,遵医嘱调节合适的滴速,观察药物毒副反应,并进行预防性宣教。

(2) 饮食指导:多饮水,少食多餐,饮食宜清淡,指导患者选择高营养、易消化饮食,化疗前后1~2h避免进食以免加重恶心、呕吐。

(3) 致吐风险评估:遵医嘱及时、准确应用二联或三联止吐方案,予恶心、呕吐预防措施的宣教,针对高危患者,每日记录恶心、呕吐情况。

(4) 血管通路护理:化疗药物连续输注过程中,应通过观察(冲管阻力、回血通畅情况)、触诊及询问患者主诉等方法及时评估静脉通路装置的通畅性和局部症状。一旦出现外渗应立即停止输液,按外渗处理流程及时处理,拔除输液装置,根据外渗药物性质及外渗程度选择局部封闭、不同外敷方式、外涂抹喜疗妥软膏等措施进行处理。

(五) 化疗后护理(住院第2~3天)

1. 不良反应的评估及处理

(1) 心脏毒性:轻者可无症状,仅表现为心电图异常,重者表现为各种心律失常甚至心力衰竭。用药时遵医嘱给予心电监护,严密观察生命体征变化,定期复查心电图、动态心电图等;指导患者戒除可能导致心脏疾患的生活习惯,如吸烟、饮酒及高胆固醇饮食,注意休息,减少心肌耗氧量及心脏负担。

(2) 胃肠道反应:观察恶心呕吐、腹泻、便秘等情况,指导患者做好饮食调整。建议少量多餐,如每天6~8次加餐或小份餐;食物干湿分离,饭后不要立即平卧;安排好服药和进食的时间;呕吐期间,鼓励坚持饮水、果汁、清肉汤等,避免带气饮料;避免食用不易消化及油腻的食物。出现严重腹泻时应及时就医,同时做好肛周护理。

(3) 过敏反应:若患者出现面部潮红、支气管痉挛导致的呼吸困难及呼吸窘迫、低血压、心动过速、血氧饱和度下降、室上性快速性心律失常和荨麻疹等过敏状况,应立即停止输注,更换生理盐水,遵医嘱用药,给予心电监护,密切观察患者生命体征及病情变化,做好详细的抢救记录。寒战患者应注意保暖;体温高可给予物理降温,并监测体温变化;同时做好复输准备,反应严重的禁止复输;丢弃的药物按流程进行处理。

(4) 骨髓抑制:每周复查血常规、血生化1~2次;保持居室室内空气流通;告知患者预防交叉感染的相关措施,如尽量避免到人群密集处、外出时戴口罩、勤洗手等;白细胞计数<$1×10^9/L$时应采取保护性隔离,必要时遵医嘱使用升白细胞药物;患者一旦发生不明原因发热,及时就医处理。

(5) 肌肉酸痛反应:解释症状具有可逆性,做好运动指导,告知活动时注意事项,必要时遵医嘱应用止痛药,按摩酸痛处,转移注意力,条件允许可理疗。

(6) 脱发和皮肤反应:向患者解释停药后头发可再生,长期化疗造成的皮肤色素沉着、皮肤完整性受损等,随着治疗结束会逐渐改善恢复。指导患者选择柔软的梳子及性质温和的洗护用品,注意皮肤清洁,避免抓挠,避免长期暴露于紫外线;可建议患者根据自己的喜好选择合适的假发、头巾、帽子等装饰品,降低因外观改变所致的不良情绪。

(7) 静脉炎:确定静脉炎的可能病因,遵医嘱予热敷、抬高患肢、康惠尔透明贴应用、药物局部外用(喜辽妥、硫酸镁、高渗糖、利多卡因、地塞米松、维生素 B_{12} 等);遵医嘱立即拔除外周静脉导管。

2. 饮食指导

多饮水,少食多餐,指导患者选择清淡、高营养、易消化饮食。

3. 心理护理

肿瘤患者对化疗的不良反应感到恐惧,情绪低落而悲观。对此,详细告知患者化疗相关注意事项,提高患者治疗依从性,耐心倾听患者主诉,加强家庭成员的陪伴,鼓励病友间交流抗癌经历,以缓解患者的消极情绪,使其积极地面对疾病,并配合治疗。

4. 安全宣教

化疗后患者可能会出现不同程度的不适,下床活动时家属陪同,做好安全指导。

5. 护理文书记录

详细记录患者使用的化疗方案、输注途径、管道情况、生命体征、有无不适主诉及处理,评估止吐风险并填写相应评估表。

(六) 用药护理

1. 环磷酰胺

环磷酰胺的主要毒副反应为食欲减退、恶心呕吐、骨髓抑制、出血性膀胱炎、脱发等。

(1) 应用本药时应鼓励患者多饮水(至少 2000 mL),遵医嘱给予水化和利尿措施,注意有无血尿发生;大剂量环磷酰胺宜同时遵医嘱给予美司钠,以预防和减少尿路并发症。

(2) 用药期间应监测血常规、尿常规、肝肾功能。

(3) 本药配成溶液后性质不稳定,应于 2~3 h 内输入体内。

2. 表柔比星

表柔比星主要毒副反应为恶心呕吐、口腔炎、心脏毒性、骨髓抑制、脱发、组织坏死等。

(1) 用药期间监测心电图,观察心脏毒性反应。

(2) 向患者解释清楚用药后可能出现红色尿,一般 2 d 后消失,减少其紧张情绪。

(3) 该药属于发疱剂,一旦外渗至周围组织时,能够引起水泡、溃疡、坏死。与外周浅静脉穿刺给药相比,中心静脉导管给药能降低药物外渗发生率,可加强中心静脉导管如 PICC、PORT 置管宣教。

3. 氟尿嘧啶

氟尿嘧啶主要毒副反应为食欲减退、恶心呕吐、口腔炎、骨髓抑制、脱发、皮肤和指甲色素沉着、局部刺激、腹泻,严重者发生血便、肠穿孔等。

(1) 氟尿嘧啶静脉滴注时,需连续输注 4~6 h。如使用化疗泵需定期冲封管,注意观察泵的工作状态,患者下床活动时妥善放置好化疗泵,保证通道流畅。

(2) 注意口腔黏膜炎的观察和处理,鼓励患者通过刷牙、使用牙线和漱口等方式保持口腔清洁和黏膜健康。

(3) 腹泻每日 5 次以上或出现血性腹泻时及时报告医生,必要时停药。

4. 紫杉类

紫杉类主要毒副反应为过敏反应、骨髓抑制、神经毒性、胃肠道反应、器官功能损害等，大多数不良反应经对症处理后可获得缓解。

（1）使用前须遵医嘱进行糖皮质激素（如地塞米松）预处理，以预防过敏反应和液体潴留，其中蛋白结合型紫杉醇无需预处理。

（2）紫杉醇静脉滴注 3 h，前 15 min 内密切观察有无过敏反应，使用专用输液器；蛋白结合型紫杉醇静脉滴注 30 min，不用精密过滤输液器；多西他赛静脉滴注 1 h。

（七）出院日

1. 出院标准

（1）护理评估：患者未出现严重的焦虑、抑郁、心理痛苦等负性情绪；化疗后胃肠道反应、过敏反应、静脉炎等毒副反应较轻微；饮食情况及血象结果基本正常。

（2）化疗结束，无明显副反应。

（3）患者未发生需要住院治疗的并发症。

2. 出院指导

（1）饮食指导：指导患者选择优质高蛋白、高维生素、低盐低脂饮食，忌食辛辣刺激性食物，注意加强营养。

（2）活动指导：坚持锻炼，可选择散步、慢跑、骑车等运动方式，以不疲乏为原则。

（3）血管通路相关知识宣教：① 保持穿刺点局部清洁干燥，不要擅自撕下贴膜，贴膜有卷曲、松动和贴膜下有汗液时及时请专业人员更换；② 置管后需避免置管一侧手臂过度活动、提过重的物品等，且应避免置管部位污染；③ PICC 带管患者应避免盆浴、泡浴，可选择淋浴，淋浴前可用塑料保鲜膜在贴膜处环绕 2~3 圈，上下边缘用胶布贴紧，淋浴后检查贴膜下有无浸水，如有浸水及时更换维护；④ 治疗间歇期患者需每 7 d 到医院 PICC 门诊对导管进行维护（包括冲管、换贴膜、换肝素帽等）；⑤ 注意观察穿刺点周围有无发红、疼痛、肿胀、局部有无液体渗出，导管留置体外的长度有无变化，如有异常应及时联系专业人员。

（4）用药指导：告知患者和（或）家属按照医生出具的出院小结要求按时服药、定期门诊复诊和出院随访。

（5）协助办理出院手续：发放出院通知单、患者办理结算、离开病区。

3. 出院随访

（1）互联网平台与电话随访相结合，随访内容包括患者化疗后反应、用药情况、近期血检结果及下次住院预约和办理流程。

（2）门诊随访：化疗间歇期患者常规复查（血常规、肝肾功能、影像学评估等）可至医院相应普通门诊或便民门诊就诊；如出现治疗相关不良反应（如发热、骨髓抑制、剧烈呕吐等），可给予对症处理或指导其至就近医院进行治疗；若患者症状较重或可能危及生命需入院治疗时，接诊医师联系主诊医师安排收治入院。

五、变异及原因分析

1. 患者因素

（1）治疗前、中、后期有感染、出血、梗阻及其他合并症者，需进行相关的诊断和治疗，可能延长住院时间并致费用增加。

（2）化疗后患者出现较严重的化疗毒副反应，需住院观察至症状缓解，导致住院时间延长。

2. 家属因素

家属依从性差，无法配合医护的指导和治疗，导致路径中断。

3. 医护人员因素

（1）医嘱延迟/执行医嘱延迟。

（2）医师认可的变异原因分析，如药物减量使用。

4. 出院计划因素

患者或家属要求提前或延迟出院。

5. 医院系统因素

支持部门所致的作业延迟，如药房化疗药库存不足。

六、临床护理路径表单

乳腺癌辅助化疗临床护理路径表单见表9.1。

表 9.1 乳腺癌辅助化疗临床护理路径表单

适用对象：第一诊断为乳腺腺癌（ICD-10：C50.801，C50.802 C50.803，C50.804 伴 C50.900）

患者姓名：_____ 性别：____ 年龄：____ 住院号：_____

住院日期：_____年____月____日 出院日期：_____年____月____日

时间	住院第 1 天 （入院当天＋化疗前）	住院第 2~3 天 （化疗中后期）	住院第 4 天 （出院当天）
护理评估	□ 完善一般护理评估：手术侧肢体活动情况、血管通路情况、饮食及用药情况、心理状态、化疗知识接受程度等 □ 完善各项专项评估 深静脉血栓风险因素评估 Padua 评分：__分 日常功能评估 Barthel 指数：__分 跌倒风险评估 Morse 评分：__分 压力性损伤风险评估 Braden 量表：__分 □ 评估检验、检查结果	□ 心理状况 □ 生活自理能力 □ 化疗知识的接受程度 □ 血管通路情况 □ 致吐风险评估 □ 化疗后毒副反应	□ 心理状况 □ 化疗后毒副反应 □ 血象情况 □ 饮食情况

续表

时间	住院第1天 （入院当天＋化疗前）	住院第2～3天 （化疗中后期）	住院第4天 （出院当天）
护理处置	□ 入院宣教 □ 生活护理 □ 协助完善相关检查 □ 制定初步的护理计划 □ 化疗相关知识宣教 □ 心理护理 □ 饮食宣教 □ 置管注意事项及管道维护要点宣教 医嘱相关治疗及处置： 　□ 配合医生选择化疗方案 　□ 辅助检查	□ 病情观察 □ 饮食指导 □ 用药护理 □ 血管通路护理 □ 心理护理 □ 安全宣教 化疗副反应处置： 　□ 心脏毒性反应 　□ 胃肠道反应 　□ 过敏反应 　□ 骨髓抑制 　□ 肌肉酸痛反应 　□ 脱发及皮肤反应 　□ 静脉炎 医嘱相关治疗及处置： 　□ 正确实施化疗方案 　□ 口服药物 　□ 静脉输液	□ 饮食指导 □ 活动指导 □ 血管通路相关知识宣教 □ 用药指导 □ 协助办理出院手续
结果评价	病房环境(回示) 　□ 知晓 　□ 不知晓 护理满意度(回示) 　□ 满意 　□ 基本满意 　□ 不满意	化疗依从性(病历) 　□ 好 　□ 一般 　□ 差 化疗后出现毒副反应(病历) 　□ 心脏毒性反应 　□ 胃肠道反应 　□ 过敏反应 　□ 骨髓抑制 　□ 肌肉酸痛反应 　□ 脱发及皮肤反应 　□ 静脉炎 护理满意度(回示) 　□ 满意 　□ 基本满意 　□ 不满意	出院流程(回示) 　□ 知晓 　□ 不知晓 出院指导内容(回示) 　□ 知晓 　□ 不知晓 护理满意度(回示) 　□ 满意 　□ 基本满意 　□ 不满意
变异	□ 无 □ 有,原因_____ 　处理措施_____	□ 无 □ 有,原因_____ 　处理措施_____	□ 无 □ 有,原因_____ 　处理措施_____
护士签名			

参考文献

[1] 中华人民共和国国家卫生健康委员会. 乳腺癌诊疗指南(2022 版)[EB/OL]. (2022-04-11)[2024-01-04]. http://www.nhc.gov.cn/yzygj/s7659/202204/a0e67177df1f439898683e1333957c74.shtml.
[2] 中国抗癌协会乳腺癌专业委员会. 中国抗癌协会乳腺癌诊治指南与规范(2021年版)[J]. 中国癌症杂志,2021,31(10):954-1040.
[3] 巫向前. 肿瘤专科护理[M]. 北京:人民卫生出版社,2012:81-90.
[4] 李秀华. 肿瘤专科护理[M]. 北京:人民卫生出版社,2020:82-96.
[5] 中国医药教育协会乳腺癌个案管理师分会. 乳腺癌靶向药物静脉输注规范专家共识(2022 版)[J]. 中华医学杂志,2022,102(28):2153-2160.
[6] 中华护理学会. 化疗药物外渗的预防及处理:T/CNAS 05-2019[S]. 北京:中华护理学会,2019.
[7] 张玉. 化疗所致恶心呕吐的药物防治指南[J]. 中国医院药学杂志,2022,42(5):457-473.
[8] 周彦君,李秋月,胡宇乐,等. 乳腺癌蒽环类化疗相关心脏毒性早期识别及预防的研究进展[J]. 中华护理杂志,2023,58(7):816-821.
[9] 乳腺癌中紫杉类药物临床应用专家共识专家委员会. 乳腺癌中紫杉类药物临床应用专家共识[J]. 中华肿瘤杂志,2020,42(3):161-169.

第二节　胃癌辅助化疗临床护理路径

一、适用对象

第一诊断为胃癌(ICD-10:Z51.1伴Z85.002)。

二、诊断依据

根据《中国胃癌规范诊疗质量控制指标(2022 版)》及《CACA 胃癌整合诊治指南》诊断。
(1)临床表现:上腹饱胀不适或隐痛;食欲减退、嗳气、反酸、恶心、呕吐、黑便等。
(2)体征:上腹部深压痛;上腹部肿块;胃肠梗阻的表现;腹水征;锁骨上淋巴结肿大;直肠前窝肿物;脐部肿块。
(3)辅助检查:活检病理检查、胃镜、X 线检查、超声检查、CT、MRI、血清学检查。

三、进入路径标准

(1)第一诊断必须符合胃癌(ICD-10:Z51.1伴Z85.002)。
(2)胃癌根治术后,术后病理分期为Ⅱ期及Ⅲ期者。
(3)符合化疗适应证,无化疗禁忌。
(4)当患者同时具有其他疾病诊断,只要住院期间不需要特殊处理也不影响第一诊断的临床护理路径实施时,可以进入路径。

四、临床护理路径实施规范

(一)入院当天

1. 入院宣教

介绍病房环境设施及各项规章制度,介绍床位医生及责任护士,患者及/或家属知晓医保登记及生活一卡通办理等事项。

2. 入院评估

办理住院手续,完善各项专项评估,包括深静脉血栓风险因素评估 Padua 评分、日常功能评估 Barthel 指数、跌倒风险评估 Morse 评分、压力性损伤风险评估 Braden 量表,并建立不良事件(压伤、跌倒坠床、静脉血栓栓塞等)安全防护措施。询问病史,详细记录患者疾病史、发病情况、阳性体征,评估患者的生活自理能力、心理状况及社会支持情况,完善风险评估及营养状况评估;介绍疾病相关注意事项及安全宣教,根据患者的病情及生活自理能力,制定相关护理计划,做好基础护理及病情观察、饮食及用药指导。

3. 协助各项检查

医生开具检查单后,告知患者检查预约流程,检查地点及相关检查注意事项。

(二)选定化疗方案

在相关诊疗规范和指南的指导下,根据患者的肿瘤分期,配合医生选择化疗方案。

(1) XELOX:3 周方案,为奥沙利铂+卡培他滨。

(2) S-1 单药:3 周方案,为替吉奥。

(3) XP:3 周方案,为卡培他滨+顺铂,目前临床上该化疗方案较少使用。

(4) SOX:3 周方案,为奥沙利铂+替吉奥。

(5) FOLFOX:2 周方案,为奥沙利铂+亚叶酸钙+氟尿嘧啶。

(三)化疗前护理(住院第 1 天)

(1)病情观察与评估:评估患者的生活自理能力、营养状态、心理状况,对化疗的接受程度,血管、静脉管道情况,关注患者抽血及检查结果。

(2)化疗相关知识宣教:医生选定治疗方案后,向患者及家属交代化疗注意事项,让患者及家属了解化疗药物可能存在的不良反应,教会其避免或缓解不适的方法,患者能积极配合治疗。

(3)血管通路的选择:根据化疗方案、药物性质及患者偏好选择合适的血管通路,建议患者留置中心静脉导管,告知化疗药物对血管的刺激性较大、损伤性较强,血管损伤后恢复不可逆,强调中心静脉置管的必要性及置管后的优点。患者若同意置管,须签署知情同意书,医生开具胸片单,联系血管通路门诊预约置管,详细告知患者置管注意事项及管道维护要点。

(4)饮食指导:鼓励患者进食高热量、高蛋白、高维生素、易消化的食物,多果蔬、少油腻,注意饮食搭配。体质较弱的患者,遵医嘱适当以静脉途径补充营养,改善全身营养状况。

(5) 心理护理：关注患者的心理状况，及时评估，注意疏导患者的负性情绪，帮助其保持积极乐观的心态面对疾病；多与患者及家属沟通交流，询问其是否存在不适，及时解决患者存在的问题，缓解其不适的症状。

(四) 化疗中护理(住院第 2～6 天)

(1) 化疗药物输注：配置好的化疗药物要及时输注；根据药物性质确定输注顺序；输注前，严格遵循三查八对制度，观察患者的血管情况，血管通路通畅，管道妥善固定，双人核对信息无误后，方可进行输注；遵医嘱调节合适的滴速，观察药物毒副反应，并进行预防性宣教。

(2) 病情观察：化疗药物输注过程中严密观察患者的主诉、生命体征、药液的滴速，血管情况。一旦出现药液外渗，按化疗药物外渗处理流程及时处理：立即停止输注，采取回抽、局部封闭、冷/热敷、外涂喜辽妥、抬高外渗部位等护理措施。

(3) 饮食指导：多饮水，少食多餐，指导患者选择清淡、高营养、易消化饮食，化疗前后 1～2 h 避免进食以免加重恶心呕吐。

(五) 化疗后护理(住院第 2～6 天)

(1) 不良反应观察及护理：化疗常见的不良反应包括恶心呕吐、口腔黏膜炎、腹泻或便秘、肝肾功能的损害、神经毒性及骨髓抑制等。因此在输注后，要严密观察患者的病情变化，及时给予对症处理。

(2) 饮食指导：同化疗中护理。

(3) 心理护理：肿瘤患者对化疗的不良反应感到恐惧，情绪低落而悲观。对此，详细告知患者化疗相关注意事项，耐心倾听患者主诉，加强家庭成员的陪伴，鼓励病友间交流抗癌经历以缓解患者的消极情绪，使其积极地面对疾病，提高治疗依从性。

(4) 安全宣教：化疗后患者可能会出现不同程度的不适，做好安全风险评估和安全宣教，如下床活动须家属陪同。

(5) 护理文书记录：详细记录患者使用的化疗方案、输注途径、管道情况、生命体征、有无不适主诉及处理，评估止吐风险并填写相应评估表。

(六) 用药护理

1. 奥沙利铂

奥沙利铂最常见的不良反应为：胃肠道症状、中性粒细胞及血小板减少、神经毒性反应（急性、累积性、外周感觉神经病变）。

(1) 密切巡视，加强病情观察。

(2) 首次输注的患者可能会出现过敏反应，因此，对首次输注的患者，化疗应严格控制速度，开始时输注速度宜慢，观察 10～15 min 后，如无不适主诉，可适当增加输注速度；如出现过敏反应，应及时停止输注，遵医嘱进行相关对症处理。

(3) 做好患者的心理护理及安全宣教工作。

(4) 遵医嘱用药期间要重点关注外周为主的感觉神经病变，常见症状有四肢麻木、感觉异常（蚂蚁行走感、异物感、针灸感），伴有或不伴有疼痛痉挛，这种不适症状在输注过程中会持续存在，接触寒冷的环境及物品会加重手脚麻木及疼痛的程度，因此在输注前、中、后，应注意避免冷刺激，建议患者戴手套，避免接触冷的物品或进食冰冷的食物，在空调房内及寒冷的室外做好保暖。

(5) 与外周浅静脉穿刺给药相比,经外周静脉置入中心静脉导管(peripherally inserted central catheter,PICC)给药能降低神经毒性反应的发生率,因此建议经中心静脉通路给药。

2. 氟尿嘧啶

氟尿嘧啶最常见的不良反应为:恶心、呕吐、食欲减退、口腔黏膜炎或溃疡。

(1) 氟尿嘧啶静脉滴注时,使用化疗泵连续输注 46 h。化疗泵不用每日进行药物配制,减少连接导管频次以降低感染概率;输液过程中患者可将化疗泵放在专用背包里,下床及日常活动均不受限制。

(2) 输液前的心理护理。输液前须向患者仔细说明化疗中可能出现的反应以及预防措施等,改善其负性心理。在输液过程中,加强巡视,注意观察泵的工作状态、患者血管通畅情况、输液管道是否妥善固定等。

(3) 告知患者使用持续化疗泵注意事项。行走活动时妥善安置化疗泵,保证输注通畅。

(4) 口腔黏膜炎的观察及处理:5-氟尿嘧啶治疗期间时,每日评估口腔情况,指导患者三餐前后漱口,增加盐水漱口次数,保持口腔清洁,进食柔软食物,必要时使用有效的黏膜保护剂。

(七) 出院日

1. 出院标准

(1) 护理评估:患者未发生严重的焦虑、抑郁、心理痛苦等负性情绪;化疗后胃肠道反应、神经毒性、口腔炎等毒副反应较轻微;饮食情况及血象结果基本正常。

(2) 化疗结束,未发生严重毒性反应。

(3) 患者未发生需要住院处理的并发症/合并症。

2. 出院指导

(1) 饮食指导:胃癌患者以清淡、易消化、营养丰富的饮食为主,避免食用生冷硬辣、油腻、产气、刺激性食物,粗纤维食物可打细碾磨后再摄入;胃癌术后化疗患者须少量多餐、细嚼慢咽;注意及时补充维生素 B_{12}、维生素 A、维生素 D、钙、铁等营养素。

(2) 活动指导:尽量选择一些户外活动,如散步、打太极、气功等,从而增加机体免疫力,但应注意避免阳光暴晒以减轻末梢神经炎症状;活动过程中注意量力而行,不参加竞争性的比赛和活动;可适当做些力所能及的工作及家务劳动,避免终日卧床;活动时注意根据天气增减衣物,避免受凉、感染。

(3) 血管通路相关知识宣教:同乳腺癌化疗患者。

(4) 用药指导:告知患者及家属按照医生出具的出院小结要求按时服药、定期门诊复诊和出院随访;居家口服化疗药时注意饭后服药以减轻对胃的刺激作用。

(5) 协助办理出院手续:发放出院通知单、患者办理结算、离开病区。

3. 出院随访

(1) 互联网平台与电话随访相结合,随访内容包括患者化疗后反应、用药情况、近期血检结果、胃癌相关肿瘤标志物结果及下次住院预约和办理流程。

(2) 门诊随访:化疗结束后 1 年内,每 3 个月复查一次;第 2 年内,每半年复查一次;以后每年随访一次。随访时关注患者腹部有无肿块、肝脏是否增大、脐部状况、左锁骨上窝有无淋巴结肿大等复发或远处转移征象。

五、变异及原因分析

1. 患者因素

（1）化疗后患者出现较严重的化疗毒副反应，需住院观察至症状缓解，导致住院时间延长。

（2）治疗前、中、后有感染、出血、梗阻及其他合并症者，需进行相关的诊断和治疗，可能延长住院时间并致费用增加。

（3）由于病情不同，使用的治疗方案不同，导致住院费用存在差异。

2. 家属因素

（1）家属要求增加某些治疗或检查。

（2）家属遵医嘱行为差，不配合医护的治疗和指导。

3. 医护人员因素

（1）下医嘱时间迟或执行医嘱时间延迟。

（2）医师认可的变异原因分析，如药物减量使用。

4. 出院计划因素

患者或家属要求提前或延迟出院。

5. 医院系统因素

（1）科室不健全：出现其他症状需联合其他院区治疗或会诊，延长患者住院时间。

（2）设备不足：抽血或影像学检查，需送至或到其他院区检查。

六、临床护理路径表单

胃癌辅助化疗临床护理路径表单见表 9.2。

表 9.2　胃癌辅助化疗临床护理路径表单

适用对象：第一诊断为胃癌（ICD-10：Z51.1 伴 Z85.002）。

患者姓名：_____ 性别：____ 年龄：____ 住院号：_____

住院日期：_____年____月____日　出院日期：_____年____月____日

时间	住院第 1 天	住院第 2~6 天	住院第 7~8 天（出院日）
护理评估	□ 完善一般护理评估：营养状态、心理状况、家庭支持及经济状况、对化疗的接受程度、血管通路情况等 □ 完善各项专项评估： 深静脉血栓风险因素评估 Padua 评分：__分 日常功能评估 Barthel 指数：__分 跌倒风险评估 Morse 评分：__分 压力性损伤风险评估 Braden 量表：__分	□ 生活自理能力 □ 化疗的接受程度 □ 生命体征及血管情况 □ 化疗后毒副反应 □ 安全风险 □ 心理状况	□ 心理状况 □ 化疗后毒副反应 □ 血象情况 □ 饮食情况

续表

时间	住院第1天	住院第2~6天	住院第7~8天（出院日）
护理处置	□ 入院宣教 □ 病情观察 □ 完善相关检查 □ 基础护理 □ 制定初步的护理计划 □ 化疗相关知识宣教 □ 饮食指导 □ 心理护理 医嘱相关治疗及处置： 　□ 血管通路选择 　□ 辅助检查	□ 病情观察 □ 基础护理 □ 了解检查结果 □ PICC、PORT置管及维护 □ 饮食指导 化疗后毒副反应： 　□ 恶心、呕吐 　□ 神经毒性反应 　□ 便秘 　□ 腹泻 　□ 骨髓抑制 医嘱相关治疗及处置： 　□ 化疗方案 　□ 口服药物 　□ 静脉输液	□ 饮食指导 □ 活动指导 □ 血管通路相关知识宣教 □ 用药指导 □ 协助办理出院手续
结果评价	病房环境（回示） □ 知晓 □ 不知晓 护理满意度（回示） 　□ 满意 　□ 基本满意 　□ 不满意	化疗依从性（病历） □ 好 □ 一般 □ 差 化疗后出现毒副反应（病历） 　□ 恶心、呕吐 　□ 神经毒性反应 　□ 便秘 　□ 腹泻 　□ 口腔黏膜炎 　□ 骨髓抑制 护理满意度（回示） 　□ 满意 　□ 基本满意 　□ 不满意	出院流程（回示） □ 知晓 □ 不知晓 出院指导内容（回示） □ 知晓 □ 不知晓 护理满意度（回示） 　□ 满意 　□ 基本满意 　□ 不满意
变异	□ 无 □ 有，原因_____ 　处理措施_____	□ 无 □ 有，原因_____ 　处理措施_____	□ 无 □ 有，原因_____ 　处理措施_____
护士签名			

参考文献

[1] 季加孚,陕飞,李沈,等. 中国胃癌规范诊疗质量控制指标(2022版)[J]. 中华肿瘤杂志,2022,44(10):997-1002.
[2] 徐惠绵,李凯. CACA胃癌整合诊治指南(精简版)[J]. 中国肿瘤临床,2022,49(14):703-710.
[3] 徐瑞华,李进,马军,等. 中国临床肿瘤学会(CSCO)常见恶性肿瘤诊疗指南[M]. 北京:人民卫生出版社,2023:252-254.
[4] 吴蓓雯. 肿瘤专科护理[M]. 北京:人民卫生出版社,2012:81-90.
[5] 中华护理学会. 化疗药物外渗的预防及处理:T/CNAS 05-2019[S]. 北京:中华护理学会,2019.
[6] Drott J,Fomichov V,Starkhammar H,et al. Oxaliplatin-induced neurotoxic side effects and their impact on daily activities: a longitudinal study among patients with colorectal cancer[J]. Cancer nursing,2019,42(6):E40-E48.
[7] O'Dowd P D,Sutcliffe D F,Griffith D M. Oxaliplatin and its derivatives-An overview[J]. Coordination Chemistry Reviews,2023,497:215439.
[8] 陈延群,莫海云. DOF方案与XELOX方案一线治疗进展期胃癌疗效对比[J]. 中华肿瘤防治杂志,2021,28(10):782-787.
[9] 中国临床肿瘤学会抗肿瘤药物安全管理专家委员会,中国临床肿瘤学会肿瘤支持与康复治疗专家委员会. 抗肿瘤治疗引起急性口腔黏膜炎的诊断和防治专家共识[J]. 临床肿瘤学杂志,2021,26(5):449-459.

第十章 内分泌科

第一节 ^{131}I治疗格雷夫斯甲亢临床护理路径

一、适用对象

根据《^{131}I治疗格雷夫斯甲亢指南》(2021版),符合格雷夫斯甲亢^{131}I治疗指征(Graves' hyperthyroidism,GH)(ICD-10:E05)的患者。

二、诊断依据

根据《^{131}I治疗格雷夫斯甲亢指南》(2021版),以下情况为择期^{131}I治疗的纳入指征:① 成人GH;② 对抗甲状腺药物(antithyroid drugs,ATD)出现不良反应;③ ATD疗效差或多次复发;④ 有甲状腺手术禁忌证或手术风险高;⑤ 有颈部手术或外照射史;⑥ 病程较长;⑦ 老年患者(特别是伴发心血管疾病者);⑧ 合并肝功能损伤;⑨ 合并白细胞或血小板减少;⑩ 合并骨骼肌周期性麻痹或心房颤动。

三、进入路径标准

(1)第一诊断必须符合^{131}I治疗指征的GH(ICD-10:E05),排除妊娠、合并疑似或确诊甲状腺癌。

(2)患者同时患有其他疾病,但在住院期间不需特殊处理也不影响第一诊断的临床路径流程,可以进入路径。

四、临床护理路径实施规范

(一)住院第1天(入院日)评估

1. 入科宣教

(1)介绍病区环境、入院须知、陪客制度、主管医生、责任护士。

(2)办理住院手续,安置床位,协助更换病员服。

2. 护理评估

包括一般资料评估和疾病专科评估。

（1）一般资料评估：年龄、GH 病程、临床表现、服药史、过敏史、其他基础疾病和（或）并发症等病史评估。

（2）专项评估：深静脉血栓风险因素评估 Padua 评分、日常功能评估 Barthel 指数、跌倒风险评估 Morse 评分、压力性损伤风险评估 Braden 量表。

（3）评估患者对 ^{131}I 治疗的了解程度。包括治疗方法、优缺点、潜在风险和对策。

（4）评估患者低碘饮食情况。治疗前 1~2 周避免食用富碘的食物及海藻类保健品。避免应用含碘造影剂和药物。

（5）体格检查：测量体温、脉搏、呼吸、血压，身高、体重、计算体质指数（BMI）；评估眼部情况，包括视力、眼球活动度、眼球突出情况等。

（6）遵医嘱执行实验室检查，包括血常规、尿常规、大便常规、游离三碘甲状氨酸（FT3）、游离甲状腺激素（FT4）和促甲状腺激素（TSH）。

（二）住院期间（第 2~5 天）评估

1. 摄 ^{131}I 率测定检查护理

（1）摄 ^{131}I 率测定（Radioactive Iodine Uptake Test，RAIU）前详细评估患者近期饮食和服药情况。充分排除食物、药物对检查结果造成干扰。如有使用相关影响检查结果的药物、食物（表 10.1），遵医嘱暂缓检查。

表 10.1　影响甲状腺摄 ^{131}I 率测定和 ^{131}I 治疗的因素

影响因素	建议检查或治疗前停用时间
甲巯咪唑	3~5 d
丙硫氧嘧啶	1~2 周
含碘复合维生素	7~10 d
甲状腺激素	10~14 d（T_3 制剂）；3~4 周（T_4 制剂）
海带、琼脂、卢戈液、含碘中草药	2~3 周
皮肤消毒用碘（聚维酮碘）	2~3 周
静脉用含碘增强造影剂	4~8 周（水溶性造影剂）；3 个月（脂溶性造影剂）
胺碘酮	3~6 个月

（2）指导哺乳患者中断哺乳。

2. ^{131}I 治疗的评估与护理

（1）充分评估患者的治疗知情同意情况。治疗前需患者签署治疗知情同意书。

（2）对有明显甲亢症状、血清 FT4 水平明显升高（大于正常上限值 2~3 倍）的患者，老年患者，以及甲亢症状加重时可能引发严重并发症的 GH 患者，遵医嘱使用 ATD 预治疗患者，指导在 ^{131}I 治疗前 3~5 d 停用。

（3）协助患者遵医嘱完善甲状腺核素平面显像或甲状腺超声检查。

（4）遵医嘱在治疗前、后常规使用 β 肾上腺素能受体阻滞剂（如普萘洛尔）。

（5）遵医嘱采用单次剂量服药法，告知患者口服 ^{131}I 前禁食≥2 h，服 ^{131}I 后应适量饮水，2 h 后可进食。

(6) 告知患者治疗后不要揉压甲状腺,注意休息,避免感染、劳累、精神刺激。

(7) 需观察患者治疗后早期反应(如乏力、纳差、恶心、皮肤瘙痒、甲状腺肿胀),遵医嘱对症处理。

(8) 重症、伴有并发或合并症患者,如心房颤动、心力衰竭或肺动脉高压等心血管并发症,肾功能衰竭,感染,外伤,控制较差的糖尿病以及脑血管或肺疾病等,肝功能衰竭,粒细胞缺乏症等,遵医嘱在治疗后 3～7 d 指导继续使用 ATD 控制症状,告知于此后 4～6 周,FT_4 趋向正常(正常范围为 12～22 pmol/L,不同医院、不同检测方法可能会有所差异)时遵医嘱逐渐减量停药。

(三) 格雷夫斯眼病护理

格雷夫斯眼病(Graves' ophthalmopathy, GO)是因自身免疫系统紊乱引起的眼眶内脂肪组织增多、水肿和眼外肌增粗的眼部病变。根据临床活动性评分(clinical active score, CAS),分为活动期和静止期,以下 7 项表现各为 1 分:① 自发性球后疼痛;② 眼球运动时疼痛;③ 眼睑红斑;④ 结膜充血;⑤ 结膜水肿;⑥ 肉阜肿胀;⑦ 眼睑水肿。≥3 分为活动期,得分越高,活动性越强。根据疾病的严重程度,分为轻度、中重度和视力威胁型(表 10.2)。

表 10.2　格雷夫斯眼病(GO)严重度评价

程度	症状
轻度	眼睑退缩<2 mm;轻度软组织受累;眼球突出度超过参考范围(中国人 18.6 mm)上限 3 mm 内;一过性或不存在复视及使用润滑型眼药水有效的角膜暴露症状
中重度	眼睑退缩≥2 mm;中度或重度软组织受累;眼球突出度超过参考范围上限 3 mm,非持续性或持续性复视
视力威胁型	在中度严重的 GO 基础上,威胁视力 GO,出现视神经病变和(或)伴角膜脱落

(1) 合并 GO 的 GH 患者,遵医嘱行多学科联合诊断和治疗,评价眼病活动性及严重程度,协助执行个体化治疗和护理方案。

(2) 轻度活动性 GO 者,行 ^{131}I 治疗,遵医嘱使用糖皮质激素。

(3) 对中重度活动性 GO 患者或视力威胁的活动性 GO 患者,因有 ATD 禁忌、手术风险,选择 ^{131}I 治疗时,遵医嘱需联合糖皮质激素、放疗等进行综合治疗。

(4) 遵医嘱使用人工泪液或凝胶,改善眼表炎症或干眼症状。

(5) 指导患者做好眼部护理,告知自我防护注意事项,如外出戴墨镜、睡眠时使用盐水纱布或眼罩、高枕卧位;

(6) 戒烟宣教,包括主动吸烟和被动吸烟。

(7) 指导患者控制其他危险因素,如遵医嘱使用他汀类药物控制高胆固醇血症;遵医嘱补充相关微量元素和维生素,如硒、维生素 D。

(四) 饮食护理

(1) 指导进食高热量、高蛋白、高维生素及矿物质含量丰富的食物。

(2) 指导主食应足量,可以增加奶类、蛋类、瘦肉类等优质蛋白以纠正体内负氮平衡,多摄取新鲜蔬菜和水果。

(3) 鼓励多饮水,每天饮水 2000～3000 mL 以补充出汗、腹泻、呼吸加快等多丢失的水分。

(4) 禁止摄入刺激性的食物及饮料,如浓茶、咖啡。

(5) 指导减少食物中粗纤维的摄入,以达到缓解排便次数多症状。

(6) 避免进食含碘丰富的食物,指导使用无碘盐,忌食海带、海鱼、紫菜等;慎食易致甲状腺肿的食物(如卷心菜、甘蓝)。

(五) 住院第 6～7 天(出院日)

1. 出院标准

(1) 行 ^{131}I 治疗后 1～2 天。

(2) 生命体征平稳。

(3) 无恶心、呕吐、腹泻、发热等症状。

2. 出院指导

(1) 生殖遗传安全问题指导:告知男、女性患者采取避育、避孕措施至少 6 个月;指导女性患者待甲状腺激素水平正常后可考虑妊娠。

(2) 患者、公共人群自身辐射安全问题指导:告知患者治疗一般对自身无明确的辐射危害。根据患者服用 ^{131}I 用量,指导患者一段时间内(表 10.3)避免接触单位同事、家人及儿童。

表 10.3　格雷夫斯甲亢患者服用 ^{131}I 后与同事和亲属接触的时间限制

^{131}I 用量 (MBq)	不接触同事时间 (d)	与伴侣不同床时间 (d)	限制接触儿童时间(d)		
			<2 岁	2～5 岁	>5 岁
200	0	15	15	11	5
400	3	20	21	16	11
600	6	24	24	20	14
800	8	26	27	22	16

3. ^{131}I 治疗后的随诊

(1) 口服 ^{131}I,一般在 2～4 周逐渐出现效果。治疗后随诊是 ^{131}I 治疗 GH 重要的环节。需告知患者推荐的随诊时间节点。① 轻、中度 GH,无严重合并症者,4～8 周随诊初步评价疗效;② 存在浸润性眼突者,4 周内行 FT_4 检测;③ 病情较重或临床表现变化较大者需密切观察,治疗后每隔 4～8 周行甲状腺功能监测,持续至半年或直至发生甲减,行甲状腺激素替代治疗后达到稳定状态。确定完全缓解,推荐每年随诊 1 次。

(2) 告知患者治疗后可能出现甲减症状(如出现疲乏、嗜睡、畏寒、便秘、女性月经异常),一旦出现及时复查,遵医嘱可使用左甲状腺素片替代治疗,并定期随诊。

(3) 指导患者治疗后 3～6 个月随访,证实未获痊愈者,遵医嘱可再次行 ^{131}I 治疗。

五、变异及原因分析

1. 患者因素

(1) 存在使格雷夫斯甲亢进一步加重的其他情况,需要处理干预。

(2) 存在病情进一步加重的其他情况(如甲状腺危象、重度活动性 GO),需要其他相关检查及处理,延长住院时间。

2. 家属因素

(1) 要求增加或拒绝某些治疗或检查。

(2) 家属依从性差,无法配合医护指导和治疗。

3. 医护人员因素

(1) 医嘱延迟/执行医嘱延迟。

(2) 发现因误诊而进入临床路径。

(3) 医护人员之间沟通、协作不良。

4. 系统因素

(1) 支持部门所致的作业延迟:核医学科放射碘供给不及时。

(2) 信息系统故障。

5. 出院计划因素

(1) 患者因突发病情变化无法按计划出院。

(2) 患者因病情治疗需要转科。

(3) 患者和(或)家属要求提前出院。

六、临床护理路径表单

^{131}I 治疗格雷夫斯甲亢临床护理路径表单见表 10.4。

表 10.4　^{131}I 治疗格雷夫斯甲亢临床护理路径表单

适用对象:第一诊断为首选治疗方案符合^{131}I 治疗指征的格雷夫斯甲亢(ICD-10:E05)者

患者患者姓名:_____　性别:____　年龄:____　住院号:_____

住院日期:_____年____月____日　出院日期:_____年____月____日

时间	住院第 1 天	住院第 2~5 天	住院第 6~7 天(出院日)
护理评估	深静脉血栓风险因素评估 Padua 评分:__分 日常功能评估 Barthel 指数:__分 跌倒风险评估 Morse 评分:__分 压力性损伤风险评估 Braden 量表:__分 体温:__℃;脉搏:__次/分 呼吸:__次/分; 血压:__ mmHg □ 一般资料 □ 突眼情况 □ 饮食 □ 疾病知识	体温:__℃;脉搏:__次/分 呼吸:__次/分; 血压:__ mmHg □ 血常规、甲状腺功能、生化、甲状腺 T 系列、人绒毛膜促性腺激素(女性患者) □ 肝功能、心功能情况 □ 甲状腺超声检查结果 □ 心电图检查结果 □ 摄碘率检查结果 □ 摄碘率及甲状腺显像检查	体温:__℃;脉搏:__次/分 呼吸:__次/分; 血压:__ mmHg □ ^{131}I 治疗完成情况 □ 患者有无不适主诉

续表

时间	住院第 1 天	住院第 2~5 天	住院第 6~7 天（出院日）
护理处置	☐ 办理住院手续 ☐ 介绍病区环境、入院须知和陪客制度 ☐ 介绍主管医生、责任护士 ☐ 告知^{131}I治疗注意事项 ☐ 内分泌科护理常规 ☐ 低碘饮食 ☐ 用药护理	☐ 病情观察 ☐ 协助完成相关检查 ☐ 饮食宣教 ☐ 用药指导 ☐ 甲亢突眼日常护理指导 ☐ 低碘饮食 ☐ 用药护理	☐ 病情观察 ☐ 了解检查结果 ☐ 出院带药 ☐ 发放出院通知单、协助办理出院 ☐ 出院健康宣教
结果评价	☐ 熟悉病区环境（回示） ☐ 完成入院相关专科检查和病历采集（病历） ☐ 掌握^{131}I治疗的注意事项（回示） ☐ 生命体征（病历） ☐ 其他合并症控制效果（病历）	☐ 完成摄碘率检查（病历） ☐ 完成甲状腺显像检查（病历） ☐ 生命体征（病历） ☐ 其他合并症控制效果（病历） ☐ 胃肠道症状（病历） ☐ 眼突情况（病历） ☐ 甲状腺危象（病历） ☐ 掌握饮食相关知识（回示）	☐ 完成放射碘治疗（病历） ☐ 生命体征及其他并发症状评价（病历） ☐ 眼突情况（病历） ☐ 甲状腺危象（病历） ☐ 掌握健康教育内容（回示） ☐ 顺利出院（病历）
变异	☐ 无 ☐ 有，原因_____ 　处理措施_____	☐ 无 ☐ 有，原因_____ 　处理措施_____	☐ 无 ☐ 有，原因_____ 　处理措施_____
护士签名			

参考文献

[1] 中华医学会核医学分会.^{131}I治疗格雷夫斯甲亢指南（2021版）[J]. 中华核医学与分子影像杂志，2021,41(4):242-253.

[2] 中华医学会内分泌学分会. 中国甲状腺功能亢进症和其他原因所致甲状腺毒症诊治指南[J]. 中华内分泌代谢杂志，2022,38(8):700-748.

[3] Ross D S, Burch H B, Cooper D S, et. al. 2016 American Thyroid Association Guidelines for Diagnosis and Management of Hyperthyroidism and Other Causes of Thyrotoxicosis[J]. Thyroid, 2016 Oct; 26(10):1343-1421.

[4] Campennì A, Avram A M, Verburg F A, et. al. The EANM guideline on radioiodine therapy of benign thyroid disease[J]. Eur J Nucl Med Mol Imaging, 2023, 50(11):3324-3328.

[5] Lane LC, Cheetham TD, Perros P, Pearce SHS. New Therapeutic Horizons for Graves' Hyperthyroidism[J]. Endocr Rev., 2020,41(6):873-84.

[6] 尤黎明,吴瑛. 内科护理学[M]. 7版. 北京：人民卫生出版社，2022：485-495.

[7] Bartalena L, Kahaly G J, Baldeschi L, et. al. The 2021 European Group on Graves' orbitopathy (EUGOGO) clinical practice guidelines for the medical management of Graves' orbitopathy[J]. Eur J Endocrinol, 2021,185(4):G43-G67.
[8] 中华医学会眼科学分会眼整形眼眶病学组,中华医学会内分泌学分会甲状腺学组. 中国甲状腺相关眼病诊断和治疗指南(2022年)[J]. 中华眼科杂志,2022,58(9):646-668.

第二节　2型糖尿病临床护理路径

一、适用对象

第一诊断为2型糖尿病(ICD-10:E11)。

二、诊断依据

根据《中国2型糖尿病防治指南》(2020版)诊断,以下情况为2型糖尿病纳入指征：依据静脉血浆葡萄糖而不是毛细血管血糖测得结果诊断糖尿病。2型糖尿病诊断标准见表10.5。

表10.5　2型糖尿病诊断标准

诊断标准	静脉血浆葡萄糖或HbA1c水平
典型糖尿病症状	
加上随机血糖	≥11.1 mmol/L
或加上空腹血糖	≥7.0 mmol/L
或加上OGTT 2 h血糖	≥11.1 mmol/L
或加上HbA1c	≥6.5%
无糖尿病典型症状者,需改日复查确认	

注：OGTT为口服葡萄糖耐量试验；HbA1c为糖化血红蛋白；典型糖尿病症状包括烦渴多饮、多尿、多食、不明原因体重下降；随机血糖指不考虑上次用餐时间,一天中任意时间的血糖,不能用来诊断空腹血糖受损或糖耐量受损；空腹状态指至少8 h没有进食热量。

三、进入路径标准

(1) 第一诊断必须符合2型糖尿病(ICD-10:E11)。

(2) 当患者同时具有其他诊断,只要住院期间不需要特殊处理,也不影响第一诊断的临床护理路径实施时,可以进入路径。

四、临床护理路径实施规范

(一) 住院第1天(入院日)评估

1. 入科宣教

(1) 介绍病区环境、入院须知、陪客制度、主管医生、责任护士。

(2) 办理住院手续,安置床位,协助更换病员服。

2. 护理评估

包括一般资料评估、疾病专科评估和体格检查。

(1) 一般资料评估:年龄、糖尿病病程、糖尿病及其并发症的症状。评估既往史,包括过去体重变化情况、是否有高血糖、血脂异常、冠心病、脑血管疾病、周围血管病变、脂肪肝、自身免疫病、肿瘤、睡眠呼吸暂停综合征、治疗情况;评估个人史,包括吸烟、饮酒、膳食情况;评估家族史,一级亲属是否患糖尿病及治疗情况,是否有高血压、血脂异常、冠心病、脑血管病变、周围血管病变、脂肪肝、自身免疫病、肿瘤等疾病;患者的文化、工作、经济及宗教信仰情况。

(2) 专项评估:深静脉血栓风险因素评估 Padua 评分、日常功能评估 Barthel 指数、跌倒风险评估 Morse 评分、压力性损伤风险评估 Braden 量表。

(3) 评估低血糖(包括症状、频率、严重程度)及低血糖感知受损的情况。

(4) 常规体格检查:测量体温、脉搏、呼吸、血压,身高、体重、腰围、臀围,计算体质指数(BMI)和腰臀比。

(5) 遵医嘱执行实验室检查,如空腹和餐后 2 h(或 OGTT 2 h)血糖、糖化血红蛋白(HbA1c)(3 个月内未检测者)、糖化血清白蛋白;胰岛素、C 肽;肝功能、肾功能、血尿酸、血脂、尿常规、尿白蛋白/肌酐比值。怀疑合并急性并发症患者(如糖尿病酮症酸中毒),遵医嘱立即检测血糖、血酮或尿酮、血气分析、电解质、心肌酶谱、肾功能、血常规、尿常规、大便常规。

(6) 遵医嘱协助完善相关并发症筛查(如视力、神经系统检查、足背动脉搏动、下肢及足部皮肤检查)。

(二) 住院期间(第2~5天)评估

(1) 协助医生完善病情评估,评估患者的生活方式和血糖控制情况。住院患者血糖管理标准见表 10.6。

2. 糖尿病的健康教育和管理

(1) 根据患者需求和不同的具体教育目标以及资源条件,采取多种形式的教育,做到"因地制宜"。

(2) 健康教育方式包括:个体教育、集体教育、个体和集体相结合以及远程教育;具体包括大课堂式、小组式和个体式,有演讲、讨论、示教、书面等。

(3) 教育内容包括饮食、运动、血糖监测和自我管理能力的指导。

(4) 小组教育为针对多个患者的共同问题,以小组形式集体进行沟通并给予指导,每次教育时间宜为 1 h 左右,患者人数 10~15 人为佳。

表 10.6　住院糖尿病患者的血糖管理目标分层

血糖管理目标	空腹或餐前血糖(mmol/L)	餐后 2 h 或随机血糖(mmol/L)
严格①	4.4～6.1	6.1～7.8
一般②	6.1～7.8	7.8～10.0
宽松③	7.8～10.0	7.8～13.9

① 新诊断、非老年、无并发症及伴发疾病，降糖治疗无低血糖风险的糖尿病患者，以及拟行整形手术等精细手术的患者；② 伴有稳定心脑血管疾病的高危人群、使用糖皮质激素的患者、择期行手术治疗的患者以及外科重症监护室的危重症患者；③ 对于低血糖高危人群、因心脑血管疾病入院、有中重度肝肾功能不全、75 岁以上老年人、预期寿命＜5 年、存在精神及智力障碍、行急诊手术、行胃肠内外营养以及内科重症监护室的危重症患者。

(5) 大课堂教育为患者讲解糖尿病相关知识，每次课时宜为 1.5 h 左右，患者人数在 50～200 人不等。

(6) 评估糖尿病相关心理压力与应对，推荐使用生活幸福感、糖尿病相关痛苦、焦虑、抑郁的量表(如世界卫生组织幸福感指数量表、糖尿病问题量表、糖尿病痛苦量表、贝克焦虑量表、焦虑自评量表、抑郁症筛查量表、抑郁自评量表)，针对性提供知识及技能的培训以及社会支持。

(三) 饮食护理

通过改变膳食模式与习惯、调整营养素结构，可以降低患者的 HbA1c，并有助于维持理想体重及预防营养不良。治疗期间护理要点如下：

(1) 超重或肥胖患者，指导调整生活方式，控制总能量摄入，3～6 个月至少减轻体重 5%。

(2) 建议患者能量摄入参考通用系数方法，按照每日 105～126 kJ(25～30 kcal)/kg(标准体重)计算能量摄入。再根据患者身高、体重、性别、年龄、活动量、应激状况等进行系数调整(表 10.7)。

表 10.7　不同身体活动水平的成人糖尿病患者每日能量供给量[kJ(kcal)/kg(标准体重)]

身体活动水平	体重过低	正常体重	超重或肥胖
重(如搬运工)	188～209(45～50)	167(40)	146(35)
中(如电工安装)	167(40)	125～146(30～35)	125(30)
轻(如坐式工作)	146(35)	104～125(25～30)	84～104(20～25)
休息状态(如卧床)	104～125(25～30)	84～104(20～25)	62～84(15～20)

注：标准体重参照世界卫生组织(1999 年)计算方法：男性标准体重＝[身高(cm)－100]×0.9(kg)；女性标准体重＝[身高(cm)－100]×0.9(kg)－2.5(kg)；根据我国体质指数(BMI)的评判标准，≤18.5 kg/m² 为体重过低，18.6～23.9 kg/m² 为体重正常，24.0～27.9 kg/m² 为超重，≥28.0 kg/m² 为肥胖。

(3) 建议膳食中脂肪提供的能量应占总能量的 20%～30%。优质脂肪供能比可提高到 35%。

(4) 尽量限制饱和脂肪酸(饱和脂肪酸的摄入量应控制在总能量的 10% 以下)、反式脂肪酸的摄入量(反式脂肪酸每天摄入量不超过 2 g)。

(5) 控制膳食中胆固醇的过多摄入,胆固醇的每日摄入量宜<300 mg。

(6) 建议膳食中碳水化合物所提供的能量占总能量的 50%~65%。餐后血糖控制不佳的患者,指导适当降低碳水化合物的供能比。

(7) 建议优选低升糖指数的碳水化合物,适当增加非淀粉类蔬菜、水果、全谷类食物,减少精加工谷类的摄入,全谷类占总谷类的一半以上。

(8) 指导患者定时定量进餐。

(9) 指导患者增加膳食纤维的摄入量。建议成人每天膳食纤维摄入量>14 g/1000 kcal。

(10) 严格控制蔗糖、果糖制品的摄入。喜好甜食的患者可指导适当摄入糖醇和非营养性甜味剂。

(11) 肾功能正常患者推荐蛋白质的供能比为 15%~20%,建议优质蛋白占总蛋白的一半以上。

(12) 有显性蛋白尿或肾小球滤过率下降患者,指导蛋白质摄入控制在每日 0.8 g/kg 体重。

(13) 指导患者尽量不饮酒;女性每日饮酒的酒精量<15 g,男性每日 25 g,每周不超过 2 次。

(14) 限制食盐的摄入量(建议每天 5 g 以内),合并高血压患者建议进一步限制摄入量。

(15) 指导患者限制摄入含盐高的食物(如味精、酱油、盐浸加工食品、调味酱等)。

(16) 依据营养评估结果遵医嘱补充微量营养素。

(四) 运动护理

规律运动可增加胰岛素敏感性、改善身体成分及生活质量,有助于控制血糖、减少心血管危险因素。治疗期间护理要点如下:

(1) 运动前进行健康测评和运动能力评估。包括患者的年龄、病情、运动喜好及身体承受能力等。

(2) 建议每周进行≥150 min 中等强度的有氧运动(如健步走、慢跑、骑车、游泳)。

(3) 建议每周进行 2~3 次中等强度的抗阻运动(两次间隔≥48 h)。

(4) 指导患者运动前后加强血糖监测(增加血糖监测频次),关注低血糖反应(如心悸、焦虑、出汗、头晕、手抖、饥饿感等)。

(5) 运动不宜在空腹进行,运动前应增加额外的碳水化合物摄入,预防低血糖发生。

(6) 常规随身备用碳水化合物类食品,一旦发生低血糖,立即食用。

(7) 运动量大或激烈运动时遵医嘱临时调整饮食及药物治疗方案。

(8) 运动中及时补充水分。

(9) 指导患者培养活跃的生活习惯,如增加日常身体活动、打破久坐行为、减少静坐时间等。

（五）用药护理

1. 口服降糖药

（1）二甲双胍

双胍类药物的主要药理作用是通过减少肝脏葡萄糖的输出和改善外周胰岛素抵抗而降低血糖。指导患者餐中或餐后服药，遵医嘱从小剂量开始；遵医嘱口服二甲双胍者需评估肾功能、维生素 B_{12} 水平，观察胃肠道不良反应；使用碘化对比剂的造影检查时应告知患者暂停使用二甲双胍，检查完至少 48 h 且复查肾功能无恶化后继续用药。

（2）磺脲类药物

磺脲类药物属于胰岛素促泌剂，主要药理作用是通过刺激胰岛 B 细胞分泌胰岛素，增加体内的胰岛素水平而降低血糖。普通片剂指导患者餐前半小时服用，缓释片、控释片和格列美脲指导患者早餐前立即服用；遵医嘱口服磺脲类药物者需观察低血糖反应、体重变化。

（3）格列奈类药物

格列奈类药物为非磺脲类胰岛素促泌剂，主要通过刺激胰岛素的早时相分泌而降低餐后血糖，也有一定的降空腹血糖的作用。遵医嘱口服格列奈类药物者需告知在餐前即刻服用，需观察低血糖反应和体重变化情况。

（4）噻唑烷二酮类（Thiazolidinedione，TZD）

TZD 主要通过增加靶细胞对胰岛素作用的敏感性而降低血糖。指导患者空腹或进餐时服用；遵医嘱口服 TZD 者需观察体重变化和水肿情况；联合使用胰岛素及胰岛素促泌剂者需观察低血糖反应。

（5）α-糖苷酶抑制剂

α-糖苷酶抑制剂通过抑制碳水化合物在小肠上部的吸收而降低餐后血糖。以碳水化合物为主要食物成分的餐后血糖升高的患者，遵医嘱可每日服药 2～3 次；告知患者餐前即刻吞服或与第一口食物一起嚼服；需观察胃肠道不良反应（如腹胀、排气）；如出现低血糖反应（单独服用一般不会发生低血糖）告知患者以葡萄糖或蜂蜜纠正为佳。

（6）二肽基肽酶Ⅳ抑制剂（dipeptidyl peptidase Ⅳ inhibitors，DPP-4i）

DPP-4i 通过抑制二肽基肽酶Ⅳ（dipeptidyl peptidase Ⅳ，DPP-4）而减少胰高糖素样肽-1（glucagon-like peptide-1，GLP-1）在体内失活，使内源性 GLP-1 水平升高。GLP-1 以葡萄糖浓度依赖的方式增加胰岛素分泌，抑制胰高血糖素分泌。患者服药时间不受进餐时间影响。

（7）钠-葡萄糖共转运蛋白 2 抑制剂

钠-葡萄糖共转运蛋白 2 抑制剂（sodium-glucose cotransporter 2 inhibitor，SGLT2i）可抑制肾脏对葡萄糖的重吸收，降低肾糖阈，从而促进尿糖的排出。成人患者遵医嘱用药时，需观察泌尿系统和生殖系统感染及血容量不足、糖尿病酮症酸中毒等不良反应，监测肾功能；联合胰岛素或胰岛素促泌剂时需观察低血糖反应。

2. 非口服降糖药

（1）胰岛素

口服降糖药治疗 3 个月后 HbA1c≥7.0%，以及新诊断 2 型糖尿病患者 HbA1c≥9.0% 或空腹血糖≥11.1 mmol/L 可遵医嘱启用胰岛素注射治疗。已开封的瓶装胰岛素或胰岛素笔芯可在室温下保存（保存期为开启后 1 个月内，且不能超过保质期）；未开封的瓶装胰岛素或胰岛素笔芯应储存在 2～8 ℃的环境中，切勿冷冻；胰岛素注射前对患者进行心理疏导；使用配套的注射装置和正确的注射技术(包括注射部位的选择和轮换、捏皮手法、注射角度的选择和注射器具的丢弃);保持胰岛素剂量、起效时间与碳水化合物摄入量匹配;遵医嘱使用"云雾状"胰岛素时,注射前应将胰岛素充分混匀;使用胰岛素全过程中严密监测血糖,关注低血糖反应;需观察皮下脂肪增生与其他并发症(如脂肪萎缩、疼痛、出血、淤血)发生情况。

(2) GLP-1 受体激动药

GLP-1 受体激动药(GLP-1 receptor agonist,GLP-1RA)通过激活 GLP-1 受体以葡萄糖依赖的方式刺激胰岛素分泌和抑制胰升糖素分泌,同时增加肌肉和脂肪组织对葡萄糖的摄取,抑制肝脏葡萄糖的生成而发挥降糖作用,并可抑制胃排空,抑制食欲。伴动脉粥样硬化性心血管疾病或高危心血管疾病风险的患者遵医嘱用药时,尤其在治疗初期,需观察胃肠道反应(如腹泻、恶心、腹胀、呕吐)。

(六) 血糖监测护理

血糖监测有助于评估患者糖代谢紊乱的程度,制定合理的降糖方案,反映降糖治疗的效果并指导治疗方案的调整。治疗期间护理要点如下:

(1) 常规遵医嘱每天检测毛细血管血糖 7 次,必要时遵医嘱加测夜间血糖。

(2) 血糖控制稳定患者可遵医嘱监测早餐和晚餐的餐前、餐后 2 h 及睡前的 5 个时间点血糖。

(3) 使用胰岛素静脉输注患者遵医嘱每 0.5~2.0 h 监测 1 次血糖。

(4) 采血前需对采血部位进行消毒(75%酒精)或清洁(肥皂水或温水),随后将采血部位所在手臂自然下垂片刻。

(5) 按摩采血部位获得足量血样,勿挤压采血部位获取血样。

(6) 测试中一次性吸取足量的血样量。

(7) 有条件的患者遵医嘱使用持续葡萄糖监测(continuous glucose monitoring,CGM)进行血糖监测。

(七) 住院第 6~7 天(出院日)

1. 出院标准

(1) 生命体征平稳。

(2) 血糖控制在目标范围内(表 10.6)。

(3) 完成相关并发症筛查项目。

(4) 无不适主诉。

2. 出院指导

(1) 制定并告知院外降糖及综合治疗方案。院外降糖方案在住院期间逐步形成;若胰岛素强化治疗转为院外非胰岛素强化治疗方案,需要至少监测 1 d 的 7 点血糖,以评估治疗方案的有效性和安全性。

(2) 告知患者出院后血糖监测频率和控制目标(表 10.8)。毛细血管血糖监测的频率应根据患者病情的实际需要来决定(表 10.9),兼顾有效性和便利性。不同时间点的适用范围见表 10.10。

表 10.8　中国 2 型糖尿病的综合控制目标

测量指标	目标值
毛细血管血糖(mmol/L)	
空腹	4.4～7.0
(病程长、血糖控制难度大、低血糖风险高的老年患者)	<8.5
非空腹或餐后 2 h	<10.0
(病程长、血糖控制难度大、低血糖风险高的老年患者)	<13.9
糖化血红蛋白(%)	<7.0
(病程长、血糖控制难度大、低血糖风险高的老年患者)	<8.5
血压(mmHg)	<130/80
总胆固醇(mmol/L)	<4.5
高密度脂蛋白胆固醇(mmol/L)	
男性	>1.0
女性	>1.3
三酰甘油	<1.7
低密度脂蛋白胆固醇(mmol/L)	
未合并动脉粥样硬化性心血管疾病	<2.6
合并动脉粥样性硬化性心血管疾病	<1.8
体质指数(kg/m^2)	<24.0

表 10.9　不同治疗方案人群毛细血管血糖监测的原则

不同治疗方案人群	监测原则
生活方式干预人群	可根据需要有目的地通过血糖监测了解饮食控制和运动控制对血糖的影响,从而调整饮食和运动方案
使用口服降糖药者	可每周监测 2～4 次空腹血糖或餐后 2 h 血糖
基础胰岛素治疗者	应监测空腹血糖
预混胰岛素治疗者	应监测空腹和晚餐前血糖
特殊人群	个体化的监测方案

表 10.10　毛细血管血糖监测时不同监测时间点的适用范围

监测时间点	适用范围
餐前	血糖水平很高或有低血糖风险时
餐后 2 h	空腹血糖已获得良好控制,但糖化血红蛋白仍不能达标者;需要了解饮食和运动对血糖影响者
睡前	注射胰岛素(特别是晚餐前注射)患者
夜间	胰岛素治疗已接近达标,但空腹血糖仍高者;疑有夜间低血糖者
其他	出现低血糖症状时应及时监测血糖;剧烈运动前后宜监测血糖

(3) 制定体重管理与生活方式计划。

3. 出院随访

告知随访时间和内容。常见检查的推荐频率见表10.11。

表10.11　2型糖尿病患者常见检查的推荐频率

检查频率	问诊	体检	尿液	糖化血红蛋白	肝功能	肾功能	血脂	超声	心电图	动态血压监测	眼底	神经病变
初诊	√	√	√	√	√	√	√	√	√	√	√	√
每次就诊时	√	√										
半年1次				√								
1年1次			√		√	√	√	√	√	√	√	√

注：尿液检查包括尿常规和尿白蛋白/肌酐比值；肾功能检查应包含估算的肾小球滤过率、尿酸；超声检查包括腹部超声、颈动脉和下肢血管超声；动态血压监测限于合并高血压者；血糖控制不佳者应每3月检查1次糖化血红蛋白；肝功能、肾功能、血脂、尿液、心电图、超声、眼底、神经病变检查异常者应增加这些项目的检测频次。

五、变异及原因分析

1. 患者因素

(1) 因个体原因无法配合。

(2) 存在病情进一步加重的其他情况（如低血糖昏迷、糖尿病酮症酸中毒），需要其他相关检查及处理，延长住院时间。

2. 家属因素

(1) 要求增加或拒绝某些治疗或检查。

(2) 家属依从性差，无法配合医护指导和治疗。

3. 医护人员因素

(1) 医嘱延迟或执行医嘱延迟。

(2) 发现因误诊而进入临床路径。

(3) 医护人员之间沟通、协作不良。

4. 系统因素

(1) 支持部门所致的作业延迟；耗材或装置配送不及时。

(2) 信息系统故障。

5. 出院计划因素

(1) 患者因突发病情变化无法按计划出院。

(2) 患者因病情治疗需要转科。

(3) 患者和或家属要求提前出院。

六、临床护理路径表单

2型糖尿病临床护理路径表单见表10.12。

表 10.12 2 型糖尿病临床护理路径表单

适用对象：第一诊断为糖尿病（ICD-10：E11）

患者患者姓名：_____ 性别：____ 年龄：____ 住院号：_____

住院日期：_____年____月____日 出院日期：_____年____月____日

时间	住院第 1 天	住院第 2～5 天	住院第 6～7 天（出院日）
护理评估	深静脉血栓风险因素评估 Padua 评分：__分 日常功能评估 Barthel 指数：__分 跌倒风险评估 Morse 评分：__分 压力性损伤风险评估 Braden 量表：__分 身高：__ cm；体重：__ kg 腰围：__ cm；臀围：__ cm 空腹血糖：__ mmol/L 餐后血糖：__ mmol/L 睡前血糖：__ mmol/L 糖化血红蛋白：__% □ 临床信息 □ 个人史 □ 家族史 □ 其他信息	□ 空腹血糖情况 □ 餐后血糖情况 □ 睡前血糖情况 □ 临床治疗信息 □ 其他信息	体重：__ kg 腰围：__ cm；臀围：__ cm □ 空腹血糖情况 □ 餐后血糖情况 □ 睡前血糖情况 □ 临床治疗信息 □ 其他信息
护理处置	□ 办理住院手续 □ 介绍病区环境、入院须知和陪客制度 □ 介绍主管医生、责任护士 □ 内分泌护理常规 医嘱相关治疗及处置： 　□ 糖尿病饮食 　□ 口服药物和或胰岛素治疗 　□ 血糖监测	□ 病情观察 □ 生活护理 □ 完善相关检查 □ 了解检查结果 □ 饮食宣教 □ 运动宣教 □ 用药指导 医嘱相关治疗及处置： 　□ 糖尿病饮食 　□ 口服药物和或胰岛素治疗 　□ 血糖监测 　□ 静脉输液	□ 病情观察 □ 生活护理 □ 了解检查结果 □ 出院健康教育 医嘱相关治疗及处置： 　□ 糖尿病饮食 　□ 口服药物和或胰岛素治疗

续表

时间	住院第1天	住院第2～5天	住院第6～7天(出院日)
结果评价	□ 熟悉病区环境(回示) □ 完成入院相关专科检查和护理常规(病历) 血糖控制效果评价(病历)： □ 空腹血糖 □ 餐后2h血糖 □ 睡前血糖 □ 低血糖发生情况 其他合并症控制效果评价(病历) □ 血压 □ 其他	降糖效果评价:(病历) □ 空腹血糖 □ 餐后2h血糖 □ 睡前血糖 □ 住院低血糖发生情况 其他合并症治疗效果评价(病历) □ 血压 □ 其他	降糖效果评价:(病历) □ 空腹血糖 □ 餐后2h血糖 □ 睡前血糖 □ 住院低血糖发生情况 其他合并症治疗效果评价(病历) □ 血压 □ 其他 □ 掌握健康教育内容(回示)
变异	□ 无 □ 有,原因_____ 处理措施_____	□ 无 □ 有,原因_____ 处理措施_____	□ 无 □ 有,原因_____ 处理措施_____
护士签名			

参考文献

[1] 中华医学会糖尿病学分会.中国2型糖尿病防治指南(2020年版)[J].中华内分泌代谢杂志,2021,37(4):311-398.

[2] Elsayed N A, Aleppo G, et. al. 16. Diabetes care in the hospital: Standards of care in diabetes—2023[J]. Diabetes Care,2023,46(1):S267-S278.

[3] 尤黎明,吴瑛.内科护理学第7版[M].北京:人民卫生出版社,2022:508-528.

[4] 《中国老年型糖尿病防治临床指南》编写组.中国老年2型糖尿病防治临床指南(2022年版)[J].中国糖尿病杂志,2022,30(1):2-51.

[5] 中国营养学会.中国居民膳食指南(2022)[M].北京:人民卫生出版社,2022.

[6] 朱苗苗,潘红英,李思嘉,等.2型糖尿病患者运动方案的最佳证据总结[J].中华护理杂志,2019,54(12):1887-1893.

[7] 中华糖尿病杂志指南与共识编写委员会.中国糖尿病药物注射技术指南(2016年版)[J].中华糖尿病杂志,2017,9(2):79-105.

[8] 中华医学会糖尿病学分会.中国血糖监测临床应用指南(2021年版)[J].中华糖尿病杂志,2021,13(10):936-948.

第十一章　风湿免疫科

第一节　类风湿关节炎临床护理路径

一、适用对象

根据《类风湿关节炎诊疗规范》，符合类风湿关节炎（ICD-10：M06.900）的患者。

二、诊断依据

根据《类风湿关节炎诊疗规范》，以下情况为类风湿关节炎纳入指征：至少一个关节表现为临床滑膜炎；滑膜炎不能用其他疾病解释；X线未见到典型的骨侵蚀改变。

如满足上述 3 个条件，则进行下表 4 项评分（表 11.1），最高分为 10 分，当总分≥6 分时可诊断类风湿关节炎。

表 11.1　2010 年美国风湿病学会/欧洲抗风湿联盟制定的类风湿关节炎分类标准

项目	评分（分）
A 受累关节	
1 个大关节	0
2~10 个大关节	1
1~3 个大关节（伴或不伴有大关节受累）	2
4~10 个小关节（伴或不伴有大关节受累）	3
>10 个关节（至少一个小关节）	5
B 自身抗体	
类风湿因子和抗 CCP 抗体均阴性	0
类风湿因子和抗 CCP 抗体至少一项低滴度阳性	2
类风湿因子和抗 CCP 抗体至少一项高滴度阳性	3
C 急性期反应物	
血沉和 C 反应蛋白正常	0

项目	评分(分)
血沉和C反应蛋白升高	1
D 滑膜炎持续时间	
<6 周	0
≥6 周	1

*注:CCP 为环瓜氨酸多肽

三、进入路径标准

(1) 第一诊断必须符合类风湿关节炎(ICD-10：M06.900)。

(2) 当患者同时具有其他疾病诊断,但在住院期间不需特殊处理,也不影响第一诊断的临床护理路径流程实施时,可以进入路径。

四、临床护理路径实施规范

(一) 入院第1天(入院日)评估

(1) 协助患者及家属办理入院手续,介绍病区环境、陪客制度、科室负责人、主管医生及责任护士等。

(2) 完善各项专项评估和处理

① 病情评估:测量患者身高、体重及生命体征。评估有无关节疼痛、晨僵等症状,了解患者目前诊断、既往史、用药史及主诉等。

② 必要时遵医嘱急诊静脉抽血。

③ 根据医嘱通知患者次日晨需空腹抽血,告知晚间禁食水时间。

④ 深静脉血栓风险因素评估 Padua 评分:0~3 分为低危,≥4 分为高危。Padua 量表评估的时机为入院时、病情变化时、手术前、手术后、转科时和出院时。评分异常时及时报告医生建议筛查。加强深静脉血栓的预防护理和健康知识宣教,包括基础预防措施,遵医嘱使用药物预防,必要时使用机械预防措施。

⑤ 日常功能评估 Barthel 指数:≤60 分需协助患者完成日常活动;≤40 分为重度依赖,需与医生合作,下一级护理医嘱,协助患者进行日常生活护理。

⑥ 跌倒风险评估 Morse 评分:>45 分为跌倒坠床高危患者。高危患者需每周动态评估。加强预防跌倒坠床的健康教育,包括卧床时加用床栏,穿防滑鞋,保持病区地面干燥,如厕、洗澡、外出检查需专人陪护等。此外应做好班班交接,加强巡视及时提供帮助。

⑦ 压力性损伤风险评估 Braden 量表:<17 分为压力性损伤高危患者,需新增压力性损伤评估单每周动态评估。带入压力性损伤及院内压力性损伤患者需每日进行 Braden 评分。2 期及以上压力性损伤需进行 PUSH 评分。加强皮肤护理和健康知识宣教,包括班班交接、观察皮肤变化、协助定时更换体位、使用气垫床和翻身枕、保持床单元及皮肤清洁干燥、加强营养支持等。

(二)住院期间(第2~5天)评估

(1)遵医嘱进行静脉采血完成实验室检查,包括血常规、生化、血沉、C反应蛋白、凝血象、感染性疾病筛查(乙肝、梅毒、艾滋等)、类风湿因子、抗溶血性链球菌O、免疫球蛋白及补体、抗核抗体谱、抗CCP抗体、尿常规、大便常规等。

(2)根据医嘱协助完成心电图、X线、超声、CT、磁共振等检查项目。

(三)疼痛护理

(1)关节疼痛和肿胀是类风湿关节炎患者最主要的临床表现。根据病情按时对患者疼痛进行评分,常用且较方便的评估工具为视觉模拟量表(visual analogue scale,VAS),如图11.1所示。

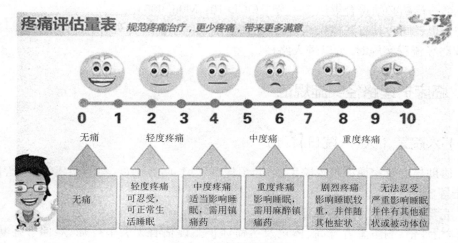

图11.1 疼痛评估量表

(2)增加运动或锻炼可改善类风湿关节炎的症状并减少全身系统表现的影响,有效缓解患者疼痛,改善生活质量。

(3)心理调节法通过疏解患者的心理压力来改善患者疼痛。常见的心理干预方法包括认知行为疗法和正念疗法。

(4)遵医嘱使用镇痛药物。疾病早期的症状可归因于炎症,晚期可归因于炎症和关节损伤,因此抗炎镇痛是类风湿关节炎患者的基础治疗措施。临床常用的抗炎镇痛药物包括非甾体类抗炎药物、糖皮质激素类药物、抗风湿药物、生物制剂和中药等。

(四)晨僵护理

(1)晨僵是指晨间清醒后或长时间不活动导致关节出现的发僵和紧缩感,活动后稍有缓解。晨僵可能与滑膜和关节周围组织中的炎性组织液聚集有关,而增加关节活动有利于促进炎性组织的吸收,运动锻炼可有效减轻患者的晨僵、疼痛和疲劳。

(2)饮食应以抗炎饮食为主。抗炎饮食是指采用多种营养素和植物化学物质的混合饮食,通过降低炎症、增加抗氧化剂水平、改变脂质结构等机制来缓解类风湿关节炎晨僵症状。应食用富含ω-3脂肪酸(如鱼、亚麻籽、橄榄和芝麻)、抗氧化剂和植物化学物质(如水果、蔬菜)、益生菌(如酸奶)的食物,同时减少饱和脂肪酸(如红肉)和精制碳水化合物(如高糖食物)的摄入。指导患者应戒烟,避免高糖、油炸的食物和过量酒精。告知患者低盐饮食,每日盐的摄入量应<5 g;少食腌制食品,如腊肉、泡菜等;可增加深海鱼肉的摄入,如鲑鱼、鲱鱼等。

(3) 患者应避免寒冷潮湿的环境,注意关节保暖。保持轻松愉快的心理状态、减轻心理压力。遵医嘱口服改善病情的药物及软骨保护剂,改善软骨状态。

(五) 运动锻炼

类风湿关节炎患者常因关节疼痛和僵硬等原因减少运动,长期易导致关节活动度变小、肌肉无力和萎缩,造成关节功能障碍和生活质量下降。患者应参加运动锻炼,并根据病情选择合适的运动方式。关于运动锻炼方式的具体选择应考虑多种因素,如年龄、体格、既往运动水平、疾病活动状态及是否存在关节结构性损伤等因素。因此应根据患者症状、运动能力以及躯体功能等,在与康复医师共同合作下选择合适的运动方式,为患者制定个性化的功能锻炼计划,帮助患者进行手部及足部功能锻炼、关节保护和活动调节。原则如下:

(1) 处于急性期及高疾病活动状态的患者有关节肿痛、发热等表现,应以休息为主,必要时辅具支持固定。

(2) 亚急性期患者关节肿痛症状较前改善,应适度增加训练,主动进行手、腕等关节活动度锻炼,也可以进行瑜伽、水上运动、太极等柔韧性及平衡训练。

(3) 稳定期患者一般无明显关节肿痛,应持之以恒进行运动锻炼。除手、腕关节活动度及柔韧性、平衡训练以外,可进行力量及有氧运动,如阻力训练、步行、跳舞、游泳、骑行等。

(4) 患者应尽量避免高强度负重运动及反复高冲击活动,如跑步、打篮球和跳绳等。以运动后不增加疼痛等疾病症状为原则。告知患者在运动过程中如出现胸部、背部、手臂疼痛,头晕,恶心,呕吐,心慌等症状应立即停止运动。

(六) 用药护理

(1) 非甾体抗炎药(NSAIDs):临床常用的 NSAIDs 为塞来昔布、氯诺昔康等。主要是通过抑制环氧合酶、减少前列腺素合成发挥抗炎镇痛作用。非甾体抗炎药一般会对患者的胃肠道黏膜造成损伤导致出血或溃疡。在临床中要观察患者有无恶心、呕吐、腹痛、腹泻及消化性溃疡等不良反应。

(2) 甲氨蝶呤:该药为病情缓解抗风湿药,通过免疫调节达到控制滑膜炎及预防关节破坏的目的。指导患者必须遵医嘱按时服药,不可随意增减药物剂量或停药,切忌多服,避免引起胃肠道反应、呼吸系统损伤、肝功能损伤、肾功能损伤、骨髓抑制等甲氨蝶呤中毒症状。不建议患者同时饮用含酒精饮料以免增加肝脏毒性。指导有生育计划者咨询医生,遵医嘱至少停药 3 个月后再进行备孕。

(3) 糖皮质激素:该类药物具有高效抗炎和免疫抑制作用,能迅速改善关节肿痛和全身症状。临床常用的口服糖皮质激素为醋酸泼尼松、甲泼尼龙等。指导患者必须遵医嘱按时服药,不可随意增减药物剂量或停药。骨质疏松是长期激素治疗的潜在严重并发症,因此患者需遵医嘱同时服用钙剂和维生素 D。长期使用激素的患者易合并代谢综合征,通常表现为满月脸、水牛背、向心性肥胖。因此需指导患者进行体重管理,另外需密切监测患者血压、血糖和血脂情况。服用高剂量糖皮质激素,同时行免疫抑制剂治疗的患者,应关注患者有无感染征象,避免延误诊断和治疗。

（4）英夫利西单抗：该药为生物制剂，需在 2~8 ℃的冰箱内保存。一般需要使用精密输液器在 3 h 内输注完毕，输注时间不少于 2 h。遵医嘱在输注期间予心电、血压、血氧饱和度监护，输液过程密切观察患者有无皮肤瘙痒、红疹、脸红、头痛、发热、胸痛、低血压、高血压或呼吸困难等输液反应。若出现输液反应，立即停药后汇报医生，遵医嘱协助处理。此药能抑制重要的细胞因子和免疫细胞，最常见的不良反应为感染。因此在治疗期间告知患者注意休息，保持口腔卫生，预防感染。

（5）依那西普：该药属于生物制剂类药物，需在 2~8 ℃的冰箱内保存。用药方法为皮下注射，注射部位为大腿前外侧、腹部（避开脐周）或上臂三角肌。每次在不同部位注射，与前次注射部位至少相距 3 cm。禁止注射于皮肤瘀伤、红肿和硬结部位。用药期间观察患者有无注射部位反应（如瘙痒、疼痛、红斑和注射部位出血）、感染（如上呼吸道感染、支气管炎、膀胱感染和皮肤感染）及发热等。

（6）雷公藤多苷片：中药雷公藤具有祛风除湿、活血通络、消肿止痛、杀虫解毒的功效。其作用的主要靶器官为生殖系统，女性表现为闭经，男性表现为精子减少。因此，对有生育计划的患者用药前应告知慎重考虑风险和效益。该药其他常见的不良反应表现在消化系统和肝、肾等方面，注意观察患者有无胃肠道反应及肝肾功能损害，遵医嘱定时复查。

（7）白芍总苷胶囊：白芍总苷是中药白芍干燥根的提取物，具有抗炎、免疫调节、抗血栓、保肝等作用。此药不良反应主要为大便性状改变，临床上主要观察患者有无胃肠道反应，如出现腹泻且不易好转，应及时汇报医生并遵医嘱处理。

（七）住院第 6~7 天（出院日）

1. 出院标准

（1）明确诊断。

（2）各项检验指标及检查明确治疗有效。

（3）疼痛缓解。

（4）没有需要住院治疗的并发症。

2. 出院指导

（1）告知患者严格遵医嘱规律服药，不可随意加量、减量、停药和改药，需注意药物作用及副作用，定期复查血常规及生化指标。保护胃黏膜药应在饭前服用，非甾体抗炎药及病情缓解抗风湿药需饭后服用，以减少胃肠道反应。

（2）保持居室温湿度适宜，避免不利因素（劳累、寒冷潮湿的环境），注意保暖。避免吸烟、饮酒等不良生活方式。根据病情遵医嘱选择适宜的运动锻炼方式。

（3）饮食上应注意清淡，避免辛辣刺激食物。

（4）遵医嘱定期门诊复查，一旦出现病情变化，如发热、关节疼痛和肿胀加剧等，应立即就医。积极参与出院后随访计划。

五、变异及原因分析

1. 患者因素

（1）内科保守治疗无效，需转外科治疗（如关节置换术）。

（2）患者治疗过程中出现并发症，需要其他相关检查及处理，延长住院治疗时间。

2. 家属因素

（1）要求增加或拒绝某些治疗或检查。

（2）家属依从性差，无法配合医护指导和治疗。

3. 医护人员因素

（1）医嘱延迟/执行医嘱延迟。

（2）发现因误诊而进入临床路径。

（3）医护人员之间沟通、协作不良。

4. 系统因素

（1）支持部门所致的作业延迟。

（2）设备故障。

5. 出院计划因素

（1）患者拒绝出院。

（2）患者要求提前出院。

六、临床护理路径表单

类风湿关节炎临床护理路径表单，见表11.2所示。

表11.2　类风湿关节炎临床护理路径表单

适用对象：第一诊断为类风湿关节炎（ICD-10：M06.900）

患者姓名：_____　性别：____　年龄：____　住院号：_____

住院日期：_____年____月____日　出院日期：_____年____月____日

时间	住院第1天	住院第2～5天	住院第6～7天（出院日）
护理评估	□测量身高体重及生命体征 □评估关节疼痛程度 □评估晨僵持续时间 □入院患者评估（见评估单） □完善各项护理评估： 深静脉血栓风险因素评估Padua评分：__分 日常功能评估Barthel指数：__分 跌倒风险评估Morse评分：__分 压力性损伤风险评估Braden量表：__分 深静脉血栓风险因素评 营养风险筛查NRS 2002评分：__分	□评估关节疼痛程度 □评估晨僵持续时间 □根据患者病情进行评估：深静脉血栓风险因素评估Padua评分、日常功能评估Barthel指数、跌倒风险评估Morse评分、压力性损伤风险评估Braden量表	□评估关节疼痛程度 □评估晨僵持续时间 □根据患者病情进行评估：深静脉血栓风险因素评估Padua评分、日常功能评估Barthel指数、跌倒风险评估Morse评分、压力性损伤风险评估Braden量表

续表

时间	住院第1天	住院第2～5天	住院第6～7天(出院日)
护理处置	☐ 协助办理入院 ☐ 介绍病区环境、制度及人员 ☐ 指导保持三短七洁 ☐ 遵医嘱予心电、血压、血氧饱和度监护(必要时) ☐ 病情观察 ☐ 生活护理 ☐ 遵医嘱予用药治疗 ☐ 完善相关检查 ☐ 了解检查结果 ☐ 疼痛护理	☐ 测量生命体征 ☐ 完善相关检查 ☐ 了解检查结果 ☐ 病情观察 ☐ 生活护理 ☐ 疼痛护理 ☐ 晨僵护理 ☐ 用药指导 ☐ 饮食指导 ☐ 运动锻炼指导	☐ 执行出院医嘱,协助办理出院 ☐ 了解检查结果 ☐ 生活护理 ☐ 用药指导 ☐ 饮食指导 ☐ 功能锻炼指导 ☐ 生活方式指导 ☐ 指导定期门诊复查,指导患者参与医院出院后随访计划
结果评价	☐ 保持三短七洁(回示) ☐ 患者熟悉住院环境(回示) ☐ 患者了解实验室检查注意事项(回示) ☐ 患者掌握疼痛评分方法(回示) ☐ 患者知晓监护仪使用配合事项(回示)	☐ 了解所用药物名称、作用、注意事项及主要不良反应(回示) ☐ 晨僵时间较前缩短(病历) ☐ 了解基本饮食原则(回示) ☐ 了解各项检查注意事项(回示) ☐ 关节疼痛较前好转,疼痛评分小于4分(病历) ☐ 能循序渐进配合运动锻炼(回示)	☐ 患者顺利办理出院手续(病历) ☐ 患者掌握用药、饮食、生活方式、功能锻炼等注意事项(回示) ☐ 患者愿意继续参与随访及定期进行复查(病历)
变异	☐ 无 ☐ 有,原因_____ 处理措施_____	☐ 无 ☐ 有,原因_____ 处理措施_____	☐ 无 ☐ 有,原因_____ 处理措施_____
护士签名			

参考文献

[1] 耿研,谢希,王昱,等.类风湿关节炎诊疗规范[J].中华内科杂志,2022,61(01):51-59.

[2] Aletaha D, Neogi T, Silman A J, et al. 2010 Rheumatoid arthritis classification criteria: an American College of Rheumatology/European League Against Rheumatism collaborative initiative[J]. Arthritis Rheum, 2010, 62 (9): 2569-81.

[3] 风湿免疫疾病慢病管理全国护理协作组.类风湿关节炎患者的慢病管理专家共识(2014版)[J].中华风湿病学杂志,2016,20(2):127-131.

[4] 蒋金山,杨建全.运动康复锻炼对类风湿关节炎关节痛的干预效果[J].中国老年学杂志,2019,39(07):1621-1623.

［5］ 朱福英,张晓霞,杨迪,等.类风湿关节炎病人疼痛管理的研究进展[J].循证护理,2022,8(16):2192-2195.
［6］ 王颜君,韩珊,范红芬,等.类风湿关节炎病人饮食管理的证据总结[J].循证护理,2023,9(06):970-974.
［7］ 中华医学会风湿病学分会.2018 中国类风湿关节炎诊疗指南[J].中华内科杂志,2018,57(4):242-251.
［8］ Metsios G S, Kitas G D. Physical activity, exercise and rheumatoid arthritis: effectiveness, mechanisms and implementation[J]. Best Pract Res Clin Rheumatol, 2018, 32(5): 669-682.
［9］ Metsios G S, Stavropoulos-Kalinoglou A, Kitas G D. The role of exercise in the management of rheumatoid arthritis[J]. Expert Rev Clin Immunol, 2015, 11(10): 1121- 1130.
［10］ Weber-Schoendorfer C, Chambers C, Wacker E, et al. Pregnancy outcome after methotrexate treatment for rheumatic disease prior to or during early pregnancy: a prospective multicenter cohort study [J]. Arthritis Rheumatol, 2014, 66(5): 1101- 1110.
［11］ 汪娟,王芳.白芍总苷治疗自身免疫性疾病的研究进展[J].医学综述,2021,27(22):4481-4485.

第二节 系统性红斑狼疮临床护理路径

一、适用对象

根据《2020 中国系统性红斑狼疮诊疗指南》,符合系统性红斑狼疮(ICD-10:M32.900)的患者。

二、诊断依据

根据《2020 中国系统性红斑狼疮诊疗指南》,以下情况为系统性红斑狼疮纳入指征:2019 年欧洲抗风湿病联盟/美国风湿病学会（EULAR/ACR）制定的系统性红斑狼疮分类标准要求至少包括 1 条临床分类标准以及总分≥10 分可诊断(表 11.3)。

表 11.3 2019 年 EULAR/ACR 制定的系统性红斑狼疮分类标准

全身状况	发热>38.3 ℃	2 分
血液系统	白细胞减少症<4000/mm^3	3 分
	血小板减少症<100000/mm^3	4 分
	溶血性贫血	4 分
神经系统	谵妄	2 分
	精神异常	3 分
	癫痫	5 分

续表

皮肤黏膜	非瘢痕性脱发	2分
	口腔溃疡	2分
	亚急性皮肤狼疮	4分
	急性皮肤狼疮	6分
浆膜腔	胸腔积液或心包积液	5分
	急性心包炎	6分
肌肉骨骼	关节受累	6分
肾脏	蛋白尿：>0.5 g/24 h	4分
	肾活检：Ⅱ或Ⅴ型LN	8分
	肾活检：Ⅲ或Ⅳ型LN	10分
抗磷脂抗体	中高滴度的抗心磷脂抗体或抗β2GP1抗体阳性或狼疮抗凝物阳性	2分
补体	低C3或低C4	3分
	低C3和低C4	4分
特异抗体	抗双链脱氧核糖核酸抗体（抗DSDNA抗体）阳性或抗史密斯抗体（抗SM抗体）阳性	6分

三、进入路径标准

（1）第一诊断必须符合系统性红斑狼疮（ICD-10：M32.900）。

（2）当患者同时具有其他疾病诊断，但在住院期间不需特殊处理，也不影响第一诊断的临床护理路径流程实施时，可以进入路径。

四、临床护理路径实施规范

（一）住院第1天（入院日）评估

（1）协助患者及家属办理入院手续，介绍病区环境、陪客制度、科室负责人、主管医生及责任护士等。

（2）完善各项专项评估和处理

① 一般情况：测量患者身高、体重及生命体征。了解患者目前诊断、既往史、用药史及主诉等。

② 评估皮肤及黏膜情况，如有无面部蝶形红斑，全身皮肤有无皮疹、淤点淤斑及出血点，口腔黏膜情况，有无水肿等。

③ 神经系统症状：评估患者有无意识障碍、运动障碍、认知功能减退等神经系统症状，评估患者神志、瞳孔变化及有无癫痫病史。

④ 必要时遵医嘱予心电、血压、血氧饱和度监护及急诊静脉抽血。

⑤ 深静脉血栓风险因素评估 Padua 评分、日常功能评估 Barthel 指数、跌倒风险评估 Morse 评分、压力性损伤风险评估 Braden 量表等评估:具体内容详见第一节住院第 1 天(入院日)评估部分。

(二) 住院期间(第 2～8 天)评估

1. 协助完善相关检查

(1) 遵医嘱进行静脉采血完成实验室检查,包括血常规、尿常规、24 h 尿蛋白定量、大便常规、肝肾功能、电解质、血沉、C 反应蛋白、D-二聚体、感染性疾病筛查(乙肝、梅毒、艾滋等)、免疫球蛋白及补体、抗核抗体谱、抗磷脂抗体、狼疮活动指标等。

(2) 根据病情遵医嘱协助患者完成各类检查,如心电图、X 线、超声、CT、磁共振、消化内镜检查、骨密度、肌电图、脑电图等。

2. 症状评估与护理

(1) 发热:严密观察患者体温变化。体温≥38.5 ℃时,遵医嘱予物理或药物降温;及时更换汗湿的衣被,保持口腔和皮肤清洁;遵医嘱补液,观察血压变化。

(2) 皮疹:皮肤黏膜损害常见于大部分系统性红斑狼疮患者。需观察皮疹的部位、大小及颜色;遵医嘱予外用、口服或静脉药物使用;嘱患者温水清洗患处,勿用化妆品及刺激性护肤品;外出应注意防晒,避免阳光直射;勿抓挠局部皮肤;保持皮肤清洁。

(3) 心慌、胸闷、呼吸困难:当疾病累及心、肺时,患者会出现心慌、胸闷、呼吸困难等症状。护理措施包括:遵医嘱选择合适的吸氧方式和氧流量进行吸氧;遵医嘱监测生命体征及血氧饱和度情况;观察患者心率及心律变化,观察呼吸的频次、节律;保持呼吸道通畅,及时清理呼吸道分泌物;输液时控制输液速度;协助患者取半卧位,缓解患者胸闷不适;遵医嘱予平喘药物对症处理;观察患者肺动脉压力及各项心功能指标;保持房间温湿度适宜。

(4) 消化道症状:与系统性红斑狼疮相关的胃肠道症状通常包括腹痛、腹泻、呕吐及假性肠梗阻等。护理措施包括:保持病室环境干净、整洁、无异味,减少不良刺激;观察患者有无恶心、呕吐、腹泻、腹痛、黑便等;监测电解质的变化;遵医嘱予饮食指导;指导患者保持情绪稳定,避免剧烈运动;遵医嘱用药,观察药物疗效及有无不良反应;必要时遵医嘱予禁食水及胃肠减压。

(5) 水肿:肾脏是系统性红斑狼疮最常累及的脏器之一,狼疮肾炎的最常见的临床表现为水肿、蛋白尿及血尿。护理措施包括:观察患者体重、腹围的变化;观察 24 h 出入量;观察患者小便的颜色、性状及量;遵医嘱予低盐、低脂饮食;保持床单位整洁、干燥,按时协助患者翻身,保持皮肤完整;遵医嘱予利尿药使用,监测电解质的变化。

(6) 关节痛:患者典型的关节受累表现为非侵蚀性关节痛和关节炎。临床中常用且较方便的评估工具为视觉模拟量表,当患者疼痛评分≥4 分时遵医嘱使用镇痛药物,此外应给予心理护理,减轻患者疼痛症状。

(7) 认知功能障碍、抽搐:患者出现中枢神经或外周神经系统受累,称为神经精神狼疮。最常见的表现为:认知功能障碍,头痛和癫痫。护理措施包括:严密监测患者神志、瞳孔及生命体征变化;床边备抢救车;患者抽搐时立即配合医生进行抢救,使用压舌板防止舌咬伤,解开衣领、腰带,头偏一侧,保持呼吸道通畅,遵医嘱予镇静药物使用;加强与家属密切沟通,加强安全宣教,谨防跌倒坠床等意外伤害事件发生。

(三) 饮食护理

以优质蛋白、低盐低脂饮食为主，多进食高钙食物（主要包括奶制品和深绿叶的蔬菜）；戒烟、禁饮咖啡；禁食辛辣、烟熏等刺激性食物。避免食用含雌激素的食品（如蜂王浆）；不宜服用增强光敏感的蔬菜（如香菇、菠菜、芹菜、紫云英、香菜、油菜等）；不宜食用易引起光敏感的水果（如火龙果、木瓜、柠檬、无花果等）；慎用保健品（如西洋参）。

(四) 肾脏穿刺活检术护理

肾脏穿刺活检术是评价肾脏损伤程度、指导治疗和判断预后的一种重要手段，围手术期的护理要点如下：

（1）术前护理：宣教肾脏穿刺活检术的目的、方法和注意事项等，取得配合；提供舒适安静的环境，保持病室内温、湿度适宜；帮助缓解术前紧张、焦虑等不良情绪；测量生命体征；遵医嘱检查血常规、凝血象、肾功能等指标；术前进行呼吸调控和屏气训练；训练床上大小便；准备盐袋、便盆等物品；指导术前排空膀胱。

（2）术后护理：取平卧位，遵医嘱予穿刺部位局部沙袋压迫 6 h；遵医嘱予心电、血压监护 6 h；观察穿刺处有无渗血、血肿，遵医嘱使用止血药；观察有无出血、感染等并发症；观察患者尿液情况，无肉眼血尿者卧床休息 24 h，有肉眼血尿者根据病情延长卧床时间；协助患者留取术后第一次及术后第 2 天晨起尿标本送检；24 h 后鼓励并协助患者早期下床活动，预防尿潴留等并发症。

(五) 骨髓穿刺术护理

对于不明原因的血细胞下降，和不明原因长期发热的患者，通过骨髓穿刺对疾病进行鉴别和诊断。围手术期的护理要点如下：

（1）术前护理：宣教骨髓穿刺术的目的、方法和注意事项等，取得配合；提供舒适安静的环境，病室内温、湿度适宜；帮助缓解术前紧张、焦虑等不良情绪；测量生命体征；遵医嘱检查血常规、凝血象等指标；术前排空膀胱。

（2）术中护理：根据穿刺部位协助患者取合适体位，保证患者安全，防止坠床；通过沟通给予心理安慰。

（3）术后护理：术后患者需卧床半小时，避免剧烈活动；穿刺后按压穿刺点 10～15 min；观察患者生命体征；观察穿刺部位有无红肿、渗血、渗液；嘱穿刺处保持干燥，穿刺处忌水 3 d，预防感染。

(六) 用药护理

1. 糖皮质激素

该类药物具有高效抗炎和免疫抑制作用，能迅速改善关节肿痛和全身症状。临床常用的口服糖皮质激素为醋酸泼尼松、甲泼尼龙等。指导患者必须遵医嘱按时服药，不可随意增减药物剂量或停药。骨质疏松是长期激素治疗的潜在严重并发症，因此患者需遵医嘱同时服用钙剂和维生素 D。长期使用激素的患者易合并代谢综合征，通常表现为满月脸、水牛背、向心性肥胖。因此需指导患者进行体重管理，另外需密切监测患者血压、血糖和血脂情况。服用高剂量糖皮质激素，同时行免疫抑制剂治疗的患者，应关注患者有无感染征象，避免延误诊断和治疗。

2. 硫酸羟氯喹

硫酸羟氯喹是目前治疗系统性红斑狼疮的基础用药。该药可增加低密度脂蛋白受体，增加胰岛素和受体结合，达到降低胆固醇和降血糖的效果，此外还有抗炎抗病毒的作用。羟氯喹的常见不良反应为皮疹、消化道症状、眼底视网膜损害、神经系统反应等，尤其应该关注患者有无视网膜病变视的不良反应。在使用羟氯喹前需遵医嘱进行眼科检查，有视网膜病变者禁用该药。

3. 环磷酰胺

环磷酰胺是临床上常用的免疫抑制剂之一，常采用静脉输注，其主要不良反应包括：脱发、胃肠道反应、骨髓抑制、肾功能损害和膀胱炎。遵医嘱配合使用止吐、护胃药物以减少药物不良反应，并监测患者血象变化；用药过程中嘱患者适当多饮水，观察小便的颜色、性状及量。

4. 贝利尤单抗

该药为生物制剂，应避光保存在 2～8 ℃环境内。该药为静脉用药，不可用葡萄糖注射液稀释。输液时间大于 1 h，给药前遵医嘱预防性使用抗组胺药以预防输液反应和超敏反应。常见不良反应为细菌感染、鼻咽炎、病毒性上呼吸道感染、白细胞减少、偏头痛、腹泻、恶心等。当出现过敏反应、心动过缓、低血压、呼吸困难等超敏反应时，立即停药，配合医生进行抢救。在治疗期间告知患者需注意休息，清淡饮食，保持口腔卫生，预防感染。此外要加强对患者用药依从性的教育，以免延时用药，影响疗效。

（七）运动指导

(1) 运动锻炼的选择：① 有氧运动：包括跑步、功率自行车、健步走、游泳及瑜伽等；② 抗阻训练，如力量训练、负重抗阻运动和弹力带练习；③ 有氧运动和抗阻训练相结合。

(2) 运动锻炼的强度：中等偏低（心率达到 60%～80% HR_{max}）（HR_{max} 指最大心率，$HR_{max}=220-$年龄）。

(3) 注意事项：告知患者长期坚持、规律运动的重要性。依据患者的肌肉力量、运动范围、步态、心肺功能、并发症以及跌倒的风险，协同医生及康复师共同制定个体化的运动锻炼方式。在运动过程中出现胸痛、背痛、手臂疼痛、头晕、恶心、呕吐、心慌等情况应立即停止运动。

（八）住院第 9～10 天（出院日）

1. 出院标准

(1) 明确诊断。

(2) 各项检验指标及检查明确治疗有效。

(3) 没有需要住院治疗的并发症。

2. 出院指导

(1) 定期复查：遵医嘱定期门诊复查。如果症状加重，需立即就医。

(2) 用药指导：发放出院带药，告知患者严格遵医嘱规律服药，不可随意加量、减量、停药和改药，需注意药物作用及副作用，定期复查血常规及生化指标。

(3) 饮食指导：以优质蛋白、低盐低脂饮食为主，多食高钙食物；禁饮咖啡；禁食辛辣、烟熏等刺激性食物。

(4) 生活方式：避免接触染发剂、纹眉剂；避免紫外线照射，通过有效防晒减少紫外线对皮肤的刺激,减轻患者皮肤炎症,减少疾病复发;避免使用刺激性化妆品和护肤品;避免吸烟、饮酒等不良生活方式;避免劳累,注意保暖,保持情绪稳定,建立规律的生活作息。运动可减轻疲劳,降低抑郁情绪,根据病情指导患者选择合适的运动锻炼方式。

(5) 生育保健指导:

① 计划妊娠:患者备孕前应向风湿免疫科、妇产科医生进行生育咨询并进行相关评估;患者应根据个体疾病活动度和出现血栓的风险,选择有效避孕措施。此外,辅助生殖技术,如促排卵治疗方案,可安全应用于系统性红斑狼疮稳定期/非活动性疾病患者。当患者病情稳定至少6个月,无重要脏器损害,激素使用量稳定,停用可能致畸的药物至安全时间后可在医生指导下考虑妊娠。

② 孕期监测及随访:确认妊娠后,应由产科及风湿科共同制订随访计划,密切监测系统性红斑狼疮疾病活动度及胎儿生长发育情况;孕期需遵医嘱用药;患者遵医嘱按时进行产检。如孕期出现明显的病情进行性加重、出现严重并发症等,及时就医,必要时终止妊娠。

③ 产后管理:对于大多数系统性红斑狼疮产妇都鼓励母乳喂养,但需关注哺乳期用药安全,应遵医嘱个体化用药;母乳喂养期间早产儿或患病婴儿暴露于某些免疫抑制剂(如环磷酰胺、甲氨蝶呤)的风险增加,应遵医嘱转用相对安全的免疫抑制剂(如环孢素等)或生物制剂代替。

五、变异及原因分析

1. 患者因素

(1) 内科保守治疗无效,需转外科治疗(如关节置换术、终止妊娠等)。

(2) 患者治疗过程中出现并发症,需要其他相关检查及处理,延长住院治疗时间。

2. 家属因素

(1) 要求增加或拒绝某些治疗或检查。

(2) 家属依从性差,无法配合医护指导和治疗。

3. 医护人员因素

(1) 医嘱延迟/执行医嘱延迟。

(2) 发现因误诊而进入临床路径。

(3) 医护人员之间沟通、协作不良。

4. 系统因素

(1) 支持部门所致的作业延迟。

(2) 设备故障。

5. 出院计划因素

(1) 患者拒绝出院。

(2) 患者要求提前出院。

六、临床护理路径表单

系统性红斑狼疮临床护理路径表单见表11.4。

表 11.4 系统性红斑狼疮临床护理路径表单

适用对象：第一诊断为系统性红斑狼疮（ICD-10：M32.900）

姓名：_____ 住院号：_____ 性别：___ 年龄：___

住院日期：_____年___月___日 出院日期：_____年___月___日

时间	住院第 1 天	住院第 2~8 天	住院第 9~10 天（出院日）
护理评估	□ 测量身高体重、生命体征 □ 评估疼痛程度 □ 评估皮疹情况 □ 评估水肿情况 □ 评估神志、瞳孔 □ 入院患者评估（见评估单） □ 深静脉血栓风险因素评估 Padua 评分：__分 日常功能评估 Barthel 指数：__分 跌倒风险评估 Morse 评分：__分 压力性损伤风险评估 Braden 量表：__分	□ 评估有无发热 □ 评估皮疹情况 □ 评估水肿情况 □ 评估疼痛程度 □ 评估神志、瞳孔 □ 评估有无心慌、胸闷、呼吸困难 □ 评估有无腹痛、恶心、呕吐 □ 根据患者病情进行评估：深静脉血栓风险因素评估 Padua 评分、日常功能评估 Barthel 指数、跌倒风险评估 Morse 评分、压力性损伤风险评估 Braden 量表	□ 评估疼痛程度 □ 评估皮疹情况 □ 评估水肿情况 □ 评估神志、瞳孔 □ 根据患者病情进行评估：深静脉血栓风险因素评估 Padua 评分、日常功能评估 Barthel 指数、跌倒风险评估 Morse 评分、压力性损伤风险评估 Braden 量表
护理处置	□ 协助办理入院 □ 介绍病区环境、制度及人员 □ 指导保持三短七洁 □ 遵医嘱予心电、血压、血氧饱和度监护（必要时） □ 遵医嘱吸氧（必要时） □ 病情观察 □ 生活护理 □ 遵医嘱予用药治疗 □ 完善相关检查 □ 了解检查结果	□ 测量生命体征 □ 完善相关检查 □ 了解检查结果 □ 发热护理 □ 皮疹护理 □ 心慌、胸闷护理 □ 消化道症状护理 □ 水肿护理 □ 疼痛护理 □ 中枢神经系统症状护理 □ 生活护理 □ 用药指导 □ 饮食指导 □ 运动锻炼指导 □ 肾脏穿刺术围手术期护理 □ 骨髓穿刺术围手术期护理	□ 执行出院医嘱，协助办理出院 □ 了解检查结果 □ 生活护理 □ 用药指导 □ 饮食指导 □ 功能锻炼指导 □ 生活方式指导 □ 根据需要对育龄期女性进行生育保健指导 □ 指导定期门诊复查，指导患者参与出院后随访计划

续表

时间	住院第1天	住院第2~8天	住院第9~10天(出院日)
结果评价	☐ 患者熟悉住院环境(回示) ☐ 患者保持三短七洁(回示) ☐ 患者了解实验室检查空腹时间(回示) ☐ 患者知晓安全用氧注意事项(回示) ☐ 患者掌握疼痛评分方法(回示) ☐ 患者知晓监护仪使用配合事项(回示)	☐ 体温维持在正常范围(病历) ☐ 皮疹较前好转(病历) ☐ 心慌、胸闷较前好转(病历) ☐ 消化道症状好转(病历) ☐ 水肿较前好转(病历) ☐ 疼痛较前缓解,疼痛评分<4分(病历) ☐ 神志、瞳孔正常(病历) ☐ 肾穿及骨穿穿刺处无渗血、渗液及血肿(病历) ☐ 了解各项检查注意事项(回示) ☐ 了解所用药物名称、作用、注意事项及主要不良反应(回示) ☐ 了解基本饮食原则(回示) ☐ 循序渐进进行功能锻炼(回示)	☐ 患者顺利办理出院手续(病历) ☐ 患者掌握用药、饮食、生活方式、功能锻炼等注意事项(回示) ☐ 患者愿意继续参与随访及定期进行复查(病历)
变异	☐ 无 ☐ 有,原因_____ 处理措施_____	☐ 无 ☐ 有,原因_____ 处理措施_____	☐ 无 ☐ 有,原因_____ 处理措施_____
护士签名			

参考文献

[1] 2020中国系统性红斑狼疮诊疗指南[J]. 中华内科杂志,2020(03):172-185.
[2] 中华医学会皮肤性病学分会红斑狼疮研究中心. 皮肤型红斑狼疮诊疗指南(2019版)[J]. 中华皮肤科杂志,2019,52(03):149-155.
[3] 沈南,赵毅,段利华,等. 系统性红斑狼疮诊疗规范[J]. 中华内科杂志,2023,62(7):775-784.
[4] 章建全,闫磊,赵佳琦. 超声引导下肾疾病经皮穿刺活检术实践指南[J]. 中华医学超声杂志(电子版),2021,18(11):1023-1043.
[5] 郭佳,李祥,张理涛. 系统性红斑狼疮的用药进展[J]. 中国中西医结合皮肤性病学杂志,2021,20(05):525-528.
[6] 连冬梅,程蕾,宋红梅等. 系统性红斑狼疮患者运动干预研究进展[J]. 护理学报,2018,25(05):32-35.
[7] 王钰,陈佳茵,刘宁. 系统性红斑狼疮患者生育期保健的最佳证据总结[J]. 中华护理杂志,2023,58(04):463-470.
[8] Tektonidou M G, Andreoli L, Limper M, et al. EULAR recommendations for the management of antiphospholipid syndrome in adults[J]. Ann Rheum Dis, 2019, 78(10): 1296-1304.

第十二章 神 经 外 科

第一节 椎管内肿瘤围术期临床护理路径

一、适用对象

根据《2021年世界卫生组织中枢神经系统肿瘤分类(第五版)》,符合后正中入路椎管内肿瘤切除术(ICD-10-CM-3:03.405)手术指征的患者。

二、诊断依据

根据《2021年世界卫生组织中枢神经系统肿瘤分类(第五版)》定义及影像诊断标准,以下情况为后正中入路椎管内肿瘤切除术纳入指征:

(1) 临床表现:在疾病早期可出现神经根性刺激病症,夜间痛和平卧痛较为典型。可出现受压平面以下同侧肢体运动障碍、肌肉萎缩,对侧感觉障碍,感觉障碍平面多由下向上进展。

(2) 辅助检查:① X线平片:可了解椎骨的继发性改变,如椎体的汲取、破坏及椎弓根间距扩大、椎间孔增大等;② MRI 和 CT:MRI 最具定位及定性诊断意义,可直接观察肿瘤的形态、部位、大小及与脊髓的关系等。

三、进入路径标准

(1) 第一诊断为首选治疗方案符合后正中入路椎管内肿瘤切除术手术(ICD-10-CM-3:03.405)编码者。

(2) 患者同时患有其他疾病,但在住院期间不需特殊处理,也不影响第一诊断的临床路径流程,可以进入路径。

四、临床护理路径实施规范

(一) 入院当天

(1) 介绍病区环境、设施、本科室主任、护士长、主管医师、责任护士。

(2) 告知患者需做的检查及注意事项。

(3) 办理住院手续,完善各项专项评估和处理,包括深静脉血栓风险因素评估 Caprini 评分、日常功能评估 Barthel 指数、跌倒风险评估 Morse 评分、压力性损伤风险评估 Braden 量表,识别高危患者,并采取相应干预措施。

(二) 入院 2~3 天

(1) 协助患者完成必要的术前检查,包括血常规、心电图、胸部 X 线片、心脏彩超、MRI 等,进行神经功能评估。

(2) 评估患者营养、心理状况。

(三) 术前 1 天

(1) 呼吸道准备:避免受凉,预防感冒;术前指导患者进行呼吸功能训练;术前 2 周戒烟酒。

(2) 饮食与营养:给予高蛋白、高热量、高维生素、低脂、易消化饮食;术前一晚晚餐宜清淡,一般术前 6 h 禁食固体饮食,术前 2 h 禁食清流质。无糖尿病病史者术前 2 h 可饮用 400 mL 含 12.5% 碳水化合物的饮料。

(3) 指导患者做床上翻身及排便训练。

(四) 手术当天

1. 术日晨

(1) 酌情备皮:根据患者肿瘤位置,酌情理发。

(2) 测量生命体征,观察神志、瞳孔。

2. 术后当天

(1) 常规护理:生命体征监测及术后各项风险评估,观察患者运动、感觉情况,并根据评估结果采取相应护理措施。

(2) 体位护理:保持患者平卧,适当抬高床头 15°~30°,每 2 h 协助轴线翻身。

(3) 管路护理:保持引流管、导尿管、输液管等管道通畅,并按照要求观察、记录引流液的颜色、性状、量,发现异常及时汇报医师处理。

(4) 疼痛护理:根据医嘱进行多模式镇痛治疗,协助患者进行物理治疗,如冷敷、热敷等。

(5) 饮食护理:术后 4 h 无腹胀、恶心、呕吐等情况,可给予少量、清淡半流质饮食,避免食用牛奶、豆浆等产气食物,预防腹胀和便秘。

(6) 功能锻炼:患者完全清醒后,指导患者踝泵功能锻炼、四肢关节屈伸运动、双下肢直腿抬高练习。

(7) 用药护理：对于需要进行药物治疗的患者，应及时遵医嘱给予药物，并对药物的副作用进行监测和处理。

(五) 术后恢复(第1~2天)

(1) 观察患者生命体征、手术切口敷料情况：注意观察伤口有无渗血、渗液、脑脊液漏等感染征象。

(2) 观察患者神经系统功能恢复情况：严密观察四肢感觉、运动、肌力等，并与术前对比。

(3) 并发症的预防与护理：包括呼吸困难、腹胀便秘、压力性损伤等症状的观察与护理。

(4) 饮食指导：指导患者通气后逐步过渡至正常饮食，进食含蛋白质和维生素较多的食物，少进或不进甜食。

(5) 用药及心理护理：遵医嘱给药并观察用药后效果，观察患者心理状况，并给予心理指导。

(6) 功能锻炼：指导患者术后功能锻炼，术后第2~3天进行腰背肌锻炼，根据患者病情指导患者佩戴腰围床边坐起、站立、行走等。

(六) 术后恢复(第3~5天)

(1) 监测患者生命体征是否平稳、观察切口愈合是否良好，有无感染征象。

(2) 观察患者神经系统功能恢复情况：严密观察四肢感觉、运动、肌力等。

(3) 饮食指导：指导患者加强营养，进食富含蛋白质和维生素的食物。

(4) 用药及心理护理：遵医嘱给药并观察用药后效果及不良反应，加强患者心理指导。

(5) 功能锻炼：指导患者术后功能锻炼，加强腰背肌锻炼。

(七) 出院当天

1. 出院标准

(1) 患者病情稳定，体温正常，手术切口愈合良好，生命体征平稳。

(2) 不需要住院处理的并发症和(或)合并症。

2. 出院指导

(1) 心理支持：了解患者心理反应，给予鼓励，增强康复的信心。

(2) 皮肤护理：预防压力性损伤，按时翻身，保持皮肤及床单的清洁平整。

(3) 肢体运动功能障碍护理：保持患肢抗痉挛体位，预防关节畸形、肌肉挛缩、足下垂等，禁用热水袋，防止烫伤；教会患者使用轮椅，帮助其树立恢复正常生活的信心，尽早参加社会活动。

(4) 排便护理：保持大小便通畅，有导尿管应保持尿道口的清洁，做好留置导尿护理。便秘时可用开塞露纳肛或口服轻泻剂。

(5) 功能锻炼：指导患者肢体功能锻炼，用健侧的肢体带动瘫痪肢体做被动运动，或由家属协助完成关节活动，促进肢体功能恢复，教会患者自我护理的方法。

(6) 饮食指导：指导患者饮食上合理搭配、营养均衡，进食优质蛋白、高维生素、易消化饮食，忌浓茶、咖啡、辛辣食物。

3. 出院随访

（1）出院后 24～48 h 内对患者进行电话随访，包括出院后指导、疼痛评估、伤口护理、肌力情况、出院后并发症的观察。

（2）术后 30 d 患者应到神经外科门诊随访，回访内容包括伤口愈合状况、病理学检查结果、后续治疗护理计划、出院后并发症发生及再次住院事件。

五、变异及原因分析

1. 患者因素
（1）患者个体差异或依从性差，导致其健康状况未达到预期治疗效果。
（2）患者术后出现椎管内血肿、切口感染、中枢神经系统感染等并发症需进一步治疗。
（3）患者合并其他疾病，需其他专科进一步诊治，延长住院治疗时间和增加住院费用。

2. 家属因素
（1）要求增加或拒绝某些治疗、检验或检查。
（2）家属依从性差，无法配合医护指导和治疗。
（3）家属未能为患者提供预期照护。

3. 医护人员因素
（1）医嘱延迟/执行医嘱延迟。
（2）因对疾病不了解误入临床路径。
（3）医护人员之间沟通、协作不良。

4. 出院计划因素
（1）家属要求提前出院。
（2）家属要求延迟出院。

5. 医院系统因素
（1）医院系统运作问题未能为患者提供预期效率。
（2）医院系统各部门之间沟通、协调障碍。
（3）设备运行障碍、设备短缺或流程不合理等问题。

六、临床护理路径表单

椎管内肿瘤围术期临床护理路径表单见表 12.1。

表 12.1　椎管内肿瘤围术期临床护理路径表单

适用对象：第一诊断为首选治疗方案符合后正中入路椎管内肿瘤切除术者（ICD-10-CM-3：03.405）

患者姓名：_____　性别：____　年龄：____　住院号：_____

住院日期：_____年___月___日　手术日期：_____年___月___日　出院日期：_____年___月___日

时间	入院当天	术前 1 天
护理评估	☐ 完善各项评估 深静脉血栓风险因素评估 Caprini 评分：___分 日常功能评估 Barthel 指数：___分 跌倒风险评估 Morse 评分：___分 压力性损伤风险评估 Braden 量表：___分	☐ 血常规、免疫组合、生化、凝血功能 ☐ 血压、血糖、肝肾功能、心肺功能情况 ☐ CT/MRI 检查结果 ☐ 心电图检查结果
护理处置	☐ 办理住院手续 ☐ 神经外科护理常规 饮食指导、安全指导、疼痛评估、神经功能评定 ☐ 介绍病区环境、入院须知和陪客制度 ☐ 介绍主管医师、责任护士 ☐ 告知疾病的相关知识及注意事项 ☐ 辅助检查指导	☐ 健康宣教：指导患者正确佩戴支具、轴线翻身、侧起和侧卧训练 ☐ 病情观察：关注神经功能、活动能力障碍有无加重 ☐ 肠道准备：术前禁食6 h，禁饮2 h ☐ 个人及用物准备：洗澡，更换病员服，去除假牙、金属饰品，准备术后用品 ☐ 心理指导
预期结局	☐ 患者能够了解疾病知识及注意事项，熟悉病区环境（回示） ☐ 完成入院相关专科检查和护理常规（病历）	☐ 患者能够掌握术前准备，包括肠道准备、个人用物准备、床上排便等（回示） ☐ 完善术前检查和评估（病历）
变异	☐ 无 ☐ 有，原因_____ 处理措施_____	☐ 无 ☐ 有，原因_____ 处理措施_____
护士签名		
时间	手 术 当 天	
术日晨准备	☐ 排空膀胱，核查患者手术信息，术中备用抗生素、影像资料、病历等 ☐ 测量生命体征，观察神志、瞳孔、神经功能	
转出交接	☐ 核对患者、药物过敏情况，交接病历 ☐ 测量生命体征 ☐ 物品准备：铺好麻醉床，备好监护仪、吸氧装置及术后用品	
转入交接	☐ 交接术中麻醉方式、术中病情变化、生命体征、出血量、意识恢复状态及皮肤完整性 ☐ 协助患者过床	
护理评估	☐ 术后监测神志、瞳孔、生命体征、血氧、运动感觉、肌力情况	

续表

时间	手术当天		
护理处置	☐ 生命体征:定时测量生命体征,观察四肢运动感觉,及时发现并处理异常情况 ☐ 卧位护理:保持患者平卧,抬高床头15°～30°,卧硬板床 ☐ 管理护理:保持引流通畅,记录引流液的颜色、性状、量 ☐ 疼痛护理:控制患者的疼痛,根据医嘱进行多模式镇痛治疗 ☐ 营养护理:术后4 h无腹胀、恶心、呕吐等情况,可给予少量、清淡半流质饮食,避免食用牛奶、豆浆、红薯等产气食物 ☐ 功能锻炼:患者完全清醒后,指导患者踝泵功能锻炼、四肢关节屈伸运动、双下肢直腿抬高练习 ☐ 用药护理:药物治疗的患者,应及时用药,动态监测,处理药物的副作用		
预期结局	☐ 患者生命体征平稳,伤口愈合良好(病历)		
变异	☐ 无 ☐ 有,原因_____ 　　处理措施_____		
护士签名			
时间	术后恢复(第1～2天)	术后恢复(第3～5天)	出院当天
护理评估	生命体征、伤口敷料、疼痛、腹胀 神志、瞳孔、运动感觉、肌力 ☐ CT结果	☐ 有无运动感觉障碍、下床活动情况 ☐ 饮食、营养疼痛情况 ☐ 血常规、生化结果	☐ 生命体征和营养情况 ☐ 患者神经功能恢复情况稳定,无脑脊液漏、无肢体运动感觉障碍、无语言障碍等并发症 ☐ 心理状态良好 ☐ 血常规及生化指标
护理处置	☐ 康复训练:协助患者床上活动,行腰背肌锻炼、直抬腿练习,根据病情患者佩戴支具床边坐起、站立、走动等活动 ☐ 预防VTE:指导患者尽早下床活动或床上行踝泵运动锻炼,使用气压治疗(每天2～3次,每次45 min,压力一般为200～300 mmHg)或者弹力袜,高危患者建议采取药物预防 ☐ 健康宣教:顺时针按摩肚脐,保持大便通畅 ☐ 饮食指导:指导患者逐步过渡至正常饮食,进食富含蛋白质、维生素食物 ☐ 心理指导:鼓励患者积极主动进行康复训练,提高生活质量,树立生活信心	☐ 康复训练:协助患者加强腰背肌锻炼,根据病情患者佩戴支具下床活动 ☐ 病情观察:生命体征、疼痛、运动感觉、肌力情况 ☐ 饮食指导:予富含高蛋白营养饮食 ☐ 伤口护理:保持伤口敷料清洁干燥,观察有无脑脊液漏 ☐ 排泄护理:指导腹部按摩,保持大便通畅,适当应用缓泻剂	☐ 发放出院通知单,协助患者办理结算,核对并取下患者手腕带,帮助整理用物,协助送离病区 ☐ 出院后24～48 h内进行电话随访 ☐ 定期门诊复查 ☐ 健康宣教:生活规律,戒烟戒酒,防止感冒,出现异常及时就诊

续表

时间	术后恢复(第1~2天)	术后恢复(第3~5天)	出院当天
预期结局	□ 伤口无感染,逐步过渡至正常饮食(病历) □ 下床活动(回示)	□ 营养良好(病历) □ 肢体运动、感觉功能逐渐恢复,下床活动量增加(回示)	□ 恢复普食,无需静脉输液治疗,各器官功能状态良好(病历) □ 可自由活动(回示)
变异	□ 无 □ 有,原因_____ 处理措施_____	□ 无 □ 有,原因_____ 处理措施_____	□ 无 □ 有,原因_____ 处理措施_____
护士签名			

参考文献

[1] 刘幸,陈慧媛,邹婉婧,等.2021年世界卫生组织中枢神经系统肿瘤分类(第五版)分子诊断指标解读[J].中国现代神经疾病杂志,2021,21(09):751-763.

[2] Rogers S N, Udayasankar U, Pruthi S, et al. Imaging of pediatric spine and spinal cord tumors: A COG Diagnostic Imaging Committee/SPR Oncology Committee/ASPNR White Paper[J]. Pediatr Blood Cancer, 2023, 70(S 4):e30150.

[3] 陈凛,陈亚进,董海龙,等.加速康复外科中国专家共识及路径管理指南(2018版)[J].中国实用外科杂志,2018,38(01):1-20.

[4] Pedersen C, Vilhelmsen F J, Laigaard J, et al. Opioid consumption and non-opioid multimodal analgesic treatment in pain management trials after hip and knee arthroplasties: A meta-epidemiological study[J]. Acta Anaesthesiol Scand, 2023,67(5):613-620.

[5] 何磊,王芳,狄恒丹,等.胸腰段椎管内肿瘤患者术后运动康复方案构建及应用[J].护理学杂志,2022,37(24):71-74.

第二节 择期烟雾病围术期临床护理路径

一、适用对象

根据《烟雾病和烟雾综合征诊断与治疗中国专家共识(2024版)》和《烟雾病治疗中国专家共识》,符合第一诊断为烟雾病(ICD-10:167.5)行直接和间接的血运重建术(38.3103H2)患者。

二、诊断依据

根据《烟雾病和烟雾综合征诊断与治疗中国专家共识(2024版)》和《烟雾病治疗中国专

家共识》诊断标准,以下情况为烟雾病血运重建术纳入指征:① 出现过与疾病相关的脑缺血症状,包括 TIA、可逆性缺血性神经功能缺损、脑梗死、认知功能下降、肢体不自主运动、头痛和癫痫发作等。② 有证据提示存在相应区域的脑血流灌注和(或)CRV 下降。③ 存在与疾病相关的脑出血(脑组织出血、脑室出血、蛛网膜下腔出血等),并且排除其他原因。④ 烟雾病可能影响儿童生长发育,建议采取积极的手术策略。⑤ 排除其他手术禁忌证。

三、进入路径标准

(1) 第一诊断为烟雾病(ICD-10:167.5)行直接和间接的血运重建术(38.3103H2)患者。
(2) 患者同时患有其他疾病,但在住院期间不需特殊处理,也不影响第一诊断的临床路径流程,可以进入路径。

四、临床护理路径实施规范

(一) 入院当天

(1) 介绍病区环境、设施、本科室主任、护士长、主管医师、责任护士。
(2) 办理住院手续,完善各项专项评估和处理,包括深静脉血栓风险因素评估 Caprini 评分、日常功能评估 Barthel 指数、跌倒风险评估 Morse 评分、压力性损伤风险评估 Braden 量表、营养风险筛查 NRS 2002 评分,识别高危患者,并采取相应干预措施。
(3) 评估患者心理状态。

(二) 术前 1 天

(1) 健康宣教:介绍围手术期流程、加速康复护理。
(2) VTE 预防:向患者及家属宣教 VTE 预防的重要性;教会患者卧床期间的运动锻炼方法及时间,下床活动原则及注意事项。
(3) 肠道准备:术前禁食 6 h,禁饮 2 h,麻醉前 2 h 可口服清流质。
(4) 个人及用物准备:洗澡,更换病员服,去除义齿、金属饰品,准备术后用品。
(5) 术前评估:血常规、血生化、血型、凝血功能等实验室检查;血压、心肺功能等情况。
(6) 心理护理:解答患者担忧的问题,对患者焦虑、恐惧、悲观、失望及易激怒等情绪进行心理疏导。

(三) 手术当天

1. 术日晨
(1) 备皮:术前 30 min 备头皮。
(2) 测量生命体征,观察神志、瞳孔。

2. 术后当天
(1) 术后监测:术后监测血压、脉搏、呼吸、血氧饱和度,1 h/次。
(2) 病情观察:严密观察神志、瞳孔、肌力变化;观察是否有肢体麻木现象,观察语言及吞咽功能,是否有癫痫发作现象。

(3) 术后疼痛管理：术后口服镇痛药物止痛。
(4) 饮食管理：术后 4 h 神志完全清醒后，试饮水无呛咳可开始少量多次进食流质。
(5) 用药护理：遵医嘱予抗癫痫（苯巴比妥钠）、补液（5% GNS、平衡液）、保护胃黏膜等治疗。
(6) VTE 预防：全麻清醒后指导患者床上活动，包括翻身、抬臀、踝泵运动，使用间歇性充气压缩泵或者弹力袜，不推荐常规使用肝素。对于 VTE 中、高风险患者，建议穿抗血栓弹力袜。术中可考虑使用间歇性充气压缩泵促进下肢静脉回流。
(7) 管道管理：观察头部引流管引流液的颜色、性状、量，保持引流管通畅。

（四）术后恢复（第 1～7 天）

(1) 活动指导：术后第 1 天指导患者床上坐起活动；术后第 2 天拔除头部引流管后，指导患者下床活动并逐步增加活动量。
(2) 饮食指导：术后第 1 天给予患者清淡易消化流质饮食，逐步过渡到低脂、高维生素、富含蛋白质饮食。
(3) 病情观察：密切监测患者生命体征，观察神志、瞳孔、肌力、语言功能、吞咽功能，以及是否有癫痫发作现象。如患者出现头痛、意识改变、肌力变化等，应查看和分析原因，并对症处理。
(4) 管道管理：术后第 1 天拔除导尿管，术后第 2 天拔除头部引流管。
(5) 用药护理：遵医嘱予抗癫痫（苯巴比妥钠）、补液（5% GNS、平衡液）等治疗。

（五）出院当天

1. 出院标准
(1) 恢复普食。
(2) 无需静脉输液治疗。
(3) 伤口愈合良好，无感染迹象。
(4) 神志清醒，无言语不利、吞咽障碍、肢体活动障碍等现象。

2. 出院指导
(1) 用药指导：严格按时按量遵医嘱服用药物，不可私自减量或停药，向患者介绍服用药物的注意事项及不良反应观察要点。定期复查凝血功能，减少出血风险。
(2) 活动指导：注意劳逸结合，告知失语、偏瘫症状患者注意坚持康复训练，保持良好作息，避免剧烈运动。
(3) 饮食指导：低盐低脂饮食，多食新鲜水果蔬菜，优质蛋白，有效控制血脂水平。
(4) 其他：告知患者及家属要严防头部外伤，防止颅内血管受伤、断裂，造成脑组织不能供血而导致患者脑缺血缺氧、脑血栓形成、感觉异常等严重后果。有高血压疾病史患者长期自我监测血压并服用降压药物。

3. 出院随访
(1) 加强线上线下随访管理：线上：互联网医院、电话随访；线下：神经外科门诊随访。
(2) 出院后 6 个月常规复查。

五、变异及原因分析

1. 患者因素

（1）患者病情差异影响执行效果。

（2）患者对治疗方案的依从性差，影响预期效果。

（3）患者术后出现颅内感染、切口感染、再出血等并发症需要进一步治疗。

（4）患者合并其他疾病，需其他专科进一步诊治，延长住院治疗时间和增加住院费用。

（5）患者的生活习惯或生活行为影响康复进程。

2. 家属因素

（1）要求增加或拒绝某些治疗、检验或检查。

（2）家属依从性差，无法配合医护指导和治疗。

（3）家属未能为患者提供预期照护。

3. 医护人员因素

（1）治疗方案的合理性欠缺，影响预期效果。

（2）发现因误诊或漏诊影响临床路径正确实施。

（3）医护人员专业技能和经验水平影响路径实施效果。

4. 出院计划因素

（1）家属要求提前出院。

（2）家属要求延迟出院。

5. 医院系统因素

（1）医疗政策影响。

（2）医疗过程中信息沟通不畅。

（3）设备运行障碍、设备短缺或技术落后等问题。

六、临床护理路径表单

择期烟雾病围术期临床护理路径表单见表12.2。

表12.2 择期烟雾病围术期临床护理路径表单

适用对象：第一诊断为烟雾病（ICD-10：167.5）行直接和间接的血运重建术（38.3103H2）患者

患者姓名：_____ 性别：____ 年龄：____ 住院号：_____

住院日期：____年__月__日 手术日期：____年__月__日 出院日期：____年__月__日

时间	入院当天	术前1天
护理评估	□ 完善各项评估 　　深静脉血栓风险因素评估 Caprini 评分：__分 　　日常功能评估 Barthel 指数：__分 　　跌倒风险评估 Morse 评分：__分 　　压力性损伤风险评估 Braden 量表：__分 　　营养风险筛查 NRS 2002：__分	□ 评估血常规、免疫组合、生化、凝血功能 □ 评估血压、血糖、肝肾功能、心肺功能情况 □ 评估 DSA 检查结果 □ 心电图检查结果

续表

时间	入院当天	术前1天
护理处置	□ 办理住院手续 □ 神经外科护理常规 □ 介绍病区环境、入院须知和陪客管理制度 □ 介绍责任护士 □ 辅助检查指导	□ 介绍围手术期加速康复流程 □ VTE预防 □ 肠道准备：术前禁食6 h，禁饮2 h □ 体位与活动指导 □ 个人及用物准备 □ 心理疏导
预期结局	□ 患者能够掌握术前注意事项，熟悉病区环境（回示） □ 完成入院相关专科检查和护理常规(病历)	□ 患者能够掌握术前准备事项，包括肠道准备、VTE预防措施、用物准备等(回示) □ 完善术前检查和评估(病历)
变异	□ 无 □ 有，原因_____ 　　处理措施_____	□ 无 □ 有，原因_____ 　　处理措施_____
护士签名		

时间	手　术　当　天	
术日晨准备	□ 备皮，排空膀胱，核查患者手术信息 □ 测量生命体征	
转出交接	□ 核对患者、药物过敏情况，交接病历 □ 物品准备：铺好麻醉床，备好监护仪、吸氧、吸痰装置及术后用品	
转入交接	□ 交接术中麻醉方式、手术、出血、血压情况 □ 判断患者神志，协助过床	
护理评估	□ 术后监测生命体征和血氧 □ 评估患者神志、瞳孔、肌力、头部引流管情况	
护理处置	□ 术后疼痛管理 □ 围术期液体治疗 □ 饮食管理：术后4 h，神志完全清醒后，试饮水无呛咳予流质饮食 □ 用药护理：遵医嘱予抗感染、抗癫痫、补液，保护胃黏膜等药物治疗 □ 床上活动，预防VTE □ 管道管理	
预期结局	□ 患者神志清楚，生命体征平稳，流质饮食，疼痛评分2分以下(病历) □ 床上活动良好(回示)	
变异	□ 无 □ 有，原因_____ 　　处理措施_____	
护士签名		

续表

时间	术后恢复（第1～7天）	出院当天
护理评估	□ 神志、瞳孔、肌力、语言和吞咽功能 □ 头部引流管情况 □ 头颅CT情况	□ 饮食和营养状态 □ 下床活动情况 □ 伤口愈合情况 □ 血常规、血生化结果
护理处置	□ 活动指导：术后第1天指导患者床上坐起活动；术后第2天拔除头部引流管后，指导患者下床活动并逐步增加活动量 □ 饮食指导：术后第1天给予患者清淡易消化流质饮食，逐步过渡到低脂、高维生素、高蛋白饮食 □ 病情观察：严密观察神志、瞳孔、肌力及生命体征的变化；观察患者语言及吞咽功能，是否有癫痫发作 □ 管道管理：术后第1天拔除尿管，术后第2天拔除头部引流管 □ 用药护理：遵医嘱予抗癫痫（苯巴比妥钠）、补液（5% GNS、平衡液）等治疗	□ 发放出院通知单，患者办理结算，帮助整理用物，协助送离病区 □ 加强术后出院随访管理，建立再住院"绿色通道" □ 健康宣教：患者及家属掌握术后运动及饮食、用药注意事项，出院后6个月常规复查
预期结局	□ 患者生命体征正常，引流管拔除，切口无感染，饮食逐步过渡正常饮食（病历） □ 逐步增加下床活动量（回示）	□ 普食，无需静脉输液治疗，各项指标正常（病历） □ 可自由活动（回示）
变异	□ 无 □ 有，原因＿＿＿＿＿ 　处理措施＿＿＿＿＿	□ 无 □ 有，原因＿＿＿＿＿ 　处理措施＿＿＿＿＿
护士签名		

参考文献

[1] 中华医学会神经外科学分会. 烟雾病和烟雾综合征诊断与治疗中国专家共识（2024版）[J]. 中华神经外科杂志，2024，40(3)：220-229.

[2] 烟雾病治疗中国专家共识编写组. 烟雾病治疗中国专家共识[J]. 国际脑血管病杂志，2019，27(9)：645-650.

[3] 蒋雅兰，陈彩娣，方艳雅. 加速康复外科护理在神经外科围术期患者中的应用. 齐鲁护理杂志，2022，28(4)：68-69.

[4] 中华医学会外科学分会，中华医学会麻醉学分会. 中国加速康复外科临床实践指南（2021）（一）[J].

协和医学杂志,2021,5(12):624-631.

[5] 马捷,冯英璞,王琳.加速康复外科护理模式在神经外科围手术期的应用现狀[J].中国实用护理杂志,2021,37(28):2229-2234.

第三节 高血压脑出血围术期临床护理路径

一、适用对象

根据《高血压性脑出血中国多学科诊治指南》,第一诊断为高血压脑出血(ICD-10:I61.902),符合脑内血肿清除术(ICD-9-CM-3:01.39)手术指征的患者。

二、诊断依据

根据《高血压性脑出血中国多学科诊治指南》,以下情况为脑内血肿清除术纳入指征:①幕上出血量≥30 mL,幕下出血量≥10 mL,中线移位超过5 mm,环池或侧裂池消失;②严重颅高压增高甚至脑疝,其中排除严重凝血功能障碍、多系统器官衰竭、确认为脑死亡的患者。

三、进入路径标准

(1) 第一诊断为高血压脑出血(ICD-10:I61.902),首选治疗方案符合脑内血肿清除术(ICD-9-CM-3:01.39)手术编码者。

(2) 患者同时患有其他疾病,但在住院期间不需特殊处理,也不影响第一诊断的临床路径流程,可以进入路径。

四、临床护理路径实施规范

(一) 入院当天

(1) 观察患者神志、瞳孔、肌力及肢体活动、呼吸情况,监测患者生命体征,如有异常汇报医师及时处理。

(2) 介绍病区环境、入院须知、陪客制度、主管医师、责任护士等。

(3) 给予患者及家属饮食宣教(发病当天禁食水)、相关疾病知识、用药知识宣教,给予心理护理,指导家属如何观察患者神志、呼吸异常情况。

(4) 询问病史及患者基本资料,完善各项专项评估和风险处理,包括深静脉血栓风险因素评估Caprini评分、日常功能评估Barthel指数、跌倒风险评估Morse评分、压力性损伤风险评估Braden量表、营养风险筛查NRS 2002评分,识别高危患者,并采取相应干预措施。

(二) 术前 1 天

(1) 健康宣教：介绍术前准备、围手术期流程、术后观察护理注意事项及早期康复锻炼的相关知识。

(2) 肠道准备：术前禁食 6 h，禁饮 2 h。

(3) 个人及用物准备：更换病员服，去除义齿、金属饰品，准备术后用品。

(4) 术前评估：生命体征、血糖、肝肾功能、心肺功能、备血情况。

(5) 心理护理：术前给予患者关心，介绍成功病例，增强患者战胜疾病的信心。

(6) 协助完成术前检查及化验标本留取。

(三) 手术当天

1. 术日晨

(1) 备皮：术前 30 min 备头皮。

(2) 测量生命体征，观察神志、瞳孔。

(3) 手术区域标记。

(4) 术晨再次核查患者术前各项准备是否到位，仔细核对患者信息，术中用药、影像资料、病历等。

2. 术后当天

(1) 病情观察：术后密切观察患者神志、瞳孔、生命体征、肌力及肢体活动情况。

(2) 血压管理：为防止血压过度降低导致脑灌注不足，可在入院前高血压基础上每日降低 15%～20%，分阶梯式降压。躁动患者应在不影响呼吸功能的前提下，适当给予镇静。

(3) 防止脑肿胀：积极降低颅内压，常用药物有甘露醇、人血白蛋白和利尿剂等，注意药物不良反应的观察。有条件者可进行颅内压监测。

(4) 预防癫痫：对于幕上血肿，围手术期使用抗癫痫药物有助于降低癫痫的发生率。

(5) 血糖管理：需监测患者血糖并将其控制在正常范围(7.8～10.0 mmol/L)。

(6) 饮食指导：术后 6 h，患者神志清醒，无恶心、呕吐不适主诉，可予试饮水，患者无法经口进食，建议 24 h 内予肠内营养支持。

(7) VTE 预防：尽早使用间歇性空气压缩装置，清醒患者指导其主动行踝泵运动，意识障碍患者，指导家属协助患者被动踝泵运动。

(8) 管道管理：妥善固定引流管路，告知家属防止管路滑脱的注意事项，意识不清及躁动患者使用约束具保护。

(9) 预防肺炎：术后可给予雾化吸入、翻身拍背、体位引流等方法，加强气道管理，促进痰液排出，防止误吸及坠积性肺炎的发生。

(10) 康复指导：指导家属协助患者肢体关节被动活动。

(四) 术后恢复(第 1～3 天)

(1) 病情观察：神志、瞳孔、生命体征、肌力及活动情况。

(2) 体温管理：监测体温变化，降温方式包括物理降温和药物降温，体温＜38.5 ℃为宜。

(3) 管道管理：根据引流情况及头颅 CT 结果，尽早拔除头部引流管及导尿管。

(4) 疼痛管理：根据疼痛评估量表评估患者疼痛程度，≥4 分者遵医嘱使用止痛药物，

<4分者采用注意力转移法、深呼吸法、肌肉放松法等方式提高疼痛阈值,减轻疼痛感。

(5) 饮食指导:评估患者吞咽功能情况,预防误吸。清醒患者可进食高蛋白、高维生素、易消化吸收的流质饮食,再过渡到半流质饮食,存在意识障碍无法自主进食的患者可留置鼻胃管,给予鼻饲流质营养支持。食物以温凉为宜,预防应激性消化性溃疡发生。

(6) VTE预防:给予床上主动或被动的踝泵运动。建议医师复查下肢血管彩超,如有静脉血栓发生或易发高危人群,排除患者凝血功能异常,可给予低分子肝素皮下注射。

(7) 预防肺炎:清醒患者指导有效咳嗽,多饮水,给予雾化吸入、翻身拍背、体位引流、加强口腔护理等方法,加强气道管理,促进痰液排出。

(8) 用药护理:遵医嘱予脱水利尿药、抗生素、抗癫痫药物、补液等治疗。

(9) 保持大便通畅,必要时应用缓泻剂。

(10) 康复指导:评估患者肢体肌力情况,清醒患者给予床上肢体主动活动指导,意识障碍患者及偏瘫患者,可给予被动活动指导。

(五) 术后恢复(第4~10天)

(1) 病情观察:神志、瞳孔、生命体征、肌力及活动情况。

(2) 体温管理:同术后恢复(第1~3天)体温管理。

(3) 疼痛管理:同术后恢复(第1~3天)疼痛管理。

(4) 饮食指导:监测患者实验室检查情况,给予患者及家属饮食指导,改善患者营养状况,促进伤口愈合及机体恢复。清醒患者可进食高蛋白、高维生素、易消化吸收的半流质或普食,意识障碍患者给予鼻饲流质营养支持。

(5) 康复指导:术后第4~7天,对于清醒患者指导其离床准备活动,床旁站立、短距离行走;术后第8~10天,清醒患者可进行长时间低强度的活动。注意评估患者肢体活动能力,预防跌倒发生。意识障碍患者给予床上肢体被动活动。

(6) 预防跌倒、坠床:根据Morse量表评估患者跌倒、坠床风险,给予家属安全知识宣教,患者不得离开病区,24 h陪护,穿防滑拖鞋,保持地面干燥。

(7) 手术伤口护理:观察伤口敷料情况,保持清洁、干燥,避免患者抓挠,医生根据患者手术切口恢复情况判断拆线时间,注意观察伤口情况,如有异常,汇报医生处理。

(六) 出院当天

1. 出院标准

(1) 患者生命体征稳定,与手术相关化验指标无明显异常。患者神经系统症状有明显改善,意识状态恢复到能够正常交流和行动的程度。

(2) 通过影像学检查(如头颅CT或MRI)显示脑出血病灶无进一步扩大,并且有向好的趋势。

(3) 脑出血引起的颅内压升高已得到有效控制,无新发或进行性加重的颅内出血迹象。

(4) 肺部感染、尿路感染、VTE等并发症得到有效管理和治疗。

2. 出院指导

(1) 心理指导:保持情绪稳定,排除焦虑、恐惧等不良心理,保持良好心态。

(2) 合理饮食:给予低盐低脂、适量蛋白、富含维生素与纤维素的清淡饮食,少食辛辣刺激性强的食物,限制腌制类食物。

（3）生活规律：预防感冒，保持排便通畅，避免咳嗽及排便时用力过度或屏气。

（4）康复锻炼：树立康复信心，在康复医师指导下进行康复训练，康复训练时注意循序渐进、持之以恒，可进行保健体操、散步、打太极拳等活动，避免重体力劳动。

（5）安全指导：肢体感觉活动障碍的患者，避免冷敷和热敷，沐浴时水温不宜太高，随身携带疾病卡。

（6）科学用药：遵医嘱按时按量服药，定期测量血压，定期复查血糖、血脂、血常规等项目，积极治疗原发疾病，根据血压及医嘱及时调整药物及剂量。

3. 出院随访

（1）建立线上线下随访。

（2）出院后1月门诊复查，行头颅CT检查。

五、变异及原因分析

1. 患者因素

（1）患者病情变化需更改治疗方案。

（2）患者术后出现肺部感染、切口感染、颅内再出血等并发症需要进一步治疗。

（3）患者合并其他疾病，延长住院治疗时间和增加住院费用。

2. 家属因素

（1）要求增加或拒绝某些治疗、检验或检查。

（2）家属依从性差，无法配合医护指导和治疗。

（3）家属未能为患者提供预期照护。

3. 医护人员因素

（1）医嘱延迟/执行医嘱延迟。

（2）因误诊或漏诊而影响临床路径实施。

（3）医护人员之间沟通、协作不良。

4. 出院计划因素

（1）家属要求提前出院。

（2）家属要求延迟出院。

5. 医院系统因素

（1）医院系统运作问题未能为患者提供预期效率。

（2）医院系统各部门之间沟通、协调障碍。

（3）设备运行障碍、设备短缺或技术落后等问题。

六、临床护理路径表单

高血压脑出血脑内血肿清除术围术期临床护理路径表单见表12.3。

表 12.3 高血压脑出血脑内血肿清除术围术期临床护理路径表单

适用对象：第一诊断为高血压脑出血(ICD-10:I61.902)，首选治疗方案符合脑内血肿清除术者(ICD-9-CM-3:01.39)

患者姓名：_____ 性别：____ 年龄：____ 住院号：_____
住院日期：_____年___月___日 手术日期：_____年___月___日 出院日期：_____年___月___日

时间	入院当天（术前）
护理评估	□ 完善各项评估： 　　深静脉血栓风险因素评估 Caprini 评分：__分 　　日常功能评估 Barthel 指数：__分 　　跌倒风险评估 Morse 评分：__分 　　压力性损伤风险评估 Braden 量表：__分 　　营养风险筛查 NRS 2002：__分 □ 血常规、免疫组合、生化、凝血功能 □ 血压、血糖、肝肾功能、心肺功能情况 □ 头颅 CT 检查结果 □ 心电图检查结果
护理处置	□ 办理住院手续 □ 神经外科护理常规：观察神志、瞳孔、生命体征、肌力及活动情况，吸氧、禁食水、疼痛评估 □ 介绍病区环境、入院须知和陪客制度、主管医师及责任护士 □ 辅助检查指导 □ 术前宣教及完善术前准备 □ 个人及用物准备 □ 心理疏导
预期结局	□ 患者及家属能够熟悉病区环境（回示） □ 完成入院相关专科检查和护理常规（病历） □ 患者能够掌握术前相关准备，包括肠道准备、用物准备、皮肤准备等（回示） □ 完善术前检查和评估（病历）
变异	□ 无 □ 有，原因_____ 　　处理措施_____
护士签名	
时间	手术当天
术前准备	□ 头部备皮，排空膀胱，核查手术信息 □ 测量生命体征、观察神志、瞳孔
转出交接	□ 核对患者、药物过敏情况，交接病历 □ 测量生命体征 □ 物品准备：铺麻醉床，备监护仪、吸氧、吸痰装置、术后用品、管道固定装置及标识

续表

时间	手 术 当 天	
转入交接	□ 交接术中麻醉方式、手术、出血及生命体征、带入引流管道情况 □ 判断患者意识,协助过床	
护理评估	□ 评估神志、瞳孔,术后2h监测生命体征、血氧和呼吸道情况 □ 头部伤口敷料及各引流管情况 □ 皮肤情况 □ 肢体肌力及活动情况 □ 血糖情况 □ 评估疼痛程度	
护理处置	□ 术后疼痛管理 □ 围术期液体治疗 □ 饮食管理:术后6h,患者若神志清醒,无恶心、呕吐不适主诉,给予试饮水,患者无法经口进食,建议24h内给予肠内营养支持 □ 用药护理:遵医嘱予脱水降颅压、抗感染、止血、抗癫痫、化痰、营养补液治疗,恶心、呕吐预防与处理 □ 床上肢体活动:肢体关节的主动与被动活动 □ 引流管护理:妥善固定、标识清楚,观察引流液情况 □ 预防VTE:有条件者使用间歇式空气压缩装置,给予主动联合被动的踝泵运动 □ 预防压伤:协助偏瘫患者翻身 □ 预防肺炎:指导深呼吸、咳嗽,给予雾化吸入、拍背,防止误吸 □ 监测患者血糖情况 □ 健康教育:患者和(或)家属知晓术后相关注意事项	
预期结局	□ 患者神志、瞳孔无变化,生命体征正常(病历) □ 患者及家属知晓术后并发症预防措施,掌握引流管护理注意事项(回示)	
变异	□ 无 □ 有,原因_____ 　　处理措施_____	
护士签名		
时间	术后恢复(第1~3天)	术后恢复(第4~7天)
护理评估	□ 神志、瞳孔、生命体征、肌力及活动情况 □ 头部伤口敷料及各引流管情况 □ 体温情况 □ 头颅CT检查结果 □ 血糖情况 □ 疼痛程度 □ 下肢血管彩超检查结果	□ 神志、瞳孔、生命体征、肌力及活动情况 □ 饮食和营养状态 □ 下床活动情况 □ 伤口愈合情况 □ 疼痛程度 □ 跌倒坠床风险

续表

时间	术后恢复(第1~3天)	术后恢复(第4~7天)
护理处置	□ 神经外科护理常规 □ 配合医师复查头颅CT,注意引流管拔除后头部敷料渗血渗液情况 □ 体温管理:监测体温变化,≥38.5℃遵医嘱予药物降温 □ 疼痛管理:指导物理缓解方法,必要时遵医嘱用药 □ 饮食指导:根据患者意识、经口进食和吞咽功能情况,选择合适的进食方式,食物以温凉为宜 □ 活动指导:床上肢体主动联合被动活动 □ VTE预防:有条件者使用间歇式空气压缩装置,给予主动联合被动的踝泵运动 □ 预防肺炎:指导深呼吸、咳嗽,给予雾化吸入、拍背 □ 用药护理:遵医嘱予脱水降颅压、抗感染、预防癫痫、化痰、营养神经、支持补液等,做好用药观察 □ 保持大便通畅,必要时使用缓泻剂	□ 神经外科护理常规 □ 饮食指导:选择高蛋白、高维生素、易消化吸收的食物,根据患者意识、经口进食和吞咽功能情况,选择合适的饮食种类及进食方式 □ 根据患者肌力及肢体活动情况给予康复指导 □ 伤口敷料无移位,避免患者抓挠 □ 疼痛管理:做好疼痛知识宣教及用药护理 □ 安全知识宣教:患者不得离开病区,家属24h陪护,穿防滑拖鞋、保持地面干燥
预期结局	□ 患者生命体征稳定,头部引流管拔除,无感染迹象,逐步过渡至流质或半流(病历) □ 床上活动(回示)	□ 恢复半流或普食,伤口愈合良好,各器官功能状态良好(病历) □ 可下床活动(回示)

变异	□ 无
	□ 有,原因_____
	  处理措施_____
		□ 无
		□ 有,原因_____
		  处理措施_____

护士签名		

时间	术后恢复(第8~10天)	出院当天
护理评估	□ 生命体征、肌力及活动情况 □ 饮食和营养状态 □ 下床活动情况 □ 伤口愈合情况 □ 跌倒坠床风险	□ 神志、生命体征 □ 饮食和营养状态 □ 伤口愈合情况 □ 头颅CT检查结果 □ 血常规、生化检查结果

时间	术后恢复(第 8~10 天)	出院当天
护理处置	□ 脑外科护理常规 □ 饮食指导:监测患者实验室检查情况,给予患者及家属饮食指导,改善患者营养状况 □ 康复指导:指导清醒患者长时间较低强度的活动,给予肢体抗阻力训练。协助意识障碍患者床上肢体被动活动 □ 手术伤口的护理:手术切口拆线后,观察伤口情况,保持清洁、干燥、避免患者抓挠 □ 预防跌倒坠床 □ 用药:预防癫痫、营养神经	□ 发放出院通知单,协助患者办理结算,核对并取下患者手腕带,帮助整理用物,协助送离病区 □ 加强术后出院随访管理 □ 健康宣教:患者伤口护理注意事项、用药指导、血压测量、肢体活动指导、并发症防范措施宣教,出院1月后门诊复查。建议康复医院进一步康复治疗
预期结局	□ 饮食逐步过渡正常(病历) □ 增加下床活动量(回示)	□ 正常饮食,无需静脉输液治疗,伤口愈合良好(病历) □ 下床活动自如(回示) □ 家属知晓出院相关注意事项(回示)

变异	□ 无
	□ 有,原因_____
	  处理措施_____
		□ 无
		□ 有,原因_____
		  处理措施_____

护士签名		

参考文献

[1] 中华医学会神经外科学分会,中国医师协会急诊医师分会,中华医学会神经病学分会脑血管病学组,等.高血压性脑出血中国多学科诊治指南[J].中华神经外科志,2020,36(8):757-770.

[2] 赵东红,李晶.术前液体治疗对成人烟雾病患者麻醉诱导后血压波动的效果分析[J].中国脑血管病杂志,2022,19(4):264-270,277.

[3] Zhou M, Wang H, Zeng X, et al. Mortality, morbidity, and risk factors in China and its provinces, 1990-2017: a systematic analysis for the Global Burden of Disease Study 2017 [J]. Lancet, 2019, 394 (10204): 1145-1158.

[4] 游潮,刘鸣,于学忠,等.高血压性脑出血中国多学科诊治指南[J].中国急救医学,2020,40(08):689-702.

[5] 中国急诊急救神经内镜治疗高血压性脑出血协作组,中国医药教育协会神经内镜与微创医学专业委员会,中华医学会神经外科分会.2020神经内镜下高血压性脑出血手术治疗中国专家共识[J].中华医学杂志,2020,100(33):2579-2585.

第四节 颅神经显微血管减压术围术期临床护理路径

一、适用对象

根据《中国显微血管减压术治疗三叉神经痛和舌咽神经痛专家共识》,第一诊断为三叉神经痛(ICD-10:G50.0)、面肌痉挛(ICD-10:G51.301),符合显微血管减压术(ICD-9-CM-3:04.4102)手术指征的患者。

二、诊断依据

根据《中国显微血管减压术治疗三叉神经痛和舌咽神经痛专家共识》,以下情况为显微血管减压术纳入指征:

(1) 原发性三叉神经痛:① 反复发作的单侧面部疼痛,部位局限于三叉神经分布的区域;② 疼痛具有以下所有特点:持续时间从 1 s 至 2 min;严重强度的疼痛;伴有电击、枪击、刺伤或尖锐刺激样疼痛;③ 由三叉神经分布区域内的无害刺激诱发。

(2) 面肌痉挛:① 通过磁共振血管成像检查明确存在与面神经有解剖关系的血管或血管网;② 发病之初卡马西平治疗有效。

三、进入路径标准

(1) 第一诊断为三叉神经痛、面肌痉挛,首选治疗方案符合显微血管减压术手术(ICD-9-CM-3:04.4102)编码者。

(2) 患者同时患有其他疾病,但在住院期间不需特殊处理,也不影响第一诊断的临床路径流程,可以进入路径。

四、临床护理路径实施规范

(一) 入院当天

(1) 入院宣教:介绍入院须知、陪客管理制度、主管医师、责任护士。

(2) 一般评估:评估患者既往有无高血压、糖尿病病史、有无上呼吸道感染等症状、排除手术禁忌证。

(3) 专科评估:患者 VAS 疼痛评分、深静脉血栓风险因素评估 Caprini 评分、日常功能评估 Barthel 指数、跌倒风险评估 Morse 评分、压力性损伤风险评估 Braden 量表、营养风险筛查 NRS 2002 评分、焦虑状态评估(self-rating anxiety scale,SAS)、抑郁状态评估(self-rating depression scale,SDS)、睡眠状态评估(athens insomnia scale,AIS)等。

(4) 辅助检查：完善相关检查如头颅 CT、MRI、后颅窝磁共振血管成像、胸部 X 线片、心电图等，评估患者心、肺、肝、肾功能，监测控制血压、血糖、血脂等。

（二）入院后 1~3 天

（1）根据 SAS 评分、SDS 评分及 AIS 评分，制定针对性护理措施。可采用暗示疗法、阅读疗法等对患者进行心理干预。

（2）根据营养状态评估情况，对术前存在营养不良的患者，建议在早期进食过程中给予口服营养制剂，以达到目标摄入量。当经口摄入能量少于正常摄入量的 60% 时，建议口服肠内营养辅助制剂。对于存在严重营养不良的患者，必要时应调整营养状态后再进行手术治疗。

（3）跌倒预防：根据患者 Morse 评分，执行相关防护措施：外出专人陪检，穿防滑拖鞋，保持地面干燥，保持病房/床旁及通道通畅，提供足够的灯光。

（4）Caprini 深静脉血栓风险因素评估：根据患者可能发生 VTE 的相关因素，进行 VTE 风险评分。进一步针对不同风险层次采取相应的预防措施。

（5）多学科合作进行个体化宣传教育，主要包括病房护理评估、麻醉护理评估、手术室评估及营养科医师评估。

（三）术前 1 天

（1）针对患者个体化情况，护士术前向患者及家属介绍颅神经疾病显微血管减压术（MVD）围手术期相关治疗手段、手术成功病例，同时讲解各种优化措施具体实施方法及早期出院计划。

（2）肺部管理：指导患者有效深呼吸及咳嗽咳痰，正确使用呼吸训练装置。对于合并高危因素的患者，建议制定术前肺部康复训练计划方案，包括康复训练时间、药物康复治疗、物理康复治疗及心理康复干预。

（3）术前禁食 6 h，禁饮 2 h，麻醉前 2 h 可口服清流质（建议使用 45 g 碳水化合物，仅限非糖尿病患者）。

（4）术前备皮：术晨患侧耳后枕部剃发，上界到耳郭上缘水平，后方到枕部中线，下方到发际。

（四）手术当天

1. 术日晨

（1）患者准备：术晨测量生命体征，准备好术中用药及护理表格填写。

（2）物品准备：铺麻醉床，备监护仪、吸氧装置及术后用品。

（3）做好患者核对，观察皮肤，标注手术部位，交接病历、药品及影像学资料。

2. 术后当天

（1）术后患者管理：术后去枕，头偏向健侧，床头抬高 30°，密切监测患者生命体征、神志及瞳孔的变化；做好管道标识、妥善固定、保持通畅、注意观察。

（2）术后疼痛管理：采用视觉模拟疼痛评分量表评估患者疼痛的部位及程度，根据疼痛程度首先采用心理护理，可应用认知-行为疗法、感觉聚焦、心理疏导等护理措施减轻患者疼痛。然后根据情况使用非阿片类药物缓解患者疼痛，效果不佳时采用多模式镇痛。

(3) 术后恶心呕吐管理：建议使用多模式策略预防恶心呕吐，包括降低基线风险、药物预防及中医非药物预防。①降低基线风险：术中维持适度的麻醉深度和足够的器官灌注，避免高颅压、低颅压及低灌注等情况；②药物预防：包括 5-HT$_3$ 受体拮抗剂（如昂丹司琼、托烷司琼、格拉司琼）、糖皮质激素（如地塞米松、甲基强的松龙）、抗组胺药物等；③中医非药物预防：主要包括内关穴为主，配合合谷、足三里、内关等穴位刺激，此方法联合止吐药物应用效果更佳。

(4) 肺部管理：主要包括呼吸控制训练、有效咳嗽训练、胸部叩击等。

(5) 术后活动管理：患者麻醉清醒后，可进行早期床上活动，如下肢屈曲、踝泵运动、抬臀、翻身等肢体功能锻炼。术后第 1 天进行床上端坐、床旁坐起、床旁站立活动，逐渐过渡到下床活动。

(6) 术后体液管理：第 1 天每日补液量为 2000 mL 左右，术后第 2 天静脉补液量控制 1000 mL 左右。根据患者实际情况输液量依次递减。

(五) 术后恢复（第 1~4 天）

(1) 后颅窝出血及小脑梗死：24 h 内陪同患者常规复查颅脑 CT，严密观察患者神志、瞳孔、生命体征等情况，及时发现异常并处理。

(2) 颅神经损伤症状：密切观察患者病情变化，颅神经损伤患者可出现面瘫、听力下降、面部麻木、吞咽障碍等症状，针对患者出现的症状给予针对性处理。

(3) 脑脊液漏：适度抬高头部（20°~30°），嘱患者避免填塞鼻孔、用力咳嗽、用力排便等，保持局部干燥、清洁。行腰大池引流时做好管道管理。及时识别患者低颅压症状，采用平卧或头低脚高体位，必要时输注生理盐水，呕吐患者适当应用止吐药。

(4) 发热：术后早期（<3 d）发热多为外科吸收热，采用物理降温措施即可。若体温超过 38.5 ℃，给予物理降温，必要时可使用退热药物。连续 3 d 体温高于 38.5 ℃，持续不退，伴有剧烈头痛，出现颈项强直、颈抵抗感、表情淡漠等症状时考虑为颅内感染，需及时行腰椎穿刺术，行脑脊液实验室检查明确诊断。

(5) 疱疹：保持局部干燥清洁，告知患者切勿用手挠抓，以免引起糜烂或感染；可用红霉素眼膏及阿昔洛韦眼膏交替涂抹，也可口服维生素 B，嘱多饮水、进食富含维生素的水果。

(六) 出院当天

1. 出院标准

(1) 疼痛或面肌痉挛症状缓解。

(2) 生命体征平稳，可自由活动。

(3) 饮食恢复，无需静脉补液。

(4) 无需住院处理的其他并发症或合并症。

2. 出院指导

(1) 生活、饮食有规律，保证充足的睡眠和休息，避免过度劳累。

(2) 加强营养，饮食合理搭配，宜清淡饮食，禁忌饮用含酒精的饮料、浓茶、咖啡。

(3) 注意保暖，预防感冒，洗脸水不宜过凉或过热。注意适当活动，劳逸结合，增强机体抵抗力，避免剧烈运动。

(4) 每日多量饮水，保持大便通畅。

(5) 吃饭、说话、刷牙、洗脸动作要轻柔,否则很容易诱发扳机点引起疼痛。
(6) 当出现不适时(如高热、头痛伴呕吐、面部疼痛未缓解、脑脊液鼻漏等)及时就医。

3. 出院随访

(1) 建立线上线下随访。
(2) 出院后1月门诊复查。

五、变异及原因分析

1. 患者因素

(1) 患者病情差异影响执行效果。
(2) 患者对治疗方案的依从性差,影响预期效果。
(3) 患者术后出现口角疱疹、切口感染、中枢神经系统感染等并发症需要进一步治疗。
(4) 患者合并其他疾病,需其他专科进一步诊治,延长住院治疗时间和增加住院费用。
(5) 患者的生活习惯或生活行为影响康复进程。

2. 家属因素

(1) 要求增加或拒绝某些治疗、检验或检查。
(2) 家属依从性差,无法配合医护指导和治疗。
(3) 家属未能为患者提供预期照护水平。

3. 医护人员因素

(1) 医嘱延迟/执行医嘱延迟。
(2) 发现因误诊而进入临床路径。
(3) 医护人员之间沟通、协作不良。

4. 出院计划因素

(1) 家属要求提前出院。
(2) 家属要求延迟出院。

5. 医院系统因素

(1) 医院系统运作问题未能为患者提供预期效率。
(2) 医院系统各部门之间沟通、协调障碍。
(3) 设备运行障碍、流程不合理或设备缺乏等问题。

六、临床护理路径表单

颅神经显微血管减压术围术期临床护理路径表单见表12.4。

表12.4 颅神经显微血管减压术围术期临床护理路径表单

适用对象:第一诊断为三叉神经痛(ICD-10:G50.0)、面肌痉挛(ICD-10:G51.301),首选治疗方案符合显微血管减压术者(ICD-9-CM-3:04.4102)

患者姓名:_____ 性别:____ 年龄:____ 住院号:_____
住院日期:____年__月__日 手术日期:____年__月__日 出院日期:____年__月__日

时间	入院当天	术前1天
护理评估	□ 专科评估： 深静脉血栓风险因素评估Caprini评分：__分 日常功能评估Barthel指数：__分 跌倒风险评估Morse评分：__分 压力性损伤风险评估Braden量表：__分 营养风险筛查NRS 2002：__分 焦虑状态评估SAS评分：__分 抑郁状态评估SDS评分：__分	□ 血常规、免疫组合、生化、凝血功能情况 □ 血压、血糖、肝肾功能、心肺功能情况 □ 磁共振影像结果 □ 心电图检查结果 □ 胸部CT结果
护理处置	□ 办理住院手续 □ 神经外科护理常规 □ 介绍病区环境、入院须知和陪客制度 □ 介绍主管医师、责任护士 □ 辅助检查指导	□ 健康宣教：术前注意事项、介绍MVD围手术期相关治疗手段、物品准备、心理护理 □ 肠道准备：术前禁食6 h，禁饮2 h □ 肺部管理：指导患者学习正确咳嗽、咳痰的方法，有效应用呼吸训练装置等 □ 个人卫生准备 □ 手术区域皮肤准备
预期结局	□ 患者能够掌握入院须知，熟悉病区环境（回示） □ 完成入院相关专科检查和护理常规（病历）	□ 患者能够掌握术前准备，包括肠道准备、用物准备、皮肤准备等（回示） □ 完善术前检查和评估（病历）
变异	□ 无 □ 有，原因_____ 处理措施_____	□ 无 □ 有，原因_____ 处理措施_____
签名		

时间	手术当天
术日晨准备	□ 患者准备：更换病员服，排空膀胱，核查手术信息 □ 测量生命体征并记录
转出交接	□ 物品准备：铺麻醉床，备监护仪、吸氧装置及术后用品 □ 交接准备：准备好术中用药及护理表格填写，做好患者核对，观察皮肤，交接病历、药品及影像学资料
转入交接	□ 交接术中麻醉方式、手术方式、有无特殊情况 □ 判断患者意识，协助过床 □ 交接患者皮肤有无压力性损伤
护理评估	□ 术后去枕，头偏向健侧，床头抬高30°；密切监测患者生命体征、神志及瞳孔变化，观察切口敷料、有无并发症、输液情况

续表

时间	手 术 当 天	
护理处置	□ 术后疼痛管理 □ 术后体温管理 □ 术后恶心呕吐管理 □ 饮食管理：全麻清醒且生命体征平稳的患者早期可少量饮水，术后6 h患者如无呛咳、恶心、呕吐等症状，可进食温凉流质食物 □ 术后补液管理：第1天每日补液量为2000 mL左右，术后第2天静脉补液量控制1000 mL左右。根据患者实际情况输液量依次递减 □ 肺部管理 □ 术后活动管理：患者麻醉清醒后，可进行早期床上活动，如下肢屈曲、踝泵运动、抬臀、翻身等肢体功能锻炼，以提高患者的机体耐受性。术后第1天进行床上端坐、床旁坐起、床旁站立活动，逐渐过渡到下床活动 □ 引流管护理 □ 并发症观察 □ 健康教育：患者和(或)家属知晓上述术后相关注意事项	
预期结局	□ 患者生命体征正常，疼痛或面肌痉挛症状缓解(病历)	
变异	□ 无 □ 有，原因_____ 　　处理措施_____	
签名		

时间	术后恢复(第1~4天)	出院当天
护理评估	□ 生命体征 □ 切口敷料 □ 饮食、活动 □ 有无并发症	□ 饮食、营养状况 □ 伤口愈合情况
护理处置	□ 饮食：由温凉流质逐渐过渡到半流质、软食及普食 □ 活动指导：术后第1天进行床上端坐、床旁坐起、床旁站立活动，逐渐过渡到下床活动 □ 并发症护理	□ 出院指导：饮食护理，用药护理，面肌操锻炼，复查指导，异常情况处理 □ 发放出院通知单，患者办理结算，核对并取下患者手腕带，帮助整理用物，协助送离病区 □ 加强术后出院随访管理，建立再住院"绿色通道" □ 生活护理：外出时佩戴口罩、帽子，注意面部防风。生活规律，保证充足睡眠(每天6~8 h)，劳逸结合，适当运动
预期结局	□ 患者生命体征正常，切口敷料干燥，饮食逐步过渡正常(病历) □ 下床活动量增加，正常进行颈部功能锻炼(回示)	□ 正常饮食，无需静脉输液治疗，疼痛或面肌痉挛缓解(病历) □ 可自由活动(回示)

续表

时间	术后恢复(第1～4天)	出院当天
变异	□无 □有,原因_____ 　处理措施_____	□无 □有,原因_____ 　处理措施_____
签名		

参考文献

[1] Sprenghers L, Lemmens R, van Loon J. Usefulness of intraoperative monitoring in microvascular decompression for hemifacial spasm: A systematic review and meta-analysis[J]. Br J Neurosurg, 2022, 36(3): 346-357.

[2] Shah N M, Andriani L A, Mofidi J L, et al. Therapeutic suggestion in postoperative pain control: A randomized controlled trial[J]. Female Pelvic Med Reconstr Surg, 2021, 27(7): 409-414.

[3] 中国医师协会脑胶质瘤专业委员会. 中国神经外科术后加速康复外科(ERAS)专家共识[J]. 中华神经外科杂志, 2020, 36(10): 973-983.

[4] 刘清军.《三叉神经痛诊疗中国专家共识》解读[J]. 中国现代神经疾病杂志, 2018, 18(9): 643-646.

[5] 荆晓雷, 王克芳, 庄红霞, 等. 择期开颅手术患者术后肺部并发症预防与管理最佳证据总结[J]. 军事护理, 2023, 40(6): 86-90.

第五节　垂体瘤围术期临床护理路径

一、适用对象

根据《中国垂体腺瘤外科治疗专家共识》,第一诊断为垂体瘤(ICD-10:C75.1;D09.302),符合经鼻蝶窦入路垂体腺瘤切除术(ICD-9-CM-3:07.61)手术指征的患者。

二、诊断依据

根据《中国垂体腺瘤外科治疗专家共识》,以下情况为经鼻蝶窦入路垂体腺瘤切除术纳入指征:① 存在症状的垂体腺瘤卒中;② 垂体腺瘤的占位效应引起压迫症状,可表现为视神经、视交叉、动眼神经等临近脑神经受压症状以及垂体受压引起的垂体功能低下,排除催乳素腺瘤后应首选手术治疗;③ 难以耐受药物不良反应或对药物治疗产生抵抗的催乳素腺瘤及其他高分泌功能的垂体腺瘤(主要为ACTH瘤、GH瘤);④ 垂体部分切除和(或)病变活体组织检查术。

三、进入路径标准

(1) 第一诊断为垂体瘤,首选治疗方案符合经鼻蝶窦入路垂体腺瘤切除术手术(ICD-9-CM-3:07.61)编码者。

(2) 当患者同时合并其他疾病时,但在住院期间不需特殊处理,也不影响第一诊断的临床路径流程,可以进入路径。

四、临床护理路径实施规范

(一) 入院当天

(1) 介绍病区环境、入院须知、陪客管理制度、主管医师、责任护士。

(2) 告知垂体瘤的疾病知识和注意事项,解除患者及家属顾虑,消除紧张情绪。

(3) 办理住院手续,完善各项专项评估,包括深静脉血栓风险因素评估 Caprini 评分、日常功能评估 Barthel 指数、跌倒风险评估 Morse 评分、压力性损伤风险评估 Braden 量表、营养风险筛查 NRS 2002 评分,识别高危患者,并采取相应干预措施。

(二) 术前 1 天

(1) 健康宣教:术前 2 周戒烟酒,避免受凉,预防感冒;术前指导患者练习张口呼吸。

(2) 病情观察:关注头痛、神经功能障碍及垂体瘤相关症状有无进行性加重。必要时遵医嘱监测患者血糖。

(3) 肠道准备:术前一晚晚餐宜清淡饮食,一般术前 6 h 禁食,术前 2 h 禁饮。术前 2～6 h 内可口服清流质饮料,无糖尿病病史者术前 2 h 可饮用 400 mL 含 12.5% 碳水化合物的饮料。

(4) 呼吸道准备:术前一日指导患者清洁口鼻腔,修剪鼻毛,抗生素滴鼻,预防术中感染。

(5) 个人及用物准备:洗澡、更换病员服,去除义齿、金属饰品。

(6) 心理护理:针对病情、实施手术的必要性和预后,对患者进行相应的解释,及时解答患者的疑惑。

(三) 手术当天

1. 术日晨

(1) 术前交接:术晨再次核查患者术前各项准备是否到位,与手术室交接,仔细核对患者信息、术中用药、影像资料、病历等。

(2) 术后交接:患者术后返回病房,责任护士与麻醉医师严格交接,了解患者的麻醉方式、术中病情、生命体征、出血量、意识恢复状态及皮肤完整性。

2. 术后当天

(1) 术后疼痛管理:多模式镇痛,多以乙酰氨基酚、非选择性非甾体类抗炎药为基础用药,联合阿片类药物(地佐辛注射液)。

(2) 体位管理：麻醉未清醒患者给予平卧位，头偏向一侧；经鼻蝶手术患者术后平卧 2~3 d，术中有脑脊液漏者，应平卧 7 d。

(3) 饮食管理：术后 6 h 无特殊情况可考虑进食清流质。

(4) 口腔护理：术后可以使用柠檬水口腔喷雾，缓解患者口渴及口咽部不适感。

(5) 管道管理：麻醉清醒后 6 h 即可拔除导尿管，留置导尿管时间不应超过 24 h。

(6) 病情观察：密切观察患者的生命体征、意识、瞳孔、肌力、血氧饱和度的变化，注意观察患者视觉有无改善，视觉减退明显者应考虑鞍内出血的可能，严重时血肿向鞍上压迫可影响患者意识。一旦发生，及时通知医生，急诊行头颅 CT 检查，对证实鞍内血肿的患者应做好急诊清除血肿的手术准备。观察有无脑脊液鼻漏，指导患者张口呼吸。

(7) 用药护理：遵医嘱按时按量合理使用抗生素、补充激素、水分及电解质，注意观察用药后反应及药物配伍禁忌。

(8) 并发症护理

① 尿崩症：严密观察患者尿量和尿色的变化，询问口渴程度、饮水量。准确记录每小时尿量及 24 h 出入量，若每小时尿量＞250 mL 连续 2 h 应及时报告医师，遵医嘱给予口服或注射去氨加压素控制尿量，永久性尿崩症患者可给予鞣酸加压素深部肌内注射。

② 脑脊液鼻漏：密切观察脑脊液鼻漏量、性状、颜色；出现脑脊液鼻漏时，可嘱患者平卧或患侧卧位；保持鼻腔局部清洁；严禁堵塞、禁冲洗、滴药，禁从鼻腔吸痰或插胃管；避免用力咳嗽、擤鼻涕，以免细菌逆行入颅内而造成感染；监测体温 6 次/日，口腔护理 2~3 次/日，防止感染。不能愈合者，可行腰大池置管持续体外引流。

③ 水、电解质平衡紊乱：术后应监测 24 h 出入量、血电解质及血、尿渗透压；血钠 150~160 mmol/L，限制钠的摄入，进食低盐饮食；血钠＞160 mmol/L，除严格限钠外，每天饮用 150~200 mL 蒸馏水 4~6 次。

(9) 床上活动：如下肢屈曲、踝泵运动、抬臀、翻身等。

(四) 术后恢复(第 1~2 天)

(1) 早期康复：术后第 1 天可搀扶患者床边活动，每次约 10 min，上下午各做 1 次。术后第 2 天可协助患者在病房内活动。

(2) 预防 VTE：指导患者尽早下床活动或床上行踝泵运动，使用气压治疗(每天 2~3 次，每次 45 min，压力一般为 200~300 mmHg)或者弹力袜，高危患者建议采取药物预防。

(3) 饮食指导：可由流质饮食转为半流质饮食，忌食辛辣、刺激食物。

(4) 健康宣教：顺时针按摩腹部，保持大便通畅，术后 1 月内避免用力屏气、咳嗽、打喷嚏、用力排便等动作；视力障碍者，注意防止跌伤、烫伤。

(5) 心理指导：鼓励患者积极主动进行康复训练，以提高生活质量，树立生活信心。

(五) 术后恢复(第 3~9 天)

(1) 康复训练：术后第 3 天协助患者在病房走廊内活动，循序渐进，活动量以不感觉疲劳为宜，避免受凉感冒。

(2) 病情观察：观察鼻腔有无渗血、渗液，观察生命体征、头痛、视力情况。

(3) 饮食指导：进食高蛋白富含纤维素食物。

(4) 伤口护理：经鼻蝶手术，无脑脊液鼻漏患者术后 48~72 h 取出鼻腔填塞纱条，脑脊液鼻漏者 7～10 d 拔除填塞纱条,给予滴鼻液滴鼻。

(5) 口腔护理:饭后漱口,保持口腔清洁,预防感染。

(6) 排泄护理:指导腹部按摩,保持大便通畅。

(六) 出院当天

1. 出院标准

(1) 无发热,无脑脊液鼻漏,已拔除鼻腔纱条。

(2) 尿量正常,逐渐停用尿崩症治疗药物。

(3) 无需住院处理的并发症和(或)合并症。

2. 出院指导

(1) 心理指导:鼓励患者积极主动进行康复训练,早日回归社会。

(2) 饮食指导:高蛋白饮食以增强机体抵抗力,促进康复。

(3) 生活规律:劳逸结合,加强体育锻炼,增强体质。

(4) 用药护理:遵医嘱坚持激素替代治疗,不可因症状好转而自行停药。

(5) 安全指导:尽量避免重体力活、避免高强度运动,预防跌伤、烫伤。

(6) 其他:预防感冒,保持大便通畅,术后 1 月内避免用力屏气、咳嗽、打喷嚏、用力排便等动作;出现原有症状加重或头痛、呕吐、抽搐、肢体麻木、尿崩症等异常,应及时就诊。

3. 出院随访

(1) 出院后 24～48 h 内应常规对患者进行电话随访。

(2) 术后 1 月患者门诊随访,回访内容包括伤口的生长状况、查询病理学检查结果、制订后续治疗计划以及需重点关注出院后并发症发生及再次住院事件。

五、变异及原因分析

1. 患者因素

(1) 患者个体差异或行为依从性差导致其健康状况未达到预期治疗和护理效果。

(2) 患者术后出现尿崩、垂体功能低下、电解质紊乱等并发症需要进一步治疗。

(3) 患者合并其他疾病,需其他专科进一步诊治,延长住院治疗时间和增加住院费用。

2. 家属因素

(1) 要求增加或拒绝某些治疗、检验或检查。

(2) 家属依从性差,无法配合医护指导和治疗。

(3) 家属未能为患者提供预期照护。

3. 医护人员因素

(1) 医嘱延迟/执行医嘱延迟。

(2) 发现因误诊而进入临床路径。

(3) 医护人员之间沟通、协作不良。

4. 出院计划因素

(1) 家属要求提前出院。

(2) 家属要求延迟出院。

5. 医院系统因素

（1）医院系统运作问题未能为患者提供预期效率。

（2）医院系统各部门之间沟通、协调障碍。

（3）设备运行障碍、设备缺乏及流程不完善等问题。

六、临床护理路径表单

鼻蝶窦入路垂体腺瘤切除术围术期临床护理路径表单见表12.5。

表12.5 鼻蝶窦入路垂体腺瘤切除术围术期临床护理路径表单

适用对象：第一诊断为垂体瘤（ICD-10：C75.1；D09.302），首选治疗方案符合经鼻蝶窦入路垂体腺瘤切除术者（ICD-9-CM-3：07.61）

患者姓名：_____ 性别：____ 年龄：____ 住院号：_____

住院日期：_____年___月___日 手术日期：_____年___月___日 出院日期：_____年___月___日

时间	入院当天	术前1天
护理评估	□ 完善各项评估： 深静脉血栓风险因素评估 Caprini 评分：__分 日常功能评估 Barthel 指数：__分 跌倒风险评估 Morse 评分：__分 压力性损伤风险评估 Braden 量表：__分 营养风险筛查 NRS 2002：__分	□ 血常规、免疫组合、生化、凝血功能 □ 血压、血糖、肝肾功能、心肺功能情况 □ CT/MRI 检查结果 □ 心电图检查结果
护理处置	□ 办理住院手续 □ 神经外科护理常规：普食、安全指导、疼痛评估 □ 介绍病区环境、入院须知和陪客制度 □ 介绍主管医师、责任护士 □ 告知疾病的相关知识及注意事项 □ 辅助检查指导	□ 健康宣教：练习张口呼吸，术前2周戒烟酒 □ 病情观察：关注头痛、神经功能障碍及垂体瘤相关症状有无进行性加重 □ 肠道准备：术前禁食6h，禁饮2h □ 呼吸道准备：清洁口鼻腔，修剪鼻毛，抗生素滴鼻 □ 个人及用物准备：洗澡、更换病员服、去除义齿、金属饰品，准备术后用品 □ 心理指导
预期结局	□ 患者能够了解疾病知识及注意事项，熟悉病区环境（回示） □ 完成入院相关专科检查和护理常规（病历）	□ 患者能够掌握术前准备，包括肠道准备、呼吸道准备、皮肤准备等（回示） □ 完善术前检查和评估（病历）
变异	□ 无 □ 有，原因_____ 　处理措施_____	□ 无 □ 有，原因_____ 　处理措施_____
护士签名		

续表

时间	手术当天	
术日晨准备	☐ 排空膀胱,核查患者手术信息、术中用抗生素、影像资料、病历等 ☐ 测量生命体征,观察神志、瞳孔	
转出交接	☐ 核对患者、药物过敏情况,交接病历 ☐ 测量生命体征 ☐ 物品准备:铺好麻醉床,备好监护仪、吸氧装置及术后用品	
转入交接	☐ 交接术中麻醉方式、术中病情、生命体征、出血量、意识恢复状态及皮肤完整性 ☐ 协助患者过床	
护理评估	☐ 术后监测神志、瞳孔及生命体征和血氧饱和度情况	
护理处置	☐ 术后疼痛管理 ☐ 病情观察:神志、瞳孔、尿量、是否有脑脊液鼻漏 ☐ 饮食管理:术后6 h无特殊情况可考虑进食清流质 ☐ 用药护理:遵医嘱予抗感染、补充激素、水分及电解质药物治疗 ☐ 体位管理:麻醉未清醒患者给予平卧位,头偏向一侧;经鼻蝶手术患者术后平卧2～3 d,术中有脑脊液漏者,应平卧7 d ☐ 术后6 h拔除导尿管 ☐ 健康教育:患者和(或)家属知晓上述术后相关注意事项	
预期结局	☐ 患者生命体征平稳,流质饮食,无尿崩、脑脊液鼻漏、发热等并发症(病历)	
变异	☐ 无 ☐ 有,原因_____ 　　处理措施_____	
护士签名		

时间	术后恢复(第1～2天)	术后恢复(第3～9天)
护理评估	☐ 生命体征、尿量、鼻腔、大便 ☐ 神志、瞳孔、视力 ☐ 头颅CT结果	☐ 有无脑脊液鼻漏、下床活动情况 ☐ 视力、饮食及营养情况 ☐ 血常规、生化结果
护理处置	☐ 早期康复:术后第1天可搀扶患者床边活动,每次约10 min,上、下午各1次 ☐ 预防VTE:气压治疗或者弹力袜,高危患者建议采取药物预防 ☐ 健康宣教:术后注意事项及并发症的健康宣教 ☐ 饮食指导:半流质饮食 ☐ 心理疏导	☐ 康复训练:增加下床活动量,循序渐进,避免受凉感冒 ☐ 病情观察:观察鼻腔有无渗血渗液,观察生命体征、头痛、视力情况 ☐ 饮食指导:普食,加强营养 ☐ 伤口护理:及时取出填塞纱条 ☐ 口腔护理:2～3次/日 ☐ 排泄护理:保持大便通畅

续表

时间	术后恢复(第1~2天)	术后恢复(第3~9天)
预期结局	□ 患者生命体征正常,饮食逐步过渡至正常(病历) □ 可下床活动(回示)	□ 正常饮食,伤口无感染,营养良好(病历) □ 下床活动量增加(回示)
变异	□ 无 □ 有,原因_____ 　处理措施_____	□ 无 □ 有,原因_____ 　处理措施_____
签名		

时间	出院当天
护理评估	□ 尿量、鼻腔和营养情况 □ 下床活动情况 □ 伤口愈合情况 □ 血常规结果
护理处置	□ 发放出院通知单,患者办理结算,核对并取下患者手腕带,帮助整理用物,协助送离病区 □ 出院后24~48 h内进行电话随访 □ 定期门诊复查,建立再住院"绿色通道" □ 健康宣教:生活规律;戒烟戒酒;防止感冒;激素替代治疗者做好用药护理;出现异常,及时就诊
预期结局	□ 普食,无需静脉输液治疗,各器官功能状态良好(病历) □ 可自由活动(回示)
变异	□ 无 □ 有,原因_____ 　处理措施_____
护士签名	

参考文献

[1] 丁淑贞,于桂花. 神经外科临床护理[M]. 北京:中国协和医科大学出版社,2016.
[2] 周良辅,郎黎薇. 神经外科亚专科护理[M]. 上海:复旦大学出版社,2016.
[3] 中国医师协会脑胶质瘤专业委员会. 中国神经外科术后加速康复外科(ERAS)专家共识[J]. 中华神经外科杂志,2020,36(10):973-983.
[4] 中华医学会外科学分会,中华医学会麻醉学分会. 中国加速康复外科临床实践指南(2021版)[J]. 中国实用外科杂志,2021,41(09):961-992.

[5] Joshi G P, Abdelmalak B B, Weigel W A, et al. 2023 American society of anesthesiologists practice guidelines for preoperative fasting: carbohydrate-containing clear liquids with or without protein, chewing gum, and pediatric fasting duration-a modular update of the 2017 American society of anesthesiologists practice guidelines for preoperative fasting[J]. Anesthesiology, 2023, 138(2): 132-151.

第六节　大脑中动脉动脉瘤围术期临床护理路径

一、适用对象

根据《临床诊疗指南：神经外科学分册》《临床技术操作规范：神经外科分册》《王忠诚神经外科学》《神经外科学》诊断，第一诊断为大脑中动脉动脉瘤（ICD-10：I67.108；Q28.3），病情为未破裂动脉瘤或者破裂动脉瘤 Hunt-Hess 分级 1～3 级，符合额颞开颅翼点入路动脉瘤夹闭术（ICD-9-CM-3：39.51）手术指征的患者。

二、诊断依据

根据《临床诊疗指南：神经外科学分册》《临床技术操作规范：神经外科分册》《王忠诚神经外科学》《神经外科学》诊断标准，以下情况为额颞开颅翼点入路动脉瘤夹闭术纳入指征：

（1）临床表现：① 破裂动脉瘤：动脉瘤破裂出血症状，以蛛网膜下腔出血（subarachnoid hemorrhage, SAH）最为常见，典型症状和体征有剧烈头痛、呕吐甚至昏迷等；脑血管痉挛症状：症状通常逐渐发生，表现为精神异常或意识障碍，伴局灶神经功能缺损；癫痫发作；脑积水；② 未破裂动脉瘤：表现为头痛、头晕、癫痫、短暂性脑缺血发作等，或经查体偶然发现。

（2）辅助检查：头颅 CT、数字减影脑血管造影（digital subtraction angiography, DSA）、CT 脑血管造影（CTA），头颅 MRI、腰椎穿刺。

三、进入路径标准

（1）第一诊断为大脑中动脉动脉瘤，首选治疗方案符合额颞开颅翼点入路动脉瘤夹闭术手术（ICD-9-CM-3：39.51）编码者。

（2）当患者同时合并其他疾病时，但在住院期间不需特殊处理，也不影响第一诊断的临床路径流程，可以进入路径。

四、临床护理路径实施规范

（一）入院当天

（1）介绍病区环境、入院须知、陪客管理制度、主管医师、责任护士。

(2) 办理住院手续,完善各项专项评估和处理,包括深静脉血栓风险因素评估 Caprini 评分、日常功能评估 Barthel 指数、跌倒风险评估 Morse 评分、压力性损伤风险评估 Braden 量表、营养风险筛查 NRS 2002 评分,识别高危患者,并采取相应干预措施。

(3) 测量生命体征,观察患者一般状况及神经系统状况。

(4) 告知患者需做的检查及注意事项。

(二) 入院第 2 天

(1) 测量生命体征,观察神经系统状态。

(2) 全面评估患者的心理、家庭关系、社会关系等,给予个性化心理护理干预,缓解焦虑、恐惧悲观等不良心理,初步与患者及家属建立信任和谐的护患关系。

(3) 遵医嘱完成手术前化验标本留取,协助完成术前检查。

(三) 术前 1 天

(1) 术前宣教:介绍手术目的、麻醉方法、手术过程、注意事项。

(2) 个人及用物准备:洗澡、更换病员服,去除义齿、金属饰品,准备术后用品。

(3) 心理护理:给予心理支持,使患者和家属能正确认识疾病并配合治疗与护理。

(4) 术前评估:生命体征及血糖、肝肾功能、心肺功能等。

(四) 手术当天

1. 术日晨

(1) 备皮。

(2) 测量生命体征并记录患者神志、瞳孔变化。

2. 术后当天

(1) 病情观察:观察患者生命体征及神经系统情况。

(2) 管道管理:妥善固定各管道,保持管道通畅,观察引流液颜色、性状、量及切口敷料情况。

(3) 用药护理:遵医嘱使用抗菌药物、抗血管痉挛药物,酌情使用激素、脱水药物及抗癫痫药物,观察用药后反应。

(4) 饮食管理:术前 6~8 h 内禁饮禁食,术后 6~8 h 后试饮水。

(5) 心理指导:给予心理支持,避免情绪激动。

(6) 并发症预防与护理:脑血管痉挛、脑出血、脑梗死等。

(五) 术后恢复(第 1 天)

(1) 观察患者神志、瞳孔、生命体征及手术切口敷料情况。

(2) 遵医嘱完成化验检查。

(3) 饮食指导:可进食高蛋白质、高营养、清淡易消化食物,并逐渐从流质饮食向半流质饮食过渡。

(4) 用药护理:遵医嘱予抗血管痉挛、抗感染、脱水剂、抗癫痫等相关药物应用,严密观察用药后反应。

(5) 给予心理护理。

(6) 协助患者功能锻炼。

(六) 术后恢复(第 2～7 天)

(1) 观察患者生命体征及神经系统恢复情况。
(2) 观察患者神志、瞳孔、生命体征及手术切口敷料情况。术后第 7 天拆除手术切口缝线,或根据病情酌情延长拆线时间。
(3) 每 2～3 天手术切口换药 1 次。
(4) 遵医嘱完成复查项目:头颅 CT 扫描、CTA,必要时行 DSA 复查。
(5) 根据患者病情,必要时复查心肺功能,行认知功能评定。
(6) 如行 DSA 复查,应观察记录患者神志、瞳孔、股动脉穿刺点渗血及同侧足背动脉搏动情况。
(7) 加强饮食护理,保证大便通畅。
(8) 训练膀胱功能,拔除导尿管。
(9) 功能锻炼:鼓励患者病情稳定后早期下床活动,循序渐进,预防肌萎缩及 VTE 发生,适当锻炼,以不疲劳为宜。

(七) 出院当天

1. 出院标准
(1) 患者病情稳定,生命体征平稳。
(2) 各项化验无明显异常,手术切口愈合良好。
(3) 复查 DSA 或者 CTA 显示动脉瘤夹闭满意。
(4) 仍处于昏迷状态的患者,若生命体征平稳,经评估需要康复介入的患者,可以转康复医院继续治疗。

2. 出院指导
(1) 对于神志清醒患者,嘱其避免劳累,注意休息;保持平和心态,避免情绪波动;饮食宜清淡、低脂、高纤维,戒烟酒,严格遵医嘱服药。
(2) 对于有肢体功能障碍的患者,指导其到康复机构进行专业的康复训练。
(3) 高血压患者坚持规律服药,定时监测血压,保持血压稳定。

3. 出院随访
(1) 出院后 1 周内进行第 1 次电话随访。
(2) 于术后 1 个月、术后 3 个月、术后 6 个月、术后 1 年均线下随访一次。

五、变异及原因分析

1. 患者因素
(1) 患者病情差异影响执行效果。
(2) 患者对治疗方案的依从性差,影响预期效果。
(2) 患者术后出现颅内血肿、脑水肿、脑梗死等并发症需要进一步治疗。
(4) 患者合并其他疾病,需其他专科进一步诊治,延长住院治疗时间和增加住院费用。
(5) 患者的生活习惯或生活行为影响康复进程。

2. 家属因素

(1) 要求增加或拒绝某些治疗、检验或检查。

(2) 家属依从性差,无法配合医护指导和治疗。

(3) 家属未能为患者提供预期照护水平。

3. 医护人员因素

(1) 治疗方案的合理性欠缺影响预期效果。

(2) 发现因误诊或漏诊影响临床路径正确实施。

(3) 医护人员专业技能和经验水平影响路径实施效果。

4. 出院计划因素

(1) 家属要求提前出院。

(2) 家属要求延迟出院。

5. 医院系统因素

(1) 医疗政策影响。

(2) 医疗过程中信息沟通不畅。

(3) 设备运行障碍、设备短缺或技术落后等问题。

六、临床护理路径表单

大脑中动脉动脉瘤围术期临床护理路径表单见表 12.6。

表 12.6　大脑中动脉动脉瘤围术期临床护理路径表单

适用对象:第一诊断为大脑中动脉动脉瘤(ICD-10:I67.108;Q28.3),首选治疗方案符合额颞开颅翼点入路动脉瘤夹闭术者(ICD-9-CM-3:39.51)

患者姓名:_____　性别:____　年龄:____　住院号:_____

住院日期:_____年___月___日　手术日期:_____年___月___日　出院日期:_____年___月___日

时间	入院当天	术前 1 天
护理评估	□ 完善各项评估: 深静脉血栓风险因素评估 Caprini 评分:__分 日常功能评估 Barthel 指数:__分 跌倒风险评估 Morse 评分:__分 压力性损伤风险评估 Braden 量表:__分 营养风险筛查 NRS 2002:__分	□ 血常规、免疫组合、生化、凝血功能 □ 血压、血糖、肝肾功能、心肺功能情况 □ DSA 检查结果 □ 心电图检查结果
护理处置	□ 办理住院手续 □ 神经外科护理常规 　一级护理、测量生命体征、观察神经系统情况、普食、疼痛评估 □ 介绍病区环境、入院须知和陪客制度 □ 介绍主管医师、责任护士 □ 完成入院护理评估 □ 辅助检查指导	□ 介绍围手术期快速康复流程 □ DVT 预防 □ 肠道准备:术前禁食 6 h,禁饮 2 h □ 体位与活动指导 □ 个人及用物准备 □ 基础护理 □ 心理疏导

续表

时间	入院当天	术前1天
预期结局	□ 患者能够掌握辅助检查注意事项,熟悉病区环境(回示) □ 完成入院相关专科检查和护理常规(病历)	□ 患者能够掌握术前准备,包括肠道准备、用物准备、皮肤准备等(回示) □ 完善术前检查和评估(病历)
变异	□ 无 □ 有,原因_____ 　　处理措施_____	□ 无 □ 有,原因_____ 　　处理措施_____
护士签名		

时间	手 术 当 天
术日晨准备	□ 备头皮,排空膀胱,核查手术信息 □ 测量生命体征,观察神经系统情况
转出交接	□ 核对患者、药物过敏情况,交接病历 □ 物品准备:铺好麻醉床,备好监护仪、吸氧装置、吸痰装置及术后用品
转入交接	□ 交接术中麻醉方式、术中病情、出血情况 □ 判断患者神志,协助过床
护理评估	□ 遵医嘱监测患者生命体征,观察神经系统状况
护理处置	□ 一级护理 □ 观察记录患者神志、瞳孔、生命体征及切口敷料情况 □ 妥善固定各管道,保持各管道通畅,观察引流液颜色、性状、量及切口敷料 □ 遵医嘱用药并观察用药后反应 □ 并发症的预防与护理 □ 饮食护理 □ 心理护理及基础护理 □ 完成护理记录 □ 健康教育:患者和(或)家属知晓术后相关注意事项
预期结局	□ 患者生命体征平稳,切口无渗血渗液,能进流质饮食(病历)
变异	□ 无 □ 有,原因_____ 　　处理措施_____
护士签名	

续表

时间	术后恢复(第1天)	术后恢复(第2～4天)
护理评估	□ 神经系统情况 □ 生命体征和营养情况 □ 心理情况 □ 床上活动情况	□ 饮食和营养状态 □ 床上活动情况 □ 神经系统情况 □ 生命体征和营养情况
护理处置	□ 一级护理 □ 观察记录患者神志、瞳孔、生命体征及切口敷料情况 □ 遵医嘱给药并观察用药后反应 □ 遵医嘱完成化验检查 □ 并发症的预防与护理 □ 流质饮食 □ 给予基础护理及心理支持 □ 协助患者功能锻炼 □ 加强饮食护理,保证大便通畅 □ 完成护理记录	□ 一级护理 □ 观察记录患者神志、瞳孔、生命体征及切口敷料情况 □ 遵医嘱用药并观察用药后反应 □ 遵医嘱完成化验检查 □ 并发症的预防与护理 □ 术后宣教及用药护理 □ 给予基础护理及心理支持 □ 加强饮食护理,保证大便通畅 □ 指导患者功能锻炼 □ 完成护理记录
预期结局	□ 患者生命体征正常,切口无感染迹象,能进流质饮食(病历) □ 能进行床上运动(回示)	□ 饮食逐渐过渡至半流质(病历) □ 活动量逐渐增加(回示)
变异	□ 无 □ 有,原因_____ 　　处理措施_____	□ 无 □ 有,原因_____ 　　处理措施_____
护士签名		
时间	术后恢复(第5～7天)	出院当天
护理评估	□ 神经系统情况 □ 生命体征和营养情况 □ 血常规、生化指标情况 □ 手术切口情况	□ 神经系统情况 □ 生命体征和营养情况 □ 手术切口情况
护理处置	□ 一级护理 □ 观察记录患者神志、瞳孔、生命体征及切口愈合情况 □ 遵医嘱给药并观察用药后反应 □ 遵医嘱完成化验检查 □ 并发症的预防与护理 □ 给予基础护理及心理支持 □ 指导患者功能锻炼 □ 加强饮食护理,保证大便通畅 □ 完成护理记录	□ 完成出院指导 □ 帮助患者办理出院手续 □ 加强术后出院随访管理 □ 完成护理记录

续表

时间	术后恢复(第5~7天)	出院当天
预期结局	□ 饮食过渡至普食,伤口愈合良好,无感染迹象(病历)	□ 无需静脉输液治疗,各器官功能状态良好(病历) □ 患者能够掌握出院相关注意事项(回示)
变异	□ 无 □ 有,原因_____ 　处理措施_____	□ 无 □ 有,原因_____ 　处理措施_____
护士签名		

参考文献

[1] 中华医学会编著. 临床技术操作规范:神经外科分册[M]. 北京:人民卫生出版社,2023:111-119.

[2] 王忠诚. 神经外科学[M]. 2版. 湖北:湖北科学技术出版社,2015:725-737.

[3] 赵继宗. 神经外科学[M]. 北京:人民卫生出版社,2019:465-470.

[4] 中华医学会神经外科学分会,中华医学会麻醉学分会,中国医疗保健国际交流促进会加速康复外科分会. 未破裂颅内动脉瘤患者加速康复外科临床实践指南[J]. 中华医学杂志,2022,102(41):3257-3266.

第七节　择期胶质瘤患者围术期临床护理路径

一、适用对象

根据《临床诊疗指南:神经外科学分册》《王忠诚神经外科学》《中国中枢神经系统胶质瘤诊断和治疗指南》,第一诊断为大脑半球胶质瘤(ICD-10:C71;D43.0-D43.2),符合幕上开颅大脑半球胶质瘤切除术(ICD-9-CM-3:01.52-01.59)手术指征的患者。

二、诊断依据

根据《临床诊疗指南:神经外科学分册》《王忠诚神经外科学》《中国中枢神经系统胶质瘤诊断和治疗指南》诊断标准,以下情况为幕上开颅大脑半球胶质瘤切除术纳入指征:① 临床表现:主要有颅内压增高的症状,如头痛、呕吐、视力减退、复视、精神症状等。局灶症状早期表现为刺激的症状,如局限性癫痫,后期可表现为神经功能缺失的症状,比如偏瘫、失语、视觉障碍等。② 辅助检查:头颅磁共振(平扫/增强)、核磁共振弥散加权成像、MRI、CT、脑电图检查、PET/CT、脑血管造影。

三、进入路径标准

(1) 第一诊断为大脑半球胶质瘤，首选治疗方案符合幕上开颅大脑半球胶质瘤切除术手术(ICD-9-CM-3：01.52-01.59)编码者。

(2) 当患者同时合并其他疾病时，但在住院期间不需特殊处理，也不影响第一诊断的临床路径流程，可以进入路径。

四、临床护理路径实施规范

(一) 入院当天

(1) 介绍病区环境、入院须知、陪客管理制度、主管医师、责任护士。

(2) 一般评估：评估患者既往有无高血压、糖尿病、心肺功能异常、呼吸道感染等症状，排除手术禁忌证。

(3) 完善各项专项评估和处理，包括深静脉血栓风险因素评估 Caprini 评分、日常功能评估 Barthel 指数、跌倒风险评估 Morse 评分、压力性损伤风险评估 Braden 量表、营养风险筛查 NRS 2002 评分，识别高危患者，并采取相应干预措施。

(4) 对患者进行专科评估以及专科知识宣教。

① 观察患者神志、瞳孔、生命体征，告知胶质瘤相关知识。

② 神经功能评估：术前应用客观神经心理学量表评估患者的神经功能状态，为术者制定手术及术后治疗方案提供帮助。

③ 术前癫痫评估：强烈推荐对患者的癫痫病史、癫痫发作症状、癫痫发作程度及药物控制四方面客观评估。具体细则参考《成人弥漫性胶质瘤相关癫痫临床诊疗指南》。

(二) 入院 1~3 天

(1) 必需检查项目：血常规、生化、血型抗筛加 Rh 分型、免疫组合；心电图；头颅 CT 和头颅 MRI。

(2) 根据肿瘤部位和临床表现行针对性检查：如视力视野检查、脑电图、脑皮层/脑干诱发电位等检查。

(3) 心肺功能检查、神经电生理检查和认知功能评定。

(4) 为进一步完善术前评估，可行 MRI、PET/CT、脑磁图（magnetoencephalography，MEG）等检查。

(三) 术前 1 天

(1) 健康宣教：针对患者的个体化情况，术前向患者及家属介绍胶质瘤围手术期流程、介绍手术成功案例，让患者及家属减轻焦虑，缓解紧张情绪，取得配合。如果有病情保密要求的，应为患者保密。

(2) 呼吸道准备：指导戒烟、戒酒，教会患者深呼吸运动及吹气球训练，锻炼肺功能。

(3) VTE预防：对于具备活动能力的患者，术前在护理人员指导下行四头肌、踝泵运动，以促进下肢血液回流。

(4) 肠道准备：训练患者床上大小便，使用便盆。

(5) 个人及用物准备：沐浴，更换病员服，去除假牙、金属饰品，准备术后用品。

(6) 术前评估：血压、血型、血糖、电解质、肝肾功能、心肺功能、备血情况。

（四）手术当天

1. 术日晨

(1) 术前常规禁食6 h，禁水2 h，术晨留置导尿管，肌肉注射镇静剂。

(2) 备皮，更换干净病员服。

(3) 测量生命体征，观察神志、瞳孔。

(4) 核对术中用药、过敏史、影像学资料。

(5) 医生做手术标识，与手术室做好交接。

2. 术后当天

(1) 手术交接

① 患者返回病房后责任护士与麻醉科医生严格交班，了解麻醉方式、手术方式及术中情况及皮肤情况。

② 评估神志、瞳孔、肌力、呼吸道通畅、血压等变化。

③ 评估头部敷料有无渗出；引流管类型、位置、是否通畅；观察引流液的量、颜色、性状等。

④ 观察有无疼痛、恶心、呕吐、发热、腹胀等术后反应，并遵医嘱给予处理。

(2) 术后护理要点

① 体位：给予头部抬高15°～30°，以利于颅内静脉回流，减轻脑水肿。

② 保持呼吸道通畅：密切监测患者呼吸频率、节律及血氧饱和度情况，给予低流量吸氧，及时清除呼吸道分泌物。

③ 病情观察：监测神志、瞳孔、肌力、生命体征及GCS评分变化，密切观察患者颅内压、伤口和肢体感觉等。

④ 注意保暖，促进血液循环，减少出血量。

(3) 术后饮食管理：待患者清醒且不伴有恶心、呕吐，可协助试饮温水。1～3 h内每小时饮温水10～15 mL，若患者无呛咳可正常饮水，4 h内给予流质饮食70 mL，若患者无不适，于30 min后增加膳食剂量至2倍（术后以流食和半流食为主，多食用清淡易消化食物）。48 h后饮食可基本恢复正常。

(4) 用药护理：遵医嘱予脱水降颅压（甘露醇）、抗感染（头孢类抗菌药）、补液（维生素C、维生素B_6）等支持治疗，预防癫痫（丙戊酸钠）。

(5) VTE预防：对于具备活动能力患者，术后提倡早期活动，指导患者进行踝关节、膝关节伸屈运动。物理预防可考虑使用间歇性充气压缩泵或者弹力袜，对于VTE中、高风险患者，建议穿抗血栓弹力袜；不推荐常规使用肝素。

(6) 管道管理：妥善固定各引流管（硬膜外引流管、脑室引流管、腰大池引流管等），推荐术后24 h尽早拔除导尿管。

(7) 做好有效约束：患者躁动不安时，应使用约束带约束（签署约束带使用告知书）、使用床栏、加强看护等,以防止坠床、静脉输液通道和引流管脱出等不良事件的发生。

(五) 术后恢复(第 1~3 天)

(1) 饮食指导:指导患者通气后逐步过渡至正常饮食。

(2) 活动指导:建立活动目标,逐日增加活动量。

(3) 预防 VTE:指导患者有效活动,术后 6 h 内床上活动,使用间歇性充气压缩泵或者弹力袜,不推荐常规使用肝素。

(4) 用药护理:遵医嘱予脱水降颅压(甘露醇)、补液(维生素 C+KCl)、预防癫痫(丙戊酸钠)治疗。

(5) 加强风险监测:如颅内出血、肢体和语言功能障碍、癫痫、发热等。

(六) 出院当天

1. 出院标准

(1) 生命体征平稳,复查头颅 CT 较前无明显改变。

(2) 一般伤口术后 7~10 d 拆线,根据患者恢复情况可酌情推迟拆线时间。拆线后观察 1~2 d,无异常可出院。

(3) 经口进食或鼻饲饮食,无须静脉输液治疗。

(4) 伤口愈合良好,无感染迹象(血象正常)。

(5) 无需要住院处理的并发症和(或)其他疾病。

2. 出院指导

(1) 心理指导:积极鼓励患者,让患者保持积极、乐观的心态。

(2) 饮食与休息:进食高热量、高蛋白、富含纤维素、维生素的饮食以增强机体抵抗力,促进康复。限制烟酒、浓茶、咖啡、辛辣等刺激性食物。适当休息 1~3 个月后可恢复一般体力劳动,加强体育锻炼,增强体质。

(3) 有癫痫病史者遵医嘱服用抗癫痫药物。不宜单独外出,不可登高、游泳、驾驶车辆及高空作业。视力及肢体活动障碍者,应注意防止跌伤、烫伤。

(4) 神经功能缺损者积极进行康复辅助治疗,如高压氧、针灸、理疗等。

(5) 遵医嘱按期复查与化疗,发现异常及时就诊。术后 1 个月、3 个月、6 个月分别进行门诊复查。

3. 出院随访

(1) 加强线上线下随访管理。

(2) 术后两周神经外科门诊常规复查。

五、变异及原因分析

1. 患者因素

(1) 术中或术后继发手术部位或其他部位颅内血肿、脑水肿、脑梗死等并发症,严重者需要二次手术,导致住院时间延长、费用增加。

(2) 术后继发脑脊液漏、切口感染或延期愈合、颅内感染和神经血管损伤,导致住院时间延长、费用增加。

(3) 术后伴发其他内、外科疾病需进一步诊治，导致住院时间延长。

(4) 肿瘤位于重要功能区、累及重要血管或位于邻近部位，或肿瘤临近脑室，导致患者感觉、语言、运动等功能障碍，进而延长术后住院时间、增加费用。

(5) 若术中脑室开放或肿瘤残腔大，根据术中情况需留置引流管，导致住院时间延长。

(6) 术后需行早期辅助治疗，导致住院时间延长、费用增加。

2. 家属因素

(1) 要求增加或拒绝某些治疗或检查。

(2) 家属依从性差，无法配合医护指导和治疗。

3. 医护人员因素

(1) 医嘱延迟/执行医嘱延迟。

(2) 发现因误诊而进入临床路径。

(3) 医护人员之间沟通、协作不良。

4. 系统因素

支持部门所致工作延迟，如输血科血液供给不及时。

5. 出院计划因素

(1) 家属无法按预定时间接患者出院。

(2) 家属要求提前出院。

六、临床护理路径表单

择期胶质瘤患者围术期临床护理路径表单见表 12.7。

表 12.7 择期胶质瘤患者围术期临床护理路径表单

适用对象：第一诊断为大脑半球胶质瘤（ICD-10：C71；D43.0-D43.2），首选治疗方案符合幕上开颅大脑半球胶质瘤切除术者（ICD-9-CM-3：01.52-01.59）

患者姓名：_____ 性别：____ 年龄：____ 住院号：_____

住院日期：_____年___月___日 手术日期：_____年___月___日 出院日期：_____年___月___日

时间	入院当天	术前 1 天
护理评估	□ 完善各项风险评估： 深静脉血栓风险因素评估 Caprini 评分：___分 日常功能评估 Barthel 指数：___分 跌倒风险评估 Morse 评分：___分 压力性损伤风险评估 Braden 量表：___分 营养风险筛查 NRS 2002：___分	□ 评估血常规、免疫组合、生化、凝血功能 □ 评估血压、血型、血糖、肝肾功能、心肺功能情况 □ 评估头颅 CT、头颅磁共振检查结果 □ 心电图检查结果

续表

时间	入院当天	术前1天
护理处置	□ 办理住院手续 □ 胶质瘤护理常规:抬高床头、吸氧、普食、疼痛评定 □ 介绍病区环境、入院须知和陪客管理制度 □ 介绍主管医师、责任护士 □ 告知疾病相关知识、注意事项、识别颅内压增高"三主征" □ 辅助检查指导	□ 介绍围手术期加速康复流程 □ VTE预防 □ 肠道准备:术前禁食6h,禁水2h □ 体位与活动指导 □ 个人及用物准备 □ 心理疏导
预期结局	□ 患者能够掌握术前相关注意事项,熟悉病区环境(回示) □ 完成入院相关专科检查和护理常规(病历)	□ 患者能够掌握术前准备,包括肠道准备、呼吸道准备、用物准备、皮肤准备等(回示) □ 完善术前检查和评估(病历)
变异	□ 无 □ 有,原因_____ 处理措施_____	□ 无 □ 有,原因_____ 处理措施_____
护士签名		

时间	手 术 当 天
术日晨准备	□ 备皮,排空膀胱,核查患者身份信息 □ 测量生命体征,观察神志、瞳孔、手术标记
与手术室术前交接	□ 核对患者、药物过敏情况、交接病历、术中用药,影像学资料 □ 测量血压 □ 物品准备:铺好麻醉床,备好监护仪、吸氧装置、吸痰装置及术后所需用品
术后病房交接	□ 交接术中麻醉方式、手术、出血及患者情况 □ 判断患者神志、瞳孔,协助过床
护理评估	□ 术后据医嘱监测生命体征、血氧饱和度,观察神志、瞳孔、肌力及引流管情况
护理措施	□ 抬高床头,吸氧,测量生命体征,判断肌力,固定各管道,交代术后注意事项 □ 交代患者及家属早期预防VTE要点 □ 饮食宣教 □ 术后疼痛管理 □ 围术期液体治疗 □ 用药护理:遵医嘱予脱水降颅压、抗感染、补液等对症支持治疗,癫痫、恶心、呕吐预防与处理 □ 鼓励早下床活动 □ 病情允许情况下术后24h尽早拔除导尿管 □ 健康教育:患者和(或)家属知晓上述术后相关注意事项

续表

时间	手术当天
预期结局	□ 患者意识清楚,生命体征平稳,切口无渗血、渗液(病历)
变异	□ 无 □ 有,原因_____ 　　处理措施_____
护士签名	

时间	术后第1~3天	出院当天
护理评估	□ 神志、瞳孔、生命体征情况 □ 肌力、伤口愈合情况 □ 引流管情况	□ 生命体征平稳、病情稳定 □ 饮食和营养状态 □ 下床活动情况 □ 伤口愈合情况 □ 血常规、电解质结果
护理处置	□ 活动指导:建立活动目标,逐日增加活动量 □ 饮食指导:指导通气后逐步过渡至正常饮食 □ 用药护理:脱水降颅压,补液支持 □ 患者护理宣教指导:出血、饮食、活动等	□ 发放出院通知单,患者办理结算,核对并取下患者手腕带,帮助整理用物,协助送离病区 □ 加强术后出院随访管理 □ 健康宣教:患者及(或)家属掌握居家护理的内容和方法、用药指导、症状观察指导、复查指导
预期结局	□ 患者生命体征正常,拔除引流管,切口无感染,能进流质或半流饮食(病历) □ 床上活动(回示)	□ 饮食过渡到普食,伤口愈合良好,各器官功能状态良好(病历) □ 活动自如(回示)
变异	□ 无 □ 有,原因_____ 　　处理措施_____	□ 无 □ 有,原因_____ 　　处理措施_____
护士签名		

参考文献

[1] 国家卫生健康委员会医政医管局,中国抗癌协会脑胶质瘤专业委员会,中国医师协会脑胶质瘤专业委员会. 脑胶质瘤诊疗指南(2022版)[J]. 中华神经外科杂志,2022,38(8):757-777.

[2] 王磊,樊星,梁树立.《成人弥漫性胶质瘤相关癫痫临床诊疗指南》解读[J]. 中华神经外科杂志,2019,35(10):976-980.

[3] 赵彬芳,刘竞辉,徐晶,等. 脑胶质瘤病人围手术期新型饮食管理方案的应用效果[J]. 中国临床神经外科志,2022,27(2):114-115.

[4] Hillegass E, Lukaszewicz K, Puthoff M. Role of physical therapists in the management of individuals at risk for or diagnosed with venous thromboembolism: evidence-based clinical practice guideline 2022 [J]. Physical Therapy, 2022, 102(8): pzac057.

[5] Wang L, Cai H, Wang Y, et al. Enhanced recovery after elective craniotomy: A randomized controlled trial[J]. J Clin Anesth, 2022, 76:110575.

第八节 迷走神经刺激治疗药物难治性癫痫围术期临床护理路径

一、适用对象

根据《2021年迷走神经刺激治疗药物难治性癫痫的中国专家共识》,第一诊断为药物难治性癫痫(ICD-10:G40.805),符合迷走神经刺激术(ICD-9-CM-3:86.9600x002)手术指征的患者。

二、诊断依据

根据《2021年迷走神经刺激治疗药物难治性癫痫的中国专家共识》,以下情况为迷走神经刺激术纳入指征(需满足以下两项):

(1) 符合国际抗癫痫联盟2010年发布的药物难治性癫痫的诊断标准。

(2) 未发现可治疗的癫痫病因,或针对病因治疗失败,其中可治疗的病因包括:① 经过合理术前评估适合进行外科手术治疗的结构性病因;② 药物或特殊饮食治疗可控制癫痫发作的代谢性病因,如维生素B_6治疗吡哆醇依赖性癫痫,生酮饮食治疗Ⅰ型葡萄糖转运体缺陷所致癫痫;③ 通过免疫性治疗可控制癫痫发作的免疫性病因。

三、进入路径标准

(1) 第一诊断为药物难治性癫痫,首选治疗方案符合迷走神经刺激术手术(ICD-9-CM-3:86.9600x002)编码者。

(2) 当患者同时合并其他疾病时,但在住院期间不需特殊处理,也不影响第一诊断的临床路径流程,可以进入路径。

四、临床护理路径实施规范

(一) 入院当天

(1) 介绍病区环境、入院须知、陪客制度、主管医师、责任护士。

(2) 办理住院手续,完善各项专项评估和处理,包括深静脉血栓风险因素评估 Caprini 评分、日常功能评估 Barthel 指数、跌倒风险评估 Morse 评分、压力性损伤风险评估 Braden 量表,识别高危患者,并采取相应干预措施。

(3) 告知患者需做的检查及注意事项。

(4) 评估患者的心理状态。

(5) 给予疾病知识宣教。向家属宣教手术前后均应按时服用抗癫痫药,避免漏服、减量、停药等(长程视频脑电图监测期间遵医嘱停药)。

(二) 入院第 2~5 天

(1) 协助患者完善必要的术前检查,包括血常规、心电图、颈部 B 超、头胸部 X 线片、头颅 MRI 等,进行长程视频脑电图评估。

(2) 评估患者营养、心理状况,做好心理护理。

(3) 癫痫发作时护理:立即去枕平卧,解开衣领裤带,头偏向一侧,及时清理呼吸道分泌物,保持呼吸通畅。避免暴力按压以防止出现骨折。及时遵医嘱给予抗癫痫药物准备与治疗,尽快终止癫痫发作,防止癫痫持续状态发生。医护人员需陪伴至患者癫痫发作完全控制后才可离开。同时应予以禁食、心电监护、持续吸氧等措施。对于患者的生命体征、意识、瞳孔变化、发作类型、持续时间及处理措施做好客观、详细的记录。

(三) 术前 1 日

(1) 肠道准备:术前禁食 6 h,禁饮 2 h,麻醉前 2 h 可口服清流质(无糖尿病病史者,术日晨可指导其饮用 10%葡萄糖液 200 mL)。

(2) 个人及用物准备:洗澡,更换病员服,去除义齿、金属饰品,准备术后用品。

(3) 术前评估:生命体征、血糖、肝肾功能、心肺功能、备血情况、女性患者有无月经来潮。

(4) 心理护理:加强与患者沟通,耐心地解答其疑问,缓解患者紧张、焦虑等情绪。

(四) 手术当天

1. 术日晨

(1) 备皮:备皮范围为左侧颈部及腋下。

(2) 患者准备:术晨 5:30 口服 10%葡萄糖液 200 mL,并遵医嘱服用抗癫痫药。测量生命体征,备好术中用药及填写相关护理表格。

(3) 物品准备:铺麻醉床,备监护仪、吸氧吸痰装置及术后用品。

(4) 做好患者核对,观察皮肤,交接病历、药品及影像学资料。

(5) 对于手术等待时间较长的患者,及时给予静脉补液。

2. 术后当天

(1) 病情观察：严密观察神志、瞳孔、生命体征变化；观察颈部及胸部伤口有无渗血、渗液，有无红、肿、热、痛，术区敷料有无松开等情况；观察患者发音有无嘶哑、咽痛、饮水呛咳等；是否有癫痫发作现象。

(2) 术后疼痛管理：采用视觉模拟疼痛评分量表评估患者疼痛的部位及程度，疼痛评分<5分的患者给予非药物干预措施；≥5分的患者，遵医嘱给予止痛药物，及时进行疼痛再评估，对患者的疼痛治疗及护理措施做相应调整。

(3) 饮食管理：术后4h神志完全清醒后，试饮水，无呛咳可开始少量多次进食流质。

(4) 用药护理：遵医嘱予抗癫痫（苯巴比妥钠）、补液（5% GNS、平衡液）、止血、保护胃黏膜等药物治疗。

(5) 体位管理：抬高床头30°~45°，或右侧卧位，以减小切口张力。

(6) 管道管理：麻醉清醒后6h即可拔除导尿管，留置时间不应超过24h。

(7) 术后活动管理：①患者麻醉清醒后，可进行早期床上活动，如下肢屈曲、踝泵运动、抬臀、翻身等功能锻炼；②左上肢活动幅度不宜过大，防止牵拉切口，左上肢勿负重。

(五) 术后恢复（第1~3天）

(1) 病情观察：观察患者生命体征；观察颈部及胸部伤口有无渗血、渗液；用药后有无不良反应；有无癫痫发作；关注患者主诉；加强病房巡视；发现异常，及时处理。

(2) 活动指导：进行床上端坐、床旁坐起、床旁站立活动，逐渐过渡到下床活动。

(3) 饮食指导：饮食由流食-半流食-软食-普食逐渐过渡。

(4) 用药护理：迷走神经刺激（VNS）治疗后并不能完全根治癫痫疾病。术后患者仍需继续按时按量口服抗癫痫药物，不能私自停药或漏服。责任护士每日督导患者按时按量服用抗癫痫药物。

(5) 心理护理：术后短期内刺激器尚未开机或仅给予很小的参数刺激，患者仍会有癫痫发作，提前告知患者术后会出现声音嘶哑、咽痛等症状，为正常术后现象。

(6) 并发症护理：① 迷走神经刺激反应：患者可出现声音嘶哑、咽痛、咳嗽等症状，护理中要注意观察患者症状发生时间，并及时处理。术后患者饮水时，应先少量，观察有无呛咳、吞咽困难等症状。② 皮下血肿：迷走神经刺激器组件置入患者左侧颈部及腋前线胸壁皮下，此处皮下组织薄，不易吸收渗血、渗液，短期内易出现红肿等刺激症状，应加强观察，及时发现并处理。③ 伤口感染：患者伤口一旦出现红、肿、热、痛等感染征象，应及时通知医生，请医生予换药等处理。责任护士应向患者及家属宣教，避免大幅度的上肢活动，避免挠抓伤口，保持伤口周围清洁、干燥，避免不良刺激。④ 免疫排斥反应：加强术后伤口观察与护理，确定为免疫排斥反应，将植入的全部迷走神经器组件及时取出。⑤ 与设备相关的不良反应：包括电极导线断裂、脉冲发生器故障以及脉冲发生器与电极的连接不当等，应根据不同原因采用相应的处理措施。

(六) 出院当天

1. 出院标准

(1) 切口用可吸收缝线皮下缝合，无需拆线。

(2) 患者病情稳定，体温正常，伤口愈合良好，无感染迹象。

(3) 无需要住院处理的并发症和(或)合并症。

2. 出院指导

(1) 用药指导：术后短期内，针对 VNS 术后尚未开机或只是给予很低参数刺激的患者，仍旧需要服用原剂量的抗癫痫药物。等到开机以后，寻找到最佳刺激参数，可使患者的症状有所缓解。再根据患者的实际情况进行药物的调整。口服抗癫痫药物期间注意定期复查肝肾功能，注意皮疹等药物不良反应。

(2) 定期复查和随访：为有效保障 VNS 的远期疗效，必须要进行长期调试与随访。严格遵循医嘱继续服用抗癫痫药物并进行相应的调整，勿私自调整用药，同时配合规律的术后随访与程控。

(3) VNS 的日常维护：① 进行其他医疗检查的注意事项：大部分常规诊断程序，如 X 射线成像等放射检查、超声成像不会影响 VNS 设备的正常运行。植入式心脏起搏器、植入式心脏除颤器、体外除颤仪、放疗或微波治疗等有可能对 VNS 设备的运行产生影响。如需进行磁共振检查，建议根据具体设备的说明书要求进行操作。② 家庭或生活环境的影响：避免剧烈挤压或撞击脉冲发生器植入部位。控制磁铁的存放部位应合理，以避免意外开启。一般家用电器通常不会妨碍 VNS 脉冲发生器的正常运行。具有铁磁体的设备、患者工作环境的大功率电气设备以及公共场所的安检设备等对 VNS 有一定影响。③ 胸部切口位置要尽可能减少撞击，避免电池损坏的情况；日常生活中要禁止剧烈活动，降低局部皮肤与电池之间产生的摩擦力。④ 出门活动的时候应当携带植入识别卡，雷雨季节尽可能减少外出，安检时亦可出示该证明。⑤ 电池一般可使用 5～10 年，需根据刺激器型号及用电量情况按时充电或换电池，以保证其正常工作。

(4) 日常生活指导：① 规律作息，保证充足睡眠，勿熬夜、勿玩刺激性电子游戏；② 勿从事高空作业及游泳、潜水，或有危险的机械操作工作等；③ 避免生冷刺激性食物，戒烟、酒、浓茶、咖啡；④ 避免强音、强光刺激以及受凉、感冒、淋雨、过度换气、过量饮水、过度劳累、饥饿或过饱等，以免诱发癫痫；⑤ 外出时随身携带写有姓名及联系人的卡片，以便发作时他人能提供帮助。

(5) 癫痫发作时处理：首先家属应保持冷静，立即把患者放平在地上或床上，把头偏向一侧，解开衣领、裤腰带，以保持呼吸道通畅；在抽搐过程中，不要强压肢体，防止骨折和脱臼；同时用棉织品垫在头下及四周，防止抽搐时被周围物体撞伤；发作时不要给患者喂水、药、食物，以免引起肺炎或窒息；如出现呼吸抑制或癫痫持续状态时应拨打"120"送医院抢救。

(6) 安全防护指导：远离尖锐易碎物品、利器。防止跌倒坠床，必要时加床档。尽量让患者远离厨房灶台，避免烧伤、烫伤。

(7) 若出现癫痫发作突然增多、手术切口处皮下血肿或其他感染等不良反应应及时就诊。

3. 出院随访

(1) 加强线上线下随访管理。

(2) 术后 8～12 周内建议每 1～2 周进行神经外科门诊随访，此后建议每 3 个月左右进行随诊。建议患者或监护人规律记录癫痫发作日志并记录不良反应。

五、变异及原因分析

1. 患者因素

(1) 患者病情差异影响执行效果。

(2) 患者对治疗方案的依从性差,影响预期效果。

(3) 患者术后切口感染、脉冲发生器故障、免疫排斥反应等并发症需要进一步治疗。

(4) 患者合并其他疾病,需其他专科进一步诊治,延长住院治疗时间和增加住院费用。

(5) 患者的生活习惯或生活行为影响康复进程。

2. 家属因素

(1) 要求增加或拒绝某些治疗、检验或检查。

(2) 家属依从性差,无法配合医护指导和治疗。

(3) 家属未能为患者提供预期照护。

3. 医护人员因素

(1) 治疗方案的合理性欠缺影响预期效果。

(2) 发现因误诊或漏诊影响临床路径正确实施。

(3) 医护人员专业技能和经验水平影响路径实施效果。

4. 出院计划因素

(1) 家属要求提前出院。

(2) 家属要求延迟出院。

5. 医院系统因素

(1) 医疗政策影响。

(2) 医疗过程中信息沟通不畅。

(3) 设备运行障碍、设备短缺或技术落后等问题。

六、临床护理路径表单

迷走神经刺激治疗药物难治性癫痫围术期临床护理路径表单见表12.8。

表 12.8 迷走神经刺激治疗药物难治性癫痫围术期临床护理路径表单

适用对象:第一诊断为药物难治性癫痫(ICD-10:G40.805),首选治疗方案符合迷走神经刺激术者(ICD-9-CM-3:86.9600x002)

患者姓名:_____ 性别:____ 年龄:____ 住院号:_____
住院日期:_____年___月___日 手术日期:_____年___月___日 出院日期:_____年___月___日

时间	入院当天	术前1天
护理评估	□ 完善各项评估 深静脉血栓风险因素评估 Caprini 评分:___分 日常功能评估 Barthel 指数:___分 跌倒风险评估 Morse 评分:___分 压力性损伤风险评估 Braden 量表:___分	□ 血常规、免疫组合、生化、凝血功能 □ 血压、血糖、肝肾功能、心肺功能情况 □ 患者颈部B超检查结果 □ CT/MRI/EEG 检查结果 □ 心电图检查结果

续表

时间	入院当天	术前 1 天
护理处置	□ 办理住院手续 □ 神经外科护理常规 □ 介绍病区环境、入院须知和陪客管理制度 □ 介绍责任护士 □ 辅助检查指导 □ 告知疾病的相关知识及注意事项	□ 介绍围手术期加速康复流程 □ 病情观察：有无癫痫发作 □ 肠道准备：术前禁食 6 h，禁饮 2 h □ 体位与活动指导 □ 个人及用物准备 □ 心理疏导
预期结局	□ 患者能够掌握术前注意事项，熟悉病区环境（复述） □ 完成入院相关专科检查和护理常规（病历）	□ 患者能够掌握术前准备事项，包括肠道准备、用物准备等（复述） □ 完善术前检查和评估（病历）
变异	□ 无 □ 有，原因_____ 　处理措施_____	□ 无 □ 有，原因_____ 　处理措施_____
手术签名		

时间	手 术 当 天
术日晨准备	□ 左侧颈部及腋下备皮，排空膀胱，核查手术信息 □ 术晨 5:30 口服 10% 葡萄糖液 200 mL，并遵医嘱服用抗癫痫药 □ 测量生命体征，观察神志、瞳孔 □ 手术等待时间较长，及时给予静脉补液
转出交接	□ 核对患者、药物过敏情况，交接病历 □ 物品准备：铺好麻醉床，备好监护仪、吸氧、吸痰装置、术后用品、管道固定装置及标识
转入交接	□ 交接术中麻醉方式、手术、出血及生命体征、带入引流管道情况 □ 判断患者意识，协助过床
护理评估	□ 评估神志、瞳孔、生命体征和呼吸情况 □ 颈部及胸部伤口敷料情况 □ 皮肤情况 □ 左上肢肢体活动情况 □ 评估疼痛程度
护理处置	□ 术后疼痛管理 □ 围术期液体治疗 □ 饮食管理：术后 4 h，神志完全清醒后，试饮水无呛咳予流质饮食 □ 用药护理：遵医嘱予抗癫痫、补液、止血、保护胃黏膜等药物治疗 □ 体位管理：抬高床头 30°～45°，或右侧卧位、平卧位；早期床上活动 □ 管道管理：麻醉清醒后 6 h 拔除导尿管 □ 健康教育：患者和（或）家属知晓术后相关注意事项

续表

时间	手术当天	
预期结局	□ 患者神志清楚,生命体征平稳,流质饮食,疼痛评分2分以下,小便自解(病历) □ 患者及家属知晓术后相关注意事项(复述) □ 床上活动良好(回示)	
变异	□ 无 □ 有,原因_____ 　处理措施_____	
护士签名		

时间	术后恢复(1~3天)	出院当天
护理评估	□ 神志、瞳孔及生命体征情况 □ 观察颈部及胸部伤口有无渗血、渗液 □ 有无药物不良反应 □ 有无癫痫发作	□ 饮食和营养状态 □ 下床活动情况 □ 伤口愈合情况 □ 血常规、生化结果
护理处置	□ 病情观察:观察患者生命体征;观察颈部及胸部伤口有无渗血、渗液;用药后有无不良反应;有无癫痫发作;关注患者主诉;加强病房巡视;发现异常,及时处理 □ 活动指导:进行床上端坐、床旁坐起、床旁站立活动,逐渐过渡到下床活动,并逐步增加下床活动量 □ 饮食指导:饮食由流食-半流食-软食-普食逐渐过渡,术后流食以米汤为宜,避免进食牛奶等易胀气食物 □ 心理护理:术后患者仍会有癫痫发作、声音嘶哑、咽痛等症状,医生护士提前做好相关情况的告知,让患者有心理预期,会慢慢恢复正常 □ 用药护理:责任护士每日督导患者按时按量服用抗癫痫药物 □ 并发症护理	□ 发放出院通知单,患者办理结算,帮助整理用物,协助送离病区 □ 加强术后出院随访管理:术后8~12周内建议每1~2周进行随诊及程控,此后建议每3个月左右进行随诊并程控。对于远程程控的患者,建议每6个月进行面诊,并进行相应的辅助检查(包括脑电图、血药浓度、必要的血常规及生化检查等)。建议患者或监护人规律记录癫痫发作日志并记录不良反应 □ 健康宣教:患者伤口护理注意事项、用药护理、VNS的日常维护、日常生活注意事项、癫痫发作时处理、安全防护指导及并发症防范措施宣教;为有效保障VNS的远期疗效,必须要进行长期的调试与随访
预期结局	□ 患者生命体征正常,切口无感染,饮食逐步过渡正常饮食(病历) □ 下床活动量逐步增加(回示)	□ 普食,无需静脉输液治疗,各项指标正常(病历) □ 可自由活动(回示)
变异	□ 无 □ 有,原因_____ 　处理措施_____	□ 无 □ 有,原因_____ 　处理措施_____

续表

时间	手 术 当 天
护士签名	

参考文献

[1] 中国抗癫痫协会神经调控专业委员会,中国医师协会神经调控专业委员会,中华医学会神经外科分会神经生理学组.迷走神经刺激治疗药物难治性癫痫的中国专家共识[J].癫痫杂志,2021,7(3):191-196.

[2] 刘美满,沈寻,王文蕾,等.医护一体化预见性护理在癫痫患儿迷走神经刺激术围手术期中的应用[J].中华现代护理杂志,2023,29(34):4706-4710.

[3] 中国医师协会脑胶质瘤专业委员会.中国神经外科术后加速康复外科(ERAS)专家共识[J].中华神经外科杂志,2020,36(10):973-983.

[4] 儿童癫痫持续状态协作组.儿童癫痫持续状态诊断治疗的中国专家共识(2022)[J].癫痫杂志,2022,8(5):383-389.

第十三章 胸 外 科

第一节 自发性气胸围术期临床护理路径

一、适用对象

根据《自发性气胸诊治指南(2010)》,符合行肺大疱切除和(或)胸膜固定术(ICD-9-CM-3:32.2 和(或)ICD-9-CM-3:34.601;34.9201)手术指征的患者。

二、诊断依据

根据《胸外科疾病诊疗指南》第 3 版,以下情况为自发性气胸手术纳入指征:① 临床症状:突发患侧胸痛、喘憋、呼吸困难,偶尔有干咳。严重程度从轻微不适至严重呼吸困难,甚至休克。② 临床体征:患侧胸部饱满,呼吸运动减弱,叩诊呈鼓音,语颤和呼吸音均减低或消失,气管向健侧移位。③ 辅助检查:胸片或胸部 CT 提示气胸在 30% 以上者。

三、进入路径标准

(1) 第一诊断为首选治疗方案符合肺大疱切除和(或)胸膜固定术手术(ICD-9-CM-3:32.2 和(或)ICD-9-CM-3:34.601;34.9201)编码者。

(2) 当患者合并其他疾病,但住院期间不需要特殊处理,也不影响第一诊断的临床路径流程,可以进入路径。

四、临床护理路径实施规范

(一) 入院当天

(1) 入院宣教:介绍病区环境、入院须知、陪客制度、主管医师、责任护士。

(2) 评估患者健康状况,包括一般情况、既往史、家族史、症状体征及心理社会状况等。

(3) 完善各项专项评估和处理,包括深静脉血栓风险因素评估 Caprini 评分、日常功能评估 Barthel 指数、跌倒风险评估 Morse 评分、压力性损伤风险评估 Braden 量表、营养风险筛查 NRS 2002 评分,识别高危患者,并采取相应干预措施。

(4) 呼吸功能锻炼指导,包括腹式呼吸、缩唇呼吸、主动呼吸循环技术等。

(二) 术前 1 天

(1) 术前宣教:针对不同患者,采用卡片、手册、多媒体、展板等形式重点介绍麻醉、手术及围手术期处理等诊疗事项,以缓解患者焦虑、恐惧情绪,更好地配合手术实施。

(2) 术前禁食禁饮:术前禁饮 2 h,之前可口服清流质饮料;禁食 6 h,之前可进食淀粉类固体食物。

(3) 个人及用物准备:洗澡、更换病员服,去除假牙、金属饰品,准备术后用品。

(4) 呼吸功能锻炼:包括缩唇呼吸、腹式呼吸、拍背助咳等。

(5) 疼痛评估指导:指导患者学会数字定量评估量表(numerical rating scale,NRS)进行疼痛评估。

(6) 心理指导。告知患者气胸产生的原因及注意事项,与患者建立良好的护患关系,关爱患者,认真倾听患者诉求,适时对患者进行心理疏导。

(7) 完善术前检查:术前落实相关化验、检查结果情况,如有异常及时与医生沟通。

(8) 病情观察:每 1~2 h 巡视患者,注意患者病情变化。

(三) 手术当天

1. 术日晨

(1) 测量生命体征,体温升高或女性患者月经来潮时,应通知医生延迟手术。

(2) 进入手术室前,指导患者排尽尿液。

(3) 拭去化妆品,取下活动性义齿、眼镜、发夹、手表、首饰和其他物品。

(4) 备好手术需要的病历、影像学资料、特殊用药或物品等,随患者带入手术室。

(5) 与手术室接诊人员仔细核对患者信息、手术部位及名称等,做好交接。

(6) 根据手术类型及麻醉方式准备麻醉床,备好床旁用物,如心电监护仪、吸氧装置、吸痰装置等。

2. 术后当天

(1) 安置患者:麻醉和手术室护士做好床旁交接;搬运患者时动作轻稳,注意保护头部、手术部位、各引流管和输液管道;正确连接并固定各引流装置;检查输液是否通畅;遵医嘱给氧;注意保暖。

(2) 体位护理:术后麻醉清醒后抬高床头,一般采取半坐卧位。

(3) 病情观察:给予患者氧气吸入,心电、血压、血氧饱和度监测,密切观察患者生命体征变化,有无胸闷、呼吸困难、皮下气肿等,记录皮下气肿的范围、程度,如发现异常应立即报告医师。

(4) 疼痛管理:强调个体化镇痛,提倡多模式镇痛联合应用。术后 2 天内,可使用患者自控镇痛泵进行止痛,30 min 可加药 1 次。教会患者及家属使用方法及注意事项。

(5) 气道管理:予氧气 3~4 L/min 鼻导管吸入,指导患者有效咳嗽、咳痰。

(6) 胸腔引流管管理:重点关注引流管内水柱波动情况,保持引流通畅。观察引流颜色、性质和量,一般术后 24 h 内引流量不超过 500 mL,注意观察有无气泡逸出,切口敷料有无渗血、脱落等。

(7) 饮食管理:根据患者的耐受情况,尽早恢复经口进食,试饮水无呛咳后即可开始少量多次进食流质、半流质,再逐渐过渡到普食。

(8) 用药护理:遵医嘱予抗感染(头孢类抗菌药)、化痰、镇痛、营养支持,并严密观察药物不良反应。

(9) VTE 预防:再次进行风险评估,指导患者进行床上活动。

(四) 术后恢复(第 1~3 天)

(1) 病情观察:每 1~2 h 巡视患者。注意患者生命体征变化。观察患者有无呼吸困难、胸闷、气短,如有异常及时通知医师。妥善固定胸腔引流管并记录置管长度,注意观察引流液的颜色、性状、量、气泡逸出的程度及水柱波动等情况,观察切口敷料有无渗血、脱落。

(2) 活动指导:指导患者术后第 1 天按照"下床四部曲"床边活动,活动以不引起呼吸困难、胸闷及疲劳为宜。制定运动目标,逐步提高运动强度、时间。

(3) 早期拔除导尿管:一般 24 h 后应拔除导尿管。

(4) 呼吸功能锻炼及有效咳嗽、咳痰指导:包括缩唇呼吸、腹式呼吸、拍背助咳等。同时配合雾化吸入或应用化痰药物。

(5) 引流管管理:密切观察引流管内水柱波动情况,以及引流颜色、性质和量,保持引流通畅。每天评估漏气情况,不推荐常规挤压胸引管。当引流瓶存满、引流装置损坏或引流量达到 500 mL 时(在负压吸引时)需更换引流装置。术后无漏气、24 h 引流量<300 mL 即可拔管。

(6) 饮食指导:指导患者进食高蛋白、高维生素、高热量的食物,保持大便通畅。当经口摄入少于正常量的 60% 时,应添加口服营养补充,出院后可继续口服营养补充。

(7) VTE 预防:多饮水,多活动,必要时采用低分子肝素预防血栓的发生,并采取机械措施(如弹力袜)降低 VTE 形成风险。

(六) 出院当天

1. 出院标准

(1) 体温正常,无呼吸困难。

(2) 胸片提示肺复张良好,胸腔引流管已拔除。

(3) 恢复半流质饮食或口服营养补充。

(4) 无需静脉输液治疗。

(5) 口服镇痛药物患者静息状态时 NRS 评分≤3 分。

(6) 切口愈合良好,无感染迹象。

(7) 器官功能状态良好,可自由活动,患者同意出院。

2. 出院指导

(1) 饮食指导:进食高蛋白、高维生素食物,避免辛辣、生冷刺激饮食。保持大便通畅。

(2) 休息与活动指导:患侧肢体锻炼,呼吸功能锻炼。避免剧烈运动,3 个月内避免抬举重物、屏气。

(3) 特殊指导:避免从事胸内压突然急剧改变的活动,出现突发性胸痛,感到胸闷、气促、呼吸困难等,可能是气胸复发的征兆,应及时就诊。

3. 出院随访

(1) 线上随访：出院后一周电话随访并进行相关指导。

(2) 线下随访：术后 1 个月内胸外科门诊回访，评估患者治疗效果、恢复情况。

五、变异及原因分析

1. 患者因素

(1) 患者术后出现漏气、皮下气肿、肺栓等并发症需要进一步治疗。

(2) 术后因对治疗结果不满意，延长住院治疗时间。

2. 家属因素

(1) 要求增加或拒绝某些治疗或检查。

(2) 家属依从性差，无法配合医护指导和治疗。

3. 医护人员因素

(1) 医嘱延迟/执行医嘱延迟。

(2) 发现因误诊而进入临床路径。

4. 出院计划因素

家属要求提前出院。

六、临床护理路径表单

自发性气胸围术期临床护理路径表单见表 13.1。

表 13.1 自发性气胸围术期临床护理路径表单

适用对象：第一诊断为首选治疗方案符合肺大疱切除和/或胸膜固定术者（ICD-9-CM-3：32.2 和（或）（ICD-9-CM-3：34.601；34.9201）

患者姓名：_____ 性别：____ 年龄：____ 住院号：_____
住院日期：____年___月___日 手术日期：____年___月___日 出院日期：____年___月___日

时间	入院当天	术前 1 天
护理评估	☐ 一般情况 ☐ 健康史 ☐ 症状与体征 深静脉血栓风险因素评估 Caprini 评分：__分 日常功能评估 Barthel 指数：__分 跌倒风险评估 Morse 评分：__分 压力性损伤风险评估 Braden 量表：__分 ☐ 营养状态 ☐ 心理状态	☐ 血常规、免疫组合、生化、凝血功能 ☐ 血压、血糖、肝肾功能、心肺功能情况 ☐ 心电图检查结果 ☐ 心理状态

续表

时间	入院当天	术前1天
护理处置	□ 办理住院手续 □ 胸外科护理常规 □ 介绍病区环境、入院须知和陪客制度 □ 介绍主管医师、责任护士 □ 呼吸功能锻炼指导 □ 辅助检查指导	□ 介绍围手术期快速康复流程,麻醉、手术及围手术期处理等诊疗事项 □ 倡导准备:禁食6 h,禁饮2 h □ 体位与活动指导 □ 个人及用物准备 □ 呼吸功能锻炼指导 □ 有效咳嗽、咳痰指导 □ 疼痛评估指导 □ 心理疏导
预期结局	□ 患者能够熟悉住院相关注意事项,熟悉病区环境(回示) □ 患者掌握呼吸功能锻炼方法(回示) □ 完成入院相关专科检查和护理常规(病历)	□ 患者能够掌握术前准备,如肠道准备和用物准备(回示) □ 患者掌握呼吸功能锻炼、有效咳嗽咳痰以及疼痛评估的方法(回示) □ 完善术前检查和评估(病历)
变异	□ 无 □ 有,原因_____ 　处理措施_____	□ 无 □ 有,原因_____ 　处理措施_____
护士签名		

时间	手 术 日
术日晨准备	□ 排空膀胱,核查个人准备 □ 测量生命体征
转出交接	□ 核对患者、药物过敏情况、手术标记、交接病历 □ 物品准备:铺好麻醉床,备好监护仪、吸氧装置及术后用品
转入交接	□ 判断患者意识情况、过床 □ 交接术中麻醉方式、手术方式、出血及用药情况 □ 交接患者皮肤、管道、引流情况
护理评估	□ 密切监测生命体征、血氧饱和度、意识状态 □ 密切观察胸腔引流颜色、性质和量,有无漏气 □ 密切伤口情况,有无渗血、渗液 □ 疼痛情况 □ 深静脉血栓风险因素评估 Caprini 评分:__分 □ 日常功能评估 Barthel 指数:__分 □ 跌倒风险评估 Morse 评分:__分 □ 压力性损伤风险评估 Braden 量表:__分

续表

时间	手 术 日
护理处置	☐ 体位管理 ☐ 疼痛管理 ☐ 饮食管理 ☐ 气道管理 ☐ 胸腔引流管管理 ☐ 用药护理 ☐ 健康教育
预期结局	☐ 患者生命体征正常,切口无感染,皮肤无破损,经口流质或半流质饮食,疼痛有效控制(病历) ☐ 能进行呼吸功能锻炼、有效咳嗽咳痰(回示)
变异	☐ 无 ☐ 有,原因_____ 　　处理措施_____
护士签名	

时间	术后第1~3天	出院当天
护理评估	☐ 密切监测生命体征、血氧饱和度、意识状态 ☐ 密切观察胸腔引流液颜色、性质和量,有无漏气 ☐ 密切伤口情况,有无渗血、渗液 ☐ 疼痛情况	☐ 饮食和营养状态 ☐ 下床活动情况 ☐ 疼痛情况 ☐ 伤口愈合情况 ☐ 血常规、胸片结果
护理处置	☐ 活动指导 ☐ 早期拔除导尿管 ☐ 呼吸功能锻炼指导 ☐ 有效咳嗽、咳痰指导 ☐ 胸腔引流管管理 ☐ 饮食指导 ☐ VTE预防	☐ 发放出院通知单,患者办理结算,核对并取下腕带,帮助整理用物,协助送离病区 ☐ 出院后1周电话随访并进行相关指导 ☐ 加强术后出院随访管理,术后1个月内门诊复查 ☐ 健康宣教:患者及(或)家属掌握居家护理的内容和方法,如呼吸功能锻炼方式、饮食过渡方式、换药频次、并发症的观察及紧急处理
预期结局	☐ 患者生命体征正常,切口无感染,饮食逐步过渡正常,导尿管及胸腔引流管早期拔除(病历) ☐ 能进行呼吸功能锻炼、有效咳嗽咳痰(回示) ☐ 下床活动量逐步增加(回示)	☐ 恢复半流质饮食或普食,无须静脉输液治疗,伤口愈合良好,无感染迹象,疼痛可耐受,各器官功能状态良好(病历) ☐ 可自由活动(回示)

时间	术后第 1~3 天	出院当天
变异	□ 无 □ 有,原因_____ 　处理措施_____	□ 无 □ 有,原因_____ 　处理措施_____
护士签名		

参考文献

[1] 付向宁. 胸外科疾病诊疗指南[M]. 3版. 北京:科学出版社,2022.
[2] 李乐芝,路潜. 外科护理学[M]. 6版. 北京:人民卫生出版社,2017.
[3] Macones G A, Caughey A B, Wood S L, et al. Guidelines for postoperative care in cesarean delivery: Enhanced Recovery After Surgery (ERAS) Society recommendations (part 3)[J]. Am J Obstet Gynecol, 2019, 221(3):247.e1-247.e9.
[4] 支修益,刘伦旭. 中国胸外科围手术期气道管理指南(2020版)[J]. 中国胸心血管外科临床杂志,2021,28(03):251-262.
[5] 吕芳芳,殷静静,杨丽娟. 肺切除术后胸腔引流管管理的最佳证据总结[J]. 中华护理杂志,2020,55(05):773-779.

第二节　食管癌围术期临床护理路径

一、适用对象

根据《食管癌诊疗指南(2022年版)》,符合食管癌根治术(食管癌切除＋食管-胃吻合术)(入路包含开放和腔镜)(ICD-9-CM-3:42.41;42.42;42.5-42.6)手术指征的患者。

二、诊断依据

根据《食管癌诊疗指南(2022年版)》,以下情况为食管癌根治术纳入指征:① 临床症状:进行性吞咽困难,进食后梗噎感、异物感、烧灼感、停滞感或饱胀感等,伴或不伴有胸骨后疼痛、反酸、胃灼热、嗳气等;② 辅助检查:影像学检查、内镜检查及活检提示食管恶性肿瘤。

三、进入路径标准

(1) 第一诊断为首选治疗方案符合食管癌根治术(ICD-9-CM-3:42.41;42.42;42.5-42.6)

手术编码者。

(2) 当患者同时患有其他疾病时,但在住院期间不需特殊处理,也不影响第一诊断的临床路径流程,可以进入路径。

四、临床护理路径实施规范

(一) 入院当天

(1) 介绍病区环境、入院须知、陪客制度、主管医师、责任护士,讲解疾病相关知识、术前检查目的及注意事项。

(2) 评估患者基础病史,提出有针对性的护理计划。

(3) 办理住院手续,完善各项专项评估和处理,进行深静脉血栓风险因素评估 Caprini 评分、日常功能评估 Barthel 指数、跌倒风险评估 Morse 评分、压力性损伤风险评估 Braden 量表、营养风险筛查 NRS 2002 评分和 NRS 疼痛评估,识别高危患者,并采取相应干预措施。

(二) 术前 1 天

(1) 健康宣教:向患者及家属介绍术前准备、手术流程、围术期快速康复措施。

(2) VTE 预防:术前告知患者踝泵运动方法。推荐术前 2~12 h 采用低分子肝素治疗。

(3) 呼吸功能锻炼:指导患者进行缩唇呼吸、腹式呼吸、雾化吸入、有效咳嗽咳痰、散步慢跑、上下楼梯等,每种训练方法 5~10 min,3~5 次/天。

(4) 疼痛管理:教会患者 NRS 疼痛评估的方法并定期评估,疼痛评分>3 分时,给予心理疏导,必要时遵医嘱用药。

(5) 肠道准备:指导食管切除术前 2 h 应给予清亮液体,包括术前特定的高糖类饮料。对于有明显吞咽困难或其他阻塞症状的患者慎用。

(6) 个人及用物准备:洗澡、更换病员服,去除假牙、金属饰品,准备术后用品。

(7) 术前评估:血压、血糖、肺功能、心肺功能情况。

(8) 心理疏导:告知手术相关知识及注意事项,帮助患者了解自己的病症。与患者建立良好的护患关系,关爱患者,认真倾听患者诉求,适时对患者进行心理疏导。

(三) 手术当天

1. 术日晨

(1) 术日晨测量生命体征。

(2) 若患者接台或下午手术,遵医嘱予静脉输液。

2. 术后当天

(1) 病情观察:密切观察病情变化及伤口情况,妥善固定鼻肠管、胃管、胸腔引流管、导尿管等管道,观察引流情况、有无出血并保持通畅,术后 4 h 记录引流液颜色、性质和量。

(2) 疼痛管理:快速康复外科治疗(ERAS)术后提倡多模式镇痛方案,定期评估疼痛,教会患者及家属正确使用镇痛泵。

(3) 用药护理:遵医嘱予抗感染(头孢类抗菌药)、化痰平喘(溴己新)、营养补液(卡文)

支持、预防呕吐(5-羟色胺拮抗剂)。

(4) VTE预防:全麻术后6 h内床上活动,行足背伸、趾屈、踝关节360°环绕运动,每天10~15次,每次20~30组(3~5 min);6 h后翻身,每2 h一次。

(5) 风险评估:患者术后返回病房时再次进行专项风险评估。

(五) 术后恢复(第1~10天)

(1) 病情观察:常规心电、血压、血氧饱和度监护至第2日晨,病情变化除外;每12 h记录引流液的性状和引流量,结合患者临床表现,适时进行床旁超声、胸片和CT检查;针对患者术后可能出现的并发症,制定相应的诊疗护理策略。

(2) VTE预防:术后下肢抬高20°,避免下肢输液,环境保暖,并向家属宣教VTE预防的知识。术后4周采用低分子肝素治疗,并采取机械措施(如弹力袜)降低VTE形成的风险。

(3) 术后活动:术后活动从手术当日开始。首次下床由护士协助,遵循"下床四部曲"。

(4) 术后营养支持:术后24~48 h内即可给予肠内营养,循序渐进,逐渐增加速度和总量。警惕反流误吸,密切监测胃肠功能受损患者肠内营养耐受性。

(5) 呼吸功能锻炼:指导患者进行缩唇呼吸、腹式呼吸、有效咳嗽咳痰、上下楼梯、吹气球等,同时配合雾化吸入或应用化痰药物,协助叩背排痰,保持呼吸道通畅,促进肺扩张。

(6) 饮食指导:建议术后1~4天尽早恢复经口进食,进食前行吞咽功能障碍筛查。开始经口进食时,以清流质或流质饮食为主,逐渐过渡至普食。进食过程中应当注意风险识别及预防。

(7) 饮食指导:开展肠内营养集体授课,饮食指导分两个阶段:带鼻肠管出院至第一次门诊复查为第一阶段,复查后遵医嘱可经口进食至拔除鼻肠管为第二阶段,分别予以饮食指导。

(六) 出院当天

1. 出院标准

(1) 进半流食顺利。

(2) 切口愈合良好,或门诊可处理的愈合不良切口。

(3) 体温正常,胸片提示无明显感染征象。

(4) 无需要住院处理的其他并发症或合并症。

2. 出院指导

(1) 饮食指导:由流食逐渐过渡至软食。

(2) 活动指导:适当活动与锻炼,可选择散步、爬楼梯、打太极拳等。

(3) 换药指导:3~5 d伤口换药,10 d左右拆线。

(4) 复查:1个月后复查。

3. 出院随访

(1) 线上随访:出院后48~72 h电话随访并进行相关指导。

(2) 线下随访:术后1个月内胸外科门诊进行回访,评估患者治疗效果、恢复情况,或进行病理结果讨论,计划进一步的抗肿瘤治疗等。

五、变异及原因分析

1. 患者因素

（1）有影响手术的合并症，需要进行相关的诊断和治疗。

（2）术后出现肺部感染、呼吸功能衰竭、心脏功能衰竭、吻合口瘘等并发症，需要延长治疗时间。

2. 家属因素

（1）要求增加或拒绝某些治疗或检查，如增加治疗与本次入径病例无关疾病。

（2）家属依从性差，无法配合医护治疗及指导。

3. 医护人员因素

（1）医护人员临床路径管理意识不到位，不能完全按照路径程序执行。

（2）医嘱延迟/执行医嘱延迟。

（3）发现因误诊而进入临床路径。

（4）医护人员之间沟通、协作不良。

（5）患者自动出院或转院后未及时退出路径。

4. 出院计划因素

（1）患者或家属要求提前出院。

（2）患者或家属拒绝出院。

5. 医院系统因素

（1）入径患者病情复杂，存在多系统疾病，相关临床护理路径不完善。

（2）临床诊断与病理诊断不相符。

（3）设备故障。

（4）检查（验）时间延迟或报告延迟。

（5）手术排期问题。

六、临床护理路径表单

食管癌围术期临床护理路径表单见表 13.2。

表 13.2 食管癌围术期临床护理路径表单

适用对象：第一诊断为首选治疗方案符合食管癌根治术者（ICD-9-CM-3：42.41；42.42；42.5-42.6）

患者姓名：_____ 性别：____ 年龄：____ 住院号：_____

住院日期：_____年___月___日 手术日期：_____年___月___日 出院日期：_____年___月___日

时间	入院当天	术前 1 天
护理评估	□ 入院评估:深静脉血栓风险因素评估 Caprini 评分、日常功能评估 Barthel 指数、跌倒风险评估 Morse 评分、压力性损伤风险评估 Braden 量表、营养风险筛查 NRS 2002 评分 □ 术前心理状态 □ 既往病史	□ 血常规、免疫组合、生化、凝血功能 □ 血压、血糖、心肺功能情况 □ 心电图检查结果 □ 术前心理疏导及手术相关知识指导
护理处置	□ 介绍病房环境、责任护士、主管医生及相关制度 □ 指导并协助患者到相关科室进行检查,并告知相关注意事项 □ 通过口头或书面形式向患者及家属介绍围手术期治疗的相关知识及促进康复的各种建议 □ 完善各专项评估并采取相应措施	□ 介绍围手术期快速康复流程 □ VTE 预防 □ 肠道准备:术前禁食 6 h,禁饮 2 h □ 体位与活动指导 □ 个人及用物准备 □ 呼吸功能锻炼指导 □ 心理疏导
预期结局	□ 患者能够掌握住院注意事项,熟悉病区环境(回示) □ 完成入院相关专科检查和护理常规(病历)	□ 患者能够掌握术前准备,包括用物准备、呼吸功能锻炼、肢体活动等(回示) □ 完善术前检查和评估(病历)
变异	□ 无 □ 有,原因_____ 　　处理措施_____	□ 无 □ 有,原因_____ 　　处理措施_____
护士签名		

时间	手 术 日
术日晨准备	□ 排空膀胱,核查个人准备 □ 测量生命体征
转出交接	□ 核对患者、药物过敏情况、手术标记、交接病历 □ 测量体温 □ 物品准备:铺好麻醉床,备好监护仪、吸氧装置及术后用品
转入交接	□ 交接术中麻醉方式、手术方式、出血及用药情况 □ 交接患者皮肤、管道、引流情况 □ 判断患者清醒,过床
护理评估	□ 术后监测生命体征和血氧;引流液颜色、性质和量

续表

时间	手 术 日	
护理处置	□ 密切观察病情及切口情况,妥善固定管道,观察引流情况,有无出血并保持通畅,术后4 h记录引流液颜色、性质和量 □ 术后疼痛管理 □ 围术期液体治疗 □ 饮食管理:术后禁食,给予肠外营养 □ 用药护理:抗感染、化痰平喘、补液营养支持、恶心呕吐预防与治疗 □ 协助患者翻身,鼓励其进行踝泵运动 □ 保持呼吸道通畅,指导患者腹式呼吸、缩唇呼吸 □ 及时巡视病房	
预期结局	□ 患者生命体征正常,切口无感染,皮肤无破损(病历) □ 疼痛有效控制,有效踝泵运动及呼吸功能锻炼(回示)	
变异	□ 无 □ 有,原因_____ 处理措施_____	
护士签名		

时间	术后第1~10天	出院当天
护理评估	□ 生命体征、引流管情况 □ 疼痛情况 □ 呼吸功能 □ 营养状态 □ 活动情况	□ 饮食和营养状态 □ 下床活动情况 □ 伤口愈合情况 □ 血常规、胸片结果
护理处置	□ 密切观测病情,准确记录引流情况 □ 定期评估疼痛,并适当给予镇痛措施 □ 指导患者进行缩唇呼吸和腹式呼吸、有效咳嗽咳痰、上下楼梯、吹气球等,同时配合雾化吸入或应用化痰药物 □ 根据目标喂养量,给予肠内肠外营养支持 □ 饮食指导:指导从流食逐步过渡至软食 □ 活动指导:建立活动目标,逐日增加活动量 □ 用药护理:止咳化痰平喘、止痛、营养支持 □ 照顾者护理指导,如翻身拍背、鼻饲	□ 发放出院通知单、患者办理结算、核对并取下腕带,帮助整理用物,协助送离病区 □ 出院后48~72 h电话随访并进行相关指导 □ 加强术后出院随访管理,术后1个月内门诊复查 □ 健康宣教:患者及(或)家属掌握居家护理的内容和方法,如呼吸功能锻炼方式、饮食过渡方式、换药频次以及并发症的观察及紧急处理
预期结局	□ 患者生命体征正常,切口无感染,肛门通气,饮食逐步过渡正常(病历) □ 有效呼吸功能锻炼,下床活动量增加(回示)	□ 伤口愈合良好,无感染迹象,各器官功能状态良好,恢复半流质饮食或软食,无需静脉输液治疗(病历) □ 可自由活动(回示)

时间	术后第1~10天	出院当天
变异	□无 □有,原因_____ 　处理措施_____	□无 □有,原因_____ 　处理措施_____
护士签名		

参考文献

[1] 中华人民共和国国家卫生健康委员会医政医管局.食管癌诊疗指南(2022年版)[J].中华消化外科杂志,2022,21(10):1247-1268.

[2] Low D E, Allum W, De manzoni G, et al. Guidelines for perioperative care in esophagectomy: Enhanced recovery after surgery (ERAS©) Society recommendations[J]. World J Surg, 2019, 43(2): 299-330.

[3] 国家癌症中心,中国医师协会胸外科医师分会,中华医学会胸心血管外科学分会,等.中国可切除食管癌围手术期诊疗实践指南(2023版)[J].中华消化外科杂志,2023,22(11):1272-1290.

[4] Weimann A, Braga M, Carli F, et al. ESPEN practical guideline: Clinical nutrition in surgery[J]. Clin Nutr, 2021, 40(7): 4745-4761.

[5] 贺红,冯华丽,徐彩娟,等.食管癌术后患者早期经口进食管理的最佳证据总结[J].中华急危重症护理杂志,2023,4(03):269-276.

第三节　肺癌围术期临床护理路径

一、适用对象

根据《肺结节多学科微创诊疗中国专家共识》,符合胸腔镜下肺楔形切除术(ICD-9-CM-3:32.2001)或胸腔镜下肺叶切除术(ICD-9-CM-3:32.4100)或胸腔镜下肺段切除术(ICD-9-CM-3:32.3000)手术指征的患者。

二、诊断依据

根据《肺结节多学科微创诊疗中国专家共识》,以下情况为胸腔镜下肺楔形切除术或胸腔镜下肺叶切除术或胸腔镜下肺段切除术纳入指征:对直径≥15 mm的持续性纯磨玻璃结节,直径≥8 mm的实性结节或实性成分≥5 mm的持续性部分实性结节,高度疑似恶性者;影像学形态如毛刺、分叶、胸膜改变(胸膜牵拉、胸膜皱缩、胸膜附着、胸膜凹陷)、空泡征、血管征(扭曲/扩张/僵硬)及囊腔型等恶性征象者;动态随访后稳定或增长(结节最大径或实性成分最大径增长≥2 mm)者。

三、进入路径标准

(1) 第一诊断为首选治疗方案符合胸腔镜下肺楔形切除术(ICD-9-CM-3:32.2001)或胸腔镜下肺叶切除术(ICD-9-CM-3:32.4100)或胸腔镜下肺段切除术(ICD-9-CM-3:32.3000)手术编码者。

(2) 患者患有其他疾病时,但在住院期间不需特殊处理,也不影响第一诊断的临床路径流程,可以进入路径。

四、临床护理路径实施规范

(一) 入院当天

(1) 介绍病区环境、入院须知、陪客制度、主管医师、责任护士,讲解疾病相关知识、术前检查目的及注意事项。

(2) 评估患者健康史、症状与体征、辅助检查结果以及心理社会情况等。

(3) 完善各项专项评估和处理,进行评估:深静脉血栓风险因素评估 Caprini 评分、日常功能评估 Barthel 指数、跌倒风险评估 Morse 评分、压力性损伤风险评估 Braden 量表、营养风险筛查 NRS 2002 评分,识别高危患者,并采取相应干预措施。

(4) 呼吸功能锻炼指导:包括缩唇呼吸、腹式呼吸、吹气球、三位一体呼吸操以及呼吸肌训练等。若合并术后气道并发症的高危因素,术前肺功能锻炼至少进行 1 周。

(5) 指导患者戒烟戒酒:一般推荐术前戒烟戒酒 4 周。

(二) 术前 1 天

(1) 术前宣教:针对不同患者,重点介绍麻醉、手术及围手术期处理等诊疗事项。

(2) 术前禁食禁饮:术前禁饮 2 h,之前可口服清流质饮料,不包括含乙醇类饮品;禁食 6 h,之前可进食淀粉类固体食物。

(3) 个人及用物准备:洗澡、更换病员服,去除假牙、金属饰品,准备术后用品。备好手术需要影像学资料。

(4) 呼吸功能锻炼指导:包括缩唇呼吸、腹式呼吸、吹气球、三位一体呼吸操以及呼吸肌训练等。

(5) 有效咳嗽咳痰指导:包括拍背助咳、主动呼吸循环技术(active cycle of breathing technique,ACBT)、内振荡排痰等。

(6) 疼痛评估指导:指导患者学会使用 NRS 疼痛评分量表进行疼痛评估。

(7) 心理指导:告知手术相关知识及注意事项,帮助患者了解自己的病症。与患者建立良好的护患关系,关爱患者,认真倾听患者诉求,适时对患者进行心理疏导。

(8) 完善术前检查:肺功能检测、肺部 CT、血常规检查、生化检查等。

(三) 手术当天

1. 术日晨

(1) 体温升高或女性患者月经来潮时,应延迟手术。

(2) 进入手术室前,指导患者排尽尿液;遵医嘱予以术前用药;取下活动性义齿等其他配饰物品;备好手术需要的病历、影像学资料、特殊用药或物品等,随患者带入手术室。

(3) 与手术室接诊人员仔细核对患者、手术部位及名称等,做好交接。

(4) 根据手术类型及麻醉方式准备麻醉床,备好床旁用物。

2. 术后当天

(1) 安置患者:与护送人员做好床旁交接;搬运患者时动作轻稳,注意保护头部、手术部位、各引流管和输液管道;正确连接并固定各引流装置;检查输液是否通畅;遵医嘱给氧。

(2) 体位护理:采取半坐卧位,抬高床头 30°~45°;全肺切除者,可取 1/4 患侧卧位。

(3) 术后疼痛管理:在实施时应强调个体化镇痛,提倡多模式镇痛联合应用。术后 2 天内,可使用患者自控镇痛泵进行止痛,教会患者及家属使用方法及注意事项。

(4) 病情观察:一般心电、血压、血氧饱和度监护 24~48 h,病情需要时延长监护时间。注意观察有无呼吸窘迫,若有异常,立即通知医生。

(5) 饮食管理:根据患者的耐受情况,尽早恢复经口进食,试饮水无呛咳可开始少量多次进食流质、半流质。

(6) 气道管理:予氧气 3~4 L/min 鼻导管吸入,必要时使用经鼻加温加湿高流量吸氧。指导患者有效咳嗽咳痰,如拍背助咳、ACBT。

(7) 胸腔引流管管理:重点关注引流管内水柱波动情况,保持引流通畅。观察引流颜色、性质和量,一般术后 24 h 内引流量不超过 500 mL。

(8) 用药护理:遵医嘱用药,并严密观察药物不良反应。

(9) 再次进行专项评估,指导患者进行床上活动。

(四) 术后恢复(第 1~3 天)

(1) 活动指导:指导患者术后第 1 天即可早期下床活动,术后第 2 天开始进行抗阻运动,2~3 次/周,阻力开始以身体能承受的负荷进行,并逐步提高运动强度、时间。

(2) 早期拔除导尿管:一般 24 h 后应拔除导尿管。

(3) 呼吸功能锻炼:包括缩唇呼吸、腹式呼吸、吹气球、三位一体呼吸操以及呼吸肌训练等。

(4) 有效咳嗽咳痰指导:包括拍背助咳、ACBT、内振荡排痰等。同时配合雾化吸入或应用化痰药物。

(5) 引流管管理:密切观察引流管内水柱波动情况以及引流液颜色、性质和量,保持引流通畅。每天评估漏气情况,不推荐常规挤压胸腔引流管。在负压吸引过程中,当引流瓶存满、引流装置损坏或引流量达到 500 mL 时需更换引流装置。术后无漏气、24 h 引流量 <300 mL,即可拔管。

(6) 饮食指导:指导患者进食高蛋白、高维生素、高热量食物,当经口摄入少于正常量的 60% 时,应添加口服营养补充,出院后可继续口服营养补充。

(7) VTE 预防:采用低分子肝素预防血栓的发生,并采取机械措施(如弹力袜)降低

VTE形成风险。

（五）出院当天

1. 出院标准

（1）胸片提示肺复张良好，胸腔引流管已拔除。

（2）恢复半流质饮食或口服营养补充。

（3）无需静脉输液治疗。

（4）NRS疼痛评分在0～3分。

（5）切口愈合良好，无感染迹象。

（6）器官功能状态良好，可自由活动，患者同意出院。

2. 出院指导

（1）饮食指导：进食高蛋白、高维生素食物，避免辛辣、生冷刺激饮食。

（2）休息与活动指导：患侧肢体锻炼、呼吸功能锻炼。

（3）特殊指导：换药指导以及复查指导。

3. 出院随访

（1）线上随访：出院后一周电话随访并进行相关指导。

（2）线下随访：术后1个月内胸外科门诊复查。

五、变异及原因分析

1. 患者因素

（1）患者术后出现肺部感染、呼吸功能衰竭、心脏功能衰竭等并发症需要进一步治疗。

（2）术后因治疗结果不满意，延长住院治疗时间。

2. 家属因素

（1）要求增加或拒绝某些治疗或检查。

（2）家属依从性差，无法配合医护指导和治疗。

3. 医护人员因素

（1）医嘱延迟/执行医嘱延迟。

（2）发现因误诊而进入临床路径。

4. 出院计划因素

家属要求提前出院。

六、临床护理路径表单

肺癌围术期临床护理路径表单见表13.3。

表13.3 肺癌围术期临床护理路径表单

适用对象：第一诊断为首选治疗方案符合胸腔镜下肺楔形切除术（ICD-9-CM-3：32.2001）或胸腔镜下肺叶切除术（ICD-9-CM-3：32.4100）或胸腔镜下肺段切除术（ICD-9-CM-3：32.3000）者

患者姓名：_____ 性别：____ 年龄：____ 住院号：_____

住院日期：____年__月__日 手术日期：____年__月__日 出院日期：____年__月__日

时间	入院当天	术前1天
护理评估	□ 一般情况 □ 健康史 □ 症状与体征 □ 深静脉血栓风险因素评估 Caprini 评分：___分 □ 日常功能评估 Barthel 指数：___分 □ 跌倒风险评估 Morse 评分：___分 □ 压力性损伤风险评估 Braden 量表：___分 □ 营养状态 □ 心理状态	□ 血常规、免疫组合、生化、凝血功能 □ 血压、血糖、肝肾功能、心肺功能情况 □ 腹部超声检查结果 □ 心电图检查结果 □ 心理状态
护理处置	□ 办理住院手续 □ 胸外科护理常规 □ 介绍病区环境、入院须知和陪客制度 □ 介绍主管医师、责任护士 □ 呼吸功能锻炼指导 □ 戒烟、戒酒指导 □ 辅助检查指导	□ 介绍围手术期快速康复流程、麻醉、手术及围手术期处理等诊疗事项 □ 倡导准备：禁食 6 h，禁饮 2 h □ 体位与活动指导 □ 个人及用物准备 □ 呼吸功能锻炼指导 □ 有效咳嗽、咳痰指导 □ 疼痛评估指导 □ 心理疏导
预期结局	□ 患者能够熟悉住院相关注意事项，熟悉病区环境（回示） □ 患者掌握呼吸功能锻炼方法（回示） □ 患者能够戒烟、戒酒（回示） □ 完成入院相关专科检查和护理常规（病历）	□ 患者能够掌握术前准备，包括肠道准备、用物准备（回示） □ 患者掌握呼吸功能锻炼、有效咳嗽咳痰以及疼痛评估的方法（回示） □ 完善术前检查和评估（病历）
变异	□ 无 □ 有，原因_____ 　　处理措施_____	□ 无 □ 有，原因_____ 　　处理措施_____
护士签名		
时间	手　术　日	
术日晨准备	□ 排空膀胱，核查个人准备 □ 测量生命体征	
转出交接	□ 核对患者、药物过敏情况、手术标记、交接病历 □ 物品准备：铺好麻醉床，备好监护仪、吸氧装置及术后用品	

续表

时间	手术日	
转入交接	□ 判断患者意识情况,过床 □ 交接术中麻醉方式、手术方式、出血及用药情况 □ 交接患者皮肤、管道、引流情况	
护理评估	□ 密切监测生命体征、血氧饱和度、意识状态 □ 密切观察胸腔引流液颜色、性质和量,有无漏气 □ 密切伤口情况,有无渗血、渗液 □ 疼痛情况 □ 深静脉血栓风险因素评估 Caprini 评分:__分 □ 日常功能评估 Barthel 指数:__分 □ 跌倒风险评估 Morse 评分:__分 □ 压力性损伤风险评估 Braden 量表:__分	
护理处置	□ 体位管理 □ 疼痛管理 □ 饮食管理 □ 气道管理 □ 胸腔引流管管理 □ 用药护理 □ 健康教育	
预期结局	□ 患者生命体征正常,切口无感染,皮肤无破损,经口流质或半流饮食,疼痛有效控制,(病历) □ 能够进行呼吸功能锻炼、有效咳嗽咳痰(回示)	
变异	□ 无 □ 有,原因_____ 　　处理措施_____	
护士签名		
时间	术后第1~3天	出院当天
护理评估	□ 密切监测生命体征、血氧饱和度、意识状态 □ 密切观察胸腔引流液颜色、性质和量,有无漏气 □ 密切伤口情况,有无渗血、渗液 □ 疼痛情况	□ 饮食和营养状态 □ 下床活动情况 □ 疼痛情况 □ 伤口愈合情况 □ 血常规、胸部X线检查结果

续表

时间	术后第1~3天	出院当天
护理处置	□ 活动指导 □ 早期拔除导尿管 □ 呼吸功能锻炼指导 □ 有效咳嗽咳痰指导 □ 引流管管理 □ 饮食指导 □ VTE预防	□ 发放出院通知单、患者办理结算、核对并取下腕带,帮助整理用物,协助送离病区 □ 出院后1周电话随访并进行相关指导 □ 加强术后出院随访管理,术后1个月内门诊复查 □ 健康宣教:患者及(或)家属掌握居家护理的内容和方法,如呼吸功能锻炼方式、饮食过渡方式、换药频次以及并发症的观察及紧急处理
预期结局	□ 患者生命体征正常,切口无感染,导尿管及胸腔引流管早期拔除,饮食逐步过渡正常(病历) □ 下床活动量逐步增加,能进行呼吸功能锻炼、有效咳嗽咳痰(回示)	□ 无须静脉输液治疗,伤口愈合良好,无感染迹象,疼痛可耐受,各器官功能状态良好,恢复半流质饮食或普食(病历) □ 可自由活动(回示)
变异	□ 无 □ 有,原因_____ 处理措施_____	□ 无 □ 有,原因_____ 处理措施_____
护士签名		

参考文献

[1] 刘宝东,陈海泉,刘伦旭,等.肺结节多学科微创诊疗中国专家共识[J].中国胸心血管外科临床杂志,2023,30(08):1061-1074.

[2] 李乐芝,路潜.外科护理学[M].6版.北京:人民卫生出版社,2017.

[3] 曹晖,陈亚进,顾小萍,等.中国加速康复外科临床实践指南(2021版)[J].中国实用外科杂志,2021,41(09):961-992.

[4] 曹靓,张婷婷,张晓菊,等.肺癌患者围手术期呼吸物理治疗策略的最佳证据总结[J].护士进修杂志,2023,38(14):1309-1314.

[5] 吕芳芳,殷静静,杨丽娟.肺切除术后胸腔引流管管理的最佳证据总结[J].中华护理杂志,2020,55(05):773-779.

第十四章　心脏大血管外科

第一节　主动脉覆膜支架腔内隔绝术围术期临床护理路径

一、适用对象

根据《Stanford B 型主动脉夹层诊断和治疗中国专家共识（2022）》，符合主动脉覆膜支架腔内隔绝术（ICD-9-CM-3：38.4402）手术指征的患者。

二、诊断依据

根据《Stanford B 型主动脉夹层诊断和治疗中国专家共识（2022）》，以下情况为主动脉覆膜支架腔内隔绝术纳入指征：累及左锁骨下动脉以远的胸降主动脉及其远端者的 Stanford B 型夹层患者。

三、进入路径标准

（1）第一诊断为首选治疗方案符合主动脉覆膜支架腔内隔绝术（ICD-9-CM-3：38.4402）手术编码者。
（2）患者患有其他疾病时，但在住院期间不需特殊处理，也不影响第一诊断的临床路径流程，可以进入路径。

四、临床护理路径实施规范

（一）入院当天

（1）介绍病区环境、入院须知、陪客制度、主管医师、责任护士。
（2）办理住院手续，完善各项专项评估和处理，包括深静脉血栓风险因素评估 Caprini 评分、日常功能评估 Barthel 指数、跌倒风险评估 Morse 评分、压力性损伤风险评估 Braden 量表，识别高危患者，并采取相应干预措施。
（3）疾病相关知识宣教

① 体位护理:绝对卧床休息,平卧位或半卧位为宜。
② 饮食护理:食用低盐、低脂、粗纤维的温凉易消化食物,少食多餐,不宜过饱,戒烟酒。
③ 用药护理:遵医嘱予以止疼、降压、降心率药物使用,告知患者及家属药物名称、作用、注意事项。

(4) 症状护理

① 全面评估患者一般情况,如合并意识不清、呼吸衰竭、肾衰等并发症时应将患者送入 ICU。
② 疼痛护理:观察疼痛部位、性质、时间、程度,向患者解释疼痛原因,解除顾虑。教会患者正确使用疼痛评分量表,根据疼痛主诉予以临床治疗与护理。
③ 生命体征监测与护理:持续心电血压氧饱和度监测,严密观察四肢血压变化并处理。
④ 保持有效的静脉输液通道,备好急救物品,随时准备抢救和急诊手术。
⑤ 心理护理:评估患者心理状况,有针对性地进行心理疏导,必要时进行干预治疗。

(二) 术前(2~7天)

(1) 生活护理:留一人陪护,协助晨晚间护理,满足生活护理要求。
(2) 症状护理
① 疼痛:动态评估患者疼痛评分,积极控制其疼痛感,防止瘤体破裂。
② 血压、心率的监测与护理:血压控制的目标是将收缩压降至 100~130 mmHg,平均动脉压维持在 60~70 mmHg 为宜,心率控制的目标在 60~80 次/分。根据血压情况,选用不同的降压方案,尿量应保持在>30 mL/h。
(3) 用药护理:遵医嘱予以抗感染、止疼、降压、降心率等药物治疗,对血管活性药物穿刺部位进行观察与护理。
(4) 肺康复优化管理:预防和控制上呼吸道感染,术前 2 周戒烟酒。
(5) 安全转运:外出检查时,医护人员要充分评估转运风险,卧床转运,陪同前往;记录转运途中的生命体征。
(6) VTE 预防:患者绝对卧床期间可做踝泵运动锻炼,行足背伸、趾屈、踝关节 360°环绕运动,每隔 1~2 h 练习一次,每次 5~10 min。
(7) 心理护理:采用多种形式的心理放松调节鼓励患者,必要时行干预治疗。

(三) 术前1天

(1) 健康宣教:介绍围手术期流程,包括麻醉、手术方案及围术期处理等诊疗事项,介绍 ICU 环境,病情稳定后返回病房流程。
(2) 肠道准备:术前禁饮 2 h,术前禁食 6 h。
(3) 个人及用物准备:根据病情进行身体清洁、更换病员服,取下活动性义齿等配饰物品。
(4) 术前评估:生命体征、血糖、肝肾功能、心肺功能、术前备血及皮肤完整性等情况。
(5) 心理疏导:帮助患者了解手术流程及预后,缓解其紧张、焦虑等情绪。

(四) 手术当天

1. 术日晨
(1) 皮肤准备:清除下腹部及会阴部(含脐孔)区域的毛发并充分清洁手术野皮肤。
(2) 测量生命体征,携带微量注射泵持续泵入降压药至手术室,执行术前用药。
(3) 病区护士需将患者手术准备物品一并清点,与手术室接送人员交接。
(4) 家属需将准备好的生活物品交至 ICU 护士。

2. 术后进入 ICU/病房
(1) 生命体征监测:持续心电、血压、血氧饱和度监护,严密监测并及时准确记录,术后还应做上肢对照测压(以高测血压为准)。
(2) 卧位管理:全麻未醒的患者,去枕平卧,头偏向一侧。术后清醒且生命体征平稳后即可半卧位或适量在床上活动,床头抬高 30°～45°。
(3) 呼吸道管理:加强吸氧、呼吸道管理和呼吸训练,及时清除分泌物,防止感染。
(4) 患肢护理:切口处如有渗血可予以加压袋加压,穿刺术肢伸直 24 h,必要时予以约束。密切观察术肢末梢血运循环及双侧上肢动脉搏动情况。
(5) 用药护理:遵医嘱予以抗感染、降血压、降心率等药物治疗,加强血管活性药物穿刺部位观察、护理。
(6) 疼痛管理:多模式镇痛,即多种镇痛方式、多种药物联合使用,有效的动态疼痛控制,NRS 疼痛评分≤3 分。
(7) 饮食管理:患者清醒后即可立即试饮水,无呛咳无呕吐予以流质饮食。
(8) 管道管理:保持导尿管通畅并妥善固定。
(9) VTE 预防:患者麻醉清醒,卧床期间可做踝泵运动锻炼。
(10) 心理护理:做好心理护理,缓解术后紧张焦虑情绪。

(五) 术后恢复(术后第 1～7 天)

(1) 活动指导:术后 1 天即可开始下床活动,遵循"下床四步曲",确定每日活动目标,逐日增加活动量。
(2) 管道管理:术后 24 h 拔除导尿管。
(3) 用药护理:遵医嘱予抗感染、降压、降心率用药,加强血管活性药物穿刺部位观察、护理。
(4) 饮食管理:应根据患者的耐受性尽早恢复正常饮食,并监测患者电解质情况。当患者经口摄入少于正常量的 60%,应添加口服营养补充。
(5) VTE 预防:早期下床活动,穿刺下肢可使用弹力袜。
(6) 植入综合征管理:在确认无细菌感染的前提下对症处理,有体温升高、白细胞升高、血小板减少等临床症状者,根据医嘱小剂量肾上腺糖皮质激素及消炎镇痛类药物治疗,辅助物理降温缓解症状。
(7) 并发症观察:监测 24 h 尿量、上下肢血压、双侧足背术后 48 h 内动脉搏动、手术部位出血和血肿等情况。
(8) 健康知识宣教:教会患者自测脉搏和血压。治疗的目标为控制收缩压至 100～120 mmHg,脉搏 60～80 次/分。

(六) 出院当天

1. 出院标准

(1) 恢复半流质饮食或者口服辅助营养品。

(2) 无需静脉药物治疗情况下,患者心率、血压符合标准。

(3) 伤口无渗血、无渗液、无感染迹象,无植入综合征发生或症状好转。

(4) 各器官功能状态良好,无并发症发生。

(5) 患者同意出院。

2. 出院指导

(1) 活动指导:活动量循序渐进,注意劳逸结合。

(2) 饮食指导:低盐、低脂、富含纤维素饮食,戒烟戒酒。

(3) 药物指导:出院后每日监测血压、心率,根据医嘱服药。

3. 出院随访

(1) 线上随访:主要包括患者药物治疗效果、穿刺肢体活动情况、植入综合征恢复情况等。

(2) 线下随访:常规术后1个月、3个月、6个月、1年门诊复查主动脉CTA。此后每年随访1次CTA,对于持续稳定时间>5年的患者,可适当放宽至2~3年随访1次。线下随访主要包括内漏、假腔血栓化情况、假腔形态变化、支架位置及形态、主动脉分支血管情况等。

五、变异及原因分析

1. 患者因素

(1) 患者术前出现血压、心率控制不理想、疼痛加剧、破口撕裂加重、心包填塞等紧急情况,需急诊手术。

(2) 患者出现脑卒中、截瘫、支架移位或断裂、肾功能损害等术后并发症,需要其他相关检查及处理,延长住院治疗时间。

2. 家属因素

(1) 要求增加或拒绝某些治疗或检查。

(2) 家属依从性差,无法配合医护指导和治疗。

3. 医护人员因素

(1) 医嘱延迟/执行医嘱延迟。

(2) 发现因误诊而进入临床路径。

(3) 医护人员之间沟通、协作不良。

4. 系统因素

(1) 设备不足:导管室设备维修,无法准时安排手术。

(2) 支持部门所致的作业延迟:定制支架供给不及时。

5. 出院计划因素

(1) 家属无法按预定时间接患者出院。

(2) 家属要求提前出院。

六、临床护理路径表单

主动脉覆膜支架腔内隔绝术围术期临床护理路径表单见表14.1。

表14.1 主动脉覆膜支架腔内隔绝术围术期临床护理路径表单

适用对象:第一诊断为首选治疗方案符合主动脉覆膜支架腔内隔绝术者(ICD-9-CM-3:38.4402)

患者姓名:_____ 性别:____ 年龄:____ 住院号:_____

住院日期:_____年___月___日 手术日期:_____年___月___日 出院日期:_____年___月___日

时间	入院当天	术前2~7天	术前1天
护理评估	□ 完善各项评估: 深静脉血栓风险因素评估Caprini评分:__分 日常功能评估Barthel指数:__分 跌倒风险评估Morse评分:__分 压力性损伤风险评估Braden量表:__分	□ 血常规、免疫组合、生化、凝血功能等各种实验指标 □ 生命体征、血糖、肝肾功能、心肺功能情况 □ 心脏超声、CTA等检查结果 □ 定期复评专项评分	□ 血常规、免疫组合、生化、凝血功能等实验指标复查情况 □ 生命体征、血糖、肝肾功能、心肺功能情况 □ 心脏彩超、心电图、X片、CTA等检查结果 □ 配血、备血情况
护理处置	□ 办理住院手续 □ 心外科护理常规 绝对卧床休息、持续监护、吸氧、低盐低脂易消化温凉饮食、留置静脉通路、疼痛评估 □ 介绍病区环境、入院须知和陪客制度 □ 介绍主管医师、责任护士 □ 告知疾病相关知识、药物及注意事项 □ 症状护理	□ 病情观察 □ 生活护理 □ 症状护理 □ 完善相关检查 □ 安全转运 □ 肺康复优化管理 □ VTE预防 □ 心理护理 医嘱相关治疗及处置 　□ 静脉输液 　□ 口服药物 　□ 氧气疗法	□ 介绍围手术期快速康复流程、ICU环境、返回病房流程 □ 肠道准备:术前禁食6 h,禁饮2 h □ 个人及用物准备 □ 心理疏导
预期结局	□ 患者生命体征稳定(病历) □ 患者能够掌握疾病知识、药物、活动、饮食的注意事项,熟悉病区环境(回示)	□ 患者生命体征稳定,绝对卧床期间未发生VTE,血压、心率、尿量符合控制标准(病历) □ 完成入院相关专科检查和护理常规(病历) □ 患者能够掌握肺康复优化流程(回示)	□ 患者能够掌握术前准备工作,包括围手术期快速康复流程、肠道准备、用物准备等(回示) □ 完成术前检查和评估(病历) □ 患者了解ICU环境及返回病房流程(回示)

续表

时间	入院当天	术前2~7天	术前1天
变异	□无 □有,原因_____ 　处理措施_____	□无 □有,原因_____ 　处理措施_____	□无 □有,原因_____ 　处理措施_____
护士签名			

时间	手 术 日
术日晨准备	□备皮,排空膀胱,核查个人准备 □测量生命体征
转出交接	□核对患者、药物过敏情况、手术药品、交接病历、CTA片、X片 □患者生命体征 □(ICU/病房)物品准备:铺好麻醉床,备好监护仪、吸氧装置及术后用品
转入交接	□交接术中麻醉方式、手术、穿刺肢体切口及生命体征(双侧肢体血压)情况 □判断患者清醒,过床
护理评估	□术后持续监护 □穿刺肢体切口情况(渗血、活动、皮温) □双侧肢体血压对照试验 □肢体动脉搏动 □专项评估单
护理处置	□术后疼痛管理 □卧位管理 □管道管理:导尿管妥善固定,通畅 □患肢管理:无渗血,保持垂直24 h □饮食管理:立即试饮水,无呛咳流质饮食 □用药护理:遵医嘱予降压、降心率、抗感染药物治疗 □早期床上活动:VTE预防 □健康教育:患者及(或)家属知晓上述术后相关注意事项
预期结局	□患者生命体征稳定,患肢切口无感染无渗血,流质或半流饮食,导尿管通畅(病历) □可进行床上活动(回示) □患者及(或)家属知晓踝泵运动等基础预防锻炼(回示)
变异	□无 □有,原因_____ 　处理措施_____
护士签名	

续表

时间	术后第1~7天	出院当天
护理评估	☐ 生命体征(体温、心率、血压)情况 ☐ 血常规、生化等实验指标 ☐ 有无植入综合征 ☐ 患肢切口情况 ☐ 肢体活动情况 ☐ 专项评估单 ☐ 有无术后并发症	☐ 饮食和营养状态 ☐ 下床活动情况 ☐ 生命体征(心率、血压)情况 ☐ 伤口愈合情况 ☐ 有无植入综合征、并发症情况 ☐ 血常规结果、CTA检查结果
护理处置	☐ 活动指导:建立活动目标,逐日增加活动量 ☐ 管道管理:术后24 h拔除导尿管 ☐ 饮食指导:根据耐受性尽早恢复正常饮食 ☐ 用药护理:遵医嘱予抗感染、降压、降心率药物治疗 ☐ 植入综合征管理 ☐ 并发症观察 ☐ 健康知识宣教:教会自测血压、心率和脉搏	☐ 发放出院通知单、家属办理结算、核对并取下手腕带,帮助整理用物,出院药物指导及复查宣教,协助送离病区 ☐ 加强术后出院随访管理,建立线上、线下随访制度 ☐ 健康宣教:规律性监测血压、脉搏,药物治疗标准、随访时间
预期结局	☐ 患者生命体征稳定,患肢切口无感染无渗血,无植入综合征并发症,饮食逐步过渡正常,小便可自解(病历) ☐ 可自测脉搏、血压和心率(回示) ☐ 可自由活动(回示)	☐ 无需静脉输液治疗,患肢切口无感染无渗血,各器官功能状态良好,恢复半流质饮食或普食(病历) ☐ 可自由活动(回示)
变异	☐ 无 ☐ 有,原因_____ 　处理措施_____	☐ 无 ☐ 有,原因_____ 　处理措施_____
护士签名		

参考文献

[1] 中华医学会外科学分会血管外科学组. Stanford B型主动脉夹层诊断和治疗中国专家共识(2022版)[J]. 中国实用外科杂志,2022,42(4):370-379,387.

[2] 刘子嘉,张路,刘洪生,等. 基于加速术后康复的胸外科手术预康复管理专家共识(2022)[J]. 协和医学杂志,2022,13(3):387-401.

[3] 中华医学会外科学分会. 中华医学会麻醉学分会. 中国加速康复外科临床实践指南(2021版)[J]. 2021,41(9):961-992.

[4] 中华医学会放射学分会介入学组. 中国Stanford B型主动脉夹层影像诊断和介入治疗[J]. 临床指南

中华放射学杂志,2023,57(5):457-473.
[5] 安徽省立医院. 一种主动脉夹层介入术后应用加压止血袋:CN201620170757.X[P]. 2016-08-17.

第二节　冠状动脉旁路移植术围术期临床护理路径

一、适用对象

根据《动脉粥样硬化性缺血性卒中/短暂性脑缺血发作合并冠心病诊治中国专家共识(2022)》,第一诊断为稳定性冠状动脉粥样硬化性心脏病(coronary heart disease,CHD)(I25.103)、急性冠脉综合征(acute coronary syndrom,ACS)(I24.901),符合冠状动脉旁路移植术(ICD-9-CM-3:36.1)手术指征的患者。

二、诊断依据

根据《动脉粥样硬化性缺血性卒中/短暂性脑缺血发作合并冠心病诊治中国专家共识(2022)》,以下情况为冠状动脉旁路移植术纳入指征:① 稳定性CHD:左主干直径狭窄＞50%;前降支近端直径狭窄＞70%;二支或三支冠状动脉直径狭窄＞70%,且左心室功能受损,左心室射血分数＜40%;大面积缺血(缺血面积＞左心室面积10%);单支通畅冠状动脉直径狭窄＞50%;任一冠状动脉直径狭窄＞70%,表现为活动诱发的心绞痛或等同于心绞痛的症状,并对药物治疗反应欠佳;② ACS:溶栓治疗或经皮冠状动脉介入治疗后仍有持续的或反复的缺血;冠状动脉造影显示血管解剖特点不适合行经皮冠状动脉介入治疗(PCI);心肌梗死机械并发症如室间隔穿孔、乳头肌功能不全或断裂等。

三、进入路径标准

(1) 第一诊断为稳定性冠状动脉粥样硬化性心脏病或急性冠脉综合征,首选治疗方案符合冠状动脉旁路移植术(ICD-9-CM-3:36.1)手术编码者。

(2) 患者患有其他疾病时,但在住院期间不需特殊处理,也不影响第一诊断的临床路径流程,可以进入路径。

四、临床护理路径实施规范

(一) 入院当天

(1) 介绍病区环境、入院须知、陪客制度、责任护士等。

(2) 办理住院手续,完善各项专项评估,包括深静脉血栓风险因素评估Caprini评分、日常功能评估Barthel指数、跌倒风险评估Morse评分、压力性损伤风险评估Braden量表、识别高危患者,并采取相应干预措施。有心前区疼痛病史者依据麦吉尔疼痛评分表完善疼痛评估。

(3) 心电图检查。

(4) 建立有效的静脉输液通道,避免下肢静脉穿刺及输液。

(5) 心理护理:有针对性地进行心理疏导并给予精神上的安慰。

(6) 协助患者完善相关检查:检查项目有血常规、血生化、免疫组合、凝血象、大便常规、尿常规、胸部 X 片、心电图、心脏彩超、血管超声、冠脉造影等。

(二) 术前(2~7天)

(1) 生活护理:留一人陪护,协助晨晚间护理,满足生活护理要求。

(2) 非手术治疗

① 一般治疗:适当的体力活动;避免紧张激动;少量多餐;地中海饮食,减少钠盐摄入;戒烟酒;控制体重。

② 药物治疗:遵医嘱予以扩张冠状动脉血管,减慢心率,降低心肌收缩力,减少心肌耗氧,抑制血小板聚集等药物的应用,针对不同个体的具体情况再应用降脂、降压、降糖等药物。

(3) 冠脉造影检查的管理:血管准备,心理护理,家属陪同,返回病房重点观察患者穿刺侧肢体的血运情况,有无肿胀,饮食与活动宣教。

(4) 肺康复优化管理:预防和控制上呼吸道感染,术前训练有效咳嗽和深呼吸,术前 2 周戒烟酒。

(5) VTE 的预防:患者绝对卧床期间可做踝泵运动锻炼,每天 10~15 次,每次 20~30 组(3~5 min)。保护下肢血管,避免下肢穿刺。

(6) 心理护理:做好心理护理,耐心解释,安慰患者,缓解其焦虑、紧张等情绪。

(三) 术前 1 天

(1) 健康宣教:介绍围手术期流程,包括麻醉、手术方案及围术期处理等诊疗事项,介绍 ICU 环境,返回病区流程。

(2) 肠道准备:术前禁饮 2 h,术前禁食 6 h。

(3) 个人及用物准备:根据病情洗头及擦浴,更换病员服,取下活动性义齿等配饰物品,准备术后用品。

(4) 术前评估:生命体征、血糖、血压、肝肾功能、心肺功能、术前备血等情况。

(5) 心理护理:为患者讲解疾病相关知识,缓解焦虑情绪,树立战胜疾病的信心。

(四) 手术当日

1. 术日晨

(1) 皮肤准备:正中切口必要时清除前胸、双侧腋下毛发,取大隐静脉或桡动脉作为桥血管时,剔除相应部位毛发。

(2) 测量生命体征,执行术前用药。

(3) 将患者手术准备物品一并清点,与手术室接送人员交接。

(4) 家属需将准备好的生活物品交至 ICU 护士。

2. 术后入 ICU

(1) 循环系统的监护:术后密切监测心率、心律、动脉压、CVP、血氧饱和度、引流量及尿量情况,动态管理患者血管活性药物用量、输注管道通畅情况、出入量,动态报告医生行容量调整。

(2) 呼吸系统的监护

① 呼吸机应用护理:患者使用气管插管呼吸机辅助呼吸,护士应妥善固定气管插管,并测量其外露长度防止脱出;依据患者病情按需进行血气分析,遵医嘱调整呼吸机参数,同时密切观察患者脉氧情况;对于重症推迟拔管患者,加强人工气道护理,及时清理呼吸道分泌物。

② 呼吸道护理:拔除气管插管后,保持呼吸道通畅,定期听诊肺部呼吸音,2 h 进行翻身、叩背 1 次,遵医嘱雾化吸入,必要时进行吸痰,及时清除分泌物。

(3) 卧位管理:术后清醒且生命体征平稳后即可半卧位或适量在床上活动,床头抬高 30°~50°,取血管肢体予软枕或下肢垫抬高 20°。

(4) 患肢护理:密切观察术肢末梢血运循环及动脉搏动情况,指导患肢抬高 20°,做好患肢被动活动。

(5) 用药护理:遵医嘱予抗感染药物应用,加强血管活性药物应用过程中的生命体征监测。

(6) 疼痛管理:多模式镇痛,有效动态疼痛控制,NRS 疼痛评分≤3 分。

(7) 肾功能监护:观察患者尿量情况,有无下肢水肿,予液体摄入指导。

(8) 管道管理:保持管道引流通畅并妥善固定,观察引流液颜色、性状、量的变化。一旦发现有心包填塞、活动性出血现象,立即做好进手术室开胸止血的准备。

(9) VTE 预防:患者麻醉清醒,卧床期间可做踝泵运动锻炼。

(10) 心理护理:鼓励安慰患者,使其心理放松,缓解术后紧张焦虑情绪。

(五) 术后恢复(第 1~7 天)

(1) 肺部训练:进行腹式呼吸训练、缩唇呼吸训练、深呼吸治疗。如有痰液潴留、肺不张的患者,可进行气道廓清技术,结合体位管理和胸廓震颤辅助咳嗽咳痰。

(2) 功能训练:术后 1 天即可开始下床活动,确定每日活动目标,逐日增加活动量,控制运动当量在 2~4 代谢当量。

(3) 管道管理:术后 24 h 拔除导尿管。心包、纵隔、胸引管依据实际引流量尽早拔管。

(4) 针对不同取血管肢体制定个性化运动方案。

① 选择大隐静脉作为桥血管的患者,术后及时抬高取血管的下肢,给予合适的压力治疗方式,取血管过膝者要注意避免膝关节过度屈伸。

② 选择乳内动脉作为桥血管时,术后早期应避免上肢剧烈活动,可进行手指关节、腕关节、前臂及肘关节活动,避免长期制动。

③ 选择桡动脉作为桥血管时,术后早期应避免上肢剧烈活动,尤其是前臂大强度抗阻运动。

(5) 饮食管理:应根据患者的耐受性尽早恢复正常饮食,并监测患者电解质情况。当患者经口摄入少于正常量的 60%,应添加口服营养补充。摄入高蛋白、高维生素、低脂饮食,低钠低钾者给予高钠及含钾丰富的食物。

(6) VTE 预防：早期下床活动，取血管的下肢可使用弹力袜。

(7) 心理护理：讲解成功案例，帮助其树立战胜疾病的信心。

（六）出院当天

1. 出院标准

(1) 恢复半流质饮食或者口服辅助营养品。

(2) 体温正常，血常规、电解质无明显异常，无需静脉输液治疗。

(3) 伤口愈合良好，无感染迹象（血常规正常）。

(4) 各器官功能状态良好，无并发症发生。

(5) 超声心动图检查结果符合出院标准。

(6) 患者同意出院。

2. 出院指导

(1) 复查时间：1个月门诊复查，如有不适随时就诊。

(2) 饮食指导：少食多餐合理搭配，选择高维生素食物，戒烟戒酒。

(3) 活动指导：6个月内勿剧烈运动，以不感疲劳为宜，逐步增加活动量，恢复工作后避免熬夜；取血管患肢穿弹力袜3个月，胸部胸带固定3个月。

(4) 药物指导：出院后按医嘱服药，服用倍他洛克前自测心率，心率小于60次/分停止服用。

3. 出院随访

(1) 线上随访：互联网医院、电话随访。

(2) 线下随访：心脏大血管外科门诊。

六、变异及原因分析

1. 患者因素

(1) 术后因治疗结果不满意，延长住院治疗时间。

(2) 患者出现严重出血、心力衰竭、低心排综合征、急性肾衰竭、脑功能障碍等术后并发症，需要进一步治疗。

2. 家属因素

(1) 要求增加或拒绝某些治疗或检查。

(2) 家属依从性差，无法配合医护指导和治疗。

3. 医护人员因素

(1) 医嘱延迟/执行医嘱延迟。

(2) 发现因误诊而进入临床路径。

(3) 医护人员之间，各部门之间沟通、协作不良。

4. 系统因素

(1) 缺乏设备。

(2) 设备故障。

(3) 支持部门所致的作业延迟：输血科血液供给不及时。

5. 出院计划因素

（1）家属无法按预定时间接患者出院。

（2）家属要求提前出院。

（3）家属/患者拒绝出院安排。

六、临床护理路径表单

冠心病行冠状动脉旁路移植术围术期临床护理路径表单见表 14.2。

表 14.2　冠心病行冠状动脉旁路移植术围术期临床护理路径表单

适用对象：第一诊断为稳定性冠状动脉粥样硬化性心脏病(I25.103)、急性冠脉综合征(I24.901)，首选治疗方案符合冠状旁路移植术者(ICD-9-CM-3：36.1)

患者姓名：_____ 性别：____ 年龄：____ 住院号：_____

住院日期：_____年___月___日　手术日期：_____年___月___日　出院日期：_____年___月___日

时间	入院当天	术前第 2~7 天	术前 1 天
护理评估	□ 完善各项评估： 深静脉血栓风险因素评估 Caprini 评分：__分 日常功能评估 Barthel 指数：__分 跌倒风险评估 Morse 评分：__分 压力性损伤风险评估 Braden 量表：__分 □ 心电图分析	□ 血常规、免疫组合、生化、凝血功能、心肌酶、血肌钙蛋白、血型等各种实验指标 □ 生命体征、血糖、血压、肝肾功能、心肺功能情况 □ 心电图、心脏超声、血管超声、冠脉造影等检查结果 □ 定期复评专项评分	□ 血常规、免疫组合、生化、凝血功能、血型等实验指标复查情况 □ 生命体征、血糖、血压、肝肾功能、心肺功能情况 □ 心脏彩超、心电图、X 片、血管超声、冠脉造影等检查结果 □ 配血、备血情况
护理处置	□ 办理住院手续 □ 心外科护理常规 吸氧，记 24 h 尿量、留置静脉通路、疼痛评估 □ 介绍病区环境、入院须知和陪客制度 □ 介绍主管医师、责任护士 □ 告知疾病相关知识、药物及注意事项 □ 症状护理	□ 病情观察 □ 生活护理 □ 症状护理 □ 完善常规检查 □ 冠脉造影检查 □ 肺康复优化管理 □ VTE 预防 □ 心理护理 医嘱相关治疗及处置： 　□ 静脉用药 　□ 口服药物 　□ 氧气疗法 　□ 抗凝治疗	□ 介绍围手术期快速康复流程、ICU 环境、返回病房流程 □ 肠道准备：术前禁食 6 h，禁饮 2 h □ 个人及用物准备 □ 心理疏导

续表

时间	入院当天	术前第2~7天	术前1天
预期结局	□ 患者能够掌握疾病知识、药物、活动、饮食的注意事项，熟悉病区环境（回示） □ 做好症状护理（病历）	□ 完成入院相关专科检查和护理常规（病历） □ 血压、凝血指标、尿量符合控制标准（病历） □ 患者能够掌握肺康复优化流程（回示）	□ 患者能够掌握术前准备工作，包括返回病房流程、肠道准备、用物准备等（回示） □ 完善术前检查和评估（病历） □ 患者了解ICU环境及返回病房流程（回示）
变异	□ 无 □ 有,原因_____ 处理措施_____	□ 无 □ 有,原因_____ 处理措施_____	□ 无 □ 有,原因_____ 处理措施_____
护士签名			

时间	手 术 日
术日晨准备	□ 备皮,排空膀胱,核查个人准备 □ 测量生命体征
转出交接	□ 核对患者、药物过敏情况、手术药品、手术部位标记、交接病历、CT片、X片 □ 患者生命体征 □ 转入ICU期间的生活物品准备
转入交接	□ 交接术中麻醉方式、手术名称、手术日期情况 □ 交接患者皮肤情况、手术切口、取血管肢体血运情况、各类引流装置引流情况
护理评估	□ 术后持续监护 □ 肢体动脉搏动、血运 □ 专项评估单
护理处置	□ 术后疼痛管理 □ 卧位管理 □ 管道管理:妥善固定,通畅,观察引流液颜色、性状、量 □ 患肢管理:无渗血,皮温可,活动良好 □ 饮食管理:从流质饮食逐渐过渡至正常饮食 □ 用药护理:遵医嘱予降压、降脂、降糖、抗凝、抗感染药物治疗 □ 早期床上活动:VTE预防 □ 健康教育:患者及(或)家属知晓上述术后相关注意事项
预期结局	□ 患者生命体征平稳,患肢无感染无渗血,各引流管路通畅,流质或半流饮食（病历） □ 患者及(或)家属知晓踝泵运动等基础预防锻炼（回示）

续表

时间	手 术 日	
变异	☐ 无 ☐ 有,原因_____ 　　处理措施_____	
护士签名		

时间	术后第1～7天	出院当天
护理评估	☐ 生命体征(体温、心率、血压)情况 ☐ 血常规、生化等实验指标 ☐ 取血管肢体恢复情况 ☐ 活动情况 ☐ 专项评估单 ☐ 有无术后并发症	☐ 饮食和营养状态 ☐ 下床活动情况 ☐ 生命体征情况 ☐ 伤口愈合情况 ☐ 有无并发症 ☐ 超声心动图结果
护理处置	☐ 呼吸训练指导 ☐ 活动指导:建立活动目标,逐日增加活动量 ☐ 管道管理:术后24 h拔除导尿管 ☐ 术后针对不同取血管肢体制定个性化运动指导 ☐ 饮食指导:根据耐受性尽早恢复正常饮食 ☐ 并发症观察	☐ 发放出院通知单,患者办理结算,核对并取下手腕带,帮助整理用物,出院药物指导及复查宣教,协助送离病区 ☐ 加强术后出院随访管理,建立线上、线下随访制度 ☐ 健康宣教:药物治疗标准、随访时间、生活规律,培养健康的生活习惯
预期结局	☐ 患者生命体征正常,手术切口无感染无渗血,取血管肢体血运良好,饮食逐步过渡正常(病历) ☐ 增加下床活动量,可以按要求执行运动方案(回示)	☐ 恢复半流质饮食或普食,无须静脉输液治疗,伤口愈合良好,无感染迹象,各器官功能状态良好,无并发症(病历) ☐ 可自由活动(回示)
变异	☐ 无 ☐ 有,原因_____ 　　处理措施_____	☐ 无 ☐ 有,原因_____ 　　处理措施_____
护士签名		

参考文献

[1] 中华医学会老年医学分会老年神经病学组,北京神经科学学会血管神经病学专业委员会,动脉粥样硬化性缺血性卒中/短暂性脑缺血发作合并冠心病诊治中国专家共识编写组. 动脉粥样硬化性缺血性卒中/短暂性脑缺血发作合并冠心病诊治中国专家共识(2022)[J]. 中华医学杂志,2022,102(45):3569-3580.

[2] 中国医师协会急诊医师分会,国家卫健委能力建设与继续教育中心急诊学专家委员会,中国医疗保健国际交流促进会急诊急救分会. 急性冠脉综合征急诊快速诊治指南(2019)[J]. 中华急诊医学杂志,2019,28(4):421-428.
[3] 陈凌,申铁梅,赖敏华,等. 住院冠心病患者心理护理专家共识[J]. 护理学报,2021,28(22):45-51.
[4] 曹晖,陈亚进,顾小萍,等. 中国加速康复外科临床实践指南(2021版)[J]. 中国实用外科杂志,2021,41(09):961-992.

第三节 室间隔缺损修补术围术期临床护理路径

一、适用对象

根据《小儿外科学》(第2版),符合室间隔缺损修补术(ICD-9-CM-3:35.53;35.62;35.72)手术指征的患儿(0~14周岁)。

二、诊断依据

根据《小儿外科学》(第二版),以下情况为室间隔缺损修补术纳入指征:诊断为室间隔缺损(VSD)中,干下型VSD一经确诊应尽早手术;合并肺动脉高压出现肺血管阻力增高的VSD患儿尽早手术;肺血管阻力正常合并严重的左向右分流,应在1岁前手术;大型VSD出现充血性心力衰竭及肺炎内科治疗困难者,出生后3个月内手术;中小型VSD出现心内膜炎者,内科治疗3~6个月后手术;内科治疗效果满意或无心力衰竭的患者可在出生后6个月手术;中小型VSD无并发症可随访观察,但多建议在3岁前手术。

三、进入路径标准

(1) 第一诊断为首选治疗方案符合室间隔缺损手术(ICD-9-CM-3:35.53;35.62;35.72)编码者。

(2) 患儿患有其他疾病时,但在住院期间不需特殊处理,也不影响第一诊断的临床路径流程,可以进入路径。

四、临床护理路径实施规范

(一) 入院当天

(1) 介绍病区环境、入院须知、陪客制度、主管医师、责任护士。

(2) 评估患儿一般情况、身体发育情况、有无喂养困难、有无呼吸道感染。观察有无肺动脉高压表现,有无慢性充血性心力衰竭表现。

(3) 完善各项专项评估和处理：按照规范完成深静脉血栓风险因素评估 Caprini 评分、日常功能评估 Barthel 指数、跌倒风险评估 Morse 评分、压力性损伤风险评估 Braden 量表等评估，并完成相应护理措施。

(4) 告知入院等待手术注意事项，避免肺部感染影响手术安排，给予患儿心理护理。

(5) 术前遵医嘱予氧疗 2 次/天，宣教氧疗的必要性。

(6) 宣教饮食活动与检查注意事项。

（二）术前一天

(1) 完成术前相关检查：患儿心超检查无法配合的，可使用水合氯醛口服（避免空腹）或灌肠镇静。术前进行增强 CT 检查前需在右上肢置入静脉留置针。

(2) 合并肺动脉高压的患儿，遵医嘱予口服或静脉使用降肺动脉高压药物。

(3) 术前评估：评估患儿配合情况，饮食发育情况，有无合并其他先天性遗传疾病，术前生化异常指标，室缺位置、大小及心脏超声其他异常指标。

(4) 术前宣教：详细介绍围手术期流程，包括术后麻醉初醒带气管插管的注意事项，以及术后饮食注意事项，取得患儿及家属配合。

(5) 呼吸道准备：宣教呼吸道康复训练，教会患儿深呼吸、有效咳嗽、缩唇呼吸及辅助咳嗽的方法。

(6) 胃肠道准备：术前 6 h 禁食固体食物，禁饮 2 h，纯母乳喂养患儿术前禁母乳 4 h，术前 2 h 可给予 2~5 mL/kg 的葡萄糖水喂服。

(7) 个人及用物准备：根据病情洗头及擦浴，更换病员服，取下随身物品等，准备术后用品。

(8) 心理护理：疏导患儿及家属焦虑情绪，提前和患儿沟通减少分离性焦虑。

（三）手术当天

1. 术日晨

(1) 皮肤准备：正中及腋下切口必要时清除前胸、双侧腋下毛发。

(2) 测量生命体征，遵医嘱执行术前用药。

(3) 病区护士需将患儿手术准备物品一并清点，与手术室接送人员交接。

(4) 家属需将准备好的生活物品交至心外 ICU 或 PICU 护士。

2. 术后入心外 ICU 或 PICU

(1) 生命体征监测：予心电、血氧饱和度、有创动脉压、中心静脉压持续监测，每 4 h 监测体温 1 次。

(2) 管道护理：术后带回气管插管接呼吸机辅助呼吸，妥善固定各管道。

(3) 呼吸系统管理：每 4 h 血气监测 1 次，随时调整呼吸机参数；按需吸痰，保持呼吸道通畅；术日当天拍摄床边胸片。

(4) 循环系统管理：观察患者面色、口唇、甲床及全身皮肤颜色及末梢肢体温度；保持水电解质及酸碱平衡；准确记录出入量，量出为入，尿量 >1 mL/(kg·h)。

(5) 病情平稳后拔除气管插管，协助咳嗽、咳痰、深呼吸、雾化吸入，30 min 后血气分析，根据结果调节氧流量。

(6) 饮食管理：拔除气管插管 2 h 后无呕吐可试饮水，逐渐过渡到流质、半流质，原则为高营养易消化饮食，少食多餐。根据中心静脉压值及尿量调整饮食及入水量。

(7) 疼痛护理：每 4 h 评估患者疼痛部位、性质、程度 1 次，带气管插管患儿使用重症监护患者疼痛观察工具法（critical-care pain observation tool，CPOT）评估，拔管后使用面部表情疼痛评估法进行疼痛评分，多模式镇痛。

(8) 营养支持：拔管后 6 h 开始肠内营养，不能经口进食可留置鼻胃管并于 12～24 h 开始肠内营养。当患儿无法从肠道摄取营养时应遵医嘱给予补充性肠外营养。

(9) 活动指导：拔除气管插管后协助患儿坐起，指导上肢伸展训练、踝泵运动锻炼，鼓励患儿自主活动，增加关节活动范围。

(10) 基础护理：保持床单位清洁，应用气垫床，每 2 h 协助翻身 1 次，严格无菌操作，口腔护理、会阴擦洗 2 次/天，床上擦浴，提高患儿舒适度。

(11) 心理护理：与患儿沟通疾病康复进程，减轻焦虑。

（四）术后 1～6 天

(1) 病情平稳转回普通病房，继续监测生命体征、引流液量、尿量。

(2) 活动指导：术后第 1～2 天增加床上端坐位时间，鼓励尽早下床活动，遵循"下床四步法"，逐渐增加行走距离。

(3) 饮食指导：无腹胀、恶心、呕吐等症状由半流质逐步过渡至正常饮食。婴幼儿按照 1～2 mL/(kg·h) 推进喂养，间断喂养者按照 10～20 mL/(kg·d) 推进喂养。

(4) 叩背，指导有效咳嗽咳痰，雾化 2 次/天，夜间可依照病情遵医嘱加用雾化。

(5) 管道护理：术后 1～2 天尽早拔除导尿管；每日评估引流液量，儿童≤30 mL/d 拔除引流管，术后 2～3 天拔除 CVC。

(6) 疼痛护理：按时进行疼痛评估，遵医嘱予止痛处理。

(7) 遵医嘱留取血标本，协助完成胸片、超声心动图检查。

（五）出院当天

1. 出院标准

(1) 患儿一般情况良好，体温正常，完成复查项目。

(2) 无须静脉输液治疗。

(3) 伤口愈合良好：引流管拔除，无感染迹象。

(4) 无需要住院处理的并发症。

(5) 可自由活动。

2. 出院指导

(1) 复查时间：1 周、1 个月门诊复查，如有不适及时就诊。

(2) 患儿抵抗力低下，避免到人多公共场所，避免呼吸道感染，发热及时就诊。

(3) 饮食指导：少食多餐合理搭配，选择高维生素食物。

(4) 活动指导：6 个月内勿剧烈运动，以不感疲劳为宜，逐步增加活动量，复查无异常后可以逐渐恢复到日常的有氧和肌肉训练活动。

(5) 药物指导：出院后按医嘱服药，服用地高辛前自测心率，心率大于 70 次/分服用。

3. 出院随访

(1) 线上随访：出院 1 周内互联网医院、电话随访。

(2) 线下随访：心脏大血管外科门诊复诊。

五、变异及原因分析

1. 患者因素
(1) 患儿术前出现咳嗽、咳痰或发热等呼吸道症状需要进一步治疗。
(2) 患儿合并重度肺动脉高压,双向分流需要保守治疗者。
(3) 患儿术后因并发症原因治疗结果不满意,延长住院治疗时间。

2. 家属因素
(1) 家属要求增加或拒绝某些治疗或检查。
(2) 家属依从性差或无人照顾患儿,无法配合医护指导和治疗。

3. 医护人员因素
(1) 医嘱延迟/执行医嘱延迟。
(2) 发现因误诊不符合手术条件而进入临床路径。
(3) 医护人员之间沟通、协作不良。

4. 医院系统因素
(1) 术前检查等待人员过多,未能按时完成术前检查。
(2) 缺乏设备。
(3) 设备故障。
(4) 支持部门所致的作业延迟:输血科血液供给不及时。

5. 出院计划因素
(1) 家属无法按预定时间接患者出院。
(2) 家属要求提前出院。
(3) 家属和(或)患者拒绝出院安排。

六、临床护理路径表单

室间隔缺损修补术围术期临床护理路径表单见表14.3。

表 14.3　室间隔缺损修补术围术期临床护理路径表单

适用对象:第一诊断为首选治疗方案符合室间隔缺损修补术者(ICD-9-CM-3:35.53/35.62/35.72)
患者姓名:_____　性别:___　年龄:___　住院号:_____
住院日期:_____年___月___日　手术日期:_____年___月___日　出院日期:_____年___月___日

时间	入院当天	术前1天
护理评估	□ 完善各项评估: 深静脉血栓风险因素评估 Caprini 评分:__分 日常功能评估 Barthel 指数:__分 跌倒风险评估 Morse 评分:__分 压力性损伤风险评估 Braden 量表:__分	□ 血常规、免疫组合、生化、凝血功能 □ 心肺功能情况 □ 心脏超声检查结果及心电图检查结果 □ 增强肺部 CT 检查结果 □ 患儿配合情况及饮食发育情况

续表

时间	入院当天	术前1天
护理处置	□ 办理住院手续 □ 心外科护理常规：高蛋白易消化饮食，吸氧 □ 介绍病区环境、入院须知和陪客制度 □ 介绍主管医师、责任护士 □ 告知等待手术注意事项、避免肺部感染 □ 辅助检查指导	□ 介绍围手术期快速康复流程 □ 呼吸道准备，胃肠道准备 □ VTE预防 □ 体位与活动指导 □ 个人及用物准备 □ 心理疏导、术前访视
预期结局	□ 患儿或家属能够掌握相关注意事项，熟悉病区环境（回示） □ 完成入院相关专科检查和护理常规（病历）	□ 患儿或家属能够掌握术前准备，包括肠道准备、呼吸道准备、用物准备等（回示） □ 完善术前检查和评估（病历）
变异	□ 无 □ 有，原因_____ 　　处理措施_____	□ 无 □ 有，原因_____ 　　处理措施_____
护士签名		

时间	手 术 日	
术日晨准备	□ 排空膀胱，核查个人准备 □ 测量生命体征 □ 遵医嘱术前镇静镇痛用药	
转出交接	□ 核对患者、药物过敏情况、皮肤情况、交接病历	
转入交接	□ 物品准备：铺好麻醉床，备好监护仪、呼吸机、微量泵、吸痰装置及术后用品 □ 核对患者、药物过敏情况、交接病历 □ 交接术中麻醉方式、气管插管深度、手术术式、药物使用、出血及输血情况	
护理评估	□ 呼吸系统：听诊两肺呼吸音，测量气管插管气囊压力，观察呼吸波形、血氧饱和度、痰液，根据动脉血气分析结果等评估呼吸机参数；评估苏醒自主呼吸情况 □ 循环系统：观察心率、心律、动脉血压及血管活性药物走速、CVP监测值，观察面色、口唇、甲床及全身皮肤颜色及末梢肢体温度，出入量情况 □ 切口出血情况：引流液颜色、量，血小板监测值，凝血象情况 □ 瞳孔观察、神志判断、镇静评估、疼痛评估	
护理处置	□ 每4h监测动脉血气分析1次，根据结果及时遵医嘱用药保持电解质平衡，动态调整呼吸机参数 □ 按需吸痰，协助拔除气管插管，雾化吸入，呼吸训练，机械辅助排痰 □ 根据循环情况及时遵医嘱调整血管活性药物泵速 □ CVP持续监测，围术期液体治疗、用药（抗感染、营养支持） □ 饮食管理：拔除气管插管2h后无呕吐可试饮水，逐步到半流质 □ 各管道护理：气管插管护理，CVC置管护理，动脉置管护理，引流管护理，导尿管护理 □ 床上早期活动，心肺康复 □ 口腔护理、会阴擦洗、擦浴等基础护理 □ 疼痛护理 □ 睡眠护理 □ 健康教育：患者及/或家属知晓上述术后相关注意事项	

续表

时间	手 术 日	
预期结局	☐ 患儿生命体征稳定,四肢末梢暖,引流管引流通畅,出血量少,无感染,拔除气管插管,禁食水过渡到流质或半流质饮食,无恶心、呕吐(病历) ☐ 患儿能正确咳嗽、咳痰,无喘憋,能床上运动锻炼(回示)	
变异	☐ 无 ☐ 有,原因_____ 　处理措施_____	
护士签名		

时间	术后第1~6天	出院当天
护理评估	☐ 体温、心率、血压 ☐ 切口情况:有无感染、渗血 ☐ 呼吸道情况:痰液量、性状 ☐ 出入量:尿量、引流液量 ☐ 饮食情况:进食量,有无腹胀呕吐 ☐ 疼痛评估 ☐ 评估化验结果、检查结果	☐ 饮食和营养状态 ☐ 下床活动情况 ☐ 伤口愈合情况 ☐ 化验结果、心脏超声结果
护理处置	☐ 雾化吸入,拍背咳嗽咳痰,呼吸训练器使用,协助氧疗 ☐ 饮食指导:无腹胀呕吐等由半流质逐步过渡至正常饮食,把控每日饮水量 ☐ 用药护理:遵医嘱及时补液或利尿处理 ☐ 活动指导:建立活动目标,逐日增加活动量,预防VTE ☐ 遵医嘱拔除导尿管,及时准确记录引流液量 ☐ 按照要求留取血标本	☐ 发放出院通知单、患者办理结算、帮助整理用物,协助送离病区 ☐ 出院后1个月门诊复查 ☐ 加强线上随访管理:互联网医院、电话随访 ☐ 健康宣教:少食多餐,合理搭配,避免食用过咸食物,戒烟戒酒;6个月内勿剧烈运动,逐步增加活动量,恢复工作,运动以不感到疲劳为宜;预防感冒
预期结局	☐ 患儿生命体征正常,尿量正常,无呼吸道感染,拔除引流管,无切口感染(病历) ☐ 患儿饮食逐步过渡正常,下床活动量增加,无活动后心慌不适(回示)	☐ 无须静脉输液治疗,伤口无红肿热痛及渗液,血象正常,体温正常,恢复半流质饮食或普食,无明显咳嗽、咳痰(病历) ☐ 可自由行走,轻体力活动(回示)
变异	☐ 无 ☐ 有,原因_____ 　处理措施_____	☐ 无 ☐ 有,原因_____ 　处理措施_____
护士签名		

参考文献

[1] 郑珊,张平,夏慧敏.小儿外科学[M].2版.北京:人民卫生出版社,2022:625-629.
[2] 朱晓东,张宝仁.心脏外科学[M].北京:人民卫生出版社,2007:421-432.
[3] 中华医学会小儿外科分会,中华医学会麻醉学分会小儿麻醉学组.加速康复外科指导下的儿童围手术期处理专家共识[J].中华小儿外科杂志,2021,42(12):1057-1065.
[4] Chen B,Xie G,Lin Y,et al. A systematic review and meta-analysis of the effects of early mobilization therapy in patients after cardiac surgery[J]. Medicine(Bahi-more),2021,100(15):e25314.
[5] 乐琼,陶晶,兰红,等.先天性心脏病患儿运动评估与运动训练的最佳证据总结[J].中国实用护理杂志,2022,38(14):1055-1062.

第四节　二尖瓣置换围术期临床护理路径

一、适用对象

根据《2021 ESC/EACTS瓣膜性心脏病管理指南》,第一诊断为心脏二尖瓣病变(ICD-10:105),符合二尖瓣生物瓣膜/机械瓣膜置换术(ICD-9-CM-3:35.23/ICD-9-CM-3:35.24)手术指征的患者。

二、诊断依据

根据《2021 ESC/EACTS瓣膜性心脏病管理指南》,以下情况为择期二尖瓣瓣膜置换术纳入指征:二尖瓣狭窄,二尖瓣瓣口面积≤1.5 cm^2;无症状的二尖瓣关闭不全,30%＜左心室射血分数(left ventricular ejection fraction,LVEF)≤60%;有症状的二尖瓣关闭不全,LVEF≥30%。

三、进入路径标准

(1)第一诊断为首选治疗方案符合二尖瓣生物瓣膜/机械瓣膜置换术手术(ICD-9-CM-3:35.23/ICD-9-CM-3:35.24)编码者。

(2)患有其他疾病时,但在住院期间不需特殊处理,也不影响第一诊断的临床路径流程实施时,可以进入路径。

四、临床护理路径实施规范

(一)入院当天

(1)介绍病区环境、入院须知、陪客制度、主管医生、责任护士。

(2) 协助办理住院手续,完善各项专项评估和处理,包括深静脉血栓风险因素评估 Caprini 评分、日常功能评估 Barthel 指数、跌倒风险评估 Morse 评分、压力性损伤风险评估 Braden 量表,识别高危患者,并采取相应干预措施。

(3) 呼吸功能准备:指导深呼吸、有效咳嗽和呼吸训练器训练等。

(4) 心肺功能的准备:心功能Ⅲ~Ⅳ级患者,应采取以下主要护理措施:① 卧床休息;② 高能量、高蛋白、高维生素饮食;③ 遵医嘱合理应用强心利尿药物;④ 吸氧;⑤ 有感染者遵医嘱应用抗生素,必要时输注白蛋白,纠正低蛋白血症。

(5) 健康教育:戒烟、戒酒,预防呼吸道感染。

(6) 心理护理:耐心倾听患者主诉,答疑解惑,缓解其焦虑、恐惧等情绪。

(7) 协助患者完善相关检查:检查项目有血常规、血生化、免疫组合、凝血象、尿常规、粪便常规、胸部 X 片、心电图检查、心脏彩超;必要时需做冠脉造影检查,告知各项检查前的准备及注意事项。

(二) 术前 1 天

(1) 健康宣教:介绍围手术期流程,术后入住 ICU 环境,指导术后床上排尿、排便训练。

(2) 呼吸训练:指导深呼吸、有效咳嗽和呼吸训练器训练等(同入院当天)。

(3) 皮肤准备:正中切口必要时清除前胸、双侧腋下毛发。

(4) 完善术前各项检查:备血、药物过敏试验、术中特殊用药或特殊医嘱。

(5) 个人及用物准备:根据病情沐浴洗头,更换病员服,去除活动性义齿等配饰物品,准备术后用品。

(6) 肠道准备:术前禁食 6 h,禁饮 2 h,当晚排便一次。

(7) 心理疏导:告知患者手术的相关内容及注意事项,给予心理疏导,使患者树立起战胜疾病的信心。

(三) 手术当天

(1) 术晨测量生命体征,遵医嘱执行术前辅助药物注射。

(2) 当班护士需将患者手术准备物品一并清点,与手术室接送人员交接。

(3) 家属需将准备好的生活物品交至心外 ICU。

(四) 术后入 ICU

(1) 循环系统的监护:术后密切监测血压、心律、心率、CVP、引流量及尿量情况,动态管理患者血管活性药物用量、出入量,动态报告医生行容量调整。

(2) 呼吸系统的监护

① 呼吸机应用护理:按需检测血气分析,根据其结果,遵医嘱调整呼吸机参数,同时密切观察患者末梢氧饱和度情况。

② 呼吸道护理:保持呼吸道通畅,定期听诊肺部呼吸音,每 2 h 进行翻身、叩背 1 次,以震动痰液,刺激咳痰;遵医嘱雾化吸入,必要时进行吸痰。

(3) 管道护理

① 中心静脉置管的护理:患者术后应每隔 1 h 测量 1 次 CVP,CVP 异常时,及时寻找原因,对症处理。

②心包、纵隔引流管的护理:引流管应妥善固定,保持水封瓶的密闭状态,并定期指导患者咳嗽;定时挤压引流管,保持引流通畅,记录每小时引流量,并注意观察引流液的量、颜色及性状。

③导尿管护理:准确记录每小时尿量、颜色。

(4)疼痛与镇静:定时行疼痛评分,依据评分结果及时汇报医生,遵医嘱用药。术后评估患者睡眠情况,必要时遵医嘱选择药物镇静,保证患者休息。

(5)饮食护理:患者气管插管拔除2h后可先饮少量温水,饮食应以清淡、易消化食物为主,循序渐进,少食多餐,术后第1天应给予流食或半流食,后期多食富含维生素及含钾高的蔬菜和水果,适量补充含钠饮食。

(6)保持大便通畅:术后嘱患者勿用力排便以免加重心脏负担,指导患者按摩下腹部预防便秘,患者术后3天无大便,遵医嘱给予开塞露通便;注意观察粪便颜色,粪便呈柏油样或咖啡色,应立即报告医生。

(7)早期康复训练:主要包括呼吸训练和运动训练两方面。① 呼吸肌训练:包括吸气肌训练和缩唇腹式呼吸,训练强度以患者当次训练完成后循环稳定且患者主诉不累或稍累为宜;② 运动训练:意识清醒患者开始主动或被动四肢运动,运动时间以5～10 min开始,逐步增加;运动强度依据心率、血压、血氧饱和度、呼吸频率等而定,以心率较安静时增加<20次/分,呼吸增加<5次/分为宜。

(8)药物应用护理:服用抗凝药后,需注意观察引流管内引流量的变化,如有变化,及时汇报医生,对症处理。

(9)术后并发症护理

① 喉头水肿:如果患者出现吸气性呼吸困难或犬吠样咳嗽时,提示患者出现喉头水肿,护士应立即给予喉头喷雾、吸氧,同时通知医生。

② 低心排综合征:患者表现全身湿冷、发绀、脉搏细弱、血压下降、尿少、CVP高,应及时报告医生处理,严密观察尿量并进行肢体保暖,适当减慢输液速度,遵医嘱应用强心利尿剂及容量管理,做好对症处理。

③ 术后出血:术后短时间内引流量增多,伴有血红蛋白明显下降,应立即报告医生,遵医嘱应用止血药及备血。

④ 血栓形成和栓塞:术后麻醉未清醒前每小时观察双侧瞳孔大小及对光反射,清醒后定时观察肢体活动情况,警惕血栓形成。

(10)心理护理:护士进行有效的心理疏导,缓解不良情绪;引导患者进行渐进性肌肉松弛训练。

(五)术后返回病房恢复

(1)指导患者及家属正确记录出入量,术后限制饮水,总入量<2500 mL/d,出入量呈负平衡到平衡的容量管理。

(2)指导患者和家属正确拍背及咳痰方式。患者需佩戴胸带3个月以上,以保护胸骨。

(3)康复活动指导:建立活动目标,逐日增加日活动量,鼓励早期下床活动。

(4)疼痛护理:① 定时疼痛程度评估;② 分析疼痛的原因;③ 给药护理。口服给药在用药1 h后,再次进行疼痛评分;静脉给药在用药15 min后,再次进行疼痛评分。

(5)饮食指导:指导半流质饮食过渡到软食再到正常饮食,加强营养摄取。

(6) 用药护理：指导患者遵医嘱服用药物，告知服用药物的注意事项。
(7) 管道管理：向家属和患者介绍各管道的名称和作用，妥善固定，防止滑脱。
(8) 皮肤护理：定时翻身，保持床单元整洁。
(9) 保持大便通畅，必要时使用开塞露。
(10) 心理护理：鼓励患者增强战胜疾病的信心，加强术后早期活动，促进快速康复。

（六）出院当天

1. 出院标准

(1) 体温正常，血常规、电解质无明显异常。
(2) 引流管拔除、切口愈合无感染。
(3) 无需住院处理的并发症和（或）其他合并症。
(4) 抗凝治疗基本稳定，国际标准化比值（international normalized ratio，INR）控制在 1.8~2.5。
(5) 胸部 X 线平片、超声心动图证实人工瓣膜功能良好，无瓣周漏相关并发症。

2. 出院指导

(1) 指导患者短期内防止过度劳累，注意休息，以减轻心脏负担，根据体力情况，逐渐增加活动量。
(2) 瓣膜置换患者术后 1 年内避免体力活动和剧烈运动。女患者换瓣后 1 年内不得怀孕，1 年后根据心肺功能情况决定。
(3) 嘱患者出院后严格遵医嘱服用强心、利尿、补钾药和抗凝药物，不得随意停药。① 嘱患者定期来院进行复查，监测凝血功能，根据 INR 监测结果，遵医嘱来调整抗凝药物剂量，并严格按时服用药物；② 告知患者，饮食、药物和烟酒对抗凝药物有一定的影响；③ 服用抗凝药时应注意观察有无出血倾向，如有异常应及时就诊，遵医嘱减用或停用抗凝药物。
(4) 术后 1 周、1 个月、3 个月、6 个月、12 个月需定期复查心电图、心脏超声。出院后，需要定时监测 INR，开始为 1 周监测一次，1 个月以后，改为 1 个月一次，如 2~3 次监测稳定后，可改为每 3 个月一次。1 年后如无异常，可适当延长至每 6 个月一次。
(5) 术后饮食需摄入足量的三大营养素，促进伤口愈合，提高机体免疫力，加速身体机能恢复。

3. 出院随访

(1) 线上随访：互联网医院、电话随访。
(2) 线下随访：心脏大血管外科门诊。

五、变异及原因分析

1. 患者因素

(1) 患者出现严重出血、心衰、低心排综合征、急性肾衰竭、脑功能障碍等术后并发症，需要其他相关检查及处理，延长住院治疗时间。
(2) 患者术后对治疗结果不满意，延长住院治疗时间。

2. 家属因素

(1) 家属要求增加或拒绝某些治疗或检查。

（2）家属依从性差，无法配合医护指导和治疗。

3. 医护人员因素

（1）发现因误诊而进入临床路径。

（2）医护人员之间，各部门之间沟通、协作不良。

4. 系统因素

（1）支持部门所致的作业延迟：输血科血液供给不及时，生物/机械瓣膜供给不及时。

（2）手术室设备故障，无法安排手术。

5. 出院计划因素

（1）家属无法按预定时间接患者出院。

（2）家属要求提前出院。

六、临床护理路径表单

二尖瓣置换围术期临床护理路径表单见表 14.4。

表 14.4　二尖瓣置换围术期临床护理路径表单

适用对象：第一诊断为首选治疗方案符合二尖瓣生物瓣/机械瓣置换术者（ICD-9-CM-3：35.23/ICD-9-CM-3：35.24）

患者姓名：_____　性别：___　年龄：___　住院号：_____

住院日期：_____年___月___日　手术日期：_____年___月___日　出院日期：_____年___月___日

时间	入院当天	术前 1 天
护理评估	□ 完善各项评估： 　深静脉血栓风险因素评估 Caprini 评分：___分 　日常功能评估 Barthel 指数：___分 　跌倒风险评估 Morse 评分：___分 　压力性损伤风险评估 Braden 量表：___分	□ 血常规、血生化、凝血功能、免疫组合、尿常规、粪便常规 □ 血型、备血 □ 心肺功能 □ 心电图、胸部 X 片、超声心动图检查结果
护理处置	□ 办理住院手续 □ 心脏外科护理常规 □ 介绍病区环境、入院须知和陪客制度 □ 介绍主管医生、责任护士 □ 告知患者戒烟、戒酒 □ 辅助检查指导	□ 介绍围手术期流程 □ 肠道准备 □ 皮肤准备 □ 呼吸功能训练 □ 床上排便指导 □ 术前抗菌药物皮试 □ 入住 ICU 用物准备 □ 心理疏导
预期结局	□ 患者熟悉病区环境，了解瓣膜疾病手术的过程（回示） □ 基本学会术前呼吸功能训练方法（回示） □ 完成入院相关专科检查和护理常规（病历）	□ 患者能够掌握术前准备，包括肠道准备、用物准备和床上排便方法等（回示） □ 完善术前检查和评估（病历）

续表

时间	入院当天	术前1天
变异	□无 □有,原因_____ 　处理措施_____	□无 □有,原因_____ 　处理措施_____
护士签名		

时间	手术当日
术晨准备	□测量生命体征 □术前辅助药物注射
转出交接	□核对患者、药物过敏情况、交接病历、影像资料 □静脉输液通道,输液通畅是否 □皮肤完整性是否完好
转入ICU交接	□交接术中麻醉方式、手术、出血及留置管道情况 □交接病历、影像资料 □特殊用药、自体血和血制品等 □皮肤完整性是否完好
ICU护理评估	□评估患者入ICU生命体征和循环系统是否稳定 □完善各项护理评估
ICU护理处置	□术后循环系统监护 □术后呼吸系统监护 □留置各管道护理 □遵医嘱用药 □疼痛与镇静 □饮食护理 □保持大便通畅 □预防术后并发症的护理 □术后早期床上康复训练 □心理护理
预期结局	□患者生命体征平稳,顺利脱机拔出气管插管(病历)
变异	□无 □有,原因_____ 　处理措施_____
护士签名	

续表

时间	术后返回病房	出院当天
护理评估	☐ 生命体征是否平稳 ☐ 神志、四肢活动、咳嗽能力、腹部情况等 ☐ 完善各项护理评估	☐ 伤口愈合情况 ☐ 人工瓣膜功能情况,心肺功能恢复情况 ☐ 抗凝药物调整是否稳定
护理处置	☐ 指导患者及家属正确记录出入量 ☐ 指导患者和家属正确的咳痰方式和正确拍背 ☐ 康复活动指导 ☐ 饮食指导 ☐ 合理用药 ☐ 管道安全管理 ☐ 皮肤护理,定时翻身,保持床单元整洁 ☐ 保持大便通畅 ☐ 加强患者心理护理 ☐ 协助患者完成相关检查 ☐ 心理护理	☐ 发放出院通知单、家属办理结算、核对并取下患者手腕带,帮助整理用物,协助送离病区 ☐ 术后康复和循序渐进锻炼指导 ☐ 定时复查 ☐ 出院带药服用方法,特殊用药护理 ☐ 饮食休息指导 ☐ 预防感染,增强体质指导 ☐ 加强术后出院随访管理
预期结局	☐ 患者生命体征平稳,切口无感染,各引流管引流量减少,饮食逐步过渡至正常饮食(病历) ☐ 增加下床活动量(回示)	☐ 患者生命体征平稳,各引流管均已拔除,无需输液治疗(病历) ☐ 超声心动图检查结果示,心肺功能恢复良好(病历) ☐ 凝血功能检查结果示,INR 在 1.8~2.5(病历)

变异	☐ 无
	☐ 有,原因_____
	   处理措施_____
		☐ 无
		☐ 有,原因_____
		   处理措施_____

护士签名		

参考文献

[1] 张倩,王墨扬,吴永健. 2021 ESC/EACTS 心脏瓣膜病管理指南解读[J]. 中华心血管病杂志,2021,49(12):1256-1260.

[2] 中华医学会外科学分会,中华医学会麻醉学分会. 中国加速康复外科临床实践指南(2021 版)[J]. 协和医学杂志,2021,12(05),624-631.

[3] 葛伟婷,刘飞跃,姚惠萍,等. 心脏术后患者 ICU 早期康复锻炼的最佳证据总结[J]. 护理学杂志,2021,36(23):85-89.

[4] 中华医学会胸心血管外科分会瓣膜病外科学组. 心脏瓣膜外科抗凝治疗中国专家共识[J]. 中华胸心血管外科杂志,2023,38,(3):164-174.

[5] 张真真,邱洪杰,张翠娟,等. 心脏体外循环术后患者口干口渴水平及影响因素研究[J]. 中国体外循环杂志,2022,20(1):20-24.

第十五章 普 外 科

第一节 甲状腺癌围术期临床护理路径

一、适用对象

根据《中国抗癌协会甲状腺癌整合诊治指南》（2022精简版），符合甲状腺癌根治术（ICD-9-CM-3：06.2-06.4 伴 40.4）手术指征的患者。

二、诊断依据

根据《中国抗癌协会甲状腺癌整合诊治指南》（2022精简版），以下为甲状腺癌根治术纳入指征：① 症状及体征：大多数患者无明显临床症状，肿块或者颈部淋巴结肿大压迫周围组织时会伴有声音嘶哑、呼吸及吞咽困难；② 影像学检查：主要依靠超声彩色多普勒、电子计算机断层扫描（computed tomography，CT）、磁共振成像（magnetic resonance imaging，MRI）；③ 实验室检查：术前应行甲状腺功能、甲状腺球蛋白、甲状腺抗体检测，血清降钙素测定对早期诊断甲状腺髓样癌有十分重要的价值；④ 穿刺：超声引导下细针穿刺是术前评估甲状腺肿块性质的最佳方法；⑤ 分子检测：对经超声引导下细针穿刺仍不能确定甲状腺肿块性质的患者，可进行分子检测。

三、进入路径标准

（1）第一诊断为首选治疗方案符合甲状腺癌根治术（ICD-9-CM-3：06.2-06.4 伴 40.4）手术编码者。

（2）当患者合并其他疾病，但住院期间不需要特殊处理，也不影响第一诊断的临床路径流程实施时，可以进入路径。

四、临床护理路径实施规范

(一) 入院当天

(1) 协助患者办理住院手续,介绍病区环境、入院须知、陪客制度、主管医生、责任护士。

(2) 详细询问患者既往史及生活习惯;有无高血压、糖尿病、心脏病、脑血管病等基础疾病;有无服用抗凝药。

(3) 完善各项专项评估和处理,包括深静脉血栓风险因素评估 Caprini 评分、日常功能评估 Barthel 指数、跌倒风险评估 Morse 评分、压力性损伤风险评估 Braden 量表、营养风险筛查 NRS 2002 评分,识别高危患者,并采取相应干预措施。

(4) 指导患者或家属关注科室公众号,观看健康宣教视频。

(5) 协助患者完善术前检查。

(二) 术前 1 天

(1) 健康宣教:给患者讲解术前注意事项、围手术期流程、加速康复相关知识、物品准备、费用等。

(2) 肠道准备:根据加速康复理念,指导患者术前 6 h 禁食,2 h 禁饮。

(3) 功能锻炼:指导患者术前练习卧床排便排尿;指导患者进行咳嗽训练、腹式呼吸、缩唇呼吸等呼吸训练;指导患者练习踝泵运动,预防术后 VTE 形成。

(4) 个人准备:根据病情术前晚沐浴洗头,更换病员服,去除活动性假牙及金属物品。

(5) 手术区域皮肤准备:甲状腺部分或者全切的患者均不需要备皮,患者术前 1 天用皮肤清洁用品反复擦洗两次手术区域皮肤即可;行颈部淋巴结清扫术的患者可在耳后 3 cm 脱毛备皮,方法为用电推刀将毛发推至 1 cm 左右,再用医用脱毛剂脱毛;经腋窝入路腔镜甲状腺手术患者术前需剃除术侧腋毛,方法同前;经口入路腔镜甲状腺手术患者无需备皮,术前使用具有杀菌或抑菌功能的漱口液漱口。

(6) 术前评估:评估患者血常规、免疫组合、生化、凝血功能、甲状腺功能等实验室检查结果;评估患者血压、血糖、肝肾功能、心肺功能情况;评估患者甲状腺及颈部淋巴结 B 超检查结果;评估患者心电图检查结果;评估患者胸部 CT 结果。

(7) 心理护理:鼓励患者说出内心感受,给予情绪疏导,减轻患者的焦虑情绪,帮助患者建立战胜疾病的信心。

(三) 手术当天

1. 术晨

(1) 测量患者生命体征并记录。

(2) 告知患者正常洗漱,排空大小便,更换病员服。

(3) 准备麻醉床、吸氧吸痰装置、监护仪、气管切开包等物品。

(4) 术前 4 h 内至少给予 45 g 碳水化合物。

2. 术后当天

(1) 一般护理:协助患者过床,遵医嘱予吸氧、监护,测量生命体征,观察患者呼吸、发音、吞咽并记录。

(2) 饮食护理:待患者清醒、生命体征平稳后可少量饮水。术后 6 h 患者如无呛咳、恶心、呕吐等症状可进食温凉流质食物。

(3) 引流管护理:妥善固定引流管,防止引流管扭曲、折叠、脱落;保持引流通畅,定时挤压引流管;注意观察引流液颜色、量及性状;发现异常,及时汇报医生处理。

(4) 留置导尿管:甲状腺癌手术不常规放置导尿管,如必须留置时,应在术后 24 h 内尽早拔除。

(5) 休息与活动:手术当天卧床休息,患者清醒后指导其进行床上翻身及踝泵运动。

(6) 疼痛管理:教会患者使用疼痛评分量表,根据疼痛评分合理采取镇痛措施。

(7) 低体温管理:返回病房后应监测体温并记录,指导家属做好体温保护。如患者体温<36 ℃,应采取保暖措施。复温期间每隔 30 min 监测 1 次体温,直至恢复正常。

(8) 全麻术后恶心、呕吐的处理:观察患者有无胃肠道反应,如有恶心、呕吐发生,应向医生汇报处理。

(9) 用药护理:遵医嘱给予止咳、化痰、止血等药物,并观察。

(10) 并发症观察与护理:甲状腺癌术后常见的并发症包括呼吸困难和窒息、喉上神经损伤、喉返神经损伤、手足麻木或抽搐、甲状腺危象等,应密切观察患者病情变化,发现异常,及时汇报医生并协助处理。

(五) 术后恢复期(术后第 1～3 天)

(1) 一般护理:测量患者生命体征并记录,密切观察患者病情变化,发现异常,及时汇报医生处理。

(2) 休息与活动:如患者无不适症状,术后第 1 天开始鼓励患者早期下床活动,至少为 2 h,之后每日活动时间至少为 4～6 h,活动量以不感到劳累为宜。

(3) 饮食护理:由温凉流质逐渐过渡到半流质、软食及普食,饮食宜低脂、高蛋白。低钙血症的患者宜进食高钙、低磷食物。术后存在乳糜瘘,引流量<200 mL/d 的患者,建议低脂饮食或无脂饮食,口服中链三酰甘油;引流量>200 mL/d 的患者,需要禁食,并遵医嘱给予静脉营养治疗。

(4) 引流管护理:妥善固定引流管,防止引流管扭曲、折叠、脱落;保持引流通畅,定时挤压引流管;注意观察引流液颜色、量及性状;发现异常时,及时汇报医生处理。

(5) 伤口护理:保持伤口敷料清洁干燥,按时换药。

(6) 并发症观察与处理:术后 72 h 内需密切观察患者有无呼吸困难及窒息、手足麻木或抽搐、甲状腺危象等并发症的发生。

(7) 颈部功能锻炼:术后第 1 天患者如无不适症状即可进行颈部功能锻炼,包括放松肩膀和颈部、向下看、脸部左右转动、头部左右倾斜、转动肩膀、缓慢抬高及放低双手,每个动作重复 5～10 次,每天 3 次,持续 1 个月。甲状腺癌行颈部淋巴结清扫术的患者应先以头部转动为主,术后 1 周开始增加手臂外展及前举运动,术后 1～3 个月进行肩关节、颈部组合训练。

（六）出院当天

1. 出院标准

（1）无切口感染，引流管拔除。

（2）生命体征平稳，活动正常。

（3）饮食恢复，无需静脉补液。

（4）无需住院处理的其他并发症或合并症。

2. 出院指导

（1）饮食护理：多吃蔬菜水果，多饮水；海产品适量；忌食辛辣刺激性食物。

（2）休息与活动：注意劳逸结合；咳嗽时用手轻捂切口，术后 2 周内避免颈部剧烈活动；如无不适坚持颈部功能锻炼。

（3）伤口护理：保持伤口敷料清洁干燥，遵医嘱按时换药、拆线，拆线 2 天后可沐浴。

（4）用药护理：遵医嘱按时按量服用甲状腺素片，请勿私自多服、少服或漏服；服药后若出现心慌、胸闷、失眠、多汗等不适症状，请及时就医。

（5）引流管居家护理：妥善固定引流管，防止引流管扭曲、折叠、脱落；保持引流通畅，定时挤压引流管；注意观察引流液颜色、量及性状；定时倾倒引流液并记录引流量；发现异常，及时就医。

（6）复查：出院 1 月后门诊复查。

3. 出院随访

（1）线上随访：患者出院 1 周后进行电话随访。随访内容包括饮食、用药、伤口、引流管、颈部功能锻炼、有无并发症等居家指导及复查注意事项。

（2）线下随访：出院 1 月后门诊复查。

五、变异及原因分析

1. 患者因素

（1）患者原因延期手术。

（2）患者切口延期愈合，延长住院治疗时间。

（3）患者存在合并症及并发症，需要进行相关的诊断和治疗。

2. 家属因素

（1）要求增加或拒绝某些治疗或检查。

（2）家属依从性差，无法配合医护指导和治疗。

3. 医护人员因素

术前或术中发现其他疾病，则进入其他临床路径。

4. 出院计划因素

患者及家属要求提前出院。

六、临床护理路径表单

甲状腺癌围术期临床护理路径表单见表 15.1。

表 15.1 甲状腺癌围术期临床护理路径表单

适用对象:第一诊断为首选治疗方案符合甲状腺癌根治术者(ICD-9-CM-3:06.2-06.4 伴 40.4)

患者姓名:_____ 性别:____ 年龄:____ 住院号:_____

住院日期:_____年___月___日 手术日期:_____年___月___日 出院日期:_____年___月___日

时间	入院当天	术前 1 天
护理评估	□ 完善各项评估: 深静脉血栓风险因素评估 Caprini 评分:___分 日常功能评估 Barthel 指数:___分 跌倒风险评估 Morse 评分:___分 压力性损伤风险评估 Braden 量表:___分 营养风险筛查 NRS 2002:___分	□ 血常规、免疫组合、生化、凝血功能、甲状腺功能 □ 血压、血糖、肝肾功能、心肺功能情况 □ 甲状腺及颈部淋巴结 B 超检查结果 □ 心电图检查结果 □ 胸部 CT 结果
护理处置	□ 办理住院手续 □ 普外科护理常规 □ 介绍病区环境、入院须知和陪客制度 □ 介绍主管医生、责任护士 □ 指导患者或家属关注科室公众号 □ 辅助检查指导	□ 健康宣教 □ 肠道准备:术前禁食 6 h,禁饮 2 h □ 功能锻炼 □ 个人卫生准备 □ 手术区域皮肤准备 □ 心理护理
预期结局	□ 患者能够掌握入院须知,熟悉病区环境(回示) □ 完成入院相关专科检查和护理常规(病历)	□ 患者能够掌握术前准备,包括肠道准备、功能锻炼、用物准备等(回示) □ 完善术前检查和评估(病历)
变异	□ 无 □ 有,原因_____ 处理措施_____	□ 无 □ 有,原因_____ 处理措施_____
护士签名		

时间	手 术 日
术日晨准备	□ 更换病员服,排空膀胱,核查个人准备 □ 测量生命体征并记录,术前 4 h 内至少给予 45 g 碳水化合物
转出交接	□ 核对患者、术中用药,交接病历 □ 物品准备:铺好麻醉床,备好吸氧吸痰装置、监护仪、气管切开包等术后用物
转入交接	□ 交接术中麻醉方式、手术方式、用药、有无特殊情况 □ 判断患者意识,协助过床 □ 交接患者皮肤有无压力性损伤
护理评估	□ 患者:术后 6 h 监测患者生命体征,观察呼吸、发音、吞咽情况;观察切口敷料、引流管、引流液;有无并发症、输液情况

续表

时间	手 术 日	
护理处置	☐ 术后疼痛管理 ☐ 术后低体温管理,全麻术后恶心、呕吐处理 ☐ 围术期液体治疗 ☐ 饮食管理:全麻清醒且生命体征平稳的患者早期可少量饮水,术后6h患者如无呛咳、恶心、呕吐等症状可进食温凉流质食物 ☐ 用药护理:遵医嘱予止血、补液、止咳、化痰药物治疗 ☐ 活动:手术当天卧床休息,患者清醒后指导其进行床上翻身及踝泵运动 ☐ 术后24h内拔除导尿管 ☐ 引流管护理 ☐ 并发症观察 ☐ 健康教育:患者及(或)家属知晓上述术后相关注意事项	
预期结局	☐ 患者生命体征正常,切口敷料干燥,引流管引流通畅,引流液颜色、量及性状正常(病历) ☐ 患者能够掌握术后注意事项,呼吸、发音、吞咽均正常,床上可翻身,可行踝泵运动(回示)	
变异	☐ 无 ☐ 有,原因_____ 　　处理措施_____	
护士签名		

时间	术后第1~3天	出院当天
护理评估	☐ 生命体征情况 ☐ 切口敷料情况 ☐ 引流管情况 ☐ 饮食 ☐ 休息与活动 ☐ 有无并发症	☐ 饮食、营养状况 ☐ 引流管情况 ☐ 伤口愈合情况 ☐ 休息与活动 ☐ 生命体征情况 ☐ 有无并发症
护理处置	☐ 饮食:由温凉流质逐渐过渡到半流质、软食及普食 ☐ 活动指导:患者术后第1天开始早期下床活动,至少为2h,之后每日活动时间至少为4~6h ☐ 颈部功能锻炼,引流管护理,伤口护理,测量生命体征并记录,观察患者有无并发症	☐ 出院指导:饮食护理,引流管居家护理,伤口换药、拆线、拔管时间及流程,用药护理,颈部活动,复查,异常情况处理 ☐ 发放出院通知单,患者办理结算,核对并取下患者手腕带,帮助整理用物,协助离开病区 ☐ 加强术后出院随访管理

续表

时间	术后第1~3天	出院当天
预期结局	□ 患者生命体征正常，逐步恢复正常饮食，切口敷料干燥，引流通畅，引流液颜色、量及性状正常，无术后并发症（病历） □ 患者能够掌握术后恢复期相关注意事项，正常下床活动，正常进行颈部功能锻炼（回示）	□ 患者生命体征正常，逐步恢复正常饮食，无须静脉输液治疗，伤口愈合良好，无术后并发症（病历） □ 患者能够掌握出院流程，知晓出院注意事项，包括饮食、休息活动、引流管护理、颈部功能锻炼、复查时间等（回示）
变异	□ 无 □ 有，原因_____ 　处理措施_____	□ 无 □ 有，原因_____ 　处理措施_____
签名		

参考文献

[1] 中国抗癌协会甲状腺癌专业委员会. 中国抗癌协会甲状腺癌整合诊治指南（2022精简版）[J]. 中国肿瘤临床,2023,50(07):325-330.

[2] 赵静,王欣,徐晓霞,等. 甲状腺癌加速康复外科围术期护理专家共识[J]. 护理研究,2022,36(01):1-7.

[3] Fawcett W J, Thomas M. Pre-operative fasting in adults and children: clinical practice and guidelines [J]. Anaesthesia,2019,74:83-88.

[4] 丁小满,刘志冬,王芳. 音乐疗法在肿瘤疼痛患者中的应用[J]. 中华肿瘤防治杂志,2019,26(S1):294+296.

[5] 吕青,黄宝延,李霞,等. 快速康复外科在甲状腺乳头状癌颈清扫围手术期护理应用的效果评价[J]. 护理管理杂志,2020,20(05):361-363.

第二节　乳腺癌围术期临床护理路径

一、适用对象

根据《乳腺癌改良根治术专家共识及手术操作指南》(2018版)，符合乳腺癌改良根治术（ICD-9-CM-3:85.430）手术指征的患者。

二、诊断依据

根据《乳腺癌改良根治术专家共识及手术操作指南》《协和临床外科学分册》《外科护理

学》(第7版),以下情况为乳腺癌改良根治术纳入指征:① 症状及体征:乳房肿块、乳头溢液、腋窝淋巴结肿大等症状,晚期可因癌细胞发生远处转移,出现多器官病变;② 影像学检查:主要依靠钼靶X线、超声检查、MRI等提供参考;③ 病理:常用的活检方法有空芯针穿刺活检术(coreneedle biopsy,CNB)、麦默通(Mammotome)旋切术活检和细针针吸细胞学检查(fine needle aspiration cytology,FNAC)。疑为乳腺癌者,若这些方法无法确诊,可将肿块连同周围乳腺组织一并切除,做冰冻活检或快速病理检查。乳头糜烂疑为湿疹样乳腺癌时,可做乳头糜烂部刮片或印片细胞学检查。

三、进入路径标准

(1) 第一诊断为首选治疗方案符合乳腺癌改良根治术(ICD-9-CM-3:85.430)手术编码者。

(2) 患者同时患有其他疾病,但在住院期间不需特殊处理,也不影响第一诊断的临床路径流程,可以进入路径。

四、临床护理路径实施规范

(一) 入院当天

(1) 介绍病区环境、入院须知、陪客制度、主管医师、责任护士。

(2) 协助完成实验室检查、心电图、B超、钼靶、CT等术前检查。

(3) 办理住院手续,完善各项专项评估和处理,包括深静脉血栓风险因素评估Caprini评分、日常功能评估Barthel指数、跌倒风险评估Morse评分、压力性损伤风险评估Braden量表,识别高危患者,并采取相应干预措施。

(二) 术前1天

(1) 健康宣教:告知患者术前应戒烟限酒,保证充足睡眠;指导患者掌握深呼吸、有效咳嗽咳痰的技巧,训练床上大小便。

(2) VTE预防:包括早期活动、药物治疗和机械方法。应根据VTE风险以及大出血风险和后果,制定个体化的VTE预防策略。

(3) 饮食宣教:能进食者给予高热量、高蛋白、富含维生素的低脂饮食;不能进食者遵医嘱补液、补充营养制剂、输血等以提高对手术耐受力。

(4) 肠道准备:患者术前禁水2 h,禁食6 h。患者通常在术前10 h给予12.5%碳水化合物饮料(800 mL),术前2 h给该饮料≤400 mL。

(5) 个人及用物准备:根据病情沐浴、洗头,更换清洁衣裤,准备术后用品。

(6) 术前评估:评估血压、血糖、血脂、肝功能、肾功能(血清肌酐)、心肺功能、营养状况、基础疾病。

(7) 心理疏导:开展心理健康教育,向患者说明手术的重要性,评估患者的身心状况,并给予针对性的心理疏导。减轻术前恐惧、焦虑等心理压力。

(三) 手术当天

1. 术日晨

(1) 酌情备皮：术前用洗必泰清洁手术部位的皮肤，如果需要皮肤准备，应使用电剪或脱毛剂进行备皮，进行手术部位标记。

(2) 根据患者情况判断是否需要预防性使用抗生素，测量生命体征、血糖。在整个围手术期将患者(糖尿病/非糖尿病)的血糖维持在 140～200 mg/dL(7.8～11 mmol/L)之间。

(3) 取下活动性义齿等配饰物品。

2. 术后当天

(1) 术后疼痛管理：建立术后急性疼痛管理团队，使用预防性和多模式镇痛的围手术期疼痛控制。观察疼痛的性质、部位，应用 NRS 量表评估疼痛，若 NRS 评分<4 分，可采取非药物止痛法；若 NRS 评分≥4 分，则遵医嘱应用止痛剂，并观察镇痛效果、药物不良反应。对术后带自控镇痛泵患者指导其自控镇痛。术后 3～4 天，NRS 评分仍≥4 分或加重者，应观察体温、伤口是否正常，及时发现和处理伤口感染。

(2) 肺部康复运动：术后应鼓励和协助患者尽快进行深呼吸和有效咳嗽，以保持气道通畅。

(3) 饮食管理：术后 6 h 无恶心、呕吐麻醉反应方可正常饮食。

(4) 用药护理：遵医嘱予抗感染(头孢类抗菌药)、补液支持，防治恶心、呕吐。

(5) 病情观察：术后 6 h 内每小时测量生命体征 1 次，观察切口情况，并予以记录。

(6) 体位护理：全麻清醒后，术后生命体征平稳可取半卧位，抬高患肢与胸齐平，肩关节内收、肘关节屈曲置于胸前，患侧肩关节下垫一软枕。

(7) VTE 预防：指导患者术后 6 h 内床上踝泵运动，病情允许患者术后 6 h 可下床活动，卧床时需更换体位，下肢抬高 20°。避免下肢输液，保持环境温暖，并向家属宣教 VTE 预防的知识。

(8) 功能锻炼：鼓励患者早期进行患侧肢体功能锻炼。术后 24 h 活动手指、腕部，可做屈腕、握拳、伸指等活动，并采用握力球促进患肢功能锻炼。

(9) 管道管理：保持引流管妥善固定、有效吸引、引流通畅，防止受压、扭曲或脱落，严密观察引流液的颜色、性质和量。术后第 1～2 天，每日引流血性液体 50～200 mL，以后颜色逐渐变淡、减少。每小时引流量超过 100 mL 提示有活动性出血，应立即报告医师及时处理。

(10) 切口管理：有效包扎，松紧适宜，观察患侧上肢远端血液循环，避免压迫患肢动脉。严格无菌操作，预防感染。

(四) 术后恢复(第 1～3 天)

(1) 功能锻炼：术后患肢抬高制动避免外展；下床活动时用健侧上臂托扶；需要他人扶持时扶健侧；术后 2 天协助进行手指的被动和主动活动。术后 3 天开始前臂伸屈运动，循序渐进。

(2) VTE 预防：患者病情平稳，指导患者床上做踝泵运动，鼓励于术后 6 h 开始下床活动，但循环呼吸功能不稳定、合并休克、极度虚弱患者应根据情况选择活动的时间。下床活动要循序渐进。高危患者，可使用下肢用弹性绷带或弹力袜以促进血液回流，遵医嘱予抗凝药应用。

(3) 用药护理：遵医嘱予抗感染（头孢类抗菌药）、补液支持，防止恶心、呕吐。

(4) 管道管理：妥善固定，保持负压引流管的通畅；及时调整胸带的松紧度，拔管时间视引流液情况决定。若引流液转为淡黄色、局部无积血、积液，连续3天每天引流量小于20 mL，创面与皮肤紧贴，手指按压伤口周围皮肤无空虚感，即可考虑拔管。若拔管后仍有皮下积液，可在严格消毒后抽液并局部加压包扎。

(5) 并发症的观察和护理

① 出血：监测患者生命体征，观察敷料和引流管情况，必要时做好手术止血准备。

② 切口感染：一旦发生感染，应按照外科感染的基本原则处理，遵医嘱使用抗生素。

③ 皮瓣坏死：观察皮瓣血液循环，注意皮瓣颜色及创面愈合情况，如有坏死可能，应报告医生及时处理。已经发生皮瓣坏死者可根据坏死的范围酌情选择重新游离皮瓣减张缝合或植皮。

④ 皮下积液：彻底止血和保持良好的负压引流是减少皮下积液的关键。

⑤ 其他并发症：手术后常见并发症还有压力性损伤、下肢深静脉血栓形成与肺栓塞，均与术后卧床、缺乏活动有关。

（五）出院当天

1. 出院标准

(1) 恢复术前正常饮食，无须静脉输液治疗。

(2) 切口愈合良好，无感染迹象。

(3) 生命体征平稳，可自由活动。

(4) 引流液颜色、性状为淡血性或拔除引流管。

(5) 无需住院处理的其他并发症或合并症。

2. 出院指导

(1) 嘱患者出院后继续进行患肢功能锻炼，避免用患肢搬动、提重物及长时间低垂。

(2) 坚持治疗：遵医嘱坚持化学治疗、放射治疗或内分泌治疗。

(3) 性生活和生育：乳腺癌患者健康及适度的性生活有利于身心康复。

(4) 义乳佩戴："义乳"又称为硅胶义乳或手术假乳，是乳腺癌手术后专用的康复产品，有一定承重量，起到维持身体平衡、弥补术后身体缺陷、保持女性形体美观、增强生活自信、保护脆弱胸腔等作用。

(5) 乳房定期检查：每月进行1次乳房自我检查，每年还应行钼靶X线检查。

3. 出院随访

(1) 线上随访：互联网医院、电话随访。

(2) 线下随访：乳腺外科门诊随访。术后2年内，一般每3个月随访1次。术后3～5年，每6个月随访1次。术后5年以上，每年随访1次，直至终身。如有异常情况，应当随时就诊。

五、变异及原因分析

1. 患者因素

(1) 患者术后出现皮下积液、皮瓣坏死、上肢水肿等并发症需要进一步治疗。

(2) 术后因治疗结果不满意,延长住院治疗时间。

2. 家属因素

(1) 要求增加或拒绝某些治疗或检查。

(2) 家属依从性差,无法配合医护指导和治疗。

3. 医护人员因素

(1) 医嘱延迟/执行医嘱延迟。

(2) 发现因误诊而进入临床路径。

(3) 医护人员之间沟通、协作不良。

4. 出院计划因素

家属或患者要求提前出院。

六、临床护理路径表单

乳腺癌改良根治术围术期临床护理路径表单见表 15.2。

表 15.2 乳腺癌改良根治术围术期临床护理路径表单

适用对象:第一诊断为首选治疗方案符合乳腺癌改良根治术者(ICD-9-CM-3:85.430)

患者姓名:_____ 性别:____ 年龄:____ 住院号:_____

住院日期:_____年___月___日 手术日期:_____年___月___日 出院日期:_____年___月___日

时间	入院当天/术前1天	
护理评估	□ 完善各项评估: 深静脉血栓风险因素评估 Caprini 评分:___分 日常功能评估 Barthel 指数:___分 跌倒风险评估 Morse 评分:___分 压力性损伤风险评估 Braden 量表:___分	□ 血常规、免疫组合、生化、凝血功能 □ 血压、血糖、血脂、肝肾功能、心肺功、 □ 营养状况、基础疾病 □ B超、钼靶、心电图检查结果
护理处置	□ 办理住院手续 □ 外科护理常规 □ 半卧位、饮食宣教、疼痛评估 □ 介绍病区环境、入院须知和陪客制度 □ 介绍主管医师、责任护士 □ 告知术前注意事项,交代检查项目及目的 □ 辅助检查指导	□ 介绍围手术期快速康复流程 □ VTE 预防 □ 肠道准备:术前禁食6h,禁饮2h □ 体位与活动指导 □ 个人及用物准备 □ 饮食指导 □ 心理疏导
预期结局	□ 完成入院相关专科检查和护理常规(病历) □ 患者能够掌握术前注意事项,熟悉病区环境(回示)	□ 完善术前检查和评估(病历) □ 患者能够掌握术前准备,包括肠道、用物准备(回示)

时间	入院当天/术前1天	
变异	□ 无 □ 有,原因_____ 　处理措施_____	□ 无 □ 有,原因_____ 　处理措施_____
护士签名		

时间	手 术 日
术日晨准备	□ 备皮,手术部位标记,排空膀胱,核查个人准备 □ 测量生命体征
转出交接	□ 核对患者、药物过敏情况,交接病历 □ 测量生命体征 □ 物品准备:铺好麻醉床,备好监护仪、吸氧装置及术后用品
转入交接	□ 交接术中手术名称、手术部位、麻醉方式、出血情况等 □ 判断患者清醒,过床
护理评估	□ 患者术后6 h监测生命体征和血氧,观察切口情况、皮瓣颜色、管道情况、出血情况
护理处置	□ 术后疼痛管理 □ 围术期液体治疗 □ 饮食管理:术后6 h无恶心、呕吐麻醉反应方可正常饮食 □ 用药护理:遵医嘱予抗感染(头孢类抗菌药)、补液支持,防止恶心呕吐 □ 早期下床活动:术后1天,评估患者生命体征、疼痛、运动功能、营养状况、管路安全、心理状况等,符合要求方可下床活动 □ 管道管理:维护引流管通畅,防止受压、扭曲或脱落,严密观察引流液的颜色、性质和量 □ 切口护理:有效包扎,松紧适宜,无菌操作,预防感染 □ 健康教育:患者及(或)家属知晓上述术后相关注意事项,术后护理注意事项
预期结局	□ 患者生命体征正常,切口无感染(病历) □ 流质或半流饮食,下床活动,自解小便(回示)
变异	□ 无 □ 有,原因_____ 　处理措施_____
护士签名	

时间	术后第1~3天	出院当天
护理评估	□ 切口情况 □ 管道情况 □ 用药情况 □ 术后24 h出血量 □ 观察有无并发症	□ 肠道通气、饮食和营养状态 □ 下床活动情况 □ 伤口愈合情况 □ 血常规结果 □ 患肢功能锻炼情况

续表

时间	术后第1～3天	出院当天
护理处置	□ 活动指导:建立活动目标,逐日增加活动量 □ 饮食指导:指导通气后逐步过渡至正常饮食 □ 用药护理:遵医嘱予抗感染、补液支持 □ 康复指导:出血、饮食、活动、患肢保护等 □ 功能锻炼	□ 发放出院通知单,患者办理结算,核对并取下患者手腕带,帮助整理用物,协助送离病区 □ 出院后对接社区行24～48 h入户访视 □ 加强术后出院随访管理,建立再住院"绿色通道" □ 健康宣教:患者及(或)家属掌握乳腺癌居家护理的内容和方法、性生活和生育指导,建议常规进行乳房定期检查
预期结局	□ 患者生命体征正常,切口无感染,饮食逐步过渡至普食,肛门通气(病历) □ 下床活动时间增加,患肢功能锻炼正常(回示)	□ 伤口愈合良好,无感染迹象,各器官功能状态良好,恢复半流质饮食或普食(病历) □ 患肢逐渐恢复正常功能(回示)
变异	□ 无 □ 有,原因_____ 　处理措施_____	□ 无 □ 有,原因_____ 　处理措施_____
护士签名		

参考文献

[1] 中华医学会外科学分会乳腺外科学组. 乳腺癌改良根治术专家共识及手术操作指南(2018版)[J]. 中国实用外科杂志,2018,38(8):851-854.
[2] 余健春. 协和临床外科手册[M]. 北京:中国协和医科大学出版社,2020.
[3] 李乐之,路潜. 外科护理学[M]. 7版. 北京:人民卫生出版社,2021.
[4] 中华医学会外科学分会,中华医学会麻醉学分会. 中国加速康复外科临床实践指南(2021)(一)[J]. 协和医学杂志,2021,12(5):624-631.
[5] Liu S, Shen Y, Xiang J, et al. Accelerated perioperative rehabilitation for breast cancer patients undergoing radical mastectomy: A systematic review [J]. J Perianesth Nurs,2023,38(2):339-348.
[6] 中华医学会外科学分会,中华医学会麻醉学分会. 中国加速康复外科临床实践指南(2021版)[J]. 中国实用外科杂志,2021,41(9):961-992.

第三节　下肢深静脉血栓形成非手术治疗临床护理路径

一、适用对象

第一诊断为下肢深静脉血栓形成(deep vein thrombosis, DVT)(ICD-10:I80.207)行

非手术治疗的患者。

二、诊断依据

根据《深静脉血栓形成的诊断和治疗指南(第三版)》,以下情况为下肢 DVT 纳入指征:患者出现下肢肿胀、疼痛、小腿后方和(或)大腿内侧有压痛时,或无明显血栓发生的诱因,仅表现下肢肿胀或症状不典型时;进一步 D-二聚体检测、下肢静脉超声及下肢静脉 CTV 影像学检查,明确诊断。

三、进入路径标准

第一诊断为下肢 DVT 患者拒绝手术或医师评估患者病情不适宜手术后采取非手术治疗的患者。

四、临床护理路径实施规范

(一) 入院第 1 天

(1) 介绍病区环境、入院须知、陪客制度、主管医师、责任护士。
(2) 健康宣教:告知注意事项,患肢禁止热敷、按摩、挤压,识别肺动脉栓塞的征兆(心慌、胸闷、胸痛、咯血、呼吸困难等)。告知各项检查的准备及注意事项。
(3) 办理住院手续,完善各项专项评估和处理。
(4) 专科评估:评估患者下肢 DVT 的原因及高危因素,测量下肢周径。
(5) 协助患者完善相关检查:常规检查项目有血常规、免疫组合、血生化、凝血象、心电图、胸部 CT、下肢静脉彩超,必要时行肺部 CTA,告知各项检查前的准备及检查的注意事项。

(二) 住院第 2~5 天

(1) 病情观察:观察患肢疼痛部位、持续时间、性质和程度;皮温、皮肤颜色、动脉搏动及肢体感觉等,有无股青肿、股白肿表现,准确测量双下肢腿围并记录。
(2) 体位管理:卧床休息时,抬高患肢,高于心脏水平 20~30 cm,有利于下肢静脉回流,缓解肿胀症状。禁止对患肢热敷、按摩、挤压,避免屏气、用力排便、剧烈咳嗽增加腹内压因素,防止影响下肢静脉回流和增加血栓脱落的风险。
(3) 休息与活动:全面准确评估患者病情,明确疾病风险程度,给予充分抗凝。患者耐受情况下,协助患者穿弹力袜早日下床活动。
(4) 疼痛管理:准确评估疼痛部位、程度、产生原因等,采取各种非药物镇痛方法如音乐疗法等缓解患者疼痛,必要时遵医嘱使用镇痛药物。
(5) 饮食护理:进食低脂、富含纤维素饮食,多饮水,保持大便通畅。
(6) 用药护理:遵医嘱使用抗凝、溶栓、祛聚药物,注意观察药物的疗效及不良反应,用药期间避免跌倒、碰撞等引起外伤,使用软毛牙刷刷牙。

(7) 梯度压力袜的使用及护理:评估患者有无使用禁忌证,根据腿的周径选择合适尺寸的压力袜,遵医嘱使用,一般膝下型/小腿型尺寸依据患者足踝最小周径、小腿最大周径选择;大腿型同时测量腹股沟中央部位向下 5 cm 部位的腿部周径,若患者腹股沟位置难以界定,在髌骨上 25 cm 处测量腿部周径;每日评估患者末梢循环情况、皮肤完整性、穿着规范性等,必要时增加评估次数,协助、指导患者保持肢体清洁和袜身平整。

(8) 并发症的观察

① 出血:观察患者皮肤黏膜是否出现瘀斑、牙龈出血、血尿、血便、头痛等症状,遵医嘱监测患者凝血功能变化,发现异常,立即通知医师。

② 肺栓塞:观察患者有无心慌、胸闷、呼吸困难气喘、胸痛、咳嗽、咯血、发绀、血压下降甚至晕厥等表现。如出现肺栓塞,立即嘱患者平卧,避免深呼吸、咳嗽、剧烈或突然翻身,给予高浓度氧气吸入,并立即汇报医生,建立静脉通路,监测生命体征,配合抢救。

(9) 心理护理:评估患者的心理状态,帮助患者和家属熟悉病房环境,讲解疾病治疗及护理相关知识,耐心解答,缓解患者紧张焦虑的情绪。

(10) 健康宣教:包括患肢护理的方法、抗凝及溶栓、改善循环治疗的注意事项、正确使用弹力袜的方法、戒烟及坐位时避免双膝交叉过久、避免久站久坐等。

(二) 住院第 6~7 天(出院日)

1. 出院标准

(1) 患者下肢肿胀、疼痛、静脉炎症状好转。

(2) 病情进入非急性期。

(3) 无出血、肺栓塞、血栓复发并发症。

2. 出院指导

(1) 行为指导:指导患者要绝对禁烟,坐位时避免双膝交叉过久,不穿着过紧的衣服和腰带,尽量不穿高跟鞋。加强日常锻炼,避免久站久坐。避免上呼吸道感染导致咳嗽而增加腹压。

(2) 饮食指导:进食低脂、富含纤维素的饮食,保持大便通畅。

(3) 用药护理:遵医嘱使用华法林、利伐沙班或阿哌沙班药物,注意观察有无出血症状,在医生的指导下服用并定期复查。

(4) 梯度压力袜使用指导:注意使用的禁忌证,根据血栓发生的位置选择合适腿型的梯度压力袜,压力等级选择Ⅱ级,准确测量腿围,选择合适型号,建议连续使用 6 个月后,无明显血栓后综合征(postthrombotic syndrome,PTS)风险存在,停止压力治疗,反之,则继续使用,持续 12~24 个月。

(5) 复查指导:遵医嘱定期门诊随访,出现突发下肢强烈肿胀及疼痛,及时就诊。

3. 出院随访

(1) 线上随访:出院后 1 周、2 周、1 月、3 月、6 月进行互联网医院、电脑随访系统随访。

(2) 线下随访:术后 1 个月血管外科门诊随访。

五、变异及原因分析

1. 患者因素
（1）出现肿瘤、严重的心脑血管疾病等其他疾病，需进一步诊治。
（2）出现肺栓塞、出血或血栓复发并发症。
（3）患者病情需要手术治疗。

2. 家属因素
（1）要求增加或拒绝某些治疗或检查。
（2）家属依从性差，无法配合医护指导和治疗。

3. 医护人员因素
（1）医嘱延迟/执行医嘱延迟。
（2）发现因误诊而进入临床路径。
（3）医护人员之间沟通、协作不良。

4. 出院计划因素
（1）家属要求提前出院。
（2）家属要求延期出院。

5. 医院系统因素
检查或治疗所需的仪器或设备损坏，不能正常使用，导致住院治疗时间延长。

六、临床护理路径表单

下肢DVT非手术治疗临床护理路径表单见表15.3。

表15.3　下肢DVT非手术治疗临床护理路径表单

适用对象：第一诊断为下肢DVT（ICD-10：I80.207）采取非手术治疗的患者
患者姓名：_____ 性别：____ 年龄：____ 住院号：_____
住院日期：____年__月__日　出院日期：____年__月__日　标准住院日：____天

时间	住院第1天（入院日）	住院第2～5天	住院第6～7天（出院日）
护理评估	□ 日常功能评估Barthel指数：__分 □ 跌倒风险评估Morse评分：__分 □ 压力性损伤风险评估Braden量表：__分 □ 生命体征 □ 评估DVT形成原因及高危因素 □ 患肢症状、体征 □ 既往用药情况 □ 有无出血倾向 □ 有无肺栓塞表现	□ 生命体征 □ 患肢症状、体征 □ 各项检查结果 □ 有无出血倾向 □ 有无肺栓塞表现 □ 患者对治疗及护理的配合程度 □ 治疗效果	□ 生命体征 □ 患肢症状、体征 □ 各项检查结果 □ 有无出血倾向 □ 有无肺栓塞表现 □ 治疗效果 □ 患者疾病管理知识掌握情况

续表

时间	住院第1天(入院日)	住院第2～5天	住院第6～7天(出院日)
护理处置	□办理住院手续 □普外科护理常规 □介绍病区环境、入院须知和陪客制度 □介绍主管医师、责任护士 □完善相关检查指导 □腿围测量及记录 □健康宣教患肢护理方法及注意事项、出血及肺栓塞的识别 □病情观察 □饮食护理 □心理护理 □疼痛护理 □用药护理 遵医嘱相关治疗及处置： 　□抗凝治疗 　□溶栓治疗 　□一般治疗 　□其他治疗	□腿围测量及记录 □健康宣教患肢护理方法及注意事项、出血及肺栓塞的识别 □病情观察 □饮食护理 □心理护理 □疼痛护理 □用药护理 遵医嘱相关治疗及处置： 　□抗凝治疗 　□溶栓治疗 　□一般治疗 　□其他治疗	□腿围测量及记录 □健康宣教院外疾病管理的方法及注意事项，复诊及随访要求 □病情观察 □饮食护理 □疼痛护理 □用药护理 遵医嘱相关治疗及处置： 　□抗凝治疗 　□溶栓治疗 　□一般治疗 　□其他治疗 □办理出院手续
预期结局	□完成相关评估及护理常规(病历) □完成各项治疗及护理(病历) □患者能够了解疾病相关知识，掌握相关注意事项(回示)	□完成相关评估及护理常规(病历) □完成各项治疗及护理(病历) □患者能够掌握疾患肢护理方法及注意事项、出血及肺栓塞的识别(回示) □未出现各项治疗及护理并发症，或者出现相关并发症能够及时被发现，并妥善处理(病历)	□完成相关评估及护理常规(病历) □完成各项治疗及护理(病历) □未出现各项治疗及护理并发症，或者出现相关并发症能够及时被发现，并妥善处理(病历) □患者能够掌握疾病管理相关知识，居家配合各项治疗及护理要点(回示)
变异	□无 □有，原因_____ 　处理措施_____	□无 □有，原因_____ 　处理措施_____	□无 □有，原因_____ 　处理措施_____
护士签名			

参考文献

[1] 中华医学会外科学分会血管外科学组. 深静脉血栓形成的诊断和治疗指南(第三版)[J]. 中华普通外科杂志,2017,32(9):807-812.

[2] 李乐之,路潜. 外科护理学[M]. 7版. 北京:人民卫生出版社,2021:499-502.

[3] 中国静脉介入联盟,中国医师协会介入医师分会外周血管介入专业委员会. 下肢深静脉血栓形成介入治疗护理规范专家共识[J]. 介入放射学杂志,2020,29(6):531-540.

[4] 中国健康促进基金会血栓与血管专项基金专家委员会. 静脉血栓栓塞症机械预防中国专家共识[J]. 中华医学杂志,2020,100(7):484-492.

[5] 国际血管联盟中国分部护理专业委员会. 正压疗法用于下肢静脉疾病防治的中国专家共识[J]. 军事护理,2023,40(4):1-5.

[6] Cate-Hoek A J T, Amin E E, Bouman A C, et al. Individualised versus standard duration of elastic compression therapy for prevention of post-thrombotic syndrome (IDEAL DVT): a multicentre, randomized, single-blind, allocation-concealed, noninferiority trial[J]. Lancet Haematol, 2018, 5(1): e25-e33.

第四节　原发性肝细胞癌围术期临床护理路径

一、适用对象

根据《原发性肝癌诊疗指南(2022年版)》,第一诊断为原发性肝癌(ICD-10:C22.0),符合规则性肝切除或非规则性肝切除术(ICD-9-CM-3:50.22/50.3)手术指征的患者。

二、诊断依据

根据《黄家驷外科学》、全国高等学校教材《外科学》和《原发性肝癌诊疗指南(2022年版)》,以下为规则性肝切除或非规则性肝切除术纳入指征:① 症状:肝区疼痛不适,肝大或右上腹肿块;② 体征:肝脏肿大,可触及肝脏肿块以及肝硬化的体征;③ 影像学检查:超声、超声造影、动态螺旋CT、MRI、肝动脉造影或超声引导下诊断性穿刺;④ 实验室检查:血清AFP对于原发性肝细胞癌具有较高的特异性;⑤ 结合病史:乙型肝炎、丙型肝炎病史或酗酒史等。

三、进入路径标准

(1) 第一诊断为原发性肝癌,首选治疗方案符合规则性肝切除或非规则性肝切除术(ICD-9-CM-3:50.22/50.3)手术编码者。

(2) 患者患有其他疾病时,但住院期间不需特殊处理,也不影响第一诊断的临床路径流程,可以进入路径。

四、临床护理路径实施规范

(一) 入院当天

(1) 入院介绍:介绍病区环境、入院须知、陪客制度、主管医师、责任护士。
(2) 健康教育:戒烟、戒酒,推荐戒烟>4周,戒酒>2周;予饮食指导、活动指导、心理指导及患者相关检查配合的指导等。
(3) 办理住院手续,完善各项专项评估和处理,包括深静脉血栓风险因素评估Caprini评分、日常功能评估Barthel指数、跌倒风险评估Morse评分、压力性损伤风险评估Braden量表、营养风险筛查NRS 2002评分,识别高危患者,并采取相应干预措施。

(二) 术前1天

(1) 健康宣教:介绍围手术期快速康复的流程和重要性、手术方式、麻醉方式、疼痛评分、术后镇痛方案及术后放置引流管的种类、目的。
(2) 肠道准备:术前禁食6 h,禁饮2 h(术前10 h饮用12.5%的糖类饮品800 mL,术前2 h再饮用≤400 mL);不常规进行机械性肠道准备。
(3) 指导术后体位、活动与肺功能锻炼。
(4) 个人及用物准备:洗澡,更换病员服,去除假牙、金属饰品,准备术后用品。
(5) 术前评估:评估患者深静脉血栓形成风险、营养风险、疼痛程度、睡眠状况、心理状况及心肺功能。
(6) 心理疏导:鼓励患者说出内心感受,给予情绪疏导,减轻患者的焦虑情绪,帮助患者建立战胜疾病的信心。

(三) 手术当天

1. 术日晨

(1) 酌情备皮:如果不影响手术视野及操作,可不去除腹部毛发。
(2) 排空膀胱,核查个人准备,测量生命体征。
(3) 核对患者,交接病历。

2. 术后当天

(1) 术后体位及活动管理:患者麻醉清醒后取低半卧位,每隔2 h翻身一次;上肢活动,每隔1~2 h/次,每次10~20个;踝关节屈伸运动每天3~4次,每次20~30组,踝关节环绕运动频次和屈伸运动相同。绷腿锻炼和抬腿锻炼,每天3~4次,每次20~30组。运动频次可根据患者的活动耐受能力适当调整。
(2) 饮食管理:全麻清醒,术后当天可饮水,术后12 h可进流质饮食,尽早进食有助于维护肠黏膜功能,改善全身营养状况,纠正电解质紊乱和负氮平衡,防止菌群失调和异位。
(3) 术后疼痛管理:联合作用机制不同的镇痛方法或镇痛药物,实施多模式镇痛,术中实施切口局部浸润,术后使用患者自控镇痛泵(patient control analgesia, PCA),30 min可自控加药1次。密切观察镇痛药物的作用及不良反应。

(4) 管道、切口护理:保持腹腔引流管、导尿管通畅,观察引流液颜色、性状和量;观察切口敷料的情况,防止感染。

(5) 围术期液体治疗和用药护理:遵医嘱予止血、保肝、抗感染、补液支持治疗,恶心、呕吐预防与治疗。

(6) 健康教育:患者及(或)家属知晓上述术后相关注意事项。

(7) 心理支持:及时发现患者需求,减轻不适。

(五) 术后恢复(第 1~7 天)

(1) 活动指导:术后 1 天开始下床活动,建立活动目标,逐日增加活动量。

(2) 饮食指导:根据耐受性尽早恢复正常饮食,当经口摄入少于正常量的 60% 时,应添加口服营养补充;制定营养管理方案,包括对高风险患者评估筛查,制定个体化营养支持计划,根据患者的年龄、体重、疾病状态确定患者能量、蛋白质需求量,推荐营养食谱,并观察治疗效果。

(3) 疼痛护理及指导:选择合适的疼痛评估工具,如 NRS 疼痛评估尺对疼痛进行动态评估;进行疼痛知识教育,使患者掌握自我疼痛评估的方法;观察镇痛不良反应。

(4) 协助或指导生活护理。

(5) 管道、切口护理及指导:保持腹腔引流管、导尿管的通畅,观察引流液颜色、性状和量;保持切口干燥,防止感染;病情允许尽早拔除管道。

(6) 并发症的观察

① 出血:观察患者神志、生命体征、皮肤、口唇色泽及周围毛细血管床的反应等;观察引流液的颜色、性状、量,并记录,一般情况下术后当日可从肝周引流出鲜红色血性液体 100~300 mL,若血性液体增多,应警惕出血。

② 膈下积液及脓肿:保持引流通畅,妥善固定引流管,避免受压、扭曲和折叠;观察患者有无上腹部或右季肋部胀痛等腹部体征、引流液的颜色、性质和量;观察患者体温变化。

③ 胆漏:观察患者切口有无胆汁样渗出及引流液的颜色,有无腹痛、腹膜刺激征、发热等症状。

④ 胸腔积液:注意观察患者有无胸闷、心悸、气促、呼吸困难等表现,必要时遵医嘱监测患者血氧饱和度和体温变化。

⑤ 肝性脑病:观察患者有无性格行为变化,如欣快感、表情淡漠或扑翼样震颤等肝性脑病早期症状。

(7) 心理支持(患者及家属):加强术后康复的信心。

(8) 康复指导:肺功能锻炼指导及运动锻炼指导。

(六) 出院当天

1. 出院标准

(1) 恢复半流质饮食或口服营养补充。

(2) 无需静脉输液治疗。

(3) 口服镇痛药物可良好止痛。

(4) 伤口愈合良好,无感染迹象。

(5) 器官功能状态良好。

(6) 可自由活动。
(7) 患者同意出院。

2. 出院指导

(1) 饮食指导：多吃高热量、优质蛋白质、富含维生素和纤维素食物。食物以清淡、易消化为宜。

(2) 复诊指导：定期随访，第 1 年每 1～2 个月复查 AFP、胸部 X 线和超声检查 1 次，以便早期发现临床复发或转移迹象。若患者出现水肿、体重减轻、出血倾向、黄疸和乏力等症状，及时就诊。

3. 出院随访

(1) 应加强患者出院后的随访，建立明确的再入院"绿色通道"。

(2) 在患者出院后 24～48 h 内应常规进行电话随访及指导，术后 7～10 天应至门诊进行回访，进行伤口拆线、告知病理检查结果、讨论进一步抗肿瘤治疗等。

(3) 临床随访应持续到术后 30 天。

五、变异及原因分析

1. 患者因素

(1) 患者术后出现胆瘘、腹腔出血、肝功能衰竭等并发症需要进一步治疗。

(2) 术后因治疗结果不满意，延长住院治疗时间。

(3) 术前存在以下严重合并症，手术风险高，住院时间延长，费用增加：① 合并门静脉主干癌栓和(或)腔静脉癌栓、胆管癌栓；② 合并门脉高压症的严重并发症，如消化道大出血；③ 肝脏功能中重度损害，如肝性脑病、肝肾综合征、黄疸、凝血功能紊乱及难以控制腹水等；④ 活动性肝炎。

2. 家属因素

(1) 要求增加或拒绝某些治疗或检查。

(2) 家属依从性差，无法配合医护指导和治疗。

3. 医护人员因素

(1) 医嘱延迟/执行医嘱延迟。

(2) 发现因误诊而进入临床路径。

(3) 医护人员之间沟通、协作不良。

4. 出院计划因素

家属要求提前出院。

六、临床护理路径表单

原发性肝细胞癌围术期临床护理路径表单见表 15.4。

表15.4 原发性肝细胞癌围术期临床护理路径表单

适用对象：第一诊断为原发性肝细胞癌(ICD-10：C22.0)，首选治疗方案符合规则性肝切除或非规则性肝切除术者(ICD-9-CM-3：50.22/50.3)

患者姓名：_____ 性别：___ 年龄：___ 住院号：_____
住院日期：___年___月___日 手术日期：___年___月___日 出院日期：___年___月___日

时间	入院当天	术前1天
护理评估	□ 完善各项评估 深静脉血栓风险因素评估 Caprini 评分：__分 日常功能评估 Barthel 指数：__分 跌倒风险评估 Morse 评分：__分 压力性损伤风险评估 Braden 量表：__分 营养风险筛查 NRS 2002：__分	□ 血常规＋血型、尿常规、大便常规＋潜血 □ 凝血功能、血电解质、肝肾功能、肿瘤标志物、感染性疾病筛查 □ 心电图、胸片 □ 上腹部 CT 平扫＋增强＋/血管重组和(或)腹部 B 超或 MRI/MRA □ 必要时行血气分析、肺功能、超声心动图、选择性腹腔动脉造影、钡餐、胃镜
护理处置	□ 入院介绍 □ 健康教育：戒烟＞4周，戒酒＞2周 □ 活动、饮食指导 □ 患者相关检查配合的指导 □ 疾病知识指导 □ 心理支持	□ 介绍围手术期快速康复流程 □ 介绍手术方式、麻醉方式、疼痛评分、术后镇痛方案及术后放置引流管的种类、目的 □ 肠道准备 □ 体位、活动与肺功能锻炼指导 □ 个人及用物准备 □ 心理疏导
预期结局	□ 患者能够掌握入院后注意事项，熟悉病区环境（回示） □ 完成入院相关专科检查和护理常规（病历）	□ 患者能够掌握术前准备，包括肠道准备、用物准备、肺功能锻炼等（回示） □ 完善术前检查和评估（病历）
变异	□ 无 □ 有，原因_____ 处理措施_____	□ 无 □ 有，原因_____ 处理措施_____
护士签名		

时间	手 术 日
术日晨准备	□ 酌情备皮，排空膀胱，核查个人准备 □ 测量生命体征
转出交接	□ 核对患者、药物过敏情况，交接病历 □ 物品准备：铺好麻醉床，备好监护仪、吸氧装置及术后用品
转入交接	□ 交接术中麻醉方式、手术、出血及管道情况 □ 判断患者清醒，过床
护理评估	□ 术后神志、生命体征、腹腔引流液及切口情况

续表

时间	手 术 日	
护理处置	□ 术后体位及活动 □ 饮食护理:全麻清醒,术后当天可饮水,术后12 h可进流质饮食 □ 术后疼痛管理 □ 管道、切口护理及指导 □ 生活护理(一级护理) □ 围术期液体治疗 □ 用药护理:遵医嘱予止血、保肝、抗感染、补液支持治疗,恶心、呕吐预防与治疗 □ 健康教育:患者及(或)家属知晓上述术后相关注意事项 □ 皮肤护理 □ 心理支持	
预期结局	□ 患者生命体征正常,切口无感染,管道引流通畅,试饮水或流质饮食,疼痛有效控制(病历) □ 床上进行翻身、功能锻炼(回示)	
变异	□ 无 □ 有,原因_____ 　　处理措施_____	
护士签名		

时间	术后第1~7天	出院当天
护理评估	□ 生命体征 □ 营养状况 □ 活动情况 □ 疼痛情况 □ 引流液的颜色、性状、量 □ 自理能力 □ 胃肠道功能恢复 □ 心理状况	□ 肠道通气、饮食和营养状态 □ 下床活动情况 □ 疼痛情况 □ 伤口愈合情况 □ 器官功能状态 □ 患者出院准备度
护理处置	□ 活动:术后1天开始下床活动,建立活动目标,逐日增加活动量 □ 饮食:根据耐受性尽早恢复正常饮食,当经口摄入少于正常量的60%时,应添加口服营养补充;制定营养管理方案,包括对高风险患者评估筛查,制定个体化营养支持计划,并观察治疗效果 □ 疼痛护理及指导 □ 协助或指导生活护理 □ 管道、切口护理及指导 □ 并发症的观察 □ 心理支持(患者及家属) □ 康复指导(肺功能及运动指导)	□ 出院指导:复诊时间、作息、饮食、活动、服药指导、疾病知识及后续治疗指导 □ 发放出院通知单、患者办理结算,帮助整理用物,协助送离病区 □ 加强术后出院随访管理

续表

时间	术后第1～7天	出院当天
预期结局	□ 患者生命体征正常,切口无感染,引流管通畅,饮食逐步过渡正常,无疼痛或疼痛得到有效控制(病历) □ 下床活动量增加(回示)	□ 恢复半流质饮食,无需静脉输液治疗;口服镇痛药物可良好止痛;伤口愈合良好,无感染迹象,器官功能状态良好(病历)
变异	□ 无 □ 有,原因_____ 　处理措施_____	□ 无 □ 有,原因_____ 　处理措施_____
护士签名		

参考文献

[1] 中华人民共和国国家卫生健康委员会医政医管局. 原发性肝癌诊疗指南(2022年版)[J]. 中华消化外科杂志, 2022, 21(2): 143-168.

[2] 吴孟超, 吴在德. 黄家驷外科学[M]. 7版. 北京: 人民卫生出版社, 2021.

[3] 吴在德, 吴肇汉. 外科学[M]. 7版. 北京: 人民卫生出版社, 2021.

[4] 中华医学会外科学分会, 中华医学会麻醉学分会. 中国加速康复外科临床实践指南(2021). 协和医学杂志, 2021, 12(5): 624-631.

[5] 中华医学会外科学分会, 中华医学会麻醉学分会. 中国加速康复外科临床实践指南(2021)(二)[J]. 协和医学杂志, 2021, 12(5): 632-640.

[6] Fung A K Y, Chong C C N, Lai P B S. ERAS in minimally invasive hepatectomy[J]. Ann Hepatobiliary Pancreat Surg, 2020, 24: 119-126.

[7] Wakasugi M, Shimizu J, Makutani Y, et al. The safety of omitting prophylactic abdominal drainage after laparoscopic liver resection: Retrospective analysis of 100 consecutive cases[J]. Ann Med Surg (Lond), 2020, 53: 12-15.

[8] 李乐之, 陆潜. 外科护理学[M]. 6版. 北京: 人民卫生出版社, 2017.

第五节　胆总管结石围术期临床护理路径

一、适用对象

根据《临床诊疗指南:普通外科分册》,符合胆囊切除＋胆总管切开取石＋T管引流术(ICD-9-CM-3:51.2/51.41)手术指征的患者。

二、诊断依据

根据《临床诊疗指南:普通外科分册》、全国高等学校教材《外科学》,以下情况为胆囊切除＋胆总管切开取石＋T管引流术纳入指征:① 症状:平时无症状或仅有上腹不适,当结石造成胆管梗阻时可出现腹痛或黄疸;② 体征:无发作时可无阳性体征,或仅有剑突下和右上腹深压痛;③ 辅助检查:超声、CT、MRI或MRCP怀疑或提示胆总管结石;④ 实验室检查:血常规检查显示白细胞总数正常或轻微升高,血清总胆红素及结合胆红素正常或轻微升高,血清转氨酶和碱性磷酸酶正常或升高。

三、进入路径标准

(1) 第一诊断为首选治疗方案符合胆囊切除＋胆总管切开取石＋T管引流术(ICD-9-CM-3:51.2/51.41)手术编码者。

(2) 患者患有其他疾病时,但在住院期间不需特殊处理,也不影响第一诊断的临床路径流程,可以进入路径。

四、临床护理路径实施规范

(一) 入院当天

(1) 介绍病区环境、入院须知、陪客制度、主管医师、责任护士。

(2) 饮食指导,戒烟戒酒,告知术前检查的相关注意事项。

(3) 办理住院手续,完善各项专项评估和处理,包括深静脉血栓风险因素评估Caprini评分、日常功能评估Barthel指数、跌倒风险评估Morse评分、压力性损伤风险评估Braden量表、营养风险筛查NRS 2002评分,识别高危患者,并采取相应干预措施。

(二) 术前1天

(1) 健康宣教:介绍围手术期流程、快速康复、介绍T管及T管护理的配合。

(2) 肠道准备:术前禁食6 h,禁饮2 h,麻醉前2 h可口服清流质,如清水、糖水、无渣果汁、碳酸类饮料、清茶及黑咖啡(不含奶)等,不包括含酒精类饮品,遵医嘱予泻药使用。

(3) 个人及用物准备:个人清洁、更换病员服,去除假牙、金属饰品。准备大浴巾、吸管和棉袜等。

(4) 心理护理:解答患者关心的问题,缓解其紧张情绪。

(三) 手术当天

1. 术日晨

(1) 不需要常规备皮。

(2) 测量体温、血压、脉搏及呼吸等生命体征。

(3) 既往高血压者,血压药正常服用。

2. 术后当天

（1）饮食管理：术后 6 h 酌情饮温水 10～20 mL，试饮水无呛咳可开始少量多次进食流质。

（2）活动管理：术后清醒即可半卧位或适当床上活动，无需去枕平卧 6 h。

（3）用药护理：遵医嘱予抗感染（头孢类抗菌药）、护胃、肠外营养支持（视情况）等。

（4）管道管理：根据手术方式和术中具体情况决定是否留置腹腔引流管，术后若无胆漏、出血、胆道损伤等并发症，宜尽早拔除；不需要常规留置胃管，若有特殊情况需留置，建议在麻醉清醒前拔除；指导如何固定、观察、护理引流管。

（5）术后疼痛管理：推荐患者自控镇痛、超前镇痛和椎管内麻醉等多模式镇痛方案，涵盖术后 48～72 h。

（四）术后恢复（术后 1 天至出院）

1. 饮食管理

低脂、高蛋白、高维生素、低脂半流质饮食，肛门排气后过渡到正常饮食。

2. 活动指导

术后第 1 天下床活动≥3 次，逐日增加活动量。

3. T 管引流的护理

（1）妥善固定：将 T 管妥善固定于腹壁，防止翻身、活动时牵拉造成管道脱出。

（2）加强观察：观察并记录 T 管引流出胆汁的颜色、性状和量。正常成人每日分泌胆汁 800～1200 mL，呈黄绿色、清亮、无沉渣，且有一定黏性。术后 24 h 内引流量 300～500 mL，恢复饮食后可增至每日 600～700 mL，以后逐渐减少至每日 200 mL 左右。如 T 管无胆汁引出，应注意检查 T 管有无脱出或扭曲；如胆汁过多，提示胆总管下端有梗阻的可能；如胆汁混浊，应考虑结石残留或胆管炎症未完全控制。

（3）保持通畅：防止 T 管扭曲、折叠、受压。引流液中有血凝块、絮状物、泥沙样结石时要定时挤捏，防止管道阻塞。

（4）预防感染：长期带管者，定期更换引流袋，更换时严格无菌操作。平卧时引流管的远端不可高于腋中线，坐位、站立或行走时不可高于引流管口平面，以防胆汁逆流引起感染。引流管口周围皮肤覆盖无菌纱布，保持局部干燥，防止胆汁浸润皮肤引起炎症反应。

（5）拔管护理：医师予造影拔管后，伤口用凡士林纱布填塞，保持伤口周围的清洁干燥，1～2 天内可自行闭合，避免剧烈咳嗽和活动。

4. 其他管道管理

术后尽早拔除导尿管，无需常规膀胱锻炼。

5. 并发症管理

（1）出血

① 表现：腹腔内出血多发生于术后 24～48 h 内，可见腹腔引流管引流出的血性液体超过 100 mL/h，持续 3 h 以上，伴有心率增快、血压下降；胆管内或胆肠吻合口出血在术后早期或后期均可发生，表现为 T 管引流出血性胆汁或鲜血，粪便呈柏油样，可伴有心率增快、血压下降。

② 护理：严密观察生命体征及腹部体征；一旦发现出血征兆，及时报告医生并采取相应措施，防止发生低血容量性休克。

(2) 胆漏

① 表现：患者出现发热、腹胀、腹痛、腹膜刺激征等表现，或腹腔引流液呈黄绿色胆汁样，常提示发生胆汁渗漏。

② 护理：观察腹部体征及引流液情况，一旦发现异常，及时报告医生并协助处理；取半卧位，安置腹腔引流管，保持引流通畅，充分引流胆汁；长期大量胆瘘者应补液并维持水、电解质平衡；及时更换引流管周围被胆汁浸湿的敷料，予氧化锌软膏或皮肤保护膜涂敷局部皮肤，防止胆汁刺激和损伤皮肤。

（六）出院当天

1. 出院标准

(1) 伤口无感染，引流管拔除。
(2) 无发热，血白细胞正常，生命体征平稳。
(3) 饮食恢复，无需静脉补液。
(4) 不需住院处理的其他并发症和（或）合并症，如胆漏、胰腺炎、胆道损伤等。

2. 出院随访

(1) 加强随访管理：通过互联网医院、电话及随访平台进行随访。
(2) 出院后 1 周、1 月进行满意度及 T 管带管随访。

五、变异及原因分析

1. 患者因素

(1) 患者存在合并症及并发症，需要进行相关的诊断和治疗。
(2) 术前或术中发现胆管癌、肝癌、胰头癌，或伴有胆汁性肝硬化和门静脉高压症且肝功能失代偿期，则进入相应路径。
(3) 围术期由于营养不良，糖代谢异常以及合并症，需延期外科手术。
(4) 围术期的并发症和（或）合并症（如术后残留结石），需要进行相关的诊断和治疗，导致住院时间延长、费用增加。

2. 家属因素

(1) 要求增加或拒绝某些治疗或检查。
(2) 家属依从性差，无法配合医护指导和治疗。

3. 医护人员因素

(1) 医嘱延迟/执行医嘱延迟。
(2) 发现因误诊而进入临床路径。

六、临床护理路径表单

胆总管结石围术期临床护理路径表单见表 15.5。

表 15.5　胆总管结石围术期临床护理路径表单

适用对象：第一诊断为首选治疗方案符合胆囊切除＋胆总管切开取石＋胆总管 T 管引流术者（ICD-9-CM-3:51.2/51.41）

患者姓名：_____　性别：____　年龄：____　住院号：_____
住院日期：____年____月____日　手术日期：____年____月____日　出院日期：____年____月____日

时间	入院当天	术前 1 天
护理评估	□ 完善各项评估： 深静脉血栓风险因素评估 Caprini 评分：__分 日常功能评估 Barthel 指数：__分 跌倒风险评估 Morse 评分：__分 压力性损伤风险评估 Braden 量表：__分 营养风险筛查 NRS 2002：__分	□ 血常规、免疫组合、生化、凝血功能 □ 血压、血糖、肝肾功能、心肺功能情况 □ 超声、MRCP 检查结果 □ 心电图检查结果
护理处置	□ 办理住院手续 □ 普外护理常规 □ 介绍病区环境、入院须知和陪客制度 □ 介绍主管医师、责任护士 □ 告知住院注意事项 □ 辅助检查指导	□ 介绍围手术期快速康复流程 □ 肠道准备：术前禁食 6 h，禁饮 2 h □ 体位与活动指导 □ 个人及用物准备 □ T 管护理指导 □ 心理疏导
预期结局	□ 完成入院相关专科检查和护理常规（病历） □ 患者能够掌握术前注意事项，熟悉病区环境（回示）	□ 完善术前检查和评估（病历） □ 患者能够掌握术前准备，包括肠道准备、用物准备、功能锻炼等（回示）
变异	□ 无 □ 有，原因_____ 处理措施_____	□ 无 □ 有，原因_____ 处理措施_____
护士签名		

时间	手　术　日
术日晨准备	□ 无需常规备皮，排空膀胱，核查个人准备 □ 测量生命体征
转出交接	□ 核对患者、药物过敏情况，交接病历 □ 物品准备：铺好麻醉床，备好监护仪、吸氧装置及术后用品
转入交接	□ 交接术中麻醉方式、手术、出血及患者情况 □ 判断患者清醒，过床
护理评估	□ 观察患者神志，监测生命体征和血氧，观察腹部体征及引流情况，评估有无胆漏、出血、胆道损伤等

续表

时间	手 术 日	
护理处置	□ 饮食管理:术后 6 h 酌情饮温水 10~20 mL,试饮水无呛咳可开始少量多次进食流质 □ 术后疼痛管理 □ 用药护理:遵医嘱予抗感染、护胃、肠外营养支持 □ 早下床活动 □ 管道护理	
预期结局	□ 患者生命体征正常,切口无感染,流质或半流饮食,小便正常(病历) □ 下床活动(回示)	
变异	□ 无 □ 有,原因_____ 　处理措施_____	
护士签名		

时间	术后第 1 天至出院	出院当天
护理评估	□ 观察生命体征、腹部体征及引流情况 □ 肠道通气情况 □ 下床活动情况 □ 并发症发生情况	□ 进食情况 □ 下床活动情况 □ 伤口愈合情况 □ 血常规、生化结果
护理处置	□ 饮食指导:指导通气后逐步过渡至正常饮食 □ 活动指导:建立活动目标,逐日增加活动量 □ T 管护理宣教指导	□ 发放出院通知单,患者办理结算,核对并取下患者手腕带,帮助整理用物,协助送离病区 □ 加强术后出院随访管理 □ 健康宣教:患者和(或)家属掌握术后居家护理的内容和方法
预期结局	□ 患者生命体征正常,切口无感染,肛门通气,饮食逐步过渡正常(病历) □ 下床活动量增加(回示)	□ 恢复半流质饮食或普食,无须静脉输液治疗,伤口愈合,无感染迹象,各器官功能状态良好(病历) □ 可自由活动(回示)
变异	□ 无 □ 有,原因_____ 　处理措施_____	□ 无 □ 有,原因_____ 　处理措施_____
护士签名		

参考文献

[1] 中华医学会.临床诊疗指南普通外科分册[M].北京:人民卫生出版社,2006.

[2] 吴在德,吴肇汉. 外科学[M]. 7 版. 北京:人民卫生出版社,2021.
[3] 中华医学会外科学分会,中华医学会麻醉学分会. 中国加速康复外科临床实践指南(2021)[J]. 协和医学杂志,2021,12(5):632-640.
[4] 李乐之,路潜. 外科护理学[M]. 7 版. 北京:人民卫生出版社,2021.
[5] Williams E,Beckingham I,El Sayed G,et al. Updated guideline on the management of common bile duct stones (CBDS)[J]. Gut,2017,66(5):765-782.

第六节　腹腔镜胆囊切除术围术期临床护理路径

一、适用对象

根据《胆囊良性疾病外科治疗的专家共识(2021 版)》,符合腹腔镜胆囊切除术(ICD-9-CM-3:51.23)手术指征的患者。

二、诊断依据

根据《胆囊良性疾病外科治疗的专家共识(2021 版)》,以下情况为腹腔镜胆囊切除术纳入指征:① 胆囊结石,无论是否有症状;② 有相关并发症,如继发性胆总管结石、胆管炎、胆源性胰腺炎等;③ 具有胆囊癌危险因素,如胆囊萎缩、充满型结石、瓷化胆囊、胆囊壁增厚(≥3 mm)、胆囊肿瘤性息肉等;④ 合并先天性胰胆管汇合异常、原发性硬化性胆管炎、肥胖与糖尿病等;⑤ 有症状的胆囊畸形和发育异常,如出现分隔、折叠、重复畸形等。

三、进入路径标准

(1) 第一诊断为首选治疗方案符合腹腔镜胆囊切除术(ICD-9-CM-3:51.23)手术编码者。

(2) 患者同时具有其他疾病诊断,但在住院期间不需特殊处理,也不影响第一诊断的临床路径流程,可以进入路径。

四、临床护理路径实施规范

(一) 预住院当天

(1) 办理预住院手续,开具术前检查,告知患者检查相关注意事项。

(2) 指导患者术前戒烟、戒酒,进清淡易消化饮食。

(3) 指导患者进行术前功能锻炼:包括有效咳嗽咳痰训练、腹式呼吸训练、踝泵运动、床上大小便等。

(二) 入院当天

(1) 介绍病区环境、规章制度、床位医生、责任护士。

(2) 办理住院手续,完善各项专项评估,包括深静脉血栓风险因素评估 Caprini 评分、日常功能评估 Barthel 指数、跌倒风险评估 Morse 评分、压力性损伤风险评估 Braden 量表,并用数字疼痛评估法(numerical rating scale,NRS)进行疼痛评估。

(3) 术前健康宣教

① 手术概况介绍:手术方式、麻醉方式、手术时间、术后可能出现的并发症及处理措施。

② 术前功能锻炼:包括有效咳嗽咳痰训练、腹式呼吸训练、踝泵运动、床上大小便训练等。

③ 肠道准备:术前禁食 6 h,禁饮 2 h,麻醉前 2 h 可口服碳水化合物≤400 mL。

④ 个人及用物准备:洗澡、清洁脐部污垢,更换病员服,去除假牙、金属饰品,准备便盆、护理垫、黄瓜或润唇膏等。

⑤ 心理护理:关注患者情绪变化及心理状态,结合年龄、文化程度、性格等疏导其不良情绪。

(三) 手术当天

1. 术日晨

(1) 酌情备皮:如果不影响手术视野及操作,可不去除患者腹部毛发;如果影响手术视野及操作,需去除患者腹部毛发。

(2) 测量患者生命体征。

2. 术后当天

(1) 低流量吸氧,心电、血压及血氧饱和度监护。

(2) 观察生命体征、伤口敷料情况。

(3) 饮食指导:返回病房可用黄瓜片湿敷嘴唇,禁食期间可漱口缓解口渴不适,术后 6 h 如无恶心、呕吐不适,可少量饮水。

(4) 活动指导:病情平稳取半卧位,可床上自由翻身,可进行踝泵运动。术后 6 h 无特殊不适可尝试下床活动,下床活动时注意活动安全,按照"下床四部曲"进行。

(5) 疼痛管理:推荐采用预防性镇痛和多模式镇痛策略,药物以非甾体类抗炎药为主,必要时辅以小剂量的阿片类药物;同时积极发挥非药物性护理措施的作用,如术后清醒即可取半卧位或适量在床上活动,可采用观看手机短视频、与亲人朋友交谈、听舒缓音乐等方法分散患者注意力。

(6) 引流管护理:术后不常规放置腹腔引流管,仅术野渗血、炎性水肿明显时需留置,24 h 内病情平稳后拔除。

(7) 恶心、呕吐的预防及治疗:评估患者发生术后恶心呕吐(postoperative nausea and vomiting,PONV)的风险,推荐采用术后恶心呕吐危险因素评分(Apfel 简易风险评分)预测患者发生恶心、呕吐的风险,并根据风险等级合理选用预防措施和治疗措施。

(四) 术后第 1 天

(1) 停止吸氧及心电、血压、血氧饱和度监护。

(2) 饮食指导:术后 1 天予流质或半流质饮食,补充维生素、粗纤维。摄入新鲜水果、蔬菜,提高机体免疫力。坚持少食多餐原则,督促患者多饮水,逐渐过渡到正常饮食。

(3) 活动指导:制定活动目标,逐日增加活动量,注意活动安全。

(4) 教育患者正确认识疼痛,学会 NRS 疼痛评分方法,当 NRS 评分≥4 分时,及时告知医护人员,遵医嘱予相应处理,减轻其疼痛。

(5) 培训和指导患者及家属,提高自我护理技能,促进患者术后康复。

(五) 出院当天

1. 出院标准

(1) 神志清楚,生命体征正常,无腹胀、腹泻、恶心、呕吐不适。

(2) 切口疼痛可耐受或通过口服药得到控制,疼痛评分<4 分。

(3) 可自由下床活动,伤口愈合良好,有出院医嘱。

(4) 患者与家属做好出院准备并由成人家属陪护出院。

2. 出院指导

(1) 依据患者病情指导饮食、活动、服药、伤口换药、拆线等。

(2) 告知患者出院后 1~2 周与医院核实病理学检查结果,如有异常及时处理。如出现腹痛、发热、黄疸等症状及时门诊就医。

3. 出院随访

(1) 加强线上线下随访管理:线上,互联网医院、电话随访;线下,普外科门诊、伤口换药门诊随访。

(2) 于出院后 1 周和 1 月对患者进行随访,如患者出现异常情况,随访人员可指导患者或家属进行简要处理,必要时告知其前往急诊就诊。

五、变异及原因分析

1. 患者因素

(1) 中转开腹或合并有影响腹腔镜胆囊切除手术实施的疾病。

(2) 出现术后并发症,需进一步治疗。

2. 家属因素

(1) 要求增加或拒绝某些治疗或检查。

(2) 家属依从性差,无法配合医护指导和治疗。

3. 医护人员因素

(1) 开具医嘱延迟/执行医嘱延迟。

(2) 医护人员之间沟通、协作不良。

(3) 床位医生临时撤销手术安排。

4. 出院计划因素

(1) 患者或家属要求提前出院。

(2) 患者或家属担心术后恢复出现异常,要求延迟出院。

5. 医院系统因素

(1) 医院各部门沟通协调障碍。

(2) 医院设备故障。

六、临床护理路径表单

腹腔镜胆囊切除术围术期临床护理路径表单见表 15.6。

表 15.6　腹腔镜胆囊切除术围术期临床护理路径表单

适用对象：第一诊断首选治疗方案符合腹腔镜胆囊切除术者（ICD-9-CM-3：51.23）

患者姓名：_____　性别：___　年龄：___　住院号：_____

住院日期：_____年___月___日　手术日期：_____年___月___日　出院日期：_____年___月___日

时间	预住院当天	入院当天
护理评估	□ 血常规、凝血功能、免疫组合 □ 血压、血糖、肝功能、肾功能、心功能、肺功能情况 □ 腹部超声、CT、MRCP、心电图、胸片结果 □ 术前麻醉访视结果	□ 完善各项评估： 深静脉血栓风险因素评估 Caprini 评分：___分 日常功能评估 Barthel 指数：___分 跌倒风险评估 Morse 评分：___分 压力性损伤风险评估 Braden 量表：___分 营养风险筛查 NRS 2002：___分
护理处置	□ 办理预住院手续 □ 告知检查注意事项 □ 指导术前戒烟、戒酒 □ 告知饮食注意事项 □ 指导术前功能锻炼	□ 介绍病区环境、规章制度、床位医生护士 □ 办理住院手续 □ 手术概况介绍 □ 术前功能锻炼 □ 肠道准备 □ 个人及用物准备 □ 心理护理
预期结局	□ 患者能够掌握预住院的注意事项（回示）	□ 完成入院护理常规，完善术前检查和评估（病历） □ 患者能够掌握术前准备项目，包括肠道准备、术前功能锻炼、个人准备及用物准备等（回示）
变异	□ 无 □ 有，原因_____ 　　处理措施_____	□ 无 □ 有，原因_____ 　　处理措施_____
护士签名		

时间	手　术　日
术日晨准备	□ 酌情备皮，排空膀胱，核查个人准备 □ 测量生命体征
转出交接	□ 核对患者、药物过敏情况，交接病历 □ 物品准备：铺好麻醉床，备好监护仪、吸氧装置及术后用品
转入交接	□ 交接术中麻醉方式、手术方式、出血情况 □ 判断患者清醒，过床

续表

时间	手 术 日	
护理评估	□ 术后每小时监测血压、脉搏、呼吸、血氧饱和度情况 □ 密切观察伤口敷料、疼痛、引流液、恶心、呕吐等情况	
护理处置	□ 饮食指导 □ 活动指导 □ 疼痛管理 □ 引流管护理 □ 恶心、呕吐的预防及治疗	
预期结局	□ 患者神志清楚,生命体征正常,引流液正常,疼痛评分<4分(病历) □ 术后6h可试饮水,术后6h可下床活动(回示)	
变异	□ 无 □ 有,原因_____ 　处理措施_____	
护士签名		

时间	术后第1天	出院当天
护理评估	□ 生命体征 □ 疼痛情况 □ 进食情况 □ 活动情况	□ 生命体征 □ 腹部症状体征 □ 下床活动情况 □ 伤口愈合情况 □ 出院准备情况
护理处置	□ 饮食指导 □ 活动指导 □ 疼痛教育 □ 自我护理技能宣教	□ 发放出院通知单,协助办理结算,护送离开病区 □ 健康宣教:饮食、活动、伤口换药、门诊复查等
预期结局	□ 生命体征正常,疼痛评分<4分(病历) □ 活动量增加且未发生活动不安全事件(回示)	□ 神志清楚,生命体征正常,疼痛评分<4分(病历) □ 可自由下床活动,患者与家属做好出院准备(回示)
变异	□ 无 □ 有,原因_____ 　处理措施_____	□ 无 □ 有,原因_____ 　处理措施_____
护士签名		

参考文献

[1] 中华医学会外科学分会胆道外科学组,中国医师协会外科医师分会胆道外科医师委员会.胆囊良性疾病外科治疗的专家共识(2021版)[J].中华外科杂志,2022,60(01):4-9.

[2] 冯敏丽,陶福正,朱哲,等.基于中医特色快速康复外科理念对腹腔镜胆囊切除术患者术后恢复的影响[J].中华全科医学,2023,21(06):1069-1072.

[3] 马正良,黄宇光,顾小萍,等.成人日间手术加速康复外科麻醉管理专家共识[J].协和医学杂志,2019,10(6):562-569.

[4] 中国研究型医院学会加速康复外科专业委员会,中国日间手术合作联盟.胆道外科日间手术规范化流程 专家共识(2018版)[J].中华外科杂志,2018,56(5):321-327.

[5] Hu Q L,Dworsky J Q,Beck A C,et al. Perioperative pain management after ambulatory abdominal surgery:an American college of surgeons systematic review[J]. J Am Coll Surg,2020,231(5):572-601.

[6] Gan T J,Belani K G,Bergese S,et al. Fourth consensus guidelines for the management of postoperative nausea and vomiting[J]. Anesth Analg,2020,131(2):411-448.

第七节 直肠癌根治术围术期临床护理路径

一、适用对象

根据《中国结直肠癌诊疗规范》(2023版),符合直肠癌根治术(或腹腔镜下)(ICD-9-CM-3:48.4-48.6)手术指征的患者。

二、诊断依据

根据《中国结直肠癌诊疗规范》(2023版),以下情况为直肠癌根治术(或腹腔镜下)纳入指征:① 症状:直肠刺激症状、癌肿破裂出血症状、肠腔狭窄症状、肿瘤侵犯周围组织或转移远处气管引起相应症状;② 体征:直肠指诊触及肿物、腹股沟淋巴结肿大;并发症和晚期体征;③ 辅助检查:实验室检查、内镜检查和影像学检查。

三、进入路径标准

(1) 第一诊断为首选治疗方案符合直肠癌根治术(或腹腔镜下)(ICD-9-CM-3:48.4-48.6)手术编码者。

(2) 当患者患有其他疾病时,但在住院期间不需特殊处理,也不影响第一诊断的临床路径流程实施时,可以进入路径。

四、临床护理路径实施规范

(一)入院当天

(1)介绍病区环境、入院须知、陪客制度、主管医师、责任护士,讲解疾病相关知识及术前检查注意事项。

(2)评估患者用药史、过敏史,术前停用口服抗凝或抗血小板聚集药物。

(3)办理住院手续,完善各项专项评估和处理。包括深静脉血栓风险因素评估 Caprini 评分、日常功能评估 Barthel 指数、跌倒风险评估 Morse 评分、压力性损伤风险评估 Braden 量表、营养风险筛查 NRS 2002 评分,识别高危患者,并采取相应干预措施。评估患者静脉血管状态,在患者知情同意下,必要时遵医嘱于静脉内置入中长导管。

(4)指导患者正确认识疼痛,学会疼痛视觉模拟评分(visual analogue scale, VAS)方法,当 VAS 评分≥4 分时,及时告知医护人员,给予心理疏导、暗示、分散注意力,必要时遵医嘱使用止痛剂,减轻其疼痛。

(二)入院第 2 天至手术前 1 天

(1)术前皮肤准备,备血,抗菌药物皮试。

(2)健康宣教:向患者及家属介绍围手术期快速康复流程。讲解手术和麻醉相关知识、卧位、排尿、肠道准备;讲解术后放置导尿管、腹腔引流管的作用;讲解术后疼痛评估的方法、疼痛的原因及处理;介绍术后康复锻炼相关知识。

(3)饮食指导:手术麻醉前禁食 6 h,禁饮 2 h;非糖尿病患者术前晚 10 点口服 10% GS 250 mL,或手术前 2~4 h 口服含碳水化合物的清流饮料。

(4)术前肠道清洁:术前晚 8 点观察患者大便排泄情况,必要时遵医嘱灌肠。

(5)个人及用物准备:洗澡、剪指甲、剃胡须,更换病员服,去除假牙、金属饰品等。

(6)肺部功能锻炼:呼吸练习,每次 2 组,每组 10 次缓慢深呼吸;咳嗽练习 3 次,每小时进行一次,共 3 次。必要时遵医嘱应用化痰药物。

(7)疼痛评估:教会患者掌握疼痛视觉模拟评分方法,当 VAS 评分≥4 分时,及时告知医护人员,必要时遵医嘱使用止痛剂,缓解疼痛。

(8)VTE 预防:术前进行 Caprini 深静脉血栓风险因素评估,并讲解防范措施。

(9)术前肠造口定位:医生/造口护士根据患者病情选定合适的造口位置,做好标记,嘱患者改变体位时观察预选位置是否满足要求,以便及时调整。

(10)心理疏导:术前做好心理护理,尤其对需要做人工肛门的患者,必须详细说明其手术的必要性及应对措施,了解患者心理,给予相应指导,使其术后积极配合治疗。

(三)手术当天

(1)术晨准备:酌情备皮,排空膀胱,核查个人准备,测量生命体征。核对患者,交接病历。

(2)病情观察:术后密切观察病情、神志、生命体征、伤口造口情况,妥善固定静脉导管、腹腔引流管、导尿管,观察引流情况、有无出血并保持通畅,准确记录。

(3) 饮食管理：告知患者禁食水，并给予肠外营养支持。
(4) 评估疼痛并合理镇痛，教会患者及家属正确使用镇痛泵。
(5) 用药护理：遵医嘱予抗感染、化痰、制酸、营养、补液支持，防治恶心、呕吐。
(6) VTE 预防：讲解防范措施，术后早期即开始床上活动，手术当天进行踝泵运动如踝关节屈伸运动和环绕运动，每次 20～30 组（3～5 min）。
(7) 全麻清醒后，告知患者适当功能锻炼，如翻身、双手握拳、松拳、双上肢运动、臀桥运动、双下肢运动、足背屈曲运动。
(8) 管道管理：妥善固定，保持引流管通畅，观察并记录引流液的颜色、性状和量，保持引流管口周围皮肤清洁、干燥，定时更换敷料。
(9) 腹部造口患者执行造口护理常规，每班评估造口的活力、颜色、高度、形状及大小，注意观察造口血运及黏膜有无脱垂、回缩、造口旁疝等，如发现造口黏膜黑紫回缩严重应考虑肠黏膜血运障碍；观察造口周围皮肤情况。教会患者及家属正确选择及使用造口袋并给予饮食指导。

(四) 术后第 1～5 天

(1) 病情观察：同手术当天。
(2) 饮食管理：术后 1 天无恶心、呕吐可小量饮水 2～5 mL 缓解口干，如肠道已通气遵医嘱给予饮食指导。
(3) 半卧位：抬高床头 30°～45°，根据自身耐受性并按规范适当增减。
(4) 用药护理：同手术当天。
(5) 定期评估疼痛，并合理镇痛。
(6) 经评估无特殊情况下，术后尽早拔除导尿管。
(7) 肺部功能锻炼：同入院第 2 天。
(8) 预防 VTE：病情允许，术后第 1～2 天早期下床活动，促进肠蠕动，需有人陪伴。首次下床由护士协助，应动作缓慢，床边坐立 30 s、床边站立 30 s、原地踏步 30 s、再行走。
(9) 观察患者肛门/造口有无排气、排便，咀嚼口香糖，3 次/日，每次 5～30 min；必要时应用缓泻剂。
(10) 肠造口护理：每班评估造口的活力、颜色、高度、形状及大小，注意观察造口血运及黏膜有无脱垂、回缩、造口旁疝等，如发现造口黏膜黑紫回缩严重应考虑肠黏膜血运障碍；观察造口周围皮肤情况。教会患者及家属正确选择及使用造口袋并给予饮食指导。
(11) 观察患者术后并发症，有无术后出血、术后感染、腹腔粘连、肠管吻合口瘘，并及时汇报医生处理。
(12) 心理疏导和生活护理：关心、安慰患者，加强与患者沟通，发现有紧张、焦虑情绪，及时给予心理疏导，协助生活护理。

(五) 出院当天

1. 出院标准

(1) 患者能自由活动，可经口进半流质食物，且无腹痛、腹胀，无需静脉补液，无需药物镇痛，引流管拔除。
(2) 无需住院进一步巩固治疗。

2. 出院指导

（1）责任护士发放出院通知书，并告知出院办理流程；发放出院指导手册并宣教出院后饮食、用药、活动、拆线、门诊复诊等事项；如需带管回家，交代引流管带管注意事项。

（2）核对患者和（或）家属预留电话号码，并告知科室随访电话号码，便于日后电话随访。

（3）指导患者和（或）家属关注医院公众号，便于出院后远程线上咨询与指导。

3. 出院随访

（1）加强术后出院随访管理。

（2）随访频率：直肠癌患者术后推荐定期规律随访，建议如下：每3个月1次共2年，然后每六个月1次，共5年，5年后每年1次。

（3）随访内容：评估患者一般情况，包括饮食、用药、睡眠、大小便等，督促患者定期胃肠外科门诊复查并完善相关检查项目。如有特殊情况，告知患者到急诊就诊。

五、变异及原因分析

1. 患者因素

（1）患者术后出现并发症如切口感染、切口延迟愈合、肺部感染、腹腔感染、术后出血、吻合口瘘等需要延长住院时间。

（2）术后因个人需求，要求巩固治疗，延长住院时间。

2. 家属因素

（1）要求增加或拒绝某些治疗或检查。

（2）家属依从性差，无法配合医护指导和治疗。

（3）家属要求提前出院。

3. 医护人员因素

（1）医嘱延迟/执行医嘱延迟。

（2）发现因误诊而进入临床路径。

（3）医护人员之间沟通、协作不良。

4. 医院系统相关因素

（1）特殊检查预约周期较长，影响出院日程。

（2）特殊检查结果出来较迟，影响出院日程。

六、临床护理路径表单

直肠癌围术期临床护理路径表单见表15.7。

表15.7 直肠癌围术期临床护理路径表单

适用对象：第一诊断为首选治疗方案符合直肠癌根治术（或腹腔镜下）者（ICD-9-CM-3:48.4-48.6）

患者姓名：_____ 性别：____ 年龄：____ 住院号：_____

住院日期：____年___月___日 手术日期：____年___月___日 出院日期：____年___月___日

时间	入院当天	入院第 2 天至手术前 1 天
护理评估	□ 完善各专项评估： 深静脉血栓风险因素评估 Caprini 评分：___分 日常功能评估 Barthel 指数：___分 跌倒风险评估 Morse 评分：___分 压力性损伤风险评估 Braden 量表：___分 营养风险筛查 NRS 2002：___分 □ 评估用药史、过敏史、既往病史 □ 皮肤情况 □ 疼痛情况 □ 静脉血管情况	□ 实验室检查结果：血常规、尿常规、粪便常规及隐血试验、生化、凝血象、免疫组合、CEA、CA199、AFP 等 □ 血压、心电图、肝肾功能、心肺功能情况 □ 内镜检查及病理组织学检查结果 □ 腹部超声、影像学检查结果 □ 疼痛情况 □ 深静脉血栓风险因素评估 Caprini 评分
护理处置	□ 办理住院手续 □ 介绍围手术期快速康复流程 □ 介绍病区环境、入院须知和陪客制度 □ 介绍主管医师、责任护士 □ 营养评分＜3 分，选择肠内或肠外营养；营养评分≥3 分，合理制订饮食计划 □ 专项评估有高风险时，告知防范措施 □ 教会患者疼痛评估的方法并定期评估，当 VAS 评分≥4 分，给予心理疏导，必要时遵医嘱使用止痛剂 □ 指导肺功能锻炼：呼吸练习 □ 指导并协助患者到相关科室进行检查，并告知相关注意事项	□ 介绍围手术期快速康复流程 □ 术前皮肤准备，备血，抗菌药物皮试，术晨备皮 □ 饮食指导：术前禁食 6 h，禁饮 2 h □ 肠道清洁：术前肠道清洁 □ 个人及用物准备 □ 肺部功能锻炼：呼吸练习 □ VAS 评分≥4 分时，给予心理疏导，必要时遵医嘱用药 □ VTE 预防 □ 肠造口定位：医师/造口护士根据患者的情况选定合适的造口位置 □ 心理疏导
预期结局	□ 完成入院相关专科检查和护理常规(病历) □ 患者熟悉病区环境，能掌握术前相关注意事项(回示)	□ 完善术前检查和评估(病历) □ 患者能够掌握术前注意事项，完成用物准备、呼吸练习、肠道准备(回示)
变异	□ 无 □ 有，原因_____ 处理措施_____	□ 无 □ 有，原因_____ 处理措施_____
护士签名		
时间	手 术 日	
术日晨准备	□ 酌情备皮，排空膀胱，核查个人准备 □ 测量生命体征	

续表

时间	手 术 日	
转出交接	☐ 核对患者、药物过敏情况,交接病历 ☐ 物品准备:铺好麻醉床,备好监护仪、吸氧装置及术后用品	
转入交接	☐ 交接术中麻醉方式、手术、出血、骶尾部皮肤等情况 ☐ 判断患者清醒,过床	
护理评估	☐ 术后连续监测患者血压、脉搏、呼吸、血氧饱和度,必要时监测心电图;观察患者伤口敷料、引流管情况、出血情况等	
护理处置	☐ 密切观察病情、神志、生命体征、伤口造口情况 ☐ 妥善固定静脉导管、腹腔引流管、导尿管,观察引流情况、有无出血并保持通畅,准确记录 ☐ 饮食管理:禁食水,并给予肠外营养支持 ☐ 术后疼痛管理:定期评估疼痛,并适当镇痛,教会患者及家属正确使用镇痛泵 ☐ 围术期液体治疗 ☐ 用药护理:遵医嘱予抗感染、化痰、制酸、营养、补液支持治疗,防治恶心、呕吐 ☐ VTE预防 ☐ 术后适当功能锻炼:翻身、双手握拳、松拳、双上肢运动、臀桥运动、双下肢运动、足背屈曲运动 ☐ 管道管理 ☐ 腹部造口患者执行造口护理常规 ☐ 健康教育:患者及(或)家属知晓上述术后相关注意事项	
预期结局	☐ 患者生命体征正常,引流管固定良好、无出血现象(病历) ☐ 患者能床上自主活动,自述疼痛评分,能自主使用镇痛泵(回示)	
变异	☐ 无 ☐ 有,原因_____ 处理措施_____	
护士签名		
时间	术后第1~5天	出院当天
护理评估	☐ 生命体征、血氧饱和度 ☐ 伤口敷料、引流管情况 ☐ 腹部造口情况 ☐ 肠道功能恢复情况 ☐ 深静脉血栓风险因素评估 Caprini 评分 ☐ 预防肺部并发症(肺不张、肺感染)	☐ 肠道通气、饮食和营养状态 ☐ 下床活动情况 ☐ 伤口愈合情况 ☐ 造口情况

续表

时间	术后第1~5天	出院当天
护理处置	□ 密切观察病情、神志、生命体征、伤口、造口情况，妥善固定并保持通畅，并准确记录 □ 饮食管理：小量饮水缓解口干，遵医嘱给予饮食指导 □ 半卧位 □ 用药及相关治疗指导 □ 合理镇痛 □ 肺部功能锻炼：呼吸练习 □ 预防VTE：病情允许早期下床活动 □ 观察肠道功能恢复情况 □ 肠造口护理 □ 并发症的观察与预防：术后出血、术后感染、腹腔粘连、肠管吻合口漏、切口感染等 □ 心理疏导和生活护理	□ 责任护士发放出院通知单，并告知出院办理流程 □ 健康宣教：出院后饮食、用药、活动、拆线、门诊复诊等事项，如带管回家，交代带管居家护理 □ 加强术后出院随访管理 □ 延续护理：指导患者和（或）家属关注医院公众号，便于出院后远程线上咨询与指导；核对患者和（或）家属预留电话号码以便日后电话随访 □ 协助患者办理结算，核对并取下患者手腕带，帮助整理用物，协助送离病区
预期结局	□ 患者生病体征正常，引流管固定良好，无相关并发症，患者饮食逐步过渡正常（病历） □ 患者能自述疼痛评分，能完成术后功能锻炼早期下床活动（回示） □ 患者/家属掌握肠造口的护理方法（回示）	□ 伤口愈合良好，无感染迹象，恢复半流质饮食或普食，无须静脉输液治疗，各器官功能状态良好，造口功能正常（病历） □ 可自由活动（回示） □ 患者/家属能自行更换造口袋（回示）
变异	□ 无 □ 有，原因_____ 　处理措施_____	□ 无 □ 有，原因_____ 　处理措施_____
护士签名		

参考文献

[1] 中华医学会肿瘤学分会,国家卫生健康委员会医政司. 中国结直肠癌诊疗规范(2023版)[J]. 协和医学杂志,2023,14(04):706-733.

[2] 中国加速康复外科临床实践指南(2021)(五)[J]. 协和医学杂志,2021,12(05):658-665.

[3] 杨华文,易凤琼,曾彦超,等. 全麻术后患者超早期拔除尿管的临床研究[J]. 护理学报,2021,28(05):66-69.

[4] Sammut R, Trapani J, Deguara J, et al. The effect of gum chewing on postoperative ileus in open colorectal surgery patients: a review[J]. Journal of Perioperative Practice, 2021, 31(4): 132-139.

[5] Wang W, Li H, Li Y, et al. Colorectal cancer survivors' experience of continuity of care provided by different health professionals: a qualitative evidence synthesis[J]. Journal of Clinical Nursing, 2022, 31(21-22): 2985-2999.

第八节　胃癌围术期临床护理路径

一、适用对象

根据《胃癌根治术 ICD-9-CM-3 手术编码分析》，符合胃癌根治术（ICD-9-CM-3：43.5-43.99）手术指征的患者。

二、诊断依据

根据 2022 年版《胃癌诊疗指南》和 NCCN 胃癌指南（2022 版 V2），以下情况为胃癌根治术纳入指征：局限于黏膜层或黏膜下层的早期胃癌；可手术切除的局部进展期胃癌。

三、进入路径标准

（1）第一诊断为首选治疗方案符合胃癌根治术（ICD-9-CM-3：43.5-43.99）手术编码者。

（2）当患者合并其他疾病，但住院期间不需要特殊处理，也不影响第一诊断的临床路径流程实施时，可以进入路径。

四、临床护理路径实施规范

（一）入院当天至术前 1 天

（1）由责任护士结合患者的理解能力进行入科宣教，包括病房环境、主治医师、责任护士和相关管理制度等，并指导患者戒烟、戒酒；对患者的一般情况及具体病情进行全方位评估。

（2）协助患者完成术前检查，如胃镜检查、血常规、生化、凝血象、免疫组合、肿瘤标志物、B 超检查等。

（3）办理住院手续，完善各项专项评估和落实各项护理措施，包括深静脉血栓风险因素评估 Caprini 评分、日常功能评估 Barthel 指数、跌倒风险评估 Morse 评分、压力性损伤风险评估 Braden 量表、营养风险筛查 NRS 2002 评分，识别高危患者，并采取相应干预措施。

（4）肺功能锻炼：术前肺功能评估和肺功能训练。对高危患者采取戒烟（至少 2 周），制订呼吸锻炼计划，指导患者进行腹式呼吸、有效咳嗽、胸背部拍击及吹气球等，及时清除呼吸道分泌物，保持呼吸道通畅，提高肺功能，减少术后呼吸系统并发症。

（二）术前 1 天

（1）健康宣教：介绍胃癌围手术期流程、术前饮食、肠道准备、疼痛护理；介绍术后康复锻炼相关知识,取得患者及家属知情同意,签署术前知情同意书。

(2) VTE预防:术前进行Caprini评分,对于Caprini评分＞3分者落实预防VTE相关措施。

(3) 肠道准备:术前无须常规机械肠道准备,对于术前合并幽门梗阻患者,术前2天或3天使用高渗生理盐水洗胃;无胃肠动力障碍或肠梗阻患者可缩短禁食、禁水时间,术前6 h禁食,非糖尿病患者麻醉前2 h可摄入适量含碳水化合物的清流饮料,无法进食或进水的患者,术前可以5 mg/(kg·min)静脉输注葡萄糖。

(4) 个人卫生及用物准备:洗澡、剪指甲、剃胡须、更换病员服,去除假牙、金属饰品。

(5) 术前评估:血压、血糖、肝肾功能、心肺功能、心理等情况。

(6) 心理疏导:及时巡视、加强与患者的有效沟通,发现有紧张、焦虑情绪,及时给予心理疏导。

(7) 预防性镇痛:遵医嘱应用非甾体类抗炎药进行预防性镇痛。

(三) 手术当天

(1) 酌情备皮:如果不影响手术视野及操作,无需备皮;若胸前区毛发影响手术野,则去除胸前区毛发。

(2) 疼痛管理:指导疼痛分值自评,教会患者及家属使用镇痛泵及非药物缓解疼痛的方法,如听音乐、放松与想象及心理疏导等。

(3) 心理疏导:评估心理状况,讲解成功案例,加强心理疏导。

(4) 活动指导:全麻清醒后指导患者翻身、双手握拳、松拳、四肢运动、臀桥运动及足背屈曲运动等。

(5) 病情观察:监测患者生命体征、引流液、疼痛等。

(6) 卧位管理:采取半卧位,无需去枕平卧。

(四) 术后恢复(术后第1~3天)

(1) 术后疼痛护理:结合医师麻醉医生综合评判下,建议尽早使用自控式镇痛泵,采取自主自控模式镇痛,根据实际情况开展多模式镇痛。对于开腹胃癌手术宜使用"阿片类药物＋椎管内麻醉或局麻药切口浸润或周围神经阻滞＋非甾体抗炎药"多模式镇痛策略;对于腹腔镜胃癌手术宜使用"非甾体抗炎药＋局麻药切口浸润＋小剂量阿片类药物"多模式镇痛方案。

(2) 饮食管理:推荐术后早期经口进食。术后第1天起进食流质或口服营养补充(oral-nutritional supplements,ONS),推荐服用ONS 500~1000 mL;非全胃切除患者第2、3天过渡为固体食物,根据胃肠耐受量调整进食量。当患者无法进食或经口摄入量＜50%营养需要量,应早期开始肠内营养;若肠内营养摄入的能量和蛋白质＜50%目标量超过7天,应联合应用肠外营养;对于无法或不能耐受肠内营养的患者,应及早给予肠外营养。有发热征象、吻合口瘘、肠梗阻、胃瘫风险患者不主张早期进食。

(3) 用药护理:遵医嘱予抗感染(头孢菌素类)、化痰、抑酸(质子泵抑制剂)、肠内营养、肠外营养治疗。

(4) 管道管理:术后无需常规留置胃管,若因特殊情况留置胃管,肠道排气后及早拔除胃管,避免长时间放置引起患者不适,导致非计划拔管的发生。术后24 h内尽早拔除导尿管,避免尿路感染。对于全胃和近端胃切除术,术中可留置腹腔引流管,若引流液清亮且少于 100 mL/d,吻合口血运及张力良好,排除腹腔感染和出血风险后,可于术后 2～3 天拔除。

(5) VTE 预防:早期开始床上活动,如踝关节屈伸运动和环绕运动,术后第 1 天开始下床活动。对于 Caprini 评分≥5 分的高危患者,可以使用间歇性充气或者弹力袜,不推荐常规使用肝素。

(6) 预防术后肠麻痹:多模式镇痛,减少阿片类药物用量,控制液体入量,微创手术,尽量减少留置鼻胃管和腹腔引流管。

(7) 早期下床活动:术后清醒即可半卧位或适量床上活动,无需去枕平卧;术后第 1 天开始下床活动,之后根据患者恢复情况制定目标明确的个体化活动方案。

(五) 术后恢复(术后第 4～6 天)

(1) 营养管理:以肠内营养治疗为主,并结合恢复情况和患者基础疾病选择合适的肠内营养剂;责任护士再次进行营养评估,包括营养风险筛查、营养不良评定、膳食调查等,必要时汇报医师请营养科会诊。

(2) 预防 VTE:卧床时坚持床尾抬高,早期可开展踝泵运动锻炼,Caprini 评分＞3 分者宜使用间歇性充气压缩泵或弹力袜。

(3) 疼痛护理:加强疼痛评估,疼痛视觉模拟评分量表(visual analogue scale, VAS)疼痛评分≥4 分,必要时遵医嘱用药,≤3 分时指导患者非药物缓解疼痛。

(4) 活动指导:根据患者情况制定活动方案,根据患者耐受性逐日增加活动量。

(六) 出院当天(术后第 7 天)

1. 出院标准

(1) 无需液体治疗,恢复半流质饮食。
(2) 引流管拔除,伤口无感染(或门诊可以处理)。
(3) 无需要住院处理的并发症。

2. 出院指导

责任护士发放出院指导单,告知出院办理流程;口头宣教出院后饮食、用药、活动、拆线、门诊复诊等事项;如需带管回家,交代引流管带管注意事项。

3. 出院随访

加强线上线下随访管理:线上,互联网医院、电话随访;线下,普外科、营养科门诊。

五、变异及原因分析

1. 患者因素

(1) 因患者病情需延期手术,如血糖、血压控制不佳、甲状腺功能异常、肺功能重度损害、重度营养不良需加强术前营养支持、术前幽门梗阻需洗胃及其他合并基础疾病。

(2) 术后因治疗效果不满意,术后合并相关并发症,如切口感染、切口延迟愈合、肺部感染、腹腔感染、术后出血、吻合口瘘、胃瘫、胃潴留等需要延长住院时间。

2. 家属因素

(1) 要求增加或拒绝某些治疗或检查。

(2) 家属依从性差，无法配合医护指导和治疗。

3. 医护人员因素

(1) 医嘱延迟/执行医嘱延迟。

(2) 发现因误诊而进入临床路径。

(3) 医护人员之间沟通、协作不良、操作不当。

4. 出院计划因素

因患者病情变化、治疗方案更改、心理压力过大、家庭支持系统不完善等需要延长住院时间。

六、临床护理路径表单

胃癌围术期临床护理路径表单见表 15.8。

表 15.8　胃癌围术期临床护理路径表单

适用对象：第一诊断为首选治疗方案符合胃癌根治术者（ICD-9-CM-3：43.5-43.99）

患者姓名：＿＿＿＿　性别：＿＿　年龄：＿＿　住院号：＿＿＿＿

住院日期：＿＿＿＿年＿＿月＿＿日　手术日期：＿＿＿＿年＿＿月＿＿日　出院日期：＿＿＿＿年＿＿月＿＿日

时间	入院当天	入院第 2 天至术前 1 天
护理评估	□ 完善各项评估： 深静脉血栓风险因素评估 Caprini 评分：＿分 日常功能评估 Barthel 指数：＿分　跌倒风险评估 Morse 评分：＿分 压力性损伤风险评估 Braden 量表：＿分 营养风险筛查 NRS 2002：＿分	□ 血常规、血型、免疫组合、生化、凝血功能 □ 胃镜、胸腹部 CT、腹部 B 超、活检病理结果 □ 血压、血糖、肝肾功能、心肺功能情况 □ 肺功能检查结果 □ 心电图检查结果 □ 药物过敏史
护理处置	□ 办理住院手续 □ 入科宣教 □ 专项护理评估有高风险时，告知防范措施 □ 根据营养不良评定结果进行营养干预 □ 活动指导 □ 患者检查配合指导 □ 病情观察 □ 心理支持	□ 介绍围手术期快速康复流程 □ VTE 预防 □ 肠道准备 □ 体位与活动指导 □ 个人及用物准备 □ 术前饮食宣教 □ 心理疏导 □ 疼痛护理 □ 肺功能锻炼
预期结局	□ 完成入院相关专科检查和护理常规（病历） □ 患者能够掌握围手术期注意事项，熟悉病区环境（回示）	□ 完善术前检查和评估（病历） □ 患者能够掌握术前准备，包括肠道准备、饮食原则、用物准备等（回示）

续表

时间	入院当天	入院第 2 天至术前 1 天
变异	□ 无 □ 有,原因_____ 　　处理措施_____	□ 无 □ 有,原因_____ 　　处理措施_____
护士签名		

时间	手 术 日	
手术日晨准备	□ 酌情备皮,排空膀胱,核查个人准备 □ 测量生命体征,评估手术标记	
转出交接	□ 核对患者、药物过敏情况,交接病历 □ 物品准备:铺好麻醉床,备好监护仪、吸氧装置及术后用品	
转入交接	□ 交接术中麻醉方式、手术、出血、引流管、骶尾部皮肤及术中有无特殊情况 □ 判断患者神志,妥善固定引流管,协助过床	
护理评估	□ 生命体征、神志、引流管固定、引流液(重点关注有无出血)、疼痛、静脉通路	
护理处置	□ 术后疼痛管理 □ 围手术期液体治疗 □ 饮食管理:禁食、禁水 □ 用药护理:遵医嘱予抗感染、抑酸、化痰、营养支持治疗 □ 术后清醒即可床上活动	
预期结局	□ 患者生命体征正常,引流管固定良好、无出血现象(病历) □ 能床上自主活动,自述疼痛评分,可自主使用自控镇痛泵(回示)	
变异	□ 无 □ 有,原因_____ 　　处理措施_____	
护士签名		

时间	术后恢复(术后第 1~3 天)	术后恢复(术后第 4~6 天)	出院日(术后第 7 天)
护理评估	□ 疼痛 □ 营养状况 □ 用药情况 □ 管道、引流液 □ 伤口敷料 □ 生命体征、各项检查结果 □ 活动及肠功能恢复情况 □ Caprini 深静脉血栓风险 □ 心理	□ 疼痛 □ 营养状况、营养相关并发症 □ 用药情况 □ 管道、引流液 □ 伤口敷料、切口愈合 □ 生命体征、各项检查结果 □ 活动及肠功能恢复情况 □ Caprini 深静脉血栓风险 □ 心理	□ 肠功能恢复情况 □ 饮食状态 □ 伤口敷料及切口愈合情况 □ 活动情况 □ Caprini 深静脉血栓风险 □ 心理 □ 血常规、生化、腹部 B 超等检查结果

续表

时间	术后恢复(术后第1~3天)	术后恢复(术后第4~6天)	出院日(术后第7天)
护理处置	☐ 疼痛护理:根据疼痛评分进行疼痛管理 ☐ 营养干预:根据胃肠道功能及时给予营养干预 ☐ 病情观察:加强生命体征、管道、切口敷料观察 ☐ 用药护理:遵医嘱予抗感染、营养支持 ☐ 活动指导 ☐ VTE预防:定期进行Caprini评分,落实VTE预防措施 ☐ 加强心理疏导 ☐ 生活护理:评估患者生活自理能力,协助生活自理	☐ 疼痛护理:根据疼痛评分进行疼痛管理 ☐ 营养干预:定期评估患者进食情况,以肠内营养为主 ☐ 活动及肠功能恢复情况:评估患者每日下床活动情况,评估患者胃肠道功能恢复情况 ☐ 加强心理疏导 ☐ VTE预防:定期进行Caprini评分,落实VTE预防措施 ☐ 加强生活护理	☐ 发放出院通知单,协助患者办理出院结算,核对并取下患者手腕带 ☐ 加强出院随访管理 ☐ 指导普外科门诊、营养门诊复查及随访 ☐ 健康教育:饮食及营养宣教、加强切口护理、定期复查及随访、营养相关症状观察、疼痛宣教、活动及心理护理
预期结局	☐ 患者术后生命体征平稳(病历) ☐ 完成相关评估及护理常规(病历) ☐ 患者能掌握术后康复锻炼、饮食过渡、疼痛护理等相关知识(回示)	☐ 完成相关评估及护理常规(病历) ☐ 完成各项治疗及护理(病历) ☐ 未出现各项治疗及护理并发症,或者出现相关并发症能够及时被发现,并妥善处理(病历) ☐ 患者能够掌握下床活动、VTE预防、肺功能锻炼、饮食过渡等相关知识(回示)	☐ 患者恢复半流质饮食或普食,无须静脉输液治疗,伤口无感染迹象,达出院标准(病历)
变异	☐ 无 ☐ 有,原因_____ 处理措施_____	☐ 无 ☐ 有,原因_____ 处理措施_____	☐ 无 ☐ 有,原因_____ 处理措施_____
护士签名			

参考文献

[1] 张玉红,付怡雯,王振平. 胃癌根治术ICD-9-CM-3手术编码分析[J]. 中国病案,2020,21(09):36-38.
[2] 中华人民共和国国家卫生健康委员会医政医管局. 胃癌诊疗指南(2022年版)[J]. 中华消化外科杂志,2022,21(09):1137-1164.
[3] Ajani J A, D'Amico T A, Bentrem D J,et al. Gastric cancer, version 2. 2022, NCCN clinical practice guidelines in oncology[J]. J Natl Compr Canc Netw, 2022,20(2):167-192.

[4] Hu Y, Hsu A W, Strong V E. Enhanced recovery after major gastrectomy for cancer[J]. Ann Surg Oncol,2021,28(12):6947-6954.
[5] Salvans S, Grande L, Dal Cero M, et al. State of the art of enhanced recovery after surgery (ERAS) protocols in esophagogastric cancer surgery: The Western experience[J]. Updates Surg,2023,75(2):373-382.
[6] 费超男,段培蓓,杨玲,等.胃癌患者围手术期营养管理的最佳证据总结[J].中华护理杂志,2022,57(19):2345-2352.
[7] 吴国豪,谈善军.胃肠外科病人围手术期全程营养管理中国专家共识(2021版)[J].中国实用外科杂志,2021,41(10):1111-1125.
[8] Carrillo G M, Mesa M L, Burbano D V. Skills required in the care of cancer patients who undergo surgery in the hospital-home transition[J]. J Cancer Educ,2022,37(5):1364-1371.

第九节　结肠癌围术期临床护理路径

一、适用对象

根据《中国结直肠癌诊疗规范》(2023版),符合结肠癌根治术(或腹腔镜下)(ICD-9-CM-3:45.73-45.79;45.8)手术指征的患者。

二、诊断依据

根据《中国结直肠癌诊疗规范》(2023版),以下情况为结肠癌根治术(或腹腔镜下)纳入指征:① 症状:排便习惯改变、粪便性状改变、腹痛或腹部不适、腹部肿块或转移远处引起相应症状;② 体征:肠梗阻、腹股沟淋巴结肿大、并发症和晚期体征;③ 辅助检查:实验室检查、内镜检查和影像学检查。

三、进入路径标准

(1) 第一诊断为首选治疗方案符合结肠癌根治术(或腹腔镜下)(ICD-9-CM-3:45.73-45.79;45.8)手术编码者。

(2) 当患者患有其他疾病时,但在住院期间不需特殊处理,也不影响第一诊断的临床路径流程实施时,可以进入路径。

四、临床护理路径实施规范

(一) 入院当天

(1) 入院介绍:向患者及家属介绍病区环境、入院须知、陪客制度、主管医师、责任护士,讲解疾病相关知识,详细讲解术前检查注意事项,协助完善检查。

(2) 办理住院手续,完善各项专项护理评估及处理:测量患者体温、脉搏、呼吸、血压、体重和身高。评估患者基础疾病史(药史、过敏史、既往病史等)、身体状况(饮食、睡眠、大小便等)、心理状况及各项风险评估(包括深静脉血栓风险因素评估 Caprini 评分、日常功能评估 Barthel 指数、跌倒风险评估 Morse 评分、压力性损伤风险评估 Braden 量表、营养风险筛查 NRS 2002 评分),识别高危患者,并制订相应护理计划。

(3) 呼吸功能锻炼:指导患者参照视频进行呼吸功能锻炼;胸式呼吸 16~20 次/分,每日 3 组,缩唇呼吸 3 次/分,每日 3 组,还可吹气球、爬楼梯,必要时雾化吸入或应用化痰药物。

(4) VTE 预防:进行 Caprini 评分,对于 Caprini 评分>3 分者落实预防 VTE 相关措施。

(5) 正确认识疼痛:教会患者疼痛评估的方法并定期评估,疼痛视觉模拟评分量表(VAS)疼痛评分<3 分时,给予心理疏导,必要时遵医嘱用药。

(二) 入院第 2 天至手术前 1 天

(1) 术前检查:护士指导患者各种检查的具体要求、注意事项、时间和安排,完善术前相关检查并评估检查结果(实验室检查、心电图、心肺功能、腹部超声等)。

(2) 饮食管理:手术前 1 晚 12 点后禁食水;术前 1 天口服营养补充剂(如美加能电解质固体饮料)6~8 袋。

(3) 肠道准备:术前肠道清洁,晚 8 点观察患者大便排泄情况,必要时遵医嘱用药。

(4) 健康宣教:患者及家属观看术前宣教视频,介绍围手术期快速康复流程。告知患者个人及用物准备(洗澡、剪指甲、剃胡须、更换病员服、去除假牙及金属饰品等),讲解手术和麻醉相关知识;术后放置导尿管、腹腔引流管的作用;术后疼痛评估的方法、疼痛的原因及其处理;术后功能锻炼的方法等。

(5) 术前用药:评估患者用药史及药物过敏史,向患者及家属解释术前预防性使用抗生素的目的和意义。

(6) 肠造口定位:医生/造口护士根据患者情况选定合适的造口位置,选择患者目所能及和手能触之处,方便患者自行观察和自我护理;坐、立、躺或左右倾斜时无明显不适感;远离骨骼隆起部位、远离瘢痕或肚脐及皮肤皱褶凹陷处,且不影响穿戴衣服,做好标记,嘱患者改变体位时观察预选位置是否满足要求,以便及时调整。

(7) 心理支持:及时巡视,加强与患者有效沟通,发现患者有紧张、焦虑情绪时及时给予心理疏导。

(三) 手术当天

(1) 术晨准备:酌情备皮,排空膀胱,核查个人准备,测量生命体征。核对患者,交接病历。

(2) 病情观察:低流量吸氧,心电、血压及血氧饱和度监护,密切观察患者病情、神志、生命体征、伤口情况。

(3) 饮食指导:告知患者禁食水,并给予肠外营养支持。

(4) 疼痛管理:评估疼痛并适当镇痛,教会患者及家属正确使用镇痛泵。

(5) 用药护理:遵医嘱予抗感染、化痰、镇痛、营养、补液支持,防治恶心、呕吐。

(6) VTE 预防:讲解防范措施,术后早期即开始床上活动,手术当天进行踝泵运动如踝关节屈伸运动和环绕运动,每次20~30组(3~5 min)。

(7) 功能锻炼:全麻清醒后,告知患者适当功能锻炼、翻身、双手握拳、松拳、双上肢运动、臀桥运动、双上肢运动、股四头肌功能锻炼、踝泵运动。

(8) 管道管理:妥善固定腹腔引流管、尿管等管道,保持引流管通畅,防止受压、扭曲或脱落,观察引流液颜色、性状、量以及有无出血,保持引流管口周围皮肤清洁、干燥,定时更换敷料。

(9) 造口护理:腹部造口患者执行造口护理常规,每班评估造口的活力、颜色、高度、形状及大小,注意观察造口血运及黏膜有无脱垂、回缩、造口旁疝等,如发现造口黏膜黑紫、回缩严重应考虑肠黏膜血运障碍,观察造口周围皮肤情况。

(10) 健康教育:患者及(或)家属知晓上述术后相关注意事项。

(四) 术后第 1~3 天

(1) 病情观察:密切观察病情、神志、生命体征、伤口、造口情况,妥善固定腹腔引流管等,观察引流情况、有无出血并保持通畅。

(2) 卧位管理:术后清醒即可半卧位,抬高床头 30°~45°,协助患者取舒适体位。

(3) 营养管理:术后早期禁食,静脉补充水、电解质及营养物质。术后肛门排气或结肠造口开放后,若无腹胀、恶性、呕吐等不良反应,可经口进食流质饮食,但早期应避免摄入易引起腹胀食物。

(4) 活动指导:术后 24 h 无其他不适症状可下床活动,需有人陪伴在侧。首次下床由护士协助,应动作缓慢,床边坐立 30 s、床边站立 30 s、原地踏步 30 s,再行走。

(5) 疼痛管理:定期评估疼痛,并适当镇痛,结合临床医师、麻醉医师综合评判下,建议术后尽早使用自控式镇痛泵,教会患者及家属正确使用 PCA,采取自主自控模式镇痛并根据实际情况开展多模式镇痛。

(6) 管道管理:经评估无特殊情况下,术后 24 h 内尽早拔除导尿管,避免尿路感染。术中留置腹腔引流管,若引流液清亮且少于 100 mL/d,吻合口血运及张力良好,排除腹腔感染和出血风险后,可于术后 2~3 天拔除。

(7) 预防 VTE:早期开始床上活动,如踝关节屈伸运动和环绕运动,术后第 1 天开始下床活动。对于 Caprini 评分≥5 分的高危患者,可以使用间歇性充气加压装置或者弹力袜。

(8) 肠道功能恢复:责任护士观察患者肛门/造口有无排气,咀嚼口香糖,3 次/日,每次 5~30 min;必要时应用缓泻剂。

(9) 肠造口护理:每班评估造口的活力、颜色、高度、形状及大小,注意观察造口血运及黏膜有无脱垂、回缩、造口旁疝等,如发现造口黏膜黑紫、回缩严重应考虑肠黏膜血运障碍,观察造口周围皮肤情况。

(10) 关注患者心理情况,根据需要提供心理疏导及生活护理。

(五) 术后第 4 天至出院前 1 天

(1) 营养管理:以肠内营养治疗为主,并结合恢复情况和患者基础疾病选择合适的肠内营养剂;责任护士再次进行营养评估,包括营养风险筛查、营养不良评定、膳食调查等,必要时汇报医师请营养科会诊。

(2) 预防 VTE:卧床时抬高床尾,早期可开展踝泵运动锻炼、股四头肌功能锻炼,Capri-

ni 评分＞3 分者宜使用间歇性充气加压装置或弹力袜。

(3) 疼痛护理：加强疼痛评估，VAS 疼痛评分≥4 分，必要时遵医嘱用药，≤3 分时指导患者非药物缓解疼痛。

(4) 康复锻炼：根据患者恢复情况制定目标明确的个体化活动方案，根据患者耐受性逐日增加活动量，活动以微微出汗、心率与年龄之和保持在 170 次/分左右为宜（首次下床时，坐起 30 s，站立 30 s，再行走，避免体位突然改变引起晕厥；下床活动第 2 天可在病房、走廊内活动 4～6 次，每次 10～20 min，记录活动步数及活动距离，并注意安全，防止跌倒；下床活动第 3 天至出院，每天自由活动 8～10 次，每次 10～20 min，若未完成预期活动量，则在晚饭后督促患者继续活动）。

(5) 预防术后并发症：观察患者术后并发症，有无术后感染、腹腔粘连、肠管吻合口瘘，并及时汇报医生。

(6) 肠造口护理：教会患者及家属正确选择及使用造口袋并给予饮食指导，待肠蠕动恢复并有肛门排气后开始进少量流质饮食，进食后若无不适，逐步过渡至半流质，无不适 1 周后可渐过渡至软食，2 周左右可进少渣普食，注意补充高热量、高蛋白、低脂、维生素丰富饮食。完善患者造口临床路径表。每周进行造口居家护理讲课一次，讲解造口护理相关知识。

(7) 关注患者心理情况，根据需要提供心理疏导及生活护理。

（六）出院日

1. 出院标准

(1) 患者能自由活动，可经口进半流质食物，且无腹痛、腹胀，无需静脉补液。

(2) 引流管拔除，伤口无感染（或门诊可以处理）。

(3) 无需要住院处理的并发症。

2. 出院指导

(1) 责任护士发放出院指导单，告知出院办理流程；发放出院指导手册并宣教出院后饮食、用药、活动、拆线、门诊复诊等事项；如需带管回家，交代引流管带管注意事项。

(2) 核对患者和（或）家属预留电话号码，并告知科室随访电话号码，以便日后电话随访。

(3) 指导患者和（或）家属关注医院公众号，便于出院后远程线上咨询与指导。

3. 出院随访

(1) 加强术后出院随访管理。

(2) 随访频率：直肠癌患者术后推荐定期规律随访，建议如下：每 3 个月 1 次共 2 年，然后每 6 个月 1 次，共 5 年，5 年后每年 1 次。

(3) 随访内容：评估患者一般情况，包括饮食、用药、睡眠、大小便等，督促患者定期结直肠外科门诊复查并完善相关检查项目。如有特殊情况（肠梗阻、切口感染、造口脱垂等），告知患者到急诊就诊。

五、变异及原因分析

1. 患者因素

(1) 患者术后出现如切口感染、切口延迟愈合、肺部感染、腹腔感染、术后出血、吻合口瘘、肠梗阻等并发症需要延长住院时间。

(2) 术后因治疗结果不满意,延长住院治疗时间。

2. 家属因素

(1) 要求增加或拒绝某些治疗或检查。

(2) 家属依从性差,无法配合医护指导和治疗。

3. 医护人员因素

(1) 医嘱延迟/执行医嘱延迟。

(2) 发现因误诊而进入临床路径。

(3) 医护人员之间沟通、协作不良。

4. 出院计划因素

(1) 患者或家属要求提前出院。

(2) 患者或家属担心术后恢复出现异常,要求延迟出院。

六、临床护理路径表单

结肠癌围术期临床护理路径表单见表 15.9。

表 15.9　结肠癌围术期临床护理路径表单

适用对象:第一诊断为首选治疗方案符合结直肠癌根治术(或腹腔镜下)者(ICD-9-CM-3:45.417,45.765, 45.797/45.8)

患者姓名:_____　性别:____　年龄:____　住院号:_____

住院日期:_____年___月___日　手术日期:_____年___月___日　出院日期:_____年___月___日

时间	入院当天	入院第 2 天至手术前 1 天
护理评估	□ 完善各项风险评估: 深静脉血栓风险因素评估 Caprini 评分:__分 日常功能评估 Barthel 指数:__分 跌倒风险评估 Morse 评分:__分 压力性损伤风险评估 Braden 量表:__分 营养风险筛查 NRS 2002:__分 □ 基础疾病史 □ 身体状况 □ 心理状况 □ 疼痛认知评估	□ 实验室检查结果:血常规、血型、免疫组合、生化、凝血功能 □ 血压、血糖、肝肾功能、心电图、心肺功能情况 □ 内镜检查、胸腹部 CT、腹部 B 超及病理组织学检查结果 □ 药物过敏史 □ 深静脉血栓风险因素评估 Caprini 评分
护理处置	□ 办理住院手续 □ 入科宣教 □ 专项护理评估有高风险时,告知防范措施 □ 根据营养不良评定结果进行营养干预 □ 责任护士讲解 VTE 防范措施 □ 指导并协助患者到相关科室进行检查,并告知相关注意事项 □ 呼吸功能锻炼 □ 疼痛知识宣教 □ 心理支持	□ 完善术前检查 □ 饮食管理 □ 肠道准备 □ 健康宣教:观看术前宣教视频,介绍围手术期快速康复流程 □ 抗菌药物皮试,术前用药宣教 □ 肠造口定位 □ 心理疏导

续表

时间	入院当天	入院第 2 天至手术前 1 天
预期结局	□ 完成入院相关专科检查和护理常规(病历) □ 患者能够掌握围手术期注意事项,熟悉病区环境(回示)	□ 患者能够掌握术前准备及注意事项,包括肠道准备、饮食原则、用物准备等(回示) □ 患者熟悉围手术期快速康复流程,掌握疼痛评估的方法,完成呼吸练习(回示)
变异	□ 无 □ 有,原因_____ 　处理措施_____	□ 无 □ 有,原因_____ 　处理措施_____
护士签名		

时间	手　术　日	
术日晨准备	□ 酌情备皮,排空膀胱,核查个人准备 □ 测量生命体征,评估手术标记	
转出交接	□ 核对患者、药物过敏情况,交接病历 □ 物品准备:铺好麻醉床,备好监护仪、吸氧装置及术后用品	
转入交接	□ 交接术中麻醉方式、手术、出血、骶尾部皮肤等情况 □ 判断患者神志,妥善固定引流管,协助过床	
护理评估	□ 术后连续监测患者生命体征、神志、疼痛、静脉通路;观察患者伤口敷料、造口情况、引流管情况、出血情况等	
护理处置	□ 妥善固定静脉导管、腹腔引流管、导尿管,观察引流情况、有无出血并保持通畅,准确记录 □ 饮食管理:禁食水,并给予肠外营养支持 □ 术后疼痛管理:定期评估疼痛,并适当镇痛,教会患者及家属正确使用镇痛泵 □ 围术期液体治疗 □ 用药护理:遵医嘱予抗感染、化痰、镇痛、营养、补液支持治疗,防治恶心、呕吐 □ VTE 预防 □ 术后适当功能锻炼:翻身、双手握拳、松拳、双上肢运动、臀桥运动、双上肢运动、股四头肌功能锻炼、踝泵运动 □ 管道管理 □ 腹部造口患者执行造口护理常规 □ 健康教育:患者及(或)家属知晓上述术后相关注意事项	
预期结局	□ 患者生命体征正常、引流管固定良好、无出血现象(病历) □ 患者能床上自主活动,自述疼痛评分,能自主使用镇痛泵(回示)	
变异	□ 无 □ 有,原因_____ 　处理措施_____	

续表

时间	手 术 日		
护士签名			

时间	术后第1~3天	术后第4天至出院前1天	出院当天
护理评估	□ 生命体征 □ 伤口敷料、腹部造口情况、引流管情况 □ 营养状况 □ 疼痛 □ 肠道功能恢复情况 □ 深静脉血栓风险因素评估Caprini评分 □ 心理	□ 疼痛 □ 营养状况、营养相关并发症 □ 管道、引流液 □ 伤口敷料、切口愈合 □ 生命体征、各项检查结果 □ 活动及肠功能恢复情况 □ 深静脉血栓风险因素评估Caprini评分 □ 心理	□ 肠道通气、饮食和营养状态 □ 下床活动情况 □ 伤口愈合情况 □ 造口情况
护理处置	□ 病情观察(生命体征、伤口、引流液) □ 合理镇痛 □ 根据医嘱给予饮食指导 □ 活动指导 □ 用药及相关治疗指导 □ 管道护理 □ 预防VTE:定期进行Caprini评分,落实VTE预防措施 □ 肠造口护理 □ 心理疏导和生活护理	□ 营养干预:定期评估患者进食情况,以肠内营养为主 □ VTE预防:定期进行Caprini评分,落实VTE预防措施 □ 疼痛护理:根据疼痛评分进行疼痛管理 □ 康复锻炼:根据患者恢复情况制定目标明确的个体化活动方案,根据患者耐受性逐日增加活动量 □ 加强心理疏导 □ 加强生活护理	□ 责任护士发放出院通知单、发放书面出院指导,并告知出院办理流程 □ 宣教出院后饮食、用药、活动、拆线、门诊复诊等事项,如带管回家,交代引流管带管回家注意事项 □ 告知出院后随访电话 □ 指导患者/家属关注医院公众号,便于出院后远程线上咨询与指导 □ 患者办理结算、核对并取下患者手腕带,帮助整理用物,协助送离病区
预期结局	□ 患者生病体征平稳(病历) □ 完成相关评估及护理常规(病历) □ 患者掌握术后功能锻炼、饮食过渡、疼痛护理等相关知识(回示)	□ 完成相关评估及护理常规(病历) □ 完成各项治疗及护理(病历) □ 未出现各项治疗及护理并发症,或者出现相关并发症能够及时被发现,并妥善处理(病历) □ 患者能够掌握下床活动、VTE预防、肺功能锻炼、饮食过渡等相关知识(回示)	□ 恢复半流或普食,无须静脉输液治疗,伤口愈合良好,无感染迹象,各器官功能状态良好,造口功能正常(病历) □ 患者/家属能自行更换造口袋(回示) □ 可自由活动(回示)

时间	术后第1~3天	术后第4天至出院前1天	出院当天
变异	□无 □有,原因_____ 　处理措施_____	□无 □有,原因_____ 　处理措施_____	□无 □有,原因_____ 　处理措施_____
护士签名			

参考文献

[1] 中华医学会肿瘤学分会,国家卫生健康委员会医政司.中国结直肠癌诊疗规范(2023版)[J].协和医学杂志,2023,14(04):706-733.

[2] Segon Y S, Summey R D, Slawski B, et al. Surgical venous thromboembolism prophylaxis: clinical practice update[J]. Hosp Pract (1995), 2020, 48(5):248-257.

[3] 植艳茹,李海燕,陆清声.住院患者静脉血栓栓塞症预防护理与管理专家共识[J].解放军护理杂志,2021,38(06):17-21.

[4] Fabregas J C, Ramnaraign B, George T J. Clinical updates for colon cancer care in 2022[J]. Clin Colorectal Cancer, 2022, 21(3):198-203.

[5] 吴茜,汪夏云,顾一帆,等.胃肠道肿瘤患者术后早期下床活动现状及影响因素分析[J].护理学杂志,2021,36(15):27-29.

[6] 杨华文,易凤琼,曾彦超,等.全麻术后患者超早期拔除尿管的临床研究[J].护理学报,2021,28(05):66-69.

[7] Wang W, Li H, Li Y, et al. Colorectal cancer survivors' experience of continuity of care provided by different health professionals: A qualitative evidence synthesis[J]. J Clin Nurs, 2022, 31(21-22):2985-2999.

第十六章 骨 科

第一节 腰椎间盘突出症围术期临床护理路径

一、适用对象

根据《腰椎间盘突出症诊治与康复管理指南》,第一诊断为腰椎间盘突出症(ICD-10：M51.202),符合后外侧入路腰椎融合术(ICD-9-CM-3：81.0800x016)或内镜下腰椎髓核切除术(ICD-9-CM-3：80.5111)或显微镜辅助下经椎间孔入路腰椎体融合术(ICD-9-CM-3：GK0053)手术指征的患者。

二、诊断依据

根据《腰椎间盘突出症诊治与康复管理指南》,以下情况为后外侧入路腰椎融合术或内镜下腰椎髓核切除术或显微镜辅助下经椎间孔入路腰椎体融合术纳入指征：腰椎间盘突出症病史超过6周,经保守治疗无效的患者;腰椎间盘突出症出现神经根麻痹或马尾神经压迫,表现为神经支配区域的浅感觉减退、关键肌肌力下降、尿便功能障碍的患者。

三、进入路径标准

(1) 第一诊断为腰椎间盘突出症,首选治疗方案符合后外侧入路腰椎融合术(ICD-9-CM-3：81.0800x016)或内镜下腰椎髓核摘除术(ICD-9-CM-3：80.5111)或显微镜辅助下经椎间孔入路腰椎体融合术(ICD-9-CM-3：GK0053)手术编码者。

(2) 患者患有其他疾病时,但在住院期间不需特殊处理,也不影响第一诊断的临床路径流程,可以进入路径。

四、临床护理路径实施规范

(一) 入院当天

(1) 介绍病区环境、入院须知、陪客制度、主管医师、责任护士。

(2) 办理住院手续,建立患者入院病例,完善各项专项评估和处理,包括深静脉血栓风险因素评估 Caprini 评分、日常功能评估 Barthel 指数、跌倒风险评估 Morse 评分、压力性损伤风险评估 Braden 量表,识别高危患者,并采取相应干预措施。

(3) NRS 疼痛评估:需准确评估患者疼痛的性质、部位、程度、持续时间及有无伴随症状等,NRS 评分≥4 分可对患者采取非药物镇痛措施(放松、想象、转移注意力、心理护理等)并遵医嘱用药,根据用药途径复评,并向患者及家属宣教疼痛相关知识。

(4) 神经功能评估:脊髓 ASIA 神经功能评定分为对运动、感觉、括约肌和植物神经功能的评定,其中运动评定依靠检查身体两侧 10 个肌节的关键肌,根据脊髓损伤 ASIA 神经功能分类标准,进行腰椎神经功能评估,对腰 2-骶 1 共 5 组关键肌依次进行屈髋、伸膝、踝背伸、踇背伸和踝跖屈的肌力评估。

(二) 术前 1~2 天

(1) 专科检查准备:告知患者及家属术前检查的时间及配合方法。

(2) 健康宣教:介绍疾病相关知识、围手术期流程、加速康复、VTE 预防相关知识,熟悉手术、麻醉、护理、康复过程。

(3) 肠道准备:腰椎术前禁食 6 h,禁饮 2 h,术前 10 h 口服 12.5% 碳水化合物饮品 800 mL,术前 2 h 口服 12.5% 碳水化合物饮品 400 mL(排除胃排空障碍以及胃肠蠕动异常患者)。

(4) 术前训练:呼吸及咳嗽排痰、床上排便训练。

(5) 康复指导:在不引起神经症状和加重疼痛的情况下,指导患者下肢功能锻炼,正确翻身、起床及腰部支具佩戴。

(6) 个人及用物准备:洗澡、更换病员服,去除假牙、金属饰品,修剪指甲、刮胡子,准备便盆(女)、尿壶(男)、大浴巾等物品。

(7) 心理护理:关注患者心理健康状况,以积极、耐心的态度加强与患者的沟通,掌握患者的心理状态,了解患者所存在的顾虑,建立良好的护患关系。对于术前腰腿痛持续时间 3 个月以上,既往存在焦虑和抑郁病史的患者,可采用相关量表如医院焦虑抑郁量表(hospital anxiety and depression scale,HAD)进行心理评估与干预。

(三) 手术当天

1. 术日晨

(1) 患者准备:测量生命体征,备麻醉床,床头备监护仪、吸氧装置。

(2) 患者交接:核对患者,交接病历、药品及影像学资料。

2. 术后当天

(1) 术后病情观察:观察患者生命体征、意识、肢体活动、皮肤、伤口敷料、管道引流等情况。

(2) 饮食管理:麻醉清醒即可分次少量饮水,2 h 内无恶心呕吐可进食米汤,后逐渐过渡至正常饮食。

(3) 体位与活动:病情允许可摇高床头 15°~30°,采取正确的方式进行轴线翻身。微创手术患者术后 2~6 h 后可佩戴腰围在家属搀扶下下床排便(使用坐便器),床旁适当行走。禁止腰部活动(屈伸、侧弯和旋转)。

(4) 疼痛管理：重视神经痛，采用以非甾体类抗炎药为基础的多模式镇痛方案，针对神经根性疼痛可加用中枢性肌松剂（如盐酸乙哌立松）、神经修复剂（如甲钴胺）和抗惊厥药（如普瑞巴林）。使用患者自控镇痛需注意阿片类药物引起的恶心、呕吐。

(5) VTE 预防：术后及时对患者进行 VTE 风险评估，根据风险等级采取相应的预防措施。预防措施包括：① 基础预防：患者麻醉清醒即可进行肢体功能锻炼，踝泵运动每次 20 组，1 天 3～5 次；直腿抬高练习每次 20 组，1 天 3～5 次；② 物理预防：排除禁忌证的患者可遵医嘱正确使用间歇充气加压装置、抗血栓压力袜、足底静脉泵等；③ 药物预防：评估出血风险，根据医嘱使用抗凝药物，告知患者抗凝药物的作用及注意事项（如用药后口腔黏膜、牙龈、皮肤有无出血倾向），做好用药后观察。

(6) 用药护理：告知患者及家属术后常规用药的作用（如镇痛、抗感染、补充电解质、营养神经等）；使用镇痛泵的患者，告知镇痛泵的作用及使用的注意事项（如故障提示、如何按压给药按钮、带泵活动等）。

(7) 管道管理：对于无高危因素术中留置导尿管的患者，可在麻醉清醒前拔管；对于具有尿潴留高危因素的患者，可适当延长拔管时间至第 2 天清晨。24 h 内引流量＜50 mL 即可拔管。

(8) 心理护理：告知疾病相关知识，讲解成功案例，缓解患者及家属焦虑、恐惧情绪。

（四）术后恢复（1～3 天）

(1) 专科检查指导：告知患者及家属术后检验、检查的时间及配合方法。

(2) 饮食指导：根据患者病情，循序渐进，逐步过渡至正常饮食，加强营养。

(3) 活动指导

① 根据个体情况评估，指导患者逐渐增加步行训练（可先借助辅助器械，逐渐过渡到独立缓慢步行）、下肢及核心力量训练（臀肌、股四头肌的等长收缩训练和盆底肌训练）。

② 教会患者如何正确起床（拔除引流管后可采取钟摆样起床技巧：以左侧下床为例，患者向右侧水平移动，右腿屈曲，轴线翻身至左侧卧位；双腿沿床放下，左手用肘部顶床，右手向下撑床或床挡，双手同时用力撑起上身；坐起后床边适当休息，无头晕、眼花等不适后，由坐位改为站立位，站立片刻后再走动）。

③ 注意事项：术后避免腰部活动（屈伸、侧弯和旋转），强调从髋部开始弯腰的理念，坐位不得超过 30 min，严禁提重物（＞2.3 kg）。

(4) 神经功能评估：进行腰椎神经功能评估，对腰 2 至骶 1 共 5 组关键肌依次进行屈髋、伸膝、踝背伸、蹈背伸和踝跖屈的肌力评估，如有异常（与术前评估对比），及时通知医生，遵医嘱采取相应措施。

(5) 疼痛管理：① 准确评估患者疼痛类型（切口痛及神经根性痛），根据疼痛程度、性质变化及时调整镇痛方案。② 多模式镇痛，患者无禁忌证，可采用对乙酰氨基酚和非甾体抗炎药联合的多模式镇痛方案，对于术后急性疼痛，可遵医嘱使用阿片类药物，同时做好用药后观察。

（五）出院当天

1. 出院标准

(1) 切口愈合良好，无感染迹象。

(2) 生命体征平稳，各器官功能状态良好。

2. 出院指导

(1) 指导患者出院交通工具的选择，出院转运过程中，全程佩戴支具，禁止腰部活动（屈伸、侧弯及旋转）。

(2) 指导患者及（或）家属腰椎间盘突出症术后居家护理的内容和方法（卧位、饮食、休息、功能锻炼及用药注意事项）。

(3) 嘱患者术后定时（1月、3月、6月、12月）骨科门诊复查，不适随诊。

3. 出院随访

(1) 加强线上线下随访管理：通过互联网医院咨询、电话随访、微信公众平台、脊柱外科门诊等途径进行随访。

(2) 随访内容：了解患者出院后的病情和康复情况，指导患者的日常康复训练，提供必要的饮食、用药、伤口护理等居家指导。

(3) 利用微信公众平台、APP发布科普信息、功能障碍指数（oswestry disability index, ODI）问卷、胸腰椎疼痛评分表等，向患者及家属推荐专业知识，了解患者康复程度。

五、变异及原因分析

1. 患者因素

(1) 患者术后出现并发症（如脑脊液漏、硬膜外血肿、神经损伤等）要进一步治疗。

(2) 术后因治疗效果不满意，延长住院时间。

(3) 患者自身原因（如女性患者来例假、口服利血平、阿司匹林等药、血糖血压控制不佳等）致手术延期。

2. 家属因素

(1) 家属要求增加某些治疗或检查。

(2) 家属依从性差，无法配合医护指导或治疗。

3. 医护人员因素

(1) 医嘱延迟或执行医嘱延迟。

(2) 发现因误诊而进入临床路径。

(3) 医护人员之间沟通协作不良。

4. 出院计划因素

(1) 患者或家属要求提前出院。

(2) 患者或家属要求延迟出院。

六、临床护理路径表单

腰椎间盘突出症围术期临床护理路径表单见表16.1。

表 16.1　腰椎间盘突出症围术期临床护理路径表单

适用对象:第一诊断为腰椎间盘突出症,首选治疗方案符合后外侧入路腰椎融合术(ICD-9-CM-3:81.0800x016)或内镜下腰椎髓核摘除术(ICD-9-CM-3:80.5111)或显微镜辅助下经椎间孔入路腰椎体融合术(ICD-9-CM-3:GK0053)手术编码者

患者姓名:_____　性别:___　年龄:___　住院号:_____

住院日期:_____年___月___日　手术日期:_____年___月___日　出院日期:_____年___月___日

时间	入院当天	入院1~2天
护理评估	□ 完善各项评估: 深静脉血栓风险因素评估 Caprini 评分:__分 日常功能评估 Barthel 指数:__分 跌倒风险评估 Morse 评分:__分 压力性损伤风险评估 Braden 量表:__分 NRS 疼痛评估 神经功能	□ 血常规、免疫组合、生化、血沉、C 反应蛋白、凝血功能 □ 影像学检查结果 □ 心电图检查结果 □ 腰腿痛及功能评估 □ 骨密度检查结果(绝经后女性和≥65 岁男性)
护理处置	□ 办理住院手续 □ 介绍病区环境、入院须知和陪客制度 □ 介绍主管医师、责任护士 □ 评估腰2-骶1共5组关键肌	□ 告知患者术前检查的时间和配合方法 □ 介绍疾病相关知识、围手术期加速康复流程 □ VTE 预防 □ 肠道准备:术前禁食 6 h,禁饮 2 h □ 体位与活动指导 □ 个人及用物准备 □ 心理疏导
预期结局	□ 患者熟悉病区环境(回示) □ 完成入院相关专科检查和护理常规(病历)	□ 患者能够掌握术前准备,包括体位准备、肠道准备、用物准备等(回示) □ 完善术前检查和评估(病历)
变异	□ 无 □ 有,原因_____ 　　处理措施_____	□ 无 □ 有,原因_____ 　　处理措施_____
签名		

时间	手　术　日
术日晨准备	□ 排空膀胱,核查个人准备 □ 测量生命体征
转出交接	□ 核对患者、药物过敏情况、交接病历 □ 物品准备:铺麻醉床,备监护仪、吸氧装置及术后用品
转入交接	□ 交接术中麻醉方式、手术、出血情况 □ 判断患者清醒,四肢活动情况,过床
护理评估	□ 术后 6 h 监测患者生命体征和血氧 □ 观察患者神志、肢体活动、皮肤、伤口敷料、管道引流等情况

续表

时间	手术日	
护理处置	☐ 术后病情观察 ☐ 术后体位与活动：轴线翻身，早期下床活动 ☐ 饮食管理：麻醉清醒即试饮水，无呛咳采用流质饮食，逐渐过渡到正常饮食 ☐ 用药护理：遵医嘱抗感染、镇痛、补液支持，恶心、呕吐预防与治疗 ☐ 疼痛管理：多模式镇痛 ☐ 管道管理（引流管和尿管） ☐ VTE预防 ☐ 健康教育：患者及(或)家属知晓上述术后相关注意事项	
预期结局	☐ 患者生命体征正常，切口无感染，流质或正常饮食，自解小便（病历） ☐ 下床活动（回示）	
变异	☐ 无 ☐ 有，原因_____ 　　处理措施_____	
护士签名		

时间	术后第1~3天	出院当天
护理评估	☐ 肢体活动情况 ☐ 术后复查 ☐ 伤口愈合情况 ☐ 伤口引流情况 ☐ 疼痛（切口痛与神经痛） ☐ 神经功能	☐ 活动能力情况 ☐ 伤口愈合情况 ☐ 疼痛（切口痛与神经痛） ☐ 神经功能 ☐ 进食与排便情况 ☐ 患者满意度
护理处置	☐ 专科检查指导：腰椎正侧位片/CT、术后化验（血常规、生化、C反应蛋白等） ☐ 管道管理：早期拔管 ☐ 饮食管理：根据患者病情，循序渐进，逐步过渡至正常饮食，加强营养 ☐ 活动指导：根据个体情况结合评估可指导患者逐渐增加步行训练、下肢及核心力量训练 ☐ 疼痛管理：正确评估，多模式镇痛 ☐ VTE预防	☐ 转运指导：指导患者出院交通工具的选择，出院转运过程中，全程佩戴支具，禁止腰部活动（屈伸、侧弯及旋转） ☐ 出院手续办理：出院通知单、出院小结、出院带药 ☐ 居家护理：指导患者及(或)家属腰椎间盘突出症术后居家护理的内容和方法（卧位、饮食、休息、功能锻炼及用药注意事项） ☐ 按时复查，不适随诊
预期结局	☐ 患者生命体征正常，切口无感染，饮食逐步过渡至普食（病历） ☐ 早期下床活动，活动量逐渐增加（回示）	☐ 恢复正常饮食，无须静脉输液治疗，伤口愈合良好，无感染迹象，各器官功能状态良好（病历） ☐ 肢体活动良好（回示） ☐ 患者知晓转运注意事项、腰椎术后功能锻炼相关内容以及用药注意事项（回示）

续表

时间	术后第1~3天	出院当天
变异	☐ 无 ☐ 有,原因_____ 　　处理措施_____	☐ 无 ☐ 有,原因_____ 　　处理措施_____
护士签名		

参考文献

[1] 中国康复医学会脊柱脊髓专业委员会基础研究与转化学组.腰椎间盘突出症诊治与康复管理指南[J].中华外科杂志,2022,60(5):401-408.

[2] 中华医学会肠外肠内营养学分会,中国医药教育协会加速康复外科专业委员会,中华医学会肠外肠内营养学分会.加速康复外科围术期营养支持中国专家共识(2019版)[J].中华消化外科杂志,2019,18(10):897-902.

[3] 张志成,杜培,孟浩,等.腰椎后路短节段手术加速康复外科实施流程专家共识[J].中华骨与关节外科杂志,2019,12(6):401-409.

[4] 侯学峰,牛瑞红,王红瑞,等.腰椎间盘突出症术后患者康复训练的最佳证据总结[J].中华现代护理杂志,2022,28(6):763-769.

[5] 侯梦晓,越丽霞,张文稳,等.2021年欧洲加速康复外科协会《腰椎融合手术围术期护理的共识指南》解读[J].护理研究,2022,36(04):565-571.

[6] 孙浩林,越雷,王诗军,等.腰椎后路长节段手术加速康复外科实施流程专家共识[J].中华骨与关节外科杂志,2019,12(08):572-583.

第二节　髋关节置换术围术期临床护理路径

一、适用对象

根据《髋关节外科学》,符合髋关节置换术(ICD-9-CM-3:81.51)手术指征的患者。

二、诊断依据

根据《髋关节外科学》,以下情况为髋关节置换术纳入指征:股骨颈骨折、股骨头缺血性坏死、退行性骨关节炎、类风湿性关节炎、强直性脊柱炎、髋关节强直、慢性髋关节脱位、髋关节成形术失败病例、骨肿瘤。

三、进入路径标准

(1)第一诊断为首选治疗方案符合髋关节置换术(ICD-9-CM-3:81.51)手术编码者。

(2) 患者患有其他疾病时，但在住院期间不需特殊处理，也不影响第一诊断的临床路径流程，可以进入路径。

四、临床护理路径实施规范

(一) 入院当天

(1) 入科宣教：介绍病区环境、安全通道、入院须知、陪客制度、主管医师、责任护士。

(2) 排查影响手术因素，如发热、术区皮肤皮疹、牙龈炎、中耳炎、脚气、特殊用药史（利血平、氯吡格雷、阿司匹林、华法林等），及时汇报医生处理。

(3) 办理住院手续，完善各项专项评估，包括深静脉血栓风险因素评估 Caprini 评分、日常功能评估 Barthel 指数、跌倒风险评估 Morse 评分、压力性损伤风险评估 Braden 量表。

(4) 告知手术注意事项：注意保暖，预防感冒，教会踝泵运动，预防 VTE。

(二) 术前 1 天

(1) 术前评估：患者生命体征、肝肾功能、心肺功能化验检查及各项专科检查结果。

(2) 健康宣教：介绍围手术期流程、快速康复的重要性。

(3) 肠道准备：术前禁食 6 h，禁饮 2 h，麻醉前 2 h 可口服清流质（建议使用 45 g 碳水化合物，仅限非糖尿病患者）。

(4) 个人及用物准备：洗澡、刮胡子（男）、更换病员服、剪指甲及去除活动假牙和金属饰品，准备便盆、尿壶（男）、助行器或拐杖。

(5) VTE 预防：术后清醒即可行踝泵运动、股四头肌收缩运动及屈髋屈膝活动，术后 6 h 遵医嘱下床活动（遵循"下床四部曲"），需有人陪伴在侧。

(6) 呼吸功能锻炼：指导深呼吸及有效咳嗽，每天 2～3 次，每次 5～10 min。

(7) 心理疏导：与患者及家属积极沟通，介绍成功案例，帮助患者消除紧张情绪。

(三) 手术当天

1. 术日晨

(1) 患者准备：测量生命体征，查看家属支持情况。

(2) 仪器准备：铺麻醉床，备监护仪、吸氧装置。

(3) 安全管理：做好患者、手术部位、药品及影像学资料核对。

2. 术后当天

(1) 病情观察：患者神志、生命体征、切口、患肢感觉和运动情况。

(2) 体位管理：协助患者安全过床，平卧位或半卧位，患肢取外展中立位。

(3) 饮食指导：麻醉清醒即可试饮水，无不适后可流质饮食。

(4) 疼痛管理：多模式镇痛，通过口服、静脉注射、肌肉注射不同作用机制镇痛药物及自控镇痛泵使用，配合听轻音乐、聊天转移注意力办法，发挥镇痛效应的协同作用，以达到最佳镇痛效果。

(5) 用药护理：遵医嘱予抗感染、抗凝、镇痛、护胃、营养等药物使用。

(6) 管道管理：做好有效标识，妥善固定，保持通畅，注意观察。

(7) 功能锻炼指导:指导踝泵运动、自主翻身,交代"下床四部曲"注意事项,术后 6 h 遵医嘱下床活动。

(8) 心理疏导:加强沟通,保持情绪稳定。

(9) 并发症预防:观察患者有无 VTE、感染、假体脱位及压伤等并发症。

(四) 术后恢复(第 1~3 天)

(1) 病情观察:患者神志、生命体征、切口、患肢感觉和运动情况。

(2) 饮食指导:高蛋白、高钙、高纤维素饮食,多饮水,注意加强营养。

(3) 用药护理:遵医嘱予抗凝、镇痛、护胃、营养等药物使用。

(4) 功能锻炼指导

① 仰卧位训练:踝泵运动、股四头肌训练、臀肌训练、足跟在床面向上滑动使髋关节屈曲 45°。

② 坐位训练:坐位下膝关节伸展、坐位下髋关节屈曲(后外侧入路手术者应<90°)。

(5) 嘱患者遵医嘱下床,交代"下床四部曲"注意事项,下床时需有人陪护在旁,使用拐杖至无痛时方可弃拐。

(6) 并发症预防:观察患者有无 VTE、感染及压伤等并发症。

(7) 预防假体脱位:后外侧入路患者避免髋关节屈曲>90°、髋关节内收超过中线、越过中立位的髋关节内旋。前侧入路患者避免越过中立位的髋关节外旋,髋关节过度后伸。

(8) 心理疏导:加强沟通,保持情绪稳定。

(9) 检查准备:患者及(或)家属知晓术后需复查 X 线及双下肢血管 B 超检查注意事项。

(五) 出院当天

1. 出院标准

(1) 切口愈合良好,无感染迹象。

(2) 各器官功能状态良好。

2. 出院指导

(1) 饮食指导:指导患者多吃蔬菜水果,进食粗纤维、高钙、高蛋白、易消化食物,少吃油腻、不易消化食物,多饮水。糖尿病患者应低糖饮食。高血压患者应低盐、低脂饮食。

(2) 用药护理:嘱其遵医嘱服药,使患者及家属掌握术后用药作用(如预防感染、镇痛、护胃、抗凝、补充电解质等)及注意事项。

(3) 切口护理:3 天换药一次,如果换药处污染或脱落时需及时更换,保持切口清洁干燥。

(4) 功能锻炼指导:① 术后 1 个月内休息为主,控制下床活动。下床时使用双拐,4~6 周后正常行走。② 踝泵运动,白天每小时进行 10 min。③ 髋关节角度练习:主动伸屈运动,以不感劳累为主。④ 股四头肌收缩:每次 10 s,每隔 10 min 重复 10 次,每次训练以大腿感觉疲劳为宜。

3. 出院随访

(1) 加强线上线下随访管理:线上,互联网医院、电话随访;线下,骨科门诊随访。

(2) 术后 1 个月骨科门诊复查。

五、变异及原因分析

1. 患者因素

(1) 患者自身原因如家里有事急需处理、(女性患者)月经突然来临、陪护不到位等导致手术延期。

(2) 术后出现并发症如假体脱位、VTE 需要进一步治疗。

(3) 术后因治疗结果不满意,延长住院治疗时间。

2. 家属因素

(1) 要求增加或拒绝某些治疗或检查。

(2) 家属依从性差,无法配合医护指导和治疗。

3. 医护人员因素

(1) 医嘱延迟/执行医嘱延迟。

(2) 发现因误诊而进入临床路径。

(3) 医护人员之间沟通、协作不良。

4. 出院计划因素

(1) 家属要求提前出院。

(2) 家属要求延迟出院。

六、临床护理路径表单

髋关节置换术围术期临床护理路径表单见表 16.2。

表 16.2 髋关节置换术围术期临床护理路径表单

适用对象:第一诊断为首选治疗方案符合髋关节置换术者(ICD-9-CM-3:81.51)

患者姓名:_____ 性别:___ 年龄:___ 住院号:_____

住院日期:_____年___月___日 手术日期:_____年___月___日 出院日期:_____年___月___日

时间	入院当天	术前 1 天
护理评估	□ 完善各项评估: 深静脉血栓风险因素评估 Caprini 评分:__分 日常功能评估 Barthel 指数:__分 跌倒风险评估 Morse 评分:__分 压力性损伤风险评估 Braden 量表:__分	□ 血常规、免疫组合、生化、凝血功能 □ 血压、血糖、肝肾功能、心肺功能情况 □ 血管超声检查结果 □ 心电图检查结果
护理处置	□ 办理住院手续 □ 介绍病区环境、入院须知和陪客制度 □ 介绍主管医师、责任护士 □ 告知住院注意事项 □ 辅助检查指导 □ VTE 预防宣教	□ 介绍围手术期快速康复流程 □ 肠道准备 □ 个人及用物准备 □ 体位与活动指导 □ VTE 预防宣教 □ 心理疏导

续表

时间	入院当天	术前1天
预期结局	□ 患者能够掌握入院注意事项,熟悉病区环境 □ 学会踝泵运动(回示) □ 完成入院相关专科检查和护理常规(病历)	□ 患者能够掌握术前注意事项,包括肠道准备、用物准备(回示) □ 学会踝泵运动(回示) □ 完善术前检查和评估(病历)
变异	□ 无 □ 有,原因_____ 　　处理措施_____	□ 无 □ 有,原因_____ 　　处理措施_____
护士签名		

时间	手 术 日
术日晨准备	□ 核查肠道准备,排空膀胱 □ 测量生命体征,核查个人准备
转出交接	□ 核对患者身份、手术标识、术中用药,交接病历及影像学资料 □ 物品准备:铺麻醉床,备监护仪、吸氧装置
转入交接	□ 交接术中麻醉方式、术中出血、切口、管道及皮肤情况 □ 判断患者意识,清醒后过床
护理评估	□ 术后6h监测生命体征和血氧情况 □ 观察患肢末梢血运、感觉、运动及切口情况
护理处置	□ 体位管理:患肢外展中立位 □ 术后疼痛管理 □ 围术期液体治疗 □ 饮食指导 □ 用药护理 □ 功能锻炼指导 □ 健康教育:患者及家属知晓术后相关注意事项
预期结局	□ 患者生命体征正常,切口干燥,管道正常,流质或正常饮食(病历) □ 能自主活动(回示)
变异	□ 无 □ 有,原因_____ 　　处理措施_____
护士签名	

续表

时间	术后第1~3天	出院当天
护理评估	□ 生命体征情况 □ 患肢感觉、运动情况及切口情况 □ 肢体功能锻炼情况	□ 生命体征情况 □ 切口愈合情况 □ 肢体功能锻炼情况
护理处置	□ 体位指导 □ 饮食指导 □ 功能锻炼指导 □ 用药护理 □ 并发症预防指导	□ 发放出院通知单,院外护理指导单,患者办理结算,核对并取下患者腕带,帮助整理用物,协助送离病区 □ 术后出院随访管理 □ 健康宣教:患者及家属掌握术后居家护理内容,建议定期骨科门诊复诊
预期结局	□ 患者生命体征正常,切口无感染,饮食正常,无并发症(病历) □ 掌握肢体功能锻炼方法(回示)	□ 切口愈合良好,无感染迹象(病历) □ 可下床活动(回示)
变异	□ 无 □ 有,原因_____ 　处理措施_____	□ 无 □ 有,原因_____ 　处理措施_____
护士签名		

参考文献

[1] 何伟.髋关节外科学[M].北京:北京大学医学出版社,2016:11.
[2] 童培建.髋膝关节置换围手术期加速康复专家共识[J].实用骨科杂志,2021,27(11):961-965.
[3] 曹晖,陈亚进,顾小萍,等.中国加速康复外科临床实践指南(2021版)[J].中国实用外科杂志,2021,41(09):961-992.
[4] 马玉芬,徐园,王晓杰,等.普通外科患者静脉血栓栓塞症风险评估与预防护理专家共识[J].中华护理杂志,2022,57(04):444-449.
[5] 郑彩娥,李秀云.康复护理技术操作规程[M].北京:人民卫生出版社 2018:45-46
[6] 王雪强,王于领.骨科术后康复[M].北京:北京科学技术出版社,2021:376-377.

第三节　全膝关节置换术围术期临床护理路径

一、适用对象

根据《关节外科分册》,符合全膝关节置换术(ICD-9-CM-3:81.5400)手术指征的患者。

二、诊断依据

根据《关节外科分册》,以下情况为择期全膝关节置换术纳入指征:终末期膝关节疾病,包括严重膝关节疼痛、不稳、畸形,日常生活活动严重受限,经保守治疗无效或效果不显著的患者。主要有严重膝骨性关节炎、类风湿性关节炎、强直性脊柱炎、创伤性膝关节炎以及其他原因导致膝关节病变需行全膝关节置换手术者。

三、进入路径标准

(1) 第一诊断为首选治疗方案符合全膝关节置换术(ICD-9-CM-3:81.5400)手术编码者。
(2) 患者患有其他疾病时,但在住院期间不需特殊处理,也不影响第一诊断的临床路径流程,可以进入路径。

四、临床护理路径实施规范

(一) 入院当天

(1) 介绍病区环境、入院须知、陪客制度、主管医师和责任护士,协助办理住院手续。
(2) 建立入院病历,嘱签署相关文书、戴腕带、修剪指甲,检查并协助个人清洁。
(3) 询问健康史,完善入院护理评估、专项评估和处理。

① 评估疾病史和目前用药情况:评估患者有无膝骨关节炎、类风湿关节炎、创伤性关节炎等疾病史。评估患者有无过敏史和手术史,以及其他慢性疾病史,如高血压、糖尿病、心脏病和脑梗死等疾病史,特殊患者加强看护。评估近期服药情况,筛查有无使用特殊药物,包括降压药,如利血平;抗凝药,如阿司匹林、氯吡格雷、华法林等。如有需暂时停药,并及时告知医生。

② 评估身体状况:评估生命体征:测量身高、体重,监测体温、脉搏、呼吸和血压(T、P、R、BP)。评估视力和听力情况,并进行专项风险评估:深静脉血栓风险因素评估 Caprini 评分、日常功能评估 Barthel 指数、跌倒风险评估 Morse 评分、压力性损伤风险评估 Braden 量表。对风险项目进行预防宣教和指导,实施预防措施和处理。疾病专科评估:患者的步态;患肢膝关节伸直、屈膝角度、肢体有无畸形、疼痛、感觉活动和末梢血运情况;术区皮肤、软组织是否完好,有无瘢痕、皮损、皮疹等影响手术情况;患肢血管功能,有无下肢深静脉血栓。

③ 评估心理、社会状况:评估患者及家属的情绪状况、年龄、文化程度、对疾病的认知程度。

(4) 协助完善抽血化验和相关检查:告知化验和检查的内容、目的、注意事项及配合要点,做好检查前准备。

(5) 知识宣教:① 疼痛知识宣教:教会患者使用视觉模拟疼痛评估量表(visual analogue scale,VAS)正确评估疼痛,及时表达疼痛不适主诉。② VTE 知识宣教:向患者及家属讲解 VTE 的病因、发病机制及预防措施。③ 告知患者预防跌倒注意事项,嘱戒烟、戒酒,进食宜清淡、易消化,忌辛辣刺激性食物。避免受凉,预防感冒。

(二) 术前1天

(1) 术前评估,排除手术禁忌:患者生命体征,有无发热、感冒、咳嗽、血糖、血沉、肝肾功能、凝血功能等化验指标,心肺功能检查及影像学检查结果,育龄女性月经情况。

(2) 健康宣教:介绍疾病和手术相关知识,手术配合要点,快速康复围术期管理流程。

(3) VTE预防指导:宣教VTE预防的知识,术前指导踝泵运动锻炼,行足背伸、趾屈、踝关节360°环绕运动,每天10~15次,每次20~30组(3~5 min),病情允许可下床活动。

(4) 肠道准备:术前禁食6 h,禁饮2 h,术前2 h推荐口服清流质(建议使用少于400 mL的12.5%碳水化合物,仅限非糖尿病患者)。

(5) 个人及用物准备:洗澡、刮胡子(男)、更换病员服,剪指甲及去除活动义齿和金属饰品,准备排泄用具便盆或尿壶,备2片护理垫和术后行走辅助用具如助行器,准备术前患肢相关影像学检查资料。

(6) 心理疏导:及时沟通,解答患者担忧的问题,包括治疗效果、术前和术后护理要点、患肢疼痛管理以及住院费用等,疏导焦虑情绪。

(三) 手术当天

1. 术日晨

(1) 护士准备:测量患者的生命体征并记录。必要时遵医嘱执行特殊用药。

(2) 患者准备:检查患者及术后需用物品是否准备到位,如是否已更换病员服、排空大小便。确保一名家属陪伴。

(3) 仪器物品准备:铺麻醉床,备监护仪、吸氧装置。

(4) 转出交接:确保患者空腹状态,核查禁食水时间。核对患者身份信息、腕带,核查手术部位及局部皮肤情况,核对术前准备是否完善(包括术中带药、影像学资料、病历等)。

2. 术后当天

(1) 转入交接:与麻醉医生交接患者的意识状态、输液通路、镇痛泵运行情况。观察患肢敷料情况,是否有引流管道,患肢疼痛、感觉、肢体末梢血运和运动情况。了解术中情况。遵医嘱予生命体征、血氧饱和度监测,或者吸氧。

(2) 设备使用:指导患者及家属安全用氧,告知监护仪器使用注意事项。

(3) 病情观察:观察患者神志、生命体征。观察患肢切口有无出血、引流出血量有无异常。如有异常,及时汇报医生处理。

(4) 体位管理:全身麻醉清醒后患者取平卧或半卧位,指导患者床上翻身活动、患肢处于功能位置,卧床期间注意抬高患肢20°~30°,以减轻下肢水肿,预防深静脉血栓。

(5) 饮食指导:清醒后无恶心、呕吐即可试饮少量温开水,无不适后可进流质或半流质清淡饮食,指导患者尽早恢复正常饮食。

(6) 疼痛管理:建议使用自控式镇痛泵,遵医嘱使用非甾体抗炎类、COX-2类或阿片类镇痛药物,切口附近局部冰敷,教会患者缓解疼痛的方法,如让患者采取舒适体位,按摩肢体,抬高下肢20°~30°,减少患肢水肿和切口肌肉张力,转移患者注意力,改善睡眠。及时评估患者疼痛情况,评价镇痛效果,如患者仍疼痛明显,当VAS评分≥4分,及时汇报医生并处理。

(7) 用药护理:遵医嘱予抗感染、抗凝、镇痛、补液等药物使用,及时用药效果观察,如皮下注射抗凝药物,注意注射处局部皮肤有无青紫瘀斑,口腔、鼻腔、牙龈等处有无异常出血。

(8) 切口引流管管理:妥善固定,保持引流通畅,注意观察引流量,有异常时及时汇报医生并处理。指导患者床上翻身活动或者下床时勿拔出引流管道,引流袋悬挂位置低于切口平面。

(9) 活动和早期功能锻炼指导:指导尽早踝泵运动,要求动作缓慢、范围尽量大,每小时60～100次,每天6组。床上自主翻身。交代卧位-坐位-站立-扶助行器行走练习"下床四部曲"注意事项,术后6～12 h无禁忌者可下床活动。无下床禁忌者,下床前经医护充分评估,无头晕、恶心不适以及肢体无力等现象。行走时注意患肢不负重,首次下床以室内活动为宜,距离不宜过远,同时须有医护或者家属全程搀扶陪伴在侧,避免跌倒,活动期间有头晕不适应立即返回。

(10) VTE预防:VTE预防知识宣教,尽早踝泵运动,下肢抬高,早期床上和下床活动,遵医嘱使用间歇性充气压缩泵或者弹力袜,排除出血风险患者,遵医嘱使用抗凝药物。

(四) 术后恢复(第1～3天)

(1) 病情观察:观察有无发热、疼痛、切口渗血,患肢感觉运动和下肢肿胀情况。

(2) 饮食指导:病情无特殊者,术后第2天采用清淡易消化饮食,注意补充蛋白、钙、纤维素,避免油腻辛辣饮食。多饮水,注意加强营养。

(3) 用药护理:遵医嘱用药,并做好用药效果观察护理。使用抗凝药期间,注意有无异常出血征象。

(4) 疼痛管理:遵医嘱予镇痛药物使用,功能锻炼或者下床活动后可以联合局部冰敷缓解疼痛,教会自控式镇痛泵使用者使用方法,评估患者疼痛情况,评价镇痛效果(具体见术后当天疼痛管理)。

(5) 助行器使用指导:演示并协助患者使用助行器下床行走,对患者和家属进行注意事项指导,包括穿防滑鞋、保持地面干燥无障碍物、使用前进行助行器安全性能检查、高度调节和固定(双手握住扶手,手柄高度平腕关节横纹,以双膝微屈为宜),如有引流管道及时妥善固定。行走方法:患者尽量抬头挺胸,双眼平视前方,双手提起助行器,向前移动脚步,双手臂伸直支撑身体,先迈出患肢再迈出健肢,步伐不宜太大,以不超过助行器的一半为宜。

(6) 活动和康复锻炼指导:全膝关节置换患者康复锻炼核心任务是增加膝关节活动度和加强下肢肌肉力量训练,指导患者坚持踝泵运动锻炼、股四头肌和小腿肌肉力量训练、直腿抬高训练、仰卧位-坐姿-站立位转移练习和活动度训练。指导患者卧床取仰卧位、坐于床边或者椅子上进行主动和被动膝关节弯曲度锻炼,在术后第1天即可根据耐受程度达到90°～110°的膝关节弯曲活动范围。指导患者助行器辅助下床行走锻炼、上下楼梯训练以及生活自理能力训练,避免甩腿、坐矮凳和下蹲,预防跌倒。教会患者和家属锻炼方法和注意事项,以便出院后居家康复锻炼顺利进行。注意锻炼循序渐进,以疼痛和疲劳能耐受为原则。如有严重疼痛或伤口渗血较多时需暂缓训练或者减少锻炼强度。

(7) 切口引流管管理:管道留置和下床活动期间相关注意事项指导,保持管道有效引流,观察引流液性质、量和颜色。管道拔除后注意伤口有无渗血。

(8) VTE预防:VTE预防知识宣教,多饮水,每天超过2000 mL,深呼吸有效咳嗽训练。踝泵运动锻炼,注意抬高双下肢20°～30°,促进下肢静脉血回流。注意患肢保暖,避免久坐久站。遵医嘱使用间歇性充气压缩泵或者弹力袜,遵医嘱使用抗凝药物。

(9) 其他并发症预防:注意有无异常出血现象,敷料保持清洁干燥,避免伤口感染。

(10) 协助术后复查 X 线和双下肢血管 B 超检查,告知检查项目的意义和注意事项。

(五) 出院当天

1. 出院标准

(1) 伤口愈合良好。

(2) 各器官功能状态良好。

(3) 口服镇痛药物可良好止痛。

(4) 可下床活动,活动强度达到简单日常生活需求。

2. 出院指导

(1) 出院宣教:向患者和家属宣教全膝关节置换患者居家护理内容和方法,再次进行饮食指导、VTE 预防指导。

(2) 办理出院手续:发放出院通知单并讲解办理出院手续的流程。协助患者及家属办理出院结算。

(3) 用药指导:发放出院携带口服药品,告知出院带药的名称、剂量、用法及不良反应,服用抗凝药期间指导患者对异常出血现象的观察和处理。

(4) 伤口护理指导:保持伤口敷料清洁干燥,及时伤口换药(一般 3 d 左右换药一次,敷料潮湿或污染时及时更换敷料),观察伤口愈合情况,伤口如有明显红肿热痛、有脓液,或者患肢肿胀疼痛明显、皮肤青紫瘀斑加重等异常表现及时告知医师或及时就医。

(5) 功能锻炼指导:每天坚持踝泵运动锻炼,股四头肌和小腿肌肉力量训练,直腿抬高训练,膝关节弯曲活动度训练。锻炼循序渐进,以疼痛耐受为原则。避免在严重疼痛、伤口渗血的情况下进行康复训练。

(6) 居家活动和护理指导:注意膝关节保暖,必要时佩戴护膝。1 个月内适当活动,避免剧烈或重体力活动,严禁甩腿、蹦跳、深蹲和跪地等易导致膝关节假体受伤害的动作,选择合适的鞋子,注意控制体重,延长假体使用寿命。下床尽量使用助行器行走,避免久坐久站,休息时可抬高下肢,减轻患肢水肿。行走时注意地面环境安全,避免摔倒。

(7) 复诊指导和随访指导:一般 1 个月骨科门诊复诊,告知患者目前随访方式。

3. 出院随访

(1) 加强随访管理:线上随访,互联网医院、电话随访;线下随访,骨科门诊随访。

(2) 随访内容,包含饮食指导、用药咨询指导、疼痛管理、VTE 预防、伤口管理和肢体功能锻炼指导,以及复诊时间和预约方法指导。

(3) 建立"医护患"微信群,倡导延续护理,医护及时指导患者居家自我管理。利用线上多媒体技术发布科普信息,向患者及家属推荐专业知识。

五、变异及原因分析

1. 患者因素

(1) 患者拒绝某些必要的治疗或检查。

(2) 患者依从性差,拒绝手术治疗。

(3) 患者存在影响手术的合并症(如发热、感冒、检查化验指标异常),需推迟手术或进行相关诊断和治疗。

(4) 术后并发症如切口延期愈合或愈合不佳,需继续治疗。
(5) 术后并发症如膝关节假体脱位、异常弹响、肢体肿胀严重,需继续治疗。
(6) 其他并发症,如出现严重发热或者有病情变化需要继续治疗。

2. 家属因素

(1) 要求增加或拒绝某些治疗或检查。
(2) 家属依从性差,无法配合医护指导和治疗。

3. 医护人员因素

(1) 未及时发现手术禁忌,如患者正在服用利血平或存在术区皮肤疾病而推迟手术。
(2) 医师未及时安排手术。
(3) 医护人员之间沟通、协作不良。

4. 医院系统因素

(1) 手术器械设备或关节假体材料提供延迟。
(2) 检查不能及时安排。

5. 出院计划因素

(1) 家属要求提前出院。
(2) 家属要求延迟出院。

六、临床护理路径表单

全膝关节置换术围术期临床护理路径表单见表16.3。

表16.3 全膝关节置换术围术期临床护理路径表单

适用对象:第一诊断为首选治疗方案符合全膝关节置换术者(ICD-9-CM-3:81.5400)
患者姓名:_____ 性别:___ 年龄:___ 住院号:_____
住院日期:_____年___月___日 手术日期:_____年___月___日 出院日期:_____年___月___日

时间	入院当天	术前1天
护理评估	□ 完善基本病情评估 　监测体温、脉搏、呼吸和血压 　测量身高、体重 　评估疾病史及筛查有无使用特殊药物 □ 完善疾病专科评估: 　膝关节疾患相关情况 　步态,患肢膝关节伸直、屈膝角度 　患肢感觉、活动、疼痛和末梢血运 　术区皮肤、软组织情况 　下肢血管功能 □ 完善专项评估 　深静脉血栓风险因素评估 Caprini 评分:__分 　日常功能评估 Barthel 指数:__分 　跌倒风险评估 Morse 评分:__分 　压力性损伤风险评估 Braden 量表:__分	□ 生命体征 □ 血常规、免疫组合、生化指标、凝血功能等 □ 心肺功能情况 □ 心电图检查结果 □ 双下肢血管超声检查结果

续表

时间	入院当天	术前1天
护理处置	□ 办理住院手续 □ 介绍病区环境、入院须知和陪客制度 □ 介绍主管医师、责任护士 □ 告知住院注意事项 □ 辅助检查化验指导 □ 知识宣教:疼痛评分、预防VTE和预防跌倒坠床、预防感冒等	□ 介绍围手术期快速康复流程和手术相关知识 □ 排除手术禁忌 □ VTE预防宣教 □ 肠道准备 □ 个人及用物准备 □ 心理疏导
预期结局	□ 患者能够掌握住院注意事项,熟悉病区环境(回示) □ 知晓预防VTE和预防跌倒注意事项(回示) □ 完善入院相关专科检查和护理常规(病历)	□ 患者掌握术前准备(回示) □ 患者知晓VTE预防方法(回示) □ 完善术前检查和评估(病历)
变异	□ 无 □ 有,原因_____ 处理措施_____	□ 无 □ 有,原因_____ 处理措施_____
护士签名		

时间	手 术 日
术日晨准备	□ 护士准备:测量生命体征,核查患者准备 □ 患者准备:家属陪伴,更换病员服,排空大小便,取下义齿、配饰 □ 物品准备:铺麻醉床、备监护仪、吸氧装置及术后使用物品
转出交接	□ 核对患者、手术肢体标记,交接术中药品、病历和影像资料
转入交接	□ 判断患者意识,清醒后过床 □ 交接术中麻醉方式、手术、出血、切口、管道及皮肤情况等 □ 交接患者物品,如影像资料
护理评估	□ 术后监测生命体征和血氧饱和度 □ 病情观察,患肢感觉活动及末梢血运,伤口敷料,引流管引流情况 □ 疼痛评估:应用合适的疼痛评估量表完成疼痛评估 □ 设备使用:指导患者及家属安全用氧,告知监护仪器使用注意事项
护理处置	□ 饮食指导:清醒后试饮温开水,无不适逐步恢复正常进食 □ 用药护理 □ 术后疼痛管理:遵医嘱使用止痛药物,指导患者采用分散注意力、患肢抬高缓解疼痛 □ 引流管管道护理 □ 体位管理和早期功能锻炼指导:患肢处于功能位置,休息时抬高下肢20°～30°,指导踝泵运动、"下床四部曲"注意事项,早期下床活动 □ 健康教育:指导术后相关注意事项、VTE预防、跌倒预防宣教

时间	手 术 日	
预期结局	☐ 患者生命体征正常(病历) ☐ 能自主翻身,知晓功能锻炼、预防 VTE 和下床活动注意事项(回示)	
变异	☐ 无 ☐ 有,原因_____ 　处理措施_____	
护士签名		
时间	术后第1~3天	出院当天
护理评估	☐ 生命体征情况 ☐ 患者进食情况 ☐ 患肢疼痛、感觉、运动及切口情况 ☐ 引流管引流情况 ☐ 肢体功能锻炼情况	☐ 生命体征情况 ☐ 伤口愈合情况 ☐ 肢体功能锻炼及疼痛情况
护理处置	☐ 饮食指导 ☐ 用药护理 ☐ 助行器使用指导 ☐ 活动和功能锻炼指导:肌肉力量锻炼、直腿抬高训练、膝关节弯曲度锻炼、下床四部曲、日常活动注意事项 ☐ 并发症预防指导:VTE 预防、出血、伤口感染 ☐ 术后辅助检查指导	☐ 居家护理健康指导 ☐ 用药指导 ☐ 伤口护理指导 ☐ 活动和功能锻炼指导 ☐ 复诊指导 ☐ 发放出院通知单、院外护理指导单,协助患者办理结算,帮助整理用物,送离病区 ☐ 出院随访管理
预期结局	☐ 患者生命体征正常,切口无感染(病历) ☐ 掌握助行器使用(回示) ☐ 掌握功能锻炼和下床活动的方法(回示) ☐ 知晓 VTE 预防方法(回示)	☐ 患者生命体征正常,切口无感染(病历) ☐ 知晓用药方法和注意事项(回示) ☐ 掌握居家护理和伤口管理方法(回示) ☐ 掌握功能锻炼和下床活动的方法(回示) ☐ 知晓复诊方法(回示)
变异	☐ 无 ☐ 有,原因_____ 　处理措施_____	☐ 无 ☐ 有,原因_____ 　处理措施_____
护士签名		

参考文献

[1] 周一新.北京积水潭医院关节外科手册[M].北京:人民卫生出版社,2023:2-3.
[2] 张雅芝,王颖,褚彦香,等. 踝泵运动预防成人围手术期下肢深静脉血栓最佳证据总结[J]. 中华现代护理杂志,2022,28(01):15-21.
[3] 中华医学会骨科学分会关节外科学组,北京医学会骨科专业委员会关节外科学组. 中国全膝关节置换术围手术期疼痛管理指南(2022)[J]. 协和医学杂志,2022,13(6):965-985.
[4] 尹秀明,黄英丽,尹欣欣,等. 髋、膝关节置换术后首次下床最佳时间研究[J]. 护理研究,2022,36(22):4036-4040.
[5] 王彦艳,姚梁怡,陈鑫,等. 全膝关节置换患者康复功能锻炼的最佳证据总结[J]. 中华现代护理杂志,2023,29(32):4409-4416.

第四节　股骨颈骨折围术期临床护理路径

一、适用对象

根据《临床诊疗指南:骨科学分册》,符合行全髋关节置换术(ICD-9-CM-3:81.51)或部分关节置换术(ICD-9-CM-3:81.52)手术指征的患者。

二、诊断依据

根据《临床诊疗指南:骨科分册》,以下情况为全髋关节置换术或部分关节置换术纳入指征:① 年龄65岁以上,Garden Ⅲ或Ⅳ型骨折且能耐受手术麻醉及创伤者;② 术前生活质量及活动水平差或相对高龄患者建议行半髋关节置换术。

三、进入路径标准

(1) 第一诊断为首选治疗方案符合全髋关节置换术(ICD-9-CM-3:81.51)或部分关节置换术(ICD-9-CM-3:81.52)手术编码者。
(2) 患者患有其他疾病时,但在住院期间不需特殊处理,也不影响第一诊断的临床路径流程,可以进入路径。

四、临床护理路径实施规范

(一) 入院当天

(1) 介绍病区环境、入院须知、陪客制度、主管医师、责任护士。

(2) 办理住院手续,完善各项专项评估和处理,包括深静脉血栓风险因素评估 Caprini 评分、日常功能评估 Barthel 指数、跌倒风险评估 Morse 评分、压力性损伤风险评估 Braden 量表,识别高危患者,并采取相应干预措施。

(3) 协助患者安全过床,更换病员服,评估患者局部疼痛、患肢末梢血运、感觉和活动情况。

(4) 进行入院健康教育,包括疾病相关知识宣教、术前检查注意事项的宣教、饮食宣教、功能锻炼指导、床上大小便指导、心理指导和安全教育。

(二) 术前 1 天

(1) 术前宣教:介绍围手术期加速康复流程。

(2) 肠道准备:术前禁食 6 h,禁饮 2 h,麻醉前 2 h 可口服清流质(建议使用 45 g 碳水化合物,仅限非糖尿病患者),以防麻醉时出现呕吐及误吸风险。

(3) VTE 预防:若 Caprini 评分≥5 分,VTE 风险为高危,联合应用基本预防、物理预防和药物预防。① 基本预防措施包括:包括常规 VTE 相关知识宣教,鼓励患者早期进行功能锻炼,清醒卧床期间,行足背伸、趾屈、踝关节 360°环绕运动,每 1~2 h 活动一次,每次 10~15 min,每天练习 5~8 次;建议患者改善生活方式,如戒烟、戒酒、控制血糖和血脂,进食低胆固醇、富含纤维素食物,保持大便通畅;病情允许,每日饮水 2000 mL;护理操作尽量轻柔、精细,避免下肢静脉输液。② 物理预防措施包括:排除禁忌证的患者可遵医嘱正确使用梯度压力弹力袜、间歇充气加压装置、足底静脉泵等。③ 药物预防:排除药物预防的禁忌证,遵医嘱予低分子肝素预防 DVT。

(4) 个人及用物准备:更换病员服,去除假牙、金属饰品,准备个人用品。

(5) 术前评估:患者生命体征、心肺功能、麻醉耐受性、化验检查及各项专科检查结果。

(6) 心理疏导:骨折创伤患者易产生抑郁、焦虑、恐惧等心理反应,耐心倾听、鼓励患者表达其疼痛感受,积极暗示使其放松、减轻疼痛,缓解其对手术的恐惧和焦虑。

(三) 手术当天

1. 术日晨

(1) 患者准备:测量生命体征,排空膀胱,核查个人准备,更换手术衣,取下配饰物品和假牙。

(2) 物品准备:铺麻醉床,收拾床头柜,备监护仪、吸氧装置、术后用物等。

(3) 安全管理:做好患者、手术部位、病历、药品及影像学资料的核对,填写手术护理记录单。

2. 术后当天

(1) 病情观察与护理:观察患者神志、生命体征、局部皮肤情况;患肢末梢血运、感觉、运动及伤口渗血情况。全身麻醉或腰麻/硬膜外麻醉术后至少吸氧 6 h,术后 48 h 内夜间吸氧,若存在低氧血症应持续吸氧。密切观察并积极预防 DVT、感染、假体脱位、压伤、便秘等并发症。

(2) 体位管理:协助患者安全过床,平卧位或半卧位,患肢取外展中立位,两腿间放一个梯形枕,防内收、内旋,强调体位的重要性。

(3) 术后疼痛管理:重视患者主诉,做好疼痛评分记录,多模式镇痛,建议术后 48 h 内使用自控式镇痛泵(patient controlled analgesia，PCA)，指导患者及(或)家属掌握镇痛泵使用的方法。

(4) 饮食管理:术后患者清醒可少量饮用温水,若无恶心、呕吐不适可进流质饮食,逐步过渡至普通饮食,适度抬高床头,防误吸、呛咳。

(5) 用药护理:遵医嘱予抗感染、镇痛、护胃、营养等药物使用,并提供详细的用药指导。

(6) 管道管理:保持各引流管道通畅,妥善固定,注意观察并记录引流液的性状、颜色、量,如有异常,及时汇报医师。

(7) 谵妄预防和护理:对存在认知功能下降、感知功能障碍、社会行为改变的患者,要进行相应认知功能评估以确定是否存在谵妄。对已存在谵妄的患者,要进行相应的对症治疗,并寻找和处理可能的潜在致病因素,如低氧、水电解质紊乱、疼痛、便秘、感染、营养不良等。

(8) 心理护理:针对术后出现的心理压力和焦虑,及时进行心理疏导,讲解康复训练的重要性,鼓励患者早期功能锻炼。

(9) 健康指导

① 手术当天麻醉消失后指导做踝泵运动。

② 指导深呼吸及有效咳:取半坐位,先进行深而慢的腹式呼吸5~6次,然后深吸气至膈肌完全下降;屏气3~5 s,继而缩唇、缓慢地经口将肺内气体呼出;再深吸出一口气,屏气3~5 s,身体前倾,从胸腔内进行2~3次短促有力的咳嗽,咳嗽时同时收缩腹肌,或用手按压上腹部,帮助痰液咳出。

③ 指导床上翻身:最好采取两人翻身法,在双腿中间夹软枕,操作者分别站于患肢的床边,操作者一人双手分别放置病人的肩部和腰部,另一人双手分别放置臀部和患肢膝部,并让病人健侧下肢配合用力,同时将身体抬起移向患侧床沿,然后让病人稍屈曲健侧膝关节,再同时将病人翻向健侧,保持健侧在下,患肢在上。

④ 指导床上大小便:放置便盆时,床头稍抬高15°,患肢与便盆在同一水平线上,防止内旋、内收,可在腰下垫一软枕,臀部与大腿同时上抬足够高度,从健侧取放便盆,患肢保持外展中立。

(四) 术后恢复(第1~3天)

(1) 术后检查:复查血常规、生化和髋关节正侧位X线片。

(2) 功能锻炼指导:根据患者耐受情况,指导患者进行髋关节周围肌群力量训练;膝关节及髋关节活动训练;卧位到坐位、坐位到站立位转移及扶拐下地行走训练。

(3) 饮食指导:提供营养丰富、易消化食物,保证蛋白质、维生素D、钙质等骨骼修复所需营养素摄入。鼓励多饮水,保持大便通畅。

(4) 用药护理:遵医嘱予消炎、止痛、抗凝、补液支持。

(5) 健康宣教:指导患者咳嗽咳痰,预防肺部感染;加强皮肤护理,定时翻身,擦洗,预防压伤;指导患者顺时针腹部按摩,预防便秘;指导患者进行肢体功能锻炼,预防DVT;反复强调术后体位的注意事项,预防假体脱位。

(五) 出院当天

1. 出院标准

(1) 体温正常,常规实验室检查指标无明显异常。

（2）伤口愈合良好：引流管拔除，伤口无感染征象（或可在门诊处理的伤口情况），无皮瓣坏死。

（3）术后髋关节正侧位 X 线片证实假体位置满意，置换侧髋关节稳定。

（4）无需要住院处理的并发症和（或）合并症。

2. 出院指导

（1）指导办理出院手续。

（2）出院宣教：告知患者及家属换药频次及拆线时间；指导定期骨科门诊复查及预约挂号；出院后医保报销流程；饮食宣教；预防 DVT、压伤、假体脱位、感染、便秘等并发症；出院后坚持功能锻炼。

（3）告知患者及家属出院带药的用药方法及注意事项。

（4）出院后日常生活指导：为了防止术后关节脱位的发生，术后 3 个月内，患肢内旋、内收超过中线，屈髋超过 90°等动作均属于禁忌。

① 卧床时，在双腿之间放一个软枕，使关节保持在适当的位置。

② 床上转移：应从患侧离床，保持患侧髋关节保持外展位。

③ 坐位：保持膝关节低于或等于髋部，不宜坐过低的椅子、沙发，双脚不能交叉，不能跷二郎腿；前弯身不要超过 90°，坐时身体向后靠腿向前伸，坐位时保持双足分开 15 cm 左右；从坐位起立时，向椅子的边缘滑动，然后用助步架或拐杖支撑站起。

④ 上厕所：用加高的自制坐便器入厕，或在辅助下身体先后倾，患腿往前伸直，缓慢坐到坐便器上，应注意屈髋不能超过 90°（肚子与大腿之间的角度），即保持髋关节不高于膝关节。

⑤ 取物：术后 3 个月内不要弯腰捡地上的东西，不要突然转身或伸手去取身后的物品。

⑥ 乘车：臀部位置向前坐，身体向后靠，患腿往前伸直，缓慢坐到车座上，应注意屈髋不能超过 90°（肚子与大腿之间的角度）。

⑦ 穿鞋脱袜：请别人帮忙或使用鞋拔子，选择不系带的松紧鞋、宽松裤，避免弯腰动作。

（5）跌倒与再骨折预防指导：主要包括骨质疏松的治疗和跌倒的预防。

（6）强调出院后感染预防重要性及注意事项。

3. 出院随访

（1）线上随访管理：互联网医院、电话随访。

（2）线下随访管理：骨科门诊复诊。

五、变异及原因分析

1. 患者因素

（1）患者拒绝某些必要的治疗或检查。

（2）患者存在其他较严重合并症，需要相关诊断和治疗。

（3）患者术后严重发热、假体脱位、切口延期愈合或愈合不佳，需继续治疗。

（4）患者有病情变化需要继续治疗。

2. 家属因素

家属要拒绝某些治疗或检查。

3. 医护人员因素

医嘱延迟,术前宣教不及时。

4. 出院计划因素

家属要求延迟出院。

5. 支持部门因素

(1) 手术器械设备提供延迟。

(2) 检查检验部门设备故障,影响检查时间。

(3) 输血科血液供给不及时。

六、临床护理路径

股骨颈骨折围术期临床护理路径表单见表16.4。

表16.4 股骨颈骨折围术期临床护理路径表单

适用对象:第一诊断为首选治疗方案符合行全髋关节置换术(ICD-9-CM-3:81.51)或部分关节置换术(ICD-9-CM-3:81.52)者

患者姓名:_____ 性别:____ 年龄:____ 住院号:_____

住院日期:_____年___月___日 手术日期:_____年___月___日 出院日期:_____年___月___日

时间	入院当天	术前1天
护理评估	□ 完善各项评估: 深静脉血栓风险因素评估Caprini评分:___分 日常功能评估Barthel指数:___分 跌倒风险评估Morse评分:___分 压力性损伤风险评估Braden量表:___分 □ 患者心理和社会支持情况	□ 血常规、免疫组合、生化、凝血功能 □ 血压、血糖、肝肾功能、心肺功能情况 □ 双下肢超声检查结果 □ 心电图检查结果 □ CT、MRI检查结果 □ 做好药物过敏试验
护理处置	□ 办理住院手续 □ 介绍病区环境、入院须知和陪客制度 □ 介绍主管医师、责任护士 □ 观察患肢末梢血运及运动情况 □ 评估受压部位皮肤 □ 辅助检查指导	□ 介绍围手术期快速康复流程 □ 深静脉血栓预防 □ 体位与活动指导 □ 个人及用物准备 □ 指导患者练习床上大小便、有效咳嗽 □ 讲解手术方法及步骤,使患者有思想准备,消除思想顾虑,能积极配合手术 □ 心理疏导
预期结局	□ 患者能够掌握入院须知,熟悉病区环境(回示) □ 完成入院相关专科检查和护理常规(病历)	□ 完善术前检查和评估(病历) □ 患者能够掌握术前准备,包括肠道准备、用物准备、个人准备等(回示) □ 知晓踝泵运动(回示)

续表

时间	入院当天	术前 1 天
变异	□ 无 □ 有,原因_____ 　处理措施_____	□ 无 □ 有,原因_____ 　处理措施_____
护士签名		

时间	手　术　日	
术日晨准备	□ 排空膀胱,核查个人准备,更换手术衣,取下贵重物品和假牙 □ 测量生命体征	
转出交接	□ 核对患者、药物过敏情况、手术部位、影像学资料,交接病历 □ 物品准备:铺好麻醉床,备好监护仪、吸氧装置及术后用品	
转入交接	□ 交接术中麻醉方式、手术、出血及患者情况 □ 判断患者清醒,过床时预防假体脱位	
护理评估	□ 术后 6 h 监测生命体征和血氧 □ 评估神志及引流量 □ 观察恶心、呕吐、疼痛等不适	
护理处置	□ 术后疼痛管理 □ 饮食管理:术后患者清醒可少量饮用温水,若无恶心、呕吐不适可进流质饮食,逐步过渡至普通饮食 □ 术后引流管管理:保持引流管通畅,并妥善固定 □ 术后体位管理:患肢保持外展中立位,两腿间放一个梯形枕,防内收、内旋 □ 用药护理:遵医嘱予抗感染、止痛、补液支持,恶心呕吐预防与治疗 □ 健康教育:患者及(或)家属知晓上述术后相关注意事项	
预期结局	□ 患者生命体征正常,切口敷料干燥,引流管妥善固定,引流通畅,引流液颜色、量及性状正常(病历) □ 知晓管道、用氧注意事项(回示) □ 知晓药物作用及注意事项(回示) □ 知晓麻醉清醒后进食要求(回示)	
变异	□ 无 □ 有,原因_____ 　处理措施_____	
护士签名		

续表

时间	术后第1～3天	出院当天
护理评估	□ 生命体征监测 □ 伤口引流量，患肢末梢血运及感觉运动情况 □ 疼痛 □ 功能锻炼情况 □ 心理状态	□ 下床活动情况 □ 伤口愈合情况 □ 血常规结果 □ 患者及家属对健康教育的需求及接受能力
护理处置	□ 术后复查髋关节正侧位X线片，了解全髋位置情况 □ 活动指导 □ 饮食指导 □ 用药护理 □ 健康宣教指导：VTE的预防及护理，皮肤护理，呼吸道护理，伤口护理 □ 心理疏导	□ 出院手续办理流程指导 □ 讲解出院带药的目的、方法及注意事项 □ 加强术后出院随访管理 □ 术后居家护理指导 □ 活动指导 □ 定期门诊复查
预期结局	□ 患者生命体征正常，切口敷料干燥，引流管妥善固定，引流通畅，引流液颜色、量及性状正常，无压伤、DVT、肺部感染等并发症（病历） □ 掌握肢体功能锻炼方法（回示） □ 完成术后检查（病历）	□ 切口愈合良好，无感染迹象（病历） □ 知晓出院带药的作用及注意事项（回示） □ 患者掌握肢体功能锻炼方法（回示） □ 知晓居家护理注意事项（回示）
变异	□ 无 □ 有，原因_____ 　处理措施_____	□ 无 □ 有，原因_____ 　处理措施_____
护士签名		

参考文献

[1] 中华医学会.临床诊疗指南：外科学分册[M].北京：人民卫生出版社，2009.

[2] 曹晖，陈亚进，顾小萍，等.中国加速康复外科临床实践指南（2021版）[J].中国实用外科杂志，2021，41（09）：961-992.

[3] 中华医学会骨科学分会创伤骨科学组.中国创伤骨科患者围手术期静脉血栓栓塞症预防指南（2021）[J].中华创伤骨科杂志，2021，23（03）：185-192.

[4] 刘斌，邱贵兴，裴福兴，等.骨科加速康复围手术期疼痛管理专家共识[J].中华骨与关节外科杂志，2022，15（10）：739-745.

[5] 胡雯，邱贵兴，裴福兴，等.骨科大手术加速康复围手术期营养管理专家共识[J].中华骨与关节外科杂志，2022，15（10）：763-767.

[6] 邱贵兴,裴福兴,黄强.骨科加速康复手术切口操作与并发症防治专家共识[J].中华骨与关节外科杂志,2022,15(10):776-784.

第五节　胫腓骨骨折围术期临床护理路径

一、适用对象

根据《临床诊疗指南:骨科学分册》,符合胫腓骨干骨折内固定术(ICD-9-CM-3:78.57/79.36/79.16)手术指征的患者。

二、诊断依据

根据《临床诊疗指南:骨科学分册》,以下情况为胫腓骨干骨折内固定术纳入指征:年龄在16岁以上;全身状况允许手术;首选钢板螺钉内固定,也可根据具体情况选择其他治疗方式,如髓内钉固定。

三、进入路径标准

(1) 第一诊断为首选治疗方案符合胫腓骨干骨折内固定术(ICD-9-CM-3:78.57/79.36/79.16)手术编码者。

(2) 患者患有其他疾病时,但在住院期间不需特殊处理,也不影响第一诊断的临床路径流程,可以进入路径。

四、临床护理路径实施规范

(一) 入院当天

(1) 介绍病区环境、入院须知、陪客制度、主管医师、责任护士。

(2) 办理住院手续,完善各项专项评估和处理,包括深静脉血栓风险因素评估 Caprini 评分、日常功能评估 Barthel 指数、跌倒风险评估 Morse 评分、压力性损伤风险评估 Braden 量表,识别高危患者,并采取相应干预措施。

(3) 抬高患肢,保持患肢功能位,评估患肢末梢血运、感觉和活动情况,远端肢体有无冰冷、发绀、足背动脉搏动减弱或消失、胀、麻木、疼痛等症状,警惕骨筋膜室综合征及神经损伤。

(4) 检查患肢石膏或支具下的受压部位皮肤情况,尤其注意关节皱褶、骨隆突处(如膝关节后侧、内外踝)、边缘紧贴皮肤处,观察皮肤颜色是否正常,有无发红、苍白、紫斑等异常改变;检查皮肤是否有破损、水泡、溃疡或糜烂等情况。

(5) 观察并评估患者的心理状态、疼痛程度,对患者创伤后心理进行安抚,讲解引起疼痛的原因,及时缓解患者疼痛,提高其治疗依从性,提升战胜疾病的信心。

(6) 进行入院健康教育,包括疾病相关知识宣教、术前检查注意事项的宣教、饮食宣教、功能锻炼指导和安全教育。

(二) 术前1天

(1) 术前宣教:包括加速康复理念、实施加速康复的目的及主要内容、疾病相关内容、麻醉相关内容、围术期禁食管理(术前禁食6 h,禁饮2 h)、疼痛管理及出院预期时间和标准。

(2) VTE预防:若Caprini评分≥5分,则VTE风险为高危,联合应用基本预防、物理预防和药物预防。

(3) 个人及用物准备:更换病员服,修剪指甲,去除假牙、金属饰品,准备个人用品。

(4) 用药护理:遵医嘱予抗凝、镇痛、护胃、消肿等药物使用,观察用药后反应。

(5) 术前评估:患者生命体征、心肺功能、化验检查及各项专科检查结果。

(6) 患肢护理:评估患肢肿胀程度,抬高患肢,观察并记录患肢感觉、运动、肿胀、疼痛、血液循环和神经感觉症状。

(7) 心理护理:解释手术过程,做好心理准备,减轻患者的焦虑和恐惧情绪,鼓励患者保持积极乐观心态。

(三) 手术当天

1. 术日晨

(1) 患者准备:测量生命体征,排空膀胱,核查个人准备,更换手术衣,取下配饰物品和假牙。

(2) 物品准备:铺麻醉床,收拾床头柜,备监护仪、吸氧装置。

(3) 安全管理:做好患者、手术部位、病历、药品及影像学资料的核对,填写手术护理记录单。

2. 术后当天

(1) 病情观察:① 观察患者生命体征、意识、皮肤、伤口敷料、管道引流等情况。② 观察患肢远端血运、感觉、活动、足背动脉及胫后动脉搏动情况。

(2) 患肢护理:① 局部冷敷,可有效降低组织耗氧量,从而减轻局部炎症反应,提高局部痛觉阈值,降低痛觉信号传导,减轻疼痛。② 保持患肢高于心脏,促进下肢静脉回流,减少患肢肿胀。

(3) 疼痛管理:针对存在轻度疼痛的患者,指导其通过看视频、听音乐、深呼吸等方式缓解疼痛感;针对疼痛程度较严重的患者,遵循医嘱给予止痛药物;建议术后48 h内使用PCA,指导患者及(或)家属掌握PCA使用方法。

(4) 饮食管理:患者术后清醒即可饮水,如无不适即可恢复正常饮食。

(5) 用药护理:遵医嘱予预防感染、镇痛、护胃等药物使用,告知患者及家属药物作用及注意事项。

(6) 心理疏导:鼓励患者保持积极心态,克服恐惧和焦虑,提高康复信心。

(7) 功能锻炼指导:术后当日麻醉消失后即可指导患者行患肢踝趾关节背伸和跖屈运动、膝关节被动活动、股四头肌等长收缩锻炼。健侧肢体可做直腿抬高练习、抬臀运动,练习强度和频率以不感到疼痛和疲劳为宜。

(8) 并发症观察:① 观察患肢皮肤颜色、温度、肿胀情况,若发现肢体远端动脉搏动不清、肢端发凉、感觉迟钝、肿胀严重、皮肤颜色改变等异常现象,应立即通知医生做相应处理。患肢肿胀较明显者,及时进行相关彩超检查,判断是否发生下肢 DVT 或骨筋膜室综合征,并及时对症处理。② 为防止足跟压伤,可在踝部垫小软枕,以使足跟悬空。

(四) 术后恢复(第 1~3 天)

(1) 疼痛管理:根据医嘱给予适当的镇痛药物,并根据患者的疼痛调整剂量,保证患者舒适度。

(2) 患肢护理:保持患肢抬高,促进静脉回流,减轻患肢肿胀和疼痛;观察局部切口渗血情况,保持敷料清洁、干燥。

(3) 功能锻炼指导:术后 2 天开始指导患者进行足趾屈伸运动、股四头肌长收缩训练,术后 3 天指导患者进行膝关节被动功能锻炼,并根据患者恢复情况向主动锻炼过渡。

(4) 饮食指导:高蛋白、高钙、高维生素、高纤维素饮食,多饮水,注意加强营养。

(5) 用药护理:遵医嘱予预防感染、抗凝、镇痛、护胃、消肿等药物使用,观察用药效果。

(6) 并发症预防:评估患肢血液循环状况,密切观察并积极预防 DVT、感染、压伤、骨筋膜室综合征等并发症。

(五) 出院当天

1. 出院标准

(1) 体温正常,常规实验室检查无明显异常。

(2) 伤口愈合良好:引流管拔除,伤口无感染征象。

(3) 术后患肢 X 线片证实复位固定满意。

(4) 无需要住院处理的并发症和(或)合并症。

2. 出院指导

(1) 指导办理出院手续。

(2) 指导定期骨科门诊复查及预约挂号、出院后医保报销流程。

(3) 告知患者及家属出院带药的用药方法及注意事项。

(4) 饮食指导:食物多样,谷类为主;多食水果、蔬菜、奶类、大豆;适量鱼、禽、肉;少盐少油,控糖、限酒、禁烟。

(5) 保持心情愉快,劳逸适度。

(6) 出院后患肢功能锻炼指导:出院后加强患肢膝、踝关节及足部小关节主动屈伸锻炼,髋关节内收、外展练习,逐渐恢复骨折部位上下关节的活动。根据个体情况逐渐增加运动强度、量及时间,并逐渐由被动活动转主动活动。

(7) 强调出院后感染预防重要性及注意事项,遵医嘱按时换药,如伤口有红、肿、热、痛,及时到医院就诊。

3. 出院随访

(1) 线上随访管理:互联网医院、电话随访。

(2) 线下随访管理:骨科门诊复诊。

五、变异及原因分析

1. 患者因素

(1) 患者拒绝某些必要的治疗或检查。

(2) 患者存在其他较严重合并症,需要相关诊断和治疗。

(3) 患者患肢肿胀,术后严重发热、切口延期愈合或愈合不佳,需继续治疗。

(4) 患者有病情变化需要继续治疗。

2. 家属因素

家属要拒绝某些治疗或检查。

3. 医护人员因素

医嘱延迟,术前宣教不及时。

4. 出院计划因素

家属要求延迟出院。

5. 支持部门因素

(1) 手术器械设备提供延迟。

(2) 检查检验部门设备故障,影响检查时间。

六、临床护理路径表单

胫腓骨干骨折围术期临床护理路径表单见表 16.5。

表 16.5 胫腓骨干骨折围术期临床护理路径表单

适用对象:第一诊断为首选治疗方案符合行胫腓骨干骨折内固定术者(ICD-9-CM-3:78.57/79.36/79.16)

患者姓名:_____ 性别:___ 年龄:____ 住院号:_____

住院日期:_____年___月___日 手术日期:_____年___月___日 出院日期:_____年___月___日

时间	入院当天	术前 1 天
护理评估	□ 完善各项评估: 深静脉血栓风险因素评估 Caprini 评分:___分 日常功能评估 Barthel 指数:___分 跌倒风险评估 Morse 评分:___分 压力性损伤风险评估 Braden 量表:___分	□ 血常规、免疫组合、生化、凝血功能 □ 血压、血糖、肝肾功能、心肺功能情况 □ 双下肢超声检查结果 □ 心电图检查结果 □ 做好药物过敏试验 □ 患肢肿胀情况
护理处置	□ 办理住院手续 □ 介绍病区环境、入院须知和陪客制度 □ 介绍主管医师、责任护士 □ 抬高患肢,观察患肢末梢及运动情况 □ 评估石膏或支具受压部位皮肤 □ 辅助检查指导	□ 介绍围术期快速康复流程 □ 深静脉血栓预防 □ 体位与活动指导 □ 个人及用物准备 □ 指导患者练习床上大小便、有效咳嗽 □ 讲解手术方法及步骤,使患者有思想准备,消除思想顾虑,能积极配合手术 □ 心理疏导

续表

时间	入院当天	术前1天
预期结局	□ 患者能够掌握入院须知,熟悉病区环境(回示) □ 完成入院相关专科检查和护理常规(病历)	□ 完善术前检查和评估(病历) □ 患者能够掌握术前准备,包括肠道准备、用物准备、个人准备等(回示) □ 知晓踝泵运动(回示)
变异	□ 无 □ 有,原因_____ 　处理措施_____	□ 无 □ 有,原因_____ 　处理措施_____
护士签名		

时间	手　术　日	
术日晨准备	□ 排空膀胱,核查个人准备,更换手术衣,取下配饰物品和假牙 □ 测量生命体征	
转出交接	□ 核对患者,药物过敏情况,影像学资料,交接病历 □ 物品准备:铺好麻醉床,备好监护仪、吸氧装置及术后用品	
转入交接	□ 交接术中麻醉方式、手术、出血及患者情况 □ 判断患者清醒,过床	
护理评估	□ 术后6h监测生命体征和血氧 □ 评估神志及引流量 □ 观察恶心、呕吐、疼痛等不适	
护理处置	□ 术后疼痛管理 □ 饮食管理:术后患者清醒可少量饮用温水,若无恶心、呕吐不适可进流质饮食,逐步过渡至普通饮食 □ 术后引流管管理:保持引流管通畅,并妥善固定 □ 术后体位管理:患肢抬高 □ 用药:抗感染、止痛、补液支持,恶心呕吐预防与治疗 □ 健康教育:患者及(或)家属知晓上述术后相关注意事项	
预期结局	□ 患者生命体征正常,切口敷料干燥,引流管妥善固定,引流通畅,引流液颜色、量及性状正常(病历) □ 知晓管道、用氧注意事项(回示) □ 知晓药物作用及注意事项(回示) □ 知晓麻醉清醒后进食要求(回示)	
变异	□ 无 □ 有,原因_____ 　处理措施_____	
护士签名		

续表

时间	术后第1~3天	出院当天
护理评估	□ 生命体征监测 □ 观察伤口引流量 □ 患肢末梢血运及感觉运动情况 □ 注意患者有无咳嗽、咳血、呼吸困难、脉率增快等肺栓塞现象	□ 伤口愈合情况 □ 血常规结果 □ 患者及家属对健康教育的需求及接受能力
护理处置	□ 术后复查患肢X线片 □ 活动指导 □ 饮食指导 □ 用药护理 □ 健康宣教指导 □ 心理疏导	□ 出院手续办理流程指导 □ 讲解出院带药的目的、方法及注意事项 □ 加强术后出院随访管理 □ 术后居家护理指导 □ 活动指导 □ 定期门诊复查
预期结局	□ 患者生命体征正常,切口敷料干燥,引流管妥善固定,引流通畅,引流液颜色、量及性状正常,无压伤、DVT、肺部感染等并发症(病历) □ 掌握肢体功能锻炼方法(回示) □ 完成术后检查(病历)	□ 切口愈合良好,无感染迹象(病历) □ 知晓出院带药的作用及注意事项(回示) □ 患者掌握肢体功能锻炼方法(回示) □ 知晓居家护理注意事项(回示)
变异	□ 无 □ 有,原因_____ 　处理措施_____	□ 无 □ 有,原因_____ 　处理措施_____
护士签名		

参考文献

[1] 中华医学会.临床诊疗指南:外科学分册[M].北京:人民卫生出版社,2009.

[2] 郝海燕.胫腓骨骨折切开复位内固定术围手术期护理方法探讨[J].内蒙古医学杂志,2020,52(10):1248-1249.

[3] 白求恩·骨科加速康复联盟,白求恩公益基金会创伤骨科专业委员会,白求恩公益基金会关节外科专业委员会,等.加速康复外科理念下胫骨平台骨折诊疗方案优化的专家共识[J].中华创伤骨科杂志,2020,22(10):829-840.

[4] 刘斌,邱贵兴,裴福兴,等.骨科加速康复围手术期疼痛管理专家共识[J].中华骨与关节外科杂志,2022,15(10):739-745.

[5] 邱贵兴,裴福兴,黄强.骨科加速康复手术切口操作与并发症防治专家共识[J].中华骨与关节外科杂志,2022,15(10):776-784.

[6] 邱贵兴,裴福兴,黄强,等.骨科择期手术加速康复预防手术部位感染专家共识[J].中华骨与关节外科杂志,2022,15(10):746-753.

第六节　肩袖损伤患者围术期临床护理路径

一、适用对象

根据《2019 年美国骨科医师学会肩袖损伤临床实践指南》，第一诊断为肩袖损伤（ICD-10：S46.002），符合肩关节镜下肩袖修补术（ICD-9-CM-3：83.63）手术指征的患者。

二、诊断依据

根据《2019 年美国骨科医师学会肩袖损伤临床实践指南》，以下情况为肩袖修补术纳入指征：① 病史：肩部外伤史；② 症状体征：肩部疼痛尤以夜间更甚、乏力、活动受限、肌肉萎缩等；③ 特殊检查试验阳性：外旋滞后试验、坠臂试验、空罐试验、Neer 试验等；④ 核磁共振、核磁关节造影和超声等影像学检查提示肩袖撕裂；⑤ 经保守治疗无效者。

三、进入路径标准

（1）第一诊断为肩袖损伤，首选治疗方案符合肩关节镜下肩袖修补术（ICD-9-CM-3：83.63）手术编码者。

（2）患者患有其他疾病时，但在住院期间不需特殊处理，也不影响第一诊断的临床护理路径实施，可以进入路径。

四、临床护理路径实施规范

（一）入院当天

（1）介绍病区环境、消防安全通道、主管医师、责任护士、伙食管理、陪客制度等，协助办理住院手续。

（2）建立入院病历，签署相关文书，戴腕带，检查并协助个人清洁（如修剪指甲）。

（3）完成各项评估：

① 基本病情评估：测量身高、体重，监测 T、P、R、BP，了解疾病史。

② 疾病专科评估：患肢肿胀情况；活动受限情况；患肩皮肤有无瘢痕、皮损、皮疹等影响手术情况。

③ 专项评估和处理：包括深静脉血栓风险因素评估 Caprini 评分、日常功能评估 Barthel 指数、跌倒风险评估 Morse 评分、压力性损伤风险评估 Braden 量表，针对高危患者进行相应处理。

④ 评估特殊药物使用情况：如利血平、氯吡格雷、阿司匹林等。

⑤ 评估心理、社会状况：评估患者及家属的情绪状况、年龄、文化程度、对疾病的认知

程度。

(4) 疼痛知识宣教：教会患者使用 VAS 视觉模拟疼痛评分法正确评估疼痛，及时表达疼痛不适主诉，VAS≥4 分时，及时汇报医生处理。

(5) 全身准备：入院后戒烟、戒酒，避免受凉，预防感冒，忌辛辣刺激性食物，禁止私用药物外敷患肩。练习使用单手进行日常生活。

(二) 术前 1～2 天

(1) 术前检查指导：告知患者检查内容及目的、检查前后注意事项、陪检要求等。

(2) 术前评估：评估血压、血糖、肝肾功能、心肺功能等，询问女性患者是否在经期。

(3) 呼吸功能训练指导：包括腹式呼吸训练（8～10 次/分，10～15 分/次）、缩唇呼吸训练（10～15 分/次，5～6 次/天），同时进行有效咳嗽训练，方法为指导患者用力吸气，紧闭声门 2～3 s，收缩腹部用力咳嗽 2～3 声。

(4) 手术宣教：① 肠道准备：基于加速康复理念，术前常规禁食 6 h，禁饮 2 h，根据手术预计安排时间，指导患者禁食水，以减少因饥饿、口渴带来的不适。② 个人准备：协助做好患者个人卫生，术前 1 天洗澡并更换手术衣（上衣反穿，领口朝后），术晨去除隐形眼镜、活动性假牙及饰物等。③ 用物准备：备齐术前检查影像学资料、1～2 块护理垫、便器等。

(5) 心理疏导：介绍成功案例，帮助其树立治疗信心，缓解紧张、焦虑的情绪，提高手术耐受性。

(三) 手术当天

1. 术日晨

(1) 护士准备：测量患者生命体征并记录。必要时遵医嘱执行特殊用药。

(2) 患者准备：更换手术服、去除活动假牙及饰物、排空膀胱、陪护人员到位。

(3) 物品准备：铺麻醉床，床头备监护仪及吸氧装置。

(4) 转出交接：核对患者信息，核查禁食水时间及手术标记，交接病历、药品及影像学资料等并填写手术安全核查单。

2. 术后当天

(1) 转入交接：与麻醉医师于床边交接患者的意识状态、输液通路、伤口敷料、影像学资料等，了解术中情况，协助安全过床。

(2) 病情观察：遵医嘱予血压、脉搏、血氧饱和度监测，予吸氧并告知监护仪器、用氧注意事项。

(3) 体位摆放：麻醉未醒取去枕平卧位，麻醉清醒可采取半卧位，患肢使用颈腕吊带，在患侧腋下横放上肢抬高垫，保持肩关节外展 60°范围以内，肘部屈曲 75°～90°。

(4) 饮食指导：病情允许，麻醉清醒后 1 h 可饮水，2 h 后可进食清淡、易消化食物。

(5) 用药护理：遵医嘱予消炎、止痛、护胃、营养支持等，告知镇痛泵使用注意事项，注意观察有无用药不良反应。

(6) 管道护理：做好标识，妥善固定，保持通畅，告知管道作用、预防脱管注意事项。术中留置导尿管应在术后 24 h 内尽早拔除，拔除后关注患者小便自解情况。

(7) 康复锻炼指导：患者术后返回病房麻醉清醒即可进行腕关节握力训练：用力握拳 5 s 后松开 2 s，再用力握拳 5 s，不限次数，可使用握力器辅助训练。上肢做肌肉等长收缩训练。

(8) 下床活动指导：如患者自身耐受，术后 6 h 即可按"下床四部曲"缓慢下床活动，由护士或家属陪同，防止跌倒。

(9) 疼痛护理：采用多模式镇痛，通过口服、静脉注射、肌肉注射不同作用机制镇痛药物及使用自控镇痛泵，配合听轻音乐、聊天转移注意力办法，发挥镇痛效应的协同作用，减轻患者疼痛的同时减少不良反应发生率。

(10) 并发症观察：观察患者有无胸闷、患肢麻木、伤口异常出血等并发症发生。

（四）术后恢复（第 1～2 天）

(1) 饮食指导：进食清淡、易消化、营养丰富的食物。

(2) 用药护理：遵医嘱使用消炎、镇痛、抗凝、护胃等药物。

(3) 康复锻炼指导：肩袖修补术后康复锻炼进度受肩袖损伤程度及手术情况影响，具体因人而异，一般术后第 1 天除指导患者进行手指、腕及肘关节的伸屈活动练习外，还可指导患者进行被动肩关节前屈和体侧外旋训练。后面根据患者情况指导进行"摆动练习"，同时继续加强患肢肌肉等长收缩训练。

① 被动前屈：患者取立位，在健侧手或家人辅助下缓慢将患侧手臂抬起并缓慢放回，抬起角度以患者疼痛耐受程度为宜，6 周内不超过 90°，3 组/天，10～15 个/组。

② 被动外旋训练：将一根比肩膀稍宽的木棍放于胸前，一侧抵住患肢掌心，一侧抵住健侧掌心，健侧手掌缓缓慢推向患侧，再缓慢收回，3 组/天，10～15 个/组，注意在这个过程中患侧肩膀一定不能发力，同时继续腕关节的握力训练。

③ 摆动练习：健侧手臂托住患肘，弯腰 90°背部与地面平行，患侧手臂放松，进行患肩前后左右被动摆动，每个方向活动至微痛角度即可换方向。5 个/组，1～2 组/天。

(4) 支具使用指导

① 佩戴方法指导：患者取立位或坐位，佩戴时指导患者穿柔软棉质上衣，操作者先将外展包主包体放置患肢腋下，再将患肢前臂放置在外展包上方，外展包的内侧面完全贴服于患者躯体侧面。放置约束带，将一根长约束带一端利用魔术贴粘在外展包主包体上，另一端穿过颈部粘在外展包主包体上。将另一条长约束带一端利用魔术贴粘在外展包主包体上，另一端穿过腰部粘在外展包主包体上。3 条小约束带用来固定前臂及上臂。整理好所有尼龙系带并一一系紧，使患肢保持肘部屈曲 90°，外展 60°，前屈 20～30°。

② 注意事项告知：告知患者术后肩外展支具一般固定 6～8 周，且术后 1 个月内除锻炼、换衣服、洗澡均需佩戴。使用支具侧肢体需经常调整位置、衬垫、松紧度。

(5) 术后检查指导：告知患者术后检查内容及目的、检查前后注意事项、陪检要求等。

（五）出院当天

1. 出院标准

(1) 体温正常，常规实验室检查（血常规、生化、凝血象等）无明显异常。

(2) 伤口愈合良好，无感染征象（血象正常）。

(3) 无需住院处理的并发症和（或）合并症。

(4) 无需静脉输液治疗。

2. 出院指导

(1) 出院宣教：责任护士向患者及家属宣教肩袖修补术后居家护理的内容和方法、术后康复锻炼及按期换药的必要性,并按照出院指导要求配合门诊复诊和出院随访。

(2) 办理出院手续:发放出院通知单并讲解办理出院手续的流程,协助患者及家属办理出院,去除患者腕带。

(3) 病历复印指导:出院后2周携患者身份证至病案室复印病历资料或关注微信公众号进行线上预约邮寄。

(4) 健康教育:采取口述、发放卡片及手册、多媒体等多种形式进行健康教育。

① 日常生活指导

饮食指导:忌烟酒,避免辛辣刺激性食物,补充富含维生素、蛋白质的食物。

伤口护理:保持伤口清洁干燥,按期门诊换药,伤口拆线前不可淋浴。

居家自我监测内容:患者居家自我监测体温变化,观察有无患肢异常疼痛、肿胀情况,如有异常及时就医。

日常活动指导:6周内无痛情况下可吃饭、刷牙、写字,不可主动外旋患侧肩关节,不要上举过肩。

② 疾病知识指导

用药指导:告知出院带药的名称、作用、用法、用量及常见不良反应。

康复锻炼指导:肩袖修补术后康复锻炼进度受肩袖损伤程度及手术情况影响,一般术后早期(0~6周)肩关节可被动前屈、外旋训练,被动前屈一般不超过90°,握力训练不限次数,上肢做肌肉等长收缩训练。术后6~12周患者可做患肢爬墙训练及主动前屈训练,术后12周可行肩关节内旋训练以及肩关节前屈、后伸、外旋、内旋肌肉力量训练,6个月后可进行三角肌、胸大肌、背阔肌等肌肉力量训练。康复锻炼请遵循循序渐进、量力而行的原则。

支具使用指导:术后支具一般固定6~8周,根据门诊复查结果决定具体佩戴时间,且术后1个月内除锻炼、换衣服、洗澡时均需佩戴。

复诊指导:告知患者复诊时间及流程,术后1个半月、3个月、半年和1年门诊复查,中途如有不适及时就诊,线下门诊窗口挂号或微信公众号预约挂号,复查时带上影像学资料及病历资料。

3. 出院随访

(1) 加强线上线下随访管理:通过互联网医院咨询、电话随访、骨科门诊等途径进行随访。

(2) 建立"医护患"微信社群,倡导延续性护理,指导患者出院后居家自我管理。

五、变异及原因分析

1 患者或家属原因

(1) 患者或家属拒绝手术治疗。

(2) 家属依从性差,无法配合医护指导和治疗。

(3) 患者住院检查发现有高血糖、脑梗、心肺功能异常等影响手术的情况。

(4) 住院期间发生跌倒、烫伤、用药错误等不良事件,需要进一步处理。

(5) 出现各种术后并发症或合并症:术后大出血、神经损伤、发热、并发脑梗等延长治疗时间的情况。

(6) 患者或家属要求提前出院。

2. 医护人员原因
(1) 医嘱延迟/执行医嘱延迟。
(2) 发现因误诊而进入临床路径。
(3) 医务人员之间沟通、协作不良。

3. 支持部门作业延迟
(1) 检查检验部门设备故障,影响检查时间。
(2) 输血科血液供给不及时。

六、临床护理路径表单

肩袖损伤患者围术期临床护理路径表单见表16.6。

表16.6 肩袖损伤患者围术期临床护理路径表单

适用对象:第一诊断为肩袖损伤(ICD-10:S46.002),首选治疗方案符合肩袖修补术者(ICD-9-CM-3:83.63)
患者姓名:_____ 性别:____ 年龄:____ 住院号:_____
住院日期:_____年___月___日 手术日期:_____年___月___日 出院日期:_____年___月___日

时间	入院当天	术前1～2天
护理评估	□ 基本病情评估:T、P、R、BP、疼痛、身高、体重等,了解疾病史 □ 疾病专科评估:患肢肿胀、活动受限、患肩皮肤等 □ 专项评估:深静脉血栓风险因素评估Caprini评分、日常功能评估Barthel指数、跌倒风险评估Morse评分、压力性损伤风险评估Braden量表 □ 特殊药物使用情况 □ 心理、社会状况	□ 血常规、免疫组合、生化、凝血功能及心电图 □ 血压、血糖、肝肾功能、心肺功能情况 □ 肌电图、肩颈磁共振、颈动脉彩超检查结果 □ 女性患者是否在经期
护理处置	□ 协助办理入院手续 □ 骨科护理常规 □ 介绍病区环境、入院须知、各项规章制度 □ 介绍主管医师、责任护士 □ 宣教疼痛相关知识 □ 督促患者做好全身准备	□ 告知各项检查注意事项、陪检要求 □ 排除手术禁忌,完善术前评估 □ 呼吸训练指导 □ 肠道准备:术前禁食水 □ 个人及用物准备:洗澡、去除活动假牙及饰物,备好影像学资料、护理垫、便器等 □ 心理疏导
预期结局	□ 患者熟悉病区环境,知晓管床医师及护士,遵守规章制度(回示) □ 患者知晓如何进行疼痛评分(回示) □ 各项护理评估完善(病历)	□ 患者个人、用物准备齐全,术前准备完善、呼吸训练有效(回示) □ 术前检查顺利完成,术前评估完善,无手术禁忌(病历)
变异	□ 无 □ 有,原因_____ 处理措施_____	□ 无 □ 有,原因_____ 处理措施_____

续表

时间	入院当天	术前 1~2 天
护士签名		

时间	手 术 日
术日晨准备	□ 护士准备：测量生命体征，必要时遵医嘱用药 □ 患者准备：更换衣服，取下义齿及配饰，排空膀胱，陪护人员到位 □ 物品准备：铺麻醉床、备监护仪、吸氧装置
转出交接	□ 核对患者、禁食水时间、手术标记、药物过敏情况，交接病历、皮肤、影像学资料等
转入交接	□ 交接术中麻醉方式、患者一般情况、伤口及引流管情况等 □ 判断患者意识清醒，协助安全过床
护理评估	□ 病情评估：观察患者神志、生命体征，监测血压、脉搏、血氧饱和度，每小时 1 次，测 6 次 □ 观察有无进食后恶心、呕吐及麻醉不良反应 □ 管道评估：术中留置导尿管固定及引流情况 □ 疼痛评估：应用 VAS 视觉模拟疼痛量表完成疼痛评估 □ 并发症观察：观察患者有无胸闷、患肢麻木、伤口异常出血等并发症发生 □ 关注患者小便自解情况
护理处置	□ 体位管理：取平卧位，麻醉未清醒时头偏向一侧，麻醉清醒取半卧位 □ 饮食指导：根据患者情况 1 h 试饮水，2 h 进食清淡易消化食物 □ 用药护理：遵医嘱用药，告知镇痛泵使用注意事项 □ 管道护理：妥善固定管道，告知患者及家属相关注意事项 □ 疼痛护理：根据患者的疼痛不适，采取多模式镇痛 □ 康复锻炼指导及"下床四部曲"下床活动指导，注意防止跌倒 □ 健康教育：患者及家属知晓术后相关注意事项
预期结局	□ 患者顺利完成当日手术，术后生命体征平稳，VAS 评分≤3 分，饮食无呛咳，留置尿管妥善固定（病历） □ 知晓康复锻炼方法（回示） □ 知晓药物、留置尿管的作用及注意事项（回示）
变异	□ 无 □ 有，原因_____ 　　处理措施_____
护士签名	

续表

时间	术后第1～2天	出院当天
护理评估	□ 动态监测患者生命体征,重点关注患者有无发热 □ 术区评估:评估患者伤口敷料情况 □ 患者是否进行规范康复锻炼 □ 尿管拔除后小便是否能够自解 □ 术后检查完成情况	□ 神志清楚、精神状态良好、生命体征平稳□评估患者血常规、生化、血沉等检查指标有无明显异常 □ 伤口愈合情况 □ 患者是否进行规范康复锻炼
护理处置	□ 饮食指导:采用高蛋白、高钙、高纤维素饮食,注意加强营养 □ 用药护理:遵医嘱用药并观察有无不良反应 □ 康复锻炼指导 □ 指导如何正确使用支具 □ 拔管护理:遵医嘱拔除导尿管并交代注意事项 □ 告知检查相关注意事项,协助完善术后检查	□ 发放出院通知单,核对并取下患者腕带,协助办理出院手续。 □ 出院指导:居家护理知识、伤口换药、门诊复诊时间、病历复印、口服药使用注意事项,告知康复锻炼重要性、具体内容及注意事项 □ 做好出院随访
预期结局	□ 患者术后检查按期完成,体温正常,伤口无异常出血,小便自解,无跌倒、烫伤、非计划拔管等不良事件发生(病历) □ 康复锻炼循序渐进(回示) □ 正确使用肩外展支具(回示)	□ 生命体征正常,伤口愈合良好,无感染迹象(病历) □ 康复锻炼循序渐进(回示) □ 知晓出院带药作用及注意事项(回示) □ 知晓居家护理知识及伤口换药、门诊复诊时间(回示)
变异	□ 无 □ 有,原因_____ 　处理措施_____	□ 无 □ 有,原因_____ 　处理措施_____
护士签名		

参考文献

[1] Weber S, Chahal J. Management of rotator cuff injuries[J]. J Am Acad Orthop Surg,2020,28(5):e193-e201.

[2] 中国心胸血管麻醉学会非心脏手术麻醉分会.心脏病患者非心脏手术围麻醉期中国专家临床管理共识(2020)[J].麻醉安全与质控,2021,5(2):63-77.

[3] 中华医学会外科学分会,中华医学会麻醉学分会,中国加速康复外科临床实践指南(2021版)[J].中国实用外科杂志杂志,2021,41(9):961-992.

[4] 何巧,钭晓帆,于红英,等.肩袖损伤患者术后运动干预的证据总结[J].中华现代护理杂志,2023,29(27):3716-3723.

第七节 前交叉韧带损伤患者围术期临床护理路径

一、适用对象

根据《2020年美国骨科医师协会前十字韧带损伤治疗循证临床实践指南》及《前交叉韧带损伤临床诊疗循证指南(2022版)》,符合前交叉韧带重建术(ICD-9-CM-3:81.45)手术指征的患者。

二、诊断依据

根据《2020年美国骨科医师协会前十字韧带损伤治疗循证临床实践指南》及《前交叉韧带损伤临床诊疗循证指南(2022版)》,以下情况为前交叉韧带重建术纳入指征:① 病史:跑步或跳跃时突然减速和改变方向导致的非接触性损伤或交通伤及接触性运动损伤;② 症状体征:病变部位撕裂声或感到关节异常,伴有膝关节剧烈疼痛、活动受限与肿胀、膝关节反复积液,在进行扭转或跳跃运动时出现打软腿或膝关节不稳;③ 特殊检查:Lachman试验、轴移试验和前抽屉试验等阳性;④ 影像学检查:核磁共振检查或X线提示前交叉韧带损伤;⑤ 经保守治疗无效者。

三、进入路径标准

(1) 第一诊断为首选治疗方案符合前交叉韧带重建术(ICD-9-CM-3:81.45)手术编码者。

(2) 患者患有其他疾病时,但在住院期间不需特殊处理,也不影响第一诊断的临床护理路径实施,可以进入路径。

四、临床护理路径实施规范

(一) 入院当天

(1) 介绍病区环境、消防安全通道、主管医师、责任护士、伙食管理、陪客制度等,协助办理住院手续。

(2) 建立入院病历,签署相关文书,戴腕带,检查并协助个人清洁(如修剪指甲)。

(3) 完成各项评估

① 基本病情评估:测量身高、体重,监测T、P、R、BP,了解疾病史。

② 疾病专科评估:评估患肢末梢血运、感觉活动;膝关节伸直、屈膝角度;患者步态;患膝皮肤有无瘢痕、皮损、皮疹等影响手术情况。

③ 专项评估和处理：包括深静脉血栓风险因素评估 Caprini 评分、日常功能评估 Barthel 指数、跌倒风险评估 Morse 评分、压力性损伤风险评估 Braden 量表，针对高危患者进行相应处理。

④ 评估特殊药物使用情况：如利血平、氯吡格雷、阿司匹林等。

⑤ 评估心理、社会状况：评估患者及家属的情绪状况、年龄、文化程度、对疾病的认知程度。

(4) 知识宣教

① 疼痛知识宣教：教会患者使用 VAS 视觉模拟疼痛评分法正确评估疼痛，及时表达疼痛不适主诉，VAS≥4 分时，及时汇报医师处理。

② VTE 知识宣教：向患者及家属讲解 VTE 的病因、发病机制及预防措施等。

(5) 全身准备：入院后戒烟、戒酒，避免受凉，预防感冒，忌辛辣刺激性食物，练习床上大小便。

(二) 术前 1～2 天

(1) 术前检查指导：告知患者检查内容及目的、检查前后注意事项、陪检要求等。

(2) 术前评估：评估血压、血糖、双下肢彩超、肝肾功能、心肺功能等，询问女性患者是否在经期。

(3) 预康复锻炼指导：① 踝泵运动训练：双脚用力向头部方向绷起，保持 5 s，足尖向下绷紧，保持 5 s，不限次数；② 股四头肌收缩训练：膝关节伸直，大腿肌肉绷紧、放松交替，持续 5 s 放松为 1 次，不限次数；③ 直腿抬高训练：患肢完全伸直抬高至足跟离床 15 cm，坚持 5 s 后缓缓放下，每组 10 次，每日 2 组；④ 被动伸膝训练：膝关节伸直，足跟垫软枕，借助外力压直膝关节，每次 10～15 min，每组 3 次，每日 3 组；⑤ 屈曲/伸直训练：可进行床边辅助屈膝 0°～120°。

(4) 手术宣教

① 肠道准备：基于加速康复理念，术前常规禁食 6 h、禁饮 2 h，根据手术预计安排时间，指导患者禁食水，以减少因饥饿、口渴带来的不适。

② 个人准备：协助患者做好个人卫生，术前 1 天洗澡并更换手术衣，术晨去除隐形眼镜、活动性假牙及饰物等。

③ 用物准备：备齐术前检查影像学资料、1～2 块护理垫、便器等。

④ 皮肤准备：术前备皮，备皮范围为患侧肢体切口上下 20 cm 处，备皮时动作要轻柔，不要刮破皮肤。

(5) 心理疏导：介绍成功案例，帮助其树立治疗信心，缓解紧张、焦虑的情绪，提高手术耐受性。

(三) 手术当天

1. 术日晨

(1) 护士准备：测量患者生命体征并记录。必要时遵医嘱执行特殊用药。

(2) 患者准备：更换手术服，去除活动假牙及饰物，排空膀胱，陪护人员到位。

(3) 物品准备：铺麻醉床，床头备监护仪及吸氧装置。

(4) 转出交接：核对患者信息，核查禁食水时间及手术标记，交接皮肤、病历、药品及影像学资料等并填写手术安全核查单。

2. 术后当天

（1）转入交接：与麻醉医师于床边交接患者的意识状态、输液通路、伤口及引流管、皮肤、影像学资料等，了解术中情况，协助安全过床。

（2）病情观察：遵医嘱予血压、脉搏、血氧饱和度监测，予吸氧并告知监护仪器、用氧注意事项。

（3）体位摆放：术后患者取平卧位，麻醉未清醒时须头偏向一侧。患肢抬高，膝后垫薄枕，保持膝关节伸直位，踝关节90°，促进静脉血液及淋巴回流。

（4）饮食指导：病情允许，麻醉清醒后1h可饮水，2h后可进食清淡、易消化食物。

（5）用药护理：遵医嘱予消炎、止痛、护胃、抗凝、营养支持等药物治疗。

（6）管道护理：做好有效标识，妥善固定，保持通畅，准确记录引流量；告知管道作用，如何保持有效引流以及预防脱管等注意事项。术中留置导尿管应在术后24h尽早拔除。

（7）康复锻炼指导：指导患者在床上翻身活动，待麻醉消退后，即可开始踝泵运动训练及被动伸膝训练，要求训练2周达到正常伸直度。如疼痛不明显，可尝试股四头肌收缩训练。

（8）疼痛护理：采用多模式镇痛，通过口服、静脉注射、肌肉注射不同作用机制镇痛药物及使用自控镇痛泵，配合听轻音乐、聊天转移注意力办法，发挥镇痛效应的协同作用，减轻患者疼痛的同时减少不良反应发生率。

（9）并发症观察：观察患者有无患肢麻木、伤口异常出血、压力性损伤等并发症发生。

（四）术后恢复（第1～2天）

（1）饮食指导：采用高蛋白、高钙、高纤维素饮食，注意加强营养，每日饮水量≥2000 mL。

（2）用药护理：遵医嘱使用消炎、镇痛、抗凝、护胃等药物。

（3）下床活动指导：病情允许，术后1天即可在膝关节支具保护下拄双拐，患肢不负重下床上洗手间。指导按"下床四部曲"缓慢下床活动，由家属陪同，防止跌倒。

（4）康复锻炼指导：① 术后1天进行股四头肌锻炼预防肌肉萎缩，不限次数；② 腘绳肌早期锻炼方法：患侧腿下放软垫，仰卧直抬腿训练，屈曲健侧膝关节，平伸患侧膝关节，尽量背伸踝关节，小腿抬离床面直到无法维持，每组10次，每天3组；③ 术后2天可做直腿抬高训练；④ 人工韧带重建术后1天即可开始做屈膝训练：10～15分/次，3次/组，3组/天。

（5）冷疗护理：评估有无冷疗使用禁忌，告知冰敷的作用和注意事项，以取得配合。使用加压冷敷袋冷敷患膝，20～30分/次，每次间隔4～6 h，使用过程中注意保持伤口干燥，严密观察冷疗部位有无冷过敏现象、皮肤温度、肢体活动、末梢感觉和血运情况，做好患者和家属的健康教育。

（6）支具使用指导

① 使用方法指导：使患肢保持伸直位，佩带时将衬垫海绵平整包裹肢体，支具夹板放于膝关节两侧，将数字调节卡盘正对患者膝关节中心点，束紧固定尼龙扣带。数字调节卡盘上标有膝关节伸直、屈曲度数，每日康复训练时根据患者康复训练进度进行调节。

② 注意事项：4周内训练结束后，将支具数字卡盘调回0°，且睡觉时也需佩戴。使用支具侧肢体需经常调整体位及衬垫松紧度。

(7) 拔管后护理:导尿管一般保留24 h,切口引流管一般留置2天,导尿管拔除后应关注患者小便自解情况;切口引流管拔除后应关注伤口渗液及敷料情况,如有异常及时汇报医生处理。

(8) 术后检查指导:告知患者术后检查内容及目的、检查前后注意事项、陪检要求等。

(五) 出院当天

1. 出院标准

(1) 体温正常,常规实验室检查无明显异常。

(2) 伤口愈合良好:引流管拔除,伤口无感染征象。

(3) 无需住院处理的并发症和(或)合并症。

(4) 无需静脉输液治疗。

2. 出院指导

(1) 出院宣教:责任护士向患者及家属宣教前交叉韧带重建术后居家护理的内容和方法、术后康复锻炼及按期换药必要性,并按照出院指导要求配合门诊复诊和出院随访。

(2) 办理出院手续:发放出院通知单并讲解办理出院手续的流程,协助患者及家属办理出院,去除患者腕带。

(3) 病历复印指导:出院后2周携患者身份证至病案室复印病历资料或关注微信公众号进行线上预约邮寄。

(4) 健康教育:采取口述、发放卡片及手册、多媒体等多种形式进行健康教育。

① 日常生活指导

饮食指导:忌烟酒,避免辛辣刺激性食物,补充富含维生素、蛋白质的食物。

伤口护理:保持伤口清洁干燥,按期门诊换药,伤口拆线前不可淋浴。

居家自我监测内容:患者居家自我监测体温变化,观察有无患肢异常疼痛、肿胀、胸闷、胸痛、呼吸困难等情况,如有异常及时就医。

日常活动指导:术后4周内患肢可部分负重,避免过度下床活动导致关节积液增多,影响腱、骨愈合;8周视恢复情况完全负重,并逐步弃拐;12周去掉支具,完全负重训练;16周开始平衡、半蹲、步行灵活性训练;24周后开始慢跑训练,半年内禁止深蹲,注意预防跌倒。

② 疾病知识指导

用药指导:告知出院带药的名称、作用、用法用量及常见不良反应。

康复锻炼指导:术后2~3天可以进行髌骨推移松动训练:早期由他人辅助,双手捏住髌骨四周,向上、下、左、右缓慢推移髌骨至最大程度,后期应自行坐位练习,3次/天,10分/次;自体韧带重建术后1周可进行屈膝训练:10~15分/次,3次/组,3组/天,建立活动目标:膝关节屈曲角度4周达到90°,6周达120°,逐日增加活动量。

支具及拐杖使用指导:术后数字卡盘式支具固定3个月,4周内练习后支具需调回0°,且睡觉时也需佩戴支具,4周后行走时支具可逐步调成30°—60°—90°且睡觉时可去除支具,8周后除行走时,其余时间可去除支具;8周内挂拐行走,8周后逐渐练习弃拐,注意防止跌倒。

冷疗操作指导:教会患者掌握冷疗方法、时间及注意事项,遵医嘱坚持冰敷患膝8周。

复诊指导:告知患者复诊时间及流程,术后1个月、3个月、半年和1年门诊复查,中途如有不适及时就诊,可线下门诊窗口挂号或微信公众号预约挂号,复查时带上影像学资料及病历资料。

3. 出院随访

（1）加强线上线下随访管理：通过互联网医院咨询、电话随访、骨科门诊等途径进行随访。

（2）建立"医护患"微信社群，倡导延续护理，指导患者出院后居家自我管理。

五、变异及原因分析

1. 患者或家属原因

（1）患者或家属拒绝手术治疗。

（2）家属依从性差，无法配合医护指导和治疗。

（3）患者住院检查发现有高血糖、脑梗、心肺功能异常等影响手术的情况。

（4）住院期间发生跌倒、烫伤、非计划拔管等不良事件，需要进一步处理。

（5）出现各种术后并发症。

（6）患者或家属要求提前出院。

2. 医护人员原因

（1）医嘱延迟/执行医嘱延迟。

（2）发现因误诊而进入临床路径。

3. 支持部门作业延迟

（1）检查检验部门设备故障，影响检查时间。

（2）输血科血液供给不及时。

六、临床护理路径表单

前交叉韧带损伤围术期临床护理路径表单见表16.7。

表16.7 前交叉韧带损伤围术期临床护理路径表单

适用对象：第一诊断为首选治疗方案符合膝关节镜下前交叉韧带重建术者（ICD-9-CM-3：81.45）

患者姓名：_____ 性别：____ 年龄：____ 住院号：_____

住院日期：_____年___月___日 手术日期：_____年___月___日 出院日期：_____年___月___日

时间	入院当天	术前1~2天
护理评估	□ 基本病情评估：T、P、R、BP、身高、体重等，了解疾病史 □ 疾病专科评估：患肢末梢血运和感觉活动；膝关节伸直、屈膝角度；步态；患膝皮肤等 □ 专项评估：深静脉血栓风险因素评估 Caprini 评分、日常功能评估 Barthel 指数、跌倒风险评估 Morse 评分、压力性损伤风险评估 Braden 量表 □ 评估特殊药物使用情况 □ 心理、社会状况	□ 血常规、免疫组合、生化、凝血功能及心电图结果 □ 血压、血糖、肝肾功能、心肺功能情况 □ 双下肢彩超检查结果 □ 女性患者是否在经期

续表

时间	入院当天	术前 1~2 天
护理处置	□ 办理入院手续 □ 骨科护理常规 □ 介绍病区环境、入院须知、各项规章制度 □ 介绍主管医师、责任护士 □ 宣教疼痛、预防 VTE 相关知识 □ 督促患者做好全身准备	□ 告知各项检查注意事项、陪检要求 □ 排除手术禁忌,完善术前评估 □ 预康复锻炼指导 □ 肠道准备:术前禁食水 □ 个人及用物准备:洗澡、去除活动假牙及饰物,备好影像学资料、护理垫、便器等 □ 皮肤准备:协助患者备皮 □ 心理疏导
预期结局	□ 患者熟悉病区环境,知晓管床医师及护士,遵守规章制度(回示) □ 患者知晓如何进行疼痛评分及预防 VTE(回示) □ 各项护理评估完善(病历)	□ 患者个人、用物准备齐全,熟悉预康复锻炼方法,了解手术大致过程(回示) □ 术前检查顺利,术前评估及准备完善,无手术禁忌(病历)
变异	□ 无 □ 有,原因_____ 　　处理措施_____	□ 无 □ 有,原因_____ 　　处理措施_____
护士签名		

时间	手　术　日	
术日晨准备	□ 护士准备:测量生命体征,必要时遵医嘱用药 □ 患者准备:更换衣服,取下义齿及配饰,排空膀胱,陪护人员到位 □ 物品准备:铺麻醉床、备监护仪、吸氧装置	
转出交接	□ 核对患者、禁食水时间、手术标记、药物过敏情况、交接病历、皮肤、影像学资料等	
转入交接	□ 交接术中麻醉方式、患者一般情况、伤口及引流管情况等 □ 判断患者意识清醒,协助安全过床	
护理评估	□ 病情评估:观察患者神志、生命体征,监测血压脉搏氧饱和度,每小时 1 次,测 6 次 □ 观察有无进食后恶心、呕吐及麻醉不良反应 □ 管道评估:观察各引流管固定及引流情况 □ 疼痛评估:应用 VAS 视觉模拟疼痛量表完成疼痛评估 □ 并发症观察:评估患者有无患肢麻木、伤口异常出血、皮肤压伤等并发症发生 □ 关注患者小便自解情况	

续表

时间	手 术 日	
护理处置	□ 体位管理：取平卧位，麻醉未清醒时头偏向一侧，患肢放于软枕之上，抬高 15°～30° □ 饮食指导：根据患者情况 1 h 试饮水，2 h 进食清淡易消化食物 □ 用药护理：遵医嘱用药，告知镇痛泵使用注意事项 □ 管道护理：妥善固定管道，告知患者及家属相关注意事项，准确记录引流量 □ 疼痛护理：根据患者的疼痛不适，采取多模式镇痛 □ 康复锻炼指导 □ 健康教育：患者、家属知晓术后相关注意事项	
预期结局	□ 患者顺利完成当日手术，术后生命体征平稳，VAS 评分≤3 分，饮食无呛咳，各引流管妥善固定，小便自解（病历） □ 知晓康复锻炼方法（回示） □ 知晓药物、引流管作用及注意事项（回示）	
变异	□ 无 □ 有，原因_____ 　　处理措施_____	
护士签名		

时间	术后第 1～2 天	出院当天
护理评估	□ 动态监测患者生命体征，重点关注患者有无发热 □ 术区评估：患者伤口敷料及引流情况 □ 患者是否进行规范康复锻炼 □ 尿管拔除后小便是否能够自解 □ 术后检查完成情况 □ 评估有无冷疗禁忌证及用冷并发症	□ 神志清楚、精神状态良好、生命体征平稳 □ 患者血常规、生化、血沉等检查指标有无明显异常 □ 伤口愈合情况 □ 患者是否进行规范康复锻炼
护理处置	□ 饮食指导：采用高蛋白、高钙、高纤维素饮食，注意加强营养，饮水量≥2000 mL □ 用药护理：遵医嘱用药并观察有无不良反应 □ 下床活动指导：根据患者病情情况，指导下床活动，注意防止跌倒 □ 康复锻炼指导 □ 冷疗护理：每 4～6 h 1 次，每次 20～30 分 □ 指导如何正确使用支具 □ 拔管护理：遵医嘱拔除导尿管并交代注意事项 □ 告知检查相关注意事项，协助完善术后检查	□ 发放出院通知单，核对并取下患者腕带，协助办理出院手续。 □ 出院指导：居家护理知识、伤口换药、门诊复诊时间、病历复印、口服药使用注意事项，告知康复锻炼重要性、具体内容及注意事项 □ 做好出院随访

续表

时间	术后第1~2天	出院当天
预期结局	☐ 患者术后检查按期完成,体温正常,伤口无异常出血,无冷疗并发症,小便自解,无跌倒、烫伤、非计划拔管等不良事件发生(病历) ☐ 康复锻炼循序渐进(回示) ☐ 能够正确拄拐下地(回示) ☐ 正确使用卡盘式支具(回示)	☐ 生命体征正常,伤口愈合良好,无感染迹象(病历) ☐ 康复锻炼循序渐进(回示) ☐ 知晓出院带药作用及注意事项(回示) ☐ 知晓居家护理知识及伤口换药、门诊复诊时间(回示)
变异	☐ 无 ☐ 有,原因_____ 处理措施_____	☐ 无 ☐ 有,原因_____ 处理措施_____
护士签名		

参考文献

[1] 冯建豪,陈世益,敖英芳,等. 美国骨科医师协会《前十字韧带损伤治疗循证临床实践指南(2022版)》解读[J]. 中华骨科杂志,2023,43(03):205-212.

[2] 白伦浩,陈疾忤,陈坚,等. 前交叉韧带损伤临床诊疗循证指南(2022版)[J]. 中华创伤杂志,2022,38(6):492-503.

[3] 中国加速康复外科临床实践指南(2021)(一)[J]. 协和医学杂志,2021,12(05):624-631.

[4] 邱贵兴,裴福兴,黄强. 骨科加速康复手术切口操作与并发症防治专家共识[J]. 中华骨与关节外科杂志,2022,15(10):776-784.

[5] 中华医学会外科学分会,中华医学会麻醉学分会,中国加速康复外科临床实践指南(2021版)[J]. 中国实用外科杂志杂志,2021,41(9):961-992.

第八节　下肢经典型骨肉瘤瘤段切除加重建围术期标准化护理路径

一、适用对象

根据《中国临床肿瘤学会经典型骨肉瘤诊疗指南2020》,第一诊断为骨恶性肿瘤(ICD-10:C41.900x001),病理诊断为骨肉瘤(ICD-10:M91800/3),符合股骨远端瘤段切除加重建术(ICD-9-CM-3:GK0335)或胫骨近端瘤段切除加重建(ICD-9-CM-3:GK0340)手术指征的患者。

二、诊断依据

根据《中国临床肿瘤学会经典型骨肉瘤诊疗指南2020》,以下情况为股骨远端瘤段切除加重建术或胫骨近端瘤段切除加重建术纳入指征:主要为胫骨近端或股骨远端Enneking ⅡA期、对化疗敏感的ⅡB期骨肉瘤;化疗反应好的有病理性骨折的胫骨近端或股骨远端骨肉瘤;可以或预期达到广泛切除外科边缘的胫骨近端或股骨远端骨肉瘤。

三、进入路径标准

(1) 第一诊断为骨恶性肿瘤且病理诊断为经典型骨肉瘤,首选治疗方案符合股骨远端瘤段切除加重建(ICD-9-CM-3:GK0335)或胫骨近端瘤段切除加重建术(ICD-9-CM-3:GK0340)手术编码者。

(2) 当患者合并其他疾病,但住院期间不需要特殊处理,也不影响第一诊断的临床路径流程实施时,可以进入路径。

四、基于循证的临床护理路径实施规范

(一) 入院当天

(1) 协助患者办理住院手续。

(2) 详细询问患者既往史及生活习惯,如患者既往有无吸烟史、饮酒史。询问有无使用特殊药物,包含降压药,如利血平;抗凝药,如阿司匹林、华法林、氯吡格雷等。

(3) 介绍病区环境、入院须知、陪客制度、责任护士,完善各项专项评估单,包括深静脉血栓风险因素评估Caprini评分、日常功能评估Barthel指数、跌倒风险评估Morse评分、压力性损伤风险评估Braden量表、营养风险筛查NRS 2002评分。

(4) 自杀风险评估量表(nurses' global assessment of suicide risk scale, NGASR):5分以下为低风险;6~8分为中度风险;9~12分为高度风险;12分以上为极高风险,评分≥9分需每周评估一次。

(5) 患者主观整体评估量表(patient generated subjective global assessment, PG-SGA):营养风险筛查NRS 2002评分≥3分患者进行PG-SGA营养评估,依据评估结果对患者进行相应的营养干预措施。

PG-SGA总分为0~1分提示营养状况良好,给予五阶梯营养支持的第1阶梯,根据个人习惯加强饮食指导和营养宣教,每周复评1次PG-SGA评分;总分为2~3分、4~8分分别提示疑似营养不良、中度营养不良,遵循五阶梯营养支持的原则,从第2阶梯饮食指导及口服营养补充开始干预,若效果不佳则第3阶梯全肠内营养支持、第4阶梯肠内+部分肠外营养、第5阶梯全肠外营养;PG-SGA总分≥9分提示重度营养不良,直接进行第4阶梯肠内+部分肠外营养,及时进行对症处理及加强营养支持。

(6) 对于PICC(经外周静脉穿刺中心静脉置管)带管患者,告知患者及家属相关注意事项,如置管侧上肢不能上举、不能侧压、7天换一次药等注意事项。

(7) 告知患者及家属血标本采集注意事项,协助患者做好专科检查。

(二) 术前 1 天

(1) 介绍疼痛评估方法、非药物镇痛方法、术后镇痛方案;术后放置引流管种类、目的、注意事项。

(2) 肠道准备:术前禁食 6 h,禁饮 2 h(术前 10 h 饮用 12.5% 的糖类饮品 800 mL,术前 2 h 再饮用≤400 mL,仅限非糖尿病患者);不常规进行机械性肠道准备。

(3) 个人及用物准备:洗澡、更换病员服、去除假牙、金属饰品;准备术后用品,如便盆、翻身枕、下肢卡盘支具。

(4) 术前评估:使用深静脉血栓评估 Caprini 量表评估患者深静脉血栓风险;进行疼痛评估。

(5) 心理干预:入院后责任护士与患者建立良好的护患关系;术前充分利用患者对责任护士信任和依赖的心理,详细讲解术前准备、术中麻醉、手术效果、术后恢复及预后情况,消除患者对手术的心理顾虑,增强其战胜疾病的信心。条件允许情况下可开展绘画艺术疗法,如曼陀罗绘画,能够借助曼陀罗绘画的保护、整合与转化等功能,减少患者负性情绪,获得良好的情绪与内在。

(三) 手术当天

1. 术日晨

(1) 术日晨测量患者生命体征,家属到位;做好患者术前交接。
(2) 铺麻醉床,备心电监护仪、吸氧装置及术后用品。
(3) 转出交接:核对患者、手术标记、药物过敏情况,交接药品、病历和影像资料。

2. 术后当天

(1) 转入交接:术后判断患者意识,意识清醒将患者安全过床,做好患者皮肤、管道、术中情况、病历、药品、影像学资料的交接。
(2) 病情观察:心电监护 6 h,观察伤口敷料渗血、引流管引流、术侧肢体感觉运动情况。
(3) 告知家属吸氧和心电监护仪使用及注意事项。
(4) 体位:抬高下肢 30°,术后 6 h 后每 2 h 翻身一次。
(5) 麻醉完全清醒后试饮水,无呛咳、恶心、呕吐后可进食流质饮食。
(6) 踝泵运动、股四头肌等长收缩练习,每天 3 次,每次 10～20 组。
(7) 疼痛护理:准确评估疼痛,告知患者及家属非药物镇痛方法及镇痛药物使用注意事项。

(四) 术后恢复期(第 1～5 天)

(1) 饮食指导:循序渐进,少量多次,半流质饮食、软食逐步过渡至正常饮食,进食高蛋白、高热量、富含维生素、纤维素的易消化食品,多饮水。

(2) VTE 预防及护理:鼓励多饮水、尽早活动;抬高下肢 30°,促进血液循环;一旦确诊血栓,立即卧床休息,患肢抬高制动,禁止按摩热敷,遵医嘱使用抗凝药,患者及家属知晓抗凝药皮下注射点按压 3 min,观察有无出血倾向。

(3) 活动指导:术后肢体主动功能锻炼,进行踝泵运动,每天 3 次。每次 10～20 组;术后

1～2天,直腿抬高训练增强患膝稳定,患者平卧,足尖朝上,伸直膝关节并收缩股四头肌后抬高患肢,持续5～6 s,放下肢体,放松肌肉;术后3～4天终末伸膝,仰卧位,患侧膝关节下放一软枕,保持屈膝30°,然后使足跟抬离床面直至患膝伸直,保持5～6 s然后放下肢体,放松肌肉;活动强度以患者不感疲劳为宜。

(4) 遵医嘱予消炎、化痰、护胃、营养支持等用药,告知患者及家属药物作用及注意事项。

(5) 皮肤护理:使用翻身枕翻身,每2 h翻1次,指导局部小幅度活动减压的方法,保持床单位清洁无渣屑,翻身时避免拖拉拽,避免局部组织长期受压。

(6) 疼痛护理:和患者一起认识疼痛,准确评估疼痛。鼓励家属多陪伴患者,分散注意力,减轻疼痛;抬高下肢30°,促进患肢血液循环,减轻患肢肿胀,减轻疼痛。

(7) 指导卡盘支具使用;告知患者及家属卡盘支具调节膝关节角度的方法及注意事项;使用支具侧肢体需经常调整体位、衬垫、松紧度,避免皮肤磨损、压迫现象;佩戴和摘除支具过程中,患肢需保持伸直位。

(8) 伤口护理:保持敷料清洁干燥,及时换药。

(9) 心理干预:术后了解患者的关注点,倾听患者主诉,耐心回答患者的疑问,讲解术后活动、饮食、疼痛等方面注意事项及预后良好的病例,鼓励患者积极面对术后康复训练。

(10) PICC护理:每班交接患者中心静脉置管的穿刺点、固定及静脉管道通畅情况。

(五) 出院当天

1. 出院标准

(1) 引流管拔除,伤口干燥、无渗血渗液、愈合良好。

(2) 生命体征平稳。

(3) 饮食恢复普食,无需静脉补液。

(4) 无需住院处理的其他并发症或合并症。

(5) NRS疼痛评分<4分。

2. 出院指导

(1) 协助家属办理出院手续。

(2) 告知患者及家属出院带药的用药方法及注意事项。

(3) 患者及家属知晓卡盘支具的使用方法及注意事项。

(4) 活动指导:进行术侧膝、髋关节的耐力训练,术后2周扶助行器进行站立抬腿训练;站立前伸练习:抬腿时膝关节不能超过腰部,每次2～3遍;站立后伸练习:将患者慢慢后伸注意保持上身直立,每次2～3遍;站立外展练习:注意保持下肢伸直位向外抬起,慢慢收回,每次2～3遍。逐步进行日常生活自理能力训练。

(5) 予肿瘤患者居家饮食指导。调整食物的色香味、质地及少量多餐的摄入模式以增强食欲,增加营养摄入。

(6) 告知患者及家属PICC的换药时间,日常生活中穿刺侧上肢不能上举,不能提超过5 kg的物品,可进行淋浴,不可进行盆浴或泡浴,避免游泳,睡觉时不要压迫带管侧手臂等注意事项。PICC穿刺点渗血渗液,导管返血、破裂,贴膜下皮肤发红、瘙痒等异常情况及时就医。

3. 出院随访

(1) 线上随访:互联网医院、微信平台、电话随访。线下随访:骨科门诊随访。

(2) 随访内容包括饮食、用药不良反应、伤口、疼痛、功能锻炼、血栓预防、有无并发症等居家指导。

五、变异及原因分析

1. 患者因素
（1）出现合并症及并发症如休克、肺栓塞、心力衰竭等，需要转入 ICU 进一步治疗者。
（2）术后因治疗结果不满意，延长住院治疗时间。
（3）术后因疼痛致使患者不愿配合治疗和护理。
（4）伤口延迟愈合。

2. 家属因素
家属依从性差，无法配合医护指导和治疗。

3. 出院计划因素
家属要求提前或延后出院。

4. 医院系统因素
（1）医保系统升级或故障致使无法医保报销。
（2）手术器械设备、关节假体或异体骨材料提供延迟。

六、临床护理路径表单

下肢经典型骨肉瘤瘤段切除加重建围术期标准化护理路径见表 16.8。

表 16.8 下肢经典型骨肉瘤瘤段切除加重建围术期标准化护理路径

适用对象：第一诊断为骨恶性肿瘤（ICD-10：C41.900x001）且病理诊断为经典型骨肉瘤（ICD-10：M91800/3），首选治疗方案符合股骨远端瘤段切除加重建术（ICD-9-CM-3：GK0335）或胫骨近端瘤段切除加重建术（ICD-9-CM-3：GK0340）者

患者姓名：_____ 性别：____ 年龄：____ 住院号：_____
住院日期：____年___月___日 手术日期：____年___月___日 出院日期：____年___月___日

		入院当天	术前 1 天
护理评估		□ 生命体征测量 □ 一般资料收集 □ 完善各项评估： 深静脉血栓风险因素评估 Caprini 评分：__分 日常功能评估 Barthel 指数：__分 跌倒风险评估 Morse 评分：__分 压力性损伤风险评估 Braden 量表：__分 营养风险筛查 NRS 2002：__分 PG-SGA 营养评估（NRS 2002≥3 分患者） 自杀风险 □ 专科评估： 患肢疼痛、末梢血运、感觉活动情况	□ 血常规、免疫组合、生化、凝血功能 □ 血压、血糖、肝肾功能、心肺功能等情况 □ 心电图、心脏彩超、双下肢血管超声等检查结果

续表

	入院当天	术前1天
护理处置	□ 入院告知、环境介绍 □ 饮食指导 □ 护理风险宣教 □ 静脉通路宣教 □ 血标本采集注意事项 □ 告知术前辅助检查的目的及配合方法	□ 个人及用物准备 □ 疼痛知识讲解 □ 心理干预 □ 预防VTE知识宣教 □ 床上排便训练
预期结局	□ 患者能够掌握入院须知,熟悉病区环境(回示) □ 完成入院相关专科检查和护理常规(病历) □ 知晓中心静脉置管的注意事项(回示) □ 知晓血标本采集注意事项(回示)	□ 完善术前检查和评估,用物准备齐全(病历) □ 知晓非药物镇痛方法和镇痛药的使用注意事项(回示) □ 会做踝泵运动(回示)
变异	□ 无 □ 有,原因_____ 　　处理措施_____	□ 无 □ 有,原因_____ 　　处理措施_____
护士签名		

时间	手 术 日
术日晨准备	□ 术晨生命体征测量 □ 排空膀胱,核查个人准备
转出交接	□ 核对患者手术标记、药物过敏情况,交接药品、病历和影像资料 □ 物品准备:铺麻醉床,备心电监护仪、吸氧装置
转入交接	□ 判断患者意识,意识清醒将患者安全过床 □ 交接患者皮肤、管道、术中情况、病历、药品、影像学资料
护理评估	□ 术后6h监测生命体征和血氧饱和度 □ 完善术后各项评估 □ 术后患肢感觉活动及末梢血运,伤口敷料,引流管引流情况
护理处置	□ 病情观察 □ 管道护理 □ 功能锻炼指导 □ 饮食指导 □ 疼痛指导
预期结局	□ 患者生命体征正常,切口敷料干燥,引流管妥善固定,引流通畅(病历) □ 知晓管道注意事项(回示) □ 知晓麻醉清醒后进食要求(回示)

续表

时间	手 术 日	
变异	□ 无 □ 有,原因_____ 　　处理措施_____	
护士签名		

时间	术后第 1～5 天	出院当天
护理评估	□ 生命体征 □ 疼痛 □ 患肢感觉和运动及伤口情况 □ 功能锻炼情况 □ 术后影像及双下肢血管 B 超检查	□ 生命体征 □ 伤口愈合及肢体功能恢复情况 □ PG-SGA 营养评估 □ 疼痛评估 □ 中心静脉通路情况
护理处置	□ 饮食指导 □ VTE 预防及护理 □ 皮肤护理 □ 活动指导 □ 心理干预	□ 出院手续办理流程指导 □ 支具使用指导 □ 活动指导 □ 居家饮食指导 □ 中心静脉通路居家护理 □ 心理干预
预期结局	□ 知晓恢复期饮食要求(回示) □ 知晓药物作用及注意事项(回示) □ 知晓皮肤护理要点(回示) □ 知晓活动的内容和方法(回示)	□ 知晓支具佩戴的注意事项(回示) □ 知晓居家饮食要求(回示) □ 中心静脉通路居家护理注意事项(回示)
变异	□ 无 □ 有,原因_____ 　　处理措施_____	□ 无 □ 有,原因_____ 　　处理措施_____
护士签名		

参考文献

[1] 中国临床肿瘤学会指南工作委员会. 中国临床肿瘤学会经典型骨肉瘤诊疗指南 2020[M]. 北京:人民卫生出版社,2020:12-15.

[2] 中华医学会外科学分会,中华医学会麻醉学分会. 中国加速康复外科临床实践指南(2021)[J]. 协和医学杂志,2021,12(5):624-631.

[3] 孙丽丽,张云梅,顿忻捷,等. 曼陀罗绘画疗法对肿瘤患者负性情绪的影响[J]. 解放军护理杂志,2021,38(09):71-74.

[4] 丁小萍,彭飞,胡三莲. 骨科疾病康复护理[M]. 上海:上海科技出版社,2021:236-238.

[5] 国际血管联盟中国分部护理专业委员会.住院患者静脉血栓栓塞症预防护理与管理专家共识[J].解放军护理杂志,2021,38(6):17-21.
[6] 葛爱萍.疼痛护理干预对减轻骨肿瘤手术术后疼痛感及提高患者术后锻炼依从性的研究[J].中华肿瘤防治杂志,2020,27(S1):275,277.

第九节　择期跟腱断裂围术期临床护理路径

一、适用对象

根据《跟腱断裂临床循证诊疗指南》,符合跟腱断裂修补术(ICD-9-CM-3：83.88001)手术指征的患者。

二、诊断依据

根据《跟腱断裂临床循证诊疗指南》,以下情况为跟腱断裂修补术纳入指征：① 病史：下肢外伤史,多为跟腱极度背伸时再突发蹬地发力；② 体检有明确体征：局部疼痛肿胀,不能提踵,Thompson试验阳性；③ 辅助检查：彩超或MRI提示跟腱连续性中断。

三、进入路径标准

(1) 第一诊断为首选治疗方案符合跟腱断裂修补术(ICD-9-CM-3：83.88001)手术编码者。

(2) 患者同时患有其他疾病时,但在住院期间不需要特殊处理,也不影响第一诊断的临床路径流程,可以进入路径。

四、临床护理路径实施规范

(一) 入院当天

(1) 介绍病区环境、入院须知、陪客制度、主管医师、责任护士。
(2) 完善相关检查如胸片、心电图、双下肢B超、跟腱B超或磁共振。
(3) 办理住院手续,完善各项专项评估和处理,完善各项专项评估,包括深静脉血栓风险因素评估Caprini评分、日常功能评估Barthel指数、跌倒风险评估Morse评分、压力性损伤风险评估Braden量表。
(4) 评估患者既往有无外伤史,有无跟腱炎,局部封闭治疗史,评估患肢肿胀程度及观察末梢血运情况。
(5) 指导患者戒烟戒酒,并停用影响手术的药物,如阿司匹林、利血平、华法林等。

（6）冷敷：如果伤口有明显破损，先进行简单的伤口清洁；将冰块或冷湿毛巾放在受伤部位上，保持轻轻按压，但不要用力按压，冰块可以用毛巾包裹或放在冷敷装置里，以避免直接接触皮肤；根据患肢肿胀程度，一般冷敷时间 15~20 min；在冷敷结束后，注意观察受伤部位是否有明显改善，如红肿、疼痛。

（二）术前1天

（1）排除手术禁忌：了解患者有无高血压、心脏病或其他全身性疾病，术前评估血压、血糖、肝肾功能、心肺功能等，询问女性患者是否在月经期，了解有无手术禁忌证。

（2）术前评估：专科检查、影像学检查、患肢肿胀程度、患者和家属心理状态及手术获益期望值情况。

（3）手术宣教及心理疏导：讲解术前准备的目的、注意事项，缓解患者及其家属紧张、焦虑情绪，积极配合治疗，提高手术耐受性。

（4）肠道准备：术前禁食 6 h，禁饮 2 h，麻醉前 2 h 可口服清流质（建议使用 45 g 碳水化合物，仅限非糖尿病患者）。

（5）个人及用物准备：洗澡、更换病员服，去除假牙、金属饰品，准备软枕、便盆、尿壶及护理垫。

（6）支具的佩戴注意事项指导：佩戴及摘除支具时应保持坐位。佩戴时指导患者穿贴身衣服，将支具完全贴合地加绕在患者患肢上并系好尼龙搭扣。穿戴好后应检查支具的松紧度，一指为宜。

（三）手术当天

1. 术日晨

（1）护士准备：测量患者生命体征并记录。

（2）仪器准备：铺麻醉床，备监护仪、吸氧装置。

（3）患者准备：确保患者空腹状态，核查禁食水时间。协助患者排空大小便。取下活动性义齿、配饰，如手表、耳环、戒指、手镯、眼镜（包括隐形眼镜）等，贵重物品交给患者家属妥善保管。

（4）转出交接：填写术前护理单，与手术室人员共同核对患者身份信息、手术部位、药物过敏情况，携带药品、支具及影像学资料，交接病历。

2. 手术当天

（1）转入交接：术后返回病房后，与麻醉师核对患者意识状态、输液通路、手术部位、麻醉方式及术中出血情况。遵医嘱予以生命体征、血氧饱和度监测。

（2）术后疼痛管理：多模式镇痛药物治疗（非甾体类止疼药和阿片类，建议术后 48 h 内使用 PCA，30 min 可加药 1 次）；物理治疗（冷敷、按摩）；心理治疗（放松训练、认知行为疗法、转移注意力等）。

（3）饮食管理：术后无恶心、呕吐反应可少量多次试饮温开水，如无饮水呛咳可普通饮食。

（4）体位管理：术后抬高患肢 15°~30°，用长腿石膏托或膝踝足矫形器将下肢固定在膝关节屈曲 30°，踝关节跖屈位，即脚背处于伸直状态，与小腿成近似直线，以最大程度降低跟腱张力。

(5) 患肢血运及切口观察:密切观察患肢末梢血运,注意颜色是否发紫,有无剧烈疼痛,趾端是否发凉、麻木、活动受限等。观察患肢疼痛情况,切口敷料有无渗血,切口周围是否肿胀。

(6) 用药护理:遵医嘱予消肿、止疼药物治疗。观察用药后反应和肢体肿胀情况,并记录。

(7) 功能锻炼:术后可床上活动,可行足趾屈曲,3次/天,10秒/次;行小腿三头肌收缩活动;直腿抬高运动(下肢伸直,在膝关节伸直状态下抬起下肢,距离床面15~20 cm,维持时间10~15 s,随后缓慢放下,休息10 s左右后,重复上述动作,每天100~300次,分次完成)。

(8) 支具佩戴:支具固定后定期检查,防止支具压迫发生。佩戴后检查支具松紧度,以能放入一指为宜。经常调整体位、衬垫、松紧度。

(四) 术后第1天

(1) 生命体征评估:动态监测患者生命体征,重点关注患者疼痛情况和体温变化。

(2) 饮食指导:病情无特殊者,术后第1天清淡、易消化、营养丰富饮食,不吃辛辣刺激性食物。

(3) 活动指导:督促患者术后床上活动、股四头肌收缩(每次10 s,每隔10 min重复10次,每次训练以大腿感觉疲劳为宜)及直腿抬高运动。

(4) 用药护理:遵医嘱予消肿、止疼药物治疗,观察用药后反应。

(5) 专科检查:告知患者及(或)家属术后检验、检查时间及配合方法。

(6) 支具佩戴:支具固定后定期检查松紧度,防止因支具压迫形成。

(五) 出院当天

1. 出院标准

(1) 患者生命体征平稳,无须静脉输液治疗。

(2) 伤口愈合良好,无感染迹象(血象正常)。

2. 出院指导

(1) 出院宣教:责任护士向患者家属宣教跟腱断裂修补术后功能锻炼内容和方法、术后坚持功能锻炼必要性,并嘱其按照出院指导要求配合门诊复诊和出院随访。

(2) 办理出院手续:发放出院通知单并讲解出院手续的办理流程。协助患者及家属办理出院结算,发放出院带药,去除患者腕带。

(3) 生活指导

① 饮食指导:忌烟酒,避免辛辣刺激性食物,补充富含维生素的、蛋白质食物。

② 体位护理:术后需卧床休息3~4周,抬高患肢15°~30°,促进血液回流,减轻肿胀。

③ 冰敷:患者术后若伤口出现肿胀、疼痛,可用冰袋冰敷,以缓解不适症状。每天2次,每次15~20 min,用毛巾包裹冰袋,同时观察冰敷后效果,注意观察颜色是否发紫,趾端是否发凉、麻木,若有以上症状,立即停止冰敷。

(4) 专科出院指导

① 术后第一阶段保护和愈合期(第1~4周):术后4周内禁止踝关节背曲,锻炼要领如下:术后即可做直抬腿、脚趾运动、股四头肌收缩运动,3次/天,5组/次,30次/组。

② 初步康复锻炼期(第5~9周):患肢踝关节背屈角度主动90°,术后5周门诊复查后可

使用跟腱靴行走，也可使用助行器具辅助行走，减轻患肢承重。锻炼要领：内外翻环、形运动、跖屈运动。

③康复期（第10～11周）：患肢踝关节背曲角度主动95°，锻炼要领：一字步练习、脚站立练习、蹬自行车练习。

3. 出院随访

（1）加强线上线下随访管理：线上进行互联网医院、电话随访，线下可发放满意度问卷调查。

（2）术后一个月骨科门诊复查。

（3）随访内容包括饮食、用药不良反应、伤口、疼痛、功能锻炼、血栓预防、有无并发症等居家指导。

五、变异及原因分析

1. 患者因素

（1）患者自身原因如家里有事急需处理、（女性患者）月经突然来临、陪护不到位等导致手术延期。

（2）术后出现并发症如感染、VTE需要进一步治疗。

（3）术后因治疗结果不满意，延长住院治疗时间。

2. 家属因素

（1）要求增加或拒绝某些治疗或检查。

（2）家属依从性差，无法配合医护指导和治疗。

3. 医护人员因素

（1）医嘱延迟/执行医嘱延迟。

（2）医护人员之间沟通、协作不良。

六、临床护理路径表单

择期跟腱断裂围术期临床护理路径表单见表16.9。

表16.9　择期跟腱断裂围术期临床护理路径表单

适用对象：第一诊断为首选治疗方案符合跟腱断裂修补术者（ICD-9-CM-3：83.88001）

患者姓名：_____　性别：____　年龄：____　住院号：_____

住院日期：_____年___月___日　手术日期：_____年___月___日　出院日期：_____年___月___日

时间	入院当天	术前1天
护理评估	□完善各项评估： 　深静脉血栓风险因素评估Caprini评分：__分 　日常功能评估Barthel指数：__分 　跌倒风险评估Morse评分：__分 　患肢肿胀程度及患肢末梢血运情况	□血常规、免疫组合、生化、凝血功能 □血压、血糖、肝肾功能、心肺功能情况 □胸片、心电图检查结果 □跟腱MRI或彩超 □根据病情需要做检查如双下肢血管B超等

续表

时间	入院当天	术前1天
护理处置	□ 办理住院手续 □ 骨科护理常规 □ 抬高患肢,观察末梢血运及肿胀情况 □ 介绍病区环境、入院须知和陪客制度 □ 介绍主管医师、责任护士 □ 辅助检查指导,冷敷	□ 介绍围手术期快速康复流程 □ 肠道准备:术前禁食6 h,禁饮2 h □ 体位与活动指导 □ 个人及用物准备 □ 心理疏导
预期结局	□ 患者能够掌握术前注意事项,熟悉病区环境(回示) □ 完成入院相关专科检查和护理常规(病历)	□ 患者能够掌握术前准备,包括肠道准备、用物准备,患者能功能锻炼(回示) □ 完善术前检查和评估(病历)
变异	□ 无 □ 有,原因_____ 　　处理措施_____	□ 无 □ 有,原因_____ 　　处理措施_____
护士签名		

时间	手 术 日
术前	□ 护士准备,测量患者生命体征并记录 □ 患者准备:更换病员服,排空大小便,取下义齿、配饰 □ 物品准备:铺好麻醉床,床头备好监护仪器、吸氧装置及术后用品 □ 转出交接:核对患者、药物过敏情况,交接病历
术后	□ 转入交接:交接患者术中麻醉方式、手术部位、意识状态、输液通路、伤口敷料、皮肤情况等,过床
护理评估	□ 病情评估:观察患者神志、生命体征、伤口敷料、患肢肿胀程度 □ 伤口评估:动态评估术区敷料渗血情况、松紧度及敷料包扎处皮肤情况 □ 疼痛评估:应用合适的疼痛评估量表完成疼痛评估
护理处置	□ 术后疼痛管理:指导患者采用触觉与视觉分散法分散注意力,以缓解疼痛,必要时遵医嘱使用止痛药物 □ 饮食管理:术后无恶心、呕吐症状试饮水,可普食 □ 休息活动:直抬腿、左侧抬腿、右侧抬腿、脚趾运动、股四头肌收缩 □ 健康教育:患者及(或)家属知晓上述术后相关注意事项
预期结局	□ 患者生命体征正常,切口无感染(病历) □ 知晓康复锻炼方法(回示)

续表

时间	手　术　日	
变异	□ 无 □ 有,原因_____ 　　处理措施_____	
护士签名		

时间	术后第1天	出院当天
护理评估	□ 动态监测患者生命体征,重点关注患者有无发热 □ 术区评估:患者伤口敷料拆除后,患者术区皮肤及伤口情况	□ 神志清楚,精神状态良好,无伤口感染,生命体征平稳 □ 无伤口感染、血肿、VTE等并发症
护理处置	□ 饮食指导:宜清淡、易消化、营养丰富饮食 □ 活动指导:根据患者活动能力指导其床上活动 □ 用药护理:遵医嘱予消肿止疼用药 □ 术后检查:责任护士协助患者完成影像学检查 □ 支具佩戴:松紧度以一指为度	□ 发放出院通知单并讲解办理出院手续的流程。协助患者及家属办理出院结算,去除患者腕带 □ 出院宣教:向患者及家属予饮食、体位、功能锻炼指导
预期结局	□ 患者生命体征正常,切口无感(病历) □ 知晓康复锻炼方法(回示) □ 知晓药物作用及副作用(回示)	□ 无须静脉输液治疗,伤口愈合良好,无感染迹象,各器官功能状态良好(病历) □ 可自由活动(回示)
变异	□ 无 □ 有,原因_____ 　　处理措施_____	□ 无 □ 有,原因_____ 　　处理措施_____
护士签名		

参考文献

[1] 陈华,白雪,东齐红,等. 跟腱断裂临床循证诊疗指南[J]. 中华骨与关节外科杂志,2022,15(5):321-333.

[2] 中华医学会肠外肠内营养学分会,中国医药教育协会加速康复外科专业委员会. 加速康复外科围术期营养支持中国专家共识(2019版)[J]. 中华消化外科杂志,2019,18:897-902.

[3] 曹晖,陈亚进,顾小萍,等. 中国加速康复外科临床实践指南(2021版)[J]. 中国实用外科杂志,2021,41

(09):961-992.

[4] 王天龙,黄宇光. 推动麻醉学向围手术期医学转变:《加速康复外科中国专家共识及路径管理指南(2018版)》麻醉部分解读[J]. 协和医学杂志,2018,9(06):481-484.

[5] Macones G A,Caughey A B. Guidelines for postoperative care in cesarean delivery: Enhanced Recovery After Surgery (ERAS) Society recommendations (part 3)[J]. Am J Obstet Gynecol,2019,221(3):247.e1-247.e9.

第十七章 泌尿外科

第一节 前列腺增生经尿道前列腺切除术围术期临床护理路径

一、适用对象

根据《中国泌尿外科和男科疾病诊断治疗指南》(2022版)，第一诊断为良性前列腺增生(ICD-10：N40)，符合经尿道前列腺切除术(ICD-9-CM-3：60.201)手术指征的患者。

二、诊断依据

根据《中国泌尿外科和男科疾病诊断治疗指南》(2022版)，以下情况为经尿道前列腺切除术纳入指征：患者经病史问询、量表评估、查体、辅助检查等诊断为良性前列腺增生；前列腺体积在80 mL以下的前列腺增生患者；技术熟练的术者可适当放宽对前列腺体积的限制。

三、进入路径标准

(1) 第一诊断为前列腺增生，首选治疗方案符合经尿道前列腺切除术(ICD-9-CM-3：60.201)手术编码者。

(2) 患者患有其他疾病时，但在住院期间不需要特殊处理，也不影响第一诊断的临床路径流程，可以进入路径。

四、临床护理路径实施规范

(一) 入院当天

(1) 完善入院评估及宣教：当日值班护士负责接待新患者，协助患者办理入院手续，做好病区环境、入院须知、陪客制度、主管医师、责任护士内容介绍。

(2) 完善专项评估和处理：包括深静脉血栓风险因素评估Caprini评分、日常功能评估Barthel指数、跌倒风险评估Morse评分、压力性损伤风险评估Braden量表、营养风险筛查

NRS 2002 评分,识别高危患者,并采取相应干预措施。

(3) 专科评估及处理

① 症状评估及处理:如有无尿频、尿急、尿不尽等症状及其严重程度,推荐使用国际前列腺症状评分(international prostate symptom score,IPSS)进行专科评估;遵医嘱予保留导尿或药物处理。

② 管道评估及处理:带管(如留置导尿管)患者做好管道固定、宣教管道注意事项。

③ 推荐术前教会患者 Kegel 训练的方法:患者可取仰卧位,双膝微曲并拢,放松腹部肌肉,缓慢收缩和放松肛门,连续收缩盆底肌(缩肛运动)不少于 3 s,然后舒张放松 2~6 s,坚持进行 15~30 min,每日反复练习 3 遍;或者自主选择时间段,每日进行 150~200 次缩肛运动。

(4) 辅助检查指导:实验室及影像学检查指导,如血清前列腺特异性抗原(prostate specific antigen,PSA)检测、超声检查、前列腺活检穿刺等。

(二) 术前 1 天

(1) 术前评估:评估患者过敏史、尿路症状、血压、血糖、肝肾功能、心肺功能情况等。

(2) 健康宣教:使用书面文字、面对面交流、视频宣教等多种方式介绍围手术期流程、快速康复及术后持续膀胱冲洗的重要性。

(3) 肠道准备:遵医嘱禁食水。ERAS 推荐术前应指导良性前列腺症手术且无肠道动力障碍患者术前 6 h 禁食固体饮食,术前 2 h 禁食清流质;患者无糖尿病史,推荐手术 2 h 前饮用不超过 400 mL 的 12.5% 碳水化合物饮料或其他胃肠可吸收饮料(如运动功能饮料)。

(4) 活动指导:指导患者术后卧床排便,床上翻身、咳嗽咳痰、踝泵运动及疼痛管理的方法;强化 Kegel 训练的方法。

(5) 个人及用物准备:洗澡或清洁会阴部,更换手术服;去除金属、首饰、假牙等;准备尿垫、湿纸巾、盆(持续膀胱冲洗用)等物品,缴纳手术费用。

(6) 心理疏导:运用焦虑抑郁评分量表,评估患者心理状况,解答担忧问题,疏导焦虑情绪,睡眠不佳者可遵医嘱给予安眠药。

(三) 手术当天

1. 术日晨

(1) 患者准备:测量生命体征;去除活动性假牙及金属饰品;排空膀胱;更换病员服;做好手术区域皮肤准备,建议手术当天术前进行备皮为宜,减少皮肤感染的机会;确定有家属陪护。

(2) 手术交接:核对患者,核对手术部位标记,观察皮肤,交接患者病历、术前带药、影像学资料等,告知家属陪同及注意事项。

(3) 物品准备:铺好麻醉床,床头备好监护仪、吸氧装置、持续膀胱冲洗装置及术后用品。

2. 术后当天

(1) 术后交接:核对患者;监测生命体征、给予氧气吸入;做好管道、皮肤交接;完成术后健康宣教;遵医嘱予术后补液、抗炎、镇痛等治疗;做好护理记录。

(2) 饮食:遵医嘱禁食水。推荐患者术后咀嚼口香糖,主要机制是利用其类似于假饲法刺激胃肠蠕动,促进胃肠道功能恢复;术后 2 h 后,患者无恶心、呕吐、腹胀等消化道症状,即可饮用温暖的碳水化合物饮料或温开水 50~100 mL,少量多次饮用;术后 4~6 h 后可饮用米汤、豆浆、豆奶等流质饮食。

(3) 活动指导:因麻醉作用及配合持续膀胱冲洗取平卧位或稍抬高头部;术后卧床期间床上活动,踝泵运动锻炼,行足背伸、趾屈、踝关节 360°环绕运动,每天 10~15 次,每次 20~30 组(3~5 min);推荐术后根据情况对患者进行腹部按摩护理,促进胃肠功能恢复;指导呼吸功能锻炼及有效咳嗽咳痰。

(4) 疼痛管理:多模式镇痛,做好疼痛评估,遵医嘱使用止痛解痉药,并在给药规定时间内及时复评。推荐采用以下方法准确判断患者是否发生膀胱痉挛:① 直接评估法:发生膀胱痉挛时患者感到膀胱满胀感、膀胱痉挛性疼痛、紧迫的排尿感等,膀胱冲洗不通畅,冲洗引流液颜色由浅变深,冲洗液反流及导尿管周围有尿溢出等;② 间接评估法:采用疼痛视觉模拟评分法(visual analogue scale,VAS)间接评估膀胱痉挛程度,4 分以上为膀胱痉挛;推荐将 PDCA 循环疼痛管理模式应用到膀胱痉挛性疼痛管理中。

(5) 管道维护:妥善固定管道,保持引流通畅,予相关知识宣教。

(6) 用药护理:遵医嘱予止血、抗炎、解痉、化痰、止痛及营养治疗。

(7) 持续膀胱冲洗管理:做好有效标识、妥善固定、保持通畅、注意观察。推荐根据引流液颜色调整冲洗速度,色深则快,色浅则慢;选择 35~37 ℃的冲洗液进行冲洗;冲洗袋高度和膀胱平面之间的高度 60 cm 左右;保持三腔尿管通畅,无扭曲、受压、堵塞、脱落,定时捏尿管;如有血块堵塞导尿管,医护人员使用 20 mL 注射器抽取生理盐水反复冲洗,吸出残留血块,保持冲洗通畅。

(8) 心理护理:前列腺增生患者多为老年男性患者,术后当天易出现紧张、焦虑、自卑等心理,关心患者及家属,提供心理支持。

(9) 术后并发症观察:观察患者是否出现出血、膀胱痉挛、经尿道前列腺电切术(transurethral resection of the prostate,TURP)综合征等并发症。

(四) 术后恢复(第 1~3 天)

(1) 术后检查:血常规及血生化检查。

(2) 健康宣教:运用书面文字、面对面沟通、视频等多种方式进行术后健康宣教。

(3) 饮食指导:循序渐进,术后第 2 天逐步从半流食过渡到软食,逐渐增量并过渡到普食,注意加强营养。

(4) 活动指导:结合患者实际情况循序渐进,先指导患者增加床上运动,自动体位活动,然后指导其按照"下床四部曲"床边适量运动,术后第 1 天床边活动 1~2 h,管路拔除后推荐每日活动时间逐步增加到 4~6 h 为宜。

(5) 疼痛管理:按时评估疼痛情况,及时处理爆发痛,特别是膀胱痉挛引起的疼痛。

(6) 用药护理:遵医嘱予抗炎、止血、解痉、化痰及营养支持等药物使用。

(7) 气道管理:鼓励并协助患者尽早进行有效咳嗽,合理使用黏液溶解剂促使痰液充分排出。必要时协助患者进行雾化吸入治疗,指导患者进行平静呼吸、间歇深呼吸。

(8) 腹部症状管理:关注患者有无腹胀、排便排气,给予预防措施指导;术后出现腹胀患者,在病情允许的情况下,协助床上或床边适量活动,促进肠道蠕动排出残留气体。

(9) 持续膀胱冲洗管理:恢复期若仍需要膀胱冲洗,其管理同术后当天;医嘱停止膀胱冲洗的患者,嘱多饮水,观察尿色及排尿情况。

(10) 专项功能训练:按需进行术后排尿功能训练、控尿功能训练、性功能康复指导。

(11) 心理护理:术后恢复期间患者常因疼痛、腹胀、活动不便等原因出现烦躁、焦虑、苦闷等心理,鼓励患者及家属,促进早日恢复。

(五) 出院当天

1. 出院标准

(1) 患者一般情况良好,生命体征正常,半流质饮食或普食,且无恶心、反酸、呕吐等胃肠道相关不适主诉,可自行下床活动。

(2) 导尿管拔除后,排尿通畅。

(3) 无须静脉输液治疗。

2. 出院指导

(1) 常规出院指导:协助办理出院手续,发放出院带药,做好费用结算。

(2) 专科出院指导:按需进行术后排尿功能训练、控尿功能训练及性功能康复指导。

3. 出院随访

(1) 加强线上线下随访管理:线上互联网医院、电话随访;线下泌尿外科门诊随访。

(2) 随访内容:有无特殊不适;有无排尿不畅、尿频、尿急、尿痛、血尿、尿失禁等,可进行 IPSS 评分、尿流率和膀胱残余尿测定、男性性健康问卷-射精疾病(male sexual health questionnaire-ejaculatory,MSHQ-EJD)调查等。

(3) 术后建议每半年或 1 年复查 PSA。

五、变异及原因分析

1. 患者因素

(1) 患者自身原因不能完成手术。

(2) 患者术中、术后出现并发症,需要进一步诊治。

(3) 患者术后出现排尿功能异常,需要进一步诊治。

(4) 患者围术期原伴随疾病控制不佳,需请相关科室会诊,进一步诊治。

(5) 患者住院后出现其他内、外科疾病需进一步明确诊断,可进入其他路径。

2. 家属因素

(1) 家属要求增加或拒绝某些治疗或检查。

(2) 家属依从性差,无法配合医护指导和治疗。

3. 医护人员因素

(1) 医嘱延迟/执行医嘱延迟。

(2) 发现因误诊而进入临床路径。

(3) 医护人员之间沟通、协作不良。

4. 出院计划因素

家属或患者要求提前出院。

六、临床护理路径表

前列腺增生经尿道前列腺切除术围术期临床护理路径表单见表 17.1。

表 17.1　前列腺增生经尿道前列腺切除术围术期临床护理路径表单

适用对象：第一诊断为良性前列腺增生（ICD-10：N40），首选治疗方案符合经尿道前列腺切除术者（ICD-9-CM-3：60.201）

患者姓名：_____　性别：___　年龄：___　住院号：_____
住院日期：_____年___月___日　手术日期：_____年___月___日　出院日期：_____年___月___日

时间	入院当天	术前 1 天
护理评估	□ 完善入院评估 □ 完善专项评估： 　深静脉血栓风险因素评估 Caprini 评分：__分 　日常功能评估 Barthel 指数：__分 　跌倒风险评估 Morse 评分：__分 　压力性损伤风险评估 Braden 量表：__分 　营养风险筛查 NRS 2002：__分 □ 完善专科评估 　症状评估及处理 　管道评估及处理 　Kegel 训练指导	□ 过敏史 □ 血压、血糖、肝肾功能、心肺功能情况等
护理处置	□ 办理住院手续 □ 泌尿外科护理常规 □ 介绍病区环境、入院须知和陪客制度 □ 介绍主管医师、责任护士 □ 根据专项评估落实预防及处理措施 □ 辅助检查指导	□ 介绍围手术期快速康复流程 □ 介绍持续膀胱冲洗及其重要性 □ 肠道准备 □ 活动指导 □ 个人及用物准备 □ 心理疏导
预期结局	□ 患者熟悉病区环境（回示） □ 完成入院相关专科检查和护理常规（病历） □ 患者掌握 Kegel 训练方法（回示）	□ 患者能够掌握术前准备，包括肠道准备、功能锻炼、用物准备等（回示） □ 完善术前检查和评估（病历） □ 患者掌握卧床排便、床上翻身、咳嗽咳痰、踝泵运动及疼痛管理的方法（回示） □ 患者掌握 Kegel 训练方法（回示）
变异	□ 无 □ 有，原因_____ 　处理措施_____	□ 无 □ 有，原因_____ 　处理措施_____
护士签名		

续表

时间	手 术 日	
术日晨准备	□ 酌情备皮,排空膀胱,核查个人准备,做好手术标记 □ 测量生命体征,确定有家属陪护	
转出交接	□ 核对患者、药物过敏情况,交接病历,核对手术部位标记 □ 物品准备:铺好麻醉床,备好监护仪、吸氧装置及术后用品	
转入交接	□ 交接术中麻醉方式、手术、出血情况 □ 判断患者清醒,过床	
护理评估	□ 术后6h监测生命体征和血氧 □ 观察持续膀胱冲洗情况 □ 观察术后出血及并发症情况	
护理处置	□ 饮食管理 □ 活动指导 □ 疼痛管理 □ 管道维护 □ 用药护理 □ 持续膀胱冲洗管理 □ 心理护理 □ 术后并发症观察 □ 健康教育	
预期结局	□ 患者生命体征正常(病历) □ 患者及(或)家属能够知晓饮食、活动、疼痛管理及管道等内容(回示) □ 持续膀胱冲洗正常(病历)	
变异	□ 无 □ 有,原因_____ 　　处理措施_____	
护士签名		
时间	术后第1~3天	出院当天
护理评估	□ 生命体征 □ 持续膀胱冲洗情况 □ 保留导尿管情况 □ 术后检查结果	□ 饮食和营养状态 □ 下床活动情况 □ 管道拔除及排尿情况 □ 静脉治疗情况

续表

时间	术后第1~3天	出院当天
护理处置	□ 术后检查指导 □ 健康宣教 □ 饮食指导 □ 活动指导 □ 疼痛管理 □ 用药护理 □ 气道管理 □ 腹部症状管理 □ 持续膀胱冲洗管理 □ 专项功能训练 □ 心理护理 □ 健康教育	□ 发放出院通知单,患者办理结算,核对并取下腕带,帮助整理用物,协助送离病区 □ 加强术后出院随访管理 □ 健康宣教
预期结局	□ 患者生命体征正常,完成术后检查(病历) □ 持续膀胱冲洗颜色澄清或停止冲洗(病历) □ 饮食逐步过渡正常(病历) □ 下床活动量增加(回示) □ 患者及(或)家属能够知晓饮食、活动、疼痛管理及管道等内容(回示)	□ 生命体征平稳(病历) □ 恢复半流或普食(病历) □ 可独自下床活动(回示) □ 拔除保留导尿管后排尿通畅(病历) □ 无须静脉输液治疗(病历)
变异	□ 无 □ 有,原因_____ 处理措施_____	□ 无 □ 有,原因_____ 处理措施_____
护士签名		

参考文献

[1] 黄健,张旭. 中国泌尿外科和男科疾病诊断治疗指南2022版[M]. 北京:科学出版社,2023:433-474.

[2] 中华医学会男科学分会,良性前列腺增生加速康复护理中国专家共识编写组. 良性前列腺增生加速康复护理中国专家共识[J]. 中华男科学杂志,2021,27(7):659-663.

[3] Elterman D, Aubé-Peterkin M, Evans H, et al. UPDATE- Canadian Urological Association guideline: Male lower urinary tract symptoms/benign prostatic hyperplasia[J]. Can Urol Assoc J, 2022,16(8):245-256.

[4] 中华医学会男科学分会良性前列腺增生诊疗及健康管理指南编写组. 良性前列腺增生诊疗及健康管理指南[J]. 中华男科学杂志,2022,28(4):356-365.

[5] 中华医学会妇产科学分会妇科盆底学组. 女性压力性尿失禁诊断和治疗指南(2017)[J]. 中华妇产科杂志,2017,52(5):289-293.

[6] 盖琼艳,李萍,傅巧美,等. 良性前列腺增生术后膀胱痉挛护理的证据总结[J]. 护理学杂志,2021,36(3):46-49.

第二节　经尿道膀胱肿瘤切除术围术期临床护理路径

一、适用对象

根据《中国泌尿外科和男科疾病诊断治疗指南》(2022 版),第一诊断为膀胱恶性肿瘤(ICD-10:C67.901),符合经尿道膀胱肿瘤切除术(ICD-9-CM3:57.491)手术指征的患者。

二、诊断依据

根据《中国泌尿外科和男科疾病诊断治疗指南》(2022 版),以下情况为经尿道膀胱肿瘤切除术纳入指征:经临床表现、影像学检查、内镜检查及诊断性电切、细胞病理学及 FISH 检查、肿瘤标志物检查等诊断为非肌层浸润性膀胱癌。

三、进入路径标准

(1) 第一诊断为膀胱恶性肿瘤,首选治疗方案符合经尿道膀胱肿瘤切除术(ICD-9-CM3:57.491)手术编码者。

(2) 患者患有其他疾病时,但在住院期间不需要特殊处理,也不影响第一诊断的临床路径流程,可以进入路径。

四、临床护理路径实施规范

(一) 入院当天

(1) 完善入院评估及宣教:当日值班护士负责接待新患者,协助患者办理入院手续,做好病区环境、入院须知、陪客制度、主管医师、责任护士内容介绍。

(2) 完善专项评估和处理,包括深静脉血栓风险因素评估 Caprini 评分、日常功能评估 Barthel 指数、跌倒风险评估 Morse 评分、压力性损伤风险评估 Braden 量表、营养风险筛查 NRS 2002 评分,识别高危患者,并采取相应干预措施。

(3) 专科评估及处理

① 症状评估及处理:血尿的程度、排尿形态、膀胱刺激征症状,必要时遵医嘱予膀胱冲洗处理。

② 管道评估及处理:带管(如留置导尿管)患者做好管道固定、宣教管道注意事项。

③ 健康史评估:抽烟史、长期工业化学产品接触史。

(4) 辅助检查指导:尿脱落细胞学检查、内镜检查及诊断性电切、超声检查、X 线和 CT、多参数磁共振成像、肿瘤标志物检查等。

（二）术前1天

（1）术前评估：评估患者尿路症状、生命体征、血糖、肝肾功能、心肺功能、疼痛情况、过敏史以及既往史。

（2）健康宣教：介绍围手术期流程、加速康复外科（enhanced recovery after surgery，ERAS）的重要性。

（3）肠道准备：建议无胃肠道动力障碍患者术前6 h禁食固体饮食，术前2 h禁食清流质。若患者无糖尿病史，推荐手术2 h前饮用400 mL含12.5%碳水化合物的饮料，可减缓饥饿、口渴、焦虑情绪，降低术后胰岛素抵抗和高血糖的发生率。

（4）活动指导：指导患者术后床上活动、咳嗽咳痰、踝泵运动锻炼及疼痛管理的方法。

（5）个人用物准备：个人清洁，更换手术服；去除假牙、金属饰品；准备尿垫、湿纸巾、吸管、纸杯等物品；缴纳手术相关费用。

（6）心理疏导：运用中文版Mishel疾病不确定感成人量表（mishel's uncertainty in illness scale-adult，MUIS-A）和医院焦虑抑郁量表（hospital anxiety and depression scale，HADS），评估患者心理状况，及时了解患者的情绪状况，提供个性化信息支持，鼓励患者采取积极的应对方式，降低不确定感，促进康复进程。

（三）手术当天

1. 术日晨

（1）患者准备：测量生命体征，若生命体征异常时，汇报值班医生对症处理，询问是否正常手术；值班医师做好患者手术部位标记；再次予饮食、活动及心理指导，术前排空膀胱。

（2）手术交接：核对患者；核对手术部位标记；观察皮肤；交接患者病历、术前带药、影像学资料等，告知家属陪同及注意事项。

（3）物品准备：铺麻醉床；床头备好监护仪、麻醉盘、吸氧、吸痰等装置。

2. 术后当天

（1）术后交接：核对患者；评估患者意识，监测生命体征；给予氧气吸入；做好输液通道、引流管道、切口敷料、皮肤情况交接；完成术后健康宣教；做好护理记录。

（2）饮食指导：术后清醒患者2 h后可试饮水，术后6 h无恶心、呕吐者可进流质逐渐过渡至普食，但避免进牛奶、豆浆等产气食物，以免引起腹胀。

（3）活动指导：6 h内协助患者翻身，无不适可抬高床头；协助患者行踝泵运动、呼吸功能锻炼；指导患者行腹部按摩，促进肠蠕动；指导患者床上活动。

（4）疼痛管理：多模式镇痛，可采用数字分级法、面部表情疼痛评分量表法、主诉疼痛程度分级法等方法按时评估，并及时评估术后疼痛治疗效果及不良反应。

（5）管道维护：妥善固定管道，保持引流通畅，予留置管道相关知识宣教。

（6）用药护理：遵医嘱予术后补液、抗炎、止血、解痉镇痛、化痰等治疗。

（7）持续膀胱冲洗管理：遵医嘱予膀胱冲洗，做好有效标识、妥善固定、保持通畅、注意观察。推荐根据引流液颜色调整冲洗速度，色深则快，色浅则慢；选择35～37 ℃冲洗液进行持续密闭膀胱冲洗，以提高患者舒适度；冲洗袋高度和膀胱平面之间的高度在60 cm左右；保持三腔尿管通畅，无扭曲、受压、堵塞、脱落，定时捏尿管；如有血块堵塞导尿管，使用20 mL注射器抽取生理盐水反复冲洗，吸出残留血块，保持冲洗通畅。

(8) 膀胱灌注知识宣教及不良反应观察：宣教膀胱灌注的方法及注意事项，观察患者有无血尿、膀胱炎、发热、反应性关节炎、造血功能异常、膀胱挛缩、结核性肺炎不良反应，汇报医生及时处理。

(9) 心理护理：关心患者及家属，积极解答患者的疑问。

(10) 术后并发症观察：观察患者是否出现膀胱出血、膀胱穿孔、膀胱痉挛等并发症。

(五) 术后恢复(第1～2天)

(1) 术后复查：血常规及血生化检查。

(2) 健康宣教：运用面对面口头健康宣教、发放疾病健康手册、观看健康教育视频等方式进行术后相关知识宣教。

(3) 饮食指导：循序渐进，术后第2天逐步从半流食过渡到软食，逐渐增量并过渡到普食，注意加强营养。

(4) 活动指导：结合患者实际情况循序渐进，患者第一次下床活动护士陪伴其按照"下床四部曲"进行，并指导患者逐步完成每日制定的活动目标，如停止持续膀胱冲洗后第1天下床活动1～2 h，出院时每天下床活动4～6 h。

(5) 疼痛管理：按时评估疼痛情况，及时处理爆发痛，特别是膀胱痉挛引起的疼痛。

(6) 用药护理：遵医嘱予术后补液、抗炎、止血、解痉镇痛、化痰等治疗。

(7) 膀胱冲洗管理：患者若仍需膀胱冲洗，向其宣教相关注意事项(同术后当天)；医嘱停止膀胱冲洗的患者，嘱多饮水，观察尿色及排尿情况。

(8) 心理指导：予患者及家属心理护理，积极解答患者的疑问。

(六) 出院当天

1. 出院标准

(1) 患者一般情况良好，生命体征正常、半流质饮食或普食，且无恶心、反酸、呕吐等胃肠道相关不适主诉、可自行下床活动。

(2) 导尿管拔除后，排尿通畅。

(3) 无须静脉输液治疗。

2. 出院指导

(1) 常规出院指导：协助办理出院手续，发放出院带药，做好疾病相关知识宣教，完成费用结算。

(2) 专科出院指导：指导患者按时灌注，定期复查，推荐患者在术后第3个月进行第一次膀胱镜检查。

3. 出院随访

(1) 加强线上线下随访管理：线上互联网医院、电话随访；线下泌尿外科门诊随访。

(2) 随访内容：有无特殊不适、尿液颜色及性状、膀胱灌注情况、膀胱镜复查情况等。

五、变异及原因分析

1. 患者因素

(1) 患者自身原因不能完成手术。

(2) 患者术中、术后出现并发症（如膀胱出血、膀胱损伤、尿道损伤等），需要进一步诊治。

(3) 患者术后出现排尿功能异常，需要进一步诊治。

(4) 患者围术期原伴随疾病控制不佳，需请相关科室会诊，进一步诊治。

(5) 患者住院后出现其他内、外科疾病需进一步明确诊断，可进入其他路径。

2. 家属因素

(1) 家属要求增加或拒绝某些治疗或检查。

(2) 家属依从性差，无法配合医护指导和治疗。

3. 医护人员因素

(1) 医嘱延迟/执行医嘱延迟。

(2) 发现因误诊而进入临床路径。

(3) 医护人员之间沟通、协作不良。

4. 出院计划因素

家属或患者要求提前出院。

六、临床护理路径表单

经尿道等离子电切术围术期临床护理路径表单见表17.2。

表 17.2　经尿道等离子电切术围术期临床护理路径表单

适用对象：第一诊断为膀胱恶性肿瘤（ICD-10：C67.901），首选治疗方案符合经尿道膀胱肿瘤切除术者（ICD-9-CM3：57.491）

患者姓名：_____　性别：____　年龄：____　住院号：_____

住院日期：_____年___月___日　手术日期：_____年___月___日　出院日期：_____年___月___日

时间	入院当天	术前1天
护理评估	□ 完善入院评估 □ 完善专项评估： 　深静脉血栓风险因素评估 Caprini 评分：__分 　日常功能评估 Barthel 指数：__分 　跌倒风险评估 Morse 评分：__分 　压力性损伤风险评估 Braden 量表：__分 　营养风险筛查 NRS 2002：__分 □ 完善专科评估及处理： 　症状评估 　管道评估 　健康史评估	□ 生命体征 □ 血糖、肝肾功能、心肺功能情况 □ 尿路症状 □ 疼痛情况 □ 过敏史以及既往史

续表

时间	入院当天	术前1天
护理处置	□ 办理住院手续 □ 泌尿外科护理常规 □ 介绍病区环境、入院须知和陪客制度 □ 介绍主管医师、责任护士 □ 根据专项评估落实预防及处理措施 □ 辅助检查指导	□ 介绍围手术期快速康复流程 □ 介绍持续膀胱冲洗及其重要性 □ 肠道准备 □ 活动指导 □ 个人及用物准备 □ 心理疏导
预期结局	□ 患者熟悉病区环境(回示) □ 完成入院相关专科检查和护理常规(病历)	□ 患者能够掌握术前准备,包括肠道准备、功能锻炼、用物准备等(回示) □ 完善术前检查和评估(病历) □ 患者掌握卧床排便、床上翻身、咳嗽咳痰、踝泵运动及疼痛管理的方法(回示)
变异	□ 无 □ 有,原因_____ 　　处理措施_____	□ 无 □ 有,原因_____ 　　处理措施_____
护士签名		

时间	手 术 日	
术日晨准备	□ 酌情备皮,排空膀胱,核查个人准备,做好手术标记 □ 测量生命体征,确定有家属陪护	
转出交接	□ 核对患者,药物过敏情况,交接病历,核对手术部位标记 □ 物品准备:铺好麻醉床,备好监护仪、吸氧装置及术后用品	
转入交接	□ 交接术中麻醉方式、手术、出血情况 □ 判断患者清醒,过床	
护理评估	□ 术后6h监测生命体征和血氧 □ 观察持续膀胱冲洗情况 □ 观察术后出血及并发症情况	
护理处置	□ 饮食管理 □ 活动指导 □ 疼痛管理 □ 管道维护 □ 用药护理 □ 持续膀胱冲洗管理 □ 膀胱灌注相关知识宣教及指导 □ 心理疏导 □ 术后并发症观察 □ 健康教育	

续表

时间	手 术 日	
预期结局	☐ 患者生命体征正常(病历) ☐ 患者及(或)家属能够知晓饮食、活动、疼痛管理及管道等内容(回示) ☐ 持续膀胱冲洗正常(病历)	
变异	☐ 无 ☐ 有,原因_____ 　处理措施_____	
护士签名		

时间	术后第1~3天	出院当天
护理评估	☐ 生命体征 ☐ 持续膀胱冲洗情况 ☐ 保留导尿管情况 ☐ 术后检查结果	☐ 饮食和营养状态 ☐ 下床活动情况 ☐ 管道拔出及排尿情况 ☐ 静脉治疗情况 ☐ 膀胱灌注情况
护理处置	☐ 术后检查 ☐ 健康宣教 ☐ 饮食指导 ☐ 活动指导 ☐ 疼痛管理 ☐ 用药护理 ☐ 膀胱冲洗管理 ☐ 心理疏导	☐ 发放出院通知单,办理结算,核对并取下腕带,帮助整理用物,协助送离病区 ☐ 加强术后出院随访管理 ☐ 健康宣教
预期结局	☐ 患者生命体征正常,完成术后检查(病历) ☐ 持续膀胱冲洗颜色澄清或停止冲洗(病历) ☐ 饮食逐步过渡正常(病历) ☐ 下床活动量增加(回示) ☐ 患者及(或)家属知晓饮食、活动、疼痛管理及管道等内容(回示)	☐ 生命体征平稳,恢复半流质饮食或普食(病历) ☐ 拔除保留导尿管后排尿通畅(病历) ☐ 无须静脉输液治疗(病历) ☐ 可独自下床活动(回示)
变异	☐ 无 ☐ 有,原因_____ 　处理措施_____	☐ 无 ☐ 有,原因_____ 　处理措施_____
护士签名		

参考文献

[1] 黄健,张旭.中国泌尿外科和男科疾病诊断治疗指南 2022 版[M].北京:科学出版社,2023:39-86.
[2] 中国加速康复外科专家组.中国加速康复外科围手术期管理专家共识(2016)[J].中华外科杂志,2016,54(6):413-418.
[3] 肖志平,温碧云,凌少梅,等.膀胱肿瘤患者疾病不确定感与负性情绪及应对方式的相关性研究[J].国际医药卫生导报,2019,25(21):3551-3554.
[4] 邱静怡,戎明梅.健康信念模式下妇科术后患者早期下床活动影响因素研究[J].中国卫生统计,2021,38(6):916-919,922.
[5] 中国肿瘤医院泌尿肿瘤协作组.非肌层浸润性膀胱癌膀胱灌注治疗专家共识(2021 版)[J].中华肿瘤杂志,2021,43(10):1027-1033.
[6] 盖琼艳,李萍,傅巧美,等.良性前列腺增生术后膀胱痉挛护理的证据总结[J].护理学杂志,2021,36(3):46-49.

第三节 经皮肾镜取石术围术期临床护理路径

一、适用对象

根据《中国泌尿外科和男科疾病诊断治疗指南》(2022 版),第一诊断为泌尿系结石(ICD-10:N20),符合经皮肾镜取石术(ICD-9-CM-3:60.201)手术指征的患者。

二、诊断依据

根据《中国泌尿外科和男科疾病诊断治疗指南》(2022 版),以下情况为经皮肾镜取石术纳入指征:所有需要手术干预的肾结石,包括>2 cm 的肾结石、有症状的肾盏或憩室结石、体外冲击波碎石或软镜治疗失败的肾结石等;特殊类型肾结石,包括小儿肾结石、孤立肾、马蹄肾、移植肾合并结石等。

三、进入路径标准

(1) 第一诊断为泌尿系结石,首选治疗方案符合经皮肾镜取石术(ICD-9-CM-3:60.201)手术编码者。
(2) 患者患有其他疾病时,但在住院期间不需要特殊处理,也不影响第一诊断的临床路径流程,可以进入路径。

四、临床护理路径实施规范

(一)入院当天

(1) 完善入院评估及宣教,当日值班护士负责接待新患者,协助患者办理入院手续,做好病区环境、入院须知、陪客制度、主管医师、责任护士内容介绍。

(2) 完善专项评估和处理,包括深静脉血栓风险因素评估 Caprini 评分、日常功能评估 Barthel 指数、跌倒风险评估 Morse 评分、压力性损伤风险评估 Braden 量表、营养风险筛查 NRS 2002 评分,识别高危患者,并采取相应干预措施。

(3) 专科评估及指导

① 症状评估及处理:观察患者有无局部症状,如肾绞痛、血尿以及尿频、尿急、尿痛等膀胱刺激征,必要时遵医嘱予止血、解痉、镇痛等对症处理;肾绞痛治疗药物包括非甾体抗炎药,如双氯芬酸钠和吲哚美辛;阿片类镇痛药包括二氢吗啡酮、喷他佐辛、布桂嗪和曲马多等;解痉药包括硫酸阿托品、山莨菪碱、黄体酮、坦索罗辛等。观察患者有无高热、感染症状,予血常规、尿常规、血培养等实验室相关检查,必要时遵医嘱积极予抗感染处理。

② 管道评估及处理:带管(如留置导尿管或肾造瘘管)患者查看管道留置日期,是否在位,做好管道固定,宣教管道注意事项。

③ 辅助检查指导:查阅患者实验室及影像学检查资料(血常规、尿常规、超声检查、泌尿系 CT 等)是否完善。

(二)术前1天

(1) 术前评估:评估患者尿路症状、血压、血糖、肝肾功能、心肺功能、药物过敏史、疼痛情况以及既往史。

(2) 健康宣教:采用书面文字、面对面交流、多媒体方式对患者及家属进行围手术期内容的指导。

(3) 肠道准备:常规术前禁食 6 h,禁饮 2 h,特殊情况遵医嘱禁食水。

(4) 活动指导:指导患者术后卧床排便、床上翻身、咳嗽咳痰、踝泵运动及疼痛管理的方法。

(5) 个人及用物准备:更换手术服;去除金属、首饰、假牙、手表等物品;准备尿垫、湿纸巾、尿壶等用物;缴纳手术相关费用;指导患者血压、血糖、抗凝药物的使用及注意事项。

(6) 心理疏导:运用焦虑抑郁评分量表评估患者心理状况,解答患者担忧问题,疏导焦虑情绪,睡眠不佳者可遵医嘱予药物辅助睡眠。

(三)手术当天

1. 术日晨

(1) 患者准备:测量患者生命体征;嘱患者排空膀胱;再次予饮食、活动及心理指导,确认有家属陪同。

(2) 手术交接:核对患者;核对手术部位标记;观察皮肤;交接患者病历、术前带药、影像学资料等;告知家属陪同注意事项。

(3) 物品准备：铺麻醉床；床头备好监护仪、麻醉盘、吸氧、吸痰等装置。

2. 术后当天

(1) 术后交接：核对患者；评估患者意识；监测生命体征；给予氧气吸入；做好管道、皮肤交接；完成术后健康宣教；做好护理记录。

(2) 饮食指导：术后 2 h 试饮水，无恶心、呕吐、呛咳反应可开始少量饮水；6 h 可少量多次进食流质（无渣米汤、菜汤）；6~24 h 进食半流质，肛门排气后恢复普食。

(3) 活动指导：术后 6 h 内协助患者翻身，无不适可抬高床头 30°；协助患者行呼吸功能锻炼；指导患者环形腹部按摩，促进肠蠕动；指导患者行踝泵运动，预防下肢静脉血栓形成；协助 q2 h 翻身，预防局部发生压力性损伤；一般情况良好，鼓励患者早期下床活动。

(4) 疼痛管理：术后采用多模式镇痛，运用 VAS 行疼痛评估，建议术后 48 h 内使用自控式镇痛泵，必要时遵医嘱予镇痛药应用，并在给药规定时间内及时复评。

(5) 管道维护：妥善固定管道，保持引流通畅，予相关知识宣教。对于开放性肾造瘘管，严格观察引流液颜色、量及性状。

(6) 用药护理：遵医嘱术后予抗炎、止血、镇痛、营养支持等治疗，并告知患者及家属药物使用期间可能出现的不良反应及注意事项。

(7) 心理护理：结石术后患者易发生出血、感染症状，密切观察病情变化，及时巡视，主动关心患者及家属心理状况，提供心理支持。

(8) 术后并发症观察：观察患者有无发生出血、感染并发症；运用英国早期预警评分（national early warning score，NEWS）评估患者术后尿源性脓毒血症、感染性休克、休克转归时间等情况。

（四）术后恢复（第 1~2 天）

(1) 术后复查：完成血常规、生化实验室检查，拍摄尿路 X 线摄片以检查体内支架管位置。

(2) 健康宣教：运用书面文字、面对面交流、视频播放等多种形式进行术后健康宣教。

(3) 饮食指导：循序渐进，指导患者通气后逐步恢复至正常饮食。

(4) 活动指导：推荐患者早期下床活动，无特殊情况术后 1 天即可按照"下床四部曲"步骤协助患者下床活动，管道拔除后推荐每日活动时间增加至 4~6 h 为宜。

(5) 疼痛管理：予疼痛自评宣教，运用 VAS 评估法进行疼痛评估，必要时遵医嘱予镇痛药应用并及时复评。

(6) 用药护理：遵医嘱予抗炎、止血、解痉、化痰、营养支持等治疗。

(7) 专科指导：2022 版指南推荐结石术后患者行结石成分分析测定，结石成分分析是明确结石性质的方法，也是制定结石预防措施和选用溶石疗法的重要依据。

（五）出院当天

1. 出院标准

(1) 患者一般情况良好，生命体征正常，可进半流质饮食或普食，且无恶心、反酸、呕吐等胃肠道反应，可自行下床活动。

(2) 拔除肾造瘘管及尿管后，伤口无出血，患者无不适主诉，可自行排尿。

(3) 无须静脉输液及其他治疗。

2. 出院指导

（1）常规出院指导：协助办理出院手续，发放出院带药，做好费用结算，完成出院指导。

（2）专科出院指导：重点告知患者体内输尿管支架管拔除时间及流程；指导患者及家属查看结石成分分析结果，并根据结石性质针对性调整饮食及生活习惯。

3. 出院随访

（1）加强线上线下随访管理：线上，互联网医院、电话随访；线下，泌尿外科门诊。

（2）随访内容：有无特殊不适、体温变化、尿液颜色及性状、体内支架管有无拔除、是否门诊随诊、结石复发等。

五、变异及原因分析

1. 患者因素

（1）患者自身原因不能完成手术。

（2）患者术中、术后出现出血、感染等严重并发症，需要进一步诊治。

（3）患者围术期原伴随疾病控制不佳，需请相关科室会诊，进一步诊治。

（4）患者住院后出现其他内、外科疾病需进一步明确诊断，可进入其他路径。

2. 家属因素

（1）家属要求增加或拒绝某些治疗或检查。

（2）家属依从性差，无法配合医护指导和治疗。

3. 医护人员因素

（1）医嘱延迟/执行医嘱延迟。

（2）发现因误诊而进入临床路径。

（3）医护人员之间沟通、协作不良。

4. 出院计划因素

家属或患者要求提前出院。

六、临床护理路径表单

经皮肾镜取石术围术期临床护理路径表单见表17.3。

表 17.3 经皮肾镜取石术围术期临床护理路径表单

适用对象：第一诊断为泌尿系结石（ICD-10：N20），首选治疗方案符合经皮肾镜取石术者（ICD-9-CM-3：60.201）

患者姓名：_____ 性别：___ 年龄：___ 住院号：_____

住院日期：____年__月__日 手术日期：____年__月__日 出院日期：____年__月__日

时间	入院当天	术前 1 天
护理评估	□ 完善入院评估 □ 完善专项评估： 　深静脉血栓风险因素评估 Caprini 评分：__分 　日常功能评估 Barthel 指数：__分 　跌倒风险评估 Morse 评分：__分 　压力性损伤风险评估 Braden 量表：__分 　营养风险筛查 NRS 2002：__分 □ 完善专科评估： 　症状评估及处理 　管道评估及处理	□ 患者体温、血压、血糖、心肺功能、肝肾功能情况 □ 用药史、过敏史 □ 肾结石部位及大小
护理处置	□ 办理住院手续 □ 泌尿外科护理常规 □ 介绍病区环境、入院制度和陪护制度 □ 介绍主管医生、责任护士 □ 根据专项评估落实预防及处理措施 □ 辅助检查指导	□ 介绍围手术期快速康复流程 □ 肠道准备 □ 体位与活动指导 □ 个人及用物准备 □ 心理疏导
预期结局	□ 患者能熟悉病区环境（回示） □ 完成入院相关专科检查和护理常规（病历）	□ 患者能够掌握术前准备，包括肠道准备、功能锻炼、物品准备等（回示） □ 完善术前检查和评估（病历） □ 患者掌握卧床排便、床上翻身、咳嗽咳痰、踝泵运动及疼痛管理的方法（回示）
变异	□ 无 □ 有，原因_____ 　处理措施_____	□ 无 □ 有，原因_____ 　处理措施_____
护士签名		

时间	手 术 日	
术日晨准备	□ 测量生命体征，做好手术部位标记 □ 做好肠道及个人物品准备	
转出交接	□ 核对患者、手术部位、皮肤、病历、术前带药及影像学资料交接 □ 物品准备：铺好麻醉床，备好监护仪、吸氧装置及术后用品	

续表

时间	手 术 日	
转入交接	□ 核对患者,交接术中麻醉方式、手术、出血情况 □ 判断患者意识,过床 □ 判断有无感染、出血等并发症	
护理评估	□ 术后6h监测生命体征,给予氧气吸入 □ 观察患者面色、呼吸、管道、留置针等情况 □ 观察患者术后是否有出血、感染、支架管移位等情况发生	
护理处置	□ 饮食管理 □ 床上活动 □ 呼吸功能锻炼 □ 术后疼痛管理 □ 导尿管及肾造瘘管护理 □ 用药护理 □ 心理疏导 □ 健康教育	
预期结局	□ 患者生命体征正常(病历) □ 患者能够完成饮食、活动及疼痛评估、管道维护等内容(回示)	
变异	□ 无 □ 有,原因_____ 　　处理措施_____	
护士签名		

时间	术后第1～2天	出院当天
护理评估	□ 生命体征 □ 有无出血、感染 □ 导尿管及肾造瘘管情况 □ 术后检查结果	□ 饮食和营养状态 □ 下床活动情况 □ 管道拔除及排尿情况 □ 静脉治疗情况
护理处置	□ 术后检查指导 □ 饮食指导 □ 活动指导 □ 用药护理 □ 疼痛管理 □ 尿管、肾造瘘管护理 □ 心理指导 □ 专科指导 □ 健康教育	□ 发放出院通知单、协助办理出院手续,发放出院带药,做好费用结算,整理用物,协助送离病区 □ 加强术后出院随访管理 □ 健康宣教(重点内容:体内支架管拔除时间及流程)

续表

时间	术后第1～2天	出院当天
预期结局	□ 患者生命体征正常(病历) □ 逐步过渡为普食(病历) □ 完成术后检查、做好管道护理(病历) □ 患者及家属知晓上述相关健康宣教内容(回示) □ 自行下床活动(回示)	□ 生命体征平稳,恢复半流质饮食或普食(病历) □ 拔除尿管后自行排尿(病历) □ 无须静脉或其他治疗(病历) □ 自行下床活动(回示)
变异	□ 无 □ 有,原因_____ 处理措施_____	□ 无 □ 有,原因_____ 处理措施_____
护士签名		

参考文献

［1］ 黄健,张旭. 中国泌尿外科和男科疾病诊断治疗指南 2022 版［M］. 北京：科学出版社,2023：389-432.
［2］ Knoll T, Daels F, Desai J, et al. Percutaneous nephrolithotomy: Technique［J］. World J Urol, 2017, 35(9): 1361-1368.
［3］ 东洁,肖河. CT 检查在泌尿系结石诊断和治疗中的作用［J］. 国际外科学杂志,2016,43(9)：645-648.
［4］ Bartlett M A, Mauck K F, Stephenson C R, et al. Perioperative Venous Thromboembolism Prophylaxis［J］. Mayo Clin Proc, 2020, 95(12): 2775-2798.
［5］ 徐文珠,陈小凤,周慧,等. 不同营养评估工具与维持性血液透析患者生活质量的相关性研究［J］. 护士进修杂志,2022, 37(4): 306-311.
［6］ Chen Y K, Boden K A, Schreiber K L. The role of regional anaesthesia and multimodal analgesia in the prevention of chronic postoperative pain: A narrative review［J］. Anaesthesia, 2021, 76: 8-17.

第十八章　耳鼻咽喉头颈外科

第一节　慢性鼻窦炎围术期临床护理路径

一、适用对象

根据《中国慢性鼻窦炎诊断和治疗指南(2018)》,第一诊断为慢性鼻窦炎(ICD-10:J32),符合行鼻内镜术(ICD-9-CM-3:21.31;22.2-22.6)手术指征的患者。

二、诊断依据

根据《中国慢性鼻窦炎诊断和治疗指南(2018)》,以下情况为慢性鼻窦炎行鼻内镜手术指征:① 症状:鼻塞、黏性或黏脓性鼻涕;伴有头面部胀痛、嗅觉减退或丧失;② 体征:鼻腔、中鼻道、嗅裂的黏性或黏脓性分泌物,鼻黏膜充血、水肿或伴有息肉;③ 影像学检查:鼻窦CT、MRI提示窦口鼻道复合体和(或)鼻窦黏膜炎性改变;④ 实验室检查:主要包括外周血、鼻腔分泌物和病理组织中的嗜酸粒细胞计数。

三、进入路径标准

(1) 第一诊断为慢性鼻窦炎,首选治疗方案符合鼻内镜术(ICD-9-CM-3:21.31;22.2-22.6)手术编码者。

(2) 患者患有其他疾病时,但在住院期间不需特殊处理,也不影响第一诊断的临床路径流程,可以进入路径。

四、临床护理路径实施规范

(一) 入院当天

(1) 介绍病区环境、入院须知、陪客制度、主管医生、责任护士,协助办理手续。
(2) 建立入院病历,签署相关文书,戴腕带、修指甲,检查并协助个人清洁。
(3) 完善入院护理评估、各项专项评估和处理。

① 评估健康史

评估有无急性鼻窦炎反复发作史或牙源性上颌窦炎病史。

评估有无鼻部外伤史、有无鼻腔鼻窦解剖异常（如鼻中隔偏曲、鼻甲肥大）。

评估有无呼吸道变态反应和免疫性疾病，如变应性鼻炎、鼻息肉，有无接触过敏原。

评估有无其他因素：如鼻腔填塞物过久、长期留置胃管、肿瘤放射性损伤及特殊疾病史。

② 评估身体状况

评估生命体征：测量身高、体重，监测 T、P、R、BP。

评估风险因素：深静脉血栓风险因素评估 Caprini 评分、日常功能评估 Barthel 指数、跌倒风险评估 Morse 评分、压力性损伤风险评估 Braden 量表。指导安全教育，预防跌倒、坠床、烫伤等意外，特殊患者指导加强看护。

评估心肺功能，完善各项专科辅助检查。

评估鼻部情况：有无鼻部畸形、肿胀、鼻腔出血；有无鼻塞、鼻痒、流涕、头痛、嗅觉减退、记忆力减退、阵发性打喷嚏等。

评估视力情况。

③ 评估心理、社会状况：评估患者及家属的情绪状况、年龄、文化程度、对疾病的认知程度。

（4）协助完善相关检查：告知检查的内容、目的、注意事项及配合要点，做好检查前准备。

（5）全身准备：入院后戒烟戒酒，饮食宜清淡、易消化，忌辛辣刺激性食物，以减少对鼻黏膜的刺激，进食后用清水漱口。避免受凉，预防感冒。

（6）模拟行为训练指导：包括术前堵鼻吞咽训练、经口呼吸训练及床上排便训练，使患者提前感知术后出现的相应不适症状，提高患者术后鼻腔完全填塞的适应力，有效缓解术后躯体化症状。

（二）术前 1 天

（1）排除手术禁忌：了解患者有无高血压、心脏病或其他全身性疾病，术前评估血压、血糖、肝肾功能、心肺功能等，询问女性患者是否在月经期，了解有无手术禁忌证。

（2）术前评估：专科检查、影像学检查、患者及家属的心理状态及手术获益的期望值情况。

（3）手术宣教及心理疏导：讲解鼻窦炎疾病知识及鼻内镜手术前准备的目的、注意事项，运用正念减压法缓解患者及其家属的紧张、焦虑情绪，使其积极配合治疗，提高手术耐受性。

（4）肠道准备：基于加速康复理念，根据患者手术预计安排时间，遵医嘱术前禁食水，常规禁食 6 h，禁饮 2 h，安排在下午手术者术日晨进食早餐，以减少因饥饿、口渴带来的不适。

（5）术前皮肤准备及卫生宣教：术前 1 天身体清洁（如洗头、洗澡、清洁鼻腔等），剪指甲，男性患者剃胡须，备 2 片护理垫，术日完成备皮。

（6）完善术前手续：缴足住院费用，完成医保登记。

(三) 手术当天

1. 术日晨

(1) 皮肤准备：术晨遵医鼻腔备皮，剪鼻毛。

(2) 护士准备：测量患者的生命体征并记录。必要时遵医嘱执行特殊用药。

(3) 患者准备：全麻手术期间确保一名家属陪伴。协助患者更换病员服，排空大小便。取下活动性义齿、配饰，如手表、耳环、戒指、手镯、眼镜（包括隐形眼镜）等，贵重物品交给患者家属妥善保管。

(4) 物品准备：铺好麻醉床，床头备好监护仪器、吸氧、吸痰装置及其他用品。

(5) 转出交接：确保患者空腹状态，核查禁食水时间。核对患者身份信息、腕带，观察皮肤情况，核对术前准备是否完善（包括术中带药、手术标记、影像学资料、病历等）。保证交接准确、完整、无误，填写手术安全核查单。

2. 术后当天

(1) 转入交接：与麻醉医师于床边交接患者的意识状态、输液通路、鼻腔填塞、皮肤情况等。了解术中情况。遵医嘱予以生命体征、血氧饱和度监测，予吸氧。

(2) 设备使用：指导患者及家属安全用氧，告知监护仪器、吸引装置物品使用注意事项。

(3) 病情观察：观察患者神志、生命体征、鼻腔填塞、有无眼部及颅内等并发症。观察鼻腔有无出血、清水样液体流出，如有异常，及时汇报医生。

(4) 体位管理：麻醉未清醒时给予平卧位，头偏向一侧，麻醉清醒后取半卧位或舒适卧位，以减轻鼻腔、鼻窦黏膜充血、水肿，利于鼻腔分泌物引流。

(5) 饮食护理：基于加速康复理念，护士动态评估患者术后意识状态、吞咽功能，有无恶心、呕吐。麻醉清醒2h后可试饮少量温开水，如无饮水呛咳，4h后进食流质饮食（如牛奶），6h后逐渐过渡到半流质饮食（如稀饭、烂面条、鸡蛋羹等）。

(6) 鼻腔填塞护理：告知患者术后常规行一侧或双侧鼻腔填塞48~72h，可能会出现不同程度的头痛、鼻部胀痛、鼻腔渗血、打喷嚏、口干咽痛等现象，应给予解释安慰，不可自行抽出填塞物。

(7) 早期下床活动：清醒后根据病情，评估患者下床活动能力，协助进行床旁活动或如厕，密切关注患者有无头晕、鼻腔出血、恶心、呕吐等。预防跌倒，遵循"下床四步曲"，在护士协助或者家属陪同下缓慢行走。

(8) 用药护理：遵医嘱予以补液、抗炎治疗，观察有无不良反应，做好记录。

(9) 心理护理：解释术后可能出现的不适及原因，消除患者紧张情绪。

(四) 术后恢复（第1~3天）

(1) 生命体征评估：动态监测患者生命体征，重点关注患者疼痛情况和体温变化。

(2) 饮食指导：病情无特殊者，术后第2天摄入清淡、易消化、营养丰富的软食，不吃干硬、辛辣刺激性食物，以免牵拉、刺激伤口。

(3) 活动指导：术后第1天开始，逐渐增加活动量，以室内活动为主，预防跌倒。

(4) 鼻腔填塞相关症状管理

① 疼痛：责任护士应用视觉模拟疼痛评估量表（visual analogue scale, VAS）完成疼痛评估。若疼痛评估<4分，予以局部冷敷，运用分散注意力等非药物方式缓解疼痛；若≥4分，

汇报医生处理,必要时遵医嘱予止痛药物。

② 出血:密切观察患者鼻腔有无渗血,填塞物有无松脱。监测生命体征,观察出血量。指导患者术后将口鼻腔分泌物轻轻吐出勿咽下,以便观察出血量,并防止血液进入胃内引起不适。如出现胃部不适、恶心或吐出较多血性胃内溶液,安慰患者不必过度紧张,汇报医生,进一步检查、处理。

③ 鼻部过敏反应:指导患者避免打喷嚏或者减少喷嚏的方法,如用食指及拇指捏住鼻孔前端,张口打出,或采用舌尖抵上颚、张口深呼吸、按压人中等方法抑制打喷嚏,严重者可遵医嘱使用抗过敏药物,避免鼻内纱条松动或脱出,如有纱条脱出,通知医生处理。

④ 鼻塞、口干:严重鼻塞影响鼻腔通气功能时,教会患者张口呼吸,取半卧位,睡眠时在嘴唇上盖一湿润的纱布,湿化吸入的空气,以减轻口腔黏膜干燥引起的不适。遵医嘱予鼻腔局部用药,掌握正确的滴鼻方法。可用生理盐水漱口,少食多餐,保持口腔清洁和舒适。

(5) 晕厥与安全:护士讲解填塞物拔除的过程及配合事项。抽出填塞物前,评估患者是否空腹、头晕、晕血、哮喘或生命体征不平稳等;评估其饮食及液体摄入量,鼓励患者多进食、饮水。抽出填塞物时,取平卧位或半卧位,纱条抽出后嘱卧床休息2 h,防止晕厥。

(6) 用药:根据患者的病情遵医嘱予以补液、抗炎治疗。

(7) 患者满意度评估:患者填写"住院患者满意度调查表",评估患者对责任护士、环境设施、病房安静程度等满意度,了解患者住院感受。

(五) 出院当天

1. 出院标准

(1) 患者生命体征平稳,鼻腔填塞已取出。

(2) 无鼻腔活动性出血、伤口感染、眼眶血肿、脑脊液鼻漏等相关并发症。

2. 出院指导

(1) 出院宣教:责任护士向患者家属宣教慢性鼻窦炎术后居家护理的内容和方法、术后坚持鼻腔冲洗的必要性,并按照出院指导要求配合门诊复诊和出院随访。

(2) 办理出院手续:发放出院通知单并讲解办理出院手续的流程。协助患者及家属办理出院结算。去除患者腕带。

(3) 演示鼻腔冲洗的方法:患者术后早期进行鼻腔盐水盥洗对于清除鼻腔结痂和防止粘连具有良好的效果。护士要向患者介绍鼻腔冲洗的作用和演示操作流程,取得患者配合。冲洗方法主要有盥洗法(容量>150 mL)和喷雾法,成人宜用大容量盥洗法,儿童行鼻腔冲洗适合用喷雾法。推荐与体温(约37 ℃)相近的生理盐水作为临床首选鼻腔冲洗溶液。冲洗时患者上身前倾,头下低,防止误咽与呛咳。出现局部刺激、耳痛、鼻出血、头痛、鼻腔灼烧感和嗅觉减退等不良反应时,随时停止冲洗。

(4) 健康教育

① 生活指导

饮食指导:忌烟酒,避免辛辣刺激性食物,补充富含维生素、蛋白质的食物。

鼻部护理:术后1个月内鼻腔可有少量渗血、渗液,保持鼻腔清洁。避免挤压碰撞鼻部、挖鼻。正确擤鼻:擤鼻涕时应用手指按住一侧鼻孔,擤鼻压力不宜过大,一侧擤完再擤另一侧。不能用手捏紧双鼻孔、用力擤鼻,避免形成负压致鼻涕逆行至鼻窦或者中耳内。运动和工作时,注意防尘,戴口罩保护鼻腔黏膜。

日常生活管理:术后短期内不可长时间热水浴。加强锻炼,增强体质,避免受凉,预防感冒及上呼吸道感染。避免剧烈或重体力活动。

② 疾病知识指导

自我监测:患者掌握观察鼻腔分泌物的方法,若出现头痛、发热、鼻塞、流脓涕、涕中带血等症状应及时就诊。

患者掌握鼻腔滴药、喷药、鼻腔冲洗的方法。遵医嘱坚持鼻腔冲洗。

告知出院带药的名称、剂量、用法及不良反应。遵医嘱使用糖皮质激素鼻喷剂。

结合中医药治疗:慢性鼻窦炎中医上称为鼻渊,与肺、脾的虚损有关,故应温补肺气或健脾益气,通利鼻窍。可给予耳穴埋豆、鼻部穴位贴敷、按摩。

定期复诊,在鼻内镜下行窦腔清理。

3. 出院随访

(1) 加强线上线下随访管理:通过互联网医院咨询、电话随访、耳鼻喉科门诊等途径进行随访。

(2) 建立"医护患"微信社群,倡导延续性护理,指导患者院后居家自我管理。

(3) 利用微信公众平台、APP发布科普信息,向患者及家属推荐专业知识。

五、变异及原因分析

1. 患者因素

(1) 患者伴有影响手术的合并症(如发热、感冒、来月经等),需进行相关诊断和治疗等,导致住院时间延长,治疗费用增加。

(2) 患者不接受治疗方案,拒绝手术。

(3) 患者术后出现鼻腔活动性出血、伤口感染、眼眶血肿、脑脊液鼻漏等并发症需要进一步治疗。

(4) 术后因治疗结果不满意,延长住院治疗时间。

2. 家属因素

(1) 要求增加或拒绝某些治疗或检查。

(2) 家属依从性差,无法配合医护指导和治疗。

3. 医护人员因素

(1) 未及时发现手术禁忌证而进入临床路径。

(2) 医生未及时安排手术。

(3) 医护人员之间沟通、协作不良。

4. 出院计划因素

(1) 家属要求提前出院。

(2) 家属拒绝出院。

5. 医院系统因素

检查不能及时安排。

六、临床护理路径表

慢性鼻窦炎围术期临床护理路径表单见表18.1。

表 18.1　慢性鼻窦炎围术期临床护理路径表单

适用对象：第一诊断为慢性鼻窦炎(ICD-10：J32)，首选治疗方案符合鼻内镜手术者(ICD-9-CM-3：21.31/22.2-22.6)

患者姓名：_____　性别：____　年龄：____　住院号：_____
住院日期：_____年___月___日　手术日期：_____年___月___日　出院日期：_____年___月___日

时间	入院当天	术前 1 天
护理评估	□ 完善基本病情评估：监测 T、P、R、BP 测量身高、体重；了解疾病史 □ 完善疾病专科评估：慢性鼻窦炎相关表现 □ 完善四大专项评估：深静脉血栓风险因素评估 Caprini 评分、日常功能评估 Barthel 指数、跌倒风险评估 Morse 评分、压力性损伤风险评估 Braden 量表	□ 血常规、免疫组合、生化、凝血功能 □ 血压、血糖、肝肾功能、心肺功能情况 □ 鼻窦 CT、耳鼻咽喉科专科检查结果 □ 酌情评估鼻功能测试、过敏原及相关免疫学检测结果 □ 向患者及家属交代围术期注意事项，评估心理状态
护理处置	□ 办理住院手续 □ 耳鼻喉科护理常规：陪客 1 人、普食、二级护理 □ 介绍病区环境、入院须知和陪客制度 □ 介绍主管医师、责任护士 □ 告知正确使用病房防护栏，知晓预防跌倒坠床、烫伤的注意事项 □ 术前模拟行为训练：进行堵鼻经口呼吸训练 □ 辅助检查指导	□ 排除手术禁忌，完善术前评估 □ 介绍围手术期快速康复流程 □ 肠道准备：遵医嘱术前禁食水 □ 皮肤准备：遵医嘱鼻腔备皮，减鼻毛；男性患者剃胡须 □ 个人及用物准备 □ 医保登记及费用缴纳 □ 心理疏导
预期结局	□ 患者能够掌握住院相关注意事项，熟悉病区环境(回示) □ 完成入院相关专科检查和护理常规(病历)	□ 患者能够掌握术前准备，包括肠道准备、皮肤准备、用物准备等(回示) □ 完善术前检查和评估(病历)
变异	□ 无 □ 有，原因_____ 　　处理措施_____	□ 无 □ 有，原因_____ 　　处理措施_____
护士签名		

时间	手　术　日
术前	□ 护士准备：测量患者生命体征，建立静脉通道 □ 患者准备：全麻手术期间确保一名家属陪伴。更换病员服，排空大小便，取下义齿、配饰 □ 物品准备：铺好麻醉床，床头备好监护仪器、吸氧装置及术后用品 □ 转出交接：核对患者、药物过敏情况、手术标记情况，交接病历
术后	□ 转入交接：交接患者术中麻醉方式、手术、意识状态、输液通路、伤口敷料、皮肤情况等，过床 □ 设备使用：指导患者及家属安全用氧，告知监护仪器使用注意事项

续表

时间	手 术 日	
护理评估	□ 病情评估:观察患者神志、生命体征、伤口敷料、有无眼部及颅内并发症、鼻腔是否有清水样液体流出 □ 伤口评估:评估鼻腔有无出血,观察鼻腔填塞物在位情况及渗血情况 □ 疼痛评估:应用视觉模拟疼痛量表完成疼痛评估	
护理处置	□ 体位管理:麻醉未清醒时给予平卧位,头偏向一侧。清醒后协助患者半卧位休息,利于分泌物引流,减轻肿胀及疼痛 □ 鼻腔填塞护理:告知鼻腔填塞约在48～72 h取出,予解释安慰,不可自行抽出 □ 疼痛管理:指导局部冷敷可减少出血、减轻肿胀及疼痛 □ 饮食管理:术后2 h试饮水,4 h后进食流质食物(如牛奶),6 h后可半流质饮食(如稀饭、烂面条、鸡蛋羹等) □ 休息活动:评估患者下床活动能力,协助患者早期下床活动 □ 健康教育:患者及(或)家属知晓上述术后相关注意事项	
预期结局	□ 患者生命体征正常,无相关并发症(病历)	
变异	□ 无 □ 有,原因_____ 　处理措施_____	
护士签名		

时间	术后第1～3天	出院当天
护理评估	□ 动态监测患者生命体征,重点关注患者有无发热、疼痛、出血及相关并发症 □ 术区评估:患者鼻腔填塞拆除后,评估患者鼻腔出血及粘连情况,有无头晕眩晕	□ 一般状况良好:患者生命体征平稳,鼻腔填塞已取出 □ 无鼻腔活动性出血、伤口感染、眼眶血肿、脑脊液鼻漏等相关并发症
护理处置	□ 饮食指导:指导患者加强营养 □ 活动指导:根据患者的活动能力,指导其床上活动或早期下床活动 □ 鼻腔填塞症状管理:禁止挖鼻,勿用力咳嗽及打喷嚏,指导张口呼吸,吐出口鼻腔分泌物,便于观察出血,避免血性分泌物对胃黏膜的刺激 □ 用药护理:遵医嘱予以补液、应用抗生素 □ 患者满意度评估	□ 发放出院通知单并讲解办理出院手续的流程。协助患者及家属办理出院结算。去除患者腕带 □ 告知出院带药的名称、剂量、用法及不良反应 □ 教会患者掌握正确的滴鼻及鼻腔冲洗方法,讲解术后坚持鼻腔冲洗的必要性 □ 出院宣教:向患者家属宣教鼻窦炎居家护理的注意事项,并按照出院指导要求配合门诊复诊和出院随访
预期结局	□ 患者生命体征正常,鼻腔无出血,饮食逐步过渡正常(病历)	□ 恢复普食,无须静脉输液治疗,无出血感染等并发症,各器官功能状态良好(病历) □ 掌握居家鼻腔冲洗方法(回示)

时间	术后第1～3天	出院当天
变异	□无 □有,原因_____ 　处理措施_____	□无 □有,原因_____ 　处理措施_____
护士签名		

参考文献

[1] 中华耳鼻咽喉头颈外科杂志编辑委员会鼻科组,中华医学会耳鼻咽喉头颈外科学分会鼻科学组. 中国慢性鼻窦炎诊断和治疗指南(2018)[J]. 中华耳鼻咽喉头颈外科杂志,2019,54(2):81-100.
[2] 陈吉,孙月,高亚,等. 慢性鼻窦炎指南的评价与内容分析[J]. 中国全科医学,2020,23(13):1583-1591.
[3] 孙虹,张罗. 耳鼻咽喉头颈外科学[M]. 9版. 北京:人民卫生出版社,2019:80-82
[4] 薛贵芝,张标新. 耳鼻咽喉头颈外科健康促进手册[M]. 合肥:中国科学技术大学出版社,2021:47-50.
[5] 韩杰,席淑新. 耳鼻咽喉头颈外科护理与操作指南[M]. 北京:人民卫生出版社,2019:43-45.
[6] Park D Y, Choi J H, Kim D K, et al. Clinical practice guideline: nasal irrigation for chronic rhinosinusitis in adults[J]. Clin Exp Otorhinolaryngol, 2022,15(1):5-23.
[7] 高兴,底瑞青,叶琳,等. 慢性鼻窦炎患者鼻腔冲洗护理实践最佳证据总结[J]. 护理学杂志,2023,38(11):27-32.

第二节　人工耳蜗手术围术期临床护理路径

一、适用对象

根据《人工耳蜗植入工作指南》及《人工耳蜗植入临床实践指南》,符合人工耳蜗植入术(ICD-9-CM-3:20.96-20.98)手术指征的患者。

二、诊断依据

根据《人工耳蜗植入工作指南》及《人工耳蜗植入临床实践指南》,以下情况为人工耳蜗植入术纳入指征:

(1) 语前聋患者的选择标准:① 植入年龄通常为12个月至6岁。6岁以上的儿童或青少年需要有一定的听力言语基础,自幼有助听器配戴史和听觉言语康复训练史;② 双耳重度或极重度感音神经性聋;③ 无内耳严重畸形、听神经缺如、中耳乳突化脓性炎症等手术禁忌证;④ 监护人和(或)植入者本人对人工耳蜗植入有正确的认识和适当的期望值;⑤具备听觉言语康复教育的条件。

(2) 语后聋患者的选择标准：① 各年龄段的语后聋患者；② 双耳重度或极重度感音神经性聋，依靠助听器不能进行正常听觉言语交流；③ 无内耳严重畸形、听神经缺如、中耳乳突化脓性炎症等手术禁忌证；④植入者本人和（或）监护人对人工耳蜗植入有正确的认识和适当的期望值。

三、进入路径标准

(1) 第一诊断首选治疗方案符合人工耳蜗植入术（ICD-9-CM-3：20.96-20.98）手术编码者。

(2) 患者患有其他疾病时，但在住院期间不需特殊处理，也不影响第一诊断的临床路径流程，可以进入路径。

四、临床护理路径实施规范

（一）入院当天

(1) 介绍病区环境、入院须知、陪客制度、主管医生、责任护士，协助办理手续。

(2) 建立入院病历，签署相关文书，戴腕带，检查并协助个人清洁（如修指甲）。

(3) 完善入院护理评估、各项专项评估和处理。

① 评估健康史

评估患者出生史、家族史，是否为先天性耳聋。

评估有无耳部外伤史、有无内耳畸形、大前庭导水管综合征、迷路炎等。

评估患者用药史，有无应用过耳毒性药物。

② 评估身体状况

评估患者生命体征、心肺功能，完善护理风险因素筛查。

评估耳聋相关情况：观察是否有外耳畸形、耳后皮肤情况，有无眩晕、耳鸣等症状。

③ 评估心理、社会状况：评估患者心理状况、认知水平。了解患者及家属手术期望值。注意沟通方式，借助手语、目光、表情等动作或写字板、屏幕传达信息，稳定患者情绪，促进其配合治疗。

(4) 协助完善相关检查：告知检查的内容、目的、注意事项及配合要点，合理安排各种术前检查项目。

(5) 全身准备：入院后戒烟戒酒，进食宜清淡、易消化，忌辛辣刺激性食物，以减少局部刺激，进食后用清水漱口。避免受凉，预防感冒。

（二）术前1天

(1) 排除手术禁忌：了解患者有无高血压、心脏病或其他全身性疾病，术前评估血压、血糖、肝肾功能、心肺功能等，询问女性患者是否在月经期。

(2) 术前评估：病史、专科体检、听力学检查、影像学检查、患者心理、智力及学习能力、家属心理状态及手术获益期望值情况。

(3) 手术宣教及心理疏导：运用恰当的沟通方式，介绍人工耳蜗植入相关知识及围术期流程、术后康复、手术配合要点。介绍成功案例，帮助其树立治疗信心，缓解紧张、焦虑的情绪，提高手术耐受性。

(4) 肠道准备：基于加速康复理念，根据患者手术计划进行肠道准备，遵医嘱术前禁食水，常规禁食 6 h，禁饮 2 h，安排在下午手术者术日晨进食早餐，以减少因饥饿、口渴带来的不适。

(5) 术前皮肤准备及卫生宣教：术前 1 天身体清洁（如洗头、洗澡、剪指甲等），男性患者剃胡须，备 2 片护理垫，术日完成备皮。

(6) 办理术前手续：缴足住院费，完成医保登记。

（三）手术当天

1. 术日晨

(1) 皮肤准备：术日晨遵医嘱耳周备皮，剃除耳周约 5 cm 范围内的头发。

(2) 护士准备：测量患者生命体征并记录。必要时遵医嘱执行特殊用药。

(3) 患者准备：全麻手术期间确保 1 名家属陪伴。协助患者更换病员服，排空大小便。取下活动性义齿、配饰如手表、耳环、戒指、手镯、眼镜（包括隐形眼镜）等，贵重物品交给患者家属妥善保管。

(4) 物品准备：铺好麻醉床、床头备好监护仪器、吸氧、吸痰装置及其他用品。

(5) 转出交接：确保患者空腹状态，核查禁食水时间。核对患者身份信息、腕带，观察皮肤情况，核对术前准备是否完善（包括术中带药、手术标记、影像学资料、病历等）。保证交接准确、完整、无误，填写手术安全核查单。

2. 术后当天

(1) 转入交接：与麻醉医师于床边交接患者的意识状态、输液通路、伤口敷料、皮肤情况等。遵医嘱予以生命体征、血氧饱和度监测、吸氧。

(2) 设备使用：指导患者及家属安全用氧，告知监护仪器、吸引装置使用注意事项。

(3) 病情观察：观察患者神志、瞳孔、生命体征、伤口敷料、有无面瘫、脑脊液耳漏、压力性损伤等并发症。如有异常，及时汇报医生。

(4) 体位管理：麻醉未清醒可平卧位，头偏向健侧卧位或者舒适体位，避免术耳受压。

(5) 伤口护理：责任护士动态评估术区敷料渗血情况、松紧度以及敷料包扎处皮肤情况。动态评估术区包扎敷料松紧度，根据患者主诉汇报医生定时解压头部敷料，避免出现局部压力性损伤。

(6) 饮食指导：基于加速康复理念，责任护士动态评估患者术后意识状态、有无恶心、呕吐等不适，若无不适，指导患者术后 2 h 后试饮水，4 h 后进食母乳或牛奶等流质食物，6 h 后可进食软食。

(7) 疼痛护理：责任护士应用视觉模拟疼痛量表完成疼痛评估。若疼痛评估＜4 分，指导患者采取触觉与视觉分散法分散注意力，以缓解疼痛；若疼痛评估≥4 分，汇报医生处理，必要时遵医嘱予止痛药物。幼儿应用面部表情疼痛量表（face pain scale-revised，FPS-R）进行疼痛评估。

(8) 休息活动：避免头部剧烈活动。首先评估患者下床活动能力，协助进行床旁活动，密切关注患者有无头晕、伤口出血、恶心呕吐等。告知患者预防跌倒防护措施，教会患者"下床四步曲"。

（9）前庭康复训练指导：责任护士应用眩晕残障程度量表（dizziness handicap inventory, DHI）完成眩晕评估。指导患者跟随前庭康复训练视频进行训练改善眩晕症状，每天2～3次。

（10）用药护理：遵医嘱予以补液、抗炎治疗，观察有无不良反应，做好记录。

（11）心理护理：解释术后可能出现的不适及原因，消除患者紧张情绪。

（四）术后恢复（第1～3天）

（1）生命体征评估：动态监测患者生命体征，重点关注患者体温变化。

（2）饮食指导：病情无特殊者，术后第2天摄入清淡、易消化、营养丰富的软食，不吃干硬、辛辣刺激性食物。避免患侧咀嚼，以免牵拉、刺激伤口。

（3）眩晕程度评估：责任护士应用DHI量表动态评估患者眩晕程度。根据患者情况指导其进行个性化前庭康复训练。

（4）活动指导：指导患者床上活动或下床活动。告知患者活动时的注意事项，预防跌倒坠床。

（5）用药护理：根据患者的病情遵医嘱予以补液、应用抗生素。

（6）术区评估：患者伤口敷料拆除后，责任护士观察患者术区皮肤及伤口情况。

（7）术后检查：责任护士协助患者完成影像学检查。

（8）患者满意度评估：患者填写"住院患者满意度调查表"，评估患者对责任护士、环境设施、病房安静程度等满意度，了解患者住院感受。

（五）出院当天

1. 出院标准

（1）神志清楚、精神状态良好、生命体征平稳。

（2）无伤口感染、血肿、皮肤损伤、面瘫等并发症。

2. 出院指导

（1）出院宣教：责任护士向患者家属宣教人工耳蜗居家护理的内容、方法、开机时间、听觉及语言康复训练的必要性，告知避免剧烈运动、头部撞击及远离高压磁场等。并按照出院指导要求配合门诊复诊和出院随访。

（2）办理出院手续：发放出院通知单，讲解办理出院手续流程。协助患者及家属办理出院结算。去除患者手腕带。

3. 出院随访

（1）加强线上线下随访管理：通过互联网医院咨询、电话随访、耳鼻喉科门诊等途径进行随访。

（2）建立科室耳蜗患者微信群，告知患者及家属语言训练的重要性，加强与患者及家属术后的沟通和交流，并鼓励患儿和家属坚定语言康复的信心。

（3）利用微信公众号平台向患者及家属推送耳蜗相关的科普知识。

五、变异及原因分析

1. 患者因素

(1) 患者伴有影响手术的合并症(如发热、感冒、来月经等),需进行相关诊断和治疗,导致住院时间延长,治疗费用增加。

(2) 患者不接受治疗方案,拒绝手术。

(3) 患者术后出现伤口感染、血肿、皮肤损伤、面瘫等手术并发症,需进一步诊断和治疗,导致住院时间延长,治疗费用增加。

(4) 术后因治疗结果不满意,延长住院治疗时间。

2. 家属因素

(1) 要求增加或拒绝某些治疗或检查。

(2) 家属依从性差,无法配合医护指导和治疗。

3. 医护人员因素

(1) 未发现相关手术禁忌证而进入临床路径。

(2) 医护人员之间沟通、协作不良。

4. 出院计划因素

(1) 家属要求提前出院。

(2) 家属拒绝出院。

5. 医院系统因素

(1) 检查不能及时安排。

(2) 设备不足。

六、临床护理路径表单

人工耳蜗植入手术围术期临床护理路径表单见表18.2。

表18.2　人工耳蜗植入手术围术期临床护理路径表单

适用对象:第一诊断为首选治疗方案符合人工耳蜗植入术者(ICD-9-CM-3:20.96-20.98)

患者姓名:_____　性别:____　年龄:____　住院号:_____

住院日期:_____年___月___日　手术日期:_____年___月___日　出院日期:_____年___月___日

时间	入院当天	术前1天
护理评估	□ 完善基本病情评估:监测 T、P、R、BP;测量身高、体重;了解疾病史 □ 完善疾病专科评估:耳聋相关表现 □ 完善四大专项评估:深静脉血栓风险因素评估 Caprini 评分、日常功能评估 Barthel 指数、跌倒风险评估 Morse 评分、压力性损伤风险评估 Braden 量表	□ 评估血常规、免疫组合、生化、凝血功能 □ 评估病史、专科体检、听力学检查、影像学检查 □ 评估患者智力及学习能力 □ 向患者及家属交代围术期注意事项,评估心理状态

续表

时间	入院当天	术前1天
护理处置	□ 办理住院手续 □ 耳鼻喉科护理常规:陪护1人、普食、二级护理 □ 介绍病区环境、入院须知和陪客制度 □ 介绍主管医师、责任护士 □ 告知正确使用病房防护栏,知晓预防跌倒坠床、烫伤的注意事项 □ 辅助检查指导	□ 排除手术禁忌,完善术前评估 □ 介绍围手术期快速康复流程 □ 肠道准备:遵医嘱术前禁食水 □ 个人及用物准备 □ 医保登记及费用缴纳 □ 心理疏导
预期结局	□ 患者能够掌握入院注意事项,熟悉病区环境(回示) □ 完成入院相关专科检查和护理常规(病历)	□ 患者能够掌握术前准备,包括肠道准备、皮肤准备、用物准备等(回示) □ 完善术前检查和评估(病历)
变异	□ 无 □ 有,原因_____ 　处理措施_____	□ 无 □ 有,原因_____ 　处理措施_____
护士签名		

时间	手 术 日
术前	□ 皮肤准备:遵医嘱耳周备皮,剃除耳周约5 cm范围内的头发 □ 护士准备:测量患者生命体征,建立静脉通道 □ 患者准备:全麻手术期间确保一名家属陪伴。更换病员服,排空大小便,取下义齿、配饰 □ 物品准备:铺好麻醉床,床头备好监护仪器、吸氧装置及术后用品 □ 转出交接:核对患者、药物过敏情况,交接病历
术后	□ 转入交接:交接患者术中麻醉方式、手术、意识状态、输液通路、伤口敷料、皮肤情况等,过床 □ 设备使用:指导患者及家属安全用氧,告知监护仪器、吸引装置使用注意事项
护理评估	□ 病情评估:观察患者神志、瞳孔、生命体征、伤口敷料、有无面瘫、压力性损伤等并发症 □ 伤口评估:动态评估术区敷料渗血情况、松紧度及敷料包扎处皮肤情况 □ 疼痛评估:应用合适的疼痛评估量表完成疼痛评估
护理处置	□ 术后疼痛管理:指导患者采用触觉与视觉分散法分散注意力,以缓解疼痛,必要时遵医嘱使用止痛药物 □ 饮食管理:术后2 h后试饮水,4 h后进食母乳或牛奶等流质食物,6 h后可进食软食 □ 休息活动:避免头部剧烈活动。评估患者下床活动能力,协助进行床旁活动 □ 健康教育:患者及(或)家属知晓上述术后相关注意事项
预期结局	□ 患者生命体征正常,切口无感染(病历)

续表

时间	手 术 日	
变异	□ 无 □ 有,原因_____ 　处理措施_____	
护士签名		

时间	术后第1~3天	出院当天
护理评估	□ 动态监测患者生命体征,重点关注患者有无发热 □ 术区评估:患者伤口敷料拆除后,评估患者术区皮肤及伤口情况	□ 神志清楚、精神状态良好、生命体征平稳 □ 无伤口感染、血肿、皮肤损伤、面瘫等并发症
护理处置	□ 饮食指导:宜清淡、易消化、营养丰富的食物 □ 活动指导:根据患者活动能力指导其床上活动或下床活动 □ 动态评估患者眩晕程度,指导患者循序渐进进行前庭康复训练 □ 用药护理:遵医嘱予以补液、应用抗生素 □ 患者满意度评估 □ 术后检查:责任护士协助患者完成影像学检查	□ 发放出院通知单并讲解办理出院手续的流程。协助患者及家属办理出院结算。去除患者手腕带 □ 出院宣教:向患者家属宣教人工耳蜗居家护理的内容、方法、开机时间、听觉及语言康复训练的必要性。告知避免头部撞击、远离高压磁场。并按照出院指导要求配合门诊复诊和出院随访
预期结局	□ 患者生命体征正常,切口无感染,饮食逐步过渡正常(病历)	□ 恢复普食,无须静脉输液治疗,伤口愈合良好,无感染迹象,各器官功能状态良好(病历) □ 可自由活动(回示)
变异	□ 无 □ 有,原因_____ 　处理措施_____	□ 无 □ 有,原因_____ 　处理措施_____
护士签名		

参考文献

[1] 中华耳鼻咽喉头颈外科杂志编辑委员会,中华医学会耳鼻咽喉头颈外科学分会,中国残疾人康复协会听力语言康复专业委员会. 人工耳蜗植入工作指南(2013)[J]. 中华耳鼻咽喉头颈外科杂志,2014,49(2):89-95.

[2] 李琦. 2019版美国听力学学会《人工耳蜗植入临床实践指南》解读:患者选择和适应证[J]. 临床耳鼻

咽喉头颈外科杂志,2021,35(06):491-494.
[3] 薛贵芝,张标新.耳鼻咽喉头颈外科健康促进手册[M].合肥:中国科学技术大学出版社,2021:25-28.
[4] 吴孟波,李欢,李少红,等.人工耳蜗植入术提高语前聋患者听觉言语能力及生活质量[J].中南大学学报(医学版),2021,46(09):989-995.
[5] 罗润芬,查定军,柏亚玲,等.加速康复外科护理在小儿人工耳蜗植入术中的应用[J].中华耳科学杂志,2019,17(06):938-942.
[6] Peker S, Demir Korkmaz F, Cukurova I. Perioperative nursing care of the patient undergoing a cochlear implant procedure[J]. AORN J,2021,113(6):595-608.

第三节 慢性扁桃体炎围术期临床护理路径

一、适用对象

根据《临床诊疗指南·耳鼻咽喉头颈外科分册》和《2019年儿童扁桃体切除指南》,第一诊断为慢性扁桃体炎(ICD-10:J35.0),符合扁桃体切除术(ICD-9-CM-3:28.2)手术指征的患者。

二、诊断依据

根据《临床诊疗指南·耳鼻咽喉头颈外科分册》和《2019年儿童扁桃体切除指南》,以下情况为扁桃体切除术纳入指征:① 症状:有反复发作咽痛,发热;② 体征:扁桃体和腭舌弓呈慢性充血,表面可凹凸不平,隐窝口可有潴留物。

三、进入路径标准

（1）第一诊断为慢性扁桃体炎,首选治疗方案符合扁桃体切除术(ICD-9-CM-3:28.2)手术编码者。

（2）患者患有其他疾病时,但在住院期间不需特殊处理,也不影响第一诊断的临床路径流程,可以进入路径。

四、临床护理路径实施规范

（一）入院当天

（1）介绍病区环境、入院须知、陪客制度、主管医生、责任护士,协助办理手续。
（2）建立入院病历,签署相关文书,戴腕带,检查并协助个人清洁(如修指甲)。
（3）完善入院护理评估、各项专项评估和处理。
① 评估健康史

评估有无急性扁桃体炎反复发作史或扁桃体周围脓肿病史。

评估有无睡眠打鼾、呼吸不畅、吞咽或言语共鸣障碍。

评估患者有无风湿热疾病、肾炎、心脏病等相关并发症病史,全身疾病尚未稳定者不宜手术。

② 评估身体状况

评估患者生命体征、心肺功能,完善护理风险因素筛查,重点关注体温变化。观察患者有无咽痛、咳嗽症状。

评估咽部情况:检查咽部黏膜及扁桃体肿大情况,排除扁桃体炎急性发作。急性扁桃体炎发作时,需炎症消退2~3周方可手术。

③ 评估心理、社会状况:评估患者及家属的情绪状况、年龄、文化程度、对疾病的认知程度。

(4) 协助完善相关检查:告知检查的内容、目的、注意事项及配合要点,做好检查前准备。

(5) 全身准备:入院后戒烟戒酒,饮食宜清淡、易消化,忌辛辣刺激性食物,以减少局部刺激。保持口腔卫生,进食后用清水漱口。注意保暖,观察体温变化,预防上呼吸道感染。

(二) 术前1天

(1) 排除手术禁忌:了解患者有无高血压、心脏病或其他全身性疾病,术前评估血压、血糖、肝肾功能、心肺功能等,询问女性患者是否在月经期,了解有无手术禁忌证。

(2) 术前评估:病史、专科检查、影像学检查、患者及家属心理状态及手术获益期望值情况。

(3) 手术宣教及心理疏导:向患者及家属讲解睡眠打鼾、呼吸不畅的原因及导致并发症的危害。介绍扁桃体手术围术期流程、术后康复、手术配合要点。告知患者手术的安全性和必要性,术后口腔分泌物有少许血丝是正常现象,缓解患者及其家属紧张、焦虑的情绪,提高手术耐受性。

(4) 疼痛教育:指导患者根据视觉模拟疼痛评估量表或面部表情疼痛量表,能够准确进行自我疼痛评估。

(5) 肠道准备:基于加速康复理念,根据患者手术计划进行肠道准备,遵医嘱术前禁食水,常规禁食6h,禁饮2h,安排在下午手术者术日晨进食早餐,以减少因饥饿、口渴带来的不适。

(6) 术前皮肤准备及卫生宣教:术前1天身体清洁(如洗头、洗澡、剪指甲等),男性患者剃胡须,备2片护理垫,术日完成备皮。

(7) 办理术前手续:缴足住院费用,完成医保登记。

(三) 手术当天

1. 术日晨

(1) 护士准备:测量患者的生命体征并记录。必要时遵医嘱执行特殊用药。

(2) 患者准备:全麻手术期间确保一名家属陪伴。协助患者更换病员服,排空大小便。取下活动性义齿、配饰如手表、耳环、戒指、手镯、眼镜(包括隐形眼镜)等,贵重物品交给患者家属妥善保管。

（3）物品准备：铺好麻醉床，床头备好监护仪器、吸氧、吸痰装置及术后其他用品。

（4）转出交接：确保患者空腹状态，核查禁食水时间。核对患者身份信息、手腕带，核对术前准备是否完善（包括术中带药、手术标记、影像学资料、病历等）。保证交接准确、完整、无误，填写手术安全核查单。

2. 术后当天

（1）转入交接：与麻醉医师于床边交接患者的意识状态、输液通路、皮肤情况等。遵医嘱予以生命体征、血氧饱和度监测、吸氧。

（2）设备使用：指导患者及家属安全用氧，告知监护仪器、吸引装置物品使用注意事项。

（3）病情观察：观察患者神志、生命体征，持续低流量吸氧及血氧饱和度监测，口腔有无活动性出血。患者术后唾液中混有少量血性液体属正常现象，嘱患者将口中分泌物及时吐出，勿咽下。若患者持续从口腔吐出鲜血或频繁发生吞咽动作，应立即检查口腔情况并通知医师。

（4）体位管理：麻醉清醒后舒适体位，如口鼻腔分泌物过多取侧卧位，防止误吸、窒息。

（5）饮食管理：基于加速康复理念，麻醉清醒后评估患者吞咽功能，如无恶心呕吐、试饮水无呛咳，指导少量饮用温凉水。术后6 h少量多次摄入冷流质食物（无渣米汤、菜汤、水、奶等）。口内可含冰块或冰水，以收缩局部血管，减少伤口出血。

（6）早期下床活动：评估患者下床活动能力，协助进行床旁活动，密切关注患者有无头晕、出血、恶心呕吐等。预防跌倒，遵循"下床四步曲"，在护士协助或者家属陪同下缓慢行走。

（7）用药指导：根据患者的病情遵医嘱予以补液、抗炎治疗，观察有无不良反应，做好记录。

（8）疼痛管理：责任护士应用视觉模拟疼痛评估量表完成疼痛评估。若疼痛评估＜4分，指导患者流质饮食、冰敷颈部和下颌处、进食少量冰激凌等缓解疼痛。患儿可采取讲故事、看图书的方式分散其注意力；若疼痛评估≥4分，汇报医生处理，必要时遵医嘱予止痛药物。幼儿应用面部表情疼痛量表进行疼痛评估。

（9）心理护理：详细介绍术后注意事项，以及可能出现的情况，向患者解释咽痛为正常现象，消除其紧张焦虑。

（四）术后恢复（第1~3天）

（1）生命体征评估：动态监测患者生命体征，重点关注患者有无发热、定时评估疼痛。

（2）活动指导：根据患者的活动能力指导其床上活动或下床活动。告知患者活动时的注意事项，预防跌倒坠床。

（3）饮食指导：术后1~3天饮食要以温凉流质、半流质饮食为主，如米汤、牛奶、果汁、各种营养汤或者蒸蛋、馄饨皮、烂面条等，要少食多餐。多鼓励患者饮水、进食，促进伤口早期愈合，防止瘢痕挛缩。

（4）用药护理：遵医嘱予以补液、应用抗生素、激素等药物，观察有无不良反应，做好记录。

（5）疼痛管理：倾听患者主诉，指导患者正确进行疼痛评估，如疼痛影响休息、睡眠，及时告知医护人员给予处理，不必过度忍耐。

（6）观察出血情况：指导患者避免大声说话或剧烈咳嗽，口内分泌物及时吐出，勿咽下，如口内吐出鲜血则立即通知医生,协助检查、止血,并记录出血量及颜色,观察患者有无频繁吞咽动作。

(7) 观察局部伪膜生长情况:术后24 h扁桃体窝创面有白色伪膜形成,对切口有保护作用,不可随意去除,一般术后7～10天逐渐脱落。

(8) 口腔卫生:保持口腔清洁,每日早晚及三餐后用漱口液或温水含漱,预防口臭和感染。术后2天可酌情用软毛刷刷牙,动作宜轻柔,避免用力冲洗,切勿损伤伤口处生长的伪膜。

(9) 患者满意度评估:患者填写"住院患者满意度调查表",评估患者对责任护士、环境设施、病房安静程度等的满意度,了解患者住院感受。

(五)出院当天

1. 出院标准

(1) 患者生命体征平稳,逐渐适应半流质饮食,营养接近机体需要量。

(2) 未发生伤口出血、感染相关并发症。

(3) 伤口愈合良好,伪膜生长良好。

2. 出院指导

(1) 出院宣教:责任护士向患者家属宣教居家饮食、口腔卫生管理要点。术后7～10天是伪膜脱落时间,尤其注意观察口腔分泌物情况。术后7～14天进软食,2周后逐渐过渡到普食,鼓励患者多咀嚼,以利于伤口愈合,忌辛辣刺激、坚硬的食物。按照出院指导要求配合门诊复诊和出院随访。如有咽部剧痛、伤口出血、持续发热等及时就诊。

(2) 办理出院手续:发放出院通知单并讲解办理出院手续的流程。协助患者及家属办理出院结算。去除患者腕带。

3. 出院随访

(1) 加强线上线下随访管理:线上,互联网医院、出院后7天电话随访;线下,耳鼻喉科门诊。

(2) 建立"医护患"微信社群,倡导延续性护理,指导患者院后居家自我管理。

(3) 利用微信公众平台、APP发布科普信息,向患者及家属推荐专业知识。

五、变异及原因分析

1. 患者因素

(1) 患者伴有影响手术的合并症(如发热、感冒、来月经等),需进行相关诊断和治疗等,导致住院时间延长,治疗费用增加。

(2) 患者不接受治疗方案,拒绝手术。

(3) 患者术后出现出血、感染相关并发症需要进一步治疗。

(4) 术后因治疗结果不满意,延长住院治疗时间。

2. 家属因素

(1) 要求增加或拒绝某些治疗或检查。

(2) 家属依从性差,无法配合医护指导和治疗。

3. 医护人员因素

(1) 未及时发现手术禁忌证而进入临床路径。

(2) 医生未及时安排手术。

(3) 医护人员之间沟通、协作不良。

4. 出院计划因素

(1) 家属要求提前出院。

(2) 家属拒绝出院。

5. 医院系统因素

检查不能及时安排。

六、临床护理路径表单

慢性扁桃体炎临床护理路径表单见表18.3。

表18.3　慢性扁桃体炎临床护理路径表单

适用对象:第一诊断为慢性扁桃体炎(ICD-10:J35.0),首选治疗方案符合扁桃体切除术者(ICD-9-CM-3:28.2)

患者姓名:_____　性别:____　年龄:____　住院号:_____

住院日期:_____年___月___日　手术日期:_____年___月___日　出院日期:_____年___月___日

时间	入院当天	术前1天
护理评估	□ 完善基本病情评估:监测 T、P、R、BP 测量身高、体重;了解疾病史 □ 完善疾病专科评估:扁桃体炎相关表现 □ 完善四大专项评估:深静脉血栓风险因素评估 Caprini 评分、日常功能评估 Barthel 指数、跌倒风险评估 Morse 评分、压力性损伤风险评估 Braden 量表	□ 血常规、免疫组合、生化、凝血功能 □ 血压、血糖、肝肾功能、心肺功能情况 □ 心电图检查结果 □ 向患者及家属交代围术期注意事项,评估心理状态
护理处置	□ 办理住院手续 □ 耳鼻喉科护理常规:陪护1人、普食、二级护理 □ 介绍病区环境、入院须知和陪客制度 □ 介绍主管医师、责任护士 □ 告知正确使用病房防护栏,知晓预防跌倒坠床、烫伤的注意事项 □ 辅助检查指导	□ 排除手术禁忌,完善术前评估 □ 介绍围手术期快速康复流程 □ 肠道准备:全麻术前禁食6 h,禁饮2 h □ 个人及用物准备 □ 疼痛知识指导 □ 医保登记及费用缴纳 □ 心理疏导
预期结局	□ 患者能够掌握入院注意事项,熟悉病区环境(回示) □ 完成入院相关专科检查和护理常规(病历)	□ 患者能够掌握术前准备,包括肠道准备、皮肤准备、用物准备等(回示) □ 完善术前检查和评估(病历)

续表

时间	入院当天	术前1天
变异	□ 无 □ 有,原因_____ 　处理措施_____	□ 无 □ 有,原因_____ 　处理措施_____
护士签名		
时间	手　术　日	
术前	□ 护士准备:测量患者生命体征,建立静脉通道 □ 患者准备:全麻手术期间确保一名家属陪伴。更换病员服,排空大小便,取下义齿、配饰 □ 物品准备:铺好麻醉床,床头备好监护仪器、吸氧装置及术后用品 □ 转出交接:核对患者、药物过敏情况、交接病历	
术后	□ 转入交接:交接患者术中麻醉方式、手术、意识状态、输液通路、伤口敷料、皮肤情况等,过床 □ 设备使用:指导患者及家属安全用氧,告知监护仪器、吸引装置使用注意事项	
护理评估	□ 病情评估:观察患者神志、生命体征、有无相关并发症 □ 伤口评估:评估口腔有无活动性出血,观察口鼻腔出血情况 □ 疼痛评估:应用合适的疼痛评估量表完成疼痛评估	
护理处置	□ 体位管理:麻醉清醒后自由体位,如口鼻腔分泌物过多取侧卧位,防止误吸、窒息 □ 疼痛管理:指导分散注意力、局部冷敷缓解疼痛,必要时遵医嘱使用止痛药物 □ 饮食管理:麻醉清醒后试饮水无呛咳可开始少量饮水,2h后试饮温凉水,6h后进冷流质食物,口内可含冰块或冰水 □ 休息活动:评估患者下床活动能力,协助患者早期下床活动 □ 用药护理:根据患者的病情遵医嘱予以补液、应用抗生素 □ 健康教育:患者及(或)家属知晓上述术后相关注意事项	
预期结局	□ 患者生命体征正常,口腔无出血,流质饮食(病历)	
变异	□ 无 □ 有,原因_____ 　处理措施_____	
护士签名		
时间	术后第1~3天	出院当天
护理评估	□ 患者口腔有无活动性出血,根据出血量的情况,协助医师给予相应处理 □ 观察生命体征,尤其体温及疼痛情况,必要时协助医师给予相应处理	□ 生命体征平稳,逐渐适应半流质饮食 □ 未发生伤口出血、感染相关的并发症 □ 伤口愈合良好,伪膜生长良好

续表

时间	术后第1~3天	出院当天
护理处置	□ 活动指导：建立活动目标，逐日增加活动量 □ 饮食指导：流质饮食逐步过渡到半流质饮食，温度宜温凉 □ 用药护理：遵医嘱予消炎、消肿、补液支持 □ 宣教指导：出血、饮食、口腔卫生等 □ 疼痛指导：影响休息、睡眠，及时告知医护人员给予处理，不必过度忍耐	□ 发放出院通知单，患者办理结算，核对并取下手腕带，帮助整理用物，协助送离病区 □ 健康宣教：患者及/或家属掌握居家护理的内容和方法、脱膜出血（少量）或者口腔内有异味的居家处理，对于脱膜出血量大应告知及时就诊
预期结局	□ 患者生命体征正常，切口无感染，饮食逐步由流质过渡半流质（病历）	□ 流质过渡到半流质饮食，无须静脉输液治疗，伤口愈合良好，伪膜生长良好，无感染迹象，各器官功能状态良好（病历） □ 掌握居家饮食护理要点（回示）
变异	□ 无 □ 有，原因_____ 　处理措施_____	□ 无 □ 有，原因_____ 　处理措施_____
护士签名		

参考文献

[1] 中华医学会. 临床诊疗指南. 耳鼻咽喉头颈外科分册[M]. 人民卫生出版社, 2009: 64-66.
[2] 周宇豪, 杨敏兰, 杨修平, 等. 美国耳鼻咽喉头颈外科学会2019年儿童扁桃体切除指南解读[J]. 武汉大学学报（医学版）, 2021, 42(06): 971-974.
[3] Mitchell R B, Archer S M, Ishman SL, et al. Clinical practice guideline: Tonsillectomy in children (Update)[J]. Otolaryngolhead Neck Surg, 2019, 160(S1): S1-S42.
[4] 薛贵芝, 张标新. 耳鼻咽喉头颈外科健康促进手册[M]. 合肥: 中国科学技术大学出版社, 2021: 25-28.
[5] 杨雪蓝, 张咏梅, 彭峥嵘, 等. 扁桃体手术病人疼痛干预措施的最佳证据总结[J]. 护理研究, 2021, 35(23): 4157-4162.
[6] 吴欣娟, 耿小凤. 耳鼻咽喉头颈外科专科护理[M]. 北京: 人民出版社, 2021: 64-66.

第十九章　口　腔　科

颌骨囊肿手术围术期临床护理路径

一、适用对象

根据《口腔颌面外科学(第7版)》,符合颌骨囊肿开窗引流术(ICD-9-CM-3:2915)手术指征的患者。

二、诊断依据

根据《口腔颌面外科学(第7版)》,以下情况为颌骨囊肿开窗引流术纳入指征:牙源性颌骨囊肿、非牙源性囊肿、血外渗性囊肿。

三、进入路径标准

(1) 第一诊断为首选治疗方案符合颌骨囊肿开窗引流术(ICD-9-CM-3:2915)手术编码者。
(2) 当患者同时具有其他诊断,但在住院期间不需特殊处理,也不影响第一诊断的临床路径流程,可以进入路径。

四、临床护理路径实施规范

(一) 入院当天

(1) 介绍病区环境、入院须知、陪客制度、主管医师、责任护士。
(2) 配合医生进行口腔专科检查,告知手术注意事项。
(3) 办理住院手续,完善各项专项评估和处理,包括深静脉血栓风险因素评估 Caprini 评分、日常功能评估 Barthel 指数、跌倒风险评估 Morse 评分、压力性损伤风险评估 Braden 量表,识别高危患者,并采取相应干预措施。

(二)术前1天

(1)健康宣教:介绍围术期流程、疾病知识、术前检查时间及配合方法。

(2)VTE预防:术后6 h内可指导患者进行踝泵运动锻炼,预防VTE的主要措施以早期活动为主,麻醉清醒后可进行足背伸、趾屈、踝关节360°环绕运动,每天10~15次,每次20~30组(3~5 min);6 h后需由护士或家属陪同下床活动(下床四步曲)。

(3)口腔准备:进行口腔全口牙洁治,去除牙菌斑和牙结石。

(4)个人及用物准备:洗澡、更换病员服,去除假牙、金属饰品、眼镜等,准备漱口水及护理垫。

(5)术前评估:血压、血糖、肝肾功能、心肺功能等情况。遵医嘱局部检查,如颌骨曲面断层片,必要时CT扫描。了解患者颌骨囊肿范围、大小、骨板厚度及与牙齿的关系。

(6)心理疏导:对紧张、焦虑的患者进行心理疏导,并及时解答患者心中的疑惑,分享一些成功的病例,取得患者的信任,提高治疗依从性。

(三)手术当天

1. 术日晨(术前)

(1)患者准备:酌情备皮(男患者剃胡须),测量生命体征。嘱排空膀胱,女患者不在月经期,协助患者更换病员服。

(2)物品准备:铺好麻醉床,床头备好监护仪、吸氧装置及术后用品。

(3)术前交接:核对患者身份信息,观察皮肤情况,核对术前准备情况、术中带药、手术标记、影像学资料等内容,保证交接准确、完整、无误。

2. 术后当天

(1)体位护理:全麻未清醒患者采取去枕平卧位,指导头偏向一侧,保持呼吸道通畅,监测生命体征。清醒后将患者头部偏向健侧,防止切口污染,同时能够促进分泌物排出。

(2)饮食管理:由于术后切口疼痛及张口受限,遵医嘱指导患者术后2 h试饮水,无恶心呕吐进食温凉流质饮食,如米汤、牛奶、豆浆等。

(3)术后疼痛管理:一般术区用四尾带压迫,以减轻局部肿胀、出血。责任护士采用NRS评估疼痛程度,疼痛<4分,指导转移疼痛法分散疼痛,如听音乐、看视频等;疼痛≥4分,遵医嘱应用镇痛药物,如布洛芬、芬必得、曲马多等。

(4)口腔护理:嘱咐患者保持口腔清洁,进食后可用清水漱口,协助患者清理口腔分泌物。

(5)用药护理:遵医嘱应用抗感染(头孢类抗菌药)、消肿(激素类地塞米松)、补液(维生素C)支持,预防恶心、呕吐。

(6)VTE的预防:术后6 h内床上活动,踝泵运动锻炼,6 h后需由护士或家属陪同下床活动("下床四部曲")。对于VTE中、高风险患者,建议穿抗血栓弹力袜。不推荐常规使用肝素。

(四)术后恢复(第1~3天)

(1)生命体征监测:观察患者生命体征动态变化,重点关注患者有无发热。

(2)饮食指导:指导患者流质饮食,逐步过渡半流质饮食、软食,以富含维生素、高蛋白、高热量食物为主,减少辛辣刺激、生冷食物的摄入,以便于创口愈合。

(3) 口腔护理:餐后及时清水漱口,再用漱口液漱口 3 min,协助患者清理口腔中残渣和分泌物,保持口腔清洁,防止口腔感染。

(4) 活动指导:根据患者的能力指导其活动。告知患者活动时的注意事项,预防跌倒坠床。针对压力性损伤评分较高患者,定时协助患者翻身,教会患者如何正确更换体位、预防感染、压力性损伤等不良事件的发生。

(5) 用药护理:根据患者的病情遵医嘱应用消肿、消炎、补液等药物。

(6) VTE 预防:术后 6 h 内可指导患者进行踝泵运动锻炼,预防 VTE 的主要措施以早期活动为主,不建议使用药物预防。

(7) 术后囊腔处理:术后保持开窗处引流通畅。遵医嘱予术后 1 周拆线,拆线同时更换碘仿纱条,用甲硝唑液和生理盐水交替冲洗囊腔,每间隔 1 周更换 1 次碘仿纱条,纱条更换直到患者黏膜表面光滑为止。

(8) 囊肿塞护理:一般患者术后 7～10 天制作个性化囊肿塞,教会患者如何正确佩戴以及摘取囊肿塞,即患者每餐餐后以及睡前均需使用温开水和生理盐水反复冲洗囊腔,目的是保持囊腔的清洁卫生,避免感染,减少刺激,利于骨生长。

(五) 出院当天

1. 出院标准

(1) 切口愈合良好,无感染迹象(血象正常)。

(2) 无须静脉输液治疗。

(3) 口腔清洁度良好。

(4) 恢复半流质、软食饮食。

2. 出院指导

(1) 出院宣教:责任护士向患者家属宣教术后注意事项,保持口腔卫生,定期门诊复查,术后 3 周内应避免进食酸、辣、硬的食物,以免刺激影响创口愈合,不适随诊。

(2) 办理出院手续:发放出院通知单并讲解办理出院手续的流程。协助患者及家属办理出院结算、打印电子发票相关手续。

2. 出院随访

(1) 告知患者及家属出院后定期进行电话回访。患者佩戴塞制器后 24～48 h 回访一次,了解塞制器舒适度,若患者不适,及时复诊调试、磨改,若无不适及其他情况,每周回访 1 次,连续 2 次;若患者塞制器使用良好、口腔与囊腔冲洗正确,改为 2 周回访 1 次,连续 2 次;若患者及家属创口自我管理较好,改为每月回访一次至开窗期(Ⅰ期)愈合,并做好回访记录。

(2) 建立微信互动平台,督促患者及时复诊并确定康复进程。

五、变异及原因分析

1. 患者因素

(1) 患者术后出现并发症需要进一步治疗。

(2) 术后因治疗结果不满意,延长住院治疗时间。

2. 家属因素

（1）要求增加或拒绝某些治疗或检查。

（2）家属依从性差，无法配合医护指导和治疗。

3. 医护人员因素

（1）医嘱延迟/执行医嘱延迟。

（2）发现因误诊而进入临床路径。

（3）医护人员之间沟通、协作不良。

4. 出院计划因素

（1）家属要求提前出院。

（2）等待转诊而延长住院时间。

5. 医院系统因素

（1）医院各部门沟通协调障碍。

（2）医院相关设备缺乏。

六、临床护理路径表单

颌骨囊肿手术围术期临床护理路径表单见表 19.1。

表 19.1　颌骨囊肿手术围术期临床护理路径表单

适用对象：第一诊断为首选治疗方案符合颌骨囊肿手术者（ICD-9-CM-3：76.201）

患者姓名：_____　性别：____　年龄：____　住院号：_____

住院日期：_____年___月___日　手术日期：_____年___月___日　出院日期：_____年___月___日

时间	入院当天	术前 1 天
护理评估	□ 完善各项评估： 深静脉血栓风险因素评估 Caprini 评分：__分 日常功能评估 Barthel 指数：__分 跌倒风险评估 Morse 评分：__分 压力性损伤风险评估 Braden 量表：__分	□ 血常规、免疫组合、生化、凝血功能 □ 血压、血糖、肝肾功能、心肺功能情况 □ 全景片、CT 检查结果 □ 心电图检查结果
护理处置	□ 办理住院手续 □ 口腔颌面外科护理常规：二级护理、普食、疼痛评估 □ 介绍病区环境、入院须知和陪客制度 □ 介绍主管医师、责任护士 □ 告知正确使用病房防护栏，知晓预防跌倒坠床、烫伤的注意事项 □ 辅助检查指导	□ 介绍围手术期快速康复流程 □ VTE 预防 □ 肠道准备：遵医嘱术前禁食水 □ 体位与活动指导 □ 个人及用物准备 □ 医保登记及费用缴纳 □ 心理疏导

续表

时间	入院当天	术前1天
预期结局	□ 患者能够掌握住院注意事项,熟悉病区环境（回示） □ 完成入院相关专科检查和护理常规(病历)	□ 患者能够掌握术前准备,包括肠道准备、皮肤准备、用物准备等(回示) □ 完善术前检查和评估(病历)
变异	□ 无 □ 有,原因_____ 　处理措施_____	□ 无 □ 有,原因_____ 　处理措施_____
签名		

时间	手　术　日
术日晨准备	□ 酌情备皮,排空膀胱,核查个人准备 □ 测量生命体征,心理护理
转出交接	□ 核对患者腕带、药物过敏情况、交接病历 □ 物品准备:铺好麻醉床,备好监护仪、吸氧装置及术后用品
转入交接	□ 交接术中麻醉方式、手术、出血及意识状态、输液通路、引流皮片、四尾带、皮肤情况等 □ 判断患者清醒,过床
护理评估	□ 术后6h监测生命体征和血氧饱和度、出血情况 □ 动态评估术区切口情况、四尾带松紧度以及压迫处皮肤情况 □ 疼痛评估
护理处置	□ 体位护理 □ 围术期液体治疗 □ 饮食管理:术后2h试饮水,无恶心、呕吐予流质饮食 □ 术后疼痛管理 □ 口腔护理 □ 用药护理:遵医嘱予抗感染、消肿、补液支持,恶心、呕吐预防与治疗 □ 早下床活动 □ 医疗设备使用:告知患者及家属监护仪、吸氧、吸痰等仪器设备使用的注意事项 □ 健康教育:患者及/或家属知晓上述术后相关注意事项
预期结局	□ 患者生命体征正常,切口无出血、感染,流质饮食(病历) □ 下床活动(回示)
变异	□ 无 □ 有,原因_____ 　处理措施_____
护士签名	

续表

时间	术后第1~3天	出院当天
护理评估	□ 动态监测患者生命体征,重点关注患者有无发热 □ 术区评估:患者四尾带拆除后,评估患者术区皮肤及伤口情况	□ 伤口愈合情况 □ 血常规结果 □ 口腔清洁情况 □ 饮食及营养情况
护理处置	□ 饮食指导:指导患者流质饮食,逐步过渡半流质、软食,加强营养 □ 口腔护理:指导使用漱口液,保持口腔清洁 □ 活动指导:根据患者的活动能力指导其床上活动或下床活动 □ 用药护理:遵医嘱予以补液、应用抗生素、激素等药物	□ 出院宣教:责任护士向患者家属宣教术后注意事项,保持口腔清洁卫生,定期门诊复查,术后3周内应避免酸、辣、硬的食物,以免刺激影响创口愈合,不适随诊 □ 办理出院手续:发放出院通知单并讲解办理出院手续的流程;协助患者及家属办理出院结算、打印电子发票相关手续;去除患者腕带、收回陪护卡 □ 出院随访:出院后1周电话回访
预期结局	患者生命体征正常,切口无感染,逐步过渡至半流质饮食(病历)	切口愈合良好,无感染迹象(血象正常)无须静脉输液治疗,口腔清洁度良好,恢复半流质、软食饮食(病历)
变异	□ 无 □ 有,原因_____ 　处理措施_____	□ 无 □ 有,原因_____ 　处理措施_____
护士签名		

参考文献

[1] 张志愿,俞光岩.口腔颌面外科学[M].7版.北京.人民卫生出版社,2017.
[2] 尤瑛.健康宣教册对颌骨囊肿术患者的应用效果[J].中国实用医药,2018,13(11):154-155.
[3] 张春谊,廖习坪,杨霞,等.踝泵运动预防颌面部肿瘤术后下肢深静脉血栓形成的临床观察[J].实用口腔医学杂志,2021,37(04):497-500.
[4] 孙沫逸,郭伟,冉炜,等.口腔颌面外科围手术期静脉血栓栓塞症评估与预防专家共识[J].实用口腔医学杂志,2021,37(03):293-302.
[5] 蔡安庆,裘实,胡蒙蒙,等.个性化护理干预对颌骨囊肿开窗术患者康复效果的影响[J].浙江创伤外科,2023,28(10):1991-1993.
[6] 王凤英,宗晓艳,王冬梅,等.延伸护理在开窗减压术治疗颌骨大型囊性病变患者中的应用[J].护士进修杂志,2016,31(21):1977-1980.

第二十章　烧伤整形科

第一节　腋臭围术期临床护理路径

一、适用对象

根据《腋臭微创治疗新技术》，符合腋臭大汗腺剥脱术（ICD-10：L75.001）手术指征的患者。

二、诊断依据

根据《腋臭微创治疗新技术》，以下情况为腋臭大汗腺剥脱术纳入指征：腋下异味明显伴多汗，影响社交，主动要求手术者。

三、进入路径标准

（1）第一诊断为首选治疗方案符合腋臭大汗腺剥脱术（ICD-10：L75.001）手术编码者。
（2）患者患有其他疾病时，但在住院期间不需特殊处理，也不影响第一诊断的临床路径流程，可以进入路径。

四、临床护理路径实施规范

（一）入院当天

（1）介绍病区环境、入院须知、陪客制度、主管医师、责任护士。
（2）确认术前检查是否完善，告知手术注意事项，如需停用抗凝药物，戒烟限酒，女性患者避开月经期。
（3）办理住院手续，包括深静脉血栓风险因素评估 Caprini 评分、日常功能评估 Barthel 指数、跌倒风险评估 Morse 评分、压力性损伤风险评估 Braden 量表，识别高危患者，并采取相应干预措施。

（二）术前1天

(1) 饮食准备：局麻术晨常规进食水。
(2) 个人卫生及用物准备：术前晚洗澡，术晨刮除腋毛，用美蓝标出手术范围，更换病员服，去除假牙、金属饰品。
(3) 术前评估：检查患者腋下皮肤，观察腋下是否有结节、副乳、皮脂腺感染，有无呼吸道感染，女性患者是否在月经期，进行血常规、凝血功能、心电图检查，观察血压、血糖、肝肾功能、心肺功能情况。
(4) 术前指导：训练患者双上肢外展，双手抱头姿势。
(5) 心理疏导：做好沟通解释工作，用通俗易懂的语言与患者交流，告知手术的基本方法、预后，消除患者焦虑、恐惧、紧张情绪。

（三）手术当天

1. 术日晨
(1) 备皮：做好患者皮肤准备工作，术晨刮除腋毛，用美蓝标出手术范围。
(2) 测量患者生命体征。

2. 术后当天
(1) 病情监测：密切观察患者生命体征、伤口恢复情况、引流液的量和颜色。
(2) 体位管理：术后第1天患者卧床休息，双上肢采用弹力绷带进行加压包扎，并垫以软枕，双上臂保持轻度内收，根据患者喜好适当摇高床头，增加舒适感。
(3) 术后疼痛管理：多模式镇痛，即多种镇痛方式和药物使用，术后为患者提供温馨、舒适的病房环境，播放治愈系音乐，有效缓解患者紧张不安的情绪和疼痛。
(4) 饮食管理：术后进食高热量、高蛋白饮食，忌食辛辣刺激及易引起过敏的食物。
(5) 用药护理：遵医嘱酌情使用抗生素和止血药。
(6) VTE 预防：无需继续去枕平卧，术后当日即可下床活动。

（四）术后恢复（第1~3天）

(1) 病情观察：医护人员需不定时查看患者的伤口敷料、引流液、肢体肿胀情况（如有无淤血和积液产生），如有异常出血应联系主刀医生拆线排出引流液。
(2) 活动指导：嘱患者2周内穿着宽松的衣服，最好是前排开衫，避免出汗，穿衣时注意手臂屈伸幅度不宜过大；术后1~2周双肩部使用腋臭衣固定，限制双肩活动，如运动、驾车、打字、做饭等。
(3) 预防 VTE：早期活动是预防 VTE 的主要措施，术后6h内床上活动，踝泵运动锻炼。
(4) 饮食指导：指导患者多进食蛋白、维生素、纤维素含量高的食物，多食新鲜水果，有利于伤口的愈合，少吃辛辣、刺激食物，食物热度不要过高，避免进食时出汗，导致伤口感染。要求患者戒烟戒酒。
(5) 用药护理：遵医嘱酌情使用抗生素和止血药。

（五）出院当天

1. 出院标准

（1）无须静脉输液治疗。

（2）伤口愈合良好，无感染迹象（血常规正常）。

（3）可自由活动。

2. 出院指导

（1）切口自我观察：切口敷料有无潮湿、松散，切口是否剧烈疼痛；双手指有无麻痹感。

（2）生活护理：术后必须穿开襟上衣，拆线前起床、躺下、穿脱衣服等活动都应由他人协助，双手不可用力，以免出血影响伤口愈合减少汗腺分泌，保持切口干燥。

（3）合理饮食：忌食辛辣、刺激食物，禁烟酒，宜多食瘦肉、牛奶、鸡蛋、水果等食物。

（4）预防感染：术后遵医嘱酌情口服使用抗生素2～3天；术后第2天换药并拔除切口引流条，即可回家休养；根据切口愈合情况，一般10～12天拆线。嘱患者也可在当地医院换药、拆线。

（5）上肢活动方案：术后双上肢自然放下，使敷料紧贴腋部，确保压力持续有效；术后2周内上肢局部制动，避免上肢上举、外展、前后摆动；1个月内避免肩关节剧烈运动；拆线后3个月内避免上肢剧烈运动，禁止参加如打球、游泳等大幅度运动，减少瘢痕增生。

3. 出院随访

加强线上线下随访管理：线上，互联网医院、电话随访；线下，将疾病知识手册交予患者，交代在门诊行切口换药和拆线的时间，外地患者也可在当地医院，按时换药拆线（每2～3天换一次药，术后7～10天拆线）。

五、变异及原因分析

1. 患者因素

（1）患者自身原因延期手术如使用抗凝药物，女性患者处于经期。

（2）患者术后出现并发症需进一步治疗。

（3）患者因治疗效果不满意，延长住院时间。

2. 家属因素

（1）要求增加或者拒绝某些治疗或者检查导致围术期时间延长。

（2）家属依从性差，无法配合医护指导和治疗。

3. 医护人员因素

（1）发现因误诊而进入临床路径。

（2）手术原因导致切口延期愈合，或皮瓣坏死，需二次手术。

（3）医生下医嘱延迟或者护士未在规定时间内执行医嘱。

4. 出院计划因素

（1）家属要求提前出院。

（2）需转诊进一步康复治疗的患者，未及时与转诊的医院进行沟通，导致患者未能及时转诊不得已住院。

（3）出院时未对患者或家属进行伤口护理、用药出院指导、出院随访等，导致患者病情控制不稳定再次入院治疗。

5. 医院系统因素

医院各部门协调沟通障碍导致患者手术延期或治疗时间延长。

六、临床护理路径表单

腋臭围术期临床护理路径表单见表 20.1。

表 20.1　腋臭围术期临床护理路径表单

适用对象：第一诊断为首选治疗方案符合腋臭大汗腺剥脱术者(ICD-10：L75.001)

患者姓名：＿＿＿＿　性别：＿＿　年龄：＿＿　住院号：＿＿＿＿

住院日期：＿＿＿年＿＿月＿＿日　手术日期：＿＿＿年＿＿月＿＿日　出院日期：＿＿＿年＿＿月＿＿日

时间	入院当天	术前1天
护理评估	□ 完善各项评估： 深静脉血栓风险因素评估 Caprini 评分：＿分 日常功能评估 Barthel 指数：＿分 跌倒风险评估 Morse 评分：＿分 压力性损伤风险评估 Braden 量表：＿分	□ 血常规、免疫组合、生化、凝血功能 □ 血压、血糖、肝肾功能、心肺功能情况 □ 心电图检查结果
护理处置	□ 办理住院手续 □ 烧伤整形科护理常规：普食，陪护1人，二级护理 □ 介绍病区环境、入院须知和陪客制度 □ 介绍主管医师、责任护士 □ 辅助检查指导	□ 介绍围手术期快速康复流程 □ VTE 预防 □ 肠道准备：局麻术晨常规进食水 □ 体位与活动指导 □ 个人及用物准备 □ 心理疏导
预期结局	□ 患者能够掌握腋臭术前注意事项，熟悉病区环境(回示) □ 完成入院相关专科检查和护理常规(病历)	□ 患者能够掌握术前准备，包括体位、活动、用物准备等(回示) □ 完善术前检查和评估(病历)
变异	□ 无 □ 有，原因＿＿＿＿＿ 处理措施＿＿＿＿＿	□ 无 □ 有，原因＿＿＿＿＿ 处理措施＿＿＿＿＿
护士签名		
时间	手　术　日	
术日晨准备	□ 酌情备皮，排空膀胱，核查个人准备 □ 测量生命体征	

续表

时间	手 术 日	
转出交接	□ 核对患者、药物过敏情况、交接病历 □ 物品准备:铺好麻醉床、术后用品	
转入交接	□ 交接术中麻醉方式、手术、出血情况	
护理评估	□ 术后生命体征	
护理处置	□ 术后疼痛管理 □ 饮食管理:立即试饮水,无呛咳予流质饮食 □ 用药护理:遵医嘱酌情使用抗生素和止血药 □ 早下床活动 □ 健康教育:患者及(或)家属知晓上述术后相关注意事项	
预期结局	□ 患者生命体征正常,切口无感染,高热量、高蛋白饮食(病历) □ 下床活动(回示)	
变异	□ 无 □ 有,原因_____ 　处理措施_____	
护士签名		

时间	术后第1～3天	出院当天
护理评估	□ 观察患者生命体征 □ 伤口敷料有无渗血、引流液 □ 肢体肿胀情况 □ 术后24 h出血量	□ 饮食和营养状态 □ 下床活动情况 □ 伤口愈合情况
护理处置	□ 活动指导:建立活动目标,逐日增加活动量 □ 饮食指导:高蛋白、高维生素、高纤维素饮食,忌辛辣刺激饮食 □ 用药护理:遵医嘱酌情使用抗生素和止血药 □ 宣教指导:出血、饮食、活动等	□ 发放出院通知单,办理结算,核对并取下患者腕带 □ 健康宣教:嘱患者2周内穿衣时注意手臂屈伸幅度,尽量选择宽松的开衫;2周内避免上臂上举、外展和前后摆动,指导患者肩关节功能锻炼,1个月内避免肩关节剧烈活动,提举重物,避免辛辣刺激的食物 □ 将疾病知识手册交予患者,交代切口换药和拆线时间,帮助整理用物,协助送离病区 □ 加强术后出院随访管理

续表

时间	术后第1～3天	出院当天
预期结局	☐ 患者生命体征正常,切口无感染,饮食逐步过渡正常(病历)	☐ 恢复普食,无须静脉输液治疗,伤口愈合良好,无感染迹象(病历) ☐ 可自由活动(回示)
变异	☐ 无 ☐ 有,原因_____ 处理措施_____	☐ 无 ☐ 有,原因_____ 处理措施_____
护士签名		

参考文献

[1] 谈伟强. 腋臭微创治疗新技术[M]. 浙江大学出版社,2021.

[2] 庄珊珊,张转运,傅双,等. 择期全麻患者术前禁食禁饮管理的最佳证据总结[J]. 中华护理学杂志,2022,57(14):1749-1755.

[3] 李秀明,杨燕华,张容,等. 心理护理干预提高整形美容患者的满意度[J]. 中华医学美学美容杂志,2023,29(4):318-319.

[4] Macones G A, Caughey A B, Wood S L, et al. Guidelines for postoperative care in cesarean delivery: Enhanced Recovery After Surgery (ERAS) Society recommendations (part 3)[J]. Am J Obstet Gynecol, 2019, 221(3):247.e1-247.e9.

第二节　体表良性肿物围术期临床护理路径

一、适用对象

根据《外科学:整形外科分册》,第一诊断为体表良性肿物(ICD-10:D17.0-D17.3;M885-M888/0;D22,M872-M879/0;D23.3-D23.9),符合肿物切除术(ICD-9:86.3-86.4)＋皮瓣移植术/局部皮瓣移植术(ICD-9:86.7)手术指征的患者。

二、诊断依据

根据《外科学:整形外科学分册》,以下情况为肿物切除术＋皮瓣移植术/局部皮瓣移植术纳入指征:血管瘤和血管畸形、神经纤维瘤、脂肪瘤、皮肤囊肿、黑色素细胞痣。

三、进入路径标准

(1) 第一诊断为体表良性肿物,首选治疗方案符合肿物切除术(ICD-9:86.3-86.4)＋皮瓣移植术/局部皮瓣移植术(ICD-9:86.7)手术编码者。

(2) 患者同时具有其他疾病诊断,如在住院期间不需要特殊处理,也不影响第一诊断的临床路径流程实施时,可以进入路径。

四、临床护理路径实施规范

(一) 入院当天

(1) 介绍病区环境、入院须知、陪客制度、主管医师、责任护士。

(2) 确认术前检查是否完善,告知手术注意事项,如需停用抗凝药物,戒烟限酒,女性患者避开月经期等。

(3) 办理住院手续,进行专项评估,包括深静脉血栓风险因素评估 Caprini 评分、日常功能评估 Barthel 指数、跌倒风险评估 Morse 评分、压力性损伤风险评估 Braden 量表,识别高危患者,并采取相应干预措施。

(二) 术前 1 天

(1) 健康宣教:全麻术前禁食 6 h,禁饮 2 h,局麻术晨常规进食水。

(2) VTE 预防:针对下肢肿物切除且需长期卧床的患者,早期床上活动是预防 VTE 的主要措施,术后 6 h 内在床上行踝泵运动锻炼,清醒卧床期间,在不影响手术切口张力的前提下,行足背伸、趾屈、踝关节 360°环绕运动,每天 10~15 次,每次 20~30 组(3~5 min);6 h 后下床活动,需有人陪伴在侧。

(3) 个人卫生及用物准备:洗澡、术前备皮、更换病员服,去除假牙、金属饰品。

(4) 术前评估:有无呼吸道感染,女性患者是否在月经期,血压、血糖、肝肾功能、心肺功能情况。

(5) 心理疏导:外科手术作为个体生活时间中强烈的应激源,会对患者生理、心理产生强烈的应激反应,使患者出现不同程度的焦虑、恐惧心理。根据患者需求及个体差异,进行针对性心理护理。

(三) 手术当天

1. 术日晨

(1) 患者准备:根据手术部位备皮,协助患者更换病员服,测量生命体征。

(2) 物品准备:备麻醉床,全麻患者提前备好监护仪、吸氧装置及术后所需物品。

(3) 术前交接:核对患者身份信息,确认术前准备是否完善。

2. 术后当天

(1) 饮食管理:局麻术后无不适可立即饮水、进食,全麻术后遵医嘱禁食水 6 h。

(2) 术后疼痛管理:采用多模式镇痛,可在患者麻醉过程中超前镇痛,联合使用多种不同机制的镇痛药物,有效缓解术后疼痛。

(3) 体位管理:行皮瓣或者植皮手术的患者,术后避免压迫术区。

(4) 用药护理:遵医嘱抗感染(头孢类抗菌药),根据实际情况酌情补液。

(5) VTE 预防:无需继续去枕平卧,术后当日即可下床活动;使用间歇性充气压缩泵或者弹力袜,不推荐常规使用肝素。

(6) 管道管理:妥善固定负压引流管,保持引流通畅。

(7) 移植皮瓣的观察和护理:临床观察指标包括移植皮瓣的颜色、温度、毛细血管充盈试验、血管波动及出血特点,异常情况及时通知医生并协助处理。

(四) 术后恢复(第1~3天)

(1) 饮食指导:指导患者多进食蛋白、维生素、纤维素高的食物,多食新鲜水果,有利于伤口愈合,忌辛辣、刺激食物。

(2) VTE预防:早期活动,不能下床的患者,尽早进行床上活动指导。

(3) 伤口护理:术后24 h揭开外层敷料,观察皮瓣情况,更换敷料。

(4) 引流管护理:观察有无继发的血肿,通常于术后24~48 h酌情拔出引流管。

(五) 出院当天

1. 出院标准

(1) 无须静脉输液治疗。

(2) 伤口愈合良好,无感染迹象(血项正常)。

(3) 皮瓣存活,血运良好。

(4) 引流管拔除,可下床活动。

2. 出院指导

(1) 注意休息,加强营养,避免辛辣刺激性食物,建议进食高蛋白、高维生素、高热量、易消化饮食,如鱼、虾、鸡蛋、牛奶、蔬菜、水果等。

(2) 保持术区干燥清洁,定期换药。

(3) 遵医嘱按时拆线。

(4) 术后1个月门诊复诊,如有不适,烧伤整形外科门诊随诊。

3. 出院随访

(1) 加强线上线下随访管理:线上,互联网医院、电话随访;线下,拆线换药门诊。

(2) 保持术区清洁干燥,2~3天换药。

(3) 术后拆线:通常头面部4~5天,胸部、上腹部、背臀部7~9天,四肢10~12天可拆线,指导患者按时换药和拆线。

五、变异及原因分析

1. 患者因素

(1) 患者自身原因延期手术:如患者使用抗凝药物、处于经期或感冒等。

(2) 患者术后出现并发症需进一步治疗。

(3) 患者因治疗效果不满意,需延长住院时间。

2. 家属因素

(1) 要求增加或者拒绝某些治疗或者检查导致住院时间延长。

(2) 家属依从性差,无法配合医护指导和治疗。

3. 医护人员因素

(1) 发现因误诊而进入临床路径,术后病理提示恶性肿瘤。
(2) 手术原因导致切口延期愈合或皮瓣坏死,需二次手术。
(3) 医生下医嘱延迟或者护士未在规定时间内执行医嘱。
(4) 医护人员之间沟通、协作不良,耽误患者治疗进程。

4. 出院计划因素

(1) 患者或者家属要求提前出院。
(2) 需转诊进一步康复治疗的患者,未及时与转诊的医院进行沟通,导致患者未能及时转诊不得已继续住院。
(3) 出院时未对患者或家属进行用药指导、伤口护理、出院随访等导致患者病情控制不稳定再次入院治疗。

5. 医院系统因素

(1) 医院各部门协调沟通障碍导致患者手术延期或治疗时间延长。
(2) 医院设备短缺导致患者手术延期或治疗时间延长。

六、临床护理路径表单

择期皮肤良性肿物围术期临床护理路径表单见表 20.2。

表 20.2 择期皮肤良性肿物围术期临床护理路径表单

适用对象:第一诊断为体表良性肿物(ICD-10:D17.0-D17.3,M885-M888/0;D22,M872-M879/0;D23.3-D23.9),首选治疗方案符合肿物切除术(ICD-9:86.3-86.4)+皮瓣移植术/局部皮瓣移植术(ICD-9:86.7)者

患者姓名:_____ 性别:____ 年龄:____ 住院号:_____
住院日期:_____年___月___日 手术日期:_____年___月___日 出院日期:_____年___月___日

时间	入院当天	术前 1 天
护理评估	□ 完善各项评估: 深静脉血栓风险因素评估 Caprini 评分:__分 日常功能评估 Barthel 指数:__分 跌倒风险评估 Morse 评分:__分 压力性损伤风险评估 Braden 量表:__分	□ 血常规、免疫组合、生化、凝血功能 □ 血压、血糖、肝肾功能、心肺功能情况 □ 体表肿物超声检查结果 □ 心电图检查结果
护理处置	□ 办理住院手续 □ 整形科护理常规,普食,陪客 1 人,二级分级 □ 介绍病区环境、入院须知和陪客制度 □ 介绍主管医师、责任护士 □ 告知术前注意事项 □ 辅助检查指导	□ 介绍围手术期快速康复流程 □ VTE 预防 □ 饮食准备:全麻术前禁食 6 h,禁饮 2 h,局麻术前常规进食 □ 体位与活动指导 □ 个人及用物准备 □ 用药护理:高血压患者根据血压情况服用降压药物 □ 心理疏导

续表

时间	入院当天	术前1天
预期结局	□ 患者能够了解手术相关知识,熟悉病区环境(回示) □ 完成入院相关专科检查和护理常规(病历)	□ 患者能够掌握术前准备,包括饮食准备、用物准备、体位准备等(回示) □ 完善术前检查和评估(病历)
变异	□ 无 □ 有,原因_____ 　处理措施_____	□ 无 □ 有,原因_____ 　处理措施_____
护士签名		

时间	手 术 日
术日晨准备	□ 酌情备皮,排空膀胱,核查个人准备 □ 测量生命体征
转出交接	□ 核对患者、药物过敏情况、交接病历 □ 物品准备:铺好麻醉床,根据麻醉方式备好监护仪、吸氧装置、负压吸引装置及术后用品
转入交接	□ 交接术中麻醉方式、手术、出血及术区皮瓣血运、引流管情况 □ 判断患者清醒,过床
护理评估	□ 全麻患者:术后监测生命体征和血氧0.5 h 1次,连续监测6次 □ 局麻患者:术后返回病房监测1次生命体征和血氧饱和度 □ 伤口观察:观察皮瓣的颜色、温度、弹性等 □ 引流管的观察:观察引流液的颜色、量及性状等
护理处置	□ 术后疼痛管理 □ 饮食管理:局麻术后无不适可立即进食,全麻术后禁食、禁饮6 h □ 用药护理:遵医嘱予抗感染、恶心呕吐预防与治疗 □ 早下床活动 □ 留置尿管者术后6 h拔除导尿管 □ 妥善固定负压引流管,保持引流通畅 □ 健康教育:患者及(或)家属知晓上述术后相关注意事项
预期结局	□ 患者生命体征正常,适应床上大小便或者下床自解小便(病历) □ 床上活动或者下床活动(回示)
变异	□ 无 □ 有,原因_____ 　处理措施_____
护士签名	

续表

时间	术后第1～3天	出院当天
护理评估	□ 生命体征及营养状况,糖尿病患者监测血糖情况 □ 出血、皮瓣血运及伤口愈合情况 □ 观察并记录引流管的颜色、量及性状	□ 饮食和营养状态 □ 下床活动情况 □ 皮瓣存活情况 □ 引流管拔除情况
护理处置	□ 活动指导:对于能下床的患者指导早期下床,不能下床的患者建立活动目标,逐日增加活动量 □ 饮食指导:视患者情况给与针对性的饮食指导 □ 用药护理:遵医嘱予抗感染、止疼药物治疗 □ 皮瓣观察及引流管的健康指导:皮瓣血运、引流液颜色、引流管固定等 □ 体位:避免压迫术区	□ 发放出院通知单,协助患者办理结算、整理用物,协助送离病区,交代拆线时间 □ 出院后3天电话随访 □ 健康宣教:患者或家属掌握伤口居家护理的内容和方法
预期结局	□ 患者生命体征正常,切口无感染,引流管已拔除,逐步过渡到正常饮食(病历) □ 可下床活动(回示)	□ 正常饮食,无须静脉输液治疗,伤口愈合良好,无感染迹象,皮瓣血运良好(病历) □ 可下床活动(回示)
变异	□ 无 □ 有,原因_____ 处理措施_____	□ 无 □ 有,原因_____ 处理措施_____
护士签名		

参考文献

[1] 祁佐良,李青峰. 外科学:整形外科分册[M]. 北京:人民卫生出版社,2016.

[2] 庄珊珊,张转运,傅双,等. 择期全麻患者术前禁食禁饮管理的最佳证据总结的[J]. 中华护理学杂志,2022,57(14):1749-1755.

[3] 庞博,赵凯平,高阳. 急救性心理疏导对等待手术患者恐惧感的影响[J]. 中华现代护理杂志,2020,26(24):3388-3390.

[4] Macones G A, Caughey A B, Wood S L, et al. Guidelines for postoperative care in cesarean delivery: Enhanced Recovery After Surgery (ERAS) Society recommendations (part 3)[J]. Am J Obstet Gynecol,2019,221(3):247. e1-247. e9.

第二十一章 妇产科

第一节 择期剖宫产围术期临床护理路径

一、适用对象

根据《剖宫产手术的专家共识》，符合子宫下段剖宫产术（ICD-9-CM-3：74.1）手术指征的孕妇。

二、诊断依据

根据《剖宫产手术的专家共识》，以下情况为择期剖宫产术纳入指征：慢性胎儿窘迫、头盆不称、胎位异常、孕妇存在严重合并症和并发症、骨盆及产道异常，无法经阴道分娩、瘢痕子宫、前置胎盘及前置血管、双胎或多胎妊娠、孕妇要求的剖宫产、妊娠巨大儿者、外阴疾病、生殖道严重的感染性疾病、妊娠合并肿瘤。

三、进入路径标准

（1）第一诊断为首选治疗方案符合编码号子宫下段剖宫产术（ICD-9-CM-3：74.1）手术编码者。
（2）孕妇患有其他疾病时，但在住院期间不需特殊处理，也不影响第一诊断的临床路径流程，可以进入路径。

四、临床护理路径实施规范

（一）入院当天

（1）介绍病区环境、入院须知、陪客制度、责任护士。
（2）告知待产注意事项（监测胎心、教会自数胎动、指导左侧卧位等），识别先兆临产的征兆（不规律宫缩、胎儿下降感、见红）。
（3）办理住院手续，完善各项专项评估和处理，包括深静脉血栓风险因素评估 Caprini

评分、日常功能评估 Barthel 指数、跌倒风险评估 Morse 评分、压力性损伤风险评估 Braden 量表,识别高危患者,并采取相应干预措施。

(二) 术前 1 天

(1) 健康宣教:介绍围手术期流程、快速康复、介绍母乳喂养的重要性。

(2) VTE 预防:早期活动是预防 VTE 的主要措施,告知孕妇术后 6 h 内床上活动,踝泵运动锻炼,清醒卧床期间,在无痛感或稍微疼痛的范围内,最大限度地向上勾脚尖,让脚尖朝向自己,保持 3～5 s,再最大限度向下绷脚尖,保持 3～5 s,再以踝关节为中心做踝关节 360° 环绕,以上动作为一组,每次 20～30 组,每天 3～4 次,双腿可交替或同时进行。6 h 后下床活动("下床四部曲"),需有人陪伴在侧。

(3) 肠道准备:剖宫产术前禁食 6 h,禁饮 2 h,非糖尿病孕妇麻醉前可摄入适量清流质,推荐使用 12.5% 碳水化合物。

(4) 个人及用物准备:洗澡、更换病员服,去除假牙、金属饰品,准备母婴用品。

(5) 术前评估:血压、血糖、肝肾功能、心功能情况。

(6) 心理疏导:解答患者担忧的问题,疏导其焦虑情绪。

(三) 手术当天

1. 术日晨

(1) 酌情备皮:如果不影响手术视野及操作,不去除产妇的会阴部毛发;如影响手术野,去除产妇的会阴部毛发。

(2) 监测产妇生命体征、胎心。

2. 术后当天

(1) 术后疼痛管理:多模式镇痛,即多种镇痛方式、多种药物联合使用,建议术后 48 h 内使用自控式镇痛泵,30 min 可加药 1 次。

(2) 饮食管理:试饮水无呛咳可开始少量多次进食流质(无渣米汤、菜汤),术后 6～24 h 进食半流质(含渣稀饭、菜汤),肛门排气后恢复普食,推荐嚼口香糖促排气。

(3) 用药护理:遵医嘱予抗感染(头孢类抗菌药)、促宫缩(缩宫素)、补液(维生素 C)支持治疗,防治恶心、呕吐。

(4) VTE 预防:产后早期进行活动,无需继续去枕平卧,术后当日即可下床活动;使用间歇性充气压缩泵或者弹力袜,不推荐常规使用肝素。对于 VTE 中、高风险孕妇,建议穿抗血栓弹力袜。术中可考虑使用间歇性充气压缩泵促进下肢静脉回流。

(5) 管道管理:术后 6 h 拔除导尿管。

(6) 母乳喂养支持:术后立即母婴皮肤接触,至少 90 min,尽早开始吸吮。

(7) 母婴保健:母亲乙肝表面抗原阴性,新生儿 24 h 内预防接种乙肝疫苗和卡介苗;母亲乙肝阳性,12 h 内尽早接种乙肝疫苗和乙肝免疫球蛋白;签署新生儿疾病及听力筛查知情同意书。

(四) 术后恢复(第 1～3 天)

(1) 母婴保健工作:新生儿 48 h 听力筛查,72 h 遗传代谢疾病筛查。

(2) 活动指导:建立活动目标,逐日增加活动量。

（3）预防 VTE：术后 6 h 内床上活动，踝泵运动锻炼，使用间歇性充气压缩泵或者弹力袜，不推荐常规使用肝素。

（4）饮食指导：指导通气后逐步过渡至正常饮食。

（5）用药护理：遵医嘱予促宫缩（缩宫素）、补液（维生素 C）支持治疗。

（6）母乳喂养支持：指导母乳喂养技巧，包括按需哺乳、有效吸吮、姿势正确、减少疲劳、拍嗝、把握喂奶指征等。

（五）出院当天

1. 出院标准

（1）恢复半流饮食（如米粥、菜汤、肉汤）或者口服辅助营养品。

（2）无须静脉输液治疗。

（3）伤口愈合良好，无感染迹象（血象正常）。

（4）各器官功能状态良好（已通气）。

（5）可自由活动。

2. 出院指导

（1）休息与饮食：充分休息，保证足够的睡眠。食物应富含营养、足够热量和水分，荤素搭配，注意营养均衡。

（2）卫生指导：保持会阴部清洁，勤更换内衣。

（3）落实避孕指导：采取适当的避孕措施，一般哺乳者宜选用工具避孕，不哺乳者可在医生的指导下选用药物或工具避孕。

（4）母乳喂养指导：鼓励符合母乳喂养条件的产妇坚持母乳喂养，教会产妇母乳喂养的方法和技巧，以及遇到母乳喂养问题如何寻求帮助。

（5）活动指导：指导产妇做产后保健操，促进盆底肌及腹肌张力恢复，避免提拉重物，防止子宫脱垂。

（6）其他：若出现发热、腹痛或阴道出血过多等，及时就医。

3. 出院随访

（1）加强线上线下随访管理：线上，互联网医院、电话随访；线下，母乳喂养门诊。

（2）出院后社区行入户访视。

（3）产后 42 天母婴规范检查，建议常规产后盆底筛查及康复治疗。

五、变异及原因分析

1. 患者因素

（1）患者术后出现并发症（如产褥感染、切口延期愈合）需要进一步治疗。

（2）术后因治疗结果不满意，延长住院治疗时间。

2. 家属因素

（1）要求增加或拒绝某些治疗或检查。

（2）孕妇原因延期手术。

3. 医护人员因素

（1）医嘱延迟/执行医嘱延迟。

（2）医护人员之间沟通、协作不良。
4. 出院计划因素
家属要求提前出院。

六、临床护理路径表单

择期剖宫产术围术期临床护理路径表单见表 21.1。

表 21.1 择期剖宫产术围术期临床护理路径表单

适用对象：第一诊断为首选治疗方案符合子宫下段剖宫产术者（ICD-9-CM-3：74.1）
患者姓名：_____ 性别：____ 年龄：____ 住院号：_____
住院日期：_____年___月___日 手术日期：_____年___月___日 出院日期：_____年___月___日

时间	入院当天	术前 1 天
护理评估	□ 完善各项评估： 深静脉血栓风险因素评估 Caprini 评分：__分 日常功能评估 Barthel 指数：__分 跌倒风险评估 Morse 评分：__分 压力性损伤风险评估 Braden 量表：__分	□ 血常规、免疫组合、生化、凝血功能 □ 血压、血糖、肝肾功能、心肺功能情况 □ 腹部超声检查结果 □ 心电图检查结果
护理处置	□ 办理住院手续 □ 产科护理常规：左侧卧位、自数胎动、听胎心、吸氧、普食、疼痛评估 □ 介绍病区环境、入院须知和陪客制度 □ 介绍主管责任护士 □ 告知待产注意事项、识别先兆临产 □ 辅助检查指导	□ 介绍围手术期快速康复流程 □ VTE 预防 □ 肠道准备：剖宫产术前禁食 6 h，禁饮 2 h □ 体位与活动指导 □ 个人及用物准备 □ 母乳喂养指导 □ 心理疏导
预期结局	□ 患者能够掌握待产注意事项，熟悉病区环境（回示） □ 完成入院相关专科检查和护理常规（病历）	□ 患者能够掌握术前准备，包括肠道准备、用物准备、VTE 预防等（回示） □ 完善术前检查和评估（病历）
变异	□ 无 □ 有，原因_____ 处理措施_____	□ 无 □ 有，原因_____ 处理措施_____
护士签名		

时间	手 术 日	
术日晨准备	□ 酌情备皮，排空膀胱，核查个人准备 □ 测量生命体征、监测胎心	

续表

时间	手 术 日	
转出交接	☐ 核对患者、药物过敏情况,交接病历 ☐ 监测胎心 ☐ 物品准备:铺好麻醉床、婴儿床,备好监护仪、吸氧装置及术后用品	
转入交接	☐ 交接术中麻醉方式、手术、出血及新生儿情况 ☐ 判断患者清醒,过床	
护理评估	☐ 术后产妇:监测生命体征和血氧饱和度,按摩子宫,观察宫缩及宫底高度、出血情况及乳头情况 ☐ 新生儿:观察面色、呼吸、反应、呕吐、脐带、吸吮、喂养、大小便等;体温、皮测胆红素、血糖	
护理处置	☐ 术后疼痛管理 ☐ 围术期液体治疗 ☐ 饮食管理:麻醉清醒者试饮水,无呛咳可流质饮食 ☐ 用药:抗感染、促宫缩、补液支持;恶心呕吐预防与治疗 ☐ 早下床活动 ☐ 术后6 h拔除导尿管 ☐ 早接触、早吸吮、早开奶 ☐ 母婴保健工作:预防接种 ☐ 健康教育:患者及/或家属知晓上述术后相关注意事项,新生儿护理注意事项	
预期结局	☐ 患者生命体征正常,切口无感染,流质或半流饮食,自解小便(病历) ☐ 下床活动(回示) ☐ 母乳喂养(或手挤奶)(回示)	
变异	☐ 无 ☐ 有,原因_____ 　　处理措施_____	
护士签名		
时间	术后第1~3天	出院当天
护理评估	☐ 产妇:宫缩及宫底高度、恶露情况;评估术后24 h出血量;观察初乳分泌,发现哺乳问题给予处理 ☐ 新生儿:观察面色、呼吸、反应、呕吐、脐带、吸吮、喂养、大小便等;测量体温、皮测胆红素	☐ 肠道通气、饮食和营养状态 ☐ 下床活动情况 ☐ 伤口愈合情况 ☐ 血常规结果

续表

时间	术后第1~3天	出院当天
护理处置	□ 母婴保健工作:新生儿"两筛" □ 出生证明办理 □ 活动指导:建立活动目标,逐日增加活动量 □ 饮食指导:指导通气后逐步过渡至正常饮食 □ 用药:促宫缩、补液支持 □ 产妇护理宣教指导:出血、饮食、活动等 □ 母乳喂养指导	□ 发放出院通知单,患者办理结算、核对并取下新生儿腕带,帮助整理用物,协助送离病区 □ 出院后社区行入户访视 □ 加强术后出院随访管理,建立再住院"绿色通道" □ 健康宣教:产妇及(或)家属掌握产后产妇居家护理的内容和方法、新生儿居家护理指导、产后42天规范检查,建议常规产后盆底康复
预期结局	□ 患者生命体征正常,切口无感染,饮食逐步过渡正常,增加下床活动量,肛门通气(病历) □ 母乳喂养(或手挤奶)(回示)	□ 恢复半流质饮食或普食,无须静脉输液治疗,伤口愈合良好,无感染迹象,各器官功能状态良好(病历) □ 可自由活动(回示)
变异	□ 无 □ 有,原因_____ 　处理措施_____	□ 无 □ 有,原因_____ 　处理措施_____
护士签名		

参考文献

[1] 中华医学会妇产科学分会产科学组.剖宫产手术的专家共识(2014)[J].中华妇产科杂志,2014,49(10):721-724.

[2] 刘国成,蔺莉.产科快速康复临床路径专家共识[J].现代妇产科进展,2020,29(8):561-567.

[3] 成人住院患者静脉血栓栓塞症的预防护理,中华护理学会团体标准[S].T/CNAS 28-2023.

[4] Hou D, Jia Y, Han A, et al. Effect of urinary catheter removal at different times after caesarean section: A systematic review and network meta-analysis[J]. European journal of obstetrics, gynecology, and reproductive biology, 2023, 280:160-167.

[5] 北京大学第一医院妇产科,世界卫生组织妇儿保健研究培训合作中心,北京大学妇儿保健中心,等.剖宫产术新生儿早期基本保健技术临床实施建议[J].中华围产医学杂志,2022,25(2):81-87.

[6] 程桂芝,倪倩倩,辛友地,等.基于自制宝宝资料袋构建产科新生儿预防保健的标准化管理模式[J].中国妇幼保健,2020,35(6):976-979.

[7] 姜梅,罗碧如.母乳喂养临床手册[M].北京:人民卫生出版社,2021:63-65.

第二节　自然临产阴道分娩临床护理路径

一、适用对象

根据《妇产科学(第9版)》,第一诊断为孕足月头位自然临产阴道分娩(ICD-10:O80.0 伴 Z37)的孕妇。

二、诊断依据

根据《妇产科学(第9版)》,以下情况为自然临产阴道分娩纳入指征:孕龄≥37周;规律性子宫收缩、宫颈扩张伴胎头下降;临床检查除外臀位和横位。

三、进入路径标准

(1) 第一诊断为首选治疗方案符合自然临产阴道分娩(ICD-10:O80.0 伴 Z37)编码者。
(2) 孕妇患有其他疾病时,但在住院期间不需特殊处理,也不影响第一诊断的临床路径流程,可以进入路径。

四、临床护理路径实施规范

(一) 入院当天(分娩前)

(1) 办理住院手续,介绍病区及产房环境、入院须知、陪客制度、主管医师、责任护士。
(2) 孕妇一般及专项健康状况评估
① 孕妇一般健康状况评估:血压、血常规、尿常规、凝血功能、血糖、肝、肾功能、心肺功能、BMI、过敏史等。
② 既往病史:有无内外科疾病,如高血压、心脏病、糖尿病等;有无子宫手术史或不良生育史。
③ 妊娠评估:孕周、胎位、胎儿大小、宫颈情况、羊水量、胎盘以及其他辅助检查(心电图、甲状腺功能、超声等)。
④ 会阴评估:会阴组织弹性、有无水肿、瘢痕、前次分娩有无复杂软产道裂伤等病史。
⑤ 完善各项专项评估和处理:深静脉血栓风险因素评估 Caprini 评分、日常功能评估 Barthel 指数、跌倒风险评估 Morse 评分、压力性损伤风险评估 Braden 量表。
(3) 病情观察:监测评估胎心、胎动变化,观察宫缩及阴道流血、流液情况。
(4) 分娩前宣教:对即将临产的孕妇进行一对一宣教,使其放松精神和松弛肌肉,缓解紧张和焦虑情绪,促使孕妇积极配合。

(5) 营养支持:鼓励进食以满足其能量需求,糖尿病孕妇仍遵循糖尿病饮食,对便秘者可遵医嘱予缓泻剂。

(二) 产时管理(产程中)

1. 第一产程

(1) 专科处理与监测:每4 h监测生命体征;每30 min监测胎心;每2 h评估宫缩情况;记录破膜时间,破膜后应立即测胎心音,观察羊水;阴道检查:潜伏期(宫口扩张6 cm前),每4 h 1次,活跃期(宫口6 cm后)第2 h 1次,产程进展异常及时汇报医生。

(2) 导乐支持:推荐提供持续的一对一情感支持(导乐),利用分娩辅助器具促进阴道分娩,如分娩球、分娩凳、分娩车等。

(3) 产程中用药管理:对于孕晚期B族链球菌阳性、胎膜早破的产妇,合理使用药物预防感染。根据指征选择不同的催引产方式(水囊、米索前列醇类药物、人工破膜、催产素等)。

(4) 疼痛管理:鼓励麻醉医师24 h入驻产房,分娩镇痛。如产妇无特殊异常情况,镇痛泵可使用至产后2 h。非药物镇痛技术包括导乐陪产、按摩、热敷、音频镇痛等。

(5) 能量管理:鼓励产妇进食满足其能量需求。开放静脉通道,便于静脉补液及抢救。糖尿病孕妇仍遵循糖尿病饮食管理,定期监测血糖和尿酮体情况;注意观察有无尿潴留,必要时留置导尿管。

2. 第二产程

(1) 评估会阴条件:进入第二产程,会阴体充分膨隆后,再次评估会阴情况(弹性、会阴体长短、有无水肿、瘢痕、外阴阴道炎等),结合产妇、产力和胎儿情况,决定是否行会阴侧切术,不建议常规行会阴切开。

(2) 评估上台时机,初产妇当胎头拨露使会阴后联合紧张时,经产妇当宫口开大6 cm时,冲洗会阴,消毒铺巾,准备上台接生。

(3) 预防及减少会阴裂伤,采取适度保护会阴的手法,会阴按摩和热敷。宫口开全后延迟用力利于产道充分扩张。

(4) 用药护理:遵医嘱给药,如胎前肩娩出后立即使用缩宫素;根据宫缩、阴道流血情况选择麦角新碱、欣母沛、氨甲环酸等其他宫缩剂;根据会阴裂伤情况、分娩方式及出血情况等选择使用抗生素或输血。

3. 第三产程

(1) 新生儿早期基本保健:延迟脐带结扎,母婴皮肤接触90 min,维生素K_1肌注,测量身长、体重。

(2) 观察胎盘剥离征象,娩出胎盘;异常时汇报医生手取胎盘。

(3) 第三产程应注意监测产妇的生命体征,评估子宫收缩情况,检查胎盘和软产道,准确估计出血量,及早识别产后出血等情况。

(4) 伤口护理:缝合前更换无菌手套;仔细检查软产道裂伤情况;Ⅱ度裂伤由高年资助产士进行缝合,Ⅲ度及Ⅳ度裂伤应由高年资医生缝合;常规使用会阴阻滞麻醉+会阴伤口局部麻醉;会阴裂伤创面组织结构对合,逐层缝合。

(5) 产后宣教:每次大小便后保持会阴清洁;选择伤口对侧卧位或平卧位,避免恶露污染伤口;尽早活动,改善血液循环,促进伤口愈合。

(三) 产后管理(产后病房)

(1) 母婴保健工作:预防接种,办理出生证明,新生儿 48 h 听力筛查,72 h 遗传代谢病筛查。
(2) 活动指导:建立活动目标,逐日增加活动量。
(3) 预防 VTE:早期活动,不推荐常规使用肝素。
(4) 饮食指导:注意营养摄入保持大小便通畅。
(5) 用药护理:遵医嘱予促宫缩(缩宫素)支持治疗。
(6) 母乳喂养支持:指导母乳喂养技巧,包括按需哺乳、有效吸吮、姿势正确、减少疲劳、拍嗝、把握喂奶指征等。

(四) 出院当天

1. 出院标准
(1) 伤口愈合良好,无红、肿、硬结及压痛,无炎性渗出、脓液或切口裂开等迹象。
(2) 各器官功能状态良好。
(3) 可自由活动。

2. 出院指导
指导会阴伤口自我护理、饮食活动、母乳喂养、新生儿护理。

3. 出院随访
(1) 加强产后出院的随访,建立产妇再住院"绿色通道"。
(2) 推荐常规评估盆底功能,制定个体化盆底康复方案。
(3) 产后 42 天全面评估产后恢复情况,门诊随访。

五、变异及原因分析

1. 患者因素
(1) 若出现剖宫产指征(如胎儿窘迫、头位难产、脐带脱垂等),转入剖宫产临床路径,退出本路径。
(2) 产妇出现产后并发症(如产褥感染)需要进一步治疗。

2. 家属因素
要求增加或拒绝某些治疗或检查。

3. 医护人员因素
(1) 医嘱延迟/执行医嘱延迟。
(2) 医护人员之间沟通、协作不良。

4. 出院计划因素
家属要求提前出院。

六、临床护理路径表单

自然临产阴道分娩循证临床护理路径表单见表 21.2。

表21.2 自然临产阴道分娩循证临床护理路径表单

适用对象:第一诊断为孕足月头位自然临产阴道分娩者(ICD-10:O80.0 伴 Z37)

患者姓名:_____ 性别:____ 年龄:____ 住院号:_____

住院日期:_____年___月___日 分娩日期:_____年___月___日 出院日期:_____年___月___日

时间	入院当天(分娩前)	
护理评估	□ 完善各项专项评估: 深静脉血栓风险因素评估 Caprini 评分:__分 日常功能评估 Barthel 指数:__分 跌倒风险评估 Morse 评分:__分 压力性损伤风险评估 Braden 量表:__分	□ 孕妇一般健康状况评估:血压、血常规、尿常规、凝血功能、血糖、肝肾功能、心肺功能以及其他辅助检查等 □ 既往病史:有无内外科疾病;有无子宫手术史或不良生育史 □ 本次妊娠评估:孕周、胎位、胎儿大小、宫颈情况、羊水量、胎盘 □ 会阴评估:会阴组织弹性、是否水肿、会阴体长度等
护理处置	□ 办理住院手续 □ 产科护理常规:左侧卧位、自数胎动、听胎心、吸氧、普食、疼痛评估 □ 介绍病区环境、入院须知和陪客制度 □ 介绍主管医师、责任护士 □ 告知待产注意事项、识别先兆临产 □ 辅助检查指导	□ 营养支持 鼓励进食以满足其能量需求 糖尿病孕妇仍遵循糖尿病饮食 对便秘者可遵医嘱予缓泻剂
预期结局	□ 患者能够掌握待产的注意事项,熟悉病区和产房的环境(回示) □ 完成入院相关专科检查和护理常规(病历)	
变异	□ 无 □ 有,原因_____ 处理措施_____	
护士签名		
时间	产时管理(产程中)	
第一产程(临产至宫口开全)	□ 专科处理与监测:每 4 h 监测生命体征;每 30 min 监测胎心;每 2 h 评估宫缩和小便情况;观察羊水;阴道检查:潜伏期每 4 h 1 次,活跃期每 2 h 1 次 □ 导乐支持:推荐提供持续的导乐支持,适时利用分娩辅助器具 □ 产程中用药护理:合理使用药物预防感染,根据指征选择不同的催引产方式 □ 疼痛管理:分娩镇痛和非药物镇痛技术 □ 能量管理:鼓励进食满足其能量需求,糖尿病孕妇仍遵循糖尿病饮食管理	

续表

时间	产时管理(产程中)	
第二产程(宫口开全至胎儿娩出)	□ 评估会阴条件：会阴体充分膨隆后,再次评估会阴情况,结合产妇、产力和胎儿情况,决定是否行会阴侧切术 □ 评估上台时机,初产妇当胎头拨露使会阴后联合紧张时,经产妇当宫口开大 6 cm 时,会阴冲洗,消毒铺巾,上台接生 □ 预防及减少会阴裂伤,采取适度保护会阴的手法,会阴按摩和热敷,宫口开全后延迟用力利于产道充分扩张 □ 用药护理：胎儿前肩娩出后立即遵医嘱使用缩宫素,根据宫缩、阴道流血情况选择麦角新碱、欣母沛、氨甲环酸等其他宫缩剂	
第三产程(胎盘娩出)	□ 新生儿早期基本保健：延迟脐带结扎,母婴皮肤接触 90 min,维生素 K_1 肌注,测量身长、体重 □ 观察胎盘剥离征象,娩出胎盘；异常时汇报医师行人工剥离胎盘术 □ 应注意监测产妇的生命体征、子宫收缩情况,检查胎盘和软产道,准确估计出血量 □ 伤口护理：检查软产道裂伤情况；组织结构对合的逐层缝合 □ 产后宣教：每次大小便后保持会阴清洁；避免恶露污染伤口；尽早活动,改善血液循环,促进伤口愈合；母乳喂养知识	
预期结局	□ 产妇生命体征正常、无产后出血、重度裂伤等分娩并发症(病历) □ 新生儿无胎儿宫内窘迫、新生儿窒息、锁骨骨折等(病历)	
变异	□ 无 □ 有,原因_____ 　　处理措施_____	
护士签名		

时间	产后管理	出院当天
护理评估	□ 产妇：宫缩及宫底高度、恶露情况；评估术后 24 h 出血量；观察初乳分泌,发现哺乳问题给予处理 □ 新生儿：观察面色、呼吸、反应、呕吐、脐带、吸吮、喂养、大小便等；测量体温、皮测胆红素	□ 饮食和营养状态 □ 下床活动情况 □ 伤口愈合情况 □ 血常规结果
护理处置	□ 母婴保健工作：预防接种、新生儿"两筛" □ 出生证明办理 □ 活动指导：建立活动目标,逐日增加活动量 □ 饮食指导：指导通气后逐步过渡至正常饮食 □ 用药护理：遵医嘱予促宫缩、补液支持 □ 产妇护理宣教指导：出血、饮食、活动等 □ 母乳喂养指导	□ 发放出院通知单、患者办理结算、核对并取下新生儿腕带,帮助整理用物,协助送离病区 □ 出院后社区行入户访视 □ 加强出院随访管理,建立再住院"绿色通道" □ 健康宣教：产妇及(或)家属掌握产后产妇居家护理的内容和方法、新生儿居家护理指导,产后 42 天规范检查,建议常规产后盆底康复

续表

时间	产后管理	出院当天
预期结局	☐ 产妇生命体征正常,伤口无感染,饮食正常,增加下床活动量,小便自解(病历) ☐ 母乳喂养(或手挤奶)(回示)	☐ 伤口愈合良好,无红、肿、硬结及压痛,无炎性渗出等感染迹象;各器官功能状态良好(病历) ☐ 可自由活动(回示)
变异	☐ 无 ☐ 有,原因_____ 　处理措施_____	☐ 无 ☐ 有,原因_____ 　处理措施_____
护士签名		

参考文献

[1] 谢幸,孔北华,段涛. 妇产科学[M]. 9版. 北京:人民卫生出版社,2018.
[2] 中华医学会妇产科学分会产科学组,中华医学会围产医学分会. 正常分娩指南[J]. 中华围产医学杂志,2020,23(6):361-370.
[3] WHO recommendations: intrapartum care for a positive childbirth experience[M]. Geneva: World Health Organization, 2018.
[4] 陈玉祥,乔建红,丁凯雯,等. 产妇正常分娩第一产程护理最佳证据总结[J]. 护理学杂志,2022,37(17):98-101.
[5] 中国妇幼保健协会助产士分会,中国妇幼保健协会促进自然分娩专业委员会. 正常分娩临床实践指南[J]. 中华围产医学杂志,2020,23(6):371-375.
[6] 姜梅,罗碧如. 母乳喂养临床手册[M]. 北京:人民卫生出版社,2021.

第三节　重度盆腔器官脱垂围术期临床护理路径

一、适用对象

根据《国际疾病分类》和《疾病和健康有关问题的国际同届分类》,第一诊断为重度盆腔脏器脱垂(ICD-10:N81.101 或 ICD-10:N81.601 或 ICD-10:N99.351 或 ICD-10:N81.252),符合阴式子宫切除术(ICD-9-CM-3:68.5901)或全盆底重建术(ICD-9-CM-3:70.5305)或曼式手术(ICD-9-CM-3:69.2201)手术指征的患者。

二、诊断依据

根据全国高等学校五年制本科临床医学专业卫健委规划教材《妇产科学(第9版)》,以下情况为阴式子宫切除术或全盆底重建术或曼式手术纳入指征:① 病史:腰骶部酸痛或坠胀感、阴道脱出物、可伴有尿频、排尿困难及便秘,阴道血性分泌物或脓性分泌物;② 妇科检查提示阴道前后壁组织、子宫颈及宫体脱出阴道口外;③ 辅助检查:B 超、尿动力学检查、磁共振检查等。

三、进入路径标准

(1) 第一诊断为重度盆腔器官脱垂,首选治疗方案符合阴式子宫切除术(ICD-9-CM-3:68.5901)或全盆底重建术(ICD-9-CM-3:70.5305)或曼式手术(ICD-9-CM-3:69.2201)编码者。

(2) 患者有其他疾病时,但在住院期间不需特殊处理,不影响第一诊断的临床路径流程,可以进入路径。

四、临床护理路径实施规范

(一) 入院当天

(1) 介绍病区环境、入院须知、陪客制度、主管医师、责任护士。

(2) 评估患者病情、合并症、年龄、视力、听力、沟通能力等,必要时留陪护 1 人。

(3) 询问家族史,尤其是年轻患者,家族遗传基因参与盆腔器官脱垂(POP)的发病,易感基因通过改变盆底结缔组织,促使 POP 发生发展。

(4) 评估患者对 POP 疾病知识的了解程度及健康状况,评估会阴部皮肤情况,有无生育要求,是否复发,既往有无使用子宫托等,了解其治疗目的及需求。

(5) 办理住院手续,完善各项专项评估和处理,包括深静脉血栓风险因素评估 Caprini 评分、日常功能评估 Barthel 指数、跌倒风险评估 Morse 评分、压力性损伤风险评估 Braden 量表。

(二) 术前 1 天

(1) 健康宣教:介绍围手术期流程,讲解术后快速康复的重要性。

(2) VTE 预防:根据 Caprini 深静脉血栓风险因素评估得分,采取相应的预防措施。活动是预防 VTE 的主要措施,如病情允许鼓励患者床边活动,卧床休息时加强踝泵运动锻炼,行足背伸、趾屈、踝关节 360°环绕运动,每天 10～15 次,每次 20～30 组(3～5 min);必要时予药物预防,注意观察抗凝药物的不良反应。高龄患者下床活动(遵循"下床四部曲")时,需有人陪伴在侧。

(3) 肠道准备:术前 1 天下午口服恒康正清,术前一日晚应用磷酸钠盐灌肠液,宣教清洁肠道的方法、目的及意义。术前禁食 6～8 h,禁饮 4 h。

(4) 个人及用物准备:洗澡、更换病员服,去除假牙、金属饰品,备好护理垫、卫生巾、宽松短裤等。

(5) 阴道准备:阴道上药,每天 1 次。

(6) 心理疏导:耐心做好解释安慰工作,讲清手术的意义和注意事项,使患者和家属正确对待手术,及时解答患者提出的问题,减轻或者避免其紧张、焦虑及恐惧等不良情绪的发生,增强其治疗期间的安全感。

(三) 手术当天

1. 术日晨

(1) 备皮:去除患者的会阴部毛发,备皮时动作要轻柔,注意不要划破皮肤,尤其注意脱出物表面黏膜。

(2) 测量生命体征。

(3) 有合并症患者,予相应的用药指导。

2. 术后当天

(1) 术后疼痛管理:多模式镇痛,即多种镇痛方式、多种药物联合使用,建议术后 48 h 内使用自控式镇痛泵,30 min 可加药 1 次。

(2) 饮食管理:术后麻醉清醒,即可饮水,无呛咳、腹胀及呕吐等,可开始少量多次进食流质(无渣米汤、菜汤),肛门排气后进食半流质(稀饭、面条、蒸鸡蛋等),逐渐过渡至普食,推荐嚼口香糖促排气。

(3) 用药护理:遵医嘱予抗感染、补液补钾、营养支持等,预防与治疗术后恶心、呕吐。

(4) VTE 预防:麻醉清醒即可开始床上活动,病情允许尽早下床活动;中高危患者推荐使用间歇性充气压缩泵或者抗血栓弹力袜,术中也可考虑使用间歇性充气压缩泵促进下肢静脉回流。必要时,遵医嘱增加抗凝药物预防 VTE。

(5) 管道管理:术后保留导尿期间,会阴擦洗 2 次/天,会阴部有伤口应选择稀碘伏溶液擦洗。妥善固定,保持引流通畅,观察尿液颜色、性状及量,做好班班交接。

(6) 心理支持:此类患者多伴有述情障碍,鼓励患者表达内心感受。

(7) 并发症观察:观察腹部、会阴部、臀部切口敷料情况,术后阴道塞有纱条,需观察阴道流血、阴道流液情况,监测患者体温。

(五) 术后恢复(第 1~7 天)

(1) 活动指导:建立活动目标,逐日增加活动量。

(2) 预防 VTE:术后即可开始床上活动,指导踝泵运动锻炼及双下肢屈伸运动,注意正确使用弹力袜。

(3) 饮食指导:指导肛门排气后逐步过渡至正常饮食,保持大便通畅。

(4) 休息与体位:指导平卧位休息,如抬高床头,不超过 30°,避免咳嗽、久蹲、久坐、久站。

(5) 引流管护理:保留导尿期间,予会阴擦洗,保持会阴部清洁。拔除导尿管后,指导残余尿测定,残余尿≥100 mL,需重新留置导尿管。

(6) 心理支持:耐心解答患者及家属疑问,如有不适,应及时查视、汇报医生。

(六) 出院当天

1. 出院标准

(1) 患者生命体征正常,切口恢复良好,无主诉不适,完成复查项目。

(2) 伤口愈合良好。

（3）无需要住院处理的并发症和（或）合并症。

2. 出院指导

（1）术后休息3个月，半年内避免重体力劳动，避免久蹲、久坐、久站，保持大便通畅，避免便秘、用力咳嗽及提重物等增加腹内压。

（2）禁性生活及盆浴3个月。

（3）指导盆底肌功能锻炼。

（4）伤口保持清洁干燥，等待结痂自然脱落。

（5）少量阴道流血为正常现象，保持会阴部清洁；如大量阴道流血，颜色鲜红，应及时就诊。

（6）多吃新鲜蔬菜水果，注意增加纤维素摄入，多喝水，预防便秘。如有便秘，可短期使用开塞露或口服缓泻剂，切勿用力解大便。

（7）积极治疗慢性支气管炎、高血压、糖尿病等慢性合并症。

（8）出院后2周来院查看病理报告，门诊复查。

3. 出院随访

（1）加强线上随访管理：互联网医院、电话随访。

（2）加强线下随访管理：妇科门诊、盆底康复门诊。

五、变异及原因分析

1. 患者因素

（1）患者因阴道炎症或脱出物皮损，需局部用药，延长术前准备时间。

（2）患者术后出现并发症如出血过多、脏器穿孔及感染等需要进一步治疗。

（3）术后因治疗结果不满意，延长住院治疗时间。

（4）术后残余尿检查不合格，需重新留置尿管，延长住院时间。

（5）患者术前检查有异常，需进一步完善相关检查，延长术前准备时间。

2. 家属因素

（1）要求增加或拒绝某些治疗或检查。

（2）家属依从性差，无法配合医护指导和治疗。

3. 医护人员因素

（1）医嘱延迟/执行医嘱延迟。

（2）发现因误诊而进入临床路径。

（3）医护人员之间沟通、协作不良。

（4）会诊延迟。

4. 出院计划因素

（1）患者或家属要求提前或推迟出院。

（2）无合适的人或充足的时间接患者出院。

5. 医院系统因素

（1）检验/检查报告延迟。

（2）周末/节假日不手术。

（3）设备故障。

(4) 相关部门间沟通不良。

六、临床护理路径表单

重度盆腔脏器脱垂围术期临床护理路径表单见表 21.3。

表 21.3 重度盆腔脏器脱垂围术期临床护理路径表单

适用对象：第一诊断为重度盆腔脏器脱垂（ICD-10：N81.101 或 ICD-10：N81.601 或 ICD-10：N99.351 或 ICD-10：N81.252），首选治疗方案符合阴式子宫切除术（ICD-9-CM-3：68.5901）或全盆底重建术（ICD-9-CM-3：70.5305）或曼式手术（ICD-9-CM-3：69.2201）者

患者姓名：_____ 性别：___ 年龄：___ 住院号：_____
住院日期：_____年___月___日 手术日期：_____年___月___日 出院日期：_____年___月___日

时间	入院当天	术前 1 天
护理评估	□ 完善各项评估： 深静脉血栓风险因素评估 Caprini 评分：__分 日常功能评估 Barthel 指数：__分 跌倒风险评估 Morse 评分：__分 压力性损伤风险评估 Braden 量表：__分	□ 血常规、免疫组合、生化、凝血功能 □ 血压、血糖、肝肾功能、心肺功能情况 □ 盆底超声检查结果 □ 心电图检查结果 □ 患者心理状态
护理处置	□ 办理住院手续 □ 妇科护理常规 □ 介绍病区环境、入院须知和陪客制度 □ 介绍主管医师、责任护士 □ 评估患者健康状况、家族史、现病史等 □ 辅助检查指导	□ 介绍围手术期快速康复流程 □ VTE 预防 □ 肠道准备：术前禁食 6~8 h，禁饮 4 h □ 体位与活动指导 □ 个人及用物准备 □ 心理疏导
预期结局	□ 患者能够熟悉病区环境（回示） □ 完成入院相关专科检查和护理常规（病历）	□ 患者能够掌握术前准备，包括肠道准备、用物准备及个人清洁卫生等（回示） □ 完善术前检查和评估（病历）
变异	□ 无 □ 有，原因_____ 　处理措施_____	□ 无 □ 有，原因_____ 　处理措施_____
护士签名		
时间	手 术 日	
术日晨准备	□ 备皮，排空膀胱，核查个人准备 □ 测量生命体征	

续表

时间	手 术 日	
转出交接	☐ 核对患者、药物过敏情况,交接病历 ☐ 物品准备:铺好麻醉床,备好监护仪、吸氧装置及术后用品	
转入交接	☐ 交接术中麻醉方式、手术、用药、切口、引流管 ☐ 判断患者清醒,过床	
护理评估	☐ 术后患者:术后 3 h 内监测生命体征、血氧、切口敷料、皮肤、引流管等情况	
护理处置	☐ 术后疼痛管理 ☐ 围术期液体治疗 ☐ 饮食管理:立即试饮水,无呛咳、腹胀、呕吐等,可流质饮食 ☐ 用药护理:遵医嘱予抗感染、补液支持,恶心呕吐预防与治疗 ☐ 床上活动 ☐ 留置导尿,会阴擦洗 2 次/天 ☐ 心理支持 ☐ 健康教育:患者及/或家属知晓上述术后相关注意事项	
预期结局	☐ 患者生命体征正常,切口敷料干燥,引流管通畅在位,引流液颜色、性状及量正常(病历) ☐ 可自主床上翻身活动(回示)	
变异	☐ 无 ☐ 有,原因_____ 　　处理措施_____	
护士签名		
时间	术后第 1~7 天	出院当天
护理评估	☐ 肠道通气、饮食和营养状态 ☐ 阴道流血、流液情况 ☐ 引流管情况 ☐ 大便次数 ☐ 下床活动情况 ☐ 伤口愈合情况 ☐ 活动情况 ☐ 自理能力	☐ 肠道通气、饮食和营养状态 ☐ 下床活动情况 ☐ 伤口愈合情况 ☐ 血常规结果

续表

时间	术后第1～7天	出院当天
护理处置	□ 活动指导:建立活动目标,逐日增加活动量 □ 饮食指导:指导通气后逐步过渡至正常饮食 □ 用药护理:遵医嘱予抗炎治疗、补液支持 □ 术后护理宣教指导:切口、饮食、引流管等 □ 残余尿测定指导:拔除导尿管后观察患者小便自解情况,指导B超测定残余尿注意事项,残余尿≥100 mL,需重新留置导尿管	□ 发放出院通知单、患者办理结算,帮助整理用物,协助送离病区 □ 出院1周后电话随访 □ 禁止盆浴、性生活3个月 □ 健康宣教:患者及/或家属掌握术后居家护理内容和方法、日常活动的注意事项、返院复查时间、预约挂号方法
预期结局	□ 患者生命体征正常,切口干燥无感染征象,饮食由流质饮食逐步过渡正常饮食,大便通畅,无疼痛或疼痛得到有效控制(病历) □ 活动量逐步增加(回示)	□ 恢复半流或普食,无须静脉输液治疗,伤口愈合良好,无感染迹象,各器官功能状态良好(病历) □ 可自由活动(回示)
变异	□ 无 □ 有,原因_____ 　处理措施_____	□ 无 □ 有,原因_____ 　处理措施_____
护士签名		

参考文献

[1] ICD-ICD-9-CM-International Clasification of Diseases,Ninth Revision,Clinical Modfication [S]. 2015.
[2] The Centers for Medicare and Medicaid Services. ICD-10-PCS official guidelines for coding and reporting 2021 [EB/OL]. (2020-12-16)[2024-01-04].
[3] 谢幸,孔北华,段涛. 妇产科学[M]. 9版. 北京:人民卫生出版社,2018.
[4] 鲁永鲜. 盆腔器官脱垂手术复发的预防与治疗[J]. 中国实用妇科与产科杂志,2022,38(05):495-499.
[5] 中华医学会妇产科学分会妇科盆底学组. 盆腔器官脱垂的中国诊治指南(2020年版)[J]. 中华妇产科杂志,2020,55(5):300-306.
[6] 张亚亚,侯佳文,毕晓玄,等. 女性盆底功能障碍病人述情障碍现状及影响因素[J]. 护理研究,2023,37(03):554-559.

第四节　卵巢良性肿瘤围术期临床护理路径

一、适用对象

根据妇产科学(第9版),第一诊断为卵巢良性肿瘤(ICD-10:D27),符合卵巢肿瘤剥除术或附件切除术(ICD-9-CM-3:65.22;65.24;65.25;65.29;65.4;65.6)手术指征的患者。

二、诊断依据

根据《妇产科学(第9版)》,以下情况为卵巢肿瘤剥除术或附件切除术纳入指征:
(1) 症状:无症状,或扪及下腹部包块,出现压迫症状等。
(2) 妇科检查:在子宫的一侧或双侧可触及囊性包块,边界清楚,表面光滑,无压痛,子宫位于肿瘤的一侧或其前后方。
(3) 辅助检查:① B超,可明确肿瘤的大小、形态、囊实性、部位及与周围脏器的关系。鉴别巨大卵巢囊肿及腹水;② X线检查,卵巢成熟畸胎瘤的腹部平片可见牙齿或骨骼影像,肠道造影可了解肿瘤的位置、大小及肠道的关系;③ CT及核磁共振检查,必要时可选择应用。

三、进入路径标准

(1) 第一诊断为卵巢良性肿瘤,首选治疗方案符合卵巢肿瘤剥除术或附件切除术(ICD-9-CM-3:65.22;65.24;65.25;65.29;65.4;65.6)手术编码者。
(2) 当患者同时具有其他疾病诊断,但在住院期间不需要特殊处理,也不影响第一诊断的临床路径流程实施时,可以进入路径。

四、临床护理路径实施规范

(一) 入院当天

(1) 入院宣教:介绍入院须知、陪客制度、主管医师、责任护士。
(2) 介绍病房环境、安全设施和医疗设备。
(3) 进行入院评估,完善各项专项护理评估和处理,包括深静脉血栓风险因素评估Caprini评分、日常功能评估Barthel指数、跌倒风险评估Morse评分、压力性损伤风险评估Braden量表。

(二) 术前护理

(1) 健康宣教:介绍围手术期流程、快速康复、完善术前检查,尤其是B超,关注肿瘤标志物数值、血常规及凝血功能等。
(2) 心理护理:介绍相关疾病知识、住院治疗过程及方案、手术及麻醉方式、术前准备注意事项,说明手术的安全性、必要性,增强其信任感与安全感,减轻术前焦虑、恐惧心理,建立面对现实、乐观稳定的心理状态。
(3) 胃肠道准备:术前1天下午口服泻剂,术前禁食6~8 h,禁饮4 h。
(4) 皮肤准备:腹腔镜手术患者需棉签蘸取石蜡油彻底清洁脐部;巨大卵巢肿瘤可经腹手术,应去除会阴部毛发。
(5) 个人及用物准备:洗澡、更换病员服,去除假牙、金属饰品,备好护理垫、卫生巾、宽松短裤等。

(6) 疼痛宣教：教会患者掌握 0～10 数字强度疼痛量表的使用方法，以便术后能正确有效地评估疼痛。

(三) 手术当天

1. 术日晨

(1) 确认术前准备完成情况。

(2) 测量生命体征，进行心理疏导。

2. 术后当天

(1) 密切观察患者生命体征，每半小时记录患者的血压、心率、呼吸等情况，注意患者腹部伤口、阴道有无流血流液情况。

(2) 术后疼痛管理：术后疼痛视觉模拟评分（visual analog scale，VAS）>6 分者，采用自控式镇痛泵镇痛外，遵医嘱予氟比洛芬脂 50 mg+0.9%生理盐水 100 mL 静脉应用以镇痛；VAS 评分 4～6 分者，进行自控式镇痛泵镇痛，30 min 可加药 1 次；VAS 评分<3 分者，通过听音乐、聊天、深呼吸等转移患者注意力，缓解疼痛。

(3) 饮食管理：术后应早期进食，麻醉清醒即可试饮水，无呛咳可开始少量多次进食流质食品（无渣米汤、菜汤等），肛门排气后进半流质食品（稀饭、面条、蒸鸡蛋等），推荐嚼口香糖促排气。

(4) 用药护理：遵医嘱予抗感染（抗菌药）、补液、补钾支持治疗。防治恶心、呕吐，推荐使用 5-羟色胺 3 受体阻断剂，必要时联合其他一线、二线止吐剂。可辅助按压内关穴、合谷及足三里等。

(5) VTE 预防：鼓励早期活动，嘱患者麻醉清醒即可进行床上活动，如翻身、踝泵运动、双下肢屈伸运动等。可抬高下肢 20°，必要时使用间歇性充气压缩泵或抗血栓弹力袜。

(五) 术后恢复（第 1～3 天）

(1) 活动指导：建立活动目标，逐日增加活动量。

(2) 预防 VTE：早期活动，术后即可开始床上活动，指导踝泵运动锻炼及双下肢屈伸运动，注意正确使用弹力袜。

(3) 饮食指导：指导肛门排气后逐步过渡至正常饮食，保持大便通畅。

(4) 休息与体位：术后第 1 天即可床边活动，注意"下床四部曲"，需家属陪伴，预防体位性低血压。

(5) 引流管护理：留置导尿期间，予会阴擦洗，保持会阴部清洁。术后 24 h 尽早拔除尿管，观察患者小便自解情况。

(6) 心理支持：耐心解答患者及家属疑问，如有不适，应及时查视、汇报医生。

(六) 出院当天

1. 出院标准

(1) 患者生命体征正常，切口恢复良好，无不适主诉，完成复查项目。

(2) 伤口愈合良好。

(3) 无需要住院处理的并发症和（或）合并症。

2. 出院指导

(1) 术后休息1个月,避免重体力劳动。

(2) 禁止性生活及盆浴1个月。

(3) 伤口保持清洁干燥,等待结痂自然脱落。

(4) 指导子宫内膜异位症患者每28天皮下注射一次防止复发的药物。

(5) 注意清淡易消化饮食,多吃新鲜蔬菜水果,荤素搭配,营养均衡。

(6) 出院后2周来院查看病理报告,门诊复查。

3. 出院随访

(1) 加强线上随访管理:互联网医院、电话随访。

(2) 加强线下随访管理:妇科门诊、盆底康复门诊。

五、变异及原因分析

1. 患者因素

(1) 患者术后出现并发症如大量出血、感染等需要进一步治疗。

(2) 术后因治疗结果不满意,延长住院治疗时间。

(3) 术中快速冰冻检查显示恶性或交界性肿瘤,更改手术方案,延长住院治疗时间。

(4) 患者因卵巢肿瘤蒂扭转、破裂及大出血等急诊入院,行急诊手术。

(5) 患者术前月经来潮,暂停或暂缓手术。

2. 家属因素

(1) 要求增加或拒绝某些治疗或检查。

(2) 家属依从性差,无法配合医护指导和治疗。

(3) 要求退出临床路径。

3. 医护人员因素

(1) 医嘱延迟/执行医嘱延迟。

(2) 发现因误诊而进入临床路径。

(3) 医护人员之间沟通、协作不良。

(4) 医师术中更改手术方案。

(5) 会诊延迟。

4. 出院计划因素

(1) 患者或家属要求提前或推迟出院。

(2) 无合适的人或充足的时间接患者出院。

5. 医院系统因素

(1) 检验/检查报告延迟。

(2) 周末/节假日不手术。

(3) 设备故障。

(4) 相关部门间沟通不良。

六、临床护理路径表单

卵巢良性肿瘤围术期临床护理路径表单见表21.4。

表21.4 卵巢良性肿瘤围术期临床护理路径表单

适用对象:第一诊断为卵巢良性肿瘤(ICD-10:D27),首选治疗方案符合卵巢肿瘤剥除术或附件切除术者(ICD-9-CM-3:65.22;65.24;65.25;65.29;65.4;65.6)

患者姓名:_____ 性别:___ 年龄:___ 住院号:_____
住院日期:_____年___月___日 手术日期:_____年___月___日 出院日期:_____年___月___日

时间	入院当天	术前1天
护理评估	□ 完善各项评估: 深静脉血栓风险因素评估Caprini评分:__分 日常功能评估Barthel指数:__分 跌倒风险评估Morse评分:__分 压力性损伤风险评估Braden量表:__分	□ 血常规、免疫组合、生化、凝血功能 □ 血压、血糖、肝肾功能、心肺功能情况 □ 辅助检查结果 □ 患者心理状态
护理处置	□ 办理住院手续 □ 妇科护理常规 □ 介绍病区环境、入院须知和陪客制度 □ 介绍主管医师、责任护士 □ 告知入院注意事项,完善术前检查 □ 辅助检查指导	□ 介绍围手术期快速康复流程 □ VTE预防 □ 肠道准备:术前禁食6~8h,禁饮4h □ 体位与活动指导 □ 个人及用物准备 □ 心理疏导
预期结局	□ 患者熟悉病区环境(回示) □ 完成入院相关专科检查和护理常规(病历)	□ 患者能够掌握术前准备,包括肠道准备、用物准备及个人清洁卫生等(回示) □ 完善术前检查和评估(病历)
变异	□ 无 □ 有,原因_____ 处理措施_____	□ 无 □ 有,原因_____ 处理措施_____
护士签名		

时间	手术日
术日晨准备	□ 备皮,排空膀胱,核查个人准备 □ 测量生命体征
转出交接	□ 核对患者、药物过敏情况,交接病历 □ 物品准备:铺好麻醉床,备好监护仪、吸氧装置及术后用品
转入交接	□ 交接术中麻醉方式、手术、出血、切口、引流管等 □ 判断患者清醒,过床
护理评估	□ 术后3h内监测生命体征和血氧,评估意识、切口敷料、皮肤、引流管等情况

续表

时间	手 术 日	
护理处置	□ 术后疼痛管理 □ 围术期液体治疗 □ 饮食管理:立即试饮水,无呛咳、腹胀、呕吐等,可流质饮食 □ 用药护理:遵医嘱予抗感染治疗、补液支持,恶心呕吐预防与治疗 □ 床上翻身活动 □ 留置导尿,会阴擦洗2次/天 □ 心理支持 □ 健康教育:患者及(或)家属知晓上述术后相关注意事项	
预期结局	□ 术后合理管理疼痛,生命体征正常,切口敷料干燥,流质或半流质饮食(病历) □ 可自由活动(回示)	
变异	□ 无 □ 有,原因_____ 　　处理措施_____	
护士签名		

时间	术后第1~3天	出院当天
护理评估	□ 肛门排气情况 □ 阴道流血/流液情况 □ 切口愈合 □ 引流管情况 □ 大便次数 □ 饮食情况 □ 自理能力	□ 肠道通气、饮食和营养状态 □ 下床活动情况 □ 伤口愈合情况 □ 血常规结果
护理处置	□ 活动指导:建立活动目标,逐日增加活动量 □ 饮食指导:指导通气后逐步过渡至正常饮食 □ 用药护理:遵医嘱予抗炎、补液对症治疗 □ 术后护理宣教指导:疼痛、切口、饮食及活动指导 □ 引流管:观察引流管的颜色、性状及量,拔除导尿管后观察患者小便自解情况	□ 发放出院通知单、患者办理结算,帮助整理用物,协助送离病区 □ 出院1周后电话随访 □ 禁止盆浴、性生活1个月 □ 健康宣教:患者及/或家属掌握术后居家护理内容和方法、日常活动注意事项、返院复查时间、预约挂号方法 □ 子宫内膜异位症患者指导促性腺激素释放激素治疗
预期结局	□ 患者生命体征正常,切口无感染,饮食逐步过渡正常饮食,大便通畅(病历) □ 活动量逐步增加(回示)	□ 恢复半流质饮食或普食,无须静脉输液治疗,伤口愈合佳,无感染迹象,各器官功能状态良好(病历) □ 可自由活动(回示)

续表

时间	术后第1~3天	出院当天
变异	□ 无 □ 有,原因_____ 　处理措施_____	□ 无 □ 有,原因_____ 　处理措施_____
护士签名		

参考文献

[1] 谢幸,孔北华,段涛. 妇产科学[M]. 9版. 北京:人民卫生出版社,2018.
[2] 陈慧. 卵巢肿瘤超声综合评分系统的研究进展[J]. 中华超声影像学杂志,2021,30(7):641-644.
[3] 马晓欣,向阳,狄文,等. 卵巢囊肿诊治中国专家共识(2022年版)[J]. 中国实用妇科与产科杂志,2022,38(08):814-819.
[4] 欧阳振波,尹倩,吴嘉雯,等. 国际ERAS协会妇科/妇科肿瘤围手术期指南2019年更新解读[J]. 现代妇产科进展,2020,29(3):226-229.
[5] 薄海欣,葛莉娜,刘霞,等. 加速康复妇科围手术期护理中国专家共识[J]. 中华现代护理杂志,2019,25(6):661-668.
[6] 黎彩霞,李六民,李博林,等. 快速康复护理用于妇科肿瘤围手术期的应用价值[J]. 吉林医学,2020,41(05):1223-1225.

第五节　宫颈癌围术期临床护理路径

一、适用对象

根据中国病案《子宫颈癌疾病与手术分类》,符合宫颈癌子宫全切术和根治性子宫全切术(ICD-9-CM-3:68.41;68.49;68.51;68.59;68.61;68.69)手术指征的患者。

二、诊断依据

根据《子宫颈癌手术治疗质量控制与质量评价标准中国专家共识(2023版)》,以下情况为宫颈癌子宫全切术和根治性子宫全切术纳入指征:① 组织病理学明确宫颈癌的诊断:利用子宫颈脱落细胞学和子宫颈活组织检查明确宫颈癌诊断,当宫颈表面活检阴性、阴道细胞学涂片检查阳性或影像检查不能排除宫颈管癌时,可行宫颈锥形切除送病理检查明确宫颈癌诊断;② 病理分期为ⅠA~ⅡB期。

三、进入路径标准

(1) 第一诊断为首选治疗方案符合子宫全切术或根治性子宫全切术（ICD-9-CM-3：68.41；68.49；68.51；68.59；68.61；68.69）手术编码者。

(2) 患者患有其他疾病时，但在住院期间不需特殊处理，也不影响第一诊断的临床路径流程，可以进入路径。

四、临床护理路径实施规范

（一）入院当天

(1) 介绍病区环境、入院须知、陪客制度、主管医师、责任护士。

(2) 办理住院手续，完善各项专项评估和处理，包括深静脉血栓风险因素评估 Caprini 评分、日常功能评估 Barthel 指数、跌倒风险评估 Morse 评分、压力性损伤风险评估 Braden 量表。

(3) 术前优化：术前常规评估患者是否存在吸烟、喝酒及贫血等，建议戒烟（至少术前 4 周），建议大量饮酒者停止饮酒，积极识别和纠正贫血。

（二）术前 1 天

(1) 术前咨询和健康宣教：接受患者术前咨询，答疑解惑，缓解焦虑，介绍围术期相关知识，并利用快速康复外科理念进行健康宣教。

(2) 肠道准备：不鼓励对宫颈癌微创手术患者术前采用机械性肠道准备，开腹或腹腔镜患者遵医嘱术前 1 天 14:00 口服恒康正清 2 盒，喝完询问患者大便情况。

(3) 术前禁食和碳水化合物治疗：麻醉开始前 6 h 禁食乳制品及淀粉类，麻醉开始前 2 h 饮用包括碳水化合物在内的清流食，对于胃排空障碍患者应在术前夜或术前 8 h 禁食。

(4) VTE 预防：术前 1 天再次 VTE 风险评估，开展 VTE 基础预防、机械预防和药物预防知识宣教，鼓励所有患者进行 VTE 基础预防。

(5) 盆底肌肉功能锻炼及膀胱功能训练：指导患者进行盆底肌肉功能锻炼及膀胱功能锻炼，让患者屈膝，保持仰卧位，腹部、臀部及下肢肌肉放松。责任护士将食指插入患者肛门内，然后让患者进行提肛运动，手指感受到环形压力即说明患者肌肉收缩有效。指导患者进行排尿中断训练，让患者分段排尿，将尿液排净，以分段排尿方式对尿道括约肌以及逼尿肌功能进行调节。

(6) 皮肤准备：洗澡、更换病员服，清洁脐部，开腹手术患者剔除外阴毛发，有条件者术前使用氯己定抗菌肥皂淋浴。

(7) 个人及用物准备：心理调适，去除假牙、金属饰品，准备护理垫、量杯、备皮包等。

（三）手术当天

1. 术日晨

(1) 确认术前准备完成情况。

(2) 测量生命体征，进行心理疏导。

2. 术后当天

（1）术后多模式镇痛：建议术后 48 h 内使用自控式镇痛泵。应避免在多模式术后镇痛途径中使用阿片类药物，包括非甾体抗炎药、对乙酰氨基酚、加巴喷丁和地塞米松等。

（2）管道管理：对于留置导尿管，应采用生理盐水棉球进行会阴擦洗；导尿管在患者大腿上进行二次固定；尿袋 1/2～2/3 满时及时排空，并用量杯统计尿量，排空尿袋前后正确执行手卫生。盆腹腔或切口引流管避免折叠、堵塞，观察引流液的颜色、性质、量。

（3）饮食管理：鼓励患者早期进食、喝咖啡、嚼口香糖等缓解口干、促进胃肠蠕动，建议快速康复患者术后 24 h 内恢复常规饮食，术后给予患者高蛋白饮食。

（4）VTE 预防：术后 6 h 内 VTE 风险评估，鼓励患者早期活动和腿部锻炼，指导踝泵运动。低危患者，在无禁忌证的前提下，麻醉未清醒前行被动踝泵运动，麻醉清醒后开始做主动踝泵运动，直到术后有完全活动能力时可停止踝泵运动。踝关节运动从中立位缓慢匀速进行，方向为背屈、内翻、足底屈、外翻，活动范围为背屈 20°，内翻外翻 30°，足底屈曲 40°，每 8 min 1 个循环，每个动作保持 3 s，每天 20 次，间隔 30 min 做 1 次。对于中高危患者建议采用机械预防（首选间歇性充气压缩泵）联合药物预防（肝素）。

（5）用药护理：遵医嘱予抗感染治疗（头孢类抗菌药）、防治恶心呕吐（甲氧氯普胺）、控制补液量。

（五）术后恢复（第 1～3 天）

（1）活动指导：建立活动目标，逐日增加活动量。

（2）预防 VTE：麻醉清醒后可半卧位或床上活动，无需去枕平卧 6 h，踝泵运动锻炼，使用间歇性充气压缩泵或者弹力袜，术后 24 h 内鼓励下床活动。

（3）饮食指导：指导通气后逐步过渡至正常饮食。

（六）出院当天

1. 出院标准

（1）大便通畅，恢复正常饮食，可独立下床活动。

（2）切口愈合良好，或门诊可处理的愈合不良切口。

（3）体温正常，血常规和胸片均提示无明显感染征象。

（4）无需要住院处理的其他并发症或合并症。

2. 出院指导

（1）告知患者出院时病情及预后风险因素。

（2）进行生活方式指导，注重性健康教育，预防并发症及子宫颈癌复发。

（3）告知患者术后子宫颈癌复发早期症状的识别。

（4）告知患者术后长期和远期影响。

（5）出院评估膀胱功能恢复情况，尽早拔除导尿管，拔管前无需夹闭导尿管；留置尿管拔除后，监测残余尿量，若为 100～500 mL，医护人员联合评估患者的实际情况，优先选择清洁间歇性导尿，带管回家患者每日生理盐水或温水会阴擦洗，鼓励患者多饮水。

3. 出院随访

（1）嘱患者术后需终身随访。

（2）随访间隔：术后或辅助治疗结束后 2 年内，每 3 个月 1 次，3～5 年内每 6 个月 1 次，

5年后每年1次。根据情况调整随访频率与随访项目。对于低危患者,随访时间可延长,如1~2年内每6个月随访1次,3~5年内每年1次。

(3) 随访内容:症状;妇科检查和体格检查;血清肿瘤标志物及生化检测(有症状或怀疑有复发者进行检查);影像学检查,如在治疗结束3~6个月内行全身PET/CT检查或胸部CT、腹部增强CT、盆腔增强CT检查,之后每年检查1次盆腔MRI增强至术后5年,复发、转移者首选PET/CT;每年至少进行1次阴道细胞学检查(TCT或LCT,HR-HPV),若细胞学结果异常,必要时行阴道镜检查。

五、变异及原因分析

1. 手术因素

(1) 术中出现严重并发症,如输尿管损伤、膀胱损伤、肠道损伤、血管损伤等延长住院时间。

(2) 术后出现严重并发症如肠梗阻、盆腔血肿、腹盆腔活动性出血、膀胱阴道瘘、输尿管阴道瘘、直肠阴道瘘、输尿管瘘、静脉血栓、乳糜漏等需要进一步治疗。

2. 患者或家属因素

(1) 要求增加或拒绝某些治疗或检查。

(2) 依从性差,无法配合医护指导和治疗。

(3) 家庭经济或照顾系统因素提前退出路径。

3. 医护人员因素

(1) 医嘱延迟/执行医嘱延迟。

(2) 发现因误诊而进入临床路径。

(3) 医护人员之间沟通、协作不良。

六、临床护理路径表单

宫颈癌手术治疗临床护理路径表单见表21.5。

表21.5 宫颈癌手术治疗临床护理路径表单

适用对象:第一诊断为首选治疗方案符合宫颈癌子宫全切术或根治性子宫全切术者(ICD-9-CM-3:68.41/68.49/68.51/68.59/68.61/68.69)

患者姓名:_____ 性别:____ 年龄:____ 住院号:_____
住院日期:____年__月__日 手术日期:____年__月__日 出院日期:____年__月__日

时间	入院当天	术前1天
护理评估	□ 完善各项评估: 深静脉血栓风险因素评估Caprini评分:__分 日常功能评估Barthel指数:__分 跌倒风险评估Morse评分:__分 压力性损伤风险评估Braden量表:__分	□ 血常规、免疫组合、生化、凝血功能 □ 血压、血糖、肝肾功能、心肺功能情况 □ 心电图检查结果

续表

时间	入院当天	术前 1 天
护理处置	□ 办理住院手续 □ 介绍病区环境、入院须知和陪客制度 □ 介绍主管医师、责任护士 □ 告知围术期相关注意事项 □ 术前优化:戒烟酒、纠正贫血、改善营养 □ 辅助检查指导	□ 术前咨询 □ 介绍围手术期快速康复流程 □ VTE 预防 □ 肠道准备:术前禁食 6 h,禁饮 2 h □ 盆底肌功能锻炼及膀胱功能锻炼 □ 皮肤及用物准备 □ 心理疏导
预期结局	□ 患者能够掌握围术期注意事项,熟悉病区环境(回示) □ 完成入院相关专科检查和护理常规(病历)	□ 患者能够掌握术前准备,包括肠道准备、用物准备、盆底肌功能锻炼、膀胱功能锻炼等(回示) □ 完善术前检查和评估(病历)

变异	□ 无
	□ 有,原因_____
	   处理措施_____
		□ 无
		□ 有,原因_____
		   处理措施_____

护士签名		

时间	手 术 日
术日晨准备	□ 排空膀胱,核查个人准备 □ 提取当日生命体征
转出交接	□ 核对患者、药物过敏情况,交接病历 □ 物品准备:铺好麻醉床,备好监护仪、吸氧装置及术后用品
转入交接	□ 交接术中麻醉方式、手术、出血及患者情况 □ 判断患者清醒,过床
护理评估	□ 术后患者:术后监测生命体征、血氧、出血等情况
护理处置	□ 术后疼痛管理 □ 管道管理 □ 饮食管理:假饲、立即试饮水,无不适予流质饮食 □ VTE 预防:早期下床活动、踝泵运动、机械预防、药物预防 □ 用药护理:遵医嘱予抗感染治疗、恶心呕吐预防与治疗、合理补液 □ 健康教育:患者及(或)家属知晓上述术后相关注意事项
预期结局	□ 患者生命体征正常,疼痛评分 1~3 分,切口无感染,无活动性出血(病历)

续表

时间	手 术 日	
变异	□ 无 □ 有,原因_____ 　　处理措施_____	
护士签名		

时间	术后第1~3天	出院当天
护理评估	□ 首次下床能力和时机 □ 肠道通气情况 □ 疼痛评估 □ 术后感染、营养评估	□ 肛门排气情况、饮食和营养状态 □ 下床活动情况 □ 伤口愈合情况 □ 血常规结果
护理处置	□ 活动指导:建立活动目标,逐日增加活动量 □ 饮食指导:指导肛门排气后逐步过渡至正常饮食 □ VTE预防知识宣教 □ 术后并发症的识别与处置	□ 发放出院通知单,患者办理结算,提供个体化健康教育,帮助整理用物,协助送离病区 □ 加强术后出院随访管理,建立再住院"绿色通道" □ 健康宣教:患者及(或)家属掌握居家护理的内容和方法
预期结局	□ 患者生命体征正常,流质食或半流质饮食,伤口无感染,无活动性出血(病历) □ 家属搀扶下自由活动(回示)	□ 恢复半流质饮食或普食,无须静脉输液治疗,伤口愈合良好,无感染迹象,各器官功能状态良好(病历) □ 可独立活动(回示)
变异	□ 无 □ 有,原因_____ 　　处理措施_____	□ 无 □ 有,原因_____ 　　处理措施_____
护士签名		

参考文献

[1] 陈彩霞.子宫颈癌疾病与手术分类[J].中国病案,2010,11(8):20-22.

[2] 张剑峰,张旭垠,丁岩,等.子宫颈癌手术治疗质量控制与质量评价标准中国专家共识(2023年版)[J].中国实用妇科与产科志,2023,39(07):712-724.

[3] Nelson G, Bakkum-Gamez J, Kalogera E, et al. Guidelines for perioperative care in gynecologic/oncology: Enhanced recovery after surgery (ERAS) society recommendations-2019 update[J]. Obstetrical and gynecological survey, 2019,29(4):651-668.

[4] Cardaillac C, Genest R, Gauthier C, et al. Preoperative mechanical bowel preparation for gynecologic surgeries: A systematic review with meta-analysis[J]. J Minim Invasive Gynecol, 2023, 30(9): 695-704.

[5] Gustafsson UO, Scott MJ, Hubner M, et al. Guidelines for perioperative care in elective colonic surgery: enhanced recovery after surgery society recommendations: 2018[J]. Clinical Nutrition, 2019, 31(6): 783-800.
[6] 胡燕, 王富兰, 张榆, 等. 全程膀胱管理方案在宫颈癌手术病人中的应用[J]. 护理研究, 2022, 36(4): 709-713.
[7] 张晓萌, 胡雁, 张延红. 踝泵运动预防妇科肿瘤术后下肢深静脉血栓的最佳证据总结[J]. 护士进修杂志, 2023, 38(3): 241-246.

第六节 子宫肌瘤围术期临床护理路径

一、适用对象

根据《妇科肿瘤疾病编码和手术编码的探讨》，第一诊断为子宫肌瘤（ICD-10：D25.0 或 ICD-10：D25.1 或 ICD-10：D25.2），符合全子宫切除术（ICD-9-CM-3：68.41001；68.49001；68.51001；68.59001）或次全子宫切除术（ICD-9-CM-3：68.31001；68.39003；68.59002）或子宫肌瘤切除术（ICD-9-CM-3：68.29032）手术指征的患者。

二、诊断依据

根据《子宫肌瘤诊治的中国专家共识》和《子宫肌瘤诊治相关指南》，以下情况为子宫肌瘤全子宫全切术或次全子宫全切术或子宫肌瘤切除术纳入指征：① 子宫肌瘤合并月经过多或异常出血导致贫血或其他器官压迫相关症状（如泌尿系统、消化系统以及神经系统），且经药物治疗无效；② 准备妊娠前存在≥4 cm 的黏膜下肌瘤患者；③ 绝经后未行激素补充治疗，但肌瘤仍生长。

三、进入路径标准

（1）第一诊断为子宫肌瘤，首选治疗方案符合全子宫切除术（ICD-9-CM-3：68.41001；68.49001；68.51001；68.59001）或次全子宫切除术（ICD-9-CM-3：68.31001；68.39003；68.59002）或子宫肌瘤切除术（ICD-9-CM-3：68.29032）手术编码者。

（2）患者患有其他疾病时，但在住院期间不需特殊处理，也不影响第一诊断的临床路径流程，可以进入路径。

四、临床护理路径实施规范

（一）入院当天

（1）介绍病区环境、入院须知、陪客制度、主管医师、责任护士。

(2) 办理住院手续,完善各项专项评估和处理,包括深静脉血栓风险因素评估Caprini评分、日常功能评估Barthel指数、跌倒风险评估Morse评分、压力性损伤风险评估Braden量表,识别高危因素,制订护理计划。

(3) 评估基本信息、既往疾病史、过敏史、用药史、辅助检查、是否存在贫血、肌瘤大小、肌瘤数目、肌瘤分型、患者心理状态、生育需求、疾病知识了解程度等,针对性开展健康教育,协助医生完善术前准备。

(4) 术前优化:术前常规评估患者是否存在吸烟、营养不良、贫血等,术前积极纠正贫血。

(二) 术前1天

(1) 术前咨询和健康宣教:术前咨询围绕手术和麻醉相关知识,为患者答疑解惑。术前宣教术后护理计划信息,并提供心理护理,以期减轻焦虑和提高术后护理依从性。

(2) 肠道准备:经阴道或宫腔镜手术患者不推荐术前肠道准备,经腹或腹腔镜手术途径患者遵医嘱术前1天14:00口服恒康正清,并宣教注意事项。

(3) 术前禁食和口服碳水化合物:术前6 h禁食,之前可进食淀粉类固体食物(如面条、馄饨等),术前2 h可口服碳水化物≤400 mL,仅限非糖尿病患者。

(4) VTE预防:术前1天再次行深静脉血栓风险因素评估Caprini评分,高危患者暂停药物预防措施,降低术后出血风险,指导患者踝泵运动。

(5) 皮肤准备:手术前1晚用肥皂洗澡,开腹手术患者剔除外阴毛发,用棉签清洁脐部,顽固污垢可先用石蜡油软化后再去除,手术部位皮肤用洗必泰消毒。

(6) 个人及用物准备:心理调适,去除假牙、金属饰品,准备护理垫、量杯、备皮包等。

(三) 手术当天

1. 术日晨

(1) 核对术前准备完成情况,去除假牙、金属饰品,排空小便,贴身穿病员服。

(2) 测量生命体征,高血压患者遵医嘱口服降压药,进行心理疏导。

2. 术后当天

(1) 术后疼痛管理:采用多模式镇痛,建议术后48 h内使用自控式镇痛泵。视觉模拟评分法(VAS)评估患者疼痛程度,疼痛7分及以上患者遵医嘱加用氟比洛芬酯、塞来昔布、乙酰氨基酚等非甾体类抗炎镇痛药。

(2) 管道管理:避免使用鼻胃管和腹盆腔引流管,留置导尿管患者,宣教管道护理注意事项,并统计尿量。

(3) 饮食管理:麻醉清醒后无恶心呕吐患者可试饮水10~15 mL,麻醉清醒后6 h鼓励流质饮食,避免牛奶、豆浆、萝卜汤等产气食物。

(4) VTE预防:术后6 h内VTE风险评估,鼓励患者早期活动和腿部锻炼,指导踝泵运动。低危患者,在无禁忌证的前提下,麻醉未清醒前行被动踝泵运动,麻醉清醒后开始做主动踝泵运动,直到术后有完全活动能力时可停止踝泵运动。对于中高危患者建议采用机械预防(首选间歇性充气压缩泵)联合药物预防(肝素)。

(5) 术后并发症护理:详细告知患者术后容易出现的并发症,包括症状、危害、处理方法等,若患者出现腹胀,指导腹部按摩、四肢活动、翻身活动。若患者出现阴道出血,告知患者少量出血属于正常现象,若超过平时月经量可给予缩宫素或者止血药物进行处理。此外,嘱患者保持切口清洁干燥,若有液体渗出应立即告知护理人员更换纱布。

(五) 术后恢复(第1~3天)

(1) 活动指导:术后第1天协助下床,床边活动,指导"下床四部曲"。术后2~3天鼓励病区内适当活动,逐渐增加活动量。

(2) 管道护理:静脉输液管道护理知识宣教,留置导尿管患者评估小便颜色、性质、量,术后1天晨予会阴擦洗,术后24 h内遵医嘱拔出导尿管。

(3) 饮食指导:指导通气后24 h内逐步过渡至正常饮食。

(4) 术后并发症的识别与处置:同术后当天。

(六) 出院当天

1. 出院标准

(1) 患者体温正常,生命体征平稳,无明显不适主诉。

(2) 恢复半流质饮食,停止静脉输液。

(3) 伤口愈合良好,无感染迹象。

(4) 器官功能状态良好,无术后出血或出血症状停止,患者同意出院。

2. 出院指导

(1) 子宫全切除术者,一般需要休息3个月;子宫次全切除术或肌瘤切除术者休息1个月。

(2) 术后2周内严密观察阴道流血量,一般不超过月经量,如超过月经量应及时就医检查,查明出血原因。

(3) 子宫全切除术后3个月内禁止盆浴及性生活;子宫次全切除手术1个月内禁止盆浴及性生活,以免影响组织愈合,避免重体力劳动。

(4) 加强营养,饮食以清淡、易消化、高蛋白、高维生素、营养丰富饮食为主。饮食中应有粗纤维素,防止发生便秘。

(5) 保证按时复诊,术后1个月来门诊复查。

(6) 保持外阴清洁,及时更换内衣裤及卫生护垫。

3. 出院随访

(1) 出院24~48 h内常规进行电话随访和指导。

(2) 子宫肌瘤术后有复发可能,术后6个月复查妇科彩超。保留宫颈的患者需行宫颈细胞学、HPV检查了解有无宫颈病变。

五、变异及原因分析

1. 疾病和手术因素

(1) 术中病理提示肌瘤恶变,需要改变手术方式,延长住院时间。

(2) 术后出现严重出血、感染、子宫穿孔等严重并发症。

2. 患者或家属因素

(1) 要求增加或拒绝某些治疗或检查。

(2) 依从性差,无法配合医护指导和治疗。

(3) 家庭经济或照顾系统因素提前退出路径。

3. 医护人员因素

(1) 医嘱延迟/执行医嘱延迟。

(2) 发现因误诊而进入临床路径。

(3) 医护人员之间沟通、协作不良。

六、临床护理路径表单

宫颈癌手术治疗临床护理路径表单见表21.6。

表21.6 宫颈癌手术治疗临床护理路径表单

适用对象：第一诊断为子宫肌瘤（ICD-10：D25.0 或 ICD-10：D25.1 或 ICD-10：D25.2），首选治疗方案符合全子宫切除术（ICD-9-CM-3：68.41001；68.49001；68.51001；68.59001）或次全子宫切除术（ICD-9-CM-3：68.31001；68.39003；68.59002）或子宫肌瘤切除术（ICD-9-CM-3：68.29032）者

患者姓名：_____ 性别：____ 年龄：____ 住院号：_____
住院日期：_____年___月___日 手术日期：_____年___月___日 出院日期：_____年___月___日

时间	入院当天	术前1天
护理评估	□ 完善专科评估： 深静脉血栓风险因素评估 Caprini 评分：__分 日常功能评估 Barthel 指数：__分 跌倒风险评估 Morse 评分：__分 压力性损伤风险评估 Braden 量表：__分 □ 子宫肌瘤严重程度：肌瘤大小、肌瘤数目、肌瘤分型等 □ 生理、心理、社会状态 □ 完成入院护理评估单	□ 血常规、免疫组合、生化、凝血功能 □ 血压、血糖、肝肾功能、心肺功能情况 □ 心电图检查结果
护理处置	□ 办理住院手续 □ 介绍病区环境、入院须知和陪客制度 □ 介绍主管医师、责任护士 □ 制定护理健康教育计划 □ 术前优化：戒烟、纠正贫血、改善营养 □ 辅助检查指导	□ 术前咨询 □ 介绍围手术期快速康复流程 □ VTE 预防 □ 肠道准备：术前禁食6 h，禁饮2 h □ 皮肤及用物准备 □ 心理疏导
预期结局	□ 患者能够掌握围术期注意事项，熟悉病区环境（回示） □ 完成入院相关专科检查和护理常规（病历）	□ 患者能够掌握术前准备，包括肠道准备、用物准备、VTE预防措施等（回示） □ 完善术前检查和评估（病历）
变异	□ 无 □ 有，原因_____ 处理措施_____	□ 无 □ 有，原因_____ 处理措施_____
护士签名		

续表

时间	手 术 日	
术日晨准备	□ 排空膀胱,完善术前准备 □ 生命体征测量与异常处理	
转出交接	□ 核对患者、药物过敏情况,交接病历 □ 物品准备:铺好麻醉床,备好监护仪、吸氧装置及术后用品	
转入交接	□ 交接术中麻醉方式、手术、出血及患者情况 □ 判断患者清醒,过床	
护理评估	□ 术后患者:术后 3 h 监测生命体征、血氧、出血等情况	
护理处置	□ 术后疼痛管理 □ 管道管理 □ 饮食管理:假饲、立即试饮水,无不适予流质饮食 □ VTE 预防:早期下床活动、踝泵运动、机械预防、药物预防 □ 术后并发症识别与处置:出血、感染、子宫穿孔等 □ 健康教育:患者及(或)家属知晓上述术后相关注意事项	
预期结局	□ 患者生命体征正常,疼痛评分 1~3 分,切口无感染,无活动性出血(病历)	
变异	□ 无 □ 有,原因_____ 　处理措施_____	
护士签名		
时间	术后第 1~3 天	出院当天
护理评估	□ 首次下床能力和时机 □ 肠道通气情况 □ 疼痛 □ 术后感染、营养	□ 生命体征 □ 下床活动情况 □ 伤口愈合情况、术后并发症 □ 饮食情况
护理处置	□ 活动指导:建立活动目标,逐日增加活动量 □ 饮食指导:指导肛门排气后逐步过渡至正常饮食 □ VTE 预防知识宣教 □ 术后并发症的识别与处置	□ 发放出院通知单,患者办理结算,提供个体化健康教育,帮助整理用物,协助送离病区 □ 加强术后出院随访管理,建立再住院"绿色通道" □ 健康宣教:患者及(或)家属掌握居家护理的内容和方法

续表

时间	术后第 1~3 天	出院当天
预期结局	☐ 患者生命体征正常,流质饮食或半流质饮食,伤口无感染,无活动性出血(病历) ☐ 家属搀扶下自由活动(回示)	☐ 恢复半流质饮食,无须静脉输液治疗,伤口愈合良好,无感染迹象,各器官功能状态良好(病历) ☐ 可独立活动(回示)
变异	☐ 无 ☐ 有,原因＿＿＿＿ 　处理措施＿＿＿＿	☐ 无 ☐ 有,原因＿＿＿＿ 　处理措施＿＿＿＿
护士签名		

参考文献

[1] 徐旸,顾晓芳. 妇科肿瘤疾病编码和手术编码的探讨[J]. 母婴世界,2020(36):293.

[2] 子宫肌瘤的诊治中国专家共识专家组. 子宫肌瘤的诊治中国专家共识[J]. 中华妇产科杂志,2017,52(12):793-800.

[3] Cardaillac C, Genest R, Gauthier C, et al. Preoperative mechanical bowel preparation for gynecologic surgeries: A systematic review with meta-analysis[J]. J Minim Invasive Gynecol, 2023, 30(9): 695-704.

[4] Nelson G. Enhanced recovery in gynecologic oncology surgery-state of the science[J]. Curr Oncol Rep, 2023, 25(10): 1097-1104.

[5] Ding X, Ma Y, Ma Y, et al. Efficacy of nonopioid analgesics and regional techniques for perioperative pain management in laparoscopic gynecological surgery: A systematic review and network meta-analysis[J]. Int J Surg, 2023, 109(11): 3527-3540.

[6] 山东省临床肿瘤学会妇科肿瘤专家委员会,中国医师协会微无创医学专业委员会妇科肿瘤学组. 妇科肿瘤患者围手术期静脉血栓栓塞症预防的专家共识(2022年版)[J]. 中华肿瘤防治杂志,2022,29(10):687-694.

第二十二章 儿 科

第一节 热性惊厥临床护理路径

一、适用对象

第一诊断为热性惊厥(ICD-10:R56.0)。

二、诊断依据

根据《儿科学(第9版)》诊断,以下情况为热性惊厥纳入指征:
(1) 初次发作在3个月至5岁;
(2) 发热初期或体温快速上升期出现的惊厥;
(3) 排除中枢神经系统感染以及引发惊厥的任何其他急性病;
(4) 既往无无热性惊厥史。
(5) 临床分型:热性惊厥(febrile seizure,FS)分为单纯型FS与复杂型FS。
① 单纯型FS:惊厥持续时间在15 min以内,惊厥发作类型为全面性,24 h之内或同一热性病程中仅发作1次。
② 复杂型FS:惊厥持续时间在15 min以上,惊厥发作类型为局灶性发作,一次热程中惊厥反复发作。

三、进入路径标准

(1) 第一诊断必须符合热性惊厥(ICD-10:R56.0)。
(2) 符合需要住院指征:首次热性惊厥发作;惊厥持续时间长;反复发作,就诊时处于热性惊厥急性期;惊厥缓解后仍存在意识障碍或精神状况欠佳者。
(3) 当患儿同时具有其他疾病诊断,但在住院期间不需要特殊处理,也不影响第一诊断的临床路径流程实施时,可以进入路径。

四、临床护理路径实施规范

(一) 住院第1天(入院日)评估

(1) 评估有无再次发生热性惊厥的危险因素,具有的危险因素越多,复发风险越高。
① 起始年龄小(首发年龄<12月龄)。
② 发作前发热时间短(<1 h)。
③ 一级亲属中有FS史。
④ 低热时出现发作。
(2) 体格检查
① 一般情况:神志、精神状态、生命体征、惊厥发作次数、每次发作持续的时间、伴随症状等。有无咳嗽、气促、呼吸困难等呼吸系统症状。
② 神经系统症状:评估患儿有无烦躁不安、前囟膨胀、肌张力降低或增强、抽搐、活动障碍、脑神经损伤及智力障碍等中枢神经系统受累表现。
(3) 协助辅助检查
血常规、C反应蛋白(C-recative protein,CRP)、血生化、脑电图与神经系统影像学等检查。
(4) 心理社会评估
评估患儿生活自理能力和家长对本病各项护理知识的了解程度及需求。

(二) 住院期间(第2~4天)评估

(1) 观察患儿的神志、精神状态、体温、脉搏、呼吸、血压及瞳孔变化。
(2) 观察惊厥发作次数、每次发作持续的时间、伴随症状等。
(3) 观察患儿有无脑水肿或脑损伤早期症状,有无头痛、进食呕吐情况。
(4) 了解患儿血标本、脑电图与神经系统影像学检查等检查结果。
(5) 观察患儿用药后效果及有无不良反应。
(6) 评估患儿生活自理能力,保证患儿安全,预防用药后跌倒。
(7) 评估患儿及家长的心理状态、家长对疾病相关知识的掌握程度。

(三) 惊厥护理

1. 一般惊厥的处理

(1) 惊厥发作时,使患儿平躺,头偏向一侧,解开衣领,及时清理呼吸道分泌物,保证呼吸道通畅。
(2) 不宜试图撬开紧闭的牙关、不可将物品塞入患儿口中,包括压舌板、毛巾、手指等,无须按压人中、虎口。
(3) 遵医嘱予患儿氧气吸入,以减轻脑缺氧。
(4) 立即建立静脉通道,备好急救物品与急救药品,必要时遵医嘱予镇静剂、脱水剂治疗。
(5) 惊厥时严禁按压患儿肢体,防止肌肉、韧带损伤及骨折,可给予患儿手握软物或适当进行约束。

(6) 严密观察患儿病情变化,防止脑水肿、脑疝的形成。

(7) 注意观察体温、脉搏、呼吸、血压、意识等生命体征的改变,观察惊厥持续时间和恢复后的情况,以及惊厥发作的类型、次数,并详细记录。

2. 惊厥持续状态的处理

(1) 立即止惊:同一般惊厥处理。

(2) 控制高热:可予物理降温(头部冰帽或冷敷),遵医嘱予药物降温或人工冬眠配合降温。

(3) 加强监测:密切观察患儿肤色、瞳孔大小、体温、呼吸、心率、血压和尿量等。

(4) 降低颅内压:抽搐持续 2 h 以上,易有脑水肿,应采用脱水疗法以降低颅内压。

(5) 维持水、电解质平衡:无严重体液丧失者按基础代谢补充液体,保持轻度脱水和低钠状态,有助于控制脑水肿。

(四) 高热护理

(1) 定时测量体温、脉搏、呼吸、意识等生命体征的改变,如出现高热,及时处理。

(2) 立即采取降温措施,使体温控制在 38 ℃ 以下。

(3) 物理降温:常用温水擦浴、局部冷敷。物理降温期间注意观察患儿的病情变化,如果患儿有寒战、面色苍白异常情况,应及时通知医生。

(4) 药物降温:体温达 38.5 ℃ 以上的患儿遵医嘱应用药物降温,高热惊厥患儿可遵医嘱适当及早应用。常用药物为布洛芬或对乙酰氨基酚。降温速度不宜过快,以防虚脱;降温后仍需按时测量体温,并准确记录;大量出汗后,应及时更换衣服和床单。

(5) 高热无法控制时,可应用人工冬眠疗法(使用氯丙嗪、异丙嗪、哌替啶组成的合剂,配合物理降温,使机体进入人工冬眠状态)。

(五) 抗惊厥药物的用药护理

根据有无静脉通路,可选择不同剂型抗惊厥药物。

1. 苯二氮䓬类

控制惊厥的首选药,常用地西泮及咪达唑仑。遵医嘱予地西泮 0.3~0.5 mg/kg 直肠给药或缓慢静脉注射,最大剂量 10 mg(婴幼儿 2 mg),推注速度 1~2 mg/min。也可遵医嘱予咪达唑仑肌肉注射或静脉注射。推注药物速度过快可能出现呼吸、心跳抑制和血压下降,因此需缓慢推注,推药过程中密切观察患儿意识、呼吸及血压情况。

2. 苯巴比妥钠

本药抗惊厥作用维持时间较长,其不良反应有晕厥、过敏反应、呼吸抑制等,静脉应用时应缓慢推注,密切观察患儿意识、面色、呼吸及血压情况。

3. 10%水合氯醛

每次 0.5 mL/kg,一次最大剂量不超过 10 mL,可口服或直肠给药。

(六) 心理护理

患儿惊厥发作时允许家长陪伴。指导患儿家长惊厥发作的急救处理(如体位、安全、保持气道通畅等)。用通俗易懂的语言向患儿家长讲解患儿惊厥的病因、临床表现、治疗方案、预后等,采用焦虑自评量表(SAS)及抑郁自评量表(SDS)评估患儿家长焦虑及抑郁的程度,给予关心、鼓励和安慰等心理支持,加强沟通,共同配合,以缓解家长的焦虑及抑郁情绪,树立信心。

(七) 出院当天

1. 出院标准

(1) 已确诊热性惊厥,惊厥已停止。

(2) 体温正常,引起发热的原发病好转。

2. 出院指导

(1) 做好家长的心理护理,医护人员根据家长不同的心理特点,应用恰当的言语,有的放矢地解除患儿家长的心理障碍。

(2) 指导家长平日要供给患儿足够的营养和水分,合理搭配膳食,生活要有规律,年龄较大患儿要进行适当的体育锻炼,以提高机体免疫能力。

(3) 居室要清洁通风,注意随季节的变化及时添减衣服,在疾病流行期注意预防隔离。

(4) 指导家长注意观察儿童体温变化,如发现患儿面色潮红、呼吸加快、额头发热要立即测量体温,特别是有惊厥史的患儿。

(5) 指导家长在家中备常用退热药,正确掌握药物的剂量和用法。服用退热药后家长应嘱患儿多饮水,以利散热,30 min后须再次测量体温,观察用药效果。

(6) 指导家长正确掌握物理降温的方法,如局部冷敷、温水擦浴。向家属宣传物理降温的优点并指导其掌握方法。

(7) 指导家长掌握惊厥的紧急处理措施:患儿在院外一旦发生惊厥应立即解开衣领,头偏一侧,保持呼吸道通畅,多数惊厥可自行缓解,如超过 5 min 不能缓解,应及早就诊。

3. 出院随访

遵医嘱门诊复查血常规、脑电图。如出现体温升高、惊厥发作等情况,应及时就诊。

五、变异及原因分析

1. 患儿因素

(1) 存在导致惊厥进一步加重的其他情况,需要处理干预。

(2) 患儿如发生脑损伤,需要其他相关检查及处理,延长住院治疗时间。

2. 家属因素

(1) 家属拒绝对患儿进行脑电图检查。

(2) 家属依从性差,当患儿发热时,家属在物理降温或用药时无法配合医护指导和治疗。

3. 医护人员因素

(1) 医嘱延迟/执行医嘱延迟。

(2) 发现因误诊而进入临床路径。

(3) 医护人员之间沟通、协作不良。

4. 系统因素

支持部门所致的作业延迟:辅助检查(如脑电图)不及时。

5. 出院计划因素

（1）家属无法按预定时间办理出院。

（2）家属要求提前出院。

六、临床护理路径表单

热性惊厥临床护理路径表单见表 22.1。

表 22.1　热性惊厥临床护理路径表单

适用对象：第一诊断为热性惊厥（ICD-10：R56.0）

患儿姓名：_____　性别：____　年龄：____　住院号：_____

住院日期：_____年___月___日　出院日期：_____年___月___日

时间	住院第 1 天	住院第 2~4 天	出院当天
护理评估	□ 跌倒风险评估 Morse 评分：__分 □ 评估惊厥发作危险因素 □ 评估生命体征 □ 评估神经系统症状 □ 评估实验室检查结果 □ 评估生活自理能力 □ 评估家属对疾病的认知程度 □ 评估心理状态	□ 跌倒风险评估 Morse 评分：__分 □ 评估生命体征 □ 评估神经系统症状 □ 评估惊厥发作情况 □ 评估实验室检查结果 □ 评估生活自理能力 □ 评估家属对疾病的认知程度 □ 评估心理状态	□ 跌倒风险评估 Morse 评分：__分 □ 评估生命体征 □ 评估神经系统症状 □ 评估生活自理能力 □ 评估家属对疾病的认知程度 □ 评估心理状态
护理处置	□ 协助办理入院手续 □ 环境介绍、住院须知 □ 病情观察 □ 生活护理 □ 完善相关检查 □ 了解检查结果 □ 心理护理 □ 健康教育 医嘱相关治疗及处置： 　□ 口服药物 　□ 静脉输液 　□ 氧气吸入	□ 病情观察 □ 生活护理 □ 完善相关检查 □ 了解检查结果 □ 惊厥护理 □ 高热护理 □ 心理护理 □ 健康教育 医嘱相关治疗及处置： 　□ 口服药物 　□ 静脉输液 　□ 氧气吸入	□ 病情观察 □ 生活护理 □ 了解检查结果 □ 出院健康教育 □ 出院流程指导 医嘱相关治疗及处置： 　□ 口服药物 　□ 静脉输液 　□ 氧气吸入
结果评价	□ 入院健康宣教掌握情况（回示） □ 体温（病历） □ 惊厥发作情况（病历） □ 患儿及家长心理状态（病历）	□ 体温（病历） □ 惊厥发作情况（病历） □ 惊厥并发症（病历） □ 疾病相关健康宣教掌握情况（回示） □ 患儿及家长心理状态（病历）	□ 惊厥并发症（病历） □ 患儿及家长心理状态（病历） □ 家长出院宣教掌握情况（回示）

续表

时间	住院第1天	住院第2~4天	出院当天
变异	□ 无 □ 有,原因_____ 　处理措施_____	□ 无 □ 有,原因_____ 　处理措施_____	□ 无 □ 有,原因_____ 　处理措施_____
护士签名			

参考文献

[1] 王卫平,孙锟,常立文. 儿科学[M]. 9版. 北京:人民卫生出版社,2018:411-418.
[2] 崔焱,张玉侠. 儿科护理学[M]. 7版. 北京:人民卫生出版社,2021:353-358.
[3] 张琳琪,王天有. 实用儿科护理学[M]. 北京:人民卫生出版社,2018:569-571.
[4] 吴欣娟,朱丽辉,陈朔晖. 儿科专科护理[M]. 北京:人民卫生出版社,2021:152-153.
[5] Natsume J, Hamano S I, Iyoda K, et al. New guidelines for management of febrile seizures in Japan [J]. Brain Dev., 2017, 39(1):2-9.
[6] 中华医学会儿科学分会新生儿学组,中华儿科杂志编辑委员会. 新生儿惊厥临床管理专家共识(2022版)[J]. 中华儿科杂志,2022,60(11):7.

第二节　1型糖尿病临床护理路径

一、适用对象

第一诊断为1型糖尿病(不伴急性并发症)(ICD-10:E10.901)。

二、诊断依据

根据《儿科学(第9版)》《中国1型糖尿病诊治指南(2021版)》诊断,以下情况为1型糖尿病纳入指征:

(1) 有糖尿病症状(典型症状包括多饮、多尿、多食和不明原因的体重下降等)者满足以下标准中1项即可诊断糖尿病:

① 任意时间血浆葡萄糖≥11.1 mmol/L。
② 空腹(禁食时间大于8 h)血浆葡萄糖≥7.0 mmol/L。
③ 口服葡萄糖耐量试验(oral glucose tolerance test,OGTT),口服无水葡萄糖负荷量1.75 g/kg(最大剂量75 g)后2 h血浆葡萄糖≥11.1 mmol/L。

如缺乏糖尿病典型症状,上述①~③检测方法,需在不同日期重复2次以上,若检查结果满足标准，方可诊断。

(2) 具备 1 型糖尿病特点：

① 大多数患者 15 岁以前起病，但也可以在任何年龄起病；起病较急，多数患者"三多一少"症状较为典型，有部分患者直接表现为脱水、循环衰竭或昏迷等酮症酸中毒的症状。

② 空腹或餐后的血清 C 肽水平低或缺乏；可出现免疫标记：胰岛素自身抗体（IAA）、胰岛细胞抗体（ICA）、谷氨酸脱羧酶抗体（GAD）、胰岛抗原抗体（IA-2），锌转运体 8 自身抗体（ZnT8A）；需要胰岛素治疗；可伴有其他自身免疫性疾病。

(3) 分型：① 免疫介导（IA 型）；② 特发性（IB 型）。

三、进入路径标准

(1) 第一诊断必须符合 1 型糖尿病（ICD-10：E10.901）。

(2) 患者不伴有急性并发症。

(3) 当患者同时具有其他疾病诊断，但在住院期间不需要特殊处理也不影响第一诊断的临床护理路径实施，可以进入路径。

四、临床护理路径实施规范

（一）住院第 1 天（入院日）评估

1. 评估要点

(1) 评估患者有无多饮、多食、多尿和体重下降。

(2) 评估有无酸中毒征象：呼气有无烂苹果味，神志是否淡漠、嗜睡、昏迷等，有无呼吸深快、皮肤干燥、眼窝凹陷等。

(3) 评估有无精神不振、乏力、恶心、呕吐、腹痛等。

(4) 了解实验室检查如血糖、血电解质、血脂、血气分析、尿酮体等。

(5) 评估患儿及家长的心理状态、对疾病知识的了解程度及生活、运动、饮食习惯。

2. 协助辅助检查

(1) 血常规、尿常规、尿酮体、大便常规。

(2) 全天毛细血管血糖谱（包括三餐前、三餐后 2 h、睡前等）。

(3) 血气分析、血糖、肝肾功能、电解质、血脂。

(4) 胸片、心电图、腹部超声（包括肝脾、胰腺等）。

(5) 糖化血红蛋白（HbA1c）、胰岛 β 细胞自身抗体（ICA、GAD、IAA）、糖耐量试验、C 肽释放试验（病情允许时）、空腹胰岛素（未用胰岛素前）及 C 肽。

(6) 甲状腺功能、甲状腺球蛋白抗体、抗甲状腺过氧化物酶抗体。

（二）住院期间（第 2～6 天）评估

(1) 观察患者神志、生命体征、体重变化，以及有无水电解质紊乱、酮症酸中毒及肾脏受累表现。

(2) 评估患儿血糖、血脂水平、口服葡萄糖耐量试验、尿液等检查结果。

(3) 评估家长及年长患者对胰岛素注射、血糖自我监测的掌握程度及不良反应发生情况。

(4) 评估家长及年长患儿对糖尿病饮食及运动的掌握程度。

(5) 评估患儿及家长的心理状态,有无焦虑、恐惧、抑郁等。

(三) 饮食护理

(1) 食物的能量要符合患儿的年龄、生长发育和日常活动的需要,每日所需总热量(kcal)区间为(1000+年龄×70)~(1000+年龄×100)。

(2) 热量成分分配:糖类占总热量的55%~60%,脂肪占20%~30%,蛋白质占15%~20%。全日热量分三餐,早、中、晚分别占1/5、2/5、2/5,每餐留少量食物作为加餐。进食正餐和加餐的时间要与胰岛素注射时间及作用时间相配合。当患儿游戏增多时可予少量加餐或遵医嘱适当减少胰岛素的用量。

(3) 食物应富含蛋白质和纤维素,限制纯糖和饱和脂肪酸的摄入。每日进食应定时、定量。饮食控制以能保持正常体重,减少血糖波动,维持正常血脂为原则。

(四) 胰岛素治疗护理

1. 遵医嘱用药

注射胰岛素前监测血糖,遵医嘱注射胰岛素,根据所用胰岛素类型安排进餐时间。目前最被推荐的方案是每日多次注射和胰岛素泵输注胰岛素类似物。

2. 注射方式

除糖尿病酮症酸中毒时采用静脉输注外,一般采用无菌胰岛素注射器、胰岛素注射笔、胰岛素泵等。针对应用胰岛素泵的患儿,需指导患儿及其家属注意观察胰岛素泵的工作状态及胰岛素余量,注意防范管路堵塞、弯折及针头脱落或电量不足等情况,以防引起血糖波动。目前最新的胰岛素泵亦同时具备持续胰岛素输注和实时动态血糖监测的功能。

3. 注射部位

可选用腹部、手臂外侧、大腿外侧和臀部4个部位行皮下注射。按计划在四个部位轮换注射,包括大轮换和小轮换,大轮换是指不同注射部位之间的轮换,可选择每天同一时间注射同一部位,每天不同时间注射不同部位。小轮换为同一注射部位内的轮换,腹部注射部位内等分为4个区域,大腿或臀部等分为2个区域,每周使用一个等分区域并始终按顺时针方向进行轮换。在同一区域注射时2次注射部位之间至少间隔1 cm,避免在1个月内重复使用一个注射点,有效避免皮下脂肪增生或萎缩硬化等并发症。

4. 注射针头的选择

根据患儿皮下脂肪的厚度进择4 mm或5 mm长度的注射针头,选择合适的进针角度,避免误入肌肉层,让针头在皮下停留15 s后松开捏起的皮肤,针头一次一用,避免感染。

(五) 运动护理

依据患儿的年龄、运动耐受力、饮食习惯,选择适宜的运动项目和运动时间,循序渐进。

(1) 运动强度:每天进行中等强度的运动,达到全身发热,出汗,但不是大汗淋漓的程度。

(2) 运动时间和频率:餐后1 h运动为宜,每次20 min,每天累计60~90 min。

(3) 运动类型：推荐有氧运动，如快走、慢跑、跳绳、游泳、骑自行车等。不同运动类型对 1 型糖尿病血糖的影响，详见表 22.2。

表 22.2　不同运动类型的生理特征及对 1 型糖尿病患儿血糖的影响

运动类型	生理特征	对 1 型糖尿病患儿血糖的影响	项目举例
有氧运动	主要为低于乳酸阈值的持续中等强度运动，肌肉对葡萄糖的摄取大于肝脏葡萄糖输出	轻度降低或明显降低	慢跑、散步、远足、骑自行车、划船游泳、健身操
无氧运动	肝脏葡萄糖输出大于肌肉摄取量，以高于乳酸阈值的强度进行最大强度的疲劳运动（5 s～10 min）	轻度升高或明显升高	100 m 冲刺跑、50～1500 m 赛跑、举重 1～2 km 循环计时赛
有氧与短时间无氧运动混合	中等至高强度有氧运动，其间穿插较短时间（5～30 s）的无氧爆发	轻度降低或无明显变化	篮球、足球、板球、手球、武术
有氧与长时间无氧运动混合	低至中等强度有氧运动，其间穿插较长时间（10～180 s）的无氧爆发	轻度升高或无明显变化	阻力训练、循环训练、体操、冲刺训练（跑步、游泳、骑自行车等）
体育比赛	与日常训练相比，比赛中肝脏葡萄糖输出量明显增加导致明显高血糖	明显升高	团体或个人游戏/比赛

(4) 注意事项：运动时随身携带糖尿病的诊疗卡及含糖食品；选择合适的服装鞋袜，防止足部受伤；运动前后监测血糖，防止低血糖发生；发生低血糖症状时，立即停止运动并进食含糖食品，并加强血糖监测。

(六) 血糖监测

血糖监测时间一般为空腹、三餐前后、睡前和夜间。血糖异常时及时通知医生，遵医嘱做相应处理，并分析原因，避免再次发生。定期进行动态血糖监测以了解 24 h 血糖变化，及时发现无症状低血糖和高血糖，以指导胰岛素剂量调整。

(七) 并发症护理

1. 糖尿病酮症酸中毒护理

(1) 迅速建立两路静脉通道，遵医嘱应用胰岛素等药物，快速补液，纠正脱水、酸中毒和电解质紊乱。

(2) 立即遵医嘱予氧气吸入。

(3) 严密观察患儿神志、生命体征、瞳孔变化等，及时准确地做好护理记录。

(4) 遵医嘱记录 24 h 出入量。

(5) 加强口腔及皮肤护理。

(6) 监测血糖、酮体、血电解质及 CO_2 结合力的变化。

2. 低血糖预防与护理

(1) 按时监测血糖。

(2) 根据血糖结果调整胰岛素的注射剂量、饮食量及运动量。

(3) 观察低血糖症状(如意识混乱、心慌、出冷汗、面色苍白、眩晕、无力、颤抖、饥饿感等),一旦出现,立即汇报医生,遵医嘱予补充葡萄糖。

(4) 出现严重低血糖(可发生低血糖昏迷甚至惊厥)的患儿,立即遵医嘱静脉应用50% GS 或 10% GS,并加强血糖监测。

(5) 随身携带糖尿病诊疗卡、含糖食品。

(八) 心理护理

糖尿病为慢性终身性疾病,在治疗的过程中,家长和患儿易出现负性情绪,如焦虑、抑郁、恐惧等。因此,积极、有效的心理干预和社会支持是糖尿病健康管理中的重要一环。加强糖尿病知识和技能的学习教育,建立和谐的亲子及医护关系,学习、运动和音乐等都有利于缓解患儿及家长焦虑或抑郁情绪。

(九) 出院当天

1. 出院标准

(1) 患儿或其监护人得到糖尿病基本技能培训并学会胰岛素注射、自我血糖监测。

(2) 治疗方案确定,血糖控制达标或血糖趋于稳定,无低血糖发生。

(3) 完成相关并发症的筛查。

(4) 无需要住院处理的并发症和(或)合并症。

2. 出院指导

(1) 再次介绍疾病相关知识,讲解适当运动及控制饮食的重要性及方法,考核家长注射胰岛素及血糖自我监测掌握程度。

(2) 按计划预防接种,保持皮肤清洁干燥,如有伤口或毛囊炎须及时处理。

(3) 患儿应随身携带糖尿病的诊疗卡及含糖食品。

(4) 心理护理:针对患儿不同年龄发展阶段特征,提供长期的心理支持,帮助患儿保持良好的营养状态、坚持适度的运动以及建立良好的人际关系,以减轻其心理压力。

(5) 告知定期随访的时间及项目,发放出院注意事项手册。

3. 出院随访

定期门诊复查血糖、肝肾功能、尿常规、糖化血红蛋白等。如出现糖尿病原有症状加重、意识障碍、胃肠道症状等情况,应及时到医院就诊。

五、变异及原因分析

1. 患儿因素

(1) 患儿出现急性并发症(酮症酸中毒、低血糖昏迷、高渗性昏迷、乳酸酸中毒等),需要处理干预。

(2) 反复发生低血糖、伴有增加控制血糖难度的合并症,需要其他相关检查及处理,延长住院治疗时间。

（3）出现严重的糖尿病慢性并发症（糖尿病肾病、眼部、心血管、神经系统并发症、皮肤病变、糖尿病足）或合并感染，导致住院时间延长。

2. 家属因素

（1）家属拒绝糖尿病肾病、眼部、心血管、神经系统并发症等相关检查。

（2）家属依从性差，当告知严格执行糖尿病饮食时无法配合医护指导。

3. 医护人员因素

（1）医嘱延迟/执行医嘱延迟。

（2）发现因误诊（如尿崩症引起的多饮多尿症状）而进入临床路径。

（3）医护人员之间沟通、协作不良。

4. 系统因素

（1）设备不足：科室无新型胰岛素泵，不能持续胰岛素输注和实时动态血糖监测。

（2）支持部门所致的作业延迟：辅助检查不及时。

5. 出院计划因素

（1）家属无法按预定时间接患者出院。

（2）家属要求提前出院。

六、临床护理路径表单

1型糖尿病临床护理路径表单见表22.3。

1型糖尿病临床护理路径表单

适用对象：第一诊断为1型糖尿病（ICD-10：E10.901）

患儿姓名：_____ 性别：____ 年龄：____ 住院号：_____

住院日期：_____年____月____日 出院日期：_____年____月____日

时间	住院第1天	住院第2~6天	出院当天
护理评估	□ 体重：____ kg □ 血糖：____ mmol/L □ 跌倒风险评估Morse评分：__分 □ 压力性损伤风险评估Braden量表：__分 □ 评估生命体征 □ 评估糖尿病典型症状："三多一少" □ 评估神经系统症状 □ 评估实验室检查结果 □ 评估患儿及家属的疾病了解程度 □ 评估饮食及运动情况 □ 评估心理状态	□ 体重：____ kg □ 血糖：____ mmol/L □ 跌倒风险评估Morse评分：__分 □ 压力性损伤风险评估Braden量表：__分 □ 评估生命体征 □ 评估神经系统症状 □ 评估并发症情况 □ 评估实验室检查结果 □ 评估家属及患儿疾病掌握程度 □ 评估饮食及运动情况 □ 评估心理状态	□ 体重：____ kg □ 血糖：____ mmol/L □ 跌倒风险评估Morse评分：__分 □ 压力性损伤风险评估Braden量表：__分 □ 评估生命体征 □ 评估神经系统症状 □ 评估家属及患儿疾病掌握程度 □ 评估饮食及运动情况 □ 评估心理状态

续表

时间	住院第1天	住院第2～6天	出院当天
护理处置	□ 协助办理入院手续 □ 环境介绍、住院须知 □ 病情观察 □ 生活护理 □ 完善相关检查 □ 了解检查结果 □ 心理护理 □ 健康教育 医嘱相关治疗及处置： 　□ 采集血标本等 　□ 静脉输液 　□ 注射胰岛素 　□ 血糖监测	□ 病情观察 □ 生活护理 □ 完善相关检查 □ 了解检查结果 □ 心理护理 □ 饮食指导 □ 运动指导 □ 健康教育 医嘱相关治疗及处置： 　□ 采集血标本等 　□ 静脉输液 　□ 注射胰岛素 　□ 血糖监测	□ 病情观察 □ 生活护理 □ 了解检查结果 □ 出院健康教育 □ 出院流程指导 医嘱相关治疗及处置： 　□ 静脉输液 　□ 注射胰岛素 　□ 血糖监测
结果评价	□ 入院健康宣教掌握情况(回示) □ 血糖值(病历) □ 症状和体征(病历) □ 患儿及家长心理状态(病历)	□ 血糖值(病历) □ 症状和体征(病历) □ 疾病相关健康宣教掌握情况(回示) □ 糖尿病并发症(病历) □ 患儿及家长心理状态(病历)	□ 血糖值(病历) □ 糖尿病并发症(病历) □ 患儿及家长心理状态(病历) □ 家长出院宣教掌握情况(回示)
变异	□ 无 □ 有,原因_____ 　处理措施_____	□ 无 □ 有,原因_____ 　处理措施_____	□ 无 □ 有,原因_____ 　处理措施_____
护士签名			

参考文献

[1] 王卫平,孙锟,常立文. 儿科学[M]. 9版. 北京:人民卫生出版社,2018:411-418.
[2] 中华医学会糖尿病学分会,中国医师协会内分泌代谢科医师分会,中华医学会内分泌学分会,等. 中国1型糖尿病诊治指南(2021版)[J]. 中华糖尿病杂志,2022,14(11):108.
[3] 崔焱,张玉侠. 儿科护理学[M]. 7版. 北京:人民卫生出版社,2021:353-358.
[4] 吴欣娟,朱丽辉,陈朔晖. 儿科专科护理[M]. 北京:人民卫生出版社,2021:165-172.
[5] Holt R I G, Devries J H, Hess-Fischl A, et al. The management of type 1 diabetes in adults: A consensus report by the American Diabetes Association (ADA) and the European Association for the Study of Diabetes (EASD)[J]. Diabetes care,2021,44(11):2589-2625.
[6] 程经纬,乔军军,尹振,等.《2022 ISPAD临床实践共识指南:儿童和青少年糖尿病患儿运动》解读[J]. 中国全科医学,2023,26(30):3719-3724,3752.

第三节 川崎病临床护理路径

一、适用对象

第一诊断为川崎病(ICD-10:M30.3)。

二、诊断依据

根据《川崎病诊断和急性期治疗专家共识》诊断。川崎病(Kawasaki's disease,KD)为临床综合征,诊断主要依据临床表现并结合实验室检查结果,并排除其他疾病。川崎病包括完全性川崎病(complete Kawasaki disease,CKD)和不完全性川崎病(incomplete Kawasaki disease,IKD)两种类型。以下情况为川崎病纳入指征:

(1) CKD:① 双侧球结膜充血;② 口唇及口腔的变化:口唇干红,草莓舌,口咽部黏膜弥漫性充血;③ 皮疹,包括单独出现的卡疤红肿;④ 四肢末梢改变:急性期手足发红、肿胀,恢复期甲周脱皮;⑤ 非化脓性颈部淋巴结肿大。(2) IKD:发热≥5 d,但主要临床特征不足 4 项的患儿按图 22.1 流程评估是否为 IKD。

三、进入路径标准

(1) 第一诊断必须符合川崎病(ICD-10:M30.3)。
(2) 当患儿同时具有其他诊断,但在住院期间不需要特殊处理也不影响第一诊断的临床护理路径实施,可以进入路径。

四、临床护理路径实施规范

(一) 住院第 1 天(入院日)评估

1. 体格检查
(1) 主要临床特征
① 发热:常为反复发热,体温可达 39~40 ℃,抗生素治疗无效;
② 四肢末梢改变:急性期出现手掌、足底潮红和硬性水肿,有时伴有疼痛;
③ 皮疹或卡介苗接种处红肿:皮疹通常在发热后 5 d 内出现,常见弥漫性斑丘疹、猩红热样和多形性红斑样皮疹。目前认为,即使无全身其他皮疹表现,卡疤红肿也可作为川崎病的一项临床特征;
④ 双侧球结膜充血:发热后不久患儿可出现双侧球结膜非渗出性充血;
⑤ 口唇和口腔改变:包括口唇红、干燥、皲裂、脱皮和出血;草莓舌;口咽黏膜弥漫性

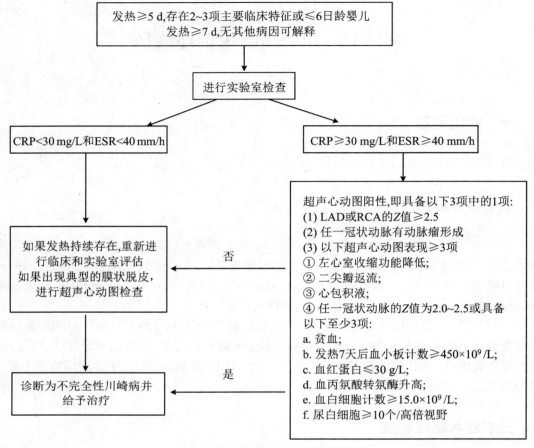

图 22.1 不完全性川崎病的诊断流程图

注:CRP 为 C 反应蛋白;ESR 为红细胞沉降率;LAD 为左前降支;RCA 为右冠状动脉

充血;

⑥ 颈部淋巴结非化脓性肿大。

(2) 全身其他系统表现

① 心血管系统:心肌炎、心包炎、瓣膜反流甚至休克,冠状动脉病变(coronary artery lesions,CAL)以及其他中等大小体动脉的动脉瘤,主动脉根部扩张,周围性坏疽等;

② 消化系统:呕吐、腹泻、腹痛、肝炎、黄疸、胆囊炎、胰腺炎、肠梗阻等;

③ 呼吸系统:咳嗽、流涕、胸 X 线片示支气管周围及间质渗出、少量胸腔积液甚至肺部结节等;

④ 肌肉骨骼:关节红肿、关节痛,大小关节均可累及(滑膜液细胞数增多),可持续较长时间;

⑤ 神经系统:易激惹、无菌性脑膜炎(脑脊液细胞数增多)、面神经麻痹、感音神经性耳聋等;

⑥ 泌尿系统:无菌性脓尿、尿道或尿道口炎、鞘膜积液等。

2. 协助辅助检查

(1) 实验室检查

血常规、尿常规、C反应蛋白(CRP)、血生化、血清炎性因子、血浆脑钠肽(B-type natriureticpeptide,BNP)或N端脑钠肽前体(N-terminal pro-B-type natriuretic peptide,NT-proBNP)、降钙素原(procalcitonin,PCT)、血清铁蛋白、血浆二聚体等。

(2) 超声心动图;

(3) 心电图;

(4) 超声:包括腹部、颈部及血管超声等。

(二) 住院期间(第2~5天)评估

(1) 发热的评估

① 评估发热的分类:临床上按照体温高低将发热分为4类:以腋温为准,37.5~38.0 ℃为低热,38.1~38.9 ℃为中度发热,39.0~40.9 ℃为高热,≥41.0 ℃为超高热。

② 舒适度评估:舒适度的评估可以从患儿的精神、情绪、进食、活动及睡眠等多个维度来进行,基于目前的循证证据和临床实践,推荐Wong-Baker面部表情疼痛量表(图22.2)对0~5岁儿童发热舒适度进行评估。

③ 识别有无可能危及生命的临床表现:测量并记录发热儿童的体温、呼吸频率、心率及毛细血管再充盈时间。应确认任何可能危及生命的临床特征,包括气道、呼吸、循环的异常及意识水平下降等;并需要关注是否有脓毒症的可能性。

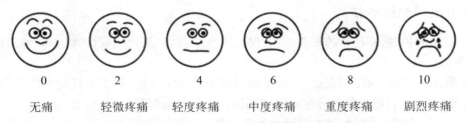

| 0 | 2 | 4 | 6 | 8 | 10 |
| 无痛 | 轻微疼痛 | 轻度疼痛 | 中度疼痛 | 重度疼痛 | 剧烈疼痛 |

图22.2 Wong-Baker面部表情疼痛量表

(2) 典型临床表现的评估:如皮肤、黏膜、口唇、手足硬肿的改变。

(3) 用药效果的评估:静脉输注丙种球蛋白后患儿症状的改善。

(4) 遵医嘱动态监测患儿血常规、血沉及心脏彩超的情况。

(三) 发热的护理

1. 发热管理的目标

儿童川崎病急性期遵医嘱应用大剂量阿司匹林抗炎治疗,通过体温调节中枢反馈可有效治疗川崎病的发热。有研究表明,发热本身不会导致病情恶化或神经系统损害,降温治疗不能降低发热性疾病的病死率,使用退热药的主要益处是改善患儿的舒适度,从而改善整体临床状况。我国2016版《中国0至5岁儿童病因不明急性发热诊断和处理若干问题循证指南》推荐:对≥2月龄、腋温≥38.2 ℃,或因发热导致不舒适和情绪低落的发热儿童,应给予退热药物。儿童常用解热镇痛药作用特点及剂量见表22.4。

表 22.4　儿童常用解热镇痛药作用特点及剂量

变量	对乙酰氨基酚	布洛芬
体温下降时间	1～2 h	1～2 h
起效时间	<1 h	<1 h
达峰时间	3～4 h	3～4 h
作用持续时间	4～6 h	6～8 h
适用年龄	2月龄及以上	6月龄及以上
给药途径	口服、栓剂	口服、栓剂、静脉
每次最大剂量	600 mg 或 15 mg/kg（以两者中较低剂量为准）	400 mg 或 10 mg/kg（以两者中较低剂量为准）
每日最大剂量	2.0 g 或 2 岁以下 60 mg/(kg·d)，2～12 岁 75 mg/(kg·d)（以两者中较低剂量为准）	2.4 g 或 40 mg/(kg·d)（以两者中较低剂量为准）

2. 其他改善舒适度的护理措施

对发热儿童进行恰当的护理可改善患儿的舒适度，如温水外敷儿童额头、温水浴、减少穿着的衣物、退热贴、退热毯、风扇和降低室内温度等，这些方法均可通过传导、对流及蒸发作用带走身体的热量，使发热儿童感到舒适。

（四）皮肤黏膜的护理

（1）皮疹的护理：穿松软的棉质衣物，保持皮肤清洁，避免使用碱性沐浴露，遵医嘱外涂炉甘石洗剂。

（2）眼部的护理：球结膜充血、无分泌物者属于非感染性的，给予生理盐水清洗眼部，每天 2 次。眼部感染者给予氧氟沙星滴眼液滴注或金霉素眼膏涂抹，每天 2～3 次。

（3）口唇的护理：口腔黏膜有溃烂者给予康复新溶液漱口每天 3～4 次。如患儿口唇干红、皲裂，后期有结痂，均给予涂抹维生素 AD 或维生素 D 胶囊。

（五）手足硬肿的护理

KD 早期，患儿手足均有一定程度的硬肿，典型病例恢复期可见膜样蜕皮。保持手部皮肤清洁干燥，嘱患儿及家属勿用手撕拉死皮，以免引起感染或者新生皮肤的不完整性。

（六）用药护理

1. 丙种球蛋白（IVIG）

（1）丙种球蛋白治疗川崎病的机制：丙种球蛋白的主要成分为 Ig，其中以 IgG 为主，具有免疫替代和免疫调节的双重治疗作用，可增强机体的抗感染能力和免疫调节功能。且含多种抗体，可抑制免疫系统的异常激活，也能降低核转录因子活性，抑制炎性递质的分泌，从而缓解炎性反应，达到快速退热。

（2）静脉输注丙种球蛋白的护理：

① 输注前：丙种球蛋白比较黏稠，pH 值为 4，对血管刺激性强，宜选择粗直血管穿刺，并

保证静脉通路的有效通畅;检查丙种球蛋白外包装是否完好,并提前从 2~8 ℃的冰箱中取出,在室温中静置 15~20 min 后观察丙种球蛋白有无浑浊,再双人详细核对患儿身份后遵医嘱输注,如出现浑浊杜绝使用。

② 输注中:监测患儿体温、听取患儿有无不适主诉,体温≥38.5 ℃及时停止输注,并遵医嘱给予降温,复测体温≤38.4 ℃再行输注;合理控制输注速度,大剂量丙种球蛋白冲击治疗(2 g/kg,大体重患儿(如≥20 kg)可采用每天 1 g/kg 的剂量,连用 2 d)输注时间应控制在 10~12 h。

③ 输注后:遵医嘱予生理盐水冲洗输液器,继续监测患儿体温。

2. 抗血栓药物

应用抗血小板药物是川崎病患儿的基础性治疗,最常用的药物为阿司匹林,其他药物包括双嘧达莫和氯吡格雷;川崎病冠状动脉病变(CAL)风险分级(见表 22.5)为Ⅳ级及以上的患儿需要同时抗血小板和抗凝治疗,常用的是小剂量阿司匹林加华法林或小剂量阿司匹林加低分子肝素。

表 22.5 川崎病冠状动脉病变的风险分级

风险级别	分级标准
Ⅰ	任何时期冠状动脉均未受累(Z 值<2)
Ⅱ	急性期冠状动脉有轻度扩张,在病程 30 d 内恢复正常
Ⅲ	病程 30 d 后仍有冠状动脉单个小至中型冠状动脉瘤
Ⅲa	小型冠状动脉瘤(Z 值为 2.5~5)
Ⅲb	中型冠状动脉瘤(Z 值 5~10,且内径绝对值<8 mm)
Ⅳ	巨大冠状动脉瘤(Z 值≥10,或内径绝对值≥8 mm),或 1 支冠状动脉内有多个动脉瘤,未达到Ⅴ级
Ⅴ	冠状动脉瘤伴冠状动脉狭窄
Ⅴa	不伴心肌缺血
Ⅴb	伴心肌缺血

(1) 常用抗血栓药物的使用方法:见表 22.6。

表 22.6 川崎病患儿常用抗血栓药物的使用方法

药物名称	剂量	不良反应
抗血小板药物		
阿司匹林	3~5 mg/(kg·d),1 次服用,单次不超过 100 mg,1 次服用	出血、皮疹、气道痉挛、肝功能不全、胃肠道溃疡、瑞氏综合征
双嘧达莫	2~5 mg/(kg·d),分 3 次服用	窃血现象,对严重冠状动脉狭窄患儿可引起心绞痛
氯吡格雷	年龄<2 岁:0.2~1.0 mg/kg 年龄≥2 岁:1 mg/kg,1 次服用	胃肠道症状、乏力、肌痛、头痛、皮疹、紫癜、瘙痒

续表

药物名称	剂量	不良反应
抗凝药		
华法林	0.05～0.12 mg/(kg·d),1 次服用;3～7 d 起效	出血(如有出血可应用维生素 K_1 中和)、气管钙化、脱发、骨密度降低
低分子肝素	年龄＜1 岁:治疗:300 U/(kg·d);预防:150 U/(kg·d) 年龄≥1 岁:治疗:200 U/(kg·d);预防:100 U/(kg·d) 皮下注射,每 12 h 1 次	出血、注射部位瘀伤

(2) 用药护理:

① 阿司匹林:小剂量阿司匹林口服相对安全,但仍有小部分消化道出血风险。因此,遵医嘱服药期间应关注患儿皮肤黏膜有无出血点、口鼻腔有无出血等现象,每日监测有无消化道出血征兆,观察患儿大便的颜色、性状,定期行大便隐血试验检查。患流感、水痘或注射水痘疫苗后 2 周内避免应用此药,预防 Reye 综合征的发生。

② 华法林:服药期间避免给患儿食用削弱华法林作用的食物,如菠菜、白菜、卷心菜、豌豆、番茄、猪肝等富含维生素 K 的食物,同时注意观察药物的作用与副作用,定期复查凝血功能,监测国际标准化比值(INR),使其维持在 1.5～2.5。服药期间,需注意观察有无出血,避免碰撞、外伤。

(七) 住院第 6～7 天(出院日)

1. 出院标准

(1) 体温正常 3 天或以上。

(2) 血白细胞计数及 CRP 基本正常。

(3) 急性期症状基本消失。

2. 出院指导

(1) 活动指导

身体活动类型选择:分为日常生活活动、休闲运动和竞技运动三大类型。日常生活活动涵盖个人完成日常常规生活所必需的所有身体活动,比如用筷子吃饭、系鞋带、穿衣服、上下楼梯、洗小件物品、擦桌子、整理玩具等;休闲运动是指在个人的愿望和舒适水平上进行的无压力无正式训练指导的体育活动,学校组织的校内体育活动多数属于这类活动,比如障碍跑、跳房子、攀爬等;竞技运动通常是指那些需要组织起来有指导地进行力量和耐力训练并参加高技术水平比赛的体育运动。

身体活动强度建议:指活动时所用力量的大小,通常以代谢当量(metabolic equivalent, MET)为基本测量单位。1 MET 为安静坐位休息时的能量消耗率,约定值为每千克体重每分钟消耗 3.5 mL 氧气。由此,将身体活动分为低强度(引起呼吸频率以及心率稍有增加,感觉轻松的身体活动,强度为＜3 MET)、中等强度(需要适度的体力消耗,呼吸比平时较急促,心率也较快,微出汗,但仍然可以轻松说话,强度为 3.0～5.9 MET)和高强度(需要较多的体力消耗,呼吸比平时明显急促,心率大幅增加,出汗,停止运动、调整呼吸后才能说话,强度≥6.0 MET)三种级别。学龄前期儿童常见身体活动多为低强度或中等强度,代谢当量1.2～4.7 MET,学龄期儿童及青少年常见身体活动代谢当量见表 22.7,竞技运动属于高强度的身体活动。

表 22.7　学龄期儿童及青少年常见身体活动代谢当量

活　动　类　型	MET	
	6～12 岁	13～15 岁
躺着	1.1～1.2	1.1～1.2
坐姿时安静地玩游戏、看电视、做作业	1.3～1.6	1.2～1.5
站立活动	1.5～2.0	1.5～1.9
家务活动	1.7～4.2	1.6～3.9
上下楼梯	3.0～5.2	3.8～5.8
需要全身活动的电子游戏	1.3～5.9	2.6～6.8
步行	2.5～5.2	2.6～7.2
跑步	5.5～7.9	6.3～8.5
舞蹈、健美操、广播体操	2.4～4.6	2.4～4.4
举重练习	2.0～3.0	1.9～2.9
徒步旅行、捉人游戏	5.8～6.0	6.1～6.5
活跃的游戏(跳房子、跳绳、蹦床、障碍物运动)	5.9～7.4	6.2～7.6
骑自行车	3.7～6.5	4.0～7.3
球类练习、拳击、极限飞盘、旱冰、滑雪、滑板	3.7～6.2	3.7～6.3
杂技、球类自由比赛(弹跳、抛掷、接球、运球、脚踢、躲避)	5.7～8.3	6.0～8.4
游泳	9.1～10.6	8.9～10.3

(2) 川崎病患儿身体活动和体育运动建议

所有川崎病患儿需要根据冠状动脉病变的风险分级进行运动管理指导。对于冠状动脉病变风险级别Ⅰ级和Ⅱ级患儿需限制活动 2～3 个月;对于风险级别Ⅲ级患儿需避免冲撞性运动,并依据诱导性心肌缺血评估结果指导运动;对于风险级别Ⅳ级和Ⅴa级患儿除避免冲撞性运动外,还要避免竞技性运动,同样需依据诱导性心肌缺血评估结果指导运动;对于风险级别Ⅴb级患儿应限制运动。

日常生活活动和休闲活动:无冠状动脉狭窄或运动诱发心肌缺血证据的川崎病患儿,日常生活活动无需限制并避免久坐的生活方式,鼓励每日进行至少中等水平的有规律的休闲运动(见表 22.8),运动时间为每天 60～90 min。

表 22.8　冠状动脉异常川崎病儿童和青少年的休闲运动原则建议

因素	动态运动	静态运动
频率	中等：每天，高强度：≥3天/周	≥3天/周
强度	中等（最大 VO₂ 55%～60%），高强度（最大 VO₂ 低于 80%）	中等：20%～50% MVC
时间	大部分≥60 min/d	每日≥60 min/d
类型	跑步、跳跃、骑自行车、游泳、溜冰、滑板、足球	体操、攀爬、俯卧撑、武术、球类运动

注：此建议适用于无冠状动脉狭窄和运动诱发心肌缺血患儿；VO₂：耗氧量（oxygen consumption）；MVC：最大肌力（maximum valumtary ciontraction）。

竞技运动：12岁以上青少年儿童可能参加竞技运动，对川崎病儿童来说，竞技运动的风险主要取冠状动脉病变情况。根据第36届贝塞斯达会议中有关心血管异常的竞技性运动员指南：无冠状动脉异常或短暂冠状动脉扩张者，在发病6～8周后，可以参加所有竞技性体育运动；有冠脉异常者，需遵医嘱依据诱导性心肌缺血评估结果指导运动。

（3）疫苗接种指导：建议大剂量 IVIG 应用 9 个月后再遵医嘱接种麻疹、流行性腮腺炎、风疹以及水痘疫苗，避免干扰疫苗的免疫作用，但对于接触麻疹的高风险患儿可提早接种，在应用 IVIG 9 个月后需再补种 1 次。长期口服阿司匹林患儿应在流感高发季节注射流感疫苗。

3. 随访指导

川崎病患儿应根据 CAL 的临床风险分级进行随访管理，见表 22.9。

表 22.9　根据 CAL 风险分级的川崎病患儿随访建议

CAL 分级	随访总时间及安排	随访内容
Ⅰ、Ⅱ	临床随访 5 年；随访时间为病程 1 个月、2～3 个月、6 个月、1 年和 5 年	超声心动图、必要时 ECG；末次随访建议行运动 ECG
Ⅲa	长期随访：随访时间为病程 1 个月、2～3 个月、6 个月、1 年，然后每年 1 次；如果恢复至正常可每 2 年 1 次；每 3～5 年进行一次诱导性心肌缺血评估；给予心血管风险评估和指导	超声心动图，必要时 ECG；如果超声心动图显示恢复正常，建议完成 MSCTA 或 MRCA 检查，同时进行运动 ECG
Ⅲb	终身随访：随访时间为病程 1 个月、2～3 个月、6 个月、1 年；之后每年 1 次；每 1～3 年进行一次诱导性心肌缺血评估；给予心血管风险评估和指导	超声心动图、ECG；必要时胸 X 线片；建议病程 3 个月后行 MSCTA、MRCA 或 CAG 检查；如果超声心动图显示恢复正常，建议行 MSCTA 或 MRCA 或 CAG 证实；如无创性检查提示心肌缺血，行 CAG、MSCTA 或 MRCA

续表

CAL 分级	随访总时间及安排	随访内容
Ⅳ	终身随访；随访时间为病程 1 个月、2～3 个月、6 个月、9 个月、1 年之后每 3～6 个月随访 1 次；每 6～12 个月进行一次诱导性心肌缺血评估；给予心血管风险评估和指导	超声心动图、ECG；必要时胸 X 线片；病程 3 个月左右行初次 CAG；以后根据情况可选择 MSCTA 或 MRCA；如无创性检查提示心肌缺血，需重复进行 CAG；如果超声心动图显示恢复正常，需 CAG、MSCTA 或 MRCA 证实
Ⅴa	同Ⅳ级	同Ⅳ级
Ⅴb	同Ⅳ级，但随访计划因人而定，根据病情在不同随访时间选择各种不同检查	同Ⅳ级

注：CAL 为冠状动脉病变；ECG 为心电图；CAG 为冠状动脉造影；MSCTA 为多排螺旋 CT 造影；MRCA 为磁共振。

五、变异及原因分析

1. 患儿因素

（1）存在使川崎病进一步加重的其他情况，需要处理干预。

（2）患儿如出现冠状动脉狭窄或闭塞，需要其他相关检查及处理，延长住院治疗时间。

2. 家属因素

（1）要求增加或拒绝某些治疗或检查。比如，首次超声心动图发现异常改变，尽管治疗有效，医嘱已明确复查时间，家属仍要求反复进行超声心动图及相关实验室检查。

（2）家属依从性差，无法配合医护指导和治疗。

3. 医护人员因素

（1）医嘱延迟/执行医嘱延迟。患儿在输注丙种球蛋白期间出现再次高热、烦躁、哭闹等现象时影响药物输注速度，或者遵医嘱暂停输注。

（2）医护人员之间沟通、协作不良。

4. 出院计划因素

家属要求转院或提前出院。

六、临床护理路径表单

川崎病临床护理路径表单见表 22.10。

表 22.10 川崎病临床护理路径表单

适用对象:第一诊断为川崎病(ICD-10:M30.3)

患儿姓名:_____ 性别:____ 年龄:____ 住院号:_____

住院日期:_____年___月___日 出院日期:_____年___月___日

时间	住院第 1 天	住院第 2～5 天	住院第 6～7 天(出院日)
护理评估	体重:__ kg 生命体征:T __℃,P __次/分,R __次/分,BP __ mmHg 体格检查: □ 四肢末梢改变 □ 皮疹或卡介苗接种处红肿 □ 双侧球结膜充血 □ 口唇和口腔改变 □ 颈部淋巴结非化脓性肿大 □ 其他系统表现	体重:__ kg 生命体征:T __℃,P __次/分,R __次/分,BP __ mmHg 典型临床表现及用药效果的评估: □ 四肢末梢改变 □ 皮疹或卡介苗接种处红肿 □ 双侧球结膜充血 □ 口唇和口腔改变 □ 颈部淋巴结非化脓性肿大 □ 其他系统表现	体重:__ kg 生命体征:T __℃,P __次/分,R __次/分,BP __ mmHg 体格检查: □ 四肢末梢改变 □ 皮疹或卡介苗接种处红肿 □ 双侧球结膜充血 □ 口唇和口腔改变 □ 颈部淋巴结非化脓性肿大 □ 其他系统表现
护理处置	□ 病情观察 □ 生活护理 □ 完善相关检查 □ 了解检查结果 医嘱相关治疗及处置: □ 静脉输注丙种球蛋白 □ 口服药物 □ 改善舒适度	□ 病情观察 □ 生活护理 □ 遵医嘱复查血常规、血沉、心脏彩超 □ 了解检查结果 □ 指导预防交叉感染 医嘱相关治疗及处置: □ 静脉输注丙种球蛋白 □ 口服药物 □ 改善舒适度	□ 病情观察 □ 生活护理 □ 了解检查结果 医嘱相关治疗及处置: □ 口服药物 □ 出院指导
结果评价	静脉输注丙种球蛋白及口服阿司匹林效果评价(病历): □ 体温情况 □ 血检指标 □ 心脏彩超 □ 临床症状 □ 口服药物依从性 改善舒适度效果评价(病历): □ 一般情况 □ Wong-Baker 面部表情疼痛	静脉输注丙种球蛋白及口服阿司匹林效果评价(病历): □ 体温情况 □ 血检指标 □ 心脏彩超 □ 临床症状 □ 口服药物依从性 改善舒适度效果评价(病历): □ 一般情况 □ Wong-Baker 面部表情疼痛	口服阿司匹林效果评价(病历): □ 口服药物依从性 改善舒适度效果评价(病历): □ 一般情况 □ Wong-Baker 面部表情疼痛 □ 家长出院宣教掌握情况(回示)

续表

时间	住院第 1 天	住院第 2～5 天	住院第 6～7 天(出院日)
变异	□ 无 □ 有,原因_____ 　处理措施_____	□ 无 □ 有,原因_____ 　处理措施_____	□ 无 □ 有,原因_____ 　处理措施_____
护士签名			

参考文献

[1] 中华医学会儿科学分会心血管学组,中华医学会儿科学分会风湿学组,中华医学会儿科学分会免疫学组,等. 川崎病诊断和急性期治疗专家共识[J]. 中华儿科杂志,2022,60(1):6-13.

[2] 国家呼吸系统疾病临床医学研究中心,中华医学会儿科学分会呼吸学组,中国医师协会呼吸医师分会儿科呼吸工作委员会,等. 解热镇痛药在儿童发热对症治疗中的合理用药专家共识[J]. 中华实用儿科临床杂志,2020,35(3):161-169.

[3] 刘小会,季兴,胡利华,等. 解热镇痛药在儿童发热对症治疗中处方审核建议[J]. 中华实用儿科临床杂志,2022,37(9):653-659.

[4] 杨道平,倪志红,王娟,等. 川崎病儿童的循证护理效果[J]. 国际护理学杂志,2022,41(8):1439-1444.

[5] 中华医学会儿科学分会心血管学组,中华儿科杂志编辑委员会. 川崎病冠状动脉病变的临床处理建议(2020年修订版)[J]. 中华儿科杂志,2020,58(9):718-724.

[6] Graham T P Jr,Driscoll D J,Gersony W M,et al. Task force2:Congenital heart disease[J]. J Am Coll Cardiol,2005,45(8):1326-1333.

第四节　克罗恩病临床护理路径

一、适用对象

第一诊断为克罗恩病(ICD-10:K50.900)。

二、诊断依据

根据《儿童炎症性肠病诊断和治疗专家共识》诊断。克罗恩病(Crohn's disease,CD)是炎症性肠病(inflammatory bowel disease,IBD)的其中一种类型,目前缺乏诊断的金标准,需根据临床表现、内镜检查、组织病理学检查以及影像学检查进行综合分析,采取排除诊断法,主要排除肠结核、其他慢性肠道感染性疾病、肠道恶性肿瘤以及自身免疫性疾病的肠道病变,并随访观察。以下情况为克罗恩病纳入指征:

（1）临床表现：儿童CD最常发生于学龄期和青春期，发病高峰年龄为9~17岁。临床表现多样，包括慢性起病、反复发作的右下腹或脐周腹痛伴明显体重下降、生长发育迟缓，可有腹泻、腹部肿块、肠瘘、肛周病变以及发热、贫血等全身性表现。腹痛、腹泻和体重下降被称为CD经典的"三联征"。

（2）内镜检查：结肠镜检查是CD诊断的首选检查，镜检应达回肠末端。内镜下胃肠道的典型表现为病变呈节段性、非对称性、跳跃性分布，可见阿弗他溃疡、裂隙样溃疡、纵行溃疡、铺路石样肠黏膜、肠腔狭窄、肠壁僵硬等。

（3）组织病理学检查：CD组织病理学特点为全层肠壁淋巴细胞增生、非干酪样肉芽肿、局灶性隐窝结构异常、局灶性固有膜深部的淋巴细胞浆细胞增多、裂隙样溃疡、阿弗他溃疡、黏膜下神经纤维增生和神经节炎，杯状细胞通常正常。

（4）影像学检查：初诊患儿用磁共振小肠成像（magnetic resonance enterography，MRE）或CT小肠成像评估小肠病变，可发现IBD的特征性改变，评估肠道的炎症范围以及破坏的程度（狭窄或穿孔性病变）。

三、进入路径标准

（1）第一诊断必须符合克罗恩病（ICD-10：K50.900）。

（2）当患儿同时具有其他诊断，但在住院期间不需要特殊处理也不影响第一诊断的临床护理路径实施，可以进入路径。

四、临床护理路径实施规范

（一）住院第1天（入院日）评估

1. 体格检查

（1）疾病活动度评估：临床上用儿童克罗恩病活动指数（pediatric Crohn's disease activity index，PCDAI）来评估儿童CD的疾病活动严重程度以及进行疗效评价，见表22.11。将PCDAI<10.0定义为缓解期，10.0~27.5定义为轻度活动期，30.0~37.5定义为中度活动期，40.0~100.0定义为重度活动期。

表22.11 儿童克罗恩病活动指数

项目	评分
腹痛	
无	0
轻度，不影响日常生活	5
中/重度，夜间加重，影响日常生活	10
每日便次	
0、1次稀便，无血便	0
1、2次带少许血的糊状便或2~5次水样便	5
6次以上水样便或肉眼血便或夜间腹泻	10

续表

项　　目	评分
一般情况	
好,活动不受限	0
稍差,偶尔活动受限	5
非常差,活动受限	10
体质量	
体质量增长	0
体质量较正常轻≤10%	5
体质量较正常轻>10%	10
身高(诊断时)或身高速率	
身高下降1个百分位等级内或身高生长速率在-1个标准差之内	0
身高下降1~2个百分位等级或身高生长速率在-2~-1个标准差	5
身高下降2个百分位等级以上或身高生长速率在-2个标准差以下	10
腹部	
无压痛无肿块	0
压痛或者无压痛肿块	5
压痛、肌卫、明确的肿块	10
肛周疾病	
无或无症状皮赘	0
1、2个无痛性瘘管、无窦道、无压痛	5
活动性瘘管、窦道、压痛、脓肿	10
肠外疾病	
无	0
1个表现	5
≥2个表现	10
红细胞比容	
男、女(<10岁)≥33%;女(10~19岁)≥34%;男(11~15岁)≥35%;男(>15~19岁)≥37%	0
男、女(<10岁)28%~32%;女(10~19岁)29%~33%;男(11~15岁)30%~34%;男(>5~19岁)32%~36%	2.5
男、女(<10岁)<28%;女(10~19岁)<29%;男(11~15岁)<30%;男(>15~19岁)<32%	5.0
红细胞沉降率(mm/h)	
<20	0
20~50	2
>50	5

续表

项　　目	评分
清蛋白(g/L)	
＞35	0
25～35	5
＜25	10

(2) 营养状况：儿童营养筛查问卷可选用营养状况及生长受损风险筛查量表(screening tool for risk of impaired nutritional status and growth, STRONGkids)，见表22.12，量表使用方法如下。

表22.12　营养状况及生长受损风险筛查量表(STRONGkids)

项　　目		评分
营养不良相关疾病	否	0分
	是	2分
临床评价认为患儿营养不良	否	0分
	是	1分
是否有下列情况出现： 1. 腹泻≥5次/天，伴或不伴有呕吐(＞3次/天)； 2. 最近几日食物摄入减少； 3. 已开始营养干预； 4. 由于疼痛不愿进食	否	0分
	是	1分
是否近期(1周～1月)体重不增长(＜1岁)或丢失	否	0分
	是	1分
STRONGkids评分		

① 前两项由儿科医生进行评估，后两项与父母或监护人进行讨论，不清楚的问题答案一律视为"否"。

② 营养不良相关疾病主要包括：神经性厌食、慢性肾脏疾病、烧伤、胰腺炎、支气管肺发育不良(≤2岁)、短肠综合征、乳糜泻、肌肉疾病、囊性纤维化、代谢性疾病、未成熟儿或早产儿(纠正年龄＜6个月)、外伤/择期大手术、心理障碍/精神发育落后、慢性心脏疾病、慢性腹泻、AIDS、消化道畸形、炎症性肠病、多种食物过敏/不耐受、肿瘤、吞咽困难。

③ 主观临床评价：通过皮下脂肪、肌肉及脸型判断患儿是否营养状况不佳。

④ 评分结果判读：以上各部分得分相加为总分，0分为低风险，1～3分为中风险，4～5分为高风险。

(3) 生长状况：根据上述营养状况评估结果，若患儿诊断生长迟缓，需进行骨龄检测。

2. 协助辅助检查

(1) 血检：血常规、C反应蛋白、血生化、凝血象、血沉、免疫组合、食物不耐受、免疫球蛋白、25-羟维生素 D、叶酸、维生素 B_{12} 等。

(2) 粪检:大便常规、大便培养、大便钙卫蛋白。

(3) 结核菌素试验。

(4) 心电图。

(5) 结肠镜检查。

(6) 影像学检查:MRE 或 CT 小肠成像。

(二) 住院期间(第2~5天)评估

1. 腹痛的评估:疼痛部位、性质;疼痛持续时间;有无规律性;疼痛评分;伴随症状。
2. 排便的评估:大便性状、颜色、量;排便频率;排便时间。
3. 营养状态的评估:进食食物的种类、量;进食方式;体重指数。

(三) 结肠镜检查的围术期护理

根据专家共识,结肠镜检查是 CD 诊断的首选检查,排除禁忌证,经家属签字同意后应早日遵医嘱行结肠镜检查。

1. 禁忌证

(1) 绝对禁忌证:① 有严重的心肺、神经系统疾病或处于休克昏迷无法耐受;② 疑有肠穿孔、腹膜炎、腹腔内有广泛粘连;③ 严重的坏死性肠炎、巨结肠危象、完全性肠梗阻。

(2) 相对禁忌证:① 有出凝血机制障碍的出血性疾病;② 肠切除 7 d 以内;③ 近期有肠穿孔;④ 明显腹胀。

2. 术前准备

(1) 饮食准备:儿童结肠镜检查饮食模式为清流质饮食和低残留/低纤维饮食。① 清流质饮食:一般指透明液体饮食,如清水、澄清的果汁、清炖肉汤和无色运动饮料等易吸收、不易在肠道内留下残渣的食物;② 低残留/低纤维饮食:一般包括奶制品、精米精面、烹饪过的蔬菜和结缔组织少的肉类等,但不包括豆类、全麦食物和生果蔬等高纤维或容易产生气体的食物;③ 为避免影响镜下结果,需要对患儿限制或禁食火龙果、奇异果等带有颜色及果籽的食物;④ 推荐儿童自镜检前 1 天开始进行饮食准备,但对于便秘及大便硬结患儿,宜检查前 3 天开始易消化饮食。

(2) 清洁肠道:① <2 岁的患儿清洁肠道的方式:使用生理盐水灌肠(5 mL/kg),口服或鼻胃管给予聚乙二醇(polyethylene glycol,PEG)电解质散(75~100 mL/kg)或乳果糖口服溶液。② ≥2 岁的患儿清洁肠道的方式:推荐使用高剂量、分次的 PEG 电解质散进行肠道准备。镜检前 1 天服用一半,第一次给药 8~12 h 后服用另一半,但必须在镜检前 6 h 内完全服用,每次 50 mL/kg(单次最大服用 2 L);.若患儿耐受性差,摄入量不足,可考虑经鼻饲管进行补救;考虑到 PEG 电解质散口味不佳,2~6 岁儿童的接受性较低,可使用乳果糖口服溶液或使用番泻叶加蔗糖进行肠道准备。

(3) 肠道准备的质量评价:检查前肠道准备情况可以使用 Bristol 粪便性状评分表(Bristol stool form scale,BSFS)(图 22.3)进行评价,1~7 型对应的分值为相应的 1~7 分。

1型	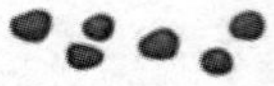	分散的干球粪，如坚果(很难排出)
2型	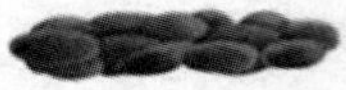	腊肠状，成块
3型	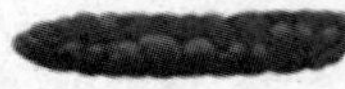	腊肠状，表面有裂缝
4型	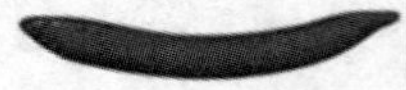	腊肠状或蛇状，光滑而柔软
5型	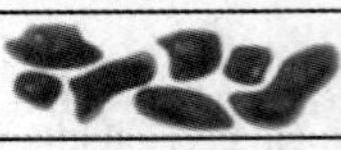	柔软团块，边缘清楚(容易排出)
6型	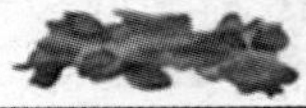	软片状，边缘毛糙，或稀便
7型		水样便，无固形成分

图 22.3　Bristol 粪便性状评分表(BSFS)

(4) 肠道准备不充分的补救方法

检查当日 06:00 时查看最近 1 次解便的性状，BSFS≤5 分者加服 PEG(20 mL/kg)；检查当日 11:00 时查看末次解便的性状，BSFS≤5 分者取消当日结肠镜检查并延长肠道准备时间，BSFS=6 分者予温生理盐水灌肠，BSFS=7 分者不予温生理水灌肠，13:00 时行结肠镜检查。

3. 术后护理

(1) 麻醉护理：患儿一般在麻醉复苏后返回病房，当班护理人员需第一时间测量患儿生命体征，如有异常，及时报告值班医生；协助取舒适体位，指导家属加强看护。

(2) 饮食指导：根据镜检结果以及有无行息肉切除的情况，遵医嘱予针对性饮食宣教。

(3) 观察有无腹部不适症状与体征，如腹胀、腹痛。

(4) 观察排便情况。

(5) 必要时遵医嘱合理用药，预防感染。

(四) 用药护理

英夫利西单克隆抗体(单抗)(infliximab，IFX)可用于中至重度活动性 CD、瘘管型 CD 或伴有严重肠外表现(如关节炎、坏疽性脓皮病等)的 6~17 岁儿童和青少年患者的诱导和维持缓解。如具有以下高危因素，应早期遵医嘱一线使用 IFX 进行诱导缓解。

1. 高危因素

(1) 内镜下深溃疡。

(2) 经充分诱导缓解治疗后仍持续为重度活动。

(3) 病变广泛。

(4) 明显生长迟缓，身高 Z 评分<－2.5。

(5) 合并严重骨质疏松症。

(6) 起病时即存在炎性狭窄或穿孔。

(7) 严重肛周病变，如肛周瘘管等。

2. 禁忌证

(1) 对 IFX、其他鼠源蛋白或 IFX 中任何成分过敏的患儿。

(2) 活动性结核病或其他活动性感染(包括脓毒症、脓肿、机会性感染等)的患儿。

(3) 患有中重度心力衰竭(美国纽约心脏学会心功能分级Ⅲ/Ⅳ级)的患儿。

3. 常见不良反应

急性输液反应、延迟过敏反应、血清过敏反应、血清药物水平下降、感染等。

4. 用药注意事项

(1) 急性输液反应常发生在药物输注期间和停止输注 1~2 h 内,表现为:呼吸急促、皮肤潮红、恶心、头痛、心动过速和低氧血症。因此,IFX 输注期间应遵医嘱予心电、血压、血氧饱和度监测直至输注结束后 2 h。

(2) 严格控制输注速度:① 第 1 个小时:第 1 个 15 min 速度为 10 mL/h,以后每隔 15 min,输液速度提升 1 倍,直至提升至 80 mL/h;② 第 2 个小时:前 30 min 速度为 150 mL/h,之后将速度调至 250 mL/h 直至将所有液体输入完毕。

(3) 对曾经发生过 IFX 急性输液反应的患儿在给药前 30 min 先遵医嘱予抗组胺药和(或)激素,以预防急性输液反应。

(4) 备好抢救物品及药品。

(5) 迟发性过敏反应多发生在给药后的 3~14 d,临床表现为皮肤潮红、皮疹、荨麻疹、皮肤瘙痒、血管神经性水肿、关节痛、肌痛、发热、恶心、头晕等,症状轻者多可自行消退,必要时可遵医嘱给予激素治疗。对曾发生过迟发性过敏反应者,再次使用 IFX 时可遵医嘱在给药前 30 min 和给药后给予激素治疗。

(五) 住院第 6~7 天(出院日)

1. 出院标准

(1) 无发热,恢复肛门排气,可进半流食。

(2) 无需要住院处理的并发症和(或)合并症,如肠梗阻、腹腔脓肿、瘘管形成、急性穿孔、大出血等。

2. 出院指导

(1) 饮食指导:CD 的治疗方式包括营养治疗、药物治疗和手术治疗。其中,营养治疗可防治营养不良,促进儿童生长发育和预防骨质疏松症,成为各个阶段 CD 患儿不可缺少的临床治疗措施之一。全肠内营养(exclusive enteral nutrition,EEN)是指回避常规饮食,将肠内营养制剂作为唯一的饮食来源。

制剂选择:① 要素饮食:由单氨基酸组成;② 寡肽或半要素饮食:由水解的蛋白质组成,包括长链氨基酸以及 4 或 5 种氨基酸组成;③ 多聚饮食:由动植物整蛋白组成,若患儿同时存在牛奶蛋白过敏,则考虑要素配方。

治疗途径:① 口服:适用于依从性较好的患儿;② 鼻饲管:对于无法口服、依从性差的患儿,可选择鼻饲管途径;③ 造瘘管。

疗程及食物引入:① 建议疗程 6~12 周,随后在 2~4 周内逐步引入低脂少渣食物;② 据患儿耐受情况,可每隔 3~4 d 引入一种简单、有营养、易消化的安全食物,逐渐再转为正常饮食,但需避免高脂、精糖类和粗纤维等不易消化食物;③ 在食物引入过程中,如获得有效的体重增加可遵医嘱逐渐减量最后停用肠内营养。

(2) 疫苗接种指导:由于免疫抑制剂及生物制剂的使用,IBD 患儿较普通儿童更易出现机会性感染,适当的免疫接种对儿童 IBD 患者非常重要。

灭活疫苗的接种：如白喉破伤风百日咳疫苗、乙肝疫苗、甲肝疫苗、流感疫苗（仅限注射）、肺炎链球菌疫苗、人乳头瘤病毒疫苗和脑膜炎双球菌疫苗，CD患儿可遵循接种计划表按时接种。

活疫苗的接种：如卡介苗（BCG）、麻疹病毒疫苗、腮腺炎病毒疫苗、水痘及带状疱疹疫苗和乙型脑炎疫苗，接受IFX治疗的CD患儿近3个月内禁忌接种；同样，近3个月接种过活疫苗的CD患儿禁止接受IFX治疗。

3. 随访指导

（1）对于活动期CD患儿，通常应每1~2周随访一次，内容包括临床症状缓解情况以及生长发育和营养状况评估。

（2）对于已处于缓解期进行维持治疗的CD患儿，可每间隔1~3个月随诊，内容同前。

五、变异及原因分析

1. 患儿因素

（1）存在使克罗恩病进一步加重的其他情况，需要处理干预。

（2）患儿如继发肠梗阻、肠穿孔等情况，需要其他相关检查及处理，延长住院治疗时间。

2. 家属因素

（1）要求增加或拒绝某些治疗或检查，尤其是当结肠镜检查无法明确诊断时家属会要求进一步完善胃镜、小肠CT、肠系造影等检查项目。

（2）患儿及家属依从性差，无法配合医护指导和治疗。比如，结肠镜检查前，患儿不服从饮食指导；检查当日，未能按要求口服PEG电解质散。

3. 医护人员因素

（1）医嘱延迟/执行医嘱延迟。

（2）发现因误诊而进入临床路径，临床常见的有青春期患儿，因各种心理因素导致的腹痛。

（3）医护人员之间沟通、协作不良。

4. 出院计划因素

（1）家属要求转院。

（2）家属要求提前出院。

六、临床护理路径表单

克罗恩病临床护理路径表单见表22.13。

表22.13 克罗恩病临床护理路径表单

适用对象:第一诊断为克罗恩病(ICD-10:K50.900)

患儿姓名:_____ 性别:____ 年龄:____ 住院号:_____

住院日期:_____年___月___日 出院日期:_____年___月___日

时间	住院第1天(入院日)	住院第2~5天	住院第6~7天(出院日)
护理评估	体重:__ kg 体格检查: □ PCDAI值 □ STRONGkids评分 □ 生长状况:身高/年龄 Z值 　　　　　体重/年龄 Z值 □ 体重指数(BMI值) □ 评估疾病活动度 □ 评估营养状况 □ 评估生长状况 评估主要症状与体征: □ 腹痛 □ 腹泻 □ 肛周病变	体重:__ kg 体格检查: □ PCDAI值 □ STRONGkids评分 □ 生长状况:身高/年龄 Z值 　　　　　体重/年龄 Z值 □ 体重指数(BMI值) □ 评估营养状况 评估主要症状与体征: □ 腹痛 □ 腹泻 □ 肛周病变 □ 评估用药不良反应:如IFX 结肠镜检查围术期护理评估: □ 口服PEG电解质散的时间及量 □ 肠道准备质量评价 □ BSFS分值 是否采取补救措施: □ 是　　□ 否 □ 具体补救措施:_____	体重:__ kg 体格检查: □ PCDAI值 □ STRONGkids评分 □ 生长状况:身高/年龄 Z值 　　　　　体重/年龄 Z值 □ 体重指数(BMI值) 评估主要症状与体征: □ 腹痛 □ 腹泻 □ 肛周病变 □ 评估营养状况
护理处置	□ 病情观察 □ 完善相关检查 □ 了解检查结果 医嘱相关治疗及处置: □ 口服药物 □ 静脉输液	□ 病情观察 □ 饮食指导 □ 协助取合适体位 □ 监测生命体征 □ 生活护理 □ 完善相关检查 □ 了解检查结果 医嘱相关治疗及处置: □ 清洁肠道 □ 口服药物、激素治疗 □ 静脉输液	□ 病情观察 □ 生活护理 □ 完善相关检查 □ 了解检查结果 □ 出院健康教育:饮食指导、疫苗接种、随访等 医嘱相关治疗及处置: □ 口服药物 □ 静脉输液

续表

时间	住院第1天(入院日)	住院第2～5天	住院第6～7天(出院日)
结果评价	□ 肠道准备的质量评价(BSFS评分)(病历) □ 静脉输注IFX的并发症(病历)	□ 结肠镜检查是否顺利进行(病历) □ 静脉输注IFX的并发症(病历)	□ 静脉输注IFX的并发症(病历) □ 家长出院宣教掌握情况(回示)
变异	□ 无 □ 有,原因_____ 处理措施_____	□ 无 □ 有,原因_____ 处理措施_____	□ 无 □ 有,原因_____ 处理措施_____
护士签名			

参考文献

[1] 中华医学会儿科学分会消化学组,中华医学会儿科学分会临床营养学组.儿童炎症性肠病诊断和治疗专家共识[J].中华儿科杂志,2019,57(7):501-507.

[2] 中华医学会消化病学分会炎症性肠病学组儿科协作组,中华医学会儿科学分会临床营养学组.儿童炎症性肠病诊疗中心质量控制标准专家共识[J].中华儿科杂志,2023,61(2):117-121.

[3] Hartman C, Shamir R, Hecht C, et al. Malnutrition screening tools for hospitalized children [J]. Curr Opin Nutr Metab Care, 2012, 15(3):303-309.

[4] 中华医学会消化内镜学分会儿科协作组.中国儿童胃镜结肠镜检查规范操作专家共识[J].中华消化内镜杂志,2019,36(1):6-9.

[5] 中华医学会消化内镜学分会儿科协作组,中国医师协会内镜医师分会儿科消化内镜专业委员会.中国儿童消化内镜诊疗相关肠道准备快速指南(2020)[J].中华消化内镜杂志,2021,38(2):85-97.

[6] 丁玲,谢珺,冯晓艳,等.儿童结肠镜检查前低纤维饮食肠道准备的最佳证据总结[J].中华现代护理杂志,2023,29(16):2179-2185.

[7] 中国炎症性肠病诊疗质控评估中心,中华医学会消化病学分会炎症性肠病学组.生物制剂治疗炎症性肠病专家建议意见[J].中华炎性肠病杂志,2021,5(3):193-206.

[8] 楼月,陈洁.生物制剂在儿童克罗恩病中的应用进展[J].国际儿科学杂志,2022,49(10):680-684.

第五节 传染性单核细胞增多症临床护理路径

一、适用对象

第一诊断为传染性单核细胞增多症(ICD-10:B27)。

二、诊断依据

根据《实用儿科学(第9版)》《儿科学(第9版)》《儿童EB病毒感染相关疾病的诊断和治疗原则专家共识(2021)》诊断,以下情况为传染性单核细胞增多症纳入指征:

满足下列任意3项临床表现,同时符合任一项非特异性实验室检查或原发性EB病毒(Epstein-Barr virus,EBV)感染的实验室证据。

(1) 临床表现:发热、咽峡炎、颈淋巴结肿大、肝脏肿大、脾脏肿大、眼睑水肿。

(2) 原发性EBV感染的实验室证据。

① 抗EBV-CA-IgM和抗EBV-CA-IgG抗体阳性,且抗EBV-NA-IgG阴性。

② 单一抗EBV-CA-IgG抗体阳性,且EBV-CA-IgG为低亲和力抗体。

(3) 非特异性实验室检查。

① 外周血异型淋巴细胞比例≥10%。

② 6岁以上儿童外周血淋巴细胞比例>50%或淋巴细胞绝对值>$5.0×10^9$/L。

三、进入路径标准

(1) 第一诊断必须符合传染性单核细胞增多症(ICD-10:B27)。

(2) 当患儿同时具有其他诊断,但在住院期间不需要特殊处理也不影响第一诊断的临床护理路径实施,可以进入路径。

四、临床护理路径实施规范

(一) 住院第1天(入院日)评估

1. 体格检查

(1) 一般情况:神志、面色、生命体征,目前饮食及营养状况,睡眠及排泄形态。

(2) 儿科专项评估:日常功能评估Barthel指数、跌倒风险评估Morse评分、压力性损伤风险评估Braden量表。

(3) 皮肤黏膜:评估患儿有无皮疹,皮疹的分布、大小、颜色、形状,是否伴痒感不适;眼睑是否水肿。

(4) 淋巴结:评估患儿有无淋巴结肿大,肿大淋巴结的部位、直径、硬度,是否伴有压痛和粘连。

(5) 呼吸系统:评估患儿有无咽/扁桃体充血肿大、咽痛,扁桃体有无溃疡、白色渗出物及假膜的形成。

(6) 消化系统:评估患儿有无肝、脾肿大及院外撞击腹部史。

(7) 神经系统:重症患儿注意有无合并神经系统症状,包括精神差、嗜睡、惊厥、头痛、呕吐、肌张力减退、下肢肌无力等。

(8) 评估患儿目前服用药物的名称、剂量及用法,评估患儿有无药物不良反应。

(9) 评估患儿心理、社会状况:评估患儿及家属对疾病知识的了解程度、对治疗及护理的配合程度、经济状况等。

2. 辅助检查

(1) 血常规。

(2) 血清嗜异凝集试验。

(3) EB病毒核酸及特异性抗体测定。

(4) 其他：肝脾B超、X线胸片、心电图。

(二) 住院期间(第2～5天)评估

(1) 评估患儿体温变化，高热时有无惊厥，遵医嘱应用退热剂时观察降温效果、有无脱水。

(2) 评估皮疹有无加重或消退。

(3) 评估脾脏有无急剧增大，有无脾破裂(表现为腹痛及休克症状)。

(4) 观察有无肝功能异常情况：轻度黄疸、食欲减退、恶心、呕吐。

(5) 观察有无咽喉水肿加重致呼吸及吞咽困难。

(6) 观察有无出血倾向，包括：皮下出血点、瘀斑或紫癜。

(7) 观察有无脑炎、脑膜炎、吉兰-巴雷综合征等神经系统并发症，包括：不同程度意识障碍、抽搐、颅内高压症状、双下肢瘫痪、尿潴留等。

(8) 协助完成辅助检查：骨髓穿刺、骨髓形态学。

(三) 脾破裂的预防护理

(1) 急性期绝对卧床休息，保证患儿生活需要。

(2) 避免地面潮湿引起患儿滑倒致脾破裂。

(3) 避免任何挤压或撞击腹部的动作。

(4) 查体时轻按腹部，防止用力过猛。

(5) 如患儿出现面色苍白、出汗、腹部压痛、反跳痛、脉搏细速、血压下降等脾破裂症状，立即通知医生并配合抢救。

(6) 备好抢救器械及药品，保证静脉留置针通畅。

(四) 骨髓穿刺术护理配合

根据诊断标准，需要排除急性白血病时，遵医嘱协助行骨髓穿刺术，护理配合如下：

(1) 患儿置于检查台，仰卧位(胸骨、胫骨、髂前上棘为穿刺点)，适当约束四肢，遵医嘱予镇静。

(2) 穿刺过程中密切观察患儿面色、呼吸，如有异常，立即报告医生。

(3) 穿刺完毕，用无菌纱布覆盖，48～72 h内保持穿刺处敷料干燥，嘱患儿卧床休息1 d。

(4) 标本采集后2 h内送检，关注检验结果。

(5) 穿刺后观察患儿有无疼痛、出血、感染等并发症，如有，及时处理。

(五) 用药护理

(1) 更昔洛韦：可降低病毒复制水平和咽部排泌病毒时间。遵医嘱用药，用药前双人核对，穿刺时首选四肢粗直的血管，注射前用5%葡萄糖冲管，每次静滴时间控制在1 h以上，并观察注射部位有无发红、肿胀、液体外渗等情况。

(2) 糖皮质激素：重型患者发生咽喉严重病变或水肿，有神经系统并发症及心肌炎、溶血性贫血、血小板减少性紫癜等并发症时，遵医嘱短疗程应用糖皮质激素，3～7 d，泼尼松 1 mg/(kg·d)（每日最大剂量不超过 60 mg）。

(六) 住院第 6～14 天(出院日)

1. 出院标准

患儿体温正常，血常规、肝功能、异型淋巴细胞比例正常，咽喉水肿好转。

2. 出院指导

(1) 休息与活动：告知家属 6 个月内患儿应避免剧烈运动，注意休息，加强营养，避免过度劳累、受寒。

(2) 个人卫生：EBV 主要是通过唾液传播，指导患儿养成良好的个人卫生习惯。

(3) 饮食指导：建议家属选择清热解毒、润肺止咳的食物调理患儿身体，如百合、冬瓜、绿豆、黄瓜、梨子、橘子、枇杷。

(4) 用药指导：指导家属按时、按量服用药物，详细交代小剂量口服药物溶解方法，保证剂量准确。

3. 出院随访

定期门诊复查肝肾功能，淋巴结肿大患儿要定期复查血常规。如出现颈部淋巴结肿痛、体温升高等情况，应及时就诊。

五、变异及原因分析

1. 患儿因素

入院治疗过程中发生严重并发症者(包括脾破裂、溶血性贫血、血小板减少性紫癜、神经系统并发症、噬血细胞综合征、肝衰竭等)，转入其他相应疾病路径。

2. 家属因素

(1) 家属拒绝骨髓穿刺术检查。

(2) 家属依从性差，疾病用药中更昔洛韦可能会引起肝功能损害，家属拒绝使用该药、无法配合治疗。

3. 医护人员因素

(1) 医嘱延迟/执行医嘱延迟。

(2) 因误诊(如急性化脓性扁桃体炎)而进入临床路径。

(3) 医护人员之间沟通、协作不良。

4. 出院计划因素

(1) 家属无法按预定时间办理出院。

(2) 家属要求提前出院。

六、临床护理路径表单

传染性单核细胞增多症临床护理路径表单见表 22.14。

表 22.14　传染性单核细胞增多症临床护理路径表单

适用对象:第一诊断为传染性单核细胞增多症(ICD-10:B27)

患儿姓名:_____　性别:____　年龄:____　住院号:_____

住院日期:_____年___月___日　出院日期:_____年___月___日

时间	住院第 1 天	住院第 2~5 天	住院第 6~14 天(出院日)
护理评估	□ 评估生命体征 □ 评估肝脾肿大情况 □ 评估淋巴结肿大情况 □ 评估咽、扁桃体肿大情况 □ 评估神经系统症状 □ 评估皮疹情况 □ 评估用药情况 □ 评估心理、社会状况	□ 评估体温、有无高热惊厥 □ 评估脾肿大情况:有无脾破裂 □ 评估肝功能异常情况 □ 评估血液系统症状:有无出血倾向 □ 评估神经系统症状 □ 评估咽喉水肿情况 □ 评估皮疹情况	□ 评估体温 □ 评估肝功能 □ 评估异型淋巴细胞比例 □ 评估咽喉水肿情况
护理处置	□ 协助办理入院手续 □ 完善入院宣教:环境、设施、制度、医护人员、疾病相关知识等 □ 病情观察 □ 基础护理 □ 完善相关检查 □ 了解检查结果 医嘱相关治疗及处置: 　□ 口服药物 　□ 静脉输液	□ 病情观察 □ 基础护理 □ 完善相关检查 □ 了解检查结果 □ 预防脾破裂 □ 输液并发症观察 医嘱相关治疗及处置: 　□ 口服药物 　□ 静脉输液 　□ 骨髓穿刺术	□ 病情观察 □ 基础护理 □ 了解检查结果 □ 出院健康指导 □ 口服药物
结果评价	□ 体温情况(病历) □ 疼痛评分(病历) □ 皮疹情况(病历) □ 输液并发症(病历) □ 家长入院宣教掌握情况(回示)	□ 体温情况(病历) □ 疼痛评分(病历) □ 皮疹情况(病历) □ 输液并发症(病历) □ 骨髓穿刺并发症(病历)	□ 体温情况(病历) □ 血检结果(病历) □ 家长出院指导内容掌握情况(回示)
变异	□ 无 □ 有,原因_____ 　处理措施_____	□ 无 □ 有,原因_____ 　处理措施_____	□ 无 □ 有,原因_____ 　处理措施_____
护士签名			

参考文献

[1] 王天有,申昆玲,沈颖. 诸福棠实用儿科学[M]. 9 版. 北京:人民卫生出版社,2022:1008-1011.

[2] 王卫平,孙锟,常立文. 儿科学[M]. 9 版. 北京:人民卫生出版社,2018:176-178.

[3] 中华医学会儿科学分会感染学组,全国儿童EB病毒感染协作组. 儿童EB病毒感染相关疾病的诊断和治疗原则专家共识[J]. 中华儿科杂志,2021.11(59):905-911.
[4] Cheng H, Chen D, Peng X, et al. Clinical characteristics of Epstein-Barr virus infection in the pediatric nervous system[J]. BMC Infect Dis. 2020,20(1):886.
[5] 丁炎明,张大华,蒙景雯. 儿科护理工作指南[M]. 北京:人民卫生出版社,2017:212-217.
[6] 张琳琪,王天有. 实用儿科护理学[M]. 北京:人民卫生出版社,2021:239,838-840.
[7] 崔焱,仰曙芬. 儿科护理学[M]. 北京:人民卫生出版社,2017:480-482.

第六节　支气管肺炎临床护理路径

一、适用对象

第一诊断为支气管肺炎(ICD-10:J18.000)。

二、诊断依据

根据《诸福棠实用儿科学(第9版)》《儿童社区获得性肺炎诊疗规范(2019版)》《儿科学(第8版)》诊断,以下情况为支气管肺炎纳入指征:

(1) 一般临床表现

起病或急或缓,常伴有发热,热型不定,新生儿或体弱儿亦可不发热。患儿常有烦躁不安、精神萎靡、食欲减退或呕吐、腹泻等症状。

(2) 呼吸道症状与体征

咳嗽、喉部痰声、气促,重症表现为鼻翼扇动、口周和指(趾)端发绀及三凹征。部分患儿双肺可闻及固定性细湿啰音。叩诊多正常,但当病灶融合累及部分或整个肺叶时,可出现肺实变体征。

(3) 其他系统症状与体征

重症肺炎常伴发其他系统功能异常,如心率增快、烦躁不安、意识障碍、昏迷、惊厥、肠鸣音消失等。出现上述临床表现时,应警惕在支气管肺炎过程中发生心力衰竭、中毒性脑病等肺外并发症。

(4) 胸部X线表现

沿支气管分布的小斑片状肺实质浸润阴影,以双肺下野、中内带及心膈角较多,由于细支气管的阻塞,可发生局部肺不张或肺气肿。也可以表现为节段性和大叶性肺部实变或不张。

(5) 实验室检查

① 外周血常规和C反应蛋白:细菌感染时,白细胞计数升高和中性粒细胞增多,C反应蛋白有不同程度升高;病毒性肺炎时,白细胞总数正常或减少,C反应蛋白正常或轻度升高。

② 血气分析、血乳酸盐和阴离子间隙(AG)测定、血清学检查。

③ 呼吸道病原学检测：本病可由不同病原所致，需要进行常见的呼吸道病毒抗原检测；支原体、衣原体抗体检查；细菌培养和药敏试验；病原核酸检测。

三、进入路径标准

(1) 第一诊断必须符合支气管肺炎(ICD-10:J18.000)。

(2) 当患儿同时具有其他诊断，但在住院期间不需要特殊处理也不影响第一诊断的临床护理路径实施，可以进入路径。

四、临床护理路径实施规范

(一) 住院第1~2天评估

1. 高危因素

评估患儿有无基础疾病：先天性心脏病、支气管肺发育不良、呼吸道畸形、遗传代谢性疾病、脑发育不良、神经和肌肉疾病、免疫缺陷、贫血、营养不良、严重过敏或哮喘史、早产史、慢性肝肾疾病等。

2. 体格检查

(1) 一般情况：评估患儿的神志、体温、饮食、大小便等情况。

(2) 呼吸道症状和体征：评估患儿咳嗽、咳痰情况，有无鼻翼扇动、口周和指（趾）端发绀及三凹征等体征。听诊患儿双肺有无固定性细湿啰音。

(3) 其他系统症状与体征：评估患儿有无心率增快、烦躁不安、意识障碍、昏迷、惊厥、肠鸣音消失等，婴幼儿有无拒食、吐奶等表现，评估患儿有无心力衰竭、中毒性脑病等肺外并发症。

(4) 评估患儿心理状态。

3. 协助辅助检查

(1) 必需的检查项目，如血常规、C反应蛋白、尿常规、大便常规、胸部X线等。

(2) 根据患儿情况可选择的检查项目，如呼吸道病毒抗原、细菌病原学检查；血支原体、衣原体抗体测定；血生化及心肌酶谱；心电图；胸部CT等。

(二) 住院期间(第3~9天)评估

(1) 评估患儿咳嗽咳痰情况：咳嗽发生与持续的时间及伴随症状，有无咳嗽无效或不能咳嗽的现象，痰液的颜色、性质、量等。

(2) 评估患儿生命体征变化情况。

(3) 评估患儿有无心力衰竭、中毒性脑病等肺外并发症。

(4) 观察患儿有无用药不良反应。

(5) 评估患儿心理状态。

(三) 氧疗期间护理

根据治疗及诊断标准，需要氧疗的患儿遵医嘱进行氧疗，治疗期间护理要点如下：

(1) 用氧前评估用氧环境及设备的安全性，评估患儿的病情、精神状态、呼吸及血氧饱和度情况,评估患儿口鼻腔黏膜、面部皮肤是否完整。

(2) 用氧前告知患儿及家长用氧的方式和目的,强调用氧的安全性,做好"四防":防火、防震、防热、防油。

(3) 密切观察患儿生命体征、面色、口唇和指(趾)端颜色以及呼吸的频率、节律、深度等情况,根据情况,遵医嘱调整给氧的方式和氧流量。

(4) 观察患儿口鼻腔黏膜情况,每日清除鼻腔分泌物2次,分泌物多需及时清除,鼓励患儿多做深呼吸,多咳嗽和经常改变卧位、姿势,防止分泌物阻塞气道。

(5) 遵医嘱行动脉血气分析,监测动脉氧分压和二氧化碳分压的变化,监测氧疗效果。

(6) 密切观察氧气装置是否固定紧密,是否漏气;氧气管是否堵塞、折叠、移位、脱落等,吸氧时注意氧气的加温和湿化,水温保持在25~35 ℃,湿化常用灭菌注射用水或蒸馏水,用量为达到湿化瓶的1/3~1/2。

(7) 密切观察患儿有无氧疗并发症,如氧中毒、肺不张、呼吸道分泌物干燥、呼吸抑制等。

(四) 雾化吸入期间护理

根据治疗及诊断标准,需要雾化吸入的患儿遵医嘱予雾化吸入,治疗期间护理要点如下:

(1) 进行雾化吸入前评估患儿的病情、精神状态、咳嗽咳痰、既往用药史以及配合情况,告知患儿及家长雾化吸入的方式和目的,取得配合。

(2) 雾化吸入最好选择饭前进行,遵医嘱选择治疗次数。氧气雾化吸入时一般采用5~8 L/min,对于不适应而憋气的患儿,起始浓度不宜过大,以5~6 L/min为宜,吸入5~10 min,待患儿适应后再调整浓度。

(3) 指导患儿尽量采取"口吸鼻呼",治疗结束后清洁患儿口腔和面部,必要时叩背排痰。

(4) 密切观察患儿呼吸情况、雾化效果,观察患儿咳嗽的次数、时间以及痰液的颜色、性质、量等并记录。

(5) 密切观察患儿雾化后有无不良反应,如过敏反应、感染、呼吸困难、呃逆、缺氧及二氧化碳潴留等。

(五) 住院第10~14天(出院日)

1. 出院标准

体温正常,呼吸平稳,症状、体征较入院时明显减轻,肺部影像学检查较入院时有所好转。

2. 出院指导

(1) 运动指导:平常多注意休息,睡眠充足,加强体育锻炼,提高机体免疫力。

(2) 饮食指导:注意饮食均衡,增加营养,多饮水,多吃蔬菜水果,补充维生素。

(3) 环境:保持适当的室温(22~24 ℃)及湿度(60%~70%),注意开窗通风,避免进入人群密集或患病人群聚集的场所。

(4) 注意咳嗽礼仪,咳嗽、打喷嚏时捂住口鼻,减少病原体的传播。

(5) 遵医嘱足疗程用药,不可擅自停药。

（6）定期接种疫苗。

3. 出院随访

遵医嘱按时用药，观察有无药物不良反应，注意监测体温及咳嗽咳痰情况，如有异常，及时就医。

五、变异及原因分析

1. 患儿因素

（1）存在使支气管肺炎进一步加重的其他情况，需要处理干预。

（2）患儿如为难治性肺炎，需要其他相关检查及处理，延长住院治疗时间。

（3）患儿出现病情变化如并发其他感染、意外伤害或心搏骤停等情况，导致住院时间延长。

2. 家属因素

（1）要求增加或拒绝某些治疗或检查，如担心对患儿产生辐射而不愿进行胸部 X 线或 CT 检查。

（2）家属依从性差，无法配合医护指导和治疗，如患儿不配合时家属不愿按时完成雾化吸入。

3. 医护人员因素

（1）医嘱延迟/执行医嘱延迟，如与家属沟通不良而延迟执行雾化吸入。

（2）发现因误诊而进入临床路径。

（3）医护人员之间沟通、协作不良。

4. 出院计划因素

（1）家属无法按预定时间接患儿出院。

（2）家属要求提前出院。

六、临床护理路径表单

支气管肺炎临床护理路径表单见表 22.15。

表 22.15　支气管肺炎临床护理路径表单

适用对象：第一诊断为支气管肺炎（ICD-10：J18.000）

患儿姓名：_____　性别：____　年龄：____　住院号：_____

住院日期：_____年____月____日　出院日期：_____年____月____日

时间	住院第1~2天	住院第3~9天	住院第10~14天（出院日）
护理评估	□ 评估高危因素 □ 评估一般情况：生命体征、神志、饮食、大小便等 □ 评估肺部症状及体征：咳嗽咳痰情况、鼻翼煽动、三凹征等 □ 评估其他系统症状及体征 □ 评估心理状态	□ 评估一般情况 □ 评估咳嗽咳痰情况 □ 评估肺部体征 □ 评估肺外并发症情况 □ 评估用药不良反应 □ 评估心理状态	□ 评估一般情况 □ 评估咳嗽咳痰情况 □ 评估肺部体征 □ 评估心理状态

续表

时间	住院第1~2天	住院第3~9天	住院第10~14天(出院日)
护理处置	☐ 入院宣教 ☐ 病情观察 ☐ 完善相关检查 医嘱相关治疗及处置： 　☐ 氧疗 　☐ 雾化吸入 　☐ 静脉输液	☐ 病情观察 ☐ 生活护理 ☐ 完善相关检查 ☐ 了解检查结果 ☐ 健康宣教 医嘱相关治疗及处置： 　☐ 氧疗 　☐ 雾化吸入 　☐ 静脉输液	☐ 病情观察 ☐ 生活护理 ☐ 出院健康教育 医嘱相关治疗及处置： 　☐ 静脉输液 　☐ 雾化吸入
结果评价	氧疗效果评价(病历)： 　☐ 口唇和指(趾)端颜色 　☐ 血氧饱和度 　☐ 动脉血气分析 　☐ 氧疗并发症 雾化吸入效果评价(病历)： 　☐ 咳嗽咳痰情况 　☐ 肺部体征 　☐ 雾化吸入并发症	氧疗效果评价(病历)： 　☐ 口唇和指(趾)端颜色 　☐ 血氧饱和度 　☐ 动脉血气分析 　☐ 氧疗并发症 雾化吸入效果评价(病历)： 　☐ 咳嗽咳痰情况 　☐ 肺部体征 　☐ 雾化吸入并发症	☐ 咳嗽咳痰情况(病历) ☐ 肺部体征(病历) ☐ 复查胸片结果(病历) ☐ 家长健康教育内容掌握情况(回示)
变异	☐ 无 ☐ 有,原因_____ 　处理措施_____	☐ 无 ☐ 有,原因_____ 　处理措施_____	☐ 无 ☐ 有,原因_____ 　处理措施_____
护士签名			

参考文献

[1] 王天有,申昆玲,沈颖. 诸福棠实用儿科学[M]. 9版. 北京:人民卫生出版社,2022:1364-1371.
[2] 中华人民共和国国家卫生健康委员会. 儿童社区获得性肺炎诊疗规范(2019版)[J]. 中国实用乡村医生杂志,2019,26(4):6-13.
[3] 王卫平. 儿科学[M]. 8版. 北京,人民卫生出版社,2013:278-284.
[4] 郑显兰. 儿科危重症护理学[M]. 北京,人民卫生出版社,2015:166-170.
[5] 陈朔晖,诸纪华. 儿童重症护理专科实践[M]. 北京:人民卫生出版社,2020:121-125.
[6] 中华护理学会儿科专业委员会. 婴幼儿护理操作指南[M]. 北京:人民卫生出版社,2018:83-91.
[7] 尤黎明,吴瑛. 内科护理学[M]. 6版. 北京:人民卫生出版社,2020:23-43.

第七节　阵发性室上性心动过速临床护理路径

一、适用对象

第一诊断为阵发性室上性心动过速（ICD-10：I47.102），行药物复律或直流电复律治疗，无室上性心动过速相关并发症者。

二、诊断依据

根据《室上性快速心律失常治疗指南》《诸福棠实用儿科学（第9版）》《室上性心动过速诊疗中国专家共识（2021）》诊断，以下情况为阵发性室上性心动过速纳入指征：

（1）病史：阵发性室上性心动过速常见于无器质性心脏病者（50％以上为预激综合征患儿），也可见于心肌炎、心肌病及先天性心脏病如埃布斯坦综合征等。多数患者发作时有心悸、胸闷、气短、乏力等表现。小婴儿表现可不典型，无特殊症状或仅有纳差等。持续发作较久者可出现休克、心力衰竭。

（2）临床特征：突然发作与突然终止，心率常在150～250次/分范围（小婴儿心率可＞300次/分），心律绝对规则，刺激迷走神经的机械方法和药物可终止发作或使心率减慢。

（3）心电图检查。

① 快而规则的QRS波群。

② 心律规则，心率在160～250次/分范围（小婴儿心率可＞300次/分）。

③ 可见直立或倒置的异位P波，或难以辨认。

④ 部分病例S-T段下移，T波低平或倒置。当伴有预激发生逆传型室上速、心室内差异传导或束支阻滞时，则QRS波宽大畸形。

三、进入路径标准

（1）第一诊断必须符合阵发性室上性心动过速（ICD-10：I47.102）。

（2）排除缺血、电解质紊乱和药物中毒等造成的室上性心动过速。

（3）当患儿同时具有其他诊断，但在住院期间不需要特殊处理也不影响第一诊断的临床护理路径实施，可以进入路径。

四、临床护理路径实施规范

（一）住院期间（第1～2天）评估

（1）诱因：缺血、电解质紊乱、药物中毒（如洋地黄类）等。

(2) 体格检查：① 一般情况：评估患儿的一般情况，如神志、意识、生命体征、营养状况及心理状态等。② 血流动力学：评估患儿有无心悸、胸闷、气短、乏力等症状，评估患儿有无休克、心力衰竭等危及生命的症状。

(3) 协助辅助检查：① 必需的检查项目，如 12 导联心电图、胸部正侧位片、心脏彩超、血电解质、心肌酶和肌钙蛋白等。② 根据患者病情可选择的检查项目，如血气分析、凝血功能、柯萨奇病毒抗原或抗体、动态心电图等。

(二) 住院期间(第 3～5 天)评估

(1) 评估患儿心率、心律等生命体征变化，倾听患儿主诉，注意观察患儿有无心悸、胸闷、气短、乏力等症状。

(2) 评估患儿射频消融术的治疗效果及有无并发症。

(3) 评估药物治疗效果及不良反应。

(4) 评估患儿心理状态。

(三) 急救处理

根据治疗、诊断标准及疾病特点，患儿入院后需进行紧急对症处理，处理措施如下：

(1) 对血流动力学不稳定的患儿，持续心电监护下遵医嘱予以同步直流电复律治疗，通过心电监护观察患儿心率、心律情况，判断治疗效果。

(2) 对于血流动力学稳定的患儿，遵医嘱进行 12 导联心电图检查。持续心电监护下遵医嘱予迷走神经刺激治疗，方法包括：标准 Valsalva 动作、改良 Valsalva 动作、冷水浸面、咽部刺激等，治疗时通过心电监护同步观察患儿心率、心律变化。

① 标准 Valsalva 动作操作方法：仰卧位，患儿缓慢深吸气后紧闭声门，屏住呼吸维持 10 s 后做用力呼气动作，呼气时对抗紧闭的会厌。操作中采用心电监护仪观察心率波形变化，相邻两动作间隔 2～3 min。

② 改良 Valsalva 动作操作方法：患儿取半卧位，选取去除针头的一次性 10 mL 无菌注射器，嘱患儿口唇完全包住头端，确认无漏气后指导其深吸气，而后用力呼气吹动注射器活塞移动，持续 15 s 后正常呼吸并迅速平卧，迅速抬高患儿双下肢至 45°～90°，维持 45 s，嘱其再保持半卧位 45 s，即为一次完整的改良 Valsalva 动作。

(3) 对于刺激迷走神经无效的患儿，持续心电监护下遵医嘱予药物治疗，如腺苷、普罗帕酮、维拉帕米、胺碘酮等，通过心电监护同步观察患儿心率、心律情况。

(四) 用药护理

遵医嘱给药，用药期间持续行心电监护，同步观察患儿心率、心律情况，判断用药效果。

1. 普罗帕酮

普罗帕酮常用剂量为 1～1.5 mg/kg，于 10 min 内缓慢静脉推注，必要时可于 10～20 min 内重复使用。维持量为每分钟 4～7 μg/kg，24 h 累计剂量不超过 6 mg/kg。对有基础心脏病和心功能不全及传导阻滞者慎用，严重者禁用，对新生儿及小婴儿慎用。

2. 三磷酸腺苷

三磷酸腺苷常用剂量 0.04～0.05 mg/kg，不稀释，快速弹丸式推注。有心肌炎或心功能不全基础者慎用。用药期间需进行心电监护并备有阿托品。

3. 胺碘酮

胺碘酮为长效抗心律失常药物,在静脉注射治疗阵发性室上性心动过速时,负荷量为每次 5 mg/kg,30～60 min 缓慢推注;而后静脉维持剂量为 3～5 mg/(kg·d),分两次使用。

4. 维拉帕米

维拉帕米为钙通道阻滞剂,对房室结折返和顺传型房室折返 PSVT 显效。0～1 岁的患儿起始剂量为 0.1～0.2 mg/kg,在持续心电监护下,稀释后静脉推注至少 2 min;若初始反应不满意,在持续心电监护下,首剂 30 min 后再给 0.1～0.2 mg/kg。1～15 岁的患儿,起始剂量为 0.1～0.3 mg/kg,总量不超过 5 mg,在持续心电监护下,稀释后静脉推注至少 2 min;若初始反应不满意,在持续心电监护下,首剂 30 min 后再给 0.1～0.3 mg/kg。

(五) 电复律治疗期间护理

根据治疗及诊断标准,需要行电复律治疗的患儿遵医嘱行电复律治疗,治疗期间护理要点如下:

(1) 电复律前用通俗易懂的语言向患儿及家属解释电复律的过程,并签署电复律治疗知情同意书。

(2) 去除患儿身上的金属物品,清洁除颤电极片黏附处的皮肤。

(3) 建立静脉通路。

(4) 遵医嘱予持续心电、血氧饱和度、血压监护,密切观察患儿生命体征变化。

(5) 保持病房环境安静,减少人员走动,注意保护患儿隐私。

(6) 复律后指导患儿卧床休息,保持呼吸道通畅,可进食牛奶、鸡蛋、水果、蔬菜等高营养的食物。

(7) 密切观察患儿有无并发症发生,如皮肤烧伤、心律失常、心肌损害、心力衰竭并发急性肺水肿、低血压、呼吸抑制或嗜睡等。

(8) 电复律后立即遵医嘱予心电图检查,观察患儿心率、心律情况,判断治疗效果。

(六) 射频消融手术围术期护理

根据治疗及诊断标准,需要行射频消融手术治疗的患儿遵医嘱行射频消融手术,治疗期间护理要点如下:

(1) 术前向患儿及家属解释射频消融手术的过程,缓解患儿及家属的焦虑与恐惧情绪,并签署知情同意书。

(2) 术前停用所有抗心律失常药物 5 个半衰期以上,完善术前检查、备皮。

(3) 术后持续心电监护 24～48 h,倾听患儿主诉,注意观察患儿有无心律失常的发生。

(4) 静脉穿刺侧肢体制动 4～6 h 后可适当活动;动脉穿刺者压迫止血 15～20 min 后进行加压包扎,沙袋加压伤口 6～8 h,肢体制动 24 h。

(5) 密切观察患儿穿刺部位敷料有无渗血、血肿。

(6) 观察患儿足背动脉搏动、肢体肤色、温度和感觉情况,比较两侧肢端的颜色、温度、感觉与运动功能情况。

(7) 观察患儿的一般状态及体温变化,观察术后并发症发生情况,如房室传导阻滞、窦性停搏、血栓与栓塞、气胸、心脏压塞等。

(8) 术后遵医嘱描记 12 导联心电图。

(9) 术后遵医嘱使用抗凝药物和抗血小板聚集药物,注意观察患儿有无出血倾向,如牙龈出血、皮肤黏膜瘀斑、血尿、黑便等。

(10) 加强患儿心理护理,缓解患儿恐惧心理。

(七) 住院第6~7天(出院日)

1. 出院标准

生命体征平稳,心悸、胸闷、气短、乏力等症状较入院时好转,心电图提示窦性心律,心率波动在正常范围。

2. 出院指导

(1) 指导患儿及家长学会自测脉搏和听心率的方法,可记录睡眠后、起床前的心率及脉搏,活动后心率及脉搏,如有异常,及时就医。

(2) 活动指导:出院后1~2周逐渐恢复正常生活,但仍要避免剧烈活动。

(3) 饮食指导:指导患儿进食高热量、高维生素、清淡、易消化食物,避免辛辣、刺激性食物,多食蔬菜、水果,保持排便通畅。

(4) 用药指导:遵医嘱按时服用抗凝、抗心律失常药物,服药期间注意有无出血征象,定期门诊复查心电图、肝肾功能、血常规等。

3. 出院随访

居家期间注意观察患儿是否复发阵发性室上性心动过速,及时就诊;遵医嘱按时服用药物,观察有无药物不良反应,定期门诊复查心电图、肝肾功能、血常规等。

五、变异及原因分析

1. 患儿因素

(1) 患儿入院时已发生严重心功能不全或者合并先天性心脏病、急性感染,需进行积极对症处理,完善相关检查。

(2) 患儿住院期间出现其他病情变化如感染、意外伤害、心脏骤停等,需进行其他相关检查,增加住院时长。

(3) 患儿个体差异或行为不依从导致其健康状况未能达到预期治疗或护理效果。

2. 家属因素

(1) 要求增加或拒绝某些治疗或检查,如拒绝使用电复律。

(2) 家属依从性差,无法配合医护指导和治疗。

3. 医护人员因素

(1) 医嘱延迟/执行医嘱延迟。

(2) 健康宣教不到位导致家属对疾病及治疗方式产生认知偏差。

(3) 医护人员之间沟通不良。

4. 出院计划因素

(1) 家属无法按预定时间接患儿出院。

(2) 家属要求提前出院。

六、临床护理路径表单

阵发性室上性心动过速临床护理路径表单见表22.16。

表22.16 阵发性室上性心动过速临床护理路径表单

适用对象：第一诊断为阵发性室上性心动过速(ICD-10：I47.102)
患儿姓名：_____ 性别：____ 年龄：____ 住院号：_____
住院日期：_____年____月____日 出院日期：_____年____月____日
发病时间：_____年____月____日__时__分 到达急诊时间：_____年____月____日__时__分

时间	住院第1～2天	住院第3～5天	住院第6～7天（出院日）
护理评估	体重：__ kg □ 评估诱因 □ 询问病史 □ 评估一般情况 □ 评估血流动力学情况 □ 评估辅助检查结果	体重：__ kg □ 评估生命体征 □ 评估射频消融术的治疗效果及并发症情况 □ 评估药物治疗效果 □ 评估患儿心理状态	体重：__ kg □ 评估生命体征 □ 评估手术穿刺点伤口情况
护理处置	□ 入院宣教 □ 病情观察 □ 完善相关检查 □ 了解检查结果 □ 生活护理 □ 心理护理 医嘱相关治疗及处置： 　□ 刺激迷走神经 　□ 药物治疗 　□ 电复律	□ 病情观察 □ 生活护理 □ 完善相关检查 □ 了解检查结果 □ 手术穿刺点伤口护理 □ 心理护理 □ 健康教育 医嘱相关治疗及处置： 　□ 刺激迷走神经 　□ 药物治疗 　□ 电复律 　□ 射频消融术	□ 病情观察 □ 生活护理 □ 了解检查结果 □ 心理护理 □ 出院健康教育 医嘱相关治疗及处置： 　□ 药物治疗
结果评价	□ 心电图(病历) □ 生命体征(病历) □ 症状和体征(病历) □ 心理状态(儿童青少年心理健康测评量表)(病历) 电复律效果评价(病历)： 　□ 心电图 　□ 电复律并发症	□ 心电图(病历) □ 生命体征(病历) □ 症状和体征(病历) □ 心理状态(儿童青少年心理健康测评量表)(病历) 射频消融术效果评价(病历)： 　□ 心电图 　□ 射频消融术并发症	□ 心电图(病历) □ 生命体征(病历) □ 家长健康教育内容掌握情况(回示)

续表

时间	住院第1～2天	住院第3～5天	住院第6～7天(出院日)
变异	□无 □有,原因_____ 　处理措施_____	□无 □有,原因_____ 　处理措施_____	□无 □有,原因_____ 　处理措施_____
护士签名			

参考文献

[1] 蒋文平,吴宁. 室上性快速心律失常治疗指南[J]. 中华心血管病杂志,2005(1):6-19.
[2] 王天有,申昆玲,沈颖. 诸福棠实用儿科学[M]. 9版. 北京:人民卫生出版社,2022:1685-1721.
[3] 中华医学会心电生理和起搏分会,中国医师协会心律学专业委员会. 室上性心动过速诊断及治疗中国专家共识(2021)[J]. 中华心律失常学杂志,2022,26(3):202-262.
[4] 中华医学会,中华医学会临床药学分会,中华医学会杂志社,等. 室上性心动过速基层合理用药指南[J]. 中华全科医师杂志,2021,20(4):435-440.
[5] 陈朔晖,诸纪华. 儿童重症护理专科实践[M]. 北京:人民卫生出版社,2020:391-396.
[6] 吴近近,李奋. 美国儿童和先天性电生理协会、美国心律协会"儿童及先天性心脏病患者导管消融专家共识(2016年版)"解读[J]. 中华儿科杂志,2017,55(4):256-259.
[7] 中华医学会心电生理和起搏分会小儿心律学工作委员会,中华医学会儿科学分会心血管学组,中国医师协会儿科分会心血管专业委员会. 中国儿童心律失常导管消融专家共识[J]. 中华心律失常学杂志,2017,21(6):462-470.
[8] 尤黎明,吴瑛. 内科护理学[M]. 6版. 北京:人民卫生出版社,2020:190,252-253.

第八节　新生儿高胆红素血症临床护理路径

一、适用对象

第一诊断为新生儿高胆红素血症(ICD-10:P59.901)。

二、诊断依据

根据《实用新生儿学(第5版)》诊断,以下情况为新生儿高胆红素血症纳入指征:
(1) 对于胎龄≥35周的新生儿,采用Bhutani制作的新生儿小时胆红素列线图(图22.4)作为诊断标准。

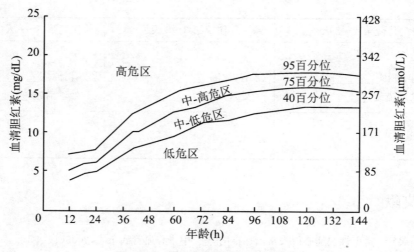

图 22.4 新生儿小时胆红素列线图

（2）对于胎龄＜35 周的早产儿，参照表 22.17 进行相应的诊断和干预。

表 22.17 出生体重＜2500 g 的早产儿生后不同时间光疗和换血血清总胆红素参考标准(mg/dL)

出生体重(g)	＜24 h		24～48 h		48～72 h		72～96 h		96～120 h		≥120 h	
	光疗	换血	光疗	换血	光疗	换血	光疗	换血	光疗	换血	光疗	换血
＜1000	4	8	5	10	6	12	7	12	8	15	8	15
1000～1249	5	10	6	12	7	15	9	15	10	18	10	18
1250～1999	6	10	7	12	9	15	10	15	12	18	12	18
2000～2299	7	12	8	15	10	18	12	20	13	20	14	20
2300～2499	9	12	12	18	14	20	16	22	17	23	18	20

三、进入路径标准

（1）第一诊断必须符合新生儿高胆红素血症(ICD-10：P59.901)。
（2）当新生儿同时具有其他诊断，只要住院期间不需要特殊处理也不影响第一诊断的临床护理路径实施，可以进入路径。

四、临床护理路径实施规范

（一）住院第 1 天(入院日)评估

1. 高危因素

（1）较低胎龄(胎龄＜40 周时，风险随胎龄的减小而逐渐升高)。
（2）生后 24 h 内出现黄疸。
（3）产科出院前胆红素测量值(经皮胆红素(TcB)/血清或血浆总胆红素(TSB))接近光

疗阈值。

(4) 明确的各种原因引起的新生儿溶血,或因胆红素增长过快而考虑溶血可能(日龄≤24 h时,增加速度≥0.3 mg/(dL·h);日龄>24 h,增加速度≥0.2 mg/(dL·h))。

(5) 新生儿自产科出院前已接受光疗。

(6) 父母或兄弟姐妹有光疗或换血的既往史。

(7) 有遗传性红细胞疾病(如葡萄糖-6-磷酸脱氢酶缺乏症)家族史。

(8) 纯母乳喂养且摄入不足。

(9) 头皮血肿或明显瘀伤。

(10) 糖尿病母亲分娩的巨大儿。

2. 体格检查

(1) 胆红素水平视觉评估:评估黄疸必须在光线明亮的环境下进行,首先观察黄疸的色泽,其次观察黄疸分布情况。

(2) 一般情况:评估新生儿的一般情况,如皮肤是否有出血点、脓疱疹,有无脐部感染、肝脾肿大等。

(3) 神经系统症状:对于重症高胆红素血症新生儿应特别注意有无神经系统症状,包括肌张力减低或增高、精神萎靡、嗜睡、喂养困难、双眼凝视、角弓反张、惊厥、抽搐等。

3. 评估新生儿喂养情况

评估新生儿喂养情况包括入院前的喂养方式,为母乳喂养、人工喂养或混合喂养,每次奶量及完成情况;评估大小便排出情况,包括量、性质、次数和颜色。

4. 辅助检查

(1) 静脉血自动生化分析仪测定。

(2) 微量血胆红素仪测定。

(3) 经皮胆红素测定。

(二) 住院期间(第2~5天)评估

(1) 胆红素水平的评估与监测

① 光疗的临床效果一般在干预后4~6 h内显现。光疗过程中每6 h监测一次经皮胆红素值。对于溶血症或TSB接近换血水平的新生儿需在光疗开始后4 h内监测。

② 光疗结束后12 h应监测TSB水平,以防反跳。

③ 如新生儿遵医嘱已接受换血疗法,则应在换血结束后继续接受强光疗,并每2 h监测胆红素水平。

④ 如存在反弹危险因素(日龄<48 h开始光疗、溶血性疾病、胎龄<38周、光疗停止时与光疗阈值相比TSB较高、喂养不足及体重增长欠佳、有高胆红素血症及高胆红素血症神经毒性高危因素等),可适当延长光疗时间。

(2) 观察大小便排出情况,注意量、性质、次数和颜色。每6 h或每班次评估新生儿出入量,新生儿尿量一般应大于2~3 mL/(kg·h),当尿量小于1 mL/(kg·h)时需汇报医生,评估患儿是否有出入量不平衡的情况。

(3) 观察新生儿有无胆红素脑病的早期症状。如果新生儿出现反应略低下、嗜睡、轻度肌张力降低、活动减少、吸吮弱、轻微高调哭声等反应,立即汇报医生做相应处理。

(4) 观察新生儿有无出血倾向,包括头皮血肿和身上有瘀斑、出血点或紫癜。

(5) 观察新生儿奶量完成情况,是否有喂养不耐受表现,以及肠内营养是否可以满足生长发育需求,若新生儿无法耐受肠内营养,遵医嘱行胃肠外营养支持。每天固定时间使用相同的测量工具测量新生儿的体重,评估其营养状态和生长发育情况。

(三) 蓝光治疗期间护理

根据治疗及诊断标准,为达到光疗标准的新生儿遵医嘱行蓝光治疗,治疗期间护理要点如下:

(1) 选择合适的蓝光治疗仪器,设置合适温度、湿度,调整光源与新生儿之间的距离。
(2) 最大化暴露皮肤以保证光疗效果,仅使用光疗眼罩遮盖新生儿双眼、光疗尿裤遮盖会阴。
(3) 光疗过程中至少每 4 h 监测一次体温,每 2~3 h 检查皮肤和更换体位一次。
(4) 每 4~6 h 移去光疗眼罩一次进行眼部护理。
(5) 加强巡视,注意观察新生儿的精神反应、呼吸及黄疸程度的变化,观察大小便颜色及性状;皮肤有无发红、干燥、皮疹;有无呼吸暂停、烦躁、嗜睡、发热、惊厥等症状。
(6) 光疗开始 6 h 后及光疗结束后再次测量经皮胆红素值。
(7) 蓝光治疗期间及结束后注意评估新生儿是否出现光疗并发症,包括:皮疹、青铜症、发热、腹泻。

(四) 换血疗法期间护理

根据治疗及诊断标准,为达到换血标准的新生儿遵医嘱行换血治疗,治疗期间护理要点如下:

(1) 换血疗法前暂停喂养一次,以防术中反流误吸。
(2) 新生儿置于辐射台上,取仰卧位,适当约束四肢、镇静。持续心电、血氧饱和度监测。
(3) 建立动、静脉通路并妥善固定;换血过程中严格遵守无菌原则;保持动静脉同步进行,以维持内环境的稳定;保持动静脉通畅,防止气体栓塞及凝血。
(4) 准确记录输出、输入量及时间。
(5) 换血过程中密切观察新生儿生命体征、尿量、皮肤颜色、全身情况及有无输血反应并详细记录,注意保暖。
(6) 换血过程中遵医嘱及时抽取、送检标本,关注检测结果。
(7) 换血后如病情稳定可拔除动脉导管,遵医嘱继续置双面蓝光箱治疗,并每 2 h 监测经皮胆红素值。
(8) 换血结束后密切观察新生儿的生命体征、尿量、肌张力变化,评估黄疸进展。
(9) 换血全过程中保持环境清洁无菌。
(10) 换血疗法期间及结束后注意评估新生儿是否出现换血并发症,包括:感染、血管并发症(血栓形成、下肢动脉痉挛、气泡栓塞等)、凝血功能紊乱、电解质紊乱、低血糖、代谢性酸中毒、代谢性碱中毒等。

(五) 用药护理

1. 人血白蛋白

人血白蛋白可与胆红素联结,以减少血液中的游离胆红素。遵医嘱输注时需双人核对,单独一路静脉使用,输入20%的人血白蛋白时,为减少对外周血管的损伤,应与5%葡萄糖注射液1:1稀释。

2. 静脉注射丙种球蛋白(IVIG)

确诊新生儿溶血病者遵医嘱可采用IVIG 0.5～1.0 g/kg于2～4 h静脉持续输注。必要时可于12 h后重复使用一剂。

(六) 住院第6～7天(出院日)

1. 出院标准

新生儿血中胆红素水平降至正常,一般情况良好。

2. 出院指导

(1) 指导家长正确评估新生儿皮肤黄染的情况,告知家长若出院后新生儿出现皮肤黄染加重应及时就医。

(2) 告知家长观察新生儿的精神反应、喂养情况以及大小便排出情况。如果新生儿出现拒乳、精神萎靡或者肌张力增高、惊厥、抽搐等神经系统症状,应及时就医。

(3) 鼓励母乳喂养。除重度的母乳性黄疸,均推荐继续母乳喂养。当母乳喂养不能满足婴儿喂养需求时,按需添加配方奶。

(4) 不推荐阳光浴作为新生儿高胆红素血症的居家治疗方法。

3. 出院随访

经过培训的专业人员应在新生儿出院后的48～72 h内在家中或机构内对产妇及新生儿进行随访。随访内容包括但不限于:新生儿体重、新生儿体重增长百分位、奶量、大小便及有无黄疸反复现象。

五、变异及原因分析

1. 新生儿因素

(1) 存在使高胆红素血症进一步加重的其他情况,需要处理干预。

(2) 新生儿如发生胆红素脑病,需要其他相关检查及处理,延长住院治疗时间。

2. 家属因素

(1) 家属拒绝新生儿换血治疗,或基因检测检查(部分高结合胆红素血症新生儿常由染色体疾病导致,如家族性肝内胆汁淤积症、α1-抗胰蛋白酶缺乏症)。

(2) 家属依从性差,当建议母乳喂养或需要暂停母乳喂养时无法配合医护指导。

3. 医护人员因素

(1) 医嘱延迟/执行医嘱延迟。

(2) 因误诊(如新生儿败血症引起的皮肤黄疸)而进入临床路径。

(3) 医护人员之间沟通、协作不良。

4. 系统因素

(1) 设备不足:病区内光疗箱、光疗灯的数量不足。

(2) 支持部门所致的作业延迟:输血科血液供给不及时。

5. 出院计划因素

(1) 家属无法按预定时间接新生儿出院。

(2) 家属要求提前出院。

六、临床护理路径表单

新生儿高胆红素血症临床护理路径表单见表 22.18。

表 22.18　新生儿高胆红素血症临床护理路径表单

适用对象:第一诊断为新生儿高胆红素血症(ICD-10:P59.901)

新生儿姓名:_____　性别:____　出生胎龄:____　住院号:_____

住院日期:_____年___月___日　手术日期:_____年___月___日　出院日期:_____年___月___日

时间	住院第 1 天	住院第 2~5 天	住院第 6~7 天(出院日)
护理评估	体重:__ kg 经皮测胆红素值:__ μmol/L 血清胆红素值:__ μmol/L □ 评估高危因素 □ 评估一般情况 □ 评估胆红素水平 □ 评估神经系统症状 □ 评估喂养情况 □ 评估大小便颜色及性状	体重:__ kg 经皮测胆红素值:__ μmol/L 血清胆红素值:__ μmol/L □ 评估胆红素水平 □ 评估神经系统症状:胆红素脑病 □ 评估出血倾向 □ 评估喂养情况 □ 评估大小便颜色及性状 □ 评估并发症情况	体重:__ kg 经皮测胆红素值:__ μmol/L 血清胆红素值:__ μmol/L □ 评估胆红素水平 □ 评估神经系统症状 □ 评估并发症情况 □ 评估喂养情况 □ 评估大小便颜色及性状
护理处置	□ 协助办理入院手续 □ 病情观察 □ 生活护理 □ 完善相关检查 □ 了解检查结果 医嘱相关治疗及处置: 　□ 蓝光治疗 　□ 换血疗法 　□ 口服药物 　□ 静脉输液	□ 病情观察 □ 生活护理 □ 完善相关检查 □ 了解检查结果 医嘱相关治疗及处置: 　□ 蓝光治疗 　□ 换血疗法 　□ 口服药物 　□ 静脉输液	□ 病情观察 □ 生活护理 □ 了解检查结果 □ 出院健康教育 医嘱相关治疗及处置: 　□ 蓝光治疗 　□ 口服药物 　□ 静脉输液

续表

时间	住院第 1 天	住院第 2~5 天	住院第 6~7 天(出院日)
结果评价	光疗效果评价(病历)： □ 皮肤黄染情况 □ 经皮测胆红素值 □ 血清胆红素值 □ 光疗并发症 换血效果评价(病历)： □ 皮肤黄染情况 □ 经皮测胆红素值 □ 血清胆红素值 □ 换血并发症 □ 出入量	光疗效果评价(病历)： □ 皮肤黄染情况 □ 经皮测胆红素值 □ 血清胆红素值 □ 光疗并发症 换血效果评价(病历)： □ 皮肤黄染情况 □ 经皮测胆红素值 □ 血清胆红素值 □ 换血并发症 □ 出入量	光疗效果评价(病历)： □ 皮肤黄染情况 □ 经皮测胆红素值 □ 血清胆红素值 □ 光疗并发症 □ 出入量(病历) □ 家长出院宣教掌握情况 （回示）
变异	□ 无 □ 有,原因_____ 处理措施_____	□ 无 □ 有,原因_____ 处理措施_____	□ 无 □ 有,原因_____ 处理措施_____
护士签名			

参考文献

[1] 邵肖梅,叶鸿瑁,丘小汕. 实用新生儿学[M]. 5版. 北京:人民卫生出版社,2019:446-479.
[2] Kemper A R, Newman T B, Slaughter J L, et al. Clinical practice guideline revision：Management of hyperbilirubinemia in the newborn infant 35 or more weeks of gestation[J]. Pediatr, 2022, 150 (3)：e2022058859.
[3] 张玉侠. 实用新生儿护理学[M]. 北京:人民卫生出版社,2016:393-413.
[4] 吴欣娟. 新生儿专科护理[M]. 北京:人民卫生出版社,2021:106-111.
[5] Queensland Health. Parent information leaflet：Jaundice in newborn babies [EB/OL]. （2022-12）[2023-3-2]. https://www. kingstonhospital. nhs. uk/wp-content/uploads/2019/12/Parent-Information-Leaflet-Newborn-jaundice-Sept-2014-V1. pdf.

第九节　新生儿呼吸窘迫综合征临床护理路径

一、适用对象

第一诊断为新生儿呼吸窘迫综合征（neonatal respiratory distress syndrome，NRDS），又称新生儿肺透明膜病（ICD-10：P22.002）。

二、诊断依据

根据《实用新生儿学(第 5 版)》诊断,以下情况为新生儿呼吸窘迫综合征纳入指征:

(1) 病史:早产儿,胎龄越小发生率越高;剖宫产新生儿 RDS(respiratory distress syndrome)主要见于胎龄<39 周足月儿或晚期早产儿;继发性 RDS 有严重缺氧或感染等病史,常见于足月儿。

(2) 临床表现:出生后出现进行性呼吸困难,严重低氧性呼吸衰竭。继发 RDS 在严重缺氧或感染时发生严重呼吸衰竭。

(3) 胸部 X 线变化:早产儿 RDS 两肺病变分布比较均匀,早期两肺野透亮度降低、磨玻璃样,严重者整个肺野呈白肺,可见支气管充气征。其他类型 RDS 胸片严重渗出,病变广泛。

三、进入路径标准

(1) 第一诊断必须符合新生儿呼吸窘迫综合征(ICD-10:P22.002)。

(2) 当新生儿同时具有其他疾病诊断,但在住院期间不需要特殊处理也不影响第一诊断的临床护理路径流程实施,可以进入路径。

四、临床护理路径实施规范

(一) 住院第 1 天(入院日)评估

1. 导致肺表面活性物质(pulmonary surfactant,PS)缺乏的因素

(1) 早产儿:胎龄<35 周的早产儿易发生 RDS,且胎龄越小发生率越高。

(2) 剖宫产儿。

(3) 糖尿病母亲新生儿。

(4) 围生期窒息:缺氧、酸中毒、低灌注可导致急性肺损伤,抑制肺泡 2 型上皮细胞产生 PS。

(5) 肺表面活性物质蛋白功能缺陷。

(6) 重度 Rh 溶血病:Rh 溶血病新生儿胰岛细胞代偿性增生,胰岛素分泌过多抑制 PS 分泌。

2. 体格检查

(1) 一般情况:测量生命体征、体重、血糖等,评估新生儿的一般情况,如囟门、神志、原始反射、皮肤黏膜情况以及大小便排出情况等。

(2) 评估呼吸节律、频率,有无呻吟、呼吸困难(呼吸费力、三凹征、鼻翼扇动等)表现,有无呼吸暂停及呼吸浅慢现象。

(3) 评估循环情况,有无缺氧表现:面部、口唇青紫,四肢末梢发绀,缺氧严重时四肢肌张力低下。

3. 辅助检查

胸部 X 线摄片；动脉血气分析；肺部超声检查。

(二) 住院第 1 天（入院日）护理

1. 体温管理

维持体温稳定，预防低体温发生。胎龄<32 周的早产儿应使用塑料袋或塑料膜严密包裹皮肤、置于辐射台上、使用加湿气体以减少其低体温风险，也应避免体温过高。肛温维持目标为 36.5～37.5 ℃。

2. 气道管理

(1) 入院后及时清理呼吸道分泌物，记录吸痰时间、量及性状。

(2) 需气管插管者，配合医生确认气管插管位置正确，妥善固定气管插管，记录置管深度。

(3) 体位：给予侧卧位或仰卧位，肩下垫高 1～2 cm，使颈部轻微拉伸、头部处于鼻吸气位，使气道伸直，充分开放，同时避免颈部过度拉伸或屈曲。

3. 肺表面活性物质的用药护理

确诊 NRDS 的新生儿通常在出生后 24 h 内完成 PS 的注入。

(1) PS 的选择与保存：目前 PS 药物已成为 RDS 的常规治疗手段，推荐使用天然型 PS 药物治疗新生儿 RDS。天然型 PS 从牛或猪肺提取。PS 一般贮藏在 2～8 ℃冰箱里，使用前将药瓶置于 37 ℃水浴中数分钟，有利于 PS 磷脂更好地均匀分散。复温后的药瓶不能重新放回冰箱。

在用药前应询问新生儿监护人有无宗教信仰或少数民族习惯，说明天然型 PS 是从牛或猪肺中提取，征得同意或理解后方可使用。

(2) PS 给药的护理配合

① 用药前注意事项：用药前彻底清除新生儿口、鼻腔分泌物，如医生听诊气道或肺部有分泌物，护士需配合进行气管内吸痰操作。

② 新生儿体位：目前无充足证据支持多体位注入 PS 的益处大于平卧位，且频繁搬动新生儿会增加新生儿颅内出血的风险。因此在给药过程中新生儿应取平卧位。

③ 给药方法

经气管插管内给药：需要气管插管接有创呼吸机辅助通气的新生儿可直接经气管插管给药；对使用无创通气者，可通过"INSURE(intubation-surfactant-extubation)"技术，即气管插管—使用 PS—拔管的方法给药。医生听诊确认气管插管在位后，使用注射器抽取药液，经气管插管缓慢注入肺内，同时给予复苏气囊加压通气，使药液充分弥散。PS 滴注完毕后继续予复苏气囊加压通气 3～5 min。

微创给药技术：对于存在自主呼吸不需要气管插管和机械通气的新生儿，可采用微创表面活性物质注射(less invasive surfactant administration, LISA)或微创表面活性物质治疗(minimally invasive surfactant therapy, MIST)技术。LISA 或 MIST 技术主要适用于出生胎龄 25～32 周使用无创通气的早产儿 RDS，正确应用微创给药技术可有效降低新生儿死亡风险、支气管肺发育不良风险以及生后 72 h 内气管插管率，因此目前更建议适宜新生儿经微创给药技术应用 PS。

给药期间应持续监测新生儿血氧饱和度、呼吸机参数及氧浓度，可根据新生儿需要进行暂时调整。

④ 给药后注意事项

新生儿 PS 给药后短时间内病情可能会显著好转,应密切关注新生儿氧饱和度,及时调整呼吸机参数,避免氧中毒和过度通气;同时关注新生儿呼吸困难表现有无好转。一般建议 PS 给药后 6 h 内不进行气管内吸引。

4. 氧疗及呼吸支持

使用 PS 后根据新生儿病情及医嘱选择不同给氧方式,根据脉搏血氧监测结果及时汇报医生调整氧浓度,使动脉血氧分压(PaO_2)维持在 50～70 mmHg(6.7～9.3 kPa),血氧饱和度(SpO_2)维持在 90%～94%。早产儿可采用空氧混合装置给氧,注意避免氧中毒。常用的氧疗方式有:

(1) 头罩用氧:选择与新生儿头围相适宜的头罩型号,头罩过小不利于 CO_2 排出,头罩过大,氧气易外逸,两者均降低实际吸入氧浓度。用氧流量不少于 5 L/min,以防止 CO_2 积聚于头罩内。

(2) 无创呼吸支持:包括持续气道正压通气(continuous positive airway pressure,CPAP)、经鼻间歇正压通气(nasal intermittent positive pressure ventilation,NIPPV)及湿化高流量鼻导管通气(humidified high flow nasal cannula,HHFNC)。CPAP 与 NIPPV 通气时,根据头型大小选择合适的帽子,根据鼻腔大小选择合适的鼻塞或鼻罩,采用"工"形人工皮保护鼻部皮肤和鼻中隔,每班检查鼻部有无压迫,以防引起皮肤压伤、坏死或鼻中隔破损等皮肤和组织损伤情况。为了减少局部压力,鼻塞与鼻罩交替使用。

HHFNC 用于胎龄 28 周及以上早产儿的呼吸支持时,其支气管肺发育不良和死亡的发生率与使用 NCPAP 和 NIPPV 相比无增加,后续使用有创呼吸机进行机械通气的概率也无增高,并且新生儿发生鼻部损伤和气胸的概率较使用 CPAP 和 NIPPV 的新生儿更低。然而使用 HHFNC 时,新生儿的气道压力不能被直接监测和调整,调节 HHFNC 的参数波动不宜过大,通常使用 4～8 L/min 流量。每小时观察通气压力和吸入氧浓度,且吸入氧浓度根据新生儿情况逐步下调。在氧疗期间,每班检查装置各连接处是否严密、有无漏气。

(3) 有创呼吸支持:如使用无创呼吸支持后,新生儿仍出现反复呼吸暂停或浅慢、动脉二氧化碳分压($PaCO_2$)升高、PaO_2 下降,应改用气管插管机械通气。

(4) 气管插管护理

① 确认气管插管位置正确,妥善固定。

② 呼吸机湿化器内蒸馏水加至标准线刻度处,合理调节湿化器的温度,确保温度在 36.5～37.0 ℃,以保持呼吸道黏膜湿润、稀释分泌物,进而有利于分泌物排出。

③ 及时清理呼吸道分泌物:掌握吸痰指征,按需吸痰,美国呼吸治疗协会(AARC)建议新生儿气道内吸引的负压为 80～100 mmHg,并记录吸痰时间、量及性状。

④ 对于吸痰时血氧、血压、心率容易波动的新生儿,尽可能采用密闭式吸痰法。

(5) 稳定后的氧疗

① 接受氧疗的早产儿,目标血氧饱和度为 90%～94%。

② 血氧饱和度报警值应设置下限为 89%,上限为 95%。

(6) 动态监测动脉血气分析结果,协助完善床边胸部 X 片、肺部 B 超、超声心动图等检查。

(7) 警惕有无相关合并症,如肺出血、气胸、动脉导管未闭等,及时发现,对症处理。

5. 营养支持

出生后第 1 天开始补充氨基酸和脂肪乳剂,在血流动力稳定的情况下,出生后第 1 天即可开始微量母乳肠内喂养。如新生儿病情不支持肠内营养,可经外周中心静脉置管或脐静脉置管输入胃肠外营养液。

(三) 住院期间评估及护理

1. 病情观察

(1) 监测生命体征,始终维持早产儿核心温度在 36.5～37.5℃,必要时持续动脉有创血压监测(桡动脉或脐动脉置管)。

(2) 密切关注实验室检查结果,如血气分析、血糖、血钙、血钾、血钠等。

(3) 持续观察和评估新生儿对治疗的反应,根据病情、血气分析的结果和血氧饱和度的监测值,及时汇报医生调整氧浓度、呼吸机参数及氧疗方式。RDS 新生儿呼吸功能平稳的指标包括:①吸入空气即可或 $SpO_2 \geqslant 90\%$;②呼吸频率<60 次/分;③血 pH$\geqslant$7.35。

(4) 需警惕有无相关合并症,如肺出血、气胸、动脉导管未闭等,及时发现,对症处理。

(5) 使用鼻罩或鼻塞式无创呼吸机辅助通气时,鼻部及鼻黏膜局部皮肤可用水胶体敷料保护,预防器械相关压力性损伤的发生。

(6) 出入量的监测:根据新生儿个体需要和病情变化,动态监测新生儿的体重、摄入量(喂乳量、口服和静脉输入液体的种类和量)、异常继续丢失的量(呕吐、腹泻等)、有无脱水症(黏膜干燥、眼部凹陷、囟门凹陷等)或水肿的表现、尿量和渗透压等。新生儿的体重应每天 1 次监测;尿量持续监测,每 4～8 h 总结一次,新生儿尿量一般应大于 2～3 mL/(kg·h),当尿量小于 1 mL/(kg·h)时需汇报医生,评估患儿是否有出入量不平衡的情况。

2. 发育支持护理

(1) 体位管理

① 为新生儿摆侧卧位或仰卧位,肩下垫高 1～2 cm,使颈部轻微拉伸、头部处于鼻吸气位,使气道伸直,充分开放。

② 也可根据新生儿情况给予俯卧位通气。对于急性 RDS 的早产儿来说,俯卧位在改善血氧饱和度、氧合指数、呼吸功能等方面明显优于仰卧位。

③ 可使用体位支持包及蛙形枕进行体位辅助。

④ 为预防呼吸机相关性肺炎,气管插管患儿床头应抬高 30°～45°(除出生不满 72 h 的早产儿)。

(2) 营养支持

① 保证营养供给,首选母乳喂养,无吸吮能力、吞咽困难者可用鼻饲喂养或胃肠外营养。可经外周中心静脉置管或脐静脉置管输入胃肠外营养液。

② 使用微量注射泵控制输入速度,加强巡视,并做好静脉通道的维护,根据新生儿情况和治疗需要建立中心静脉通道,防止药物外渗引起皮肤损伤。

③ 在新生儿开始经口喂养后,每次喂养前需评估有无喂养不耐受表现,包括:频繁呕吐(每天>3 次)、胃潴留量超过上次喂养的 1/3、腹胀及排便不畅等。

(3) 预防感染

因 RDS 新生儿多为早产儿,住院时间较长,抵抗力较差,极易发生院内感染。因此,护理人员须加强洗手、基础护理,做好各项消毒隔离工作,落实保护性隔离措施。

3. 用药护理

(1) PS：PS使用护理详见上文。

(2) 咖啡因：使用机械通气病情改善者应尽早撤离机械通气，在撤离机械通气过程中，遵医嘱使用咖啡因，可以加速撤机，降低再次气管插管和机械通气率。观察用药效果以及用药过程中的不良反应，如新生儿心动过速、血压升高、烦躁不安等，当不良反应明显时及时汇报医生。

(3) 维持血液和组织灌注：当存在组织灌注不良的证据，如少尿、酸中毒和毛细血管再充盈时间延长，应积极治疗低血压，可遵医嘱使用多巴胺，遵医嘱监测血压，观察用药效果，加强巡视，避免药物外渗。

(4) 对有血流动力学意义的动脉导管未闭进行药物关闭时，可选用吲哚美辛、布洛芬或对乙酰氨基酚，3种药物的疗效相似。当患儿有血小板减少症或肾功能问题时，首选对乙酰氨基酚。

(5) 红细胞输注的阈值：严重心肺疾病的新生儿为血红蛋白(hemoglobin, Hb)<120 g/L(HCT 36%)，氧依赖的新生儿为Hb<110 g/L(HCT 30%)，出生后超过2周且稳定的新生儿为Hb<70 g/L(HCT 25%)。

4. 氧疗及呼吸支持

氧疗及呼吸支持相关护理详见上文。

(四) 出院日

1. 出院标准

生命体征平稳，血气分析和X线胸片正常或好转，不需要呼吸支持，在全肠内喂养情况下无喂养不耐受的表现且体重稳定增长。

2. 出院指导

(1) 教会家长居家照顾的相关知识，包括适宜新生儿的温湿度和环境，根据气候变化及时增减衣物以及调整洗澡频次；避免衣被掩盖新生儿口鼻；采用有围栏的婴儿床，避免意外事故的发生等，实现新生儿从医院到家庭照护的无缝衔接。

(2) 提倡坚持母乳喂养，如使用配方奶喂养应根据新生儿具体情况选择合适的婴儿配方奶粉。确保家长掌握新生儿喂养的技巧，喂奶后可轻轻为新生儿拍嗝，采用侧卧位，防止吐奶、误吸、窒息的发生。当婴儿发生呕吐时，迅速将其头偏向一侧，并轻拍其背部，及时清除口鼻腔内的乳汁，擦干面部。

3. 出院随访

告知家长疾病相关知识以及疾病的预后，病情较轻的NRDS如果治疗及时，一般预后较好，无需过度担忧，出院后1~2周开始第一次随访，之后按照医嘱进行后续随访安排。如果合并伴有支气管肺发育不良或严重窒息，可能需要在家中继续氧疗及应用支气管扩张剂和利尿剂。因此需做好居家用氧和药物使用的指导，在婴儿出院后密切随访，并根据实际情况追加随访次数；随访时需额外关注婴儿的肺活量、气道阻力及肺顺应性的情况。

五、变异及原因分析

1. 新生儿因素

（1）新生儿存在使呼吸困难进一步加重的其他疾病，需要处理干预。

（2）新生儿胎龄小、体重低，可能出现肺出血、颅内出血、坏死性小肠结肠炎、心功能衰竭、休克、败血症等严重并发症，导致病情加重或死亡。

2. 家属因素

（1）家属要求拒绝某些治疗或检查，如气管插管操作、气管镜检查、使用 PS 等。

（2）家属依从性差，无法配合医护指导和治疗。

3. 医护人员因素

（1）医嘱延迟/执行医嘱延迟。

（2）医患沟通不及时。

（3）医护人员之间沟通、协作不良，责任护士或床位医生未及时发现病情变化。

4. 系统因素

（1）科室呼吸机不足。

（2）PS 在使用前需放置在 37 ℃水浴中复温、溶解后方能使用，需要一定时间。

（3）支持部门所致的检查项目完成延迟。

5. 出院计划因素

（1）家属无法按预定时间接新生儿出院。

（2）家属要求提前出院。

六、临床护理路径表单

新生儿呼吸窘迫综合征临床护理路径表单见表 22.19。

表 22.19　新生儿呼吸窘迫综合征临床护理路径表单

适用对象：第一诊断为新生儿呼吸窘迫综合征（ICD-10：P22.002）

新生儿姓名：_____　性别：____　出生胎龄：____　住院号：_____

日龄：_____　住院日期：_____年____月____日　出院日期：_____年____月____日

时间	住院第1天（入院日）评估	住院期间	出院日
护理评估	体重：__ kg □ 评估 PS 缺乏的高危因素 □ 评估一般情况：生命体征、囟门、神志、原始反射等 □ 评估呼吸系统症状 □ 评估循环情况 □ 评估辅助检查结果	体重：__ kg □ 评估呼吸系统症状 □ 评估循环情况 □ 评估喂养情况 □ 评估皮肤情况 □ 评估合并症发生情况	体重：__ kg □ 评估呼吸系统症状 □ 评估喂养情况

续表

时间	住院第1天(入院日)评估	住院期间	出院日
护理处置	☐ 病情观察 ☐ 生活护理 ☐ 体温管理 ☐ 气道护理 ☐ 发育支持护理 ☐ 完善相关检查 ☐ 知晓检查结果 医嘱相关治疗及处置: 　☐ PS治疗 　☐ 氧疗及呼吸支持 　☐ 胃肠外营养支持 　☐ 血气分析	☐ 病情观察 ☐ 生活护理 ☐ 发育支持护理:体温、营养、预防感染 ☐ 完善相关检查 ☐ 知晓检查结果 医嘱相关治疗及处置: 　☐ 药物治疗 　☐ 氧疗及呼吸支持 　☐ 胃肠外营养支持 　☐ 血气分析	☐ 病情观察 ☐ 发育支持护理 ☐ 出院健康教育
结果评价	PS效果评价(病历): 　☐ 胸部X线和(或)肺部B超 　☐ 呼吸机参数 　☐ 呼吸困难表现 氧疗及呼吸支持效果评价(病历): 　☐ 血氧饱和度改善 　☐ 无合并症 　☐ 动脉血气分析 　☐ 出入量	☐ 呼吸困难表现(病历) ☐ 呼吸机参数/使用情况(病历) ☐ 动脉血气分析(病历) ☐ 合并症(病历) ☐ 喂养不耐受表现(病历) ☐ 医源性皮肤损伤(病历) ☐ 出入量(病历)	☐ 相关合并症(病历) ☐ 家长出院宣教掌握情况(回示)
变异	☐ 无 ☐ 有,原因_____ 　处理措施_____	☐ 无 ☐ 有,原因_____ 　处理措施_____	☐ 无 ☐ 有,原因_____ 　处理措施_____
护士签名			

参考文献

[1] 邵肖梅,叶鸿瑁,丘小汕. 实用新生儿学[M]. 5版. 北京:人民卫生出版社,2019:446-479.

[2] 张玉侠. 实用新生儿护理学[M]. 北京:人民卫生出版社,2016:253-256.

[3] 吴欣娟. 新生儿专科护理[M]. 北京:人民卫生出版社,2021:112-117.

[4] 中华医学会儿科学分会新生儿学组,中华儿科杂志编辑委员会. 中国新生儿肺表面活性物质临床应用专家共识(2021版)[J]. 中华儿科杂志,2021,59(8):627-632.

[5] Hodgson K A, Wilkinson D, De Paoli A G, et al. Nasal high flow therapy for primary respiratory support in preterm infants[J]. Cochrane Database of Systematic Reviews, 2023(5), CD006405.

[6] 茹喜芳,冯琪. 新生儿呼吸窘迫综合征的防治:欧洲共识指南2022版[J]. 中华新生儿科杂志(中英

文),2023,38(3):191-192.

[7] Khalaf M. Neonatal Intensive Care Unit Ventilator-Associated Pneumonia Prevention Policy [EB/OL].（2023-03-31）[2024-01-04]. https://platform.who.int/docs/default-source/mca-documents/policy-documents/operational-guidance/ARE-MN-62-09-OPERATIONALGUIDANCE-2018-eng-VAP-Prevention-Bundle-in-the-NICU.pdf.

第十节　新生儿胎粪吸入综合征临床护理路径

一、适用对象

第一诊断为新生儿胎粪吸入综合征(ICD-10:P24.0)。

二、诊断依据

根据《儿科学(第9版)》《实用新生儿学(第5版)》诊断,以下情况为新生儿胎粪吸入综合征纳入指征:① 患儿多为足月儿或过期产儿;② 有窒息史,分娩羊水被胎粪污染;③ 患儿皮肤、指(趾)甲、脐部被胎粪染黄,生后出现呼吸困难、三凹征、青紫;④ 气管内吸出胎粪;⑤ X线胸片显示双肺纹理增多增粗,有斑点状、团块状高密度渗出影,同时伴有不同程度的肺气肿,严重病例伴有气漏。

三、进入路径标准

(1) 第一诊断必须符合新生儿胎粪吸入综合征(ICD-10:P24.0)。
(2) 当患儿同时具有其他诊断,但在住院期间不需要特殊处理也不影响第一诊断的临床护理路径实施,可以进入路径。

四、临床护理路径实施规范

(一) 住院第1天(入院日)评估

1. 高危因素
(1) 过期妊娠。
(2) 胎儿宫内窘迫。
(3) 胎心过快(大于160次/分)。
(4) 羊水胎粪污染(如羊水Ⅲ度浑浊)。
(5) 脐动脉血气分析 pH<7.2。

2. 体格检查
(1) 一般情况:可见指(趾)甲、皮肤、脐带被胎粪污染而发黄。

(2) 呼吸系统症状及体征:鼻翼扇动、发绀、呻吟、吸气性凹陷及呼吸急促(>60 次/分),肺部常有湿啰音;并发肺气肿时可见桶状胸,肺部听诊呼吸音减低。

3. 辅助检查

(1) X 线胸片检查或肺脏超声检查。

(2) 动脉血气分析。

(3) 心脏超声。

(二) 住院期间(第 2~7 天)评估

(1) 呼吸系统症状及体征的评估与监护

① 监测新生儿心率、呼吸、血氧饱和度的变化。

② 密切观察患儿呼吸频率、节律、深浅度、胸廓起伏状态,评估自主呼吸与呼吸机是否同步。

③ 常规胸部 X 线片检查或肺部超声检查。

④ 密切观察和评估新生儿对治疗的反应,根据血氧饱和度、呼吸情况、血气分析结果、胸片或肺部超声结果等,配合医生调整呼吸机参数及氧疗方式。当呼吸机氧浓度>0.4 时,新生儿仍表现出呼吸困难的情况,可用持续气道正压通气(continuous positive airway pressure,CPAP)进行呼吸支持;当 PaO_2<50 mmHg,$PaCO_2$>60 mmHg 时是机械通气的指征。

⑤ 密切观察是否发生持续肺动脉高压、纵隔气肿、气胸等并发症。

(2) 监测外周血白细胞计数、C 反应蛋白、血糖、血钙等。

(3) 监测血压,评估是否有心功能不全。

(4) 评估是否有脑水肿和肺水肿的早期临床表现。

(5) 评估营养支持的需求,决定是否开始肠内喂养;评估喂养情况,如有无呕吐、腹胀、拒乳现象等。

(6) 监测新生儿黄疸情况。

(三) 住院第 8~14 天评估

(1) 监测体温、心率、呼吸、血氧饱和度等生命体征。

(2) 观察呼吸系统症状及体征。

(3) 观察新生儿喂养情况。

(四) 应用肺表面活性物质的护理

根据治疗及诊断标准,遵医嘱应用肺表面活性物质,治疗期间护理要点如下:

(1) 用药前应监测患儿的各项生命体征,并将肺表面活性物质预热,准备好呼吸囊、气管插管装置、吸痰装置;用药时协助医生气管插管以及给药,通过气管插管予管内给药,随后呼吸囊加压通气 2 min,再继续机械通气。

(2) 密切观察新生儿皮肤颜色、胸廓运动状况、血氧饱和度,及时调整呼吸机参数。

(3) 气管内给药后 6 h 内不做气管内吸引。

(五) 机械通气期间护理

根据治疗及诊断标准,为达到机械通气指征的患儿遵医嘱予机械通气治疗,治疗期间护理要点如下：

（1）气管内吸痰采用浅吸法，尽可能在最短的时间内完成吸痰，时间不超过10～15秒/次，吸引负压不超过80～100 mmHg。

（2）若吸引时出现血氧饱和度下降，则立刻或在下一次吸引前30～60 s及吸引后1 min在基础吸氧浓度上增加吸入氧浓度10%。

（3）必要时遵医嘱予胸部物理治疗，掌握正确的翻身、扣背、吸痰方法；翻身时动作轻柔，保持头、颈和肩部在一条直线上。吸痰前先扣背2～5 min，扣背时一手固定患儿头颈部，以减少头部晃动。

（六）一氧化氮吸入的护理

根据治疗及诊断标准，为达到一氧化氮（NO）吸入指征的患儿遵医嘱予NO吸入治疗，治疗期间护理要点如下：

（1）NO对肺有直接损伤作用，因此NO吸入时应持续监测NO的浓度，高限及低限均需设置报警值，NO浓度控制在5×10^{-6}～20×10^{-6}（5～20 ppm），最高不超过30×10^{-6}（30 ppm）。

（2）由于吸入NO的半衰期短，仅能维持数秒钟，因此使用NO时应保持持续吸入，特别是使用早期，应避免较长时间脱离呼吸机。

（3）间歇测定血高铁血红蛋白浓度。

（七）住院第15天（出院日）

1. 出院标准

生命体征平稳，血气分析和X线胸片正常或好转，不需要呼吸支持，在全肠内喂养情况下无喂养不耐受的表现且体重较前稳定增长。

2. 出院指导

（1）告知家长新生儿的预后情况：轻度新生儿胎粪吸入综合征的足月新生儿经过积极治疗和护理后，总体预后良好，无需过度担忧。如果临床表现伴有持续性肺动脉高压或严重窒息，嘱其出院后密切随访。

（2）告知家长密切观察新生儿的精神反应、喂养情况以及大小便排出情况。如果新生儿出现拒乳、精神萎靡或者肌张力增高、惊厥、抽搐等神经系统症状，应及时就医。

（3）鼓励母乳喂养，当母乳喂养不能满足婴儿喂养需求时，按需添加配方奶。

五、变异及原因分析

1. 患儿因素

（1）存在使胎粪吸入综合征进一步加重的其他情况，需要处理干预。

（2）新生儿如发生气漏和持续性肺动脉高压的并发症，需要其他相关检查及处理，延长住院治疗时间。

2. 家属因素

（1）家属拒绝X线胸片检查。

（2）家属依从性差，当建议母乳喂养或需要暂停母乳喂养时无法配合医护人员指导。

3. 医护人员因素

（1）医嘱延迟/执行医嘱延迟。

（2）发现因误诊（原发感染性肺炎）而进入临床路径。

（3）医护人员之间沟通、协作不良。

4. 系统因素

（1）设备不足：呼吸机不足。

（2）支持部门所致的作业延迟：NO 气体供给不及时。

5. 出院计划因素

（1）家属无法按预定时间接患儿出院。

（2）家属要求提前出院。

六、临床护理路径表单

新生儿胎粪吸入综合征临床护理路径表单见表 22.20。

表 22.20 新生儿胎粪吸入综合征临床护理路径表单

适用对象：第一诊断为新生儿胎粪吸入综合征（ICD-10：P24.0）。

患儿姓名：＿＿＿＿ 性别：＿＿＿＿ 出生胎龄：＿＿＿ 住院号：＿＿＿＿

住院日期：＿＿＿年＿＿月＿＿日 出院日期：＿＿＿年＿＿月＿＿日

时间	住院第1天	住院第2～7天
护理评估	新生儿早期预警评分：＿分 新生儿皮肤风险评分：＿分 体重：＿kg □ 评估高危因素 □ 评估呼吸系统情况 □ 评估心功能情况 □ 评估脑水肿、肺水肿情况	新生儿早期预警评分：＿分 新生儿皮肤风险评分：＿分 体重：＿kg □ 评估呼吸系统症状 □ 评估心功能情况 □ 评估脑水肿、肺水肿情况 □ 评估喂养情况 □ 评估黄疸情况
护理处置	□ 完善入院宣教：环境、设施、制度、医护人员、疾病相关知识等 □ 病情观察 □ 新生儿护理常规 □ 协助完善相关检查 □ 了解检查结果 医嘱相关治疗及处置： 　□ 氧气支持治疗 　□ 无创呼吸机辅助通气 　□ 有创呼吸机辅助通气 　□ 肺表面活性物质的应用 　□ 静脉输液	□ 病情观察 □ 新生儿护理常规 □ 完善相关检查 □ 了解检查结果 医嘱相关治疗及处置： 　□ 氧气支持治疗 　□ 无创呼吸机辅助通气 　□ 有创呼吸机辅助通气 　□ 肺表面活性物质的应用 　□ NO 吸入治疗 　□ 静脉输液

续表

时间	住院第1天	住院第2～7天
结果评价	呼吸支持治疗效果评价(病历)： □ 经皮血氧饱和度 □ 血气分析结果 □ 持续肺动脉高压、气漏等并发症 □ 出入量	呼吸支持治疗效果评价(病历)： □ 经皮血氧饱和度 □ 血气分析结果 □ 持续肺动脉高压、气漏等并发症 □ 出入量
变异	□ 无 □ 有,原因_____ 　　处理措施_____	□ 无 □ 有,原因_____ 　　处理措施_____
护士签名		

时间	住院第8～14天	住院第15天(出院日)
护理评估	新生儿早期预警评分：__分 新生儿皮肤风险评分：__分 体重：__ kg □ 评估生命体征 □ 评估喂养情况 □ 评估治疗效果	新生儿皮肤风险评分：__分 体重：__ kg □ 评估生命体征 □ 评估喂养情况
护理处置	□ 病情观察 □ 新生儿护理常规 □ 完善相关检查 □ 了解检查结果 医嘱相关治疗及处置： 　□ 氧气支持治疗 　□ 静脉输液	□ 病情观察 □ 新生儿护理常规 □ 了解检查结果 □ 出院健康教育：患儿预后情况、居家观察要点、密切随访、母乳喂养
结果评价	呼吸支持治疗效果评价(病历)： □ 经皮血氧饱和度 □ 血气分析结果 □ 出入量	□ 家长出院宣教掌握情况(回示)
变异	□ 无 □ 有,原因_____ 　　处理措施_____	□ 无 □ 有,原因_____ 　　处理措施_____
护士签名		

参考文献

[1] 王卫平,孙锟,常立文. 儿科学[M]. 9版. 北京:人民卫生出版社,2018:105-107.
[2] 邵肖梅,叶鸿瑁,丘小汕. 实用新生儿学[M]. 5版. 北京:人民卫生出版社,2018:578-581.
[3] 白文婷,刘艳. 肺超声评分评价新生儿胎粪吸入综合征严重程度的研究[J]. 中国超声医学杂志,2023,39(6):713-715.
[4] 张玉侠. 实用新生儿护理学[M]. 北京:人民卫生出版社,2016:258-260.
[5] 中国医师协会新生儿科医师分会循证专业委员会,中国医师协会新生儿科医师分会呼吸专业委员会. 2020新生儿机械通气时气道内吸引操作指南[J]. 中国当代儿科杂志,2020,22(6):533-542.
[6] 吴欣娟. 新生儿专科护理[M]. 北京:人民卫生出版社,2021:106-111.